臨床免疫学

狩野庄吾
宮坂信之
湊　長博
　　編集

朝倉書店

編集者

狩野庄吾　自治医科大学医学部・教授
宮坂信之　東京医科歯科大学医学部・教授
湊　長博　京都大学大学院医学研究科・教授

序

　第1回の国際免疫学会がワシントンで開催されたのは1971年であった．同じ年に日本免疫学会も設立されている．細胞免疫学の幕開けであり，その後の25年間で免疫学は飛躍的な発展を遂げた．T細胞，B細胞，樹状細胞などの免疫担当細胞とその亜群の同定，サイトカイン，サイトカインレセプター，接着分子など免疫応答の調節に関与する分子の同定，免疫グロブリン遺伝子や抗原特異的T細胞レセプター遺伝子の再構成による抗原認識の多様性生成のしくみ，シグナル伝達の分子機構などの解明がなされた．免疫応答の理解は，個体レベルから細胞レベルへ，細胞レベルから分子レベルへ，分子レベルから遺伝子レベルへ，さらに，遺伝子発現の制御へと深まりつつある．

　移植免疫の研究からスタートした免疫遺伝子の成果は，主要組織適合遺伝子複合体（MHC）とその遺伝子産物であるクラスI分子およびクラスII分子の免疫応答における役割を明らかにした．1996年度のノーベル医学・生理学賞を受賞したDohertyとZinkernagelによる免疫応答のMHC拘束性の発見は，非自己を認識すると考えられていた免疫系が実は自己認識することを示した点で画期的であった．

　1980年代に突如広がったAIDSは，感染防御における免疫系の重要性という古くから知られた役割を再認識させた．先天性免疫不全症の分子機構や遺伝子の解明は免疫のしくみの理解に大いに貢献した．高IgM血症を伴う免疫不全症とCD40リガンド遺伝子変異，伴性重症複合免疫不全症（SCID）とIL-2レセプターγ鎖遺伝子変異などである．また，アデノシンデアミナーゼ欠損症に対する遺伝子治療の試みがわが国でも始められた．

　1996年は，また免疫が発症機序に関与する疾患であるアレルギー疾患とリウマチ疾患を診療する科としてアレルギー科とリウマチ科が正式に標榜科として公認された年でもある．これらの診療にも，タイプIヘルパーT細胞（Th1）とタイプIIヘルパーT細胞（Th2）の知識や，IL-6レセプターおよびTNF-αに対するモノクローナル抗体の臨床応用の知識が必要になるであろう．

　「臨床免疫学」は，進歩のはやい免疫学の基礎知識をまとめ，臨床への橋渡しを行うことを目指して企画した．現在第一線で活躍している研究者に執筆を依頼し，多忙の中で快く引き受けていただいた．免疫分野の教科書・総説の常として，活字になって出版されるときには，研究の進歩によりさらに新しい知見が得られているという悩みはあるが，本書が読者にとって現時点での臨床免疫学の基礎を把握し，その後の進歩を理解する助けとなれば幸いである．

1997年2月

編　者　一　同

執 筆 者

宮坂　昌之	大阪大学医学部バイオメディカル教育研究センター・教授
須田　年生	熊本大学医学部遺伝発生医学研究施設・教授
光吉さおり	熊本大学医学部免疫学
阪口　薫雄	熊本大学医学部免疫学・教授
宮武昌一郎	千葉大学医学部高次機能制御研究センター・講師
斉藤　　隆	千葉大学医学部高次機能制御研究センター・教授
鍔田　武志	東京医科歯科大学難治疾患研究所・教授
桂　　義元	京都大学胸部疾患研究所・教授
稲葉　カヨ	京都大学大学院理学研究科・助教授
西村　泰治	熊本大学大学院医学研究科・教授
鈴木　　元	放射線医学総合研究所・室長
松井　　稔	東京大学薬学部遺伝学・助手
淀井　淳司	京都大学ウイルス研究所・教授
岡田　則子	名古屋市立大学医学部分子医学研究所・助手
岡田　秀親	名古屋市立大学医学部分子医学研究所・教授
成内　秀雄	東京大学医科学研究所・教授
湊　　長博	京都大学大学院医学研究科・教授
川真田　伸	京都大学ウイルス研究所
内山　　卓	京都大学ウイルス研究所・教授
辻　　宏和	金沢大学医学部内科学第1
向田　直史	金沢大学がん研究所・助教授
松島　綱治	東京大学医学部衛生学・教授
八木田秀雄	順天堂大学医学部免疫学・助教授
羅　　智靖	順天堂大学医学部免疫学・講師
野本亀久雄	九州大学生体防御医学研究所・教授
西連寺　剛	鳥取大学医学部生命科学科・教授
井廻　道夫	自治医科大学肝臓病態・教授
服部　俊夫	京都大学ウイルス研究所・助教授
阿部千代治	結核予防会結核研究所・部長
矢野　明彦	千葉大学医学部寄生虫学・教授
森田　　寛	東京大学医学部内科物理療法学・助教授
白井　俊一	順天堂大学医学部病理学第2・教授
広瀬　幸子	順天堂大学医学部病理学第2・助教授
小池　隆夫	北海道大学医学部内科学第2・教授
宮坂　信之	東京医科歯科大学医学部第1内科・教授
竹内　　勤	埼玉医科大学総合医療センター第2内科・助教授
西岡　幹夫	香川医科大学内科学第3・教授
木村　泰彦	香川医科大学内科学第3
中林　公正	杏林大学医学部第一内科学・教授
押味　和夫	順天堂大学医学部内科学・教授
朝倉　　均	新潟大学医学部内科学第3・教授
大串　文隆	徳島大学医学部内科学第3・助教授
曽根　三郎	徳島大学医学部内科学第3・教授
網野　信行	大阪大学医学部臨床検査診断学・教授
多田　尚人	大阪大学医学部臨床検査診断学・講師
矢頃　　綾	大阪大学医学部臨床検査診断学・助手
坂田　茂樹	城東内科クリニック・院長
高守　正治	金沢大学医学部神経内科学・教授
楠　　　進	東京大学医学部神経内科学・助手
田平　　武	国立精神・神経センター・部長
西岡　　清	東京医科歯科大学医学部皮膚科学・教授
柏木　　登	北里大学医学部免疫学・教授
原田　孝之	島根医科大学病理学第2・教授
長田　広司	東京女子医科大学輸血科・講師

執 筆 者

清水　　勝	東京女子医科大学輸血科・教授	
珠玖　　洋	三重大学医学部内科学第2・教授	
伊東　恭悟	久留米大学医学部免疫学・教授	
今井　浩三	札幌医科大学内科学第1・教授	
日野田裕治	札幌医科大学内科学第1・助教授	
晴山　雅人	札幌医科大学放射線医学・助教授	
広川　勝昱	東京医科歯科大学医学部感染免疫病理学・教授	
佐治　文隆	大阪大学医学部産科学婦人科学・助教授	
藤井　知行	東京大学医学部附属病院産婦人科・助手	
矢田　純一	東京医科歯科大学医学部小児科学・教授	
崎山　幸雄	北海道大学医学部小児科学・助教授	
大谷　英樹	北里大学医学部臨床病理学・教授	
中原　一彦	東京大学医学部臨床検査医学・教授	
小川　篤子	日本赤十字社中央血液センター	
徳永　勝士	東京大学大学院医学系研究科・教授	
笠原　　忠	共立薬科大学・教授	
森田　光哉	自治医科大学神経内科学・助手	
吉田　　浩	福島医科大学臨床検査医学・教授	
吉野谷定美	南大和病院・院長	
東條　　毅	国立東京第二病院・副院長	
山本　一彦	九州大学生体防御医学研究所・教授	
松浦　栄次	北海道大学医学部生化学第1・助手	
吉田　俊明	済生会新潟第二病院・消化器科部長	
上村　朝輝	済生会新潟第二病院・副院長	
金　　信子	虎の門病院輸血部・臨床検査士	
高橋　孝喜	虎の門病院輸血部・輸血部長	
吉田　雅治	東京医科大学八王子医療センター・腎臓科部長	
大井　洋之	日本大学医学部第二内科・講師	
太田　光熙	国立療養所宇多野病院臨床研究部	
太田　潔江	国立療養所宇多野病院臨床研究部	
中川　武正	聖マリアンナ医科大学東横病院内科・教授	
伊東　文生	札幌医科大学内科学第1・講師	
安達　雄哉	札幌医科大学内科学第1	
三谷　絹子	東京大学医学部第3内科・助手	
平井　久丸	東京大学医学部無菌治療部・助教授	
奈良　信雄	東京医科歯科大学医学部臨床検査医学・教授	
市川　陽一	聖マリアンナ医科大学難病治療研究センター・教授	
松田　隆秀	聖マリアンナ医科大学難病治療研究センター・助教授	
山田　秀裕	聖マリアンナ医科大学難病治療研究センター・講師	
落合　武徳	千葉大学医学部外科学第2・助教授	
磯野　可一	千葉大学医学部外科学第2・教授	
東　みゆき	国立小児病院小児医療研究センター	
鈴木　博史	筑波大学臨床医学系内科・講師	

（執筆順）

目　次

I. 序　論

1. 免疫系の器官と組織 …………………………………………………………〔宮坂昌之〕… 1
   一次リンパ組織　2／　二次リンパ組織　3／　リンパ球は二次リンパ組織間を再循環する　4

2. 造血細胞の発生と分化 ………………………………………………………〔須田年生〕… 6
   系統発生　6／　個体発生　7／　マウス胚幹細胞からの血球分化　7／　幹細胞の発達　8／　誘導的分化とランダムな分化　8

3. 免疫グロブリン遺伝子とシグナル伝達 ……………………………〔光吉さおり・阪口薫雄〕… 10
   免疫グロブリン　10／　免疫グロブリンを介するシグナル伝達　13

4. T細胞レセプターの遺伝子とシグナル伝達 …………………………〔宮武昌一郎・斉藤　隆〕… 15
   TCR遺伝子の構造　15／　T細胞複合体の構造　15／　チロシンキナーゼ　16／　CD45　18／　PLCγ1とRas　18／　Ca, カルシニューリンと免疫抑制薬　19／　NF-AT　19／　T細胞分化とシグナル伝達系　19

5. B細胞の発生と分化 …………………………………………………………〔鍔田武志〕… 23
   Bリンパ球の発生　23／　成熟B細胞の分化と成熟　24／　B細胞の選択　26／　B-1細胞の発生と分化　26

6. T細胞の発生と分化 …………………………………………………………〔桂　義元〕… 28
   T前駆細胞と胸腺中のT系列細胞　28／　初期分化―T系列への決定とそれに続く分化の時期―　29／　中期分化―CD3を介する反応による増殖の時期―　30／　後期分化あるいは正負の選択―TCRを介する抗原特異的反応を介する分化―　31

7. 抗原提示細胞の発生・分化と提示様式 ……………………………………〔稲葉カヨ〕… 33
   抗原提示細胞　33／　抗原提示の様式　33／　アクセサリー機能としての樹状細胞　35／　アクセサリー細胞の発生と分化　36

8. HLAの構造・機能と疾病感受性 ……………………………………………〔西村泰治〕… 39
   *HLA*遺伝子領域の構成　39／　HLAクラスI分子の構造と機能　40／　HLAクラスII分子の構造と機能　40／　HLA結合性ペプチドの特徴　41／　特定の疾患患者集団における特定の*HLA*対立遺伝子の頻度の増加―*HLA*と疾病との相関―　42

9. 自己寛容の機構 ……………………………………………………〔鈴木　元〕… 45
    自己寛容とは　45／　2つの自己寛容機序　45／　アポトーシス　46／　末梢性寛容　46

10. Fcレセプターの構造とシグナル伝達 ……………………〔松井　稔・淀井淳司〕… 50
    イムノグロブリンスーパージーンファミリーに属するFcレセプターについて　50／　低親和性Fcεレセプター（FcεRⅡ/CD 23）　52

11. 補体の活性化経路とその制御………………………………〔岡田則子・岡田秀親〕… 54
    古典経路の活性化と制御　54／　第二経路の活性化と制御　54／　膜傷害複合体形成と制御　55／　補体フラグメントと制御　55

12. ヘルパーT細胞による免疫調節 ……………………………………〔成内秀雄〕… 58
    ヘルパーT細胞　58／　ヘルパーT細胞の活性化機構　58／　ヘルパーT細胞の亜集団（Th1, Th2）　59

13. キラー細胞の機能と作用機序………………………………………〔湊　長博〕… 62
    キラー細胞　62／　キラー細胞の種類と認識機構　62／　キラー細胞の細胞傷害機構　64

14. IL-2の作用とシグナル伝達機構 …………………………〔川真田伸・内山　卓〕… 67
    サイトカインネットワーク　67／　サイトカインレセプターファミリーと細胞内シグナル伝達機構　67／　IL-2レセプターとシグナル伝達機構　68／　IL-2レセプター関連疾患　70

15. 炎症性サイトカインとその機構………………………〔辻　宏和・向田直史・松島綱治〕… 73
    IL-1　73／　IL-6　74／　IL-8　75／　TNF-α　76

16. 免疫機能分子群とその機能…………………………………………〔八木田秀雄〕… 78
    Igスーパーファミリー　78／　インテグリンファミリー　78／　セレクチンファミリー　78／　炎症部位への白血球浸潤　79／　T細胞活性化の調節　80／　TNFレセプターファミリー　82

17. 即時型アレルギーの発現機序………………………………………〔羅　智靖〕… 83
    遺伝的素因　83／　抗原特異的なIgE産生の機序　84／　Th1, Th2細胞とIgE産生　85／　高親和性IgEレセプターを介したマスト細胞の活性化　85

Ⅱ．免疫と疾患

1. 感　染　免　疫 …………………………………………………………………… 92
    1.1 感染免疫総論……………………………………………………〔野本亀久雄〕… 92
        感染防御機序の基本　92／　代表的微生物に対する防御免疫の基本　93／　共通の原則を導き出す方法　94
    1.2 EBウイルス感染と免疫応答 …………………………………〔西連寺剛〕… 94

EBV 粒子およびその遺伝子 95／ EBV 感染とB細胞 95／ 細胞内 *EBV* 遺伝子の発現 95／ EBV 活性化と抗原合成 96／ EBV 感染と抗体応答 96／ EBV 感染と細胞性免疫 96／ EBV 感染と疾患 97

1.3 肝炎ウイルス感染と免疫応答 ………………………………………〔井廻道夫〕… 99
1.4 レトロウイルス感染と免疫応答 ………………………………………〔服部俊夫〕… 101
  レトロウイルスの種類と病気 101／ HTLV-I の標的細胞 102／ ATL 細胞の産生するサイトカイン 102／ HTLV-I 遺伝子の機能 103／ HIV の標的細胞と gp 120 104／ 制御遺伝子 105
1.5 結核菌感染と免疫応答 ………………………………………………〔阿部千代治〕… 106
  結核の現状 106／ 感染と発病 106／ 感染に対する宿主側の応答 107／ HIV 感染と結核 108
1.6 寄生虫と免疫応答 ……………………………………………………〔矢野明彦〕… 109
  寄生虫の分類と寄生虫症の重要性 109／ 寄生虫感染の病理，病原性 111／ 宿主と寄生虫の相互関係—エフェクター機構とエスケープ機構— 115／ 寄生虫による宿主免疫系（抑制と増幅）と血液幹細胞（血液細胞の分化への影響）に対する修飾 120

2. アレルギー ……………………………………………………………〔森田 寛〕… 123

2.1 アレルギーの定義と分類 ………………………………………………………… 123
  アレルギーの定義 123／ アレルギー反応の分類 123
2.2 アレルギー性疾患 ………………………………………………………………… 125
  気管支喘息 125／ アレルギー性鼻炎 128／ 花粉症 129／ 蕁麻疹，血管性浮腫 130／ アトピー性皮膚炎 131

3. 自 己 免 疫 …………………………………………………………………… 133

3.1 自己免疫疾患とは ……………………………………………………〔白井俊一〕… 133
3.2 自己免疫疾患の成立機序 ……………………………………………〔白井俊一〕… 133
  免疫自己寛容 133／ 免疫自己寛容の崩壊 134／ 病的自己反応性B細胞の起源と発生 137／ 自己免疫疾患の遺伝的素因 138
3.3 自己免疫疾患の動物モデル …………………………………………〔広瀬幸子〕… 139
  NZB および（NZB×NZW）F_1 マウス 139／ MRL/*lpr* マウス 140／ C3H/*gld* マウス 140／ BXSB および（NZW×BXSB）F_1 マウス 141／ NOD マウス 141
3.4 全身性エリテマトーデス ……………………………………………〔小池隆夫〕… 143
  病因 143／ 病理 145／ 臨床症状 145／ 一般検査所見 147／ 免疫学的検査所見 147／ 補体 148／ 診断，鑑別診断 148／ 薬剤誘発ループス症候群 148／ 治療 148／ 予後 149
3.5 慢性関節リウマチ，シェーグレン症候群 ………………………………〔宮坂信之〕… 149
  慢性関節リウマチ 149／ シェーグレン症候群 152
3.6 血管炎症候群 …………………………………………………………〔竹内 勤〕… 154
  分類 154／ 血管炎の免疫異常と病態 154／ 血管炎症候群の検査 154／ 大血管が障害される血管炎 156／ 中・小筋型動脈が障害される血管炎 156／ 毛細血管が障害される血管炎 159

3.7 肝疾患 ……………………………………………………………………〔西岡幹夫・木村泰彦〕… 160
　自己免疫性肝炎　160／　原発性胆汁性肝硬変　162／　自己免疫性胆管炎　165／　原発性硬化性胆管炎　165

3.8 腎疾患 …………………………………………………………………………………〔中林公正〕… 166
　ループス腎炎　167／　グッドパスチャー症候群，抗GBM抗体腎炎　167／　抗好中球細胞質抗体関連腎炎　168／　膜性腎炎　169／　微少変化型ネフローゼ　170／　間質性腎炎　171

3.9 血液疾患 ………………………………………………………………………………〔押味和夫〕… 172
　造血幹細胞が傷害される自己免疫疾患　172／　成熟血球が傷害される自己免疫疾患　174

3.10 消化管疾患 …………………………………………………………………………〔朝倉　均〕… 176
　慢性萎縮性胃炎（悪性貧血）　176／　クローン病　178／　潰瘍性大腸炎　179

3.11 呼吸器疾患 …………………………………………………………………〔大串文隆・曽根三郎〕… 181
　グッドパスチャー症候群　181／　ウェゲナー肉芽腫症　183／　膠原病性肺疾患　185

3.12 I型糖尿病 ………………………………………………………〔網野信行・多田尚人・矢頃　綾〕… 186
　遺伝的素因　186／　環境因子　186／　自己免疫性膵島炎　188／　臨床像　189

3.13 甲状腺疾患―バセドウ病，橋本病など― ……………………………………〔坂田茂樹〕… 190
　バセドウ病またはグレーブス病　191／　橋本病　193

3.14 筋疾患―重症筋無力症，ランバート-イートン筋無力症候群― ……………〔高守正治〕… 195
　重症筋無力症　195／　ランバート-イートン筋無力症候群　200

3.15 神経疾患 …………………………………………………………………………………………… 203
　3.15.1 末梢性神経疾患 ………………………………………………………………〔楠　進〕… 203
　　ギラン-バレー症候群とフィッシャー症候群　203／　CIDP　204／　多巣性伝導ブロックを伴う運動ニューロパチー　204／　IgM paraproteinemiaを伴うニューロパチー　205
　3.15.2 中枢神経疾患 ………………………………………………………………〔田平　武〕… 205
　　主にニューロンを侵す疾患　205／　髄鞘を侵す疾患―脱髄疾患―　206

3.16 皮膚疾患 ………………………………………………………………………………〔西岡　清〕… 207
　皮膚免疫病　207／　アレルギー性接触皮膚炎　207／　アレルギー性接触皮膚炎の病因　208／　アレルギー性接触皮膚炎の治療　208／　自己免疫性水疱症　209／　自己免疫性水疱症の病因・病態　209

4. 移植免疫，輸血 …………………………………………………………………………………… 211

4.1 移植における拒絶反応の仕組み ………………………………………………〔柏木　登〕… 211
　拒絶反応は免疫応答であり，2つの過程からなる　211／　拒絶反応の認識相　212／　拒絶反応の効奏相―細胞性経路―　213／　拒絶反応の効奏相―液性経路―　214

4.2 骨髄移植 ………………………………………………………………………………〔原田孝之〕… 215
　骨髄移植の歴史　215／　HLA　216／　骨髄バンク　217／　骨髄移植の前処理　217／　骨髄移植と合併症　217／　骨髄移植の発展　221

4.3 輸血 …………………………………………………………………………〔長田広司・清水　勝〕… 224
　赤血球の型不適合による溶血反応　224／　白血球の型不適合による副作用　226／　血小板の型不適合による副作用　229／　血小板輸血不応状態　230／　血漿タンパクの型不適合による副作用　231／　輸血による免疫変調（抑制）作用　231

5. 腫瘍免疫 ··· 233

5.1 腫瘍免疫と免疫監視機構—ヒト腫瘍抗原の解析を中心に— ············〔珠玖 洋〕··· 233
抗体によるヒト癌抗原分子の解明 233／ T細胞により検出されるヒト癌抗原分子の解明 234

5.2 腫瘍免疫のエフェクター機構 ·······································〔伊東恭悟〕··· 238
キラーT細胞 238／ ナチュラルキラー細胞 240／ マクロファージ 241

5.3 免疫学的治療法 ··〔今井浩三・日野田裕治・晴山雅人〕··· 242
モノクローナル抗体およびこれを用いた targeting 療法 242

6. 老化と免疫 ···〔広川勝昱〕··· 246
医学・生物学における老化研究の意義 246／ 免疫系の老化 246／ 免疫系の老化における胸腺の役割 247／ 末梢リンパ組織におけるT細胞サブセットの加齢変化 249／ T細胞の質的変化—特にT細胞の細胞内シグナル伝達の変化について— 250

7. 生殖と免疫 ··· 253

7.1 母体・胎児間の免疫反応 ···〔佐治文隆〕··· 253
胎盤絨毛における HLA 発現の特異性 253／ 胎盤絨毛に発現する補体制御因子 255／ 胎盤・脱落膜から産生される免疫制御因子 255／ 脱落膜に誘導される母体免疫相当細胞 256

7.2 不妊症と流産の免疫 ···〔藤井知行〕··· 258
不妊と免疫 258／ 習慣流産と免疫 259

8. 免疫不全 ··· 262

8.1 免疫不全の定義と分類 ···〔矢田純一〕··· 262
免疫不全の定義 262／ 免疫不全の分類 262

8.2 原発性免疫不全症 ···〔崎山幸雄〕··· 265
抗体欠乏を主とする主な原発性特異免疫不全症 265／ 複合免疫不全症 265／ その他の原発性特異免疫不全症 267／ 食細胞機能不全症 267／ 原発性補体異常症 268／ 免疫不全症を合併する先天性・遺伝性疾患 268

8.3 後天性免疫不全症候群 ···〔服部俊夫〕··· 269
gp 120 と gp 160 269／ 感染個体のウイルスの性状 271／ HIV 感染者の免疫機能不全 272／ サイトカイン異常 273／ 変異と免疫 274／ 制御遺伝子 274

III. 免疫学的検査

1. 免疫グロブリン ···〔大谷英樹〕··· 278
タンパク分画（γ分画） 278／ 免疫電気泳動 280／ 免疫グロブリン定量 281／ クリオグロブリン 283／ 尿中 Bence Jones タンパク 284／ IgG オリゴクローナルバンド 285

2. リンパ球機能検査 ……………………………………………〔中原一彦〕… 287
リンパ球サブセット 287／ リンパ球幼若化試験 289／ 細胞傷害試験 290／ マクロファージ遊走阻止試験 291／ 白血球遊走阻止試験 291／ 生体を使って行う試験—遅延型皮膚反応— 291／ T細胞レセプター 291

3. HLA 検査 ………………………………………………〔小川篤子・徳永勝士〕… 293
HLA 抗原の多型 293／ HLA 抗原のタイピング 294／ HLA 対立遺伝子の DNA タイピング 294

4. サイトカイン ……………………………………………〔笠原 忠・森田光哉〕… 298
サイトカインの測定法とその原理 298／ サイトカイン測定上の注意と問題点 298／ サイトカイン測定とその臨床的意義 299／ 可溶性サイトカインレセプターについて 300

5. 補体・免疫複合体 ………………………………………………………〔吉田 浩〕… 302
補体の検査 302／ 補体溶血活性（CH 50） 302／ 補体成分 303／ 免疫複合体 304

6. 自己抗体 …………………………………………………………………………… 306
6.1 リウマトイド因子 ……………………………………………〔吉野谷定美〕… 306
RF の測定 306／ RF の定義 306／ 今日の RF についての疑問 307／ IgM-RF はリンパ芽球の持つ免疫グロブリン遺伝子の断片から直接由来するものであり，somatic mutation は RF 合成に関与しない 308／ RF が anti-anti-Fc receptor である可能性について 309／RA 患者の IgG 糖鎖の異常 309
6.2 抗核抗体 ……………………………………………………………………… 310
6.2.1 抗核抗体法（蛍光抗体法）……………………………………〔東條 毅〕… 310
蛍光抗体法による抗核抗体の測定原理 310／ 抗核抗体の正常値 311／ 抗核抗体陽性疾患 311／ 抗核抗体価の臨床的意味 311／ 抗核抗体の染色型とその対応抗体 312
6.2.2 抗核抗体の対応抗原の分子生物学と臨床的意義 ……………〔山本一彦〕… 313
抗核抗体と疾患特異性 313／ 抗核抗体とその対応抗原 314／ 抗核抗体の産生機序 318
6.3 抗リン脂質抗体 ……………………………………………〔松浦栄次・小池隆夫〕… 319
抗リン脂質抗体の対応抗原 319／ 抗カルジオリピン抗体（すなわち，抗 β_2-グリコプロテイン I 抗体）の測定法 320／ ループスアンチコアグラントの測定法 321
6.4 抗ミトコンドリア抗体，抗平滑筋抗体 …………………〔吉田俊明・上村朝輝〕… 323
抗ミトコンドリア抗体 323／ 抗平滑筋抗体 325
6.5 抗サイログロブリン抗体，抗ミクロソーム抗体，抗 TSH レセプター抗体
………………………………………〔網野信行・多田尚人・矢頃 綾〕… 326
抗サイログロブリン抗体 326／ 抗ミクロソーム抗体 327／ 抗 TSH レセプター抗体 328
6.6 抗赤血球抗体，抗リンパ球抗体，抗血小板抗体検査法 …………〔金 信子・高橋孝喜〕… 330
抗赤血球抗体検査，血液型検査 330／ 抗リンパ球抗体検査 331／ 抗血小板抗体 334

6.7 抗好中球細胞質抗体 ……………………………………………〔吉田雅治〕… 337
　　ANCA の基礎　337／　ANCA の臨床　338

6.8 抗 GBM 抗体 ………………………………………………………〔大井洋之〕… 340
　　抗 GBM 抗体腎炎モデル　340／　抗 GBM 抗体の検出法　340／　臨床的意義　340／
　　グッドパスチャー抗原　341

6.9 抗アセチルコリンレセプター抗体 ……………………〔太田光熙・太田潔江〕… 341
　　測定法　342／　抗体価と臨床型　342／　臨床的応用　343

7. アレルギー検査 ………………………………………………………〔中川武正〕… 345
　　検査計画　345／　総 IgE 値　346／　皮膚反応　346／　IgE 抗体試験管内測定　346／
　　誘発試験　348

8. バイオサイエンスの進展と腫瘍マーカー …〔今井浩三・伊東文生・安達雄哉・日野田裕治〕… 350
　　Ki-ras 遺伝子　350／　p 53 遺伝子　350／　APC 遺伝子と DNA 修復遺伝子　351／
　　癌の浸潤に関連する遺伝子　351

9. 染色体マーカー ……………………………………………〔三谷絹子・平井久丸〕… 355
　　AML に認められる染色体異常と癌遺伝子　357／　ALL に認められるキメラ型転写因子
　　遺伝子　359／　慢性骨髄性白血病に認められるキメラ型転写因子遺伝子　359

10. PCR を用いた免疫診断法 …………………………………………〔奈良信雄〕… 361
　　PCR 法の意義　361／　PCR 法の原理　361／　PCR 法の応用　362／　PCR 法を用い
　　た遺伝子診断　363

IV. 免疫治療法

1. 副腎皮質ホルモン薬と免疫治療法 ……………〔市川陽一・松田隆秀・山田秀裕〕… 366
　　副腎皮質ホルモン　366／　免疫抑制薬　368／　疾患修飾性抗リウマチ薬　369

2. 移植免疫抑制薬 ……………………………………………〔落合武徳・磯野可一〕… 371
　　分類　371／　代謝拮抗薬　371／　生物活性物質　372／　抗体　373

3. 接着分子制御療法 ……………………………………………………〔東みゆき〕… 375
　　共刺激シグナルの役割とその制御　376／　接着分子による免疫抑制　377／　接着分子
　　による免疫増強　378

4. 新しい治療法 …………………………………………………………〔鈴木博史〕… 381
　　モノクローナル抗体による治療　381／　抗サイトカイン療法　384／　アンチセンスオ
　　リゴヌクレオチドによる免疫制御の可能性　387

索　引 ………………………………………………………………………………………… 389

I. 序　　論

1. 免疫系の器官と組織

　免疫系は，明瞭な被膜で包まれた孤立性のリンパ器官とリンパ球が境界不明瞭に集積するリンパ組織の集まりからなる．これらの器官と組織は，抗原非依存性にリンパ球を産生する一次（中枢）リンパ組織と，外来抗原に対する免疫反応の場となる二次（末梢）リンパ組織に大別することができる．

（1）一次リンパ組織

　一次リンパ組織はリンパ球の主要な供給源であり，リンパ系細胞の増殖と成熟，分化が行われる．ここではリンパ球増殖，分化の過程において種々の抗原に反応できるように抗原レセプターのレパートリー（repertoire）が形成されるとともに，自己に寛容なリンパ球が選択される．

　T細胞の一次リンパ組織は，動物種を通じて胸腺である．B細胞の一次リンパ組織は，哺乳類では骨髄であるが，鳥類ではFabricius囊，ヒツジは回腸Peyer板がその機能を果たす．

a）骨髄

　ヒトの発生初期では卵黄囊，胎生肝などでB細胞の産生がみられるが，生後では骨髄でB細胞が産生される．まず，多能性造血幹細胞は，骨髄間質における微小環境と相互作用を行うことによりリンパ系細胞となるコミットメントを受け，増殖，分化してB系列の細胞となる．骨髄間質で産生されたB細胞は血管壁を貫通して静脈洞内へ移行し，末梢へ移住する．成熟したB細胞のみが骨髄外へ放出（emigration）される機構は不明である．

　骨髄は抗体産生の主要な場でもあり，二次リンパ組織で分化した抗体産生細胞が移住してきて抗体を長期間産生する．この選択的移住の機構も明らかでない．

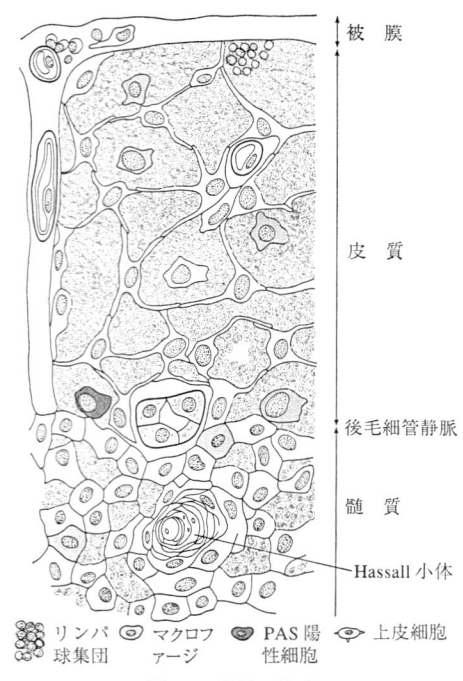

図 I.1　胸腺の構造[1]

b）胸腺

　胸腺は左右両葉からなり，さらに各葉は結合組織で分断されて小葉に分かれ，それぞれは皮質と髄質に分かれる（図I.1）．胸腺原基は，ヒトでは胎生6週頃に第3および第4鰓囊の上皮が間質に陥入することによりできる．胎生11週頃からpre T細胞が移住してきて胸腺細胞に分化する．胸腺は思春期まで発達を続け，その後加齢とともに退縮する．これは主に皮質リンパ球の減少による．胸腺内の最も未熟な$CD4^-CD8^-$ダブルネガティブ（DN）細胞は被膜直下の皮質浅層に存在し，皮質に移行して分裂，増殖して$CD4^+CD8^+$ダブルポジティブ（DP）細胞となるが，大部分はアポトーシスを起こして死滅する．生き残ったものは髄質に移行した後，さらに分化して$CD4^+8^-$

あるいは CD4⁻8⁺ シングルポジティブ（SP）細胞となり、その一部は皮髄境界の静脈から胸腺外に移住するといわれる。自己のMHCとある程度反応しうる抗原レセプター（TCR）を持つT細胞のみが選択されるプロセス、すなわちポジティブセレクションは皮質で行われると考えられている。一方、自己に強く反応するT細胞は除去されるが（ネガティブセレクション）、これは主に髄質で行われると考えられている。

（2） 二次リンパ組織

免疫系を構成する細胞には、抗原を提示するマクロファージ、樹状細胞などと共に、抗原に反応するリンパ球がある。これらの細胞は決して単独で機能するのではなく、互いが相互作用を行うことにより免疫反応を遂行する。この免疫反応の起きる場が二次リンパ組織である。

a） 脾 臓

脾臓は骨髄とリンパ節の性格を合わせ持ち、非常時には造血を行うと共に血中に侵入してきた異物の濾過、除去という生体防衛機能を果たす。

脾臓はリンパ球を主体とする白脾髄（white pulp）と脾臓のマトリックスである赤脾髄（red pulp）に分けられる（図I.2）。白脾髄はさらに、T細胞領域である動脈周囲リンパ鞘（periarteriolar lymphoid sheath PALS）、B細胞領域である濾胞、および濾胞辺縁帯に分けられる。濾胞内には抗原刺激により胚中心が出現する。抗原提示細胞として PALS には樹状細胞（interdigitating cell；IDC）が、胚中心には濾胞樹状細胞（follicular dendritic cell；FDC）が存在する。

脾臓に入る脾動脈は白脾髄に至って中心動脈（central artery）となり、その後毛細血管となった後、マウスでは一部は濾胞辺縁の辺縁洞（marginal sinus）に開くとともに、赤脾髄の静脈洞（venous sinus）に開く。白脾髄へはリンパ球は辺縁洞から流入するといわれているが、ヒトでは辺縁洞ははっきりと構造的に認められない。赤脾髄の静脈洞内腔には多数のマクロファージが存在し、異物の濾過、除去が行われる。

b） リンパ節

リンパ節は局所からの抗原を捕捉する場であると共に免疫反応が起こる場である。

リンパ節実質は皮質と髄質に分けられる（図I.3）。リンパ節へは門部から動脈が入り、皮質で細動脈、毛細管網となったあと、後毛細管静脈（postcapillary venule；PCV）につながる。リンパ節の PCV は非常に特徴的な背の丈が高い内皮細胞を持つことから、特に高内皮細静脈（high endothelial venule；HEV）と呼ばれる。リンパ節へ流入するリンパ球のほとんどはこの HEV を介して血行性に移住する（リンパ球ホーミング；後述）。リンパ節には多数の輸入リンパ管と1本あるいは複数の輸出リンパ管が存在する。輸入リンパ管は被膜に直接つながり、局所からのリンパ液、リンパ球、マクロファージ抗原などをリンパ節内へ運ぶ運搬路である。ただ、この経路を介して流入するリンパ球の数は少なく、HEV を介して流入するものの1/10以下である。血行性、リンパ行性に移住してきたリンパ球は皮質に一定期間逗留した後、髄質を経て、門部の輸出リンパ管から流出する。

輸入リンパ管を経てリンパ節内に侵入した抗原は、被膜直下に広がる辺縁洞に多数存在するマクロファージに捕捉される。また、あらかじめ局所でマクロファージに捕捉された抗原は、細胞に取

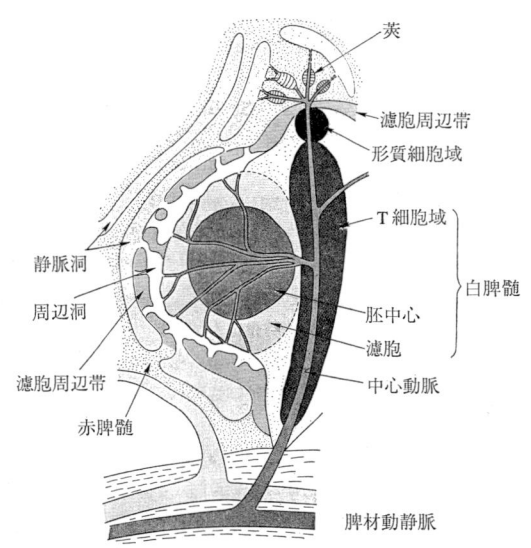

図 I.2　リンパ節の構造（文献1より改変引用）

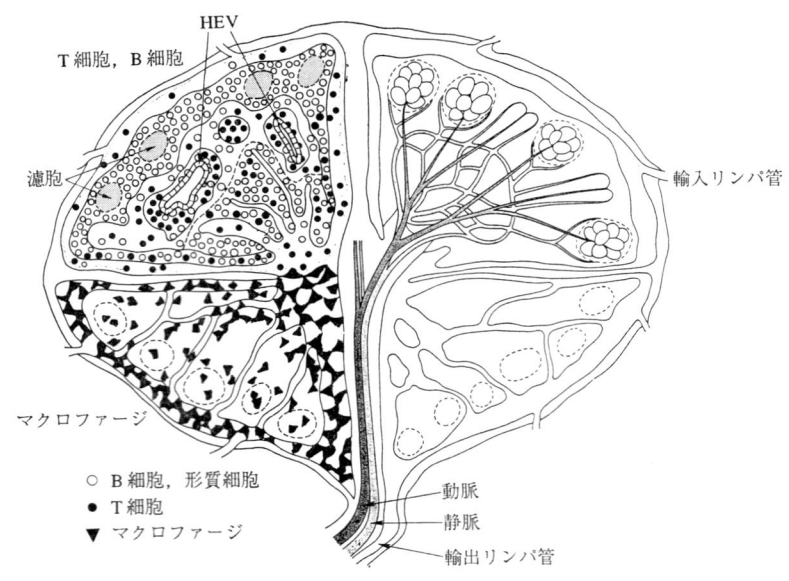

図 I.3 脾臓の構造（文献1より改変引用）
左上半分にT, B細胞, 左下半分にマクロファージの分布を示す.

り込まれた形で皮質に存在する濾胞, および皮質深部に存在するT細胞領域に運搬される.

濾胞は一次濾胞と二次濾胞に分けられるが, 一次濾胞に抗原が入るとB細胞の活発な増殖が起きて二次濾胞となる. 二次濾胞内の胚中心はB細胞と濾胞樹状細胞が増殖してできたもので, その構造はさらに暗調域 (dark zone; DZ), 明調域 (light zone; LZ), 帽状域 (follicular mantle, cap region; FM) に細分される (図 I.4). DZ では細胞増殖が活発で免疫グロブリンの hypermutation が起こり, LZ では B細胞の affinity maturation が, FM では形質細胞, メモリー細胞への最終分化が起こる.

T細胞領域は皮質深部の HEV を取り囲む部分で樹状細胞が抗原提示細胞として存在する.

リンパ節のさらに深部には髄索 (medullary cord) が存在し, 抗原刺激を受けると形質細胞が多数認められる.

c) その他のリンパ組織

腸管には, 濾胞をたくさん持つ Peyer 板や虫垂突起が存在するとともに, 腸管壁固有層内および腸管上皮細胞間には多数のリンパ球が存在し, これらのリンパ球を合わせるとその数は脾臓に存在

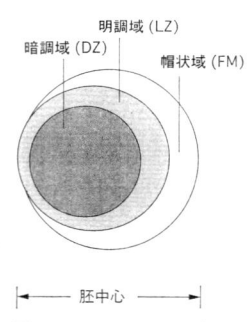

図 I.4 胚中心の層状構造

するものより多い. これらのものを総称して腸管付属リンパ組織 (gut-associated lymphoid tissue; GALT) という. 気道粘膜にも同様に多数のリンパ球が存在し, これらを総称して気管付属リンパ組織 (bronchus-associated lymphoid tissue; BALT) という. GALT と BALT および生殖器官粘膜などの一般に粘膜に存在するリンパ組織をあわせて粘膜付属リンパ組織 (mucosa-associated lymphoid tissue; MALT) という.

(3) リンパ球は二次リンパ組織間を再循環する

リンパ球は, 血液と二次リンパ組織を繰り返し循環することにより, 免疫系の機能を遂行すると

ともにその統一性を保つリンパ節や Peyer 板へのHEV を介してのリンパ球移住は，リンパ球だけが示す特異的な現象で，リンパ球ホーミングと呼ばれる．リンパ節や Peyer 板へ移住したリンパ球は輸出リンパ管を経て胸管へ入ることにより血中に戻り，再び HEV を介してリンパ組織に戻る．このリンパ球の動きはランダムではなく，末梢リンパ節へ移住したものはまた末梢リンパ節へ，Peyer 板へ移住したものはまた Peyer 板へ戻る傾向がある．同様のことは皮膚や炎症組織でも起こっていることが推測され，組織特異的なリンパ球ホーミングが存在すると考えられる．

〔宮坂昌之〕

文　献

1) 花岡正男，玉置憲一：免疫細胞―免疫応答へ細胞からのアプローチ，文光堂（1993）

2. 造血細胞の発生と分化

　血液幹細胞は，多方向に分化すると同時に自己複製することのできる細胞と定義される．この血液幹細胞からは実に多くの細胞が分化する．赤血球，好中球，好酸球，好塩基球，マクロファージ，T細胞，B細胞，NK細胞，血小板のほかに，破骨細胞，肺胞マクロファージ，肝 Kupffer 細胞，脳ミクログリア，皮膚 Langerhans 細胞，リンパ節樹状細胞も幹細胞から分化することが明らかにされた．これら成熟細胞の多くは，寿命に限りがあるため，造血系が枯渇することなく維持されるためには，幹細胞は自分自身を複製する能力を持つと考えられる．本項では造血細胞の発生と分化を以下に述べる．

（1）系統発生

　骨髄が形成されたのは，3.5億年前，ichthyostegalians（爬虫類と両生類の祖先）に遡るとされている．現存する脊椎動物のなかで骨髄で造血を始めるのは両生類で，しかも陸生になってからである．魚の椎骨に骨髄腔がないのは周知のごとくであり，魚は腎で造血している．軟骨魚類は性腺で，チョウザメは心臓で造血している．イモリやある種の爬虫類の骨髄は，リンパ球と顆粒球を作り，赤血球は作らないという点で高等脊椎動物の骨髄とは異なる．カエルでは，オタマジャクシの時は，骨髄はみられず，卵黄嚢，肝，腎，脾で造血する．陸にあがってからは，骨髄，脾で血液は作られる[1]．水生から陸生になって大きく違うのは，以下の2点であると思われる．第一は，重力に抗して運動するために体重を減らすことである．そのためには，中空のある骨の方が強度も高く，重さも節約できる．第二は，浸透圧調節であり，それに伴い尿の濃縮，カルシウム（Ca）代謝調節系の発達がみられる．その結果，腎の尿分泌の機能が亢進し，Caの供給源として，骨で活発なCaの吸収沈着が起こる．骨のリモデリング（remodelling）には骨芽細胞と破骨細胞の相互作用がある．破骨細胞が，[Caを供給するために骨に中空を作る．骨髄造血は，このような骨の変化に対応して二次的に始まったものと思われる．

　破骨細胞は血液幹細胞の子孫である[2]．卵黄嚢，腎，脾が造血の場になっている時，血液中には幹細胞が循環していると思われる．したがって，破骨細胞の前駆細胞は用意されていると考えられる．破骨細胞が欠損するため骨髄腔が形成されず，大理石病を呈する突然変異マウス（Opマウス）では，M-CSF（macrophage colony-stimulating factor）のコーディング領域に1塩基の挿入があり，M-CSFが欠損していることがわかった[3]．このマウスにM-CSFを投与すると破骨細胞の出現をみることから[4]，破骨細胞の最終分化にM-CSFが不可欠であることが明らかとなった．しかしながら，Opマウスは加齢とともに症状が軽減することから，M-CSF以外の因子による破骨細胞分化もあると考えられる．破骨細胞の異常すなわち大理石病は現れやすい表現型で，細胞質チロシンキナーゼSRCや核内因子であるFOS遺伝子のターゲティングマウスにおいてもみられる．

　このような系統発生に伴う造血の場の移動はヒトの造血でもみることができる．大理石病など骨髄造血が制限された時，肝，脾，腎周囲などは髄外造血の場としてよみがえる．興味深いのは，赤血球産生を支配するエリスロポエチンが腎で作られているという事実である（白血球は間質細胞や白血球自体から増殖刺激を受けとる）．腎の動脈系毛細管システムは，酸素分圧をモニターして赤血球数を制御するのに極めて好都合であるが，こ

れは，赤血球産生が腎で行われていた系統発生上の名残かもしれない．マウスの脾では赤血球産生が優勢で，骨髄では，顆粒球産生が盛んであるというのも，Plethodontid（イモリ，爬虫類，有尾目）の骨髄が，myeloidというよりlymphogranulopoieticであったことと関係するのかもしれない．

（2）個体発生

哺乳類の胎児では卵黄嚢で造血が始まる．その後，大動脈周辺や肝で造血し，やがて骨髄の造血に移行する．卵黄嚢で産生される赤血球は原始赤血球といわれ，ヘモグロビン（グロビン鎖）も$\xi_4, \alpha_2\xi_2$で，肝および骨髄で作られる二次赤血球ヘモグロビン（グロビン鎖）$\alpha_2\gamma_2, \alpha_2\beta_2$とは異なる．この原始赤血球は限られた寿命をもって，二次赤血球と交替すると考えられている．トリや両生類では，このことはもっとはっきりしていて，卵黄嚢は初期の造血を一過性に維持するだけで，成体まで続く造血幹細胞は背部大動脈を含む中胚葉領域から生まれる．

最近，マウスでも大動脈（aorta），性腺（gonad），中腎（mesonephros）(AGM)領域が，卵黄嚢より多くのCFU-Sを含んでいて，胎児肝に移行する前の造血の場として重要なことを明らかにした[5]．

一次造血がそのまま二次造血（adult definitive hematopoiesis）に移行しないと考えられる証拠に，*Myb*遺伝子ターゲティングマウスの造血が挙げられる．このマウスでは卵黄嚢の造血がみられるが，胎児肝での造血がみられない．retinoblastoma遺伝子（*Rb*）ターゲティングマウスでも同様の現象がみられ，一次造血と二次造血で必要な分子は異なるようである．最近，IL-6, IL-11, LIFなどのβ鎖レセプターであるgp130欠損マウスは著明な貧血を呈し，胎児肝にCFU-Sがないことが報告された．このことも，胎児肝の造血はIL-6, IL-11, LIFに依存性であることを示している．

（3）マウス胚幹細胞からの血球分化

胚幹細胞（ES細胞；embryonic stem cell）はblastcystに戻した時，マウス個体を作ることのできる細胞である．この細胞を試験管内で培養し，造血系の発生をみるのは興味あるテーマである．

数年前より，多くの試みがなされ，ES細胞から赤血球，白血球さらにB細胞の分化を観察することができるようになっている[6〜8]（図Ⅰ.5）．

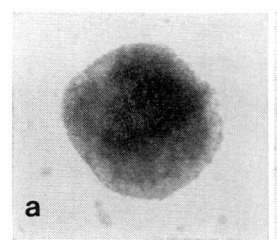 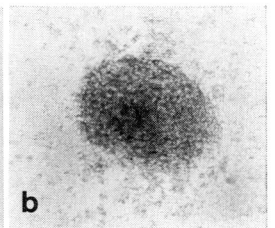

図Ⅰ.5 ES細胞からの血球分化
a：LIF存在下にメチルセルロース培養したES細胞．
b：IL-3, IL-6, SCF, エリスロポエチン存在下に，ESから血液細胞へ分化したコロニー．

ES細胞は，多系列の細胞に分化することのできる細胞株と考えられ，primary embryonal fibroblastまたはLIFの存在下に未分化性を維持したまま培養することができる．したがって，ES細胞に特定の遺伝子を導入して発現させたり，逆に遺伝子破壊をして血球分化に及ぼす影響を検討することができる．

多くの期待のなかで，いくつかの問題も明らかになってきている．1個のES細胞から血液細胞が形成されるとはいえ，embryoid bodyという多系列の細胞集団からなる時期を経るため，血液幹細胞を同定しにくい．中胚葉に誘導された細胞，血液，血管系にコミットした細胞を分離，培養することはできない．また，ES細胞からの血球分化は再現性が低いという難点がある．これは，ES細胞の維持，血球分化の誘導に関して，いまだコントロールできない要素が多いためと考えられる．中胚葉誘導活性を持つ分子として，decapentaplegic（DPP），Vg-1やbone morphogenetic proteins（BMP）などのDVRファミリーが注目されている．アクチビンが頭部方向の誘導に関与するのに対し，BMPは尾側方向への誘導をはかるらしい．HoganらはBMP-6を遺伝子破壊す

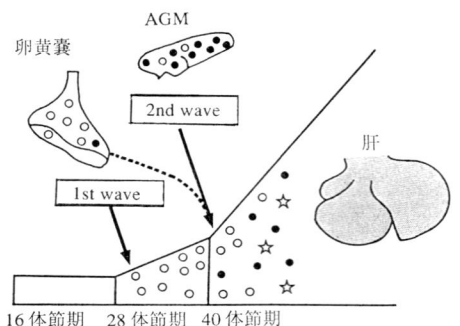

図 I.6 卵黄嚢，AGM，胎児肝の造血機能の変化[7]

○ 分化決定した前駆細胞
● CFU-S
☆ 造血再建能のある幹細胞

ることにより，卵黄嚢の形成不全が起きることを見いだしている．

さらに，現在観察されているES細胞からの血球分化は，①赤血球優位であること，②造血が一過性であること，これに対応して，③CFU-Sあるいは造血を再建するような幹細胞を含まないという特徴がある[7,8]（図I.6）．これらの点は骨髄造血と異なる点で，ES細胞からの血球分化は卵黄嚢の造血を反映しているのかもしれない．

（4） 幹細胞の発達

前述のごとく，卵黄嚢の造血とそれ以降の造血は連続しているとは考えにくい．胎児肝以降の幹細胞が真に自己複製するならば，幹細胞は年をとらないはずである．Ikutaらは，胎児肝と成体骨髄から幹細胞を単離し，T細胞への分化能を比較した[9]．胎児期の幹細胞はあるサブセットの細胞に効率よく分化するが，成体期の幹細胞はそのような分化を示さない．さらに，おのおのの幹細胞を器官培養して，T細胞に分化させ，VJ結合部のN配列を比較した．胎児肝からは90%がN配列を欠き，典型的VJ配列であったのに比べ，成体期の幹細胞由来のものは20%のみこの配列で，大部分はN配列を持っていた．これらのことは，個体発生の過程においてT細胞分化のプログラムが変化していることを表している．すなわち，幹細胞は胎児期型から成体型へ変化しているといえる．

これほどはっきりした証拠ではないが，以下の2つの事例も胎児期型から成体型の幹細胞があることを意味するのかもしれない．すなわち，ヒト血液細胞を，重症型複合型免疫不全マウス（severe combined immuno deficiency；SCIDマウス）に移植して殖やそうとする場合，ヒト胎児骨髄細胞をヒト胎児骨と共に移植すると，長期間にわたってヒトの造血が観察された．しかしながら，成人の骨髄細胞をSCIDマウスに移植しても優勢な造血はみられず，ヒトのサイトカインを投与してようやく末梢血に少数の細胞を認める程度である．

（5） 誘導的分化とランダムな分化

1個の幹細胞からできた2個の娘細胞の分化を観察したところ，互いに異なる細胞系列の組み合わせからなるコロニーがみられた．このような不均等分裂は約20%の頻度でみられた[10]．このことは，多能性幹細胞が2細胞になった時期にすでに分化の方向が異なっていることを示唆している．さらには，血球分化の方向はIL-3などの造血因子によって決定されるのではなく，細胞の側によって決定されると考えられる．最近，このモデルを支持するものとして，以下のデータが示された．すなわち，レトロウイルスベクターを用いて，幹細胞にエリスロポエチンレセプター遺伝子を導入し強制発現させると，エリスロポエチン刺激で，赤血球のほかに顆粒球/マクロファージが分化する[11]．このことは，エリスロポエチンは赤血球の分化を決定しているのではなく，増殖の引き金を引いているだけであることを示唆している．

このような造血細胞の分化に対して，形態形成は誘導的分化によって進行すると考えられる．例えば，線虫のvulva（陰門）の形成においてはanchor cell（碇細胞）の誘導が必須である．また，ショウジョウバエの背腹軸の決定には腹側のレセプターtollがspatzle（spz）結合因子によって活性化されることが重要である．さらに，極細胞では，背側のtorso（tor）レセプターが極細胞にしか存在しない結合因子によって，活性化され背腹

勾配を抑制するため，背腹軸が形成されない[11]．これらの例では，いずれも結合因子が限られた細胞に発現し，膜結合型で近接作用を持つことが特徴である．このような分化の過程は誘導的と考えられる．

腹側の中胚葉からは間充織，心筋，血液細胞，血管内皮細胞が発生してくる．血液幹細胞に発現される受容体型チロシンキナーゼ（RTK）のなかには，TIE, TEK, FLK-1, FLT, KIT などのように血管内皮細胞に発現しているものが多い．血島の血管芽細胞に発現されている FLK-1 は，胎児肝の血液幹細胞からクローニングされた RTK である．血管新生と血液細胞の出現は時間的，空間的に一致していて，これらの分子が血管と血液細胞両方の形成に関わる可能性が高い．血管内皮細胞に関与する遺伝子は，発生の各時期に，FLK-1, TEK, TIE の順に狭いウィンドウで発現すると考えられる．図 I.7 に示したように，幹細胞特異的因子である CD 34（接着分子と考えられている）や Sca-1 も血管内皮細胞に発現していることが明らかにされている．これらレセプターの結合因子は膜結合型であると想定される．

〔須田年生〕

文献

1) Cooper, E. L. et al.: Source of stem cells in evolution. Devolopment and Differentiation of Vertebrate Lymphocytes (Horton, J. D. ed.), pp. 3-14, Elsevier, North-Holland, Amsterdam (1980)
2) Kurihara, N. et al.: Generation of osteoclasts from isolated hematopoietic progenitor cells. Blood, 74, 1295-1302 (1989)
3) Yoshida, H. et al.: The murine mutation osteoporosis is in the coding region of the macrophage colony stimulating factor gene. Nature, 345, 442-445 (1990)
4) Kodama, H. et al.: Congenital osteoclast deficiency in osteopetrotic (op/op) mice is cured by injections of macrophage colony-stimulating factor. J. Exp. Med., 173, 269-272 (1991)
5) Medvinsky, A. L. et al.: An early pre-liver intra-embryonic source of CFU-S in the developing mouse. Nature, 364, 64-67 (1993)
6) Burkert, U. et al.: Early fetal hematopoietic development from in vitro differentiation embryonic stem cells. N. Biologist, 3, 698-708 (1991)
7) Muller, A. M. et al.: Development of hematopoietic stem cell activity in the mouse embryo. Immunity, 1, 291-301 (1994)
8) Nakano, T. et al.: Generation of lymphohematopoietic cells from embryonic stem cells in culture. Science, 265, 1098-1101 (1994)
9) 生田宏一：胎児期造血幹細胞からの $\gamma\delta$ 型 T 細胞の分化. 細胞工学, 11, 508 (1992)
10) Suda, T. et al.: Disparate differentiation in mouse hemopoietic colonies derived from paired progenitors. Proc. Natl. Acad. Sci. USA, 81, 2520-2524 (1984)
11) Rusch, J. and Levine, M.: Regulation of the dorsal morphogen by the Toll and torso signaling pathways; A receptor tyrosine kinase selectively masks transcriptional repression. Gene Dev., 8, 1247-1257 (1994)

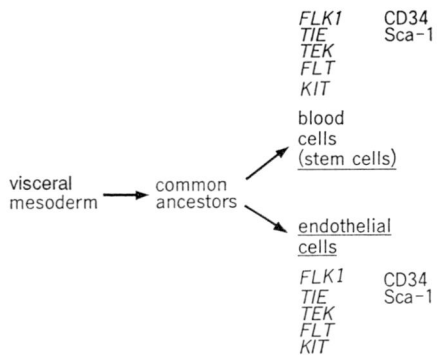

図 I.7 臓性中胚葉から血液細胞および血管内皮細胞への分化・発現される共通分子
イタリック体はレセプター型チロシンキナーゼ．

3. 免疫グロブリン遺伝子とシグナル伝達

　B細胞は骨髄に存在する造血幹細胞に端を発し，図I.8のようにさまざまなステップを経て分化，増殖する[1]．自然界には無数の抗原が存在しており，これらに対応できるだけの多様性（レパートリー）は比較的限られた免疫グロブリン遺伝子の再構成により生み出されることが知られている[2]．骨髄や胎児肝で，B前駆細胞内のH鎖遺伝子再構成はD-J，V-DJの順に起こる．まず，H鎖のみが遺伝子再構成し，細胞質内にμ鎖を発現するpre B細胞が出現する．このpre B細胞の時期にL鎖の再構成を起こし，H鎖，L鎖タンパクを作ると未熟B細胞として細胞表面上に膜型免疫グロブリンレセプター分子IgM(sIgM)を発現する．ここまでの分化は，抗原の存在がなくても進行すると考えられている．つづいて，細胞表面上にsIgM，sIgDを発現する成熟B細胞は次に末梢リンパ組織へ移動する．抗原に出会うと成熟B細胞は活性化され，T細胞やサイトカインの作用を受けて最終的に形質細胞へと分化し，多量の抗原特異的な抗体を産生して抗原の除去にあたる．

　末梢に出現した成熟B細胞には抗原特異的レセプター（sIgM）によって抗原と結合し，B細胞の抗原特異的な活性化が始まる．分泌された免疫グロブリンと同一の特異性を持つレセプターが発現していることは古くから知られていたが，最近，抗原レセプターは機能的に多数の分子と結合して，複合体構造をしていることが明らかになっている．ここでは，これら明らかになったB細胞レセプター複合体の構造と機能について説明する．

（1）免疫グロブリン
a）免疫グロブリンタンパクの構造

　免疫グロブリン（immunoglobulin；Ig）はヒトではIgM，IgD，IgG，IgE，IgAの5つのクラス，さらにIgG，IgAにはサブクラスがあり，抗体分子はこのいずれかに属している．Igの構造は2本のH鎖と2本のL鎖が，S-S結合および非共有結合によってY字型分子を形成している．H鎖は3～4個，L鎖は2個の免疫グロブリン特有のドメインを持つ．両者のN末端には可変（V）領域，C末端には定常（C）領域がある．V領域はアミノ酸配列が抗体によって異なる部分で，この違いが抗体の多様性に反映している．一方，C領域にはいくつかのタイプがあり，H鎖は，μ，δ，γ，ε，αの5つ，L鎖はκ，λの2つを持っている．このうち，H鎖のタイプにより抗体のクラスが決まる．この部分は疎水性アミノ酸が豊富な部分でもあり，この部分を介して膜に挿入されている．

b）免疫グロブリン遺伝子の再構成[3]
　これらのタンパクをコードしている遺伝子は，

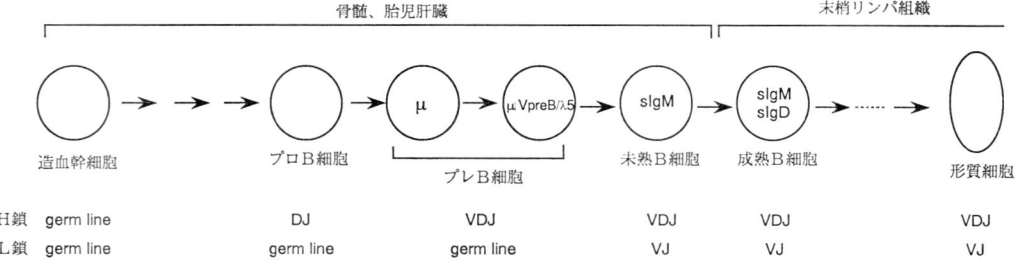

図I.8　B細胞分子モデル

3. 免疫グロブリン遺伝子とシグナル伝達

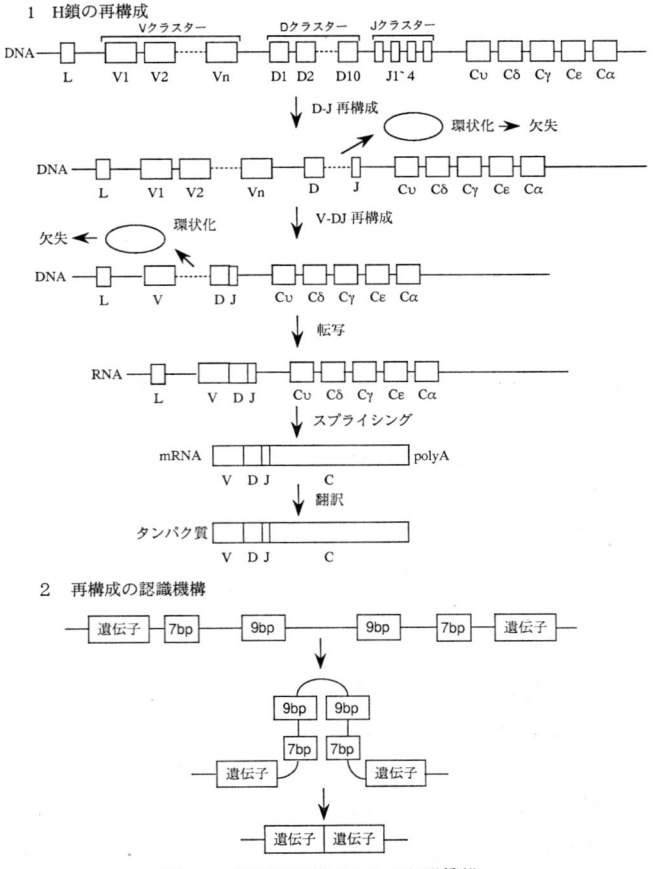

図 I.9 遺伝子再構成とその認識機構

ヒトの場合，H鎖は14番，L鎖のκ鎖は2番，λ鎖は22番染色体上にある．免疫グロブリン分子の抗原特異的構造の多様性を生み出しているのは遺伝子再構成であり，これは利根川らによって図I.9のように明らかにされた[2]．5′側よりV領域をコードするDNA領域V, D, J遺伝子クラスターが順に並んでいる．マウスの各遺伝子数は，現在のところV遺伝子では200〜300，D遺伝子は10，J遺伝子は4である．B細胞の初期分化の段階でおのおののB前駆細胞は1個のV遺伝子を各遺伝子群から選び，D-J，V-DJの順に再構成する．この時，再構成される遺伝子の間に介在している部分のDNAは切除され，環状化DNAとなって染色体からはずれる．このことで，1種類のVDJ遺伝子の新しい組み合わせが生まれる．H鎖に続いてL鎖の再構成が起こる．L鎖にはD遺伝子は存在せず，V-Jの結合のみが起こる．このようにして再構成を完成した免疫グロブリンH鎖，L鎖遺伝子はそれぞれ転写，翻訳される．そして，細胞表面上にIgM (μ, L鎖) レセプターが発現する．再構成にはそれに関わる酵素系（リコンビナーゼ）が必要であるが，今のところどのような酵素系が必須であるかは確定していない．リンパ球内で酵素系の活性化を指示するシグナル配列はゲノム遺伝子上に7bp (CACAGTG) および9bp (ACAAAAACC) （ヘプタマー/ノナマーのルール）が知られている．この間には12bpと23bpの距離があり，酵素系はこの配列を1単位として認識し，切断および再結合を行っているものと考えられる．酵素系と密接に関わっている遺伝子として，RAG-1, RAG-2が報告されており，事実この遺伝子が欠失するとリンパ球は生まれてこない．また，遺伝子再構成時に鋳型配列と無関係（ランダム）に塩基挿入を行う酵素としてター

表 I.1 免疫グロブリンの多様性（マウス）

	H 鎖	L 鎖 (κ)	L 鎖 (λ)
V領域			
V遺伝子	200〜300	100〜200	2
D遺伝子	10	—	—
J遺伝子	4	4	3
1）VDJの組み合わせ	250×10×4	200×4	2×3
2）D-J, V-DJ再構成時の塩基のずれ	250×10×4×3×3	200×4×3	2×3×3
3）Nシークエンス	>90000	>2400	>18
4）体細胞突然変異	>90000	>2400	>18
5）H鎖とL鎖の組み合わせ		>3900000000	

ミナルデオキシトランスフェラーゼ（terminal deoxynucleotidyl transferase；TdT）が知られており，この酵素によっていわゆる N シークエンスが挿入され，抗体の多様性を生み出すために重要な役割を果たしている．免疫グロブリンの多様性は，①H 鎖，L 鎖おのおのの再構成によって生まれる V 領域遺伝子の違いと，切断，再結合した時に生じる塩基のずれによるもの，②H 鎖と L 鎖の組み合わせから生じるもの，③TdT によってランダムに挿入された N シークエンスによって生じるもの，④体細胞突然変異から生まれるものなどがある．これらの機序によって限られた V 領域遺伝子断片から無数ともいえる抗原に対応できうる抗体分子の多様性（レパートリー）を作り出す（表 I.1）．

c）クラススイッチ

多くの B 細胞で抗原レセプターとして発現している IgM，IgD に加えて血清中には IgG，IgA，IgE のクラスが存在し，これらは抗原の種類や免疫反応を行う臓器，器官や組織によってそれぞれ強力な作用を発揮できる構造をしている．これらの抗体は，IgM レセプター発現 B 細胞がさらに遺伝子再構成（クラススイッチ再構成）を行って生まれる．V 領域の再構成と異なり，クラススイッチにおいては各 C 領域遺伝子断片の 5′ 側上流にある S（スイッチ）領域を利用する．S 領域どうしが結合（S-S 組換え）することにより C 領域の再構成，例えば $C\mu$ から $C\gamma1$ や $C\mu$ から $C\alpha$，$C\mu$ から $C\varepsilon$ などの再構成を行う．その結果，発現してくる抗体分子のクラススイッチが起こる．この現象はランダムに起こるものだけではなく，B 細胞外からの刺激と深く関わっているようである．例えば，抗原により活性化された T 細胞から産生される IL-4 の刺激が IgE のクラススイッチを特異的に誘導することが知られている．IgE はマスト細胞表面上の高親和性 IgE レセプター（FcεRI）と結合し，アレルギー反応を引き起こす．また，IgA は他の Ig とは異なり，分泌型の抗体として鼻腔，口腔，気道，腸管などの粘膜面で防御反応を行っている．特に，腸管免疫は他の免疫機構とは異なった独立した免疫機構を持っている．腸管内 B 細胞は Peyer 板や腸間膜リンパ節に存在し，抗原に出会うと特異的に IgA へのクラススイッチが誘導される．これは，腸管組織には IgA 発現を特異的に促すような何らかの仕組みが存在しているためと考えられる．

最近，クラススイッチが障害された疾患として X 染色体連鎖高 IgM 症候群の病因が明らかにされた．この病気は T 細胞表面に発現している CD 40 リガンドの遺伝子に障害があり，患者の B 細胞表面上の CD 40 に対して刺激が加わらないため，クラススイッチが起こらないと考えられている．

d）対立遺伝子排除（allelic exclusion）

一般には父方由来，母方由来のどちらの染色体も免疫グロブリン遺伝子再構成は可能である．しかし，個々の B 細胞内では，まず，どちらか一方の染色体で再構成が起これば，もはや他方の染色体の再構成は起こらなくなる．どちら由来の染色体が先に再構成されるかは決まっておらず，細胞により異なる．また，L 鎖には κ 鎖，λ 鎖があり，κ 鎖が λ 鎖の再構成に先行して起こると考えられ

ている．このモデルでは κ 鎖で再構成が成功すれば λ 鎖は胎児型のままであるが，κ 鎖の両方で失敗すると λ 鎖の再構成が誘導される．これにより，実際には機能的な再構成はそれぞれの B 細胞内で父方，または母方のどちらか一方でしか起こらない．これが対立遺伝子排除で，この機構によって，単一の B 細胞が 2 つの抗原を同時に認識するということはなくなる．

（2）免疫グロブリンを介するシグナル伝達
a）シグナル伝達[5]

成熟 B 細胞表面に存在する膜型免疫グロブリンレセプター（IgR）は 34 kDa の Mb-1（CD 79α）分子[4]，39 kDa の B 29（CD 79β）分子と結合して抗原レセプター複合体を形成している．これら結合分子は膜型 IgR を細胞表面上に発現させるのに必須である．そして，さらに IgR を介するシグナル伝達にも必須である．IgR の細胞質内アミノ酸はわずか 3 つ（KVK）しかなく，その部分に機能ドメインは存在しない．そのため，実際にそのシグナル伝達に関わっているのは，この結合分子の細胞質内に存在する ARAM〔antigen recognition activation motif：$-DX_7(E/D)X_2YX_2LX_7YX_2(L/I)-$〕といわれる構造である．このモチーフにはさまざまなシグナル伝達に関与するキナーゼ分子，src 型チロシンキナーゼ（Fyn, Lyn, Blk）や非 src 型チロシンキナーゼ（Syk/PTK 72）が結合している．それらの分子のリン酸化活性を介して抗原刺激によるシグナルを下流に伝達している（表 I.2）．これら一連のチロシンキナーゼの活性化に続いてホスホリパーゼ C-γ（PLC-γ）の活性化が引き起こされる．つづいてホスファチジルイノシトール二リン酸（PIP_2）の加水分解が起こり，ジアシルグリセロール（DG），イノシトール三リン酸（IP_3）が産生される．DG や IP_3 はセカンドメッセンジャーとして働き，DG はプロテインキナーゼ C（PKC）を活性化し，IP_3 は細胞質内 Ca^{2+} の上昇を引き起こす．Ca^{2+} の上昇によりカルシウム/カルモジュリンキナーゼが活性化される．これら一連のシグナル伝達カスケード反応がそれぞれに関与しているシグナル伝達分子

表 I.2　B 細胞抗原レセプターシグナル関連因子

分子	タンパク	分子量
IgR 結合分子	MB-1	34 kDa
	B 29	37 kDa
チロシンキナーゼ	Lyn	53/56 kDa
	Blk	56 kDa
	Fyn	59 kDa
	Lck	56 kDa
	Syk	72 kDa
	Hck	56 kDa
	p 80	80 kDa
その他	PI-3 キナーゼ	85/110 kDa
	GAP	
	MAP キナーゼ	

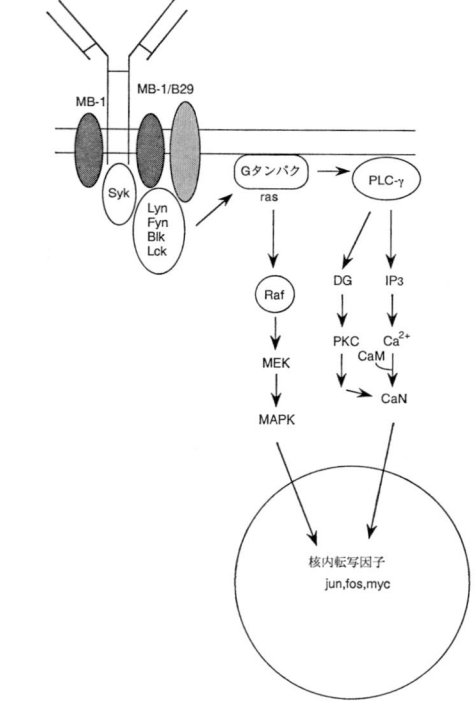

図 I.10　免疫グロブリンを介するシグナル伝達

を活性化し，その結果，シグナルは核へと伝達されるものと考えられる．このようにしてさまざまな核内標的遺伝子の調節が行われ，最終的に B 細胞の活性化から形質細胞への分化までもたらすものと考えられている（図 I.10）．

抗原特異的な形質細胞は有効な抗体産生を行った後，次第に体内から消えていくものと考えられている．しかし，一部はメモリー B 細胞として生体内に残ることが知られている．メモリー細胞の

V領域にはさらに突然変異が加わり,その抗原との特異的な結合が強力に起こる.これにより再度,この抗原を持つ病原体,例えばウイルスなどが生体に侵入してきてももはや感染が成立しないようになっている.

以上述べたようにチロシンキナーゼ分子はB細胞のシグナル伝達に深く関わっている.このチロシンキナーゼの変異によって起こる疾患として伴性劣性無γグロブリン血症(X-linked agammaglobulinemia)がある.この病気の原因は非レセプター型チロシンキナーゼ Btk の変異にあり,このことでB細胞の分化がほぼ完全に停止してしまい,無γグロブリン血症をきたす.

b) B細胞の免疫寛容(トレランス)[6]

抗原刺激に対してB細胞が全く反応しないかあるいは逆に細胞死に至ることがある.多くの場合,未熟B細胞は抗原刺激に対して,このように逆の反応をする.この現象が免疫寛容,すなわち自己抗原に出会った時,B細胞が自己を攻撃しないように備えられた機構の重要な要素として考えられている.しかし,その機構についてはまだ解明されていない点が多い.最近,自己抗体を用いたマウスの実験結果からいくつかのモデルが提唱されている.これらには,① 自己抗原の刺激に対して不応答な状態にさせる(clonal anergy),② 自己抗原に出会った自己反応性B細胞を末梢リンパ組織から除く(clonal deletion),③ 抗原レセプターの特異性変化(receptor editing),このいずれかの機構によりB細胞の免疫寛容は成立すると考えられている.receptor editing は clonal deletion から逃れたB細胞に,そのV領域の構造を変化させることにより,自己と反応しないようにさせる.この時,再度の再構成やV領域内の突然変異がその機序として考えられている.当然,この機構が破綻すると自己免疫疾患の原因となりうる.全身性エリテマトーデス(SLE)や慢性関節リウマチ(RA)では,自己反応性B細胞がその病因の1つであることが証明されている.

〔光吉さおり・阪口薫雄〕

文　献

1) Kishimoto, T. and Hirano, T.: Molecular regulation of B lymphocyte response. *Annu. Rev. Immunol.*, **6**, 485 (1988)
2) Tonegawa, S.: Somatic generation of antibody-diversity. *Nature*, **302**, 575 (1983)
3) 桑原一彦,阪口薫雄:免疫グロブリン遺伝子可変領域形成機構.臨床免疫,**25**(4), 415-422(1993)
4) Sakaguchi, N. *et al*.: B lymphocyte lineage-restricted expression of mb-1; A gene with CD 3-like structural properties. *EMBO J.*, **7**, 3457 (1988)
5) 乾　誠治,阪口薫雄:Ig レセプター複合体を介するB細胞活性化機構.臨床免疫,**25**(10), 1295-1301 (1993)
6) 桑原一彦,阪口薫雄:B細胞における receptor editing と自己トレランス.臨床免疫,**26**(5), 524-529 (1994)

4. T細胞レセプターの遺伝子とシグナル伝達

(1) TCR遺伝子の構造

T細胞レセプター（T cell receptor；TCR）の実体を同定分離することは，抗体と異なり細胞表面タンパクであること，認識するものが抗原提示細胞上の組織適合性抗原およびそこに提示された抗原ペプチドであることなどにより困難をきわめた．しかしその遺伝子は，サブトラクション法により，T細胞特異的に発現する細胞表面タンパクであり，T細胞においてのみ再構成を起こしている遺伝子として1983年から84年にかけてDavisらとMakらによりクローニングされた．またMarrackとKapplerらにより，T細胞の活性化を阻害しT細胞に特異的な抗体（クローン特異的抗体）が作られ，それがまさにTCRを認識する抗体であることが明らかとなった．これらの研究が突破口となり，それまで細胞免疫学が中心であったT細胞の研究が，一挙に分子レベルとなった．現在さまざまなシステムにおいてシグナル伝達系の研究が急速に進展しており，TCRもその例外ではない．TCRの周辺から順次下流の重要なシグナル伝達分子を中心に紹介する．

TCRは，免疫グロブリンスーパーファミリーに属する$\alpha\beta$鎖または$\gamma\delta$鎖の2鎖からなる細胞表面タンパクである．B細胞表面に発現している抗体と同様，N端より可変領域，定常領域，膜貫通領域，細胞内領域（4-5アミノ酸のみ）に分かれている．抗体の遺伝子のように，可変領域の遺伝子は，数多くのV領域，D領域（βおよびδ鎖のみ），J領域のなかのおのおの1つずつの再構成により形成される．この再構成には，認識配列として7塩基と9塩基の配列およびその間にある12または23塩基のスペーサーを必要とする．またRag-1およびRag-2遺伝子産物が再構成に必須であり，B細胞での抗体遺伝子の再構成と共通のメカニズムによると考えられる．抗体遺伝子と異なり，V領域遺伝子の数が少なく体細胞突然変異を起こさないが，αおよびβ鎖については抗体遺伝子より多いJ領域遺伝子を持ち，δ鎖が3つのD領域を持つなどその可能な組み合わせは，抗体遺伝子よりも多いと考えられている．

(2) T細胞複合体の構造

TCRと会合しているCD3分子はγ-ε鎖，δ-ε鎖およびジスルフィド結合を介するζ-ζ鎖の3種のダイマーよりなる6ポリペプチド鎖から構成されている[1,2]．$\gamma, \delta, \varepsilon$鎖は免疫グロブリンスーパーファミリーに属し，相同性が高い．またその遺伝子は300kb以内にクラスターをなしヒトの第11，マウスの第9染色体に存在する．一方，ζ鎖は細胞外領域をほとんど持たず，90％のTCR分子においてホモダイマーとして存在するが，残る10％はζ鎖遺伝子のオルタナティブスプライシングにより産生されるη鎖とのヘテロダイマーとして存在する．ζおよびη鎖とホモロジーを持つ高親和性IgE受容体のγ鎖（FcRγ）は，小腸上皮や表皮に存在するユニークな$\gamma\delta^+$T細胞などの特殊なT細胞で，ζ鎖の代わりに複合体を形成している．ζ, η遺伝子とFcRγ遺伝子は共にマウスの第1染色体に存在する．CD3複合体の各鎖の細胞内領域は40から120アミノ酸であり，TCRが数アミノ酸しか持たないのに対して，非常に長く，シグナル伝達に関与している．CD3複合体の各ポリペプチド鎖の細胞内領域のアミノ酸配列の比較により，2つのYXXL配列が6から8アミノ酸離れて存在する共通モチーフが見いだされた[3]．このモチーフは，ITAM（immune tyrosine-based activation motif）と呼ばれ，$\gamma, \delta, \varepsilon$各鎖に1個，$\zeta$鎖に3個，$\eta$鎖に2個，FcR$\gamma$鎖

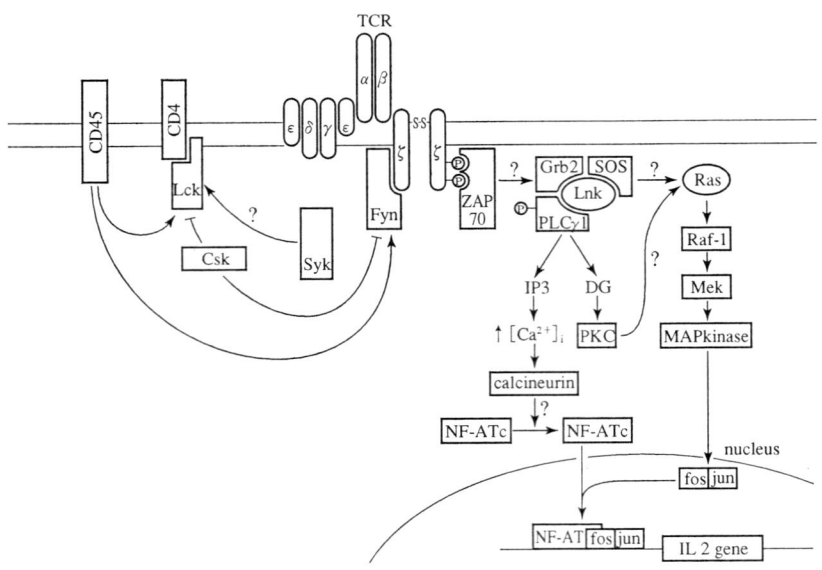

図 I.11 TCR の下流のシグナル伝達系

に1個存在する．したがって，TCR-CD3 複合体1分子に6〜10個の ITAM が存在する．さらに ITAM モチーフは B 細胞レセプターを構成する Ig-α 鎖（Mb-1），Ig-β 鎖（B-29），FcεRIβ 鎖，EB ウイルスの LMP2A タンパク，ウシ白血病ウイルスエンベロープタンパクにも見いだされた．

ζ 鎖を欠損している変異 T 細胞株にζ 鎖を発現させることにより TCR の発現が回復し，また活性化シグナルが伝達されることから，ζ 鎖は TCR の細胞表面での発現に必須であることが示された．CD4，CD8，CD25 などの細胞外領域とζ 鎖細胞内領域とのキメラ分子を T 細胞に単独で発現させ，抗体を用いてクロスリンクすると，T 細胞が活性化された．このキメラ分子のζ 鎖細胞内領域の欠失やアミノ酸の置換を導入することにより，ζ 鎖内の ITAM の1つで細胞活性化に十分であること，ITAM にある2個のチロシン残基および C 末端のロイシン残基がすべて必須であることが示された．CD3γ, δ, ε とζ 鎖 ITAM が等価であるかを調べるため，細胞内領域を欠損したζ 鎖のみを有する細胞を解析すると，TCR-CD3 複合体の細胞表面での発現は正常であり，抗原刺激では活性化されるが，Thy-1 刺激による活性化は誘導されない[4]．また後述するように，胸腺における T 細胞分化においてもζ モチーフを必須とする分化段階が存在する．したがって，ITAM モチーフだけでは十分ではなく，ζ 鎖特異的なシグナル伝達系も存在すると考えられる．

（3） チロシンキナーゼ

TCR からのシグナル伝達に関与するチロシンキナーゼとして Src ファミリーに属する Fyn と Lck，Syk ファミリーに属する ZAP-70 と Syk，Src ファミリーのキナーゼに抑制的に働く Csk の5個のキナーゼが知られている．

a） Fyn

Src ファミリーのチロシンキナーゼの特徴は，①膜への局在に必要なミリスチン酸を結合する N 末端の部位，②SH3 ドメイン，③SH2 ドメイン，④Csk キナーゼによるリン酸化を受け，キナーゼ活性をネガティブに制御する C 末端のチロシン残基の存在である．Fyn は 59 kDa の分子量を持ち，神経系と血液系に異なるスプライシング産物として発現している．Fyn は，ζ 鎖と結合していることが示されたはじめてのキナーゼである．この結合には，ITAM モチーフが必要との報告があるが，分子量論的には細胞内の数％の

TCR しか結合していない．T 細胞ハイブリドーマに活性化型の Fyn を発現させると，IL-2 の産生が誘導されることが示された．また後述するように，個体レベルでも TCR のシグナル伝達に関与することが報告されている．

b) Lck

Lck は，Src ファミリーに属する 56 kDa のリンパ球特異的チロシンキナーゼであり，TCR の補助レセプターとして機能している CD 4 および CD 8 に結合しているが，TCR-CD 3 複合体との直接の結合は示されていない．しかし抗体を用いて CD 4 や CD 8 を TCR と共にクロスリンクすることにより TCR を介する活性化は増強する．また CD 4-Lck 複合体と TCR とが会合することも示され，また CD 8/ζ などのキメラ分子と Lck を過剰発現させた細胞では，両者が結合していることが確認された．Lck を欠失した T 細胞では，TCR を介するシグナルがはいらず，また他の Src ファミリーチロシンキナーゼでは代替できないことから，T 細胞活性化には Lck が必須である．逆に活性化型の Lck を発現する細胞では，TCR の反応性が亢進し，IL-2 の産生や細胞内タンパクのチロシンリン酸化の増強がみられた．

c) ZAP-70

ZAP-70 は Syk ファミリーに属するチロシンキナーゼであり，2 つの連続した SH 2 ドメインを有するが，SH 3 ドメインやミリスチン酸を結合する部位はない．ZAP-70 は，T 細胞と NK 細胞に発現しているのに対して，Syk は主に B 細胞や骨髄球系の細胞，胸腺細胞に発現しており，末梢 T 細胞ではその発現は低い．

ZAP-70 は，TCR を介する活性化に伴いリン酸化されたζ鎖に結合し，自己リン酸化を受ける．COS 細胞に過剰発現させるシステムを用いた解析から，ZAP-70 のリン酸化とリン酸化されたζ鎖との結合は，Src ファミリーチロシンキナーゼである Lck によるζ鎖のリン酸化が必要であることが示された．またζ鎖との結合には，ITAM モチーフの 2 つのチロシン残基が両方ともリン酸化されることが必須であり，ZAP-70 の 2 つの SH 2 ドメインがそれぞれのリン酸化チロシンと結合していると考えられる．

ZAP-70, Syk, Lck, Fyn を CD 16 の細胞外領域および CD 7 の膜貫通領域に融合したキメラ分子を細胞傷害性 T 細胞に発現させ，これらをクロスリンクして活性化させる実験から，活性化に伴う細胞内カルシウムの増大は ZAP-70 と Syk でみられたが，Lck や Fyn ではみられなかった[5]．細胞傷害活性は，Syk 単独，または ZAP-70 と Src ファミリーキナーゼである Lck または Fyn を同時に発現させた時に誘導された．したがって，TCR からの活性化のシグナルを下流に伝達するキナーゼは，ZAP-70 や Syk と考えられる．ZAP-70 と Syk の関係については，次の Syk の項で述べる．

d) Syk

Syk チロシンキナーゼは ZAP-70 と構造が類似しているが，T 細胞における役割は ZAP-70 と異なる可能性が示されている[6]．Src ファミリーキナーゼである Lck を発現していない T 細胞においても，Syk は TCR と結合していること，TCR を介する刺激によりリン酸化されキナーゼ活性が誘導されること，SH 2 ドメインを介して Lck が Syk に結合しリン酸化を受けること，また前述したようにキメラ分子を用いて細胞傷害活性を誘導させる場合，Syk は単独でよいが ZAP-70 は Src ファミリーキナーゼを必要とすることといった差がみられ，図 I.12 に示すように Syk が Src ファミリーキナーゼの上流にある可能性や，Syk の経路が ZAP-70 の経路と異なる可能性が指摘されている．Syk を欠失したトリの B 細胞株では，B 細

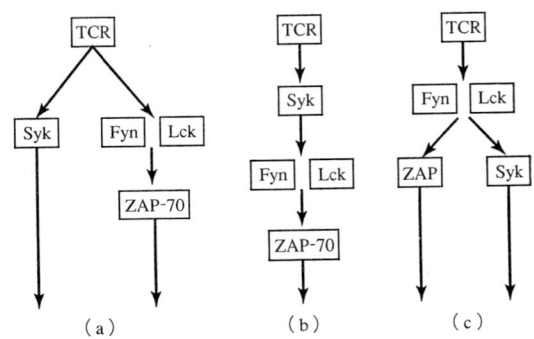

図 I.12 Fyn, Lck, Syk, ZAP-70 の関係についての仮説

胞レセプターからのシグナル伝達に障害が起こることが報告されている[7]．

e）Csk

Srcファミリーチロシンキナーゼの C 端のチロシン（Lckのチロシン505やFynのチロシン528）はSrcとホモロジーを持つCskキナーゼにより特異的にリン酸化され，キナーゼ活性は抑制される．T細胞にCskを過剰発現させると，T細胞活性化による細胞内タンパクチロシンリン酸化とIL-2産生が抑制され，抑制的に働くチロシン残基を持たないFynをさらに発現させると回復したことから，CskはTCRからのシグナル伝達系にLckやFynを介して抑制的に作用していることが示唆され，後述するチロシンホスファターゼCD 45と拮抗的な働きをしていると考えられる[8]．Cskがどのように調節されているのかは不明である．

（4）CD 45

CD 45は細胞内領域にチロシンホスファターゼドメインを持つ膜タンパクで，血液系の細胞に発現している．スプライシングにより，細胞外領域の異なるTおよびB細胞の各サブセットに特異的な分子種が形成される．CD 45が相互作用しうるB細胞上の分子としてCD 22が知られているが，その機能は不明である．

CD 45を欠損したT細胞を用いた研究から，CD 45はTCRからのシグナル伝達に必須であり，そのチロシンホスファターゼ活性を持つドメイン（細胞内領域にある2つのチロシンホスファターゼドメインのうち膜貫通領域の近傍にあるもの）が細胞膜の近傍にあることが重要であることが示された．

チロシンホスファターゼの基質としては，Srcファミリーに属するFynおよびLckのチロシンキナーゼ活性を抑制的に調節するチロシン残基が重要と考えられており，これをリン酸化するCskキナーゼの作用と拮抗して脱リン酸化することによって活性化する．CD 45の細胞外部分に対するリガンドは未知であり，CD 45のチロシンホスファターゼ活性がどのように調節されているのかは不明であるが，CD 45とEGF（epidermal growth factor）レセプター細胞外領域とのキメラ分子を発現させた系で，EGFで細胞外からクロスリンクするとチロシンホスファターゼ活性が抑制され，TCRからのシグナルがいらなくなることが示されている[9]．

（5）PLCγ1とRas

ホスフォリパーゼCγ1は，ホスファチジルイノシトール-4,5-二リン酸（PIP_2）を主な基質として，ジアシルグリセロール（diacyl glycerol; DG）とイノシトール-1,4,5-三リン酸（IP_3）を産生する．DGとIP_3は，おのおのプロテインキナーゼC（PKC）の活性化と細胞内Caの動員を誘導するセカンドメッセンジャー分子であり，さまざまなシグナル伝達系で機能している．ホルボールエステル（PMA）とカルシウムイオノフォアを用いてT細胞が活性化できることから，PKCの活性化とCaの動員がTCRからのシグナル伝達系においても重要であることは古くから知られていた．またPLCγ1の活性化には，そのチロシン残基のリン酸化が必須であるが，PLCγ1をリン酸化するPTKが何であるのかは不明である．

低分子量GタンパクであるRasも，TCRからのシグナルにより活性化型であるGTP結合型が増大する[10]．活性化型RasをT細胞に導入するとT細胞は活性化され，非活性化型Rasを導入すると活性化が抑制されることから，TCRのシグナル伝達系の構成因子であることが示された．ECFレセプターのシグナル伝達系では，アダプタータンパクであるGrb 2/AshとGDP/GTP交換タンパクであるSOSを介して，EGF受容体とRasが結合し活性化されることが示されている．T細胞においては，Grb 2/Ash-SOS複合体にさらに分子量36～38 kDaのチロシンリン酸化タンパク（Lnk）が結合している[11]．この複合体がRasを活性化すると考えられるが，TCRとの相互作用は不明である．またこの複合体にPLGγ1も結合しているとの報告もある．

（6） Ca, カルシニューリンと免疫抑制薬

免疫抑制薬であるシクロスポリンAとFK506は，おのおのシクロフィリンとFKBPと呼ばれる細胞質中のタンパクと結合する[12]．これらの複合体がさらにカルシウム/カルモジュリン依存性セリンホスファターゼであるカルシニューリンと結合し，そのホスファターゼ活性を抑制することにより，TCRからのシグナル伝達系を抑制する．活性化型のカルシニューリンをT細胞に導入すると，PMA存在下にT細胞は活性化され，これらの免疫抑制薬に抵抗性になることから，カルシニューリンが少なくともCaシグナルの下流に位置することが示された．カルシニューリンの基質の候補として，次に述べるIL-2遺伝子の転写因子の1つであるNF-ATが挙げられる．

（7） NF-AT

TCRを介する刺激によりT細胞が活性化されるとIL-2などのさまざまなサイトカインの転写が活性化される．IL-2遺伝子の発現は，Oct-1, AP-1, NF-κB, NF-AT (nuclear factor of activated T cells) などの転写因子により調節されている．NF-ATは，細胞質に存在するがTCRからのシグナルにより核内に移行し，転写因子FosおよびJunの複合体（AP-1）に結合する．IL-2遺伝子のプロモーターにあるNF-AT特異的な認識配列に，このNF-AT/AP-1複合体が結合し，転写を活性化する．シクロスポリンAやFK506によりNF-ATの核への移行は阻害され，またNF-ATは，カルシニューリンの基質になることが *in vitro* で示されており，カルシニューリンによる脱リン酸化がNF-ATの活性化を誘導するというモデルが提唱されている．NF-AT遺伝子のクローニングにより少なくとも3つの遺伝子が同定され，Rel遺伝子と相同性を持つ遺伝子ファミリーを形成していることが示された[13,14]．

（8） T細胞分化とシグナル伝達系

T細胞の正常な分化を培養細胞系や胸腺培養系で再現することは非常にむずかしく，その研究は立ち遅れていたが，トランスジェニックマウスや標的遺伝子破壊マウスを作製することにより，T細胞分化におけるいろいろな遺伝子の役割を個体レベルで解析できるようになった．これまでに述べた遺伝子について個体レベルの解析をまとめる．

TCRβ鎖遺伝子を破壊したマウスでは，ダブルネガティブ（DN）からダブルポジティブ（DP）への移行が完全に阻害される[15]．このマウスでTCRα鎖遺伝子の再構成は正常に認められたことから，TCRβ鎖遺伝子の再構成や発現はTCRα鎖遺伝子の再構成の誘導に必要がないことが示された．またγδ$^+$T細胞の分化は正常であり，一方TCRδ鎖遺伝子破壊マウスにおいてαβ$^+$T細胞は正常に分化したことから，αβ$^+$T細胞とγδ$^+$T細胞の分化過程は，独立していることが示された．

TCRα鎖遺伝子を破壊したマウスでは，DPまで分化するがシングルポジティブ（SP）は認められなかった．このマウスの胸腺細胞においてβ鎖は弱く発現しており，またβ鎖トランスジェニックマウスとの交配によりβ鎖単独の発現が顕著となった．このような未分化な胸腺細胞に発現しているβ鎖は，preB細胞のλ5鎖に対応すると考えられるpreTα (pre T cell receptor) とヘテロダイマーを形成して発現していることが証明された．VpreBに相当するVpreTがpreTαと会合しているのか，preTα-βダイマーからαβダイマーへの移行の途中にββダイマーの段階があるのかなどが今後の課題である．

ζ鎖およびζ/η鎖破壊マウスでは，DNからDPへの分化がかなり阻害されるが，完全ではない[16〜18]．またζ鎖単独の欠損では，少ないながらもSPへの分化も認められた．ζ/η鎖破壊マウスで，TCRβ鎖遺伝子の再構成は正常であった．一方，ζ鎖をおよそ10倍過剰発現しているトランスジェニックマウスではDNからDPへの移行が完全に阻害され，またαおよびβ鎖遺伝子の再構成が共に阻害されていた．しかし細胞内領域を欠損したζ鎖のトランスジェニックマウスでは，胸腺細胞は正常に分化した．ζ鎖破壊マウスと細胞内領域を破壊したζ鎖のトランスジェニックマ

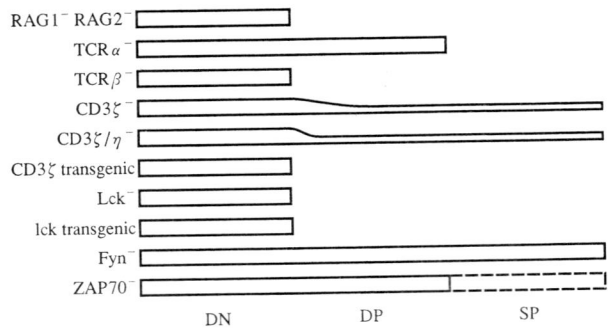

図 I.13 さまざまな遺伝子破壊マウス，トランスジェニックマウスにおけるT細胞の胸腺内分化

ウスを交配させ，細胞内領域を破壊したζ鎖のみを発現したマウスを作製すると，DN から DP への分化は阻害されたままであったが，DP から SP への分化が促進された．ただし，細胞内領域を破壊したζ鎖をかなり過剰に発現したマウスでは，DN から DP への分化もかなり回復し，TCR-CD3 複合体の他の分子の細胞内領域も発現量が十分強ければ，ζ鎖を代替できると考えられる[19]．

抗体遺伝子や TCR 遺伝子の再構成に必須である *Rag-1* や *Rag-2* 遺伝子を破壊したマウスは，TCRβ鎖破壊マウス同様，DN から DP への分化が阻害されていた．また RAG 破壊マウスの DN 細胞は，わずかだが CD3 複合体を発現しており，抗 CD3ε鎖抗体の投与により DP へ分化することが示された．

T細胞に発現している Src ファミリーのキナーゼとして，Lck と Fyn がある．Lck 破壊マウスでは，胸腺において DN から DP への移行が強く阻害されていた[20]．また活性化型の Lck を過剰発現するトランスジェニックマウスでも，胸腺において DN から DP への移行が強く阻害されていた．このマウスの胸腺細胞を解析すると，TCRβ鎖破壊マウスと同様，TCRβ遺伝子の再構成が誘導されていないにもかかわらずα鎖遺伝子の再構成が誘導されていた．通常マウスで，βの再構成は α の前に誘導されることと考え合わせて，TCRβ鎖遺伝子の再構成はT細胞分化の重要な過程であり，Lck は，β鎖遺伝子の再構成が誘導されたことをα鎖遺伝子に伝えるシグナル伝達に関与するという仮説が提唱されている．

以上の解析から，T細胞の分化について次のようなモデルが考えられる．DN の細胞においてまず CD3 複合体が発現し，また TCRβ鎖遺伝子の再構成が誘導される．TCRβ鎖は，pre T cell receptor (preTα) と結合し，CD3 複合体を伴い発現する．これに何か未知の刺激が入ると，ζ鎖（他の CD3 複合体のサブユニットも発現が強ければ代替できる）の細胞内領域そして Lck を介してシグナルが伝えられ，対立遺伝子排除 (allelic exclusion) によるもう片側のβ鎖の再構成の抑制，CD4 および CD8 の発現，細胞増殖の誘導，およびα鎖の再構成などの分化過程が誘導される．

Fyn を欠失したマウスやキナーゼ活性のない Fyn を発現しているマウスでは，TCR に対する刺激への反応性が低下していたが，これは成熟胸腺細胞のみで観察され，末梢T細胞ではみられなかった[21~23]．また胸腺における T 細胞の分化は正常であり，同じ Src ファミリーキナーゼでありながら Lck と Fyn ではその機能が非常に異なることが明らかにされた．

CD8 SP のみが欠失し，また CD4 SP も TCR を介する活性化が起こらなくなっているヒトの遺伝性免疫不全が，ZAP-70 の異常であることが報告されている[24]．したがって ZAP-70 はT細胞の活性化と CD8 ポジティブ細胞の分化に必須であることが示唆された．また個体レベルで，Syk は ZAP-70 を代替できないことを示している．

CD45 第6エクソン破壊マウスでは B 細胞の分化には変化が見いだされなかったが，胸腺にお

いて DP から SP への分化が阻害され，CD 45 が T 細胞の分化に重要な役割を持つことが示された[25]．ほかにもいくつかの血球系特異的なホスファターゼが知られているが，SH 2 ドメインを 2 つ持つ hematopoietic cell phosphatase (HCP；別名：PTP 1 C, SH-PTP 1, SHP) が，遺伝性の血球系の分化障害や自己免疫疾患を起こす Motheaten マウスの原因遺伝子であることが示されている[25]．TCR シグナル伝達における HCP の役割は不明である．

Csk 破壊マウスでは胚発生の早い時期に死亡してしまい，リンパ球の分化における役割は不明である[27,28]．

おわりに

以上に述べた遺伝子以外に Vav, カルシウム/カルモジュリンキナーゼ, CAML, SLP 76 といった遺伝子も TCR からのシグナル伝達に関与することが報告されており，その数はさらに増大するだろう．ところが，これら多数の登場人物の相互関係についての解析がまだ十分ではない．また多くの TCR のシグナル伝達の研究が，Jurkat 細胞などのリンフォーマ細胞株によるものであり，T 細胞のアナジー，メモリーなどの現象は，より生理的に正常な細胞を解析する必要がある．この点でトランスジェニックマウスやターゲッティングを用いた個体レベルでの解析は重要な多くの情報をもたらした．またこのような動物から分離された細胞を用いることにより，個体と培養細胞の間を自由に往来し，自己免疫疾患や免疫寛容などの複雑な免疫現象のメカニズムも分子レベルで解明されることが期待される．

〔宮武昌一郎・斉藤　隆〕

文　献

1) Chan, A. C., Desai, D. M. and Weiss, A.: The role of protein tyrosine kinases and protein tyrosine phosphatases in T cell antigen receptor signal transduction. *Annu. Rev. Immunol.*, **12**, 555 (1994)
2) Weiss, A. and Littman, D. R.: Signal transduction by lymphocite antigen receptors. *Cell*, **76**, 263 (1994)
3) Reth, M.: Antigen receptor tail clue. *Nature*, **338**, 383 (1989)
4) Aoe, T., Goto, S., Ohno, H. et al.: Different cytoplasmic structure of the CD 3 ζ family dimer modulates the activation signal and function of T cells. *Int Immunol*, **6**, 1671 (1994)
5) Kolanus, W., Romeo, C. and Seed, B.: T cell activation by clustered tyrosine kinases. *Cell*, **74**, 171 (1993)
6) Mustelin, T.: T cell antigen recepror signaling; Three families of tyrosine kinases and a phosphatase. *Immunity*, **1**, 351 (1994)
7) Takata, M., Sabe, H., Hata, A. et al.: Tyrosine kinases Lyn and Syk regulate B cell receptor-coupled Ca^{2+} mobilization through distinct pathways. *EMBO J.*, **13**, 1341 (1994)
8) Chow, L. M. L., Fournel, M., Davidson, D. et al.: Negative regulation of T-cell receptor signalling by tyrosine protein kinase p 50 csk. *Nature*, **305**, 156 (1993)
9) Desai, D. M., Sap, J., Schlessinger, J. et al.: Ligand-mediated negative regulation of a chimeric trans-membrane receptor tyrosine phosphatase. *Cell*, **73**, 541 (1993)
10) Cantrell, D.: G proteins in lymphocyte signalling. *Curr. Opin Immunol*, **6**, 380 (1994)
11) Sieh, M., Batzer, A., Schlessinger, J. et al.: GRB 2 and phospholipase C-γ1 associate with a 36-to 38-kilodalton phosphotyrosine protein after T-cell receptor stimulation. *Mol. Cell. Biol.*, **14**, 4435 (1994)
12) Schreiber, S. L. and Crabtree, G. R.: The mechanism of action of cyclosporin A and FK 506. *Immunol. Today*, **13**, 136 (1992)
13) Northrop, J. P., Ho, S. N., Chen, L. et al.: NF-AT components define a family of transcription factors targeted in T-cell activation. *Nature*, **369**, 497 (1994)
14) McCaffrey, P. G., Luo, C., Kerppola, T. K. et al.: Isolation of the cyclosporin-sensitive T cell transcription factor NFATp. *Science*, **262**, 750 (1993)
15) Mombaerts, P., Clarke, A. R., Rudnicki, A. et al.: Mutations in T-cell antigen receptor genes α and β block thymocyte development at different stages. *Nature*, **360**, 225 (1992)
16) Ohno, H., Aoe, T., Taki, S. et al.: Developmental and functional impairment of T cells in mice lacking CD 3 ζ chains. *EMBO J.*, **12**, 4357 (1993)
17) Malissen, M., Gillet, A., Rocha, B. et al.: T cell development in mice lacking the CD 3-ζ/η gene. *EMBO J.*, **12**, 4347 (1993)
18) Love, P. E., Shores, E. W., Johnson, M. D. et

al.: T cell development in mice that lack the ζ chain of the T cell antigen receptor complex. *Science*, **261**, 918 (1993)
19) Aoe, T., Okamoto, Y., Arase, H. *et al.*: Preferential requirement of CD3ζ-mediated signals for development of immature rather than mature thymncyte. *Int. Immunol.*, 8, 1055 (1996)
20) Molina, T. J., Kishihara, K., Siderovski, D. P. *et al.*: Profound block in thymocyte development in mice lacking p56 lck. *Nature*, **357**, 161 (1992)
21) Cooke, M. P., Abraham, K. M., Forbush, K. A. *et al.*: Regulation of T cell receptor signaling by a src family protein tyrosine kinase (p59 fyn). *Cell*, **65**, 281 (1991)
22) Appleby, M. W., Gross, J. A., Cooke, M. P.: Defective T cell receptor signaling in mice lacking the thymic isoform of p59 fyn. *Cell*, **70**, 751 (1992)
23) Stein, P. L., Lee, H.-M., Rich, S. *et al.*: p59 fyn mutant mice display differential signaling in thymocyte and peripheral T cells. *Cell*, **70**, 741 (1992)
24) Arpaia, E., Shahar, M., Dadi, H. *et al.*: Defective T cell receptor signaling and CD8[+] thymic selection in humans lacking Zap-70 kinase. *Cell*, **76**, 947 (1994)
25) Kishihara, K., Penninger, J., Wallace, V. A. *et al.*: Normal B lymphocyte development but impaired T cell maturation in CD45-exon 6 protein phosphatase deficient mice. *Cell*, **74**, 143 (1993)
26) Shultz, L. D., Schweitzer, P. A., Rajan, T. V.: Mutations at the murine Motheaten locus are within the hematopoietic cell protein-tyrosine phosphatase (Hcph) gene. *Cell*, **73**, 1445(1993)
27) Imamoto, A. and Soriano, P.: Disruption of the csk gene, encoding a negative regulator of src family tyrosine kinases, leads to neural tube defects and embryonic lethality in mice. *Cell*, **73**, 1117 (1993)
28) Nada, S., Yagi, T., Takeda, H. *et al.*: Constitutive activation of src family kinases in mouse embryos that lack Csk. *Cell*, **73**, 1125 (1993)

5. B細胞の発生と分化

（1） Bリンパ球の発生

Bリンパ球は胎児期には胎児肝で，出生後には骨髄で産生される．これらの臓器でB細胞は多能性血液幹細胞より分化するが，その分化はいくつかのステップからなる[1]．最初のステップは幹細胞がB細胞系の未熟な前駆細胞へと分化する段階である．現在同定されている最も未熟な前駆細胞はpro B細胞（またはprepro B細胞）と呼ばれる細胞で，B細胞に特異的な遺伝子は発現しているが免疫グロブリン（Ig）V遺伝子の再構成はみられない．

次のステップではIgV遺伝子の再構成が起こる．この時期の細胞はpre B細胞と呼ばれる．Igの抗原結合部位を形成する可変（V）領域遺伝子は，胚細胞ではH鎖でV, D, Jの，L鎖でV, Jの別々の要素に分かれており，Igタンパクを産生することはできない．B細胞の発生過程でそれぞれ多数あるV, (D), J遺伝子の各1つが集合してV(D)J複合体を形成することによりV領域を形成する．このようなIgV遺伝子の再構成により多様な抗原特異性を持つB細胞が産生される．

IgV遺伝子の再構成は極めて精巧に調節されている[2]．B細胞の分化過程ではまずIgH鎖の再構成が起こる．遺伝子再構成によって形成されるIgV遺伝子は，多くの場合はIgタンパクを産生できないような非機能的なものである．H鎖再構成の際には対立遺伝子のうち片方でまず再構成が起こり，非機能的なV遺伝子が形成されると他方のV遺伝子再構成が起こるが，いったん機能的なV遺伝子が形成されるとH鎖再構成が終了するとされる．H鎖タンパクがH鎖再構成を阻害するようなシグナルを産生するものと考えられる．このような機構により，対立遺伝子のうち片方のみがIgタンパクを産生する対立遺伝子排除（allelic exclusion）という現象が起こると考えられる．IgL鎖の再構成は一般的にはH鎖を再構成しH鎖タンパクを産生している細胞でのみ起こる．したがって，H鎖タンパクがL鎖再構成を活性化するようなシグナルをも産生するものと考えられる．L鎖再構成においても対立遺伝子排除や，κ鎖とλ鎖のいずれかしか産生されないという染色体間排除（interchromosomal exclusion）がみられ，単一のL鎖のみが産生される．これもH鎖の場合と同様，産生されたIgタンパクによるフィードバック制御によるものと考えられる．このような対立遺伝子排除などの機構によりそれぞれのB細胞は単一のH鎖L鎖のみを産生し，単一の抗原特異性のみを持つ．もし，B細胞が複数の特異性を持つと，抗原刺激の際に抗原特異的な抗体と共に自己抗体を含め別の特異性を持つ抗体を産生することになり不都合である．

近年，pre B細胞に特異的に発現しIgL鎖と相同性を有する代替L鎖（surrogate light chain）と呼ばれる遺伝子が同定されてきた[3]．これらは，C領域と相同なλ_5遺伝子とV領域と相同なVpre B遺伝子からなり，λ_5タンパクはVpre Bタンパクと会合して，IgL鎖様の構造をとると考えられる．H鎖（μ鎖）を産生するpre B細胞では，μ鎖が代替L鎖と会合してIgM様の構造をとり細胞表面に発現される．このようなpre B細胞特異的な細胞表面Igはpre Bレセプターと呼ばれる．おそらく，pre Bレセプターは骨髄微小環境内の何らかのリガンドと反応して細胞内にシグナルを伝達し，H鎖再構成の終止やL鎖再構成の活性化を誘導し，IgV遺伝子再構成を制御すると考えられる[4]．

μ鎖をまだ産生していないpre B細胞やpro B細胞は，細胞も大きく細胞周期もよく回転し活発

に分裂している．この機構により，ごく少数の血液幹細胞から多数のB細胞が日々産生される．しかしながら，いったんμ鎖が産生されると，おそらくpreBレセプターからのシグナルにより細胞周期回転は停止し，細胞も小さくなる（小型preB細胞）．B前駆細胞の生存，増殖には，B前駆細胞が骨髄の間葉系支持細胞（ストローマ細胞）と直接接触し，ストローマ細胞が産生するインターロイキン（IL）-7や幹細胞増殖因子（stem cell growth factor；SCF）などの増殖因子と反応することが必須である[1,4]．

IgV遺伝子を再構成しH鎖（μ鎖）およびL鎖タンパクを産生すると，細胞はある抗原に特異的に反応するIgMを産生するようになり，このIgMは細胞表面に発現され（表面Ig），抗原レセプターとして働く．骨髄や胎児肝で表面IgMを発現した細胞は未熟B細胞と呼ばれる．未熟B細胞は骨髄や胎児肝を離れて末梢組織へと移動し，成熟B細胞となる．成熟B細胞はIgMと共にIgDを発現し，またその他の膜分子の発現も未熟B細胞とは異なる．

（2） 成熟B細胞の分化と成熟

骨髄や胎児肝で産生されたB細胞は脾臓やリンパ節などの末梢リンパ臓器へと移動する．成熟B細胞はまず，中心細動脈を中心にリンパ球が集簇する領域—細動脈周囲リンパ鞘（periarteriolar lymphoid sheath；PALS）—に一時的にホーミングし，12〜24時間後にはPALSの外側にあるB細胞が集まった領域—リンパ濾胞（lymphoid follicle）—へと移動する．PALSはそこに集簇するリンパ球が主にT細胞であることから，T細胞領域（T zone）とも呼ばれる．一方，リンパ濾胞にはほとんどT細胞はみられない．また，これらの部位にはそれぞれに特徴的な網状の支持細胞がみられる．PALSにはIDC（interdigitating cell）と呼ばれる細胞があり，またリンパ濾胞には濾胞樹状細胞（follicular dendritic cell；FDC）がみられる．これらの細胞は共にリンパ球と反応し，PALSやリンパ濾胞での免疫反応を支持するものと考えられるが，両者は細胞表面に発現する膜分子が異なり，異なった機能を果たすものと考えられる[5]．

外来抗原が体内に入るとその抗原に特異的なB細胞が活性化増殖し，さらに抗体産生細胞へと分化し，抗原に対して特異的な抗体を産生する．このような抗体反応は初期にはPALSでみられる．その後は，リンパ濾胞に活発に分裂しているB細胞の集簇がみられるようになる．このような集簇は胚中心（germinal center）と呼ばれる[6]．胚中心では，B細胞はまず胚中心のdark zoneと呼ばれる部分に局在し，活発に分裂する．この時期の細胞はcentroblastと呼ばれ，細胞表面にIgは検出できない．centroblastはついで胚中心内のlight zoneに移動して分裂をやめ，centrocyteと呼ばれる細胞になり，さらに，形質細胞（plasma cell，プラズマ細胞）や記憶B細胞になって濾胞外へ移動するものと考えられる（図I.14）．胚中心を構成するB細胞が，PALSで活性化されたB細胞に由来するかについてはまだ決定的な証拠はない．

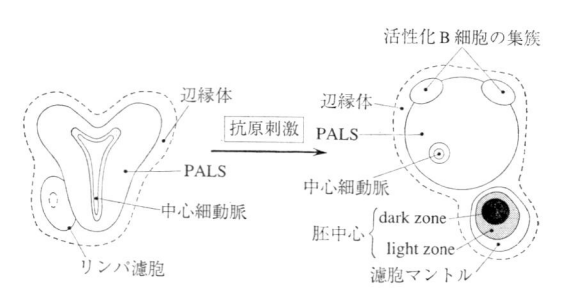

図I.14 抗原刺激に伴う脾臓の組織学的変化[5]
白脾髄では，抗原刺激によりPALSでのB細胞の活性化増殖とともにリンパ濾胞に胚中心の形成がみられる．

抗体反応の際にB細胞のIg遺伝子ではC領域の遺伝子再構成が起こり，V領域は同じでC領域のみ置換したIgG, IgA, IgEといった異なるアイソタイプのIgが産生される．この現象を，クラススイッチと呼ぶ．また，IgV領域に体細胞突然変異が起こり，抗原との親和性がより高い抗体の産生が起こる．この現象を，親和性成熟（affinity maturation）と呼ぶ．クラススイッチはPALSと胚中心の両方のB細胞でみられるが，V領域の体細胞突然変異は胚中心のみでみられる[5]．胚中

5. B細胞の発生と分化

心の centroblast は活発に増殖すると同時に V 領域の体細胞突然変異を起こし，抗原への反応性を変化させると考えられている．次いで，centrocyte に分化したこれらの細胞のうち，抗原との親和性の高い Ig を産生する細胞のみが選択的に生き残り，形質細胞や記憶 B 細胞になって濾胞外へ移動できるが，抗原との親和性の低い centrocyte は死滅してしまうと考えられている．実際，胚中心では多数の細胞がアポトーシス（プログラム細胞死）を起こしているのが観察される．

タンパク抗原などに対して B 細胞が反応する際にはヘルパー T 細胞が必須であり，このような抗原は T 細胞依存性抗原と呼ばれる．このような反応の際には PALS で B 細胞が T 細胞と反応し，T 細胞からのシグナルを受けることが重要と考えられる．また，胚中心自体には T 細胞はごく少数しか認めないが，胚中心の形成には T 細胞が必須である．胚中心の形成に，これら少数の T 細胞が重要な役割を果たしているのか，あるいは T 細胞により PALS で B 細胞が活性化されることが必要であるためかはまだ不明である．B 細胞活性化の際の T 細胞由来のシグナルとしては IL-4 や活性化 T 細胞上の CD40L 分子と B 細胞抗原 CD40 分子の反応による CD40 分子を介するシグナルが重要であることが示唆されている[7]．また FDC は表面に Ig の Fc 部分へのレセプター（Fc レセプター）を発現しており，このレセプターを介して抗原と Ig の複合物を FDC の細胞表面に発現する．胚中心内では抗原に親和性の高い B 細胞のみが FDC 上の抗原と反応して"生存"シグナルを受けるものと考えられる．

以上のような B 細胞の発生，成熟の全過程を通して，これまでにふれた分子以外にも B 細胞はその分化段階に応じて多数の B 細胞特異的な，あるいは非特異的な膜タンパクを細胞表面に発現している[1,8]．これらのタンパクの中には機能が十分

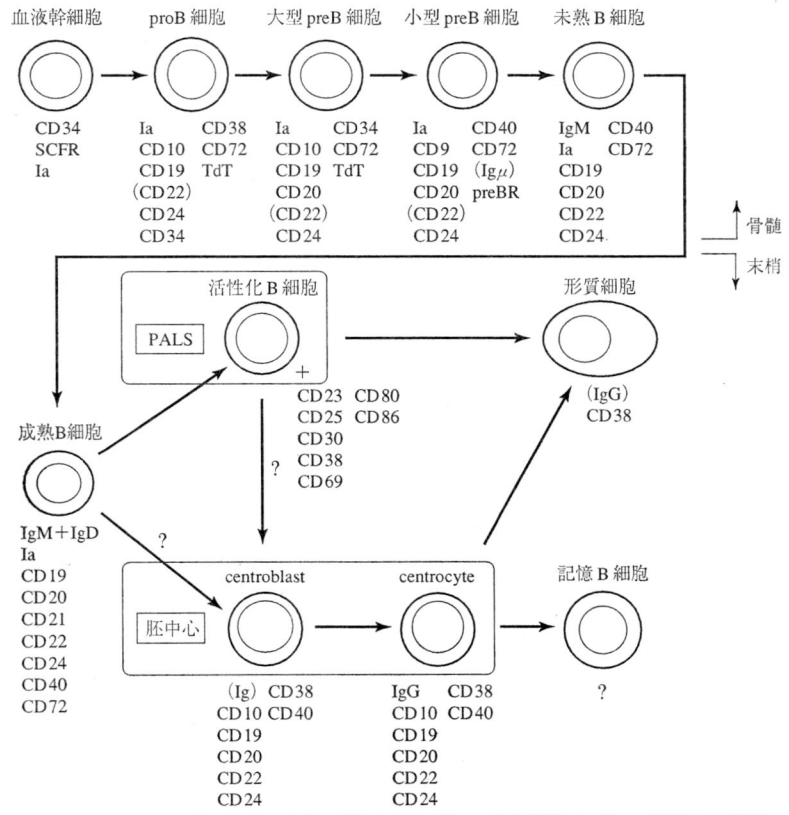

図 I.15 B リンパ球の発生，成熟の経路とそれぞれの分化段階での種々の膜分子の発現
（ ）内は細胞質内のみの発現を示す．R：レセプター．

明らかでないものも多いが，種々の細胞との反応などを通じてB細胞の分化，成熟を制御しているものと考えられる．また，種々の分化段階に特異的な膜分子の発現を検索することにより，B細胞の分化段階を同定することができる（図I.15）．

（3） B細胞の選択

IgV遺伝子の再構成はランダムに起こるものと考えられる．したがって，自己抗原に反応するIgも必然的に産生され，このようなIgを産生するB細胞は自己反応性B細胞となる．骨髄や胎児肝で出現する自己反応性B細胞は，未熟B細胞の段階で抗原レセプターにより自己抗原に反応するが，この反応により自己反応性B細胞は除去されるか，除去はされないまでも機能的に不活化され，もはや抗原に反応しても活性化できないアナジーと呼ばれる状態になる．このような機構により自己寛容がB細胞コンパートメントにおいても成立する[9,10]．自己反応性B細胞の除去には，①B細胞が自己抗原と反応して死滅するという機構と，②自己抗原との反応によりL鎖再構成が活性化され，それまで発現していたL鎖に代わり新たなL鎖が産生されて抗原特異性を変え，自己反応性を失うというレセプターエディティング（receptor editing）の2つの機構があることが明らかとなった．

成熟B細胞が抗原と反応した際にも，B細胞が死滅したり，機能的に不活化し免疫寛容が誘導されることがある[11]．このような成熟B細胞段階でのトレランスにより骨髄にはなく末梢組織にのみあるような自己抗原へのトレランスが誘導されたり，成熟B細胞に分化後IgV領域の体細胞突然変異により抗原特異性が変化して産生される自己反応性B細胞の除去や不活化が起こり，自己寛容が維持されるものと考えられる．抗原レセプターからのシグナルでB細胞が活性化するかそれともトレランスが誘導されるかは，抗原の性状やT細胞からのシグナルの有無により決定される．実際，活性化T細胞由来のCD40分子を介するシグナルはB細胞の細胞死を抑制することが知られており，B細胞が活性化されるか除去されるかの決定に重要な役割を果たしていると考えられている．

（4） B-1細胞の発生と分化

B細胞には脾臓やリンパ節などのリンパ臓器のB細胞の大部分を占める通常のB細胞以外にこれらとは性状の異なるB細胞亜集団がある．この亜集団は当初はCD5(Ly-1)抗原を発現していることから同定されたためCD5$^+$(Ly-1)B細胞と呼ばれていたが，その後，CD5(Ly-1)抗原陰性でありながらCD5$^+$(Ly-1)B細胞と同じ性状を示すB細胞が同定されたため両者を合わせてB-1細胞と呼ばれている[12]．

B-1細胞は出生後には脾臓やリンパ節などのリンパ臓器にはほとんどみられず，主に腹腔や胸腔あるいは消化管粘膜などに分布する．B-1細胞は通常のB細胞とは異なる前駆細胞より分化し，その産生は主に胎児期に起こる．出生後は末梢組織の成熟B-1細胞そのものの自己再生能により維持されるとされる．B-1細胞はその分布する部位からおそらく粘膜免疫に関与すると考えられるが，自己抗体を産生することも報告されており，自己免疫病への関与も示唆されている．B-1細胞はより原始的な免疫系に属し，主に細菌などが持つ糖鎖抗原などのT細胞非依存性抗原に反応するとされているが，その活性化機構などについてはまだ十分明らかにはなっていない．

〔鍔田武志〕

文　献

1) Kincade, P. W., Lee, G., Pietrangeli, C. E. et al.: Cells and molecules that regulate B lymphopoiesis in bone marrow. *Annu. Rev. Immunol.*, **7**, 111-144 (1989)
2) Alt, F. W., Blackwell, T. K. and Yancopoulos, G. D.: Development of the primary antibody repertore. *Science*, **238**, 1079-1087 (1987)
3) Rolink, A. and Melchers, F.: Molecular and cellular origins of B lymphocyte diversity. *Cell*, **66**, 1081-1094 (1991)
4) Tsubata, T. and Nishikawa, S.-I.: Molecular and cellular aspects of early B-cell development. *Curr. Opin. Immunol.*, **3**, 186-192 (1991)
5) Kelsoe, G. and Zheng, B.: Sites of B-cell activation *in vivo. Curr. Opin. Immunol.*, **5**, 418-

422 (1993)
6) MacLennan, I. C. M.: Germinal Centres. *Annu. Rev. Immunol.*, **12**, 117-139 (1994)
7) Banchereau, J., Bazan, F., Blanchard, D. *et al.*: The CD 40 antigen and its ligand. *Annu. Rev. Immunol.*, **12**, 881-922 (1994)
8) Clark, E. A. and Lane, P. J. L.: Regulation of human B-cell activation and adhesion. *Annu. Rev. Immunol.*, **9**, 97-127 (1991)
9) Nossal, G. J. V.: Cellular mechanisms of immunologic tolerance. *Annu. Rev. Immunol.*, **1**, 33-62 (1983)
10) Goodnow, C. C.: Transgenic mice and analysis of B-cell tolerance. *Annu. Rev. Immunol.*, **10**, 489-518 (1992)
11) Tsubata, T.: B-1 cells (Ly-1 or CD 5$^+$ B cells), apoptosis and autoimmunity. Apoptosis and the Immune Response (Gregory, C. D. ed.), pp. 217-256 Wiley-Liss, Inc., New York (1995)
12) Kantor, A. B. and Herzenberg, L. A.: Origin of murine B cell ineages. *Annu. Rev. Immunol.*, **11**, 501-538 (1993)

6. T細胞の発生と分化

　B細胞や他の血液細胞と同じく，T細胞は造血幹細胞に由来する．T細胞系列にコミットされた前駆細胞が胸腺へ移行し，分化増殖してT細胞となり，末梢リンパ組織へ移行する．皮下や消化管粘膜下に分布するT細胞の一部は胸腺不在下でも生成することが知られているが，これらの組織におけるT細胞も多くはやはり胸腺由来である．いずれにしても胸腺はT細胞生成の専用臓器であり，T細胞を作り出すためのすべての装置が備わっている．この臓器のなかでは，T前駆細胞と胸腺の環境を構築しているいろいろの細胞（ストローマ細胞）との間に，何段階にもわたって系統だった相互作用が行われる．その相互作用の1つ1つを明らかにすることが，とりもなおさずT細胞の発生分化の機構を解明することにつながる．初期分化に関してはいまだ明らかでない点が多いが，この約10年間で，T細胞がどのようにして作り出されるかということに関して一通りのことが理解できるようになった．ここでは，胸腺中で作られる主要なT細胞である$\alpha\beta$T細胞（抗原レセプターとしてα鎖とβ鎖を利用しているT細胞）に重点をおいて述べる．

（1） T前駆細胞と胸腺中のT系列細胞
a） 胸腺へ移行する前駆細胞は造血幹細胞か

　胸腺中には骨髄に存在するような多能造血幹細胞は存在しないようであるが，胸腺中に存在する最も未分化な細胞群は，T細胞だけでなくB細胞，樹状細胞，マクロファージなども作り出す能力を持っている[1〜5]．他方，ほとんど完全に分離精製された骨髄幹細胞を胸腺内へ注入するとT細胞が作られる[6]．すなわち，胸腺は多能造血幹細胞から容易にT細胞を作り出すことができる．これらの実験結果は，胸腺へ移行してT細胞を作るのは幹細胞自身であることを示唆しているようにみえる．一方，この考えを覆すような研究が報告された．15日齢のマウス胎仔血液中にT系列へコミットされた前駆細胞が存在し，しかも類似の形質を持つ細胞群が胸腺のない胎仔ヌードマウス血液中にも存在するというものである[7]．この報告にはいくつかの実験上の問題があり，筆者らは追試できなかった．しかし，最近になってコミットメントの状態を解析するためのまったく新しい方法を開発し，胎仔肝臓などの細胞を解析した結果，幹細胞は胸腺へ移行する前にT系列に決定されることが明らかになった．ただし，この前駆細胞は胎仔血液中に存在するとされたものとは表面形質などまったく異なっている．いずれにしても，胸腺へ移行する前駆細胞はT系列にコミットされていることは明確となった．

b） 胸腺内におけるT細胞分化段階

　T細胞の分化段階は，赤白血球系列やB細胞系列の場合のようにはっきりした区分けがなされていない．特に初期段階では，細胞表面マーカーによって分類される細胞群の分化能や分化段階を明確に決定することが困難だからである．図I.16に示すように，胸腺中での分化段階をT細胞抗原レセプター（TCR）発現の前（前期），CD3の一部またはTCRβ鎖を発現しα鎖を発現しない中期，TCRα，βを共に発現して抗原特異的反応をする後期に大きく分けるとわかりやすい．そこへ，B細胞の分化段階に準じてproT，preT-1，preT-2などを位置づけているが，これらの呼称については研究者間の合意に基づいたものではない．

　左から右へ進む分化段階ごとの細胞群について，主な細胞表面マーカーを示している．ダブルネガティブ（DN），ダブルポジティブ（DP），およ

6. T細胞の発生と分化

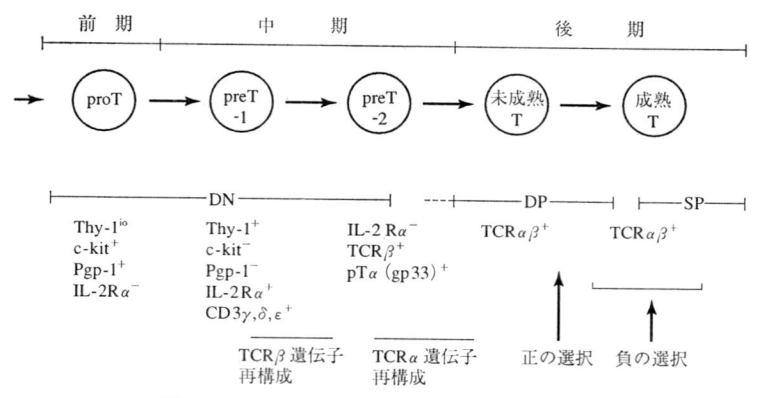

```
     前期        中期              後期
→  ( proT ) → ( preT ) → ( preT ) → ( 未成熟 ) → ( 成熟 )
              -1          -2          T           T
```

|―――――――――― DN ――――――――――|――― DP ―――|― SP ―|

Thy-1^io	Thy-1⁺	IL-2Rα⁻	TCRαβ⁺	TCRαβ⁺
c-kit⁺	c-kit⁻	TCRβ⁺		
Pgp-1⁺	Pgp-1⁻	pTα(gp33)⁺		
IL-2Rα⁻	IL-2Rα⁺		↑	↑
	CD3γ,δ,ε⁺			
	TCRβ遺伝子	TCRα遺伝子	正の選択	負の選択
	再構成	再構成		

図 I.16 マウス胸腺内における T 細胞分化の段階
この図は第4回 Kyoto T Cell Conference (1994) において胸腺内における T 細胞分化段階について整理するための原案として提出したものに，筆者が少し手を加えたものである．

びシングルポジティブ(SP)群は，それぞれ CD 4⁻ CD 8⁻，CD 4⁺ CD 8⁺，および CD 4⁺ CD 8⁻ と CD 4⁻ CD 8⁺ 細胞であり，胸腺細胞の亜群分類として最も基本的なものである．DP および SP 群はそれぞれ未成熟 T 細胞，成熟 T 細胞と呼ばれ，TCR を発現し，正負の選択を受ける時期である．この時期については多くの解説がなされているので最後に簡単に述べることにして，DN 群すなわち前期から中期にかけての分化を中心に述べる．図 I.16 における proT から preT-1 に至る前までを初期，preT-1 から preT-2 を経て TCRα の発現に至る前（DP のなかの TCRαβ を発現する前の段階）までを中期として話を進める．

（2） 初期分化―T 系列への決定とそれに続く分化の時期―

初期段階というのは TCR またはこれと関連する CD3 などの分子を発現する前である．初期段階の T 系列細胞も細胞表面にいろいろの分化抗原を発現している．これら細胞表面抗原の解析や，さらにはこれらの細胞を胸腺内または臓器培養胎仔胸腺内へ移入して，その分化増殖能から移入した細胞の分化段階を細分化することが可能ではある．しかし，分化の機序については最も研究が遅れている．胎仔肝臓や骨髄から移行した proT からの分化増殖には胸腺微小環境（この語は実体が不明であることを意味している）との相互作用が不可欠である．proT は c-kit⁺ であり，c-kit からの増殖シグナルが重要であることは確かのようである．しかし，微小環境をストローマ細胞などとして取り出すことが成功しておらず，分化誘導機構の詳しい解析は困難に直面している．T 細胞の分化増殖を起こさせることのできる最も単純な系は，デオキシグアノシン処理によって T 系列細胞を死滅させたマウス胎仔胸腺（dGuo 処理 lobe）と前駆細胞を共培養する方法，さらに一歩進めて dGuo 処理 lobe をトリプシンなどの処理で分解して再構築したものとの共培養法である[8]．後者の方法を用いて，分化には上皮細胞が，増殖には線維芽細胞が関与している可能性が示されている．しかし，微小環境を分画する方法ではこれ以上のことは解析できない．

胎仔胸腺（FT）培養系へいろいろのモノクローナル抗体（mAb）を加えて，T 細胞生成への影響から胸腺微小環境の実体を解析することができる．例えば胎仔肝臓（FL）または FT 中の最も未分化な細胞の多くが発現する Pgp-1, LFA-1, VLA-4 に対する mAb を，FL 細胞と dGuo-処理 lobe の共培養系に加えると，T 細胞の生成は完全に阻止される[9]（図 I.17）．このことは，おそらく proT 期における微小環境との相互作用に際して，これらの分子を介する結合が不可欠であることを意味している．しかし，T 細胞の分化誘

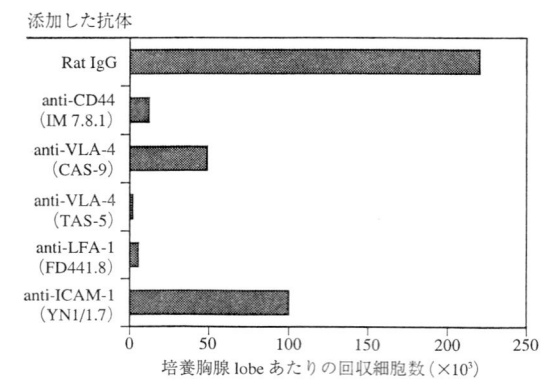

図 I.17 T細胞初期分化に対する種々のモノクローナル抗体の抑制作用

dGO-処理 lobe と胎仔肝細胞（10^5 個）を2日間培養することによって前駆細胞を lobe へ移行させる．この lobe を取り出し，図に示すいろいろの抗体を加えて高酸素化（70% CO_2）で7日間臓器培養した．抗 VLA-4 の CAS-9 と TAS-5 は，それぞれフィブロネクチンおよび VCAM-1 との結合部位に対する抗体である．

導にこれらの分子からのシグナルが関与しているのか，あるいは単に分化誘導された細胞の生存または増殖の支持をする環境を形成するための細胞間結合の役割を担っているだけなのか，なお不明である．これらの表面分子は未熟T細胞のみならず成熟T細胞にも発現しており，さらにVLA-4のように赤血球の初期分化にも関わっているものもあることを考慮すると，これらの分子を介する相互作用は補助的である可能性が高いといえよう．初期分化の研究をさらに進めるためには，pro T の細胞表面に発現し，分化において決定的な役割を担っているものが何であるかを明らかにすることが不可欠である．

pro T 細胞が特異的に発現する分子を遺伝子の側から解明しようという試みも行われている．例えば，転写因子 ikaros の遺伝子を人為的に破壊（knockout）することによってT，Bリンパ球およびナチュラルキラー（NK）細胞の出現が阻止されること[10]，またシグナル伝達に関与する p56^{lck} の不活化によってT細胞の出現が阻止されること[11,12]が明らかにされている．得られた知見はなお断片的ではあるが，近い将来さらに進むものと期待される．

（3） 中期分化—CD3を介する反応による増殖の時期—

severe combined immunodeficiency（SCID）マウスと TCRβ 鎖遺伝子のトランスジェニックマウスを利用した研究によって，TCR$\alpha\beta$ 発現に先んじて TCRβ が発現すること，さらに TCRβ の発現によって著しい増殖を伴った DN 細胞から DP細胞への分化が起こることが知られている[13]．この DN から DP への分化の時期を中期とする．中期は TCR からのシグナル伝達に関与する CD3 分子群またはその一部を発現しているので，CD3 期と呼べるかもしれないが，この中期は TCRβ を発現する前と後に分けられる可能性が高い．図 I.16 にこれらをそれぞれ pre T-1, pre T-2 として分類している．

pre T-1 の存在の可能性が示された最初の仕事は Levet ら[14]によってなされた．すなわち，胎仔胸腺の臓器培養系へ抗CD3εを加えて培養すると DP 細胞までの分化増殖が起こることが示された．つづいて，遺伝子再構成に関与する RAG-1 遺伝子ノックアウトマウスで CD3ε,γ が発現すること，さらにこのマウスに抗 CD3ε を投与すると胸腺細胞の著しい増殖を伴った DP 細胞までの分化が起こることが示された[15]．これらの実験における分化増殖は次の pre T-2 の段階とオーバーラップしていて，pre T-1 と pre T-2 に境界があるのか否か必ずしも明確でない．しかし，TCRβ が関与しないで増殖分化が起こる段階があることは明らかであり，これを pre-T とした．

SCID マウスに TCRβ 鎖遺伝子を導入すると DP 細胞までの分化が進むことから，β 鎖を介するシグナルが T 細胞分化に重要であると考えられた[13]．最近になり，未成熟段階で発現しβ 鎖と会合するタンパク pTα（gp33）が発見され[16]，この段階（pre T-2）では β 鎖と pTα の二量体を発現し，その二量体分子を介する胸腺環境との相互作用を通して分化増殖すると考えられる．pre T-1, pre T-2 のいずれにおいてもこれらの細胞表面分子に対応する胸腺環境中のリガンドがあると考えることができるが，それらは明らかにされていない．なお，pre T-1, pre T-2 共にそれぞ

れCD3, TCRβから増殖分化のシグナルを受けるという機能面から定義したものであり、細胞表面抗原による亜分画への位置づけはなお明確でない。図 I.16 に示した表現型に近いものと考えられる。

（4） 後期分化あるいは正負の選択—TCR を介する抗原特異的反応を介する分化—

β鎖からの刺激を受けた細胞は増殖すると共にα鎖遺伝子の再構成を行い、再構成された遺伝子産物（α鎖）を発現する。すなわち、この段階ではじめて完全な TCRαβ を発現し抗原特異的反応を行いうる T 細胞となる。この T 細胞は CD4 と CD8 を共に発現する DP 細胞すなわち未成熟 T 細胞であるが、TCRαβ を発現しているということは、すでに個々の T 細胞は特定の抗原特異性を持っており、したがって DP 細胞は多くのクローンの集合体を形成している。このなかには役立たないものや自己体の細胞を障害する恐れのある細胞が含まれており、それらを取り除くために正と負の2段階の選択が行われる。T 細胞は、細胞表面に発現する主要組織適合遺伝子複合体（MHC）由来のクラス I またはクラス II 分子によって提示されるペプチドを認識するのであるから、自己のクラス I またはクラス II 分子との結合親和性が低い T 細胞は役立たない。胸腺上皮細胞が発現する MHC 分子とある程度以上の親和性を持つクローンだけが生存を保障され（図 I.18）、その後の分化を行う[17]。これが正の選択である。正の選択を受けなかった細胞は改めて α 鎖遺伝子の再構成を行って再び正の選択に挑戦するか、それがかなわなければアポトーシスに陥る。

負の選択とはトレランスすなわち自己体の分子に対する非反応性を保障する機構である。図 I.18 に示すように、自己分子に親和性の高い TCR を発現する T 細胞クローンが排除（clonal deletion）される。胸腺内での未成熟 T 細胞のクローン排除はアポトーシスを誘導する様式で行われる。正の選択が TCR 発現の直後に行われるのに対して、負の選択が起こる時期はそれほど厳密に決まってはいない。しかし、負の選択が起こる主な時

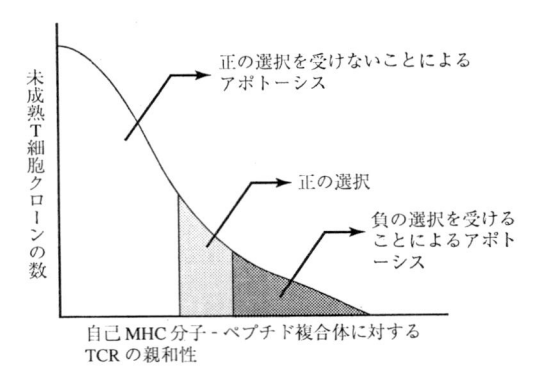

図 I.18 T 細胞が発現する TCR の自己 MHC に対する親和性と正負の選択

正負の選択は主に DP の段階で行われる。親和性が低い細胞（クローン）は正の選択を受けることなく死滅する。正の選択を受けた細胞（クローン）も、自己分子に対して強すぎる親和性を示すものは負の選択を受けて死滅し、図中の灰色の部分に属する細胞のみが成熟し、末梢へ移行する。

期といえば正の選択の直後、すなわち DP 細胞が CD4 または CD8 の発現レベルを低下させて SP（成熟型） T 細胞へと分化し始める頃である。この時期の T 細胞は胸腺の皮質から髄質領域へ移行している。clonal deletion において抗原提示を行うと共に、おそらくアポトーシスを引き起こすシグナルも与える樹状細胞は[18]皮髄境界域から髄質にかけて分布している。負の選択で生き残ったものは髄質中でさらに成熟して末梢へ送られる。胸腺中に存在しない自己分子に対するトレランスは末梢リンパ組織でアネルギー（細胞は生存したまま反応性を失う）という様式で誘導され、残るものが微生物などの感染に対応すべく配置される。これら成熟 T 細胞は、リンパ節、脾臓、粘膜下組織に定着しているだけでなく、異物との遭遇のチャンスを高めるために血管とリンパ管を通して全身を循環している。　　〔桂　義元〕

文　献

1) Matsuzaki, Y., Gyotoku, J., Ogawa, M. *et al.*: Characterization of c-kit positive intrathymic stemcells that are restricted to lymphoid differentiation. *J. Exp. Med.*, **178**, 1283 (1993)
2) Ardavin, C., Wu, L., Li, C.-L. *et al.*: Thymic dendritic cells and T cells develop simultaneously in the thymus from a common precursor population. *Nature*, **362**, 761 (1993)
3) Peault, B., Khazaal, I. and Weissman, I. L.: *In*

vitro development of B cells and macrophages from early mouse fetal thymcoytes. *Eur. J. Immunol.*, **24**, 781 (1994)

4) Hattori, N., Kawamoto, H., Fujimoto, S. *et al.*: Involvement of transcription factors TCF-1 and GATA-3 in the initiation of the earliest step of T cell development in the thymus. *J. Exp. Med.*, **184**, 1137 (1996)

5) Hattori, N., Kawamoto, H. and Katsura, Y.: Isolatian of the most immature population of murine fetal thymocytes that includes progenitors capable of generating T, B and myeloid cells. *J. Exp. Med.*, **184**, 1901 (1996)

6) deVries, P., Brasel, K. A., McKenna, H. J. *et al.*: Thymus reconstitution by c-kit-expressing hematopoietic stem cells purified from adult mouse bone marrow. *J. Exp. Med.*, **176**, 1503 (1992)

7) Rodewald, H. -R., Kretzschmar, K., Tokeda, S. *et al.*: Identification of pro-thymocytes in murine fetal blood; T lineage commitment can preced thymus colonization. *EMBO J.*, **18**, 4229 (1994)

8) Anderson. G., Jenkinson, E. J., Moore, N. C. *et al.*: MHC class II-positive epithelium and mesenchimye cells are both required for T cell development in the thymus. *Nature*, **362**, 70 (1993)

9) Wada, K., Kina, T., Kawamoto, H. *et al.*: Requirement of cell interoctions through adhesion molecules in the early phase of T cell development. *Cell. Immunol.*, **170**, 11 (1996)

10) Georgopoulos, K., Bigby, M., Wang, J. -H. *et al.*: The ikaros gene is required for the development of all lymphoid lineages. *Cell*, **79**, 143 (1994)

11) Malina, T. J., Kishihara, K., Siderovski, D. P. *et al.*: Profound block in the thymocyte development in mice lacking p56^{lck}. *Nature*, **357**, 161 (1992)

12) Leven, S. D., Andersson, S. J., Forbush, K. A. *et al.*: A dominant-negative transgene defines a role p56^{lck} in thymopoiesis. *EMBO J.*, **12**, 1671 (1993)

13) Kishi, H., Borguyla, P., Scott, B. *et al.*: Surface expression of the β T cell receptor (TCR) chain in the absence of other TCR or CD3 proteins on immature T cells. *EMBO J.*, **10**, 93 (1991)

14) Levelt, C. N., Ehrfeld, A. and Eichman, K.: Regulation of thymocyte development through CD3. I. Timepoint of ligation of CD3ε determines clonal deletion or induction of development program. *J. Exp. Med.*, **177**, 707 (1993)

15) Jacobs, H., Vandeputte, D., Tolkamp, L. *et al.*: CD3 components at the surface of pro-T cells can mediate pre-T cell development *in vivo*. *Eur. J. Immunol.*, **24**, 934 (1994)

16) Saint-Ruf, C., Ungewiss, K., Groettrup, M. *et al.*: Analysis and expression of a cloned pre-T cell receptor gene. *Science*, **266**, 1208 (1994)

17) Berg, L., Pullen, A. M., Groth, B. F. *et al.*: Antigen/MHC-specific T cells are preferentially exported from the thymus in the presence of their MHC ligand. *Cell*, **58**, 1035 (1989)

18) Mazda, O., Watanabe, Y., Gyotoku, J. *et al.*: Requirement of dendritic cells and B cells in the clonal deletion of Mls-reactive T cells in the thymus. *J. Exp. Med.*, **173**, 539 (1991)

7. 抗原提示細胞の発生・分化と提示様式

(1) 抗原提示細胞

いわゆる免疫応答はT細胞やB細胞などのリンパ球により担われているが、リンパ球は体内に入った抗原におのおの単独で反応するのではない。1968年MosierとCoppelsonが、*in vitro*での一次免疫応答が誘導されるためにはリンパ球以外の細胞の存在が必要であることを報告して以来、多くの研究者によって非リンパ系細胞のアクセサリー細胞としての働きが明らかにされてきた。以前は、マクロファージがその機能を担う細胞として考えられていたが、その後の研究から、MHCクラスⅡ分子（MHC-Ⅱ）が発現されていることがアクセサリー細胞としての機能に必須であり、T細胞が抗原ペプチドを結合したMHC分子を認識することが免疫応答の始動ならびに自己識別の獲得のための認識という第1段階であることが明らかになった。そのため、現在では"アクセサリー細胞"よりも"抗原提示細胞"という名称が多く用いられるようになってきている。

しかし、抗原提示という言葉は、T細胞抗原レセプター（T細胞レセプター；TCR）によって認識されるリガンドの形成、すなわち抗原ペプチドやスーパー抗原などを結合したMHC分子の細胞表面への発現を指して用いられている。MHCクラスⅠ分子（MHC-Ⅰ）は量の多少はあれどの細胞にも発現されており、クラスⅡ分子（MHC-Ⅱ）も免疫応答の過程で産生されるIFN-γなどのサイトカインの作用により多くの細胞に発現されることを考えれば、免疫応答の過程でのある局面においてはすべての細胞が抗原提示細胞になりうることは容易に推測されるが、このような意味での抗原提示細胞は必ずしも初期のアクセサリー細胞と同意語とはいいがたい（後述）。

(2) 抗原提示の様式

抗原提示には2つの様式がある[1]。抗原の由来とプロセッシングの過程は以下に述べるように大きく異なるが、共に自己と非自己の識別手段として自己あるいは非自己抗原由来のペプチドをMHC分子に結合させ提示することにより（図Ⅰ.19）、胸腺内でのTCRのレパートリー形成に関与すると同時に、末梢では多様性を獲得したT細胞の抗原特異的な活性化という重要な機能を担っている。

a) MHCクラスⅠ分子を介した抗原提示

ウイルス、細胞内感染菌、腫瘍抗原など内在性の抗原は細胞質に存在するプロテアソームと称される多成分複合体あるいは他のタンパク分解酵素によって処理され、その結果生成した抗原ペプチドはTAP-1、TAP-2と呼ばれる2量体の輸送タンパクにより小胞体内腔へと運ばれる[2]。そこでは、カルネキシンに結合したMHC-Ⅰα鎖とβ_2ミクログロブリンは不安定な結合を開始すると同時にカルネキシンを解離し、ペプチドを輸送してきたペプチドトランスポーター（TAP）と結合してペプチドを受け取り安定化される[3]。そして細胞表面に運搬されてCD8陽性T細胞を活性化し、細胞傷害活性を発揮させる（図Ⅰ.20a）。

TAP遺伝子はMHC-Ⅱ遺伝子領域内に位置しており、TAPによる輸送はペプチドのアミノ酸配列に対する特異性を持ち、同時にサイズにも依存することが明らかになっている[4]。MHC-Ⅰに結合するペプチドは8〜10個のアミノ酸で、C末端ならびにN末端あるいは中央部でポケットといわれる溝に固定されていることも判明している。

b) MHCクラスⅡ分子を介した抗原提示

一方、エンドサイトーシス（endocytosis）によっ

〔MHCクラスI分子〕　　　　　〔MHCクラスII分子〕

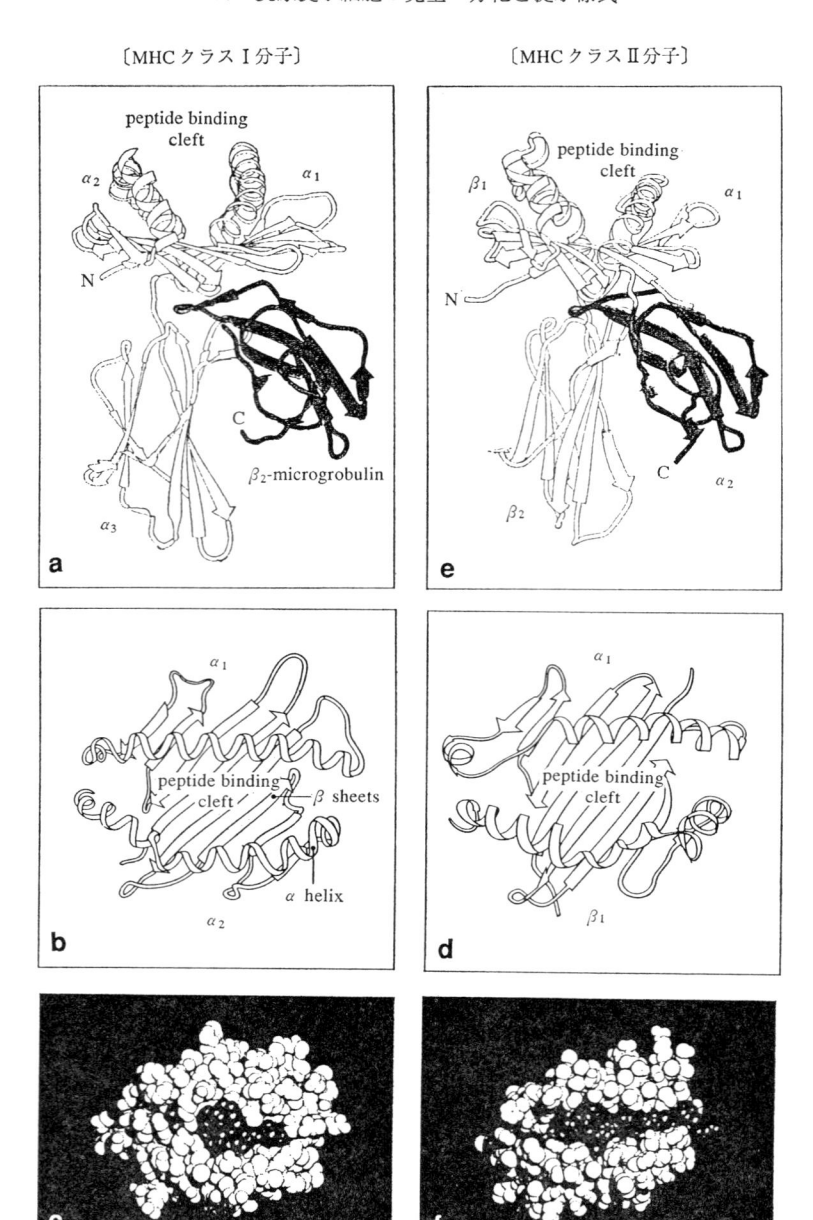

図 I.19　MHC 分子とその抗原結合部位の構造ならびに抗原ペプチドの結合様態
（Janeway, 1994）

て細胞内に取り込まれる外来性抗原は，エンドソーム内の pH の低下に伴いカテプシン群の消化酵素の作用を受けて分解されていく．一方，小胞体内で合成された α 鎖/β 鎖からなる MHC-II はインバリアント（Ii）鎖と重合し，ペプチド結合部位を塞がれたまま Golgi 装置内を輸送され，その過程で糖鎖による修飾を受けてタンパクとして成熟していく．MHC-II-Ii 複合体は，いわゆる分泌タンパクとは異なる経路を経て早期エンドソームへと到達し，ここで抗原と出会った後，共にクラス II 含有小胞（CIIV）へと運搬される[5,6]（図 I.20 B）．この過程で，Ii 鎖が分解されることによって

(A) 内在性抗原　　　　　　　　　　(B) 外来性抗原

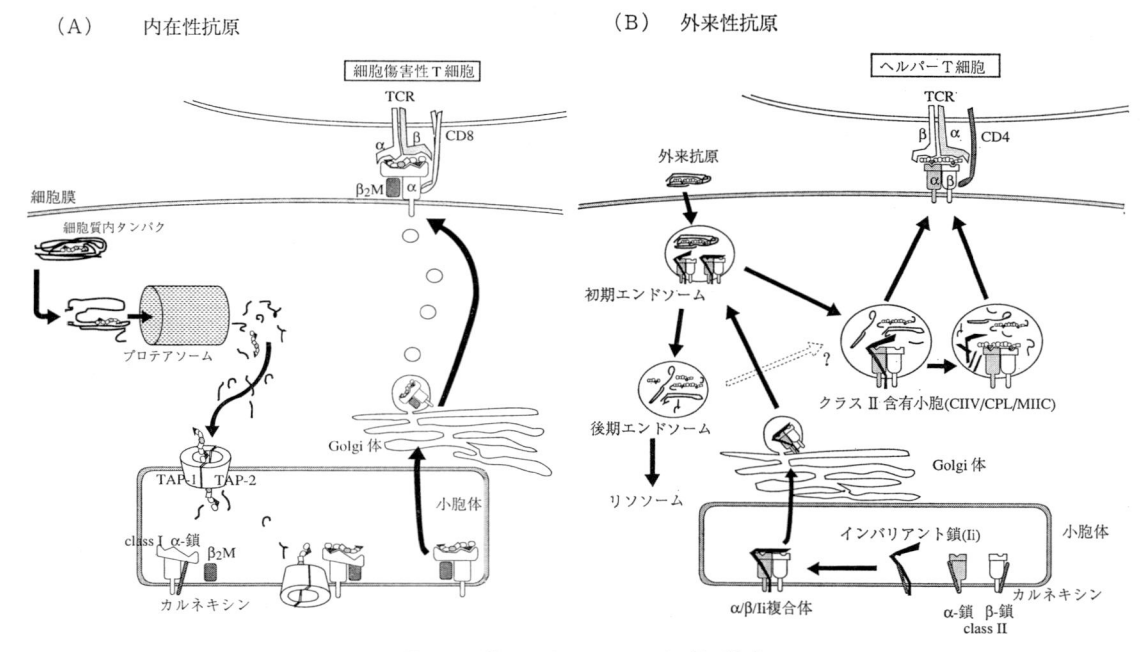

図 I.20 抗原のプロセッシングと提示様式
CIIV: class II containing vesicles, CPL: compartment(s) for peptide loading, MIIC: MHC class II compartments.

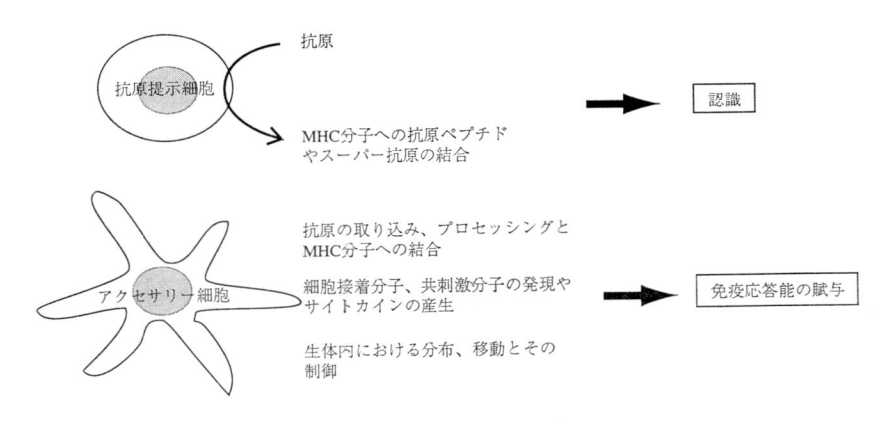

図 I.21 T細胞依存性の機能

露出された抗原結合部位に，生成された12〜24個のアミノ酸からなる抗原ペプチドが結合して複合体が形成されると，細胞表面へと運ばれT細胞に提示される．これによりヘルパーT細胞を活性化し，抗体産生応答や遅延型過敏応答を誘導する．

（3）アクセサリー機能としての樹状細胞

確かに抗原提示は免疫応答において TCR を介する認識のために不可欠ではあるが，T細胞の応答性の決定は，抗原を提示している細胞の他の機能によるところも大きい．アクセサリー細胞としての機能は，*in vivo* あるいは *in vitro* において低頻度にしか存在しないクローンや静止期T細胞による応答の誘起に必要とされる機能を総合したものであり，そのなかには，①抗原の取り込み，プロセッシングを経た抗原提示にとどまらず，②接着分子や共刺激分子の発現とサイトカ

インの産生や，③生体内での分布・移動とその制御が含まれている（図 I.21）．

T細胞依存性の一次免疫応答を最も効率よく誘導する細胞として樹状細胞の機能が認識されたのは，Steinman らがその濃縮精製に成功した 1978 年である．そして，樹状細胞の付着性に関する性状が明らかになるにつれて，それまでマクロファージに担われていると考えられていた機能がその細胞集団中に混入していた樹状細胞による可能性も考慮されている．

a） 樹状細胞の抗原提示能

樹状細胞は他の細胞とは異なり恒常的に多数の MHC-II 分子を発現しており，マウス表皮ランゲルハンス細胞やヒト末梢血樹状細胞ではその表面に 10^6 個の MHC-II 分子が存在すると算定されている．しかも，樹状細胞による静止期T細胞の活性化はわずか 200〜300 の MHC-II 分子で誘起されることや，いったん結合された抗原ペプチドはかなり長時間安定に保持され続けることが示されている[7]．これは，成熟した細胞では MHC-II 分子のターンオーバーが緩やかであることを示している．一方，表皮内のランゲルハンス細胞では，刺激により 14 時間で約 10^6 個の MHC-II 分子が合成されるだけでなく，この時期には他のどの細胞より盛んに Ii 鎖の合成が検出されることも報告されている[8]．しかしながら，1日後にはこれらの分子の合成はほぼ完全に停止する．

細胞内には細胞内消化器官であるリソームはほとんどなく，多数の多胞体の存在がみられ，最近，この多胞体が CIIV である可能性が示唆されている．また，酵素組織化学的に未熟な細胞には酸性の食作用空胞が検出されているが，これらは MHC-II の合成の低下時には消失していくことが明らかにされている．実際の食作用能に関しては，可溶性物質に対しては飲作用あるいは Fc レセプターを介する食作用を持つことが，また，粒子状物質に対しては非常に限定された時期にのみ微弱な貪食活性を発揮することが知られている[9]．したがって，未熟な樹状細胞では飲作用のみならず貪食能をも有し，抗原のプロセッシングおよび MHC-II 分子の膜表面での長期間の保持と相まっ

て，非常に強い抗原提示能を持つことになる．

b） 樹状細胞における接着・共刺激分子の発現とサイトカインの産生

抗原提示細胞-T細胞間の相互作用には表面に発現される接着分子や共刺激分子と呼ばれるアクセサリー分子が重要な働きをしている．これまで報告されているほとんどすべてが樹状細胞上にも検出され，しかも他の細胞に比べてそれらの量が多いことが明らかである[10]．とりわけ ICAM-1, 3 や B7-1, 2 (CD 80, 86)，LFA-3 (CD 58) は LFA-1, CD 28, CD 2 を介する T 細胞の活性化に重要であることが知られている．また，樹状細胞は IL-1β や IL-12 などのサイトカイン産生能を有することも明らかにされている．

c） 樹状細胞の分布と移動

樹状細胞の生体内における分布様態の特徴は，外界に近い皮膚や種々の粘膜固有層，気道上皮に多数存在することである．これらは移植や接触過敏応答など刺激が与えられると，輸入リンパや血流に乗ってリンパ節や脾臓などの所属リンパ器官に到達し，最終的にT細胞依存領域に集積する[11]．そこで，再循環系を移動中の静止期T細胞集団中より抗原特異的な細胞を選択的に活性化すると推測されている．樹状細胞のターンオーバーは気道上皮や腸では2日間程度であると推定されており[12]，この速さは粘膜層における免疫監視細胞としての樹状細胞の重要性を示唆するものである．

（4） アクセサリー細胞の発生と分化

T細胞依存性の免疫応答が TCR を介したアクセサリー細胞上に発現される MHC に結合した抗原を認識することにより開始されることから，MHC 遺伝子の保有に関する検討が系統発生的になされている．MHC 遺伝子の存在は硬骨魚類以降に認められ，急性の同種移植拒絶や混合白血球培養における応答性と一致することが明らかになっている（表 I.3）．しかも，硬骨魚類ではT細胞において TCR の発現が確認されており[13]，抗原特異的T細胞に対する MHC 分子を介した抗原提示ならびに胸腺での自己免疫寛容の誘導が行われることも示されている．しかしながら，これ

7. 抗原提示細胞の発生・分化と提示様式

表 I.3 脊椎動物の免疫系

	無顎類(円口類)		魚類		両生類		爬虫類	鳥類	哺乳類
	メクラウナギ	ヤツメウナギ	軟骨魚類	硬骨魚類	有尾類	無尾類			
細胞									
マクロファージ	+	+	+	+	+	+	+	+	+
顆粒球	+	+	+	+	+	+	+	+	+
T細胞	−	±	+	+	+	+	+	+	+
B細胞	+	+	+	+	+	+	+	+	+
樹状細胞						+		+	+
器官									
胸腺	−	−	+	+	+	+	+	+	+
脾臓	−	±(原始的)	+	+	+	+	+	+	+
リンパ節	−	−	−	−	−	±(原始的)	+	+	+
応答									
同種移植拒絶(慢性)	+	+	+	+	+	+		+	+
〃 (急性)	−	−	−	−	+	+	−?	+	+
免疫記憶(長期)			+	+	+	+	+	+	+
混合白血球応答	−	−	−	−	+	+	−?	+	+
組織適合性抗原(MHC)	−	−	(+)		+	+		+	+
抗原提示				+	+	+		+	+
免疫グロブリン(IgM)	+	+	+	+	+	+	+	+	+
(IgG)					+(哺乳類相当)	+	+(哺乳類相当)	+(哺乳類相当)	+

空白欄はこれまでのところ明らかではないことを，？は疑問が残されていることを示す．(+)はドチザメでのみ認められている．

らの動物におけるアクセサリー細胞の実体は明らかではなく，樹状細胞の存在は無尾両生類であるカエルの胸腺と脾臓で確認されているにとどまっており，魚類での検討は今後の課題として残されている．

アクセサリー細胞の機能はまた，個体発生的にもその免疫応答能と強い相関を持つことが知られている．胸腺における樹状細胞の出現はマウスでは胎生 14 日，ニワトリでは受精 12 日に認められており，共に T 細胞の増殖分化成熟に先行している．また末梢でも，マウスにおいて小腸基底膜や表皮では胎生 18 日に，Peyer 板では 20 日，気道では誕生直後に存在が確認されており，1～3 週で成体レベルに達することが報告されている．この期間はリンパ球の応答能の成熟に一致するものである．

マクロファージと樹状細胞は共に骨髄幹細胞に由来し，表現型の類似から両細胞間の近縁関係が予想されていた．最近，マウス骨髄細胞の GM-CSF(granulocyte-macrophage colony stimulating factor) 存在下での培養により樹状細胞の増殖・分化が誘導されることが明らかにされ，両細胞が同一の前駆細胞に由来することも示された[14]．また，ヒトでも，特異的分化マーカーを持たない CD 34 陽性の臍帯血細胞や骨髄細胞に GM-CSF だけでなく，TNF-α, c-kit リガンド，IL-4 を添加して培養することにより，比較的たやすく多数の樹状細胞が調製できることが報告されている[15～17]．このように in vitro で誘導される樹状細胞は，分化と成熟につれて一過性に貪食能を発揮し，その消失と共に MHC-II や種々のアクセサリー分子の発現を増強し，強力な T 細胞活性化能を獲得していくことも示されている．そして，末梢血細胞や肝リンパ球分画の細胞を用いた場合にも樹状細胞の誘導が可能であり[18,19]．骨髄中には樹状細胞はほとんど存在しないことから，樹状細胞としての分化は末梢組織に到達した後に進行する可能性が大きい．

おわりに

樹状細胞は，一次免疫応答や免疫寛容の誘導における抗原提示を主たる役割とする専門化された

細胞であると考えられる。ここでは触れなかったが樹状細胞は，アレルギー，移植における拒絶応答，自己免疫疾患，腫瘍免疫，感染免疫など各種疾患や応答において重要な関与を持つことが示されてきている。そのため，より詳細な細胞の性状の解明と分化・成熟の人為的制御法の確立は，臨床的にも重要な課題となるであろう。

〔稲葉カヨ〕

文　献

1) Germain, R. N.: MHC-dependent antigen processing and peptide presentation; Providing ligands for T lymphocyte activation. *Cell*, **76**, 287 (1994)
2) Monaco, J. J.: A molecular model of MHC class-I-restricted antigen processing. *Immunol. Today*, **13**, 173 (1992)
3) Ortmann, B., Androlewicz, M. J. and Cresswell, P.: MHC class I/β2-microglobulin complexes associate with TAP transporters before peptide binding. *Nature*, **368**, 864 (1994)
4) Shepherd, J. C., Schumacher, T. N. M., Ashton-Rickardt, P. G. *et al.*: TAP 1-dependent peptide translocation *in vitro* is ATP dependent and peptide selective. *Cell*, **74**, 577 (1993)
5) Amigorena, S., Drake, J. R., Webster, P. *et al.*: Transient accumulation of new class II MHC molecules in a novel endocytic compartment in B lymphocytes. *Nature*, **369**, 113 (1994)
6) West, M. A., Lucocq, J. M. and Watts, C.: Antigen processing and class II MHC peptide-loading compartments in human B-lymphoblastoid cells. *Nature*, **369**, 147 (1994)
7) Crowley, M. T., Inaba, K., Witmer-Pack, M. *et al.*: Use of the fluorescence activated cell sorter to enrich dendritic cells from mouse spleen. *J. Immunol. Methods*, **133**, 55 (1990)
8) Kämpgen, E., Koch, N., Koch, F. *et al.*: Class II major histocompatibility complex molecules of murine dendritic cells; High rate of synthesis, sialylation of invariant chain, and antigen processing capacity are concomitantly downregulated upon maturation. *Proc. Natl. Acad. Sci. USA*, **88**, 3014 (1991)
9) Inaba, K., Inaba, M., Naito, M. *et al.*: Dendritic cell progenitors phagocytose particulates, including bacillus Calmette-Guerin organisms, and sensitize mice to mycobacterial antigens *in vivo*. *J. Exp. Med.*, **178**, 479 (1993)
10) Inaba, K., Witmer-Pack, M., Inaba, M. *et al.*: The tissue distribution of the B 7-2 costimulator in mice; Abundant expression on dendritic cells in situ and during maturation *in vitro*. *J. Exp. Med.*, **180**, 1849 (1994)
11) Austyn, J. M., Kupiec-Weglinski, J. W., Hankins, D. F. *et al.*: Migration patterns of dendritic cell in the mouse. Homing to T cell-dependent areas of spleen, and binding within marginal zone. *J. Exp. Med.*, **167**, 646 (1988)
12) Holt, P. G., Haining. S., Nelson, D. J. *et al.*: Origin and steady-state turnover of class II MHC-bearing dendritic cells in the epithelium of the conducting airways. *J. Immunol.*, **153**, 256 (1994)
13) Smith, L. C. and Davidson, E. H.: The echinoid immune systen and the phylogenetic occurrence of immune mechanisms in deuterostomes. *Immunol. Today*, **13**, 356 (1992)
14) Inaba, K., Inaba, M., Deguchi, M. *et al.*: Granulocytes, macrophages, and dendritic cells arise from a common major histocompatibility complex class II-negative progenitor in mouse bone marrow. *Proc. Natl. Acad. Sci. USA*, **90**, 3038 (1993)
15) Caux, C., Dezutter-Dambuyant., C, Schmitt, D. *et al.*: GM-CSF and TNF-α cooperate in the generation of dendritic Langerhans cells. *Nature*, **360**, 258 (1992)
16) Sallusto, F. and Lanzavecchia, A.: Efficient presentation of soluble antigen by cultured human dendritic cells is maintained by granulocyte/macrophage colony-stimulating factor plus interleukin 4 and downregulated by tumor necrosis factor α. *J. Exp. Med.*, **179**, 1109 (1994)
17) Romani, N., Gruner, S., Brang, D. *et al.*: Proliferating dendritic cell progenitors in human blood. *J. Exp. Med.*, **180**, 83 (1994)
18) Inaba, K., Steinman, R. M., Witmer-Pack, M. *et al.*: Identification of proliferating dendritic cell precursors in mouse blood. *J. Exp. Med.*, **175**, 1157 (1992)
19) Lu, L., Woo, J., Rao, A. S. *et al.*: Propagation of dendritic cell progenitors from normal mouse liver using granulocyte/macrophage colony-stimulating factor and their maturational development in the presence of type-1 collagen. *J. Exp. Med.*, **179**, 1823 (1994)

8. HLAの構造・機能と疾患感受性

(1) HLA遺伝子領域の構成

HLA (human leukocyte antigen) 遺伝子領域は，ヒト第6染色体の短腕上に約4000kbにわたって存在する．HLA遺伝子は古典的クラスI (クラスIa)(HLA-A, B, C)，非古典的クラスI (クラスIb)(HLA-E, F, G)およびクラスII (HLA-DR, DQ, DP) 遺伝子に大別される．クラスI遺伝子は，クラスI分子のα(重)鎖をコードする．クラスII遺伝子は，クラスII分子のα鎖あるいはβ鎖をコードし，それぞれAあるいはB遺伝子と呼ばれる．これらの遺伝子座は複数存在するために番号で区別され，例えばDRβ遺伝子座としてはDRB 1～9座が存在する．このうち，DRB 1, 3, 4および5座が発現されており，他は偽遺伝子である．DRB 1座はすべての染色体上に存在するが，DRB 3, 4あるいは5座はそれぞれ異なる特定のDRB 1対立遺伝子と連鎖したハプロタイプ上にしか存在しない[1]．したがってハプロタイプによっては，共通するDRα鎖がDRB 1分子およびDRB 3, 4あるいは5分子と会合することによって2種類のDR分子を産生することになる．

図I.22に示すようにHLA遺伝子は大なり小なりの多型を示し，例えばDRB 1座には人類集団中に約106種類もの対立遺伝子が存在する[1]．各対立遺伝子は，DNAレベルで構造が決定されたものだけに恒久的な名称が与えられ，遺伝子座の後にアスタリスクを付け4桁の数字で表される．数字の上2桁は従来の血清学的タイピングに対応し，下2桁で細分化する．例えばDRB 1*0405は，従来のDR 4に対応する対立遺伝子のうち第5番目のサブタイプであることを示す．クラスII遺伝子領域には抗原のプロセッシング，輸送および提示に重要なLMP, TAP, DMAおよびDMB遺伝子（後述）も密に連鎖して存在し，LMP遺伝子以外については多型が報告されている．

図I.22 HLA遺伝子領域の構成

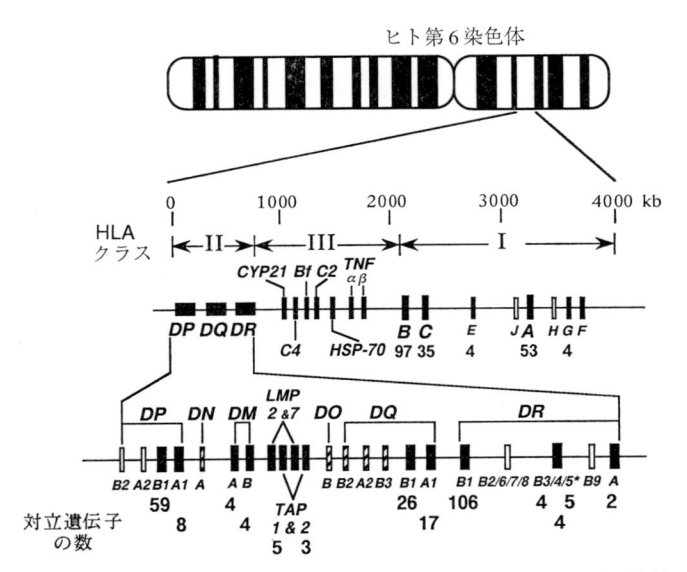

■：遺伝子産物がタンパクレベルで確認されている遺伝子，▨：遺伝子産物は確認されていないが構造上は異常を認めない遺伝子，□：遺伝子産物が存在しない偽遺伝子．
Bf: 補体B因子遺伝子，C2, C4: 補体第2, 4因子遺伝子，TNF: 腫瘍壊死因子遺伝子，CYP21: 副腎皮質ステロイド21水酸化酵素遺伝子，HSP-70: 熱ショックタンパク（70kDa）遺伝子，TAP (transporter associated with antigen processing): ペプチドトランスポーター遺伝子，LMP (large multifunctional protease): 多機能性タンパク分解酵素複合体（プロテアソーム）遺伝子，DMA, DMB: HLAクラスII分子による抗原提示に重要な遺伝子．
*: HLA-DRB 3, 4, 5遺伝子は特定のDRB 1遺伝子とのみ連鎖する．

(2) HLAクラスⅠ分子の構造と機能

HLAクラスⅠ分子は，第15番染色体上の遺伝子によりコードされた$β_2$ミクログロブリンとHLA$α$鎖とが会合し，すべての有核細胞の表面に発現されている．$α$鎖の細胞外部分は$α_1$，$α_2$および$α_3$のドメインに区分され，主に$α_3$ドメインに$β_2$ミクログロブリンが結合している．$α_1$および$α_2$ドメインにより，それぞれ向かい合った$α$ヘリックス構造が側壁を，また$β$シート構造が底を構成する溝状の構造が形成されている[2]．クラスⅠ分子は，この部分に細胞が産出するタンパクがユビキチンを結合した後にプロテアソーム様のタンパク分解酵素（LMP）により分解されてできたペプチドを小胞体内で結合し，これを細胞表面に発現してCD8$^+$細胞傷害性T細胞に提示する．この際に細胞質内のペプチドを小胞体内腔に輸送するのがペプチドトランスポーター（TAP）である．CD8$^+$T細胞は，自己のクラスⅠ分子に結合したペプチドが非自己に由来する場合に，これを認識し標的細胞を破壊する．この免疫応答は，主にウイルス感染細胞あるいは腫瘍細胞の排除に重要な役割を担っている．

(3) HLAクラスⅡ分子の構造と機能

一方，クラスⅡ分子は$α$鎖と$β$鎖が会合して，抗原提示細胞（マクロファージ，樹状細胞など），B細胞および活性化T細胞の細胞膜表面に発現されている．$α$，$β$鎖共に細胞外部分は2つのドメインに区分されている．クラスⅡ$α$および$β$鎖は小胞体内でシャペロン様機能を有するカルネキシン分子の助けをかりてインバリアント鎖と複合体を形成する．インバリアント鎖はクラスⅡ分子のペプチド収容溝をブロックし，エンドソームあるいはペプチド負荷コンパートメント（compartment for peptide loading；CPL）[3]以外でペプチドがクラスⅡ分子に結合するのを阻止している．さらにインバリアント鎖はエンドソーム標的シグナルを有し，クラスⅡ分子をエンドソームへと導く役割を果たしている[4]．抗原提示細胞は細胞外液中より抗原を取り込み，エンドソーム中に含まれるタンパク分解酵素で分解することによりペプチドを産生する．CPLにおいて，クラスⅡ分子は分子の先端に存在する$α_1$および$β_1$ドメインにより形成されるクラスⅠ分子と同様の溝状の構造に抗原ペプチドを結合し[5]，これを細胞表面に発現して抗原ペプチドをCD4$^+$T細胞に提示する（図Ⅰ.23）．

この抗原提示において*DMA*および*DMB*遺伝子が重要であることが，これらの遺伝子を欠損した細胞では抗原提示能が著しく低下していることより推定された．さらにこの細胞に*DMA*あるいは*DMB*遺伝子を導入することにより抗原提示能は回復した[6]．*DMA*および*DMB*遺伝子産物はヘテロダイマーを形成し，推定された立体構造はHLAクラスⅠおよびクラスⅡ分子と非常に類似しているが，ペプチドを結合するという証拠は得られていない．さらにDM分子はエンドソーム標的シグナルを有しCPLに蓄積されており，細胞表面には発現されない[7]．

非自己抗原ペプチドと自己のクラスⅡ分子を共に認識して，活性化されたCD4$^+$T細胞は種々のリンホカインを分泌することにより自ら増殖すると共に，B細胞を形質細胞に分化させ抗体産生を促す．さらにCD8$^+$細胞傷害性T細胞の増殖と分化を誘導あるいはマクロファージの活性化を促す．抗原提示細胞上に0.1～1.0％のHLA-ペプチド複合体が存在すれば，これを認識したT細胞は活性化される[8]．CD4分子はクラスⅡ分子の$β_2$ドメインによく保存された構造を，またCD8分子はクラスⅠ分子の$α_3$ドメインに保存された構造に結合し，T細胞と抗原提示細胞間の接着を高めると共に，T細胞内にシグナルを伝達する．

HLA分子は，非自己抗原が存在しない通常の状態では，HLAクラスⅠ分子は細胞が作りだす正常な細胞質タンパクがLMPにより分解されてできたペプチドを結合して，細胞表面に発現している．また，HLAクラスⅡ分子も細胞が作りだす正常な膜タンパクおよび分泌タンパクが非自己抗原と同様に，エンドソームにおいて処理されてできたペプチドを結合し形質膜の表面に発現する．通常，このような自己のHLA分子と自己のペプチドの複合体を認識するT細胞は存在しない

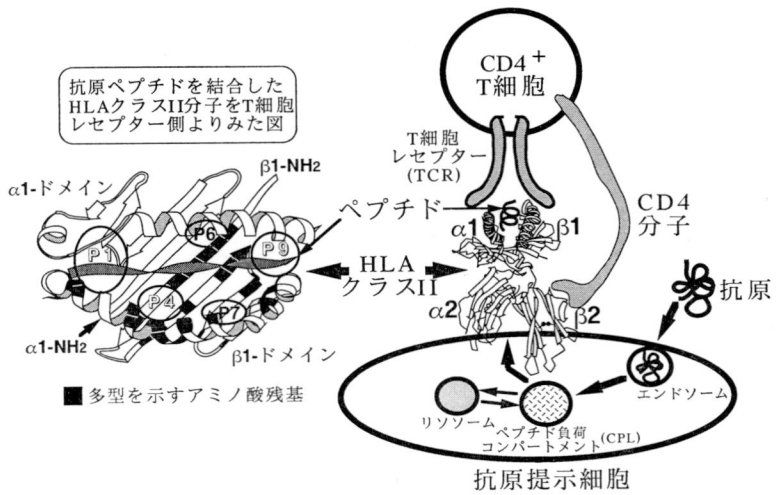

図 I.23　HLAクラスII分子によるCD4⁺T細胞への抗原ペプチドの提示
HLA クラス II 分子の立体構造は HLA-DR 1[5] のそれを引用した．図の右に細胞外から抗原提示細胞に取り込まれた抗原が，ペプチドへと分解され，HLA クラス II 分子と結合して，CD 4⁺T 細胞に認識される様子を示す．α_1, α_2, β_1 および β_2 は HLA クラス II 分子の細胞外ドメインを，CPL はペプチドが HLA クラス II 分子に結合する主な細胞内コンパートメント（compartments for peptide loading）を示す．図の左に抗原ペプチドを結合した HLA クラス II 分子を上方（T 細胞レセプター側）よりみたところを示す．黒塗りの部分は HLA-DR 分子で多型を示すアミノ酸残基を示す．P1～P9 は HLA-DR1 に結合したインフルエンザヘマグルチニンペプチドにおいて N 末端より第 1 番目の DR 結合性アミノ酸（DR アンカー）を P1 として C 末端方向にアミノ酸残基に番号をつけた場合，DR1 分子との結合性に重要なアミノ酸残基の番号を示す．円形はこれらのペプチド上で DR アンカーとなっているアミノ酸残基の側鎖を収容するために DR1 分子のペプチド収容溝に存在するポケットの位置を示す．

か，あるいは不活性化されている〔免疫寛容（トレランス）の成立〕．

（4）HLA 結合性ペプチドの特徴

HLA 分子がペプチドを結合する力は 2 つに大別される．一つは，HLA クラス I あるいはクラス II 分子のペプチド収容溝によく保存されたアミノ酸残基とペプチドの主鎖との間の水素結合である．もう一つはペプチド上の特定のアミノ酸残基（HLA 結合性アミノ酸）の側鎖が HLA 分子のペプチド収容溝に存在する大小のポケットに収容されることによる結合である[2,5]．クラス I 結合性ペプチドの多くは 8～10 個のアミノ酸からなり，通常ペプチドはペプチド収容溝内に納まっている．ペプチドの C および N の両末端付近に HLA 結合性アミノ酸が位置している[9]．一方，クラス II 結合性ペプチドは 9～20 数個のアミノ酸からなり，ペプチドの C および N 末端はペプチド収容溝からはみ出している．ペプチド上の 1～2 個のアミノ酸を介在して飛び石状に 3～5 個の HLA 結合性アミノ酸が存在する[10]．これらの HLA 結合性アミノ酸としては数種類のアミノ酸が可能であり，HLA 分子と結合するために必要なペプチド上の HLA 結合性アミノ酸の組み合わせを HLA 結合性アミノ酸モチーフと呼ぶ．これらのモチーフの間に存在するアミノ酸が T 細胞レセプターにより認識される．

HLA クラス I および II 分子共に抗原ペプチドを結合する溝の部分には，さらにペプチド上の HLA 結合性アミノ酸の側鎖を収容するために 3～5 個の大小のポケットが存在する[5,9,11]．HLA 分子の多型は，ペプチド収容溝を構成するアミノ酸残基に集中しており，これらのポケットの形状の個体差を生む原因となる（図 I.23）．実際に HLA 分子が異なると，これと結合するペプチドの HLA 結合性アミノ酸モチーフが異なることが明らかにされている．したがって HLA が異なる個体では，例えば 10 数個のアミノ酸からなるペプ

チドを免疫した場合に，T細胞の応答がみられるヒトとそうでないヒトとが生じてくると考えられる．つまりHLAの多型は免疫応答の個体差を生む原因となりうる．

臓器移植における拒絶反応の一因としてT細胞のアロ（同種）HLA反応性が重要である．アロ反応性は，本来自己のHLAに結合した非自己抗原ペプチドを特異的に認識するT細胞クローンが，アロHLAに結合した何らかのペプチドに交差反応性を示すためと考えられている．

（5）特定の疾患患者集団における特定のHLA対立遺伝子の頻度の増加—HLAと疾病との相関—

表 I.4　HLA と疾患との相関

HLA	人種	患者群 数	患者群 陽性率(%)	健康対照群における陽性率(%)	相対危険度
強直性脊椎炎					
B 27	日本人	211	85	1.5	208
B 27	白人	2130	89	9	69
B 27	黒人	33	58	4	54
ライター病					
B 27	白人	906	80	9	37
ベーチェット病					
B 5 (B 51†1)	日本人	91	57	14	7.9
B 5	白人	150	31	12	3.8
尋常性乾癬					
Cw 6	日本人	262	27	4	8.5
Cw 6	白人	353	56	15	7.5
インスリン自己免疫症候群 (IAS)					
DRB 1*0406	日本人	50	84	8	56.6
慢性関節リウマチ (RA)					
DR 4 (DRB 1*0405)†2	日本人	204	71	41	3.4
DR 4 (主に DRB 1*0401)	白人	1127	68	25	3.8
DR 4 (主に DRB 1*0401)	黒人	109	40	10	5.4
インスリン依存型糖尿病 (IDDM)					
DR 4 (DRB 1*0405)	日本人	84	68	39	3.3
DQA 1*0301	日本人	47	45	16	19.7
DQB 1 non-Asp 57 ホモ接合†3	白人	607	73	26	7.4
DQB 1 non-Asp 57 ホモ接合	黒人	82	74	27	7.7
全身性エリテマトーデス (SLE)					
DR 2 (DRB 1*1501)	日本人	53	32	14	2.9
DR 2 (DRB 1*1501)	白人	390	25	16	1.8
DR 3 (DRB 1*0301)	白人	390	27	12	2.7
DR 2 (DRB 1*1501 または 1503)	黒人	72	47	21	3.3
多発性硬化症 (MS)					
DR 2 (DRB 1*1501?)	日本人	44	55	31	2.6
DR 2 (DRB 1*1501?)	白人	1051	51	27	2.7
重症筋無力症 (MG)					
DR 9 (DRB 1*0901?)	日本人	43	86	27	16.4
DR 13 (DRB 1*1302?)	(2歳以下)		58	16	7.1
DR 3 (DRB 1*0301?)	白人	223	35	21	2.2
short ragweed (Amb a V) アレルギー					
DR 2-Dw 2 (DRB 1*1501?)	白人	38	95	22†4	62.7

†1：B 51 は，血清学的に同定された B 5 の亜型である．
†2：（ ）内は DNA レベルで同定された対立遺伝子を示す．？は直接 DNA は検索されていないが非常に可能性が高いことを示す．
†3：DQβ鎖の第57アミノ酸残基がアスパラギン酸以外のアミノ酸をコードする DQB 1 対立遺伝子に関してホモ接合であることを意味する．
†4：Amb a V 以外の short ragweed アレルゲンに対する IgE 抗体陽性アレルギー患者における頻度．

疾患の要因には遺伝要因と環境要因とがある。多くの疾患では複数の遺伝要因と環境要因とが複雑にからみ合い，これがある一定の閾値を超えた場合に発症すると考えられる（多因子疾患の概念）．単純なメンデル型遺伝様式を示す疾患（単因子遺伝性疾患）あるいは多因子疾患の遺伝要因の本態と考えられる責任遺伝子が，HLA 遺伝子領域に存在することを示す現象として，HLA と疾患との相関が挙げられる．

表 I.4 に示すように，自己免疫疾患を中心とする種々の疾患患者集団中で，特定の HLA 対立遺伝子の頻度が増加している[12]．以前より B 27 と強直性脊椎炎との強い相関はよく知られていた．さらに，ナルコレプシーでは人種を問わず，すべての患者が DR 2（DRB 1*1501）を，また東洋人ではインスリン自己免疫症候群患者のほとんどが DR 4（DRB 1*0406）を有し，それぞれ HLA と非常に強い相関を示し診断的な価値がある．疾患と HLA との相関の機序として，以下の 2 つの可能性が考えられる．

a) HLA 遺伝子そのものが，疾患への感受性を決定している可能性

多因子疾患と考えられる自己免疫疾患などの免疫異常に起因する疾患の遺伝要因の一つとして，HLA により決定された特定の抗原ペプチドに対する免疫応答の個体差が重要な役割を担っている可能性が考えられる．

例えば多発性硬化症（MS）[13]あるいは重症筋無力症（MG）[14]の患者の末梢血リンパ球中には，HLA クラス II 分子により提示されたそれぞれミエリン塩基性タンパクあるいはアセチルコリンレセプターに由来するペプチドに特異的な自己反応性 T 細胞の存在が報告されている．筆者ら[15]は，インスリン自己免疫症候群に感受性の高い DRB 1*0406 分子に結合するペプチドの構造上の特徴を同定した．さらにこれを利用してインスリン α 鎖中に DRB 1*0406 分子に高親和性を示すペプチドを同定し，インスリン自己反応性 T 細胞が主に DRB 1*0406 分子により提示された，このペプチドに反応することを証明した．

また白人では，short ragweed の主要なアレルゲンに対するアレルギーが DR 2-Dw 2（DRB 1*1501）と強く相関している．さらに，DRB 1*1501 分子により提示されたアレルゲンに由来するペプチドが，主に IL-4 を産生することにより B 細胞における IgE 産出を増強する作用を持つ Th2 様の T 細胞を活性化することが明らかにされている[16]．

b) HLA 遺伝子の近傍に，真の疾患感受性遺伝子が存在する可能性

HLA はヒトの遺伝子のなかでも最も多型に富んでいる．もし，特定の HLA 対立遺伝子のごく近傍に，疾患への感受性を決定する遺伝子が連鎖して存在しているとしよう．この場合，2 つの遺伝子の距離が短ければ短いほど，染色体の組換えによって疾患感受性遺伝子が，別の HLA 対立遺伝子を乗せた染色体へ移る可能性は小さくなる．つまり，疾患感受性遺伝子と特定の HLA 対立遺伝子とは，常に一緒に子孫に遺伝する．このような場合，患者集団では，特定の HLA 対立遺伝子が増加するであろう（HLA 遺伝子と疾患感受性遺伝子との連鎖不平衡）．

この最も典型的な例が副腎 21 水酸化酵素欠損症（先天性副腎過形成症あるいは先天性副腎性器症候群）および補体成分（C2, C4 あるいは Bf）欠損症である．これらの疾患では HLA クラス III 領域に存在する CYP21, C2, C4, あるいは Bf 遺伝子（図 I.22）に生じた突然変異により正常な機能を有する酵素や補体成分が産生されない．これらの疾患は単純メンデル型（常染色体性）劣性遺伝様式を示し，その形質は HLA 遺伝子と連鎖して子孫に遺伝する．したがって，患者の兄弟が患者と同じ突然変異遺伝子を所有しているか否かは，家族の HLA タイピングを行ってみると予測できる場合が多い．さらに患者集団では特定の HLA, C2, C4 あるいは Bf 対立遺伝子の頻度が増加している[16]．

以上の 2 つの可能性を区別するためには，疾患における HLA 分子の役割の解析および HLA 遺伝子領域に存在する新しい遺伝子の構造と機能の同定が，重要な手がかりを与えてくれるであろう．

おわりに

HLA 分子ならびに HLA 結合性ペプチドの構造が明確にされ，HLA の多型に基づく免疫応答ならびに免疫疾患への感受性の個体差の決定という概念に強いリアリティーが生じてきた．筆者らは，特に免疫疾患に感受性の高い HLA 分子に結合するペプチドのモチーフを手がかりとした疾患責任ペプチドの同定というテーマが重要であると考え，現在研究を精力的に行っている．

〔西村泰治〕

文献

1) Bodmer, J. G. et al.: Nomenclature for factors of the HLA system, 1994. *Hum. Immunol.*, **41**, 1-20 (1994)
2) Bjorkman, P. J. et al.: Structure of the human class I histocompatibility antigen, HLA-A2. *Nature*, **329**, 506-518 (1987)
3) Amigorena, S. et al.: Transient accumulation of new class II MHC molecules in a novel endocytic compartment in B lymphocytes. *Nature*, **369**, 113-120 (1994)
4) Romagnoli, P. and Germain, R. N.: The CLIP region of invariant chain plyas a critical role in regulating histocompatibility complex class II folding, transport and peptide occupacy. *J. Exp. Med.*, **180**, 1107-1113 (1994)
5) Stern, L. J. et al.: Crystal structure of the human class II MHC protein HLA-DR1 complexed with an influenza virus peptide. *Nature*, **368**, 215-221 (1994)
6) Morris, P. et al.: An essential role for HLA-DM in antigen presentation by class II major histocompatibility molecules. *Nature*, **368**, 551-554 (1994)
7) Roche, P. A.: HLA-DM; An *in vivo* facilitator of MHC class II peptide loading. *Immunity*, **3**, 259-262 (1995)
8) Harding, C. U. and Unanue, E. R.: Quantitation of antigen-presenting cell MHC class II/peptide complexes necessary for T-cell stimulation. *Nature*, **346**, 574-576 (1990)
9) Modden, D. R. et al.: The antigenic identity of peptide-MHC complexes; A comparison of the conformations of five viral peptides presented by HLA-A2. *Cell*, **75**, 693-708 (1993)
10) Hammer, J. et al.: Promiscuous and allele-specific anchors in HLA-DR-binding peptides. *Cell*, **74**, 197-203 (1993)
11) 西村泰治：MHC 分子および MHC 結合性ペプチドの構造と機能．実験医学，**12**（増刊），86-96 (1994)
12) Todd, J. A. et al.: A molecular basis for MHC class II-associated autoimmunity. *Science*, **240**, 1003-1009 (1988)
13) Allegretta, M. et al.: T cells responsive to myelin basic protein in patients with multiple sclerosis. *Science*, **247**, 718-721 (1990)
14) Moiola, L. et al.: T-helper epitopes on human nicotinic acetylcholine receptor in myasthenia gravis. *Ann. NY. Acad. Sci.*, **681**, 198-218 (1993)
15) Matsushita, S. et al.: Allele specificity of structural requirement for peptides bound to HLA-DRB1*0405 and-DRB1*0406 complexes; Implication for the HLA-associated susceptibility to Methimazole induced insulin autoimmune syndrome. *J. Exp. Med.*, **180**, 873-883 (1994)
16) Huang, S.-K. et al.: Class II major histocompatibility complex restriction of human T cell responses to short ragweed allergen. Amba V. *Eur. J. Immunol.*, **21**, 1446-1473 (1991)
17) Fleischnick, E. et al.: Extended MHC haplotypes in 21-hydroxylase-deficiency congenital adrenal hyperplasia; Shared genotypes in unrelated patients. *Lancet*, **1**, 152-156 (1983)

9. 自己寛容の機構

（1） 自己寛容とは

　生体防御という観点からみると，生体はさまざまなレベルで自己と非自己（感染微生物など）の識別を行っている．第一に，貪食細胞は細菌が産生するフォルミル化メチオニンで始まるペプチドにより走化行動を起こし，ウイルスが感染すると細胞は二重鎖RNAに反応してインターフェロンを産生する．これらの例では，個体ではほとんど産生されない化学物質が非自己のマーカーになっている．第二に，貪食細胞は何らかの機序で非自己細胞（劣化した自己細胞を含む）と自己細胞を区別して前者を貪食し，またNK細胞は自己細胞のマーカーを識別すると攻撃を回避する．補体は感染微生物の膜にアンカーして膜を破壊する．しかし補体系は，補体が自己の細胞膜を誤って破壊しないための機構（CD 55, CD 46, CD 59 など）を備えている．これらの例では，自己に対する攻撃を回避するために，自己認識機構が存在している．広義にはこれらの現象も自己寛容と呼べなくもない．しかし，一般的に自己寛容というと，次に述べる第三の自己抗原に特異的な寛容を指す．

　最も精緻化された自己-非自己の識別機構がT細胞やB細胞に備わっている．T細胞やB細胞は集団として10^{10}以上もの異なる外来抗原（非自己）と反応することができる一方，T細胞やB細胞が属している個体の構成要素（自己抗原，自己）に対しては反応しないよう制御されている．自己抗原に対するT細胞，B細胞の不応答性（免疫寛容）のことを自己寛容という．

（2） 2つの自己寛容機序

　免疫系は，10^{10}以上の異なる特異性を持ったT細胞クローンやB細胞クローンの集合体から成り立っている（T細胞やB細胞がどのようにして10^{10}以上の多様な抗原レセプター（TCR）を獲得するのかに関しては，第3章および第4章を参照されたい）．個々のクローンは，それぞれ異なるTCRを発現しており，それぞれ異なる抗原に反応する．免疫応答の強弱は，その抗原に反応できるクローン頻度の高低と，それらのクローンが持つTCRの親和性の強弱によって決定される．

　自己抗原に対する免疫寛容もまた，クローンレベルで達成されている．自己抗原に反応するクローンは物理的に破壊されたり，不活性化される．前者をクローン排除(clonal deletion)，そして後者をクローン麻痺 (clonal anergy, clonal paralysis) と呼ぶ．

　T細胞においては，クローン排除は主にT細胞が分化する胸腺で起きる．胸腺がT細胞発生の中枢器官であるので，胸腺における寛容を中枢性寛容と呼ぶ場合がある．これに対応して，胸腺外での寛容を末梢性寛容と呼ぶ．

　6章に詳述されているように，胸腺細胞はTCR α鎖β鎖を細胞表面に発現し始めると，$CD4^+$ $CD8^+$ ダブルポジティブ（DP）胸腺細胞となる．この分化段階の胸腺細胞は，抗原刺激を受けると容易にアポトーシスを起こし，自爆死してしまう．胸腺内に一定の濃度以上で存在する自己抗原を想定してみよう．この自己抗原に反応するT細胞クローンは，胸腺内で抗原刺激を受けると自動的に自爆死を起こし，いなくなるであろう．実際，腹腔内に投与した可溶性抗原は胸腺に到達し，DP細胞のアポトーシスを引き起こす．

　さて，すべての自己抗原は胸腺内に存在するのであろうか？　どの組織の細胞でも産生するようなタンパク抗原は胸腺内の細胞にも発現している．さらに胸腺内にはB細胞やマクロファージや樹状細胞といった循環可能な抗原提示細胞が存在

している．これらの細胞は，リンパ液や血液と共に胸腺に到達した可溶性抗原をT細胞に抗原提示できるほか，末梢組織で取り込んだ自己抗原を胸腺まで運び提示できる．このため，一部の組織特異的な抗原を除いて，大部分の自己抗原に対する寛容は胸腺で起きると考えられる．

（3） アポトーシス

アポトーシスとは，ネクローシスに対立する細胞死の形態を指す概念である．ネクローシスがアクシデンタルな細胞死であるのに対し，アポトーシスは，例えば発生過程で不必要になった細胞や増殖因子刺激が枯渇した細胞で認められる，いわば生理的な細胞死の形態である．アポトーシスでは，細胞膜の完全性が損なわれる前に，クロマチン濃縮・DNA のヌクレオソーム間のリンカー部分での切断・細胞骨格の崩壊（小細胞化，ブレブ形成）などの特徴が現れる．ネクローシスでは，膜の完全性がまっさきに損なわれるのと対照的である．

抗原刺激による胸腺細胞のアポトーシスは，カルシニューリン阻害剤であるサイクロスポリンでシグナル伝達を阻害すると回避される．また，DNA合成阻害剤アクチノマイシンDやタンパク合成阻害剤サイクロヘキシミドによってもアポトーシスは阻害される．すなわち，TCR に由来するシグナルにより新たな DNA 合成，タンパク合成が誘導され，その結果細胞死に至る．TCR を介したシグナルにより，Nur 77 という未知のステロイドレセプターをコードする遺伝子が誘導される．Nur 77 遺伝子発現を阻害するとアポトーシスは起きない[1,2]．Nur 77 タンパクは，未知のステロイドと結合して細胞死に至るプログラムを動かすと考えられる．胸腺細胞は，副腎皮質ステロイドホルモンであるグルココルチコイドが作用するとアポトーシスを起こす．グルココルチコイドはNur 77 とは異なるステロイドレセプターに結合して核に到達し，細胞死を誘導する．

ステロイドレセプターが核に到達してから，どのような反応が続くのかいまだに解明されていない．一つの可能性として，細胞生存に必須な増殖因子シグナルを阻害するようなタンパクの誘導が考えられている．例を挙げよう．*Grb 3-3* 遺伝子は *Grb 2* 遺伝子のアイソフォームであり，両者とも胸腺に発現している．Grb 2 分子はチロシンリン酸化された分子と Sos 分子結合させることにより Ras 経路へシグナルを伝達する分子である．Grb 3-3 分子は Sos 結合能を保持しているがリン酸化分子への結合能を欠く．このため Grb 3-3 分子が Grb 2 分子より多量に産生されると，Sos を介したシグナルが阻害される．Ras を介した増殖因子シグナルが生存に必須な細胞では，Grb 3-3 の過剰発現によってアポトーシスが誘導される[3]．ダブルポジティブ胸腺細胞の生存に Sos-Ras を介したシグナルが必須か否かいまだ判明していないが，興味深い仮説である．

他方，細胞死に抵抗するタンパクの発現調節もまた細胞死プログラムとして考えられている．アポトーシス抵抗性を付与する *Bcl-2* 遺伝子の発現は，胸腺ダブルネガティブ細胞や成熟T細胞で高く，ダブルポジティブ細胞で低い．Bcl-2 の発現低下は，この分化段階でクローン排除が起こりやすい一因である．*Bcl-2* 関連遺伝子として *Bcl-x* がある．*Bcl-x* 遺伝子もまた2つのアイソフォーム（Bcl-xL と Bcl-xS）を持っており，Bcl-xL は Bcl-2 と同様の抗アポトーシス活性を持つが，Bcl-xS は Bcl-2 や Bcl-xL と拮抗しアポトーシス誘導作用を持つ[4]．*Bcl-xS* 遺伝子は胸腺で強く発現している．しかし，クローン排除とこれらの遺伝子アイソフォームの発現調節の関連は今後の検討課題として残されている．

（4） 末梢性寛容

すべての自己抗原が胸腺内に十分量発現しているわけではない．また，クローン排除自体が100％の効率で行われるわけではない．そこで，末梢組織に移行した一部の成熟T細胞は自己抗原に反応して自己免疫病を起こす危険性がある．この予防のためには，末梢性の寛容導入が必要になる．末梢性寛容の機序にはクローン排除とクローン麻痺がある．

a） クローン排除による末梢性寛容

成熟T細胞のクローン排除の機序として2つの機序が考えられている．第一は，Fas-FasLを介した機序である．過剰の抗原刺激が続くとB細胞やT細胞は膜表面にFas抗原を発現するようになる．Fas抗原はTNFレセプターファミリーに属する分子で，リガンドが結合するとアポトーシスを誘導するシグナルを細胞に伝える．一部のT細胞（Th1細胞，キラーT細胞）は抗原刺激によりFasLを発現するようになり，Fasを発現している細胞を殺す．他方，NK細胞やダブルネガティブ（DN）αβT細胞は恒常的にFasLを発現している．これらの細胞もまた，末梢のクローン排除に働いている可能性が高い．実際，Fas-FasL系の異常があるlprマウスやgldマウスまたFasノックアウトマウスでは末梢性のクローン排除の障害が認められる[5,6]．

第二の末梢性クローン排除の機構は活性化起因性細胞死（activation-induced cell death）と呼ばれている．強い抗原刺激を持続するとT細胞は細胞周期を停止し，やがてアポトーシスを起こす．この場合も Nur77 遺伝子が発現し，細胞死のプログラムを起動すると考えられる[1,2]．

さて，Th1クローンに比してTh2クローンは活性化起因性細胞死を起こしにくい．またTh1クローンに比してTh2クローンはFasLをあまり発現しない[3]．活性化起因性細胞死とFas-FasLを介したクローン排除が同一の現象なのか，それとも平行して起きる現象なのか現時点ではわからない（Fas-FasL系が異常なマウスでも胸腺におけるクローン排除は正常に起きている．Fas-FasL系以外に細胞死のプログラムがあることに疑問はない）．

b） クローン麻痺による末梢性寛容

今一つの末梢性寛容の機序はクローン麻痺である．そもそも，T細胞の活性化はTCRを介した刺激だけでは惹起できない．T細胞活性化のためには，T細胞の機能成熟段階に応じた異なる副刺激が必要である．副刺激は，抗原提示細胞の膜上の接着分子との結合によるものと，IL-1やIL-12のような可溶性因子によるものがある．

ナイーブT細胞やTh1クローンの活性化には，CD28分子を介した副刺激が重要である．CD28分子は44kDaの分子のホモダイマーとして存在し，単球，樹状細胞，活性化マクロファージやB細胞膜状のB7-1, B7-2 (CD80, CD86) 分子と結合する．CD28副刺激が欠如した状態でT細胞レセプターからの刺激が入ると，ナイーブT細胞およびTh1クローンはクローン麻痺に陥る．クローン麻痺に陥ったTh0・Th1クローンは，T細胞レセプターを介したシグナルおよび副刺激シグナルを受けてもIL-2を産生できない．他方，クローン麻痺に陥ったTh0・Th2クローンは，IL-4を産生することができてもIL-4反応性が低下し，増殖できない．

c） CD28副刺激とクローン麻痺

CD28副刺激の全容が徐々に解明されつつある（図I.24）．CD28分子とB7分子の結合によりTecファミリーのチロシンキナーゼITK/EMTが活性化され，CD28分子のリン酸化が引き起こされる[7]．するとPI3キナーゼがCD28に結合するようになり，複数のシグナル伝達経路が活性化される．PI3キナーゼの下流にはPKCζに至る経路やVav, Grb-2, Sos, p21Rasを介してJNK（MAPK）に至る経路[8]が存在する．さて，量的にはCD28の下流より少ないものの，PI3キナーゼ自体はCD3複合体の下流にも存在している．CD28副刺激は，TCRの刺激を増幅し，持続させる働きを持つものと考えられる．CD28副刺激は，転写後調節により3'UTRにAUUUA繰り返し配列を持つ不安定なサイトカインmRNAを安定化させるほか，IL-2など一部のサイトカイン遺伝子の転写調節を行う．

最近，クローン麻痺を回避するシグナルは，CD28分子を介したシグナルが直接握っているのではないとの考えが提出された[9]．その報告によると，IL-2レセプターγ鎖を介した増殖シグナルがクローン麻痺回避のキーシグナルである．これまでも，CD28副刺激が入っているのにも関わらずクローン麻痺が誘導される現象，例えば抗IL-2R中和抗体や部分アゴニスト抗原によるクローン麻痺誘導などが知られていた．T細胞レセ

プターおよび CD 28 分子からの刺激が入った状態であっても，IL-2 産生が不十分な場合や，IL-2R を介した増殖シグナルが他の原因で阻害されている場合にはクローン麻痺に陥ると考えれば統一的に理解できる．IL-2Rγ 鎖は IL-4R, IL-7R などにも共通して使われている．これらのサイトカインによる増殖シグナルもまたクローン麻痺の回避に働くと考えられる．

d）サイトカイン副刺激とクローン麻痺

ナイーブ T 細胞に比し，Th1 クローンは樹状細胞による抗原提示に弱い増殖応答しか示さない．Th1 クローンの増殖には，T 細胞レセプター刺激と CD 28 刺激のほかに IL-12 刺激が必要である．IL-10 は，IL-12 の産生を抑制することにより，Th1 クローンの増殖を抑制する．IL-12 の欠如により増殖が抑制された Th1 クローンは，実際，クローン麻痺の状態になっているのか否か興味が持たれる[10]．逆に，IL-12 の過剰産生は Th1 クローンの寛容導入を阻害する可能性があるが，いまだそのような報告はない．

IL-12 が IL-2 反応性に必須であるとすれば，IL-1 は IL-4 反応性に必須なサイトカインである．クローン麻痺に陥った Th2 クローンは，IL-4 を産生できても IL-4 反応性が低下する．筆者らはクローン麻痺に陥った細胞で CD 28 副刺激経路の異常が起きていることを報告した[11]．CD 28 副刺激の欠如は，Th2 クローンによる IL-1 産生障害をきたし，そのためクローンの IL-4 反応性が低下する[12]．実際，SEB 投与によるクローン麻痺誘導の際に IL-1 を同時に投与すると，SEB 反応細胞の寛容導入が妨げられることを筆者らは観察している[13]．この時，寛容導入を免れた細胞は，IL-2 と IL-4 を産生していたことより，IL-1 が IL-4 を産生する Th0 クローンの寛容導入を阻害したものと考えられる．従来より，輸血後 GVH 病や骨髄移植後 GVH 病の発症のためには，感染などの炎症が重要ではないかと疑われていた．筆者らは，炎症性サイトカイン IL-1 が実際に寛容導入を阻害できることを実験的に示した．

e）クローン麻痺の分子標的

クローン麻痺の分子標的がどの分子なのか，ま

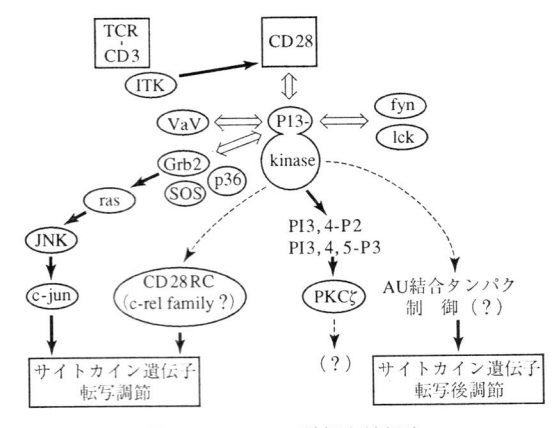

図 I. 24 CD 28 副刺激伝達経路

たどのような機序でその分子が麻痺するのか，いまだ定説がない．筆者らおよび Nadler らは CD 28 副刺激伝達系の異常がクローン麻痺状態で認められることを報告した[11]．Quill らは，クローン麻痺に伴い，p 38, p 74 分子のチロシン・リン酸化が低下することを報告している．また，Schwartz らは AP-1 の活性低下を報告しているが[14]，これに対立する報告もある[15]．CD 28 の下流には，p 72 の ITK，p 36 の Grb-2/Sos 結合タンパク，さらに JNK・AP-1 が存在している（図 I.24）．一連の報告はクローン麻痺の分子標的が CD 28 副刺激伝達系にあることを示しているように思われるが，いまだ確証は得られていない．

クローン麻痺は細胞分裂により解除される．そこで，細胞分裂によって希釈されるような分子がクローン麻痺に伴い誘導され，それがクローン麻痺を固定化するのではないかと想定されている．例えば，シグナル伝達系を構成する分子のアンタゴニストや特定遺伝子のサイレンサーのように，細胞内に一定の濃度で存在し続けることによって抑制的に働く分子が想定されている．

おわりに

寛容導入と活性化は表裏一体のものである．過去 1～2 年の間に双方の研究が飛躍的に進展しており，寛容という生物現象を現象論のレベルではなく分子論的に扱えるレベルに達しつつある．一方，これらの基礎的理解をふまえて，寛容機序の

人為的操作による疾病の治療が現実のものになりつつある．自己寛容は，ますます基礎的にも臨床的にも興味深い研究領域になりつつある．

〔鈴木 元〕

文献

1) Woronicz, J. D., Calnan, B., Ngo, V. et al.: Requirement for the orphan steroid receptor Nur 77 in apoptosis of T-cell hybtidomas. Nature, 367, 277-281 (1994)
2) Liu, Z.-G., Smith, S. W., McLaughlin, K. A. et al.: Apoptotic signals delivered thorugh the T-cell receptor of a T-cell hybrid require the immediate-early gene nur 77. Nature, 367, 281-284 (1994)
3) Fath, I., Schweighoffer, F., Rey, I. et al.: Cloning of a Grb 2 isoform with apoptotic properties. Science, 264, 971-974 (1994)
4) Boise, L. H., Gonzalez-Garcia, M., Postema, C. E. et al.: bcl-x, a bcl-2-related gene that functions as a dominant regtlator of apoptotic cell death. Cell, 74, 597-608 (1993)
5) Russell, J. H., Rush, B., Weaver, C. et al.: Mature T cells af autoimmune lpr/lpr mice have a defect in antigen-stimulated suicide. Proc. Natl. Acad. Sci. USA, 90, 4409-4413 (1993)
6) Russell, J. H. and Wang, R.: Autoimmune gld mutation uncouples suicide and cytokine/proliferation pathways in activated, mature T cells. Eur. J. Immunol., 23, 2379-2382 (1993)
7) August, A., Gibson, S., Kawakami, Y. et al.: CD 28 is associated with and induces the immediate tyrosine phosphorylation and activation of the Tec family kinase ITK/EMT in the human Jurkat leukemic T-cell line. Proc. Natl. Acad. Sci. USA, 91, 9347-9351 (1994)
8) Su, B., Jacinto, E., Hibi, M. et al.: JNK is involved in signal integration during costimulation of T lymphocytes. Cell, 77, 727-736 (1994)
9) Boussiotis, V. A., Barber, D. L., Nakarai, T. et al.: Prevention of T cell anergy by signaling through the γc chain of the IL-2 receptor. Science, 266, 1039-1042 (1994)
10) Becker, J. C., Czerny. C. and Brocker, E.-B.: Maintenance of clonal anergy by endogeneously produced IL-10. Int. Immunol., 6, 1605-1612, (1994)
11) Suzuki, G., Nomura, M., Uzawa, A. et al.: Impaired CD 28-mediated costimulation in anergic T cells. Int. Immunol., 7, 37-43 (1995)
12) McArthur, J. G. and Raulet, D. H.: CD-28 induced costimulaton of T helper type 2 cells mediated by induction of responsiveness to interleukin 4. J. Exp. Med., 178, 1645-1653 (1993)
13) Nakata, Y., Matsuda, K., Uzawa, A. et al.: Administration of recombinant human IL-1 by Staphylococcus enterotoxin B prevents tolerance induction in vivo. J. Immunol., 155, 4231-4235 (1995)
14) Kang, S.-M., Beverly, B., Tran, A.-C. et al.: Transactivation by AP-1 is a molecular target of T cell clonal anergy. Science, 257, 134-138 (1992)
15) Go, C. and Miller, J.: Differential induction of transcription factors that regulate the interleukin 2 gen during anergy induction and restimulation. J. Exp. Med., 175, 1327-1336 (1992)

10. Fcレセプターの構造とシグナル伝達

　免疫グロブリン(Ig)のFc部分と結合するレセプターは一般にFcレセプターと呼ばれるが，標的のIgクラスあるいはサブクラスに対する特異性に従っていくつかの種類に分けられる．最もよく研究されているものは，免疫グロブリンスーパージーンファミリーに属する高親和性IgE受容体や高親和性および低親和性のIgGレセプター，そして高親和性IgA受容体であるが，このほかに免疫グロブリントランスポーターと呼ばれる，新生児の腸管に存在するIgAとIgGのトランスポーターやIgMに対する多価免疫グロブリンレセプター，そしてレクチンに類似し，IgEのFc部分に結合する低親和性レセプター FcεRII/CD23がある．ヒトのFcγレセプターおよびFcεレセプターについて以下に詳述する．

(1) イムノグロブリンスーパージーンファミリーに属するFcレセプターについて[1]

　IgGおよびIgEに対するレセプターはいくつかのサブユニットから構成されていることが近年明らかとなった．これらのすべては膜に存在する糖タンパクで，C2クラスに属する免疫グロブリンドメインを有するαサブユニットでリガンドと結合する．このαサブユニットはその細胞ドメインにおいて高い相同性がみられる．すなわち，FcγRの中では70～98%，FcγRとFcεRIとの間では40%の相同性がある．またここでは詳述していないが，Cooper, Lynchおよび我々によって研究されてきた，IgAに対するレセプターであるFcαRもこのファミリーに属する．

a) FcγRI (CD64)

　FcγRIはIgGと高親和性に属するα鎖，およびシグナル伝達に関わるγ鎖で構成される．

　α鎖の細胞外ドメインは273アミノ酸よりなり，3つの免疫グロブリンドメインを持つ．アミノ末端には15アミノ酸のリーダーペプチドが存在し，引き続く細胞外の2つのドメインはFcγRIIおよびFcγRIIIの免疫グロブリンドメインと類似しているが，3番目のドメインについてはほとんど類似していない．これに続いて，21アミノ酸の膜貫通部と，63アミノ酸の細胞内ドメインが存在する．

　γ鎖はジスルフィド結合でホモダイマーとなってα鎖と会合しており，FcγRIII, FcεRIのγ鎖と共通のものである．これについてはFcεRIの項にまとめて後述する．

b) FcγRII (CD32)

　α鎖はIgGと低親和性に結合する．ヒトでは，

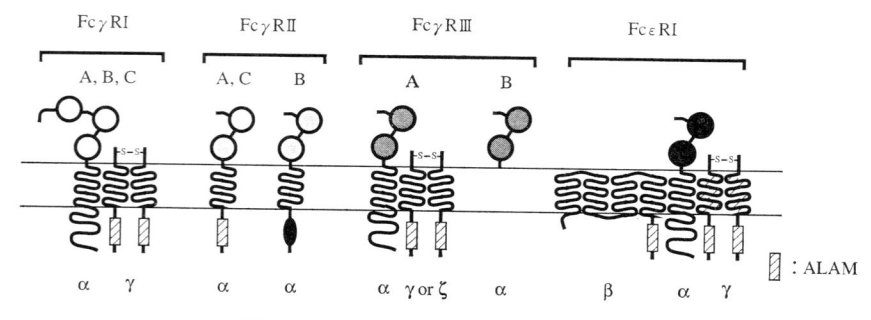

図 I.25　ヒトFcレセプターファミリーの構造

少なくとも6種の cDNA よりなるが，ⅡA，ⅡB，ⅡC の3種に大別される．ⅡA と ⅡC はリーダーペプチド以外の部分はほとんど相同である．ⅡAとⅡB はリーダーペプチドと細胞内ドメインの一部の配列のみが異なっており，ⅡB と ⅡC は細胞内ドメインのみが異なっている．

ⅡA と ⅡB はその機能に大きな差異がみられることがわかった．すなわち，ⅡA をクロスリンクすると細胞が活性化され，炎症仲介物質が放出されるのに対し，ⅡB のクロスリンクでは細胞の活性化，増殖そして抗体産生を抑制する効果を持つ．最近の研究で，この違いを生ずる細胞内ドメインの配列が同定された．すなわち，ⅡA が ARAM というモチーフを持つのに対して，ⅡB においてはこの部分が SH2 を認識する YSSL というモチーフを含んだ13アミノ酸に置き変わっている[2]．ARAM モチーフについては FcεRI の項に後述する．

c）FcγRⅢ（CD 16）

α鎖は低親和性に IgG と結合する．ヒトの FcγRⅢ には ⅢA および ⅢB と呼ばれる2種類のものがある．ⅢA は膜貫通型タンパクで，NK 細胞やマクロファージに発現している．ⅢB は好中球のみに発現しており GPI（glycosylphosphatidylinositol）アンカーで細胞膜に結合している．

ⅢA においては，γ鎖とこれにホモロジーのあるζ鎖がホモダイマーあるいはヘテロダイマーの形で会合してシグナル伝達を担っていると考えられている．ζ鎖はもともと TCR-CD 3 複合体の一部として発見されたものであり[3]，さらに興味深いことには，γ鎖もある種の TCR-CD 3 複合体と結合していることがわかってきた．

d）高親和性 IgE レセプター（FcεRI）

FcεRI は IgE に対する高親和性レセプターで，マスト細胞（mast cell，肥満細胞），好塩基球に発現している．抗原特異的な IgE が FcεRI に結合し，この IgE が対応する多価抗原によって架橋されると受容体は凝集し，シグナルが伝達される．

構造的には，1本の α 鎖，1本の β 鎖，2本の γ 鎖から構成されている．

ヒトの α 鎖は260アミノ酸よりなり，アミノ末端には典型的なリーダーペプチドを持つ．約180アミノ酸よりなる細胞外ドメインは，2つの免疫グロブリン様ドメインを持っている．β 鎖についてはマウスのものはアミノ酸数235で，リーダーペプチドは持っておらず，アミノ末端，カルボキシル末端共に細胞内に存在すると考えられる．第19染色体に位置し，その近傍には β 鎖と相同性の高い CD 20 が存在する．γ 鎖については，前述したように FcγRI および FcγRⅢA を構成するものと同一である．ヒト，マウスとも258塩基よりなり，リーダーペプチドが除かれたあとのアミノ酸数は68である．γ 鎖はその大部分が細胞内ドメインで，細胞外ドメインをコードするアミノ酸は5個のみである．α 鎖，β 鎖の mRNA はマスト細胞，好塩基球のみに検出されるが，γ 鎖はその他にもマクロファージ，NK 細胞，T 細胞などの免疫担当細胞に広く検出される．

このレセプターのシグナル伝達は特に詳細に検討されており，最近の研究成果によると，β 鎖が Lyn と会合した後，リン酸化された γ 鎖は Syk と会合するようである．また α 鎖と γ 鎖のみで FcεRI を再構成した実験では，シグナル伝達が一見正常に起こるが，変異させた β 鎖を導入するとシグナル伝達が起こらないという報告がある．これは変異型 β 鎖が Lyn の活性化を妨げて，γ 鎖と Syk の会合を妨げることによるのかもしれない．さらに，最近報告された γ 鎖のノックアウトマウスでは，FcγRI，FcγⅢ，FcεRI のすべてが発現していなかったことより，Fc 受容体においては γ 鎖と会合することで小胞体内での安定性を増し，膜表面への発現にも寄与していると思われる[4]．

当初，T 細胞レセプター複合体を形成する CD 3 サブユニットや，B 細胞の抗原レセプターである細胞表面の免疫グロブリンに会合して受容体を形成する mb-1 遺伝子産物の細胞内ドメインにおいて発見されたモチーフ "ARAM" が，γ 鎖の細胞内ドメインにも存在することが明らかとなり，最近大きな注目を集めているので，ここに簡単に触れておく．

Reth はこれらのポリペプチドが α ヘリックス

を形成する際に，4つのアミノ酸が片方の側面に同様に局在するという共通性を見つけ，この配列がレセプター系におけるシグナル伝達において重要な役割を果たすのではないかという可能性を指摘した[5]．その後このモチーフの重要性が確認されて TAM (tyrosine-based activation motif), ARH 1 (antigen receptor homology 1), あるいは ARAM (antigen receptor activation motif) などとも呼ばれるようになった[6]．最近の研究によると，ARAMは不活型のSrcファミリーチロシンキナーゼと会合しており，このレセプターの細胞外ドメインをクロスリンクするとこのキナーゼが活性化され，ARAMの中の2つのチロシンがリン酸化される．このリン酸化されたARAMはSH2ドメインを介して，SykやZAP-70などの別のチロシンキナーゼと結合すると提唱されている[7]．

(2) 低親和性FcεレセプターFcεRⅡ/CD23)

ヒトのCD23は45 kDaの一本鎖糖タンパクで，免疫グロブリンスーパージーンファミリーに属さず，C-typeの動物レクチンスーパーファミリーと強い相同性を持っている．アミノ末端が細胞内に，カルボキシル末端が細胞外に存在するいわゆるⅡ型膜タンパクであり，アミノ酸末端の違いによる type a, type b の2つのアイソフォーム (isoform) が存在する．さらに，可溶型の分子 (soluble CD 23; sCD 23) が血清中に存在するが，従来膜上のCD23が特定のアミノ酸部位で加水分解を受けることにより膜から遊離し，生成するものと考えられてきた．

sCD23にはいくつかの分子量のものがあるが，25 kDaが主体である．CD 23a の cDNA は全長約1.5 kbで，23アミノ酸の細胞内ドメイン，21アミノ酸の膜貫通部分，277アミノ酸の細胞外ドメインよりなる321アミノ酸の膜貫通型タンパクをコードしている．最近，Iowa大学のNunez, Lynchらと我々は，ヒトCD 23 mRNAの一部がエクソン3を欠失していることを見いだした．エクソン3は膜貫通部に相当する疎水アミノ酸をコードしている．したがって，このエクソン3を

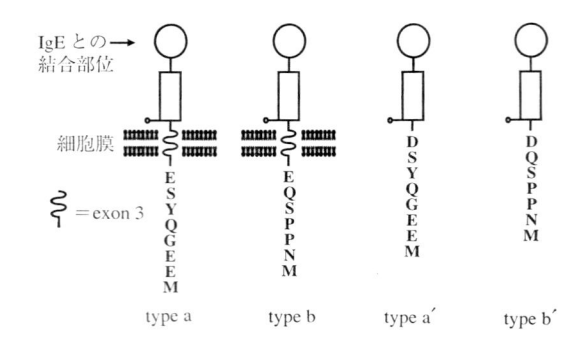

図 I.26 4種類の FcεRⅡ/CD 23 アイソフォーム

欠失したCD23は膜タンパクではない可能性が高い．同様の例はマウスにおいても見いだされており，なんらかの生理的免疫学的意義が推測される．

CD23を介するシグナル伝達については Delespesse らは SAC と IL-4 で刺激したヒトのB細胞で百日咳毒素不応性 GTP 依存性のイノシトールリン脂質シグナル経路が CD 23 と関連している可能性を示した．他方，我々は CD 23 が src ファミリーのチロシンキナーゼである Fyn と関連していることを報告し，また IL-2Rα 鎖の発現を調節することを示している．EB ウイルス，あるいは HTLV-I でトランスフォームした細胞ではFcεRⅡ/CD 23 の発現が増強することが知られており，細胞の不死化に関与する可能性も示唆されている．

おわりに

なお，IgD および IgM の Fc 部分に対する受容体については，その存在は想定されるものの，いまだ遺伝子クローニングに至っていないため，本章では触れなかった．

また，膜表面のレセプター分子の細胞外部分が，可溶型レセプターとして血中に存在することが知られているが，Fridmanらによる報告をはじめとして FcγR, FcεR についても immunoglobulin binding factor と総称される可溶型レセプターの存在が確認されており，細胞間のシグナル伝達の調節因子としての役割が想定されている．これらのうち一部は膜タンパクの切断によって生じると考えられるが，alternative splicing によっ

て，ストップコドンを導入された可溶型アイソフォームと考えられる mRNA も存在する．

最後に，英文による Fc レセプターの総説としては，文献の 8)〜10) を参照されたい．

〔松井　稔・淀井淳司〕

文　　献

1) Ravetch, J. V.: Fc receptors; Rubor redux. *Cell*, **78**, 553-560 (1994)
2) Muta, T., Kurosaki, T., Misulovin, Z. *et al.*: A 13 amino acid motif in the cytoplasmic domain of FcγRIIB modulates B-cell receptor signaling. *Nature*, **368**, 70-73 (1994)
3) Orloff, D. G., Ra C., Fank, S. J. *et al.*: The ζ and η chains of the T cell receptors and the γ chain of Fc receptors form a family of disulfide-linked dimers. *Nature*, **347**, 189-191(1990)
4) Takai, T., Li, M., Sylvestre, D. *et al.*: FcR γ chain deletion results in pleitropic effector cell defects. *Cell*, **76**, 519-529 (1994)
5) Reth, M.: Antigen receptor tail clue. *Nature*, **338**, 383-384 (1989)
6) Weiss, A. and Littman, D. R.: Signal transduction by lymphocyte antigen receptors. *Cell*, **76**, 263-274 (1994)
7) Iwashima, M., Irving, B. A., van Oers, N. S. C. *et al.*: Sequential interactions of the TCR with two distinct cytoplasmic tyrosine kinases. *Science*, **263**, 1136-1138 (1994)
8) Yodoi, J., Hosoda, M., Takami, M. *et al.*: Regulation of the expression of FcεRII and IgE-BF. *Chem. Immunol.*, **47**, 106-127 (1989)
9) Yodoi, J. and Kawabe, T. eds.: Function, processing and structure of Fc receptor. 29th Forum in Immunology, Institute Pasteur/Elsevier, **141**, 59-108 (1990)
10) Ravetch, J. V. and Kinet, J.-P.: Fc receptors. *Ann. Rev. Immunol.*, **9**, 457-492 (1991)

11. 補体の活性化経路とその制御

　補体は，生体内に生じる異常細胞や侵入異物などに反応して，貪食細胞や免疫細胞および炎症細胞などに情報を伝達しその対処を促すと共に，その膜上に膜侵襲複合体を形成し細胞破壊を引き起こす体液性の強力なエフェクターである．古典経路に引き続き，第二経路が明らかとなり補体系各因子の同定により生化学的基盤が確立した．補体は抗体の反応を補う因子として発見されたが，現在では補体系自身で自己-非自己の識別機構を備えており，異物排除には必ずしも抗体の介在を必要としないことがわかっている．抗体はむしろ補体の反応効果を高めるための補助因子として系統発生の進化に伴い後から備わってきたものと考察される．つまり補体は抗原抗体複合体によっても活性化されるが，特異抗体が出現する以前に異常細胞や侵入異物を直接識別して反応する生体防御機構である[1]．

（1） 古典経路の活性化と制御

　古典経路（classical complement pathway）は特異抗体が細菌や赤血球などの抗原と反応したとき，殺菌反応や溶血反応を引き起こす血清因子として見いだされた．IgM や IgG クラスの抗体は抗原抗体反応により，その Fc 部分に立体的構造変化を生じて C1q が結合するようになる．結合型 C1q は C1r を活性化し，さらに C1s の活性化が起こる．活性型 C1s は C4 および C2 に作用しておのおのを a および b のフラグメントに分解する．C4 には分子内チオエステル基が存在し，C4b になるとそれが露出することになり水分子により直ちに加水分解されるが，水分子と反応する代わりに近傍の膜面上の水酸基やアミノ基とも反応して膜面に結合する．そこで C4b は C2 と複合体を形成して古典経路の C3 転換酵素 C4b2a となる．

　C1 に直接結合して古典経路の活性化を引き起こすものとして，抗原抗体複合体のほかにレトロウイルス，パラインフルエンザウイルス，シンドビスウイルス，ニューカッスル病ウイルスなどのウイルスがある[2]．また補体反応の結果，補体レセプターを介してウイルスが接着して感染する場合もある．これらは，防衛タンパクとしての補体を感染効率を高める手段としてウイルスが逆手に利用している例でもある[3]．細菌などの感染により急性期に増加する血清中因子としてマンノース結合タンパク（MBP）がある．MBP は C1q と類似の構造をしており，細菌などに結合すると古典経路を活性化して溶菌する．また，古典経路は組織破壊により生じる産物，たとえばミトコンドリア，カルジオリピンや核酸などによっても活性化され生体内での非常事態に対処する．

　C1 の活性化を生理的条件下で制御している血清中因子として C1INH がある．C1INH は活性型の C1r および C1s に結合してこれらの作用を制御する．

　古典経路の C3 転換酵素 C4b2a の制御因子である C4 結合タンパク（C4bp）は，C4b に結合して C2a の結合阻害および解離促進を行う．また，I 因子のコファクターとしても作用して，C4b の限定分解を促す．

（2） 第二経路の活性化と制御

　第二経路（alternative complement pathway）の反応は常時継続的に起こっている C3 の自動活性化反応がその基本である．C3 分子内チオエステル基は加水分解を受けて $C3(H_2O)$ となり，これは活性化型 C3 としての生物活性を持つようになる．しかし $C3(H_2O)$ の多くは血漿中インヒビ

ターであるH因子とI因子の作用によって不活性化される。不活性化反応を免れた一部のC3(H_2O)はB因子と結合してC3(H_2O)Bとなり，さらにD因子の作用によりC3(H_2O)Bbとなるとこれが初期C3分解酵素となり，別のC3をC3aとC3bに分解する作用を持つ．C3bはチオエステル基部分で膜面上に結合する．膜上C3bはH因子との反応性が低下してB因子との反応性が相対的に高まりC3転換酵素C3bBbを効率よく生成する．P因子が反応してC3bBbPになると安定化してより強力なC3転換酵素となり，positive feedback circuitを形成して反応は拡大する．これがACP活性化反応である．膜上に結合したC3bはCR1に結合する．C3bはH因子とI因子によりiC3bに分解されるとCR3に結合するし，さらにプロテアーゼの作用を受けてC3dgにまで分解されるとCR2に結合するようになる．CR1とCR3は単球や好中球に発現されており，FcRと共にリガンド結合により食機能を促進する．また，CR2はB細胞に発現しており，抗原C3dg複合体によるBCRおよびCR2のブリッジ形成によるシグナルがB細胞の活性化を誘導する[4,5]．

C3の反応段階に影響を及ぼす細胞膜上の制御因子としてDAF(decay accelerating factor)およびMCP (membrane cofactor protein)がある．また，補体レセプターCR1やCR2にも制御活性がある．これらの補体制御膜因子の遺伝子は血清中の制御因子であるH因子やC4bpなどの遺伝子と共に，ヒト第1染色体q32上の800kbセグメント内にクラスターを形成して存在している．これらはその構造に共通したshort consensus repeats (SCR)を持っており，その主な活性はC4, C3への結合にある．DAFとMCPは同種認識制御因子として機能する．つまりヒト細胞膜上の因子はヒト血清中の補体反応を抑制するが，モルモットやマウスの補体反応はほとんど抑制しない．したがって，これらの因子を持つ細胞は自己または同種の補体による傷害を免れることになるが，これらの因子を持たない微生物，異物，異種細胞あるいはこれらの因子が異常をきたした癌細胞などが選択的に破壊されることになる．MCPはI因子のコファクターとしてC3bの分解に作用する分子量4.5万〜7万の膜貫通型糖タンパクであり，その多型性は糖鎖とアミノ酸配列の一次構造の両方に起因している．DAFはglycosyl-phosphatidylinositol (GPI)アンカー型タンパクであり，C3転換酵素の崩壊促進活性を示す．

(3) 膜傷害複合体 (MAC) 形成と制御

C3転換酵素にC3bが結合するとC5転換酵素となり，C5をC5aとC5bに分解する．C5bにC6が結合したC5b6は安定な分子であり，C7と会合して疎水性が高まるまで，体液中を拡散できる．したがって，補体反応が侵入異物に対して起こっても，異物の上でのみ膜傷害複合体 (MAC; membrane attack complex) 形成が進行するわけではない．血清中にはS-proteinやSP40, 40といった制御因子が存在しており，多くのC5b67はこれらに結合するが，近傍の自己細胞膜にも吸着する．自己細胞に吸着したC5b67にC8およびC9が反応してMACが形成されて補体反応による自己細胞傷害が起こる．このような自己傷害を防ぐために，細胞膜上にはMAC形成阻止膜糖タンパクが存在している．homologous restriction factor (HRF)またはC8結合タンパク (C8bp)と呼ばれる65 kDaの因子とHRF20と命名した20 kDaの因子がある．HRF-65はその生化学的特性が十分には明確にされていないが，HRF20と同様にC5b678に作用してC9の結合を阻害するGPIアンカー型タンパクである．発作性夜間血色素尿症 (PNH)は，補体反応高感受性の異常血球の出現で診断される疾患であるが，GPIアンカー不全がその病因であることが解明された．責任分子としてHRF20およびDAFが挙げられ，これらの因子を用いた治療が可能となろう．補体の活性化と制御に関与する因子を表I.5, I.6および図I.27にまとめて示す．

(4) 補体フラグメントと制御

補体反応の過程で生成される種々の補体成分フラグメントにも各種の生物活性が認められる．

11. 補体の活性化経路とその制御

表 I.5 補体活性化因子

活性化因子	血清含量 ($\mu g/ml$)	分子量 (kDa)	ポリペプチド鎖数	構造	遺伝子座
C1		740	22		
C1q	180	410	18 (3種×6)	コラーゲンドメイン	1p
C1r	110	85	2	セリンプロテアーゼ	12p
C1s	110	85	2	セリンプロテアーゼ	12p
C4	400	210	3 (α, β, γ)	チオエステル基	6p
C2	25	110	1	クラスIII抗原	6p
C3	1200	180	2 (α, β)	チオエステル基	19
C5	80	180	2 (α, β)		9
C6	60	128	1	トロンボスポンジン	
C7	50	121	1	トロンボスポンジン	
C8	50	153	3 (α, β, γ)	パーフォリン様	1q
C9	60	79	1	パーフォリン様	
B	300	93	1	セリンプロテアーゼ	6p
D	2	23	1	セリンプロテアーゼ	
P	20	160	3	トロンボスポンジン	

表 I.6 補体制御因子

制御因子	分子量(kDa)	機能	構造	リガンド	遺伝子座
A. 可溶性因子					
C1INH	110	エステラーゼ活性阻止	セリンプロテアーゼインヒビター	C1r, C1s	11
H	150	コファクター活性 C3転換酵素崩壊促進	SCR	C3b	1q3.2
C4bp	500	コファクター活性 C3転換酵素崩壊促進	SCR	C4b, C3b	1q3.2
I	90	C3 および C4 不活化	セリンプロテアーゼ	C3b, C4b	4
S-protein	80	MAC 形成阻止	=ヴィトロネクチン	C5b-7	
SP40/40	80	MAC 形成阻止	=クラスタリン	C5b-7	
CPN	380	アナフィラトキシン不活化	ヘテロ四量体	C5a, C3a	
CPR	60	アナフィラトキシン不活化	前駆体 (proCPR) から活性化	C5a, C3a	
B. 膜上因子					
CR1 (CD35)	200	コファクター活性 C3転換酵素崩壊促進	SCR	C3b, C4b	1q3.2
CR2 (CD21)	80	コファクター活性	SCR	iC3b, C3d	1q3.2
DAF (CD55)	70	C3転換酵素崩壊促進	SCR GPIアンカー	C3b, C4b	1q3.2
MCP (CD46)	45〜70	コファクター活性	SCR	C3b, C4b	1q3.2
HRF65/C8bp	65	MAC 形成阻止	GPIアンカー	C5b-8, C9	
HRF20 (CD59)	20	MAC 形成阻止	GPIアンカー	C5b-8, C9	11p14.13

C4, C3 および C5 が分解されて遊離する C4a, C3a および C5a にはアナフィラトキシン活性があり，血管透過性の亢進や平滑筋収縮作用などが認められる[6]．これらの活性ペプチドは，そのカルボキシ末端アミノ酸はアルギニンであるが，このアルギニンを切除するカルボキシペプチダーゼ (CP) の作用によってアナフィラトキシン活性が不活化される．血清中 CP としてカルボキシペプチダーゼ N (CPN) と血液凝固過程で生成されるアルギニン特異的カルボキシペプチダーゼ (CPR) がある．C5a からアルギニンが切除された C5a・desArg はアナフィラトキシン活性は失われるが，好中球などに対する chemotactic factor としての活性は保持しており炎症病巣への好中球集積に寄与する．生体防御網の尖兵として働く補体は生体の異常事態を逸早く察知して的確にその機能を発揮できるように仕組まれた強力なエフェクターである．活性化された補体系は細胞傷害を引き起こ

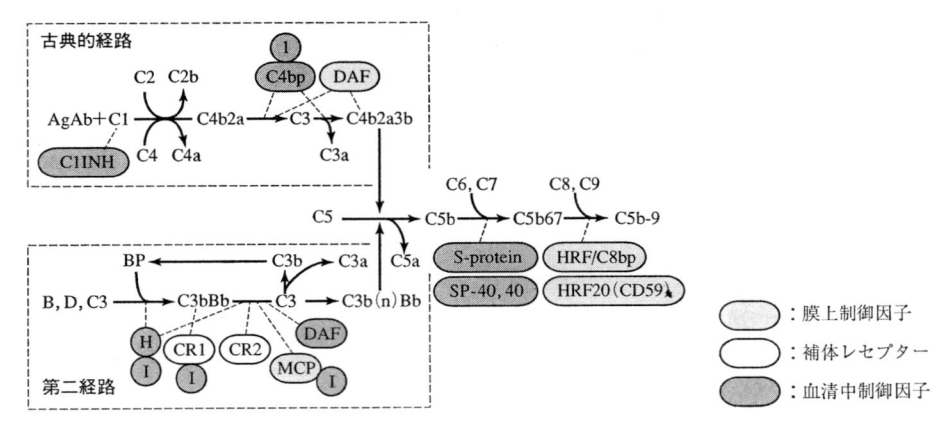

図 I.27 補体系の活性化とその制御

して感染性異物や異常細胞を破壊し排除するが，活性化の過程で生ずる種々の生理活性フラグメントは，肥満細胞や好塩基球からのケミカルメディエーターの遊離，好中球からの活性酵素の産生やリソソーム酵素の遊離などを引き起こし，炎症反応によって生体を防御したり免疫応答を促進すると共に，過度の反応によりアレルギー反応の原因ともなる．すなわち補体系の過剰反応や制御異常は慢性関節リウマチ（RA），腎炎，全身性エリテマトーデス（SLE）などの自己免疫疾患の病態形成にも深く関わることになる．

〔岡田則子・岡田秀親〕

文 献

1) Müller-Eberhard, H. J.: Complement; Chemistry and pathways. Inflammation; Basic Principles and Clinical Correlates, 2nd ed. (Gallin, J. I. and Goldstein, I. M. eds.), pp. 33-61, Raven Press, New York (1993)
2) Cooper, N. R.: Complement evasion strat egies of microorganisms. *Immunol. Today*, **12**, 327-331 (1991)
3) Spear, G. T.: Interaction of non-antibody factors with HIV in plasma. *AIDS*, **7**, 1149-1157 (1993)
4) Tedder, T. F., Zhou, L. and Engel, P.: The CD19/CD21 signal transduction complex of B lymphocytes. *Immunol. Today*, **15**, 437-441 (1994)
5) 岡田則子: CR2シグナル. *Med. Immunol.*, **27**, 361-367 (1994)
6) Gerard, C. and Gerard, N. P.: C5a anaphylatoxin and its seven transmembrane segment receptor. *Annu. Rev. Immunol.*, **12**, 775-808 (1994)

12. ヘルパーT細胞による免疫調節

(1) ヘルパーT細胞

抗体はB細胞によって産生されるが,多くの抗原に対する抗体産生はT細胞との相互作用によって,T細胞のヘルプによってB細胞が産生する.T細胞-B細胞の相互作用によって抗体が産生されることをはじめて明確に示したのはClamanらの1966年の実験である.彼らは放射線照射によって,リンパ球機能をなくしたマウスに胸腺細胞と骨髄細胞を共に移入すれば抗体応答が起きるが,各単独では抗体産生を誘導できないこと,また脾臓細胞を移入すれば抗体応答を起こすことができることを示した.このT細胞-B細胞の相互作用には両細胞のMHC(主要組織適合性抗原)が共通していることが必要であるが,CBA($H-2^k$)とC57BL($H-2^b$)およびこのF_1($H-2^{k/b}$)の組合せを用いて細胞移入実験を行い,実際に抗体を産生するのはB細胞で,T細胞はB細胞のこの働きをヘルプすることを明らかにしたのは1968年のMitchelとMillerの実験[1]である.このようにして,T細胞の内にはB細胞の抗体応答をヘルプする細胞が含まれることがわかったが,末梢T細胞には大別して$CD4^+CD8^-$細胞と$CD4^-CD8^+$細胞があり,前者が抗体応答を強くヘルプする細胞であることがわかり,"ヘルパーT細胞"という語は$CD4^+$T細胞を表す語としても用いられるようになった.

さらに$CD4^+$T細胞がヘルプする機能はB細胞による抗体応答のみではなく,$CD8^+$T細胞の分裂増殖のヘルプも重要であることがわかり,$CD4^+$T細胞は免疫応答を制御する細胞として重要視されるようになった.

(2) ヘルパーT細胞の活性化機構

a) TCRを介する活性化

ヘルパーT細胞は,通常の$\alpha\beta$型T細胞抗原レセプター(TCR)を発現し,$CD3^+CD4^+CD8^-$の形質を示す.CD3は5種類の異なるペプチドから構成される構造を持ち,$\alpha\beta$TCRの周囲を取り囲むような構造を持っていて,TCRの抗原認識をシグナル伝達機構に伝える機能を持っている.CD4はMHCクラスⅡ分子の非可変部分と結合し,MHCクラスⅡ分子に結合した抗原ペプチドとTCRとの反応を補強すると共に,T細胞質内で$p56^{lck}$と会合してT細胞活性化を制御していると思われる.$CD4^+$T細胞の活性化はMHCクラスⅡに拘束されている.すなわち,$CD4^+$T細胞のTCRは同じMHCに属するクラスⅡ分子に結合した抗原ペプチドを認識する.この理由の一つに,CD4分子がクラスⅡ分子に親和性があり,クラスⅡ分子-抗原ペプチドとTCRとの結合を補強することが挙げられる.

$CD4^+$T細胞のTCRに対する抗原刺激は,この細胞に各種のサイトカインの産生を誘導する.サイトカインはおのおのが異なる機能を発揮するので,サイトカインを介して異なるヘルパー活性を示すことになる.

b) ヘルパーT細胞活性化およびT-B細胞相互作用におけるTCR以外の細胞表面分子の役割

TCRに対する抗原刺激を第一刺激と呼び,それ以外の刺激を副刺激(costimulationまたはsecond signal)と呼ぶ.T細胞活性化に重要な副刺激分子としては抗原提示細胞(antigen presenting cell; APC)上のB7-1(CD80)とB7-2(CD86)が挙げられる[2].これらはいずれも樹状細胞,マクロファージ,B細胞の表面に発現され,これ

らの細胞の活性化によって発現が亢進する．特にCD 86 はその発現が強く，CD 4⁺ T 細胞の活性化を強く促す．これらの分子の CD 4⁺ 細胞上の受容体としては CD 28, CTLA-4 があるが，CTLA-4 は TCR 刺激によって発現が亢進される．CD 28 と CTLA-4 は CD 80, CD 86 のいずれとも反応するが，CTLA-4 は抑制のシグナルを送ると考えられるようになってきた．CD 28 に対する刺激によって T 細胞から分泌される IL-2 の量が著しく増加することがわかっているが，これは IL-2 の mRNA の安定性が増すことが主な原因であるとされる．

ヘルパー T 細胞が B 細胞の抗体産生をヘルプする際にも，T 細胞表面の TCR 以外の分子が働いていることが知られるようになった．すなわち，B 細胞上の CD 40 分子と反応するリガンド（CD 40 L または gp 39）と呼ばれる分子である．CD 40 L は TCR を介する活性化によって CD 4⁺ T 細胞上に発現され，CD 40 に刺激を加えることによって B 細胞の免疫グロブリンクラススイッチを制御する分子と考えられている[3]．

以上のようにヘルパー T 細胞は TCR および副刺激によって活性化され，サイトカインを分泌すると共に細胞膜上に CD 40 L を発現し，直接 B 細胞と接触することによって抗体応答を制御している（図 I.28）．

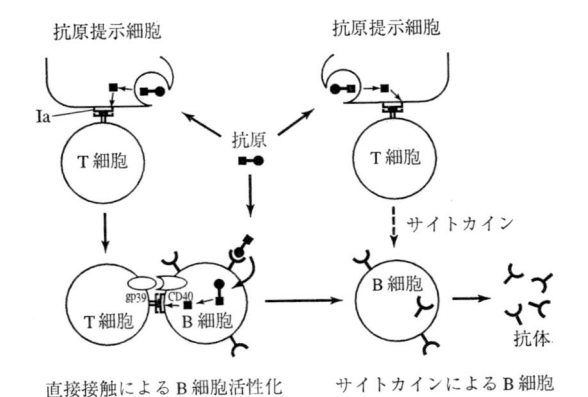

図 I.28 T 細胞-B 細胞相互作用による抗体応答の調節

（3） ヘルパー T 細胞の亜集団（Th 1, Th 2）

マウスのヘルパー T 細胞は容易にクローン化

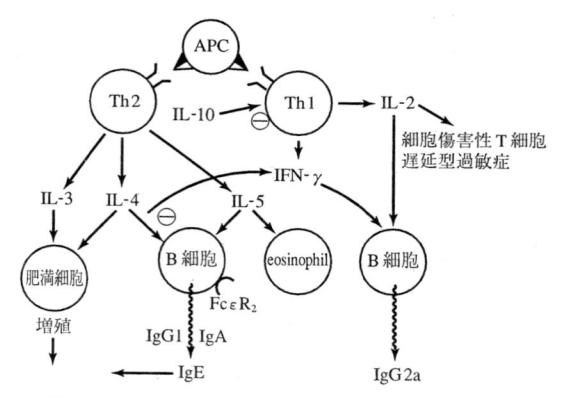

図 I.29 Th 1, Th 2 細胞が分泌する主なサイトカインとその機能

表 I.7 Th 1, Th 2 亜集団の性質

B 細胞活性に対するヘルプ	Th 1	Th 2
IgM 産生	+	++
IgG 1 産生	+	++
IgG 2a 産生	++	+
IgE 産生	−	++
IgA 産生	+	++
増殖	+	++
遅延型過敏症反応	++	−
細胞傷害性T細胞増殖	++	−
サイトカインの産生		
IL-2	++	−
IFN-γ	++	−
TNF-β	++	−
IL-3	++	++
GM-CSF	+	++
TF-α	+	++
IL-4	−	++
IL-5	−	++
IL-6	−	++
IL-10	−	++
サイトカインレセプターの発現		
IL-1 レセプター	−	++
IL-2 レセプター	++	++
IL-4 レセプター	−	++

されるが，クローン化された細胞は，抗原刺激によって種々のサイトカインを分泌する．分泌するサイトカインの種類によってヘルパー T クローンは Th 1, Th 2 に分類される[4]．Th 1 は，IL-2，インターフェロン-γ（IFN-γ）などを分泌し，Th 2 は IL-4, IL-5, IL-6, IL-10 などを分泌する．両者が共通して分泌するのは IL-3 である．IL-3 は種々の細胞の増殖を刺激するサイトカインとして知られている．IL-2 は T 細胞の増殖には最も重

要なサイトカインの一つであり，特にCD8⁺T細胞の増殖にはCD4⁺ヘルパーT細胞からのIL-2が重要である．また，遅延型過敏症の成立にも重要な役割を果している．このようなことから容易に考えられるように，Th1集団は細胞性免疫のヘルパーT細胞として主として働いていると考えられている．一方，Th2はIL-4をはじめとしてB細胞の増殖・分化をヘルプするサイトカインを主として分泌するので，液性免疫を強くヘルプするヘルパーT細胞であるとされている．つまり，どちらのTヘルパー亜集団が強く活性化されるかによって免疫反応は大きく左右されることになる．このことを端的に示した実験例を紹介する．

Leishmania major（*L. major*）感染に対するマウスの反応がそれである．マウスは系統によって *L.major* に対する感受性が異なっている．C57BL/6は耐性を示す典型的な系統であり，BALB/cは感受性が高く，感染によって死亡する．C57BL/6は感染によってTh1タイプのT細胞が強く活性化され，IL-2，IFN-γが強く産生される．一方，BALB/cはIL-4を産生するTh2タイプのT細胞が優位に活性化される．このBALB/cに抗IL-4抗体，またはIFN-γを注射するとマウスは感染から回復し，耐性のC57BL/6にIL-4または抗IFN-γを投与すると耐性が減弱し，感染が増悪する[5]．

a）Th1, Th2亜集団の制御

前述のようにTh1, Th2亜集団の活性化が免疫反応の発現様式を左右するとすれば，これら亜集団の活性化の制御は免疫反応を大きく左右することになる．Th₁が分泌するインターフェロンγはIL-4のB細胞に対する作用を抑制する．また，Th2が産生するIL-10はTh1のIL-2産生，Th1の増殖そのものを抑制する．すなわち，Th1, Th2は相互に制御しあう関係にある．

T細胞は前述のように抗原提示細胞によって活性化されるが，この時抗原提示細胞からの副刺激が必要である．この副刺激の要求性がTh1, Th2で異なっていることが最近明らかになってきた．抗原提示細胞が分泌するIL-1はT細胞の副刺激分子として知られているが，Th1にはIL-1受容体はないことがわかり，IL-1はTh2の副刺激としては働くが，Th1には作用しない[6]．また，同じく抗原提示細胞が産生するIL-12はTh1の副刺激分子としては働くが，Th2には作用しない[7]．すなわち，抗原提示細胞がどちらのサイトカインを分泌するかによってTh1, Th2のバランスが左右されることになる．ただし，IL-1, IL-12の産生がどのように調節されているかはまだわかってはいない．

抗原提示細胞表面に存在する副刺激分子CD80, CD86による刺激効果もT細胞亜集団によって異なっている．T細胞上にあり，これら分子からの刺激を受容する分子としては，CD28, CTLA-4（これはTCRに刺激を受けた後に発現する）があるが，Th1細胞ではCD28に対するCD80またはCD86の刺激によってIL-2の分泌が増強されるが，Th2細胞ではサイトカインの分泌増強は起こらない．しかし，Th2細胞ではCD28刺激によってTh2細胞からIL-1が分泌され，IL-1によってIL-4依存性の分裂増殖が増強される．すなわち，CD80またはCD86による副刺激によってTh1もTh2も増殖は増強されるが，サイトカインの分泌に与える効果はT細胞亜集団によって異なっているので[8]，機能的には異なる効果をもたらすことになる．

おわりに

上述のようにCD4⁺ヘルパーT細胞は細胞上に発現された分子とサイトカインによってB細胞の分裂・分化を制御している．また，主としてサイトカインによってキラーT細胞その他の細胞の機能をも制御していることが明らかになっているが，今後さらに免疫系以外の脳神経系などと免疫系とをつなぐ機能が明らかになる可能性がある．また，T細胞の活性化には抗原提示細胞の関与が必須であるが，T細胞亜集団によって活性化に要する抗原提示細胞由来の分子が異なるという所見は，抗原提示細胞機能の解析によってその機能分子の制御が可能になれば，T細胞亜集団またはT細胞の個々の機能の人為的制御が可能になると考えられ，今後の重要な課題である．ただ

し，Th 1, Th 2 というT細胞亜集団の存在はマウスのクローン化T細胞でのことである．マウスでは *in vivo* でも同様の亜集団が存在すると考えられるようになってきているが，ヒトではまだ未解決であり，この点にも問題は残されている．

〔成内秀雄〕

文献

1) Mitchell, G. F. and Miller, J. F. A. P.: Cell to cel interaction in the immune response II. The source of hemolysin-forming cells in irradiated mice given bone marrow and thymus or thoracic duct lymphocytes. *J. Exp. Med.*, **128**, 821-837 (1968)
2) Azuma, M., Ito, D., Yagita, H. *et al.*: B 70 antigen is a second ligand for CTLA-4 and CD 28. *Nature*, **366**, 76-79 (1983)
3) Noelle, R. J., Roy, M., Shepherd, D. M. *et al.*: A 39-kDa protein on activated helper T cells binds CD 40 and transduces the signal for cognate activation of B cells. *Proc. Natl. Acad. Sci. USA*, **89**, 6550-6554 (1992)
4) Mosmann, T. R., Cherwinski, H., Bond, M. W. *et al.*: Two types of murine helper T cell clone. I. Definition according to profiles of lymphokine activities and secreted proteins. *J. Immunol.*, **136**, 2348-2357 (1986)
5) Heinzel, T. P., Schoenhaut, D. S., Rerco, R. M. *et al.*: Recombinant interleukin 12 cures mice infected with Leishmania major. *J. Exp. Med.*, **177**, 1505-1509 (1993)
6) Taira, S., Kato, T., Inoue, T. *et al.*: Differential reguirement for humoral factor for IL-2 R expression on murine T cell subsets Th_1, Th_2, and CD 8 Th clones. *Cell. Immunol.*, **147**, 41-50 (1993)
7) Yanagida, T., Kato, T., Igarashi, O. *et al.*: Second signal activity of IL-12 on the proliferation and IL-2R expression of T helper cell-1 clone. *J. Immunol.*, **152**, 4919-4928 (1994)
8) McArthur, J. G. and Raulet, D. H.: CD 28-induced costimulation of T helper type 2 cells mediated by induction of responsiveness to interleukin 4. *J. Exp. Med.*, **178**, 1645-1653 (1993)

13. キラー細胞の機能と作用機序

(1) キラー細胞

生体の免疫系には，生体内に侵入した，あるいは発生した有害な細胞を積極的に殺して排除してしまう細胞性機構が備わっているというアイデアは，食細胞発見に基づく"細胞性免疫説"の延長として，すでに100年近く前にMetinikoffによって唱えられている．しかし実際に，このようなキラー細胞の存在が証明されたのは1960年代に入ってからである．Govertらは，同種腎移植を受け，それを拒絶したイヌの血液中に，ドナーの細胞を特異的に殺すことのできるリンパ球が存在することを試験管内ではじめて証明した．いわゆるアロ組織適合抗原特異的キラーT細胞である．その後，各種臓器移植，ウイルスなどの感染症，腫瘍など，さまざまな実験系や実際の病態において，幾種類ものキラー細胞が同定され，これらが免疫系の最も重要なエフェクター系の一つとして機能していることが明らかにされてきた．

(2) キラー細胞の種類と認識機構

免疫系には，キラー活性を示しうるいくつかの細胞群が存在し，それらは以下に示すようなおのおのの独自の標的認識様式を示す．

a) キラーT細胞とMHC拘束性

最も代表的なキラー細胞は，キラーT細胞 (cytotoxic T lymphocyte; CTL) であり，通常の $\alpha\beta$ 型T細胞レセプター (TCR) を発現し，$CD3^+CD4^-CD8^+$ 形質を示す．CTLの $\alpha\beta$ TCRの抗原認識はMHCクラスI分子 (MHC-I) にもっぱら拘束され，自己のMHC-Iの $\alpha1\alpha2$ ドメインの α ヘリックス部の溝内に会合する抗原性ペプチドに特異性を示す[1]．この際CD8分子はMHC-I分子と結合してco-receptor（共受容体）として機能する（図I.30a）．MHC-I分子は，体細胞内で合成されると，小胞体内で β_2 ミクログロブリンおよび同細胞内タンパクに由来し特殊なトランスポーターで搬入されたさまざまなペプチド断片と安定な複合体を形成して，はじめて細胞膜上に発現される（7, 8章参照）．したがって，CTLは，ウイルスやミコバクテリウムなどの細胞内で増殖する微生物感染を受けそれらに由来する非自己ペプチドをMHC-I分子上に発現する自己細胞や，癌化に伴うユニークな抗原性ペプチドをMHC-I分子上に発現する自己癌細胞などを有効に認識し傷害しうる[3]．実際に，CTLは，ウイルス感染や自家腫瘍に対する生体防御において最も主要な役割を担っていると考えられている．他方，CTLのこのような機能は，結果として時に重篤な組織傷害による病態発生につながることもある．ある種の脱髄性神経疾患やウイルス肝炎に伴う肝障害などがその例である．

CTLはまた，MHC不適合細胞に対する主要なエフェクターで，移植片拒絶反応に一義的に関与すると考えられている．実験的にこれは"アロ・キラーT細胞"としてよく知られる．アロのMHC分子に対して，なぜ極めて強力なCTLの一次応答が誘導されるかについては，実はまだ必ずしも明らかにされていない．自己MHC拘束性 $\alpha\beta$ TCRの，多彩なペプチドを会合したアロMHC分子に対する広い交差反応を反映するらしいと推定されている．アロMHC抗原に対しては，しばしば $CD3^+CD4^+CD8^-$ 形質のT細胞がクラスII MHC抗原特異的にキラー活性を示しうることがわかっているが，同様の理由によるのかもしれない．

このような典型的CTLのほかに，特殊な認識様式を示すキラーT細胞の存在も知られている．$CD3^+CD4^-CD8^-$ というユニークな形質のT細

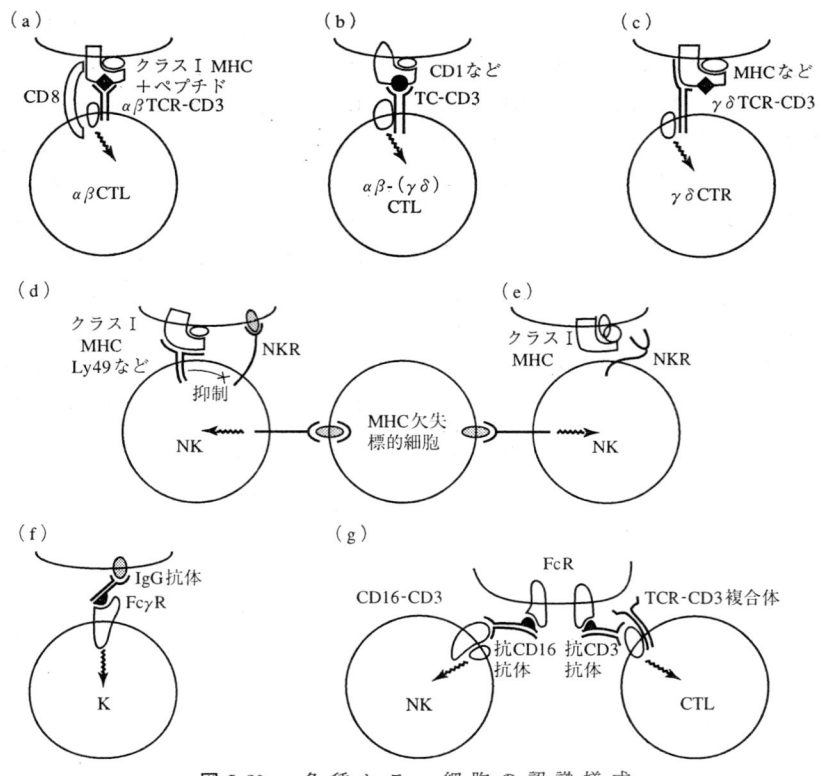

図 I.30　各種キラー細胞の認識様式

胞の一部は，一見 MHC に拘束されずにある種の標的細胞を殺しうるが，これは MHC-I 相同構造を有するが遺伝的多型性を示さない分子に拘束されているためである[4]（図 I.30b）．CD1 分子がその例で，今日これらの一群の分子はクラス Ib MHC 抗原と総称されている．また γδ 型 TCR を発現する T 細胞の多くも，一見 MHC に拘束されない幅広いキラー活性を示すことが知られている．これは，γδ TCR が αβ TCR と基本的に異なり，ちょうど抗体分子のように，MHC 分子に全く依存しないで種々の分子を直接に認識しうることによっているらしい[5]（図 I.30c）．

b) NK 細胞とその MHC による活性制御

ナチュラルキラー (natural killer; NK) 細胞は，抗原レセプターを保有しないキラーリンパ球で，ヒトでは $CD3^-CD16^+CD56^+$ の形質で特徴づけられる．またその形態的特徴から，大型顆粒リンパ球 (large granular lymphocyte; LGL) とも呼ばれる．種々のウイルス感染細胞，ある種の腫瘍細胞株などを殺す活性を有するが，その標的認識機構についてはいまだ不明な点が多い[6]．しかし近年，ヒトで多くの NK 細胞のクローンのパネルを用いた研究から，その認識にはある種の遺伝的多型性を有する組織適合抗原が関与しているらしいことが示唆されてきている[7]．ヒトの $CD3^-CD16^+$ NK クローンは，自己の正常 PHA リンパ芽球には作用しないが，アロ由来の一部の PHA リンパ芽球を傷害する．多くの NK クローンと種々の HLA タイピングされた PHA リンパ芽球のパネルを用いた解析から，NK クローンのアロ認識パターンは，数種類の限定された HLA ハプロタイプのグループに対応することが示唆されている．またいくつかの家系を用いた解析から，標的抗原の一つは，HLA の特定領域にマップされ，劣性遺伝形式を示すとされる．マウスでは，以前より骨髄移植拒絶反応は主に NK 細胞によることがわかっており，遺伝学的解析からその拒絶抗原は H-2 遺伝子内にマップされ，かつ劣性遺伝形式を示すことがすでに知られている[8]（Hh1 抗原）．両抗原系のこの類似性は示唆的で

他方，NK細胞が古典的クラスIMHC抗原の発現の弱い標的に"好んで作用する"ことは経験的に知られていたが，最近β₂ミクログロブリンやTAP1の遺伝子ノックアウトマウスを用いてこの点が確認された[9]．すなわち，これらクラスIMHC抗原の発現を欠くマウス由来の細胞は，おしなべてNK細胞に強い感受性を示すのである．事実これらのマウスの骨髄細胞は，同系マウスにおいてすら強く拒絶されてしまう．すなわち，標的細胞上の自己クラスIMHC分子は，明らかにNK細胞活性に対して抑制的に働くわけで，これがNK細胞が正常の自己細胞を傷害しないための重要な機構を与えているらしい．現在，この現象を説明するために"missing-self"モデルと"masking"モデルの2つの仮説が提唱されている[8]（図I.30 d, e）．ごく最近，NK細胞上にクラスIMHC分子を認識し，その結果キラー活性を抑制するレセプター群（kir; killer inhibitory receptors）が相次いで発見されたことから，(d)のモデルの方が支持されつつある．

しかし，NK細胞が直接に標的を認識するためのレセプターについてはまだよくわかっていない．近年，ヒト，ラット，マウスにおいて，NK細胞に選択的に発現され，かつそれを活性化しうる分子として，一群のレクチン・ドメインを持つタイプII膜タンパク（NKR-P1など）が同定され，NKレセプターの候補と目されている．

c） ADCCとFcレセプター

キラー細胞が，特異的抗体（IgG）分子を結合した標的細胞を同抗体を介して結合し傷害する場合をADCC（antibody-dependent cell mediated cytotoxicity）という（図I.30 f）．従来このような細胞は，K細胞と呼びならわされてきたが，その実体はFcγレセプター（FCγR）を保有するマクロファージおよびNK細胞である．後者は特に強いADCC活性を有し，それを媒介するのはFcγRIII（CD16）である．CD16は，NK細胞のほか，好中球やマクロファージにも発現されるが，後者ではGPIアンカー型膜タンパクとして存在するのに比し，前者では膜貫通型タンパクとして存在し，さらにTCRのζ鎖あるいはFcεRのγ鎖と会合することによりシグナル伝達を行っている．また，これに類似した現象として，redirected cytotoxicityがある（図I.30 g）．これは，抗CD3，抗CD16などのエフェクターのシグナル伝達分子に対する抗体によって，ADCCとは"逆向き"にエフェクターと標的とが連結されて，キラー活性が発現される場合である．

（3） キラー細胞の細胞傷害機構

このように種々のレセプターを介して標的を認識したキラー細胞は，次に標的細胞を破壊するステップに入る．すでに以前から，CTLやNK細胞に攻撃された標的は，数時間の内にいわゆる"アポトーシス"に陥ることが形態学，核RI標識，DNA断片化などにより知られている．他方，これらキラー細胞は細胞質内に特有の顆粒を保有することから，この顆粒成分がそのキラー活性発現に重要なのであろうと長らく考えられてきた（granule-exocytosisモデル）．

a） 顆粒内因子—ポア形成タンパクとフラグメンチン—

キラーリンパ球の細胞質内から，そのキラー活性発現に直接関与するタンパク性因子がいくつか精製されているが，これらは，2種類に大別される．一つはパーフォリンあるいはサイトリシンと呼ばれる補体第9成分に相同性を有する分子で，標的細胞膜内に挿入されるとCa^{2+}依存性に重合して穴（ポア）を開けるので，ポア形成タンパク（pore-forming proteins）と総称される．もう一つは，グランザイム，フラグメンチンなどと呼ばれるセリンプロテアーゼであり，少しずつ基質特異性の異なる数種類の分子が知られている．すでに述べたように，キラーリンパ球による標的細胞傷害は，アポトーシスの形をとることが多いが，ポア形成タンパクやセリンプロテアーゼのおのおのの単独標品を標的に加えてもアポトーシスは誘導できず，両者を同時に加えることによってはじめてアポトーシスを起こしうることが示されている[10]．前者によって標的細胞膜に形成されたポア（穴）を介して，後者が標的細胞内に侵入し，一

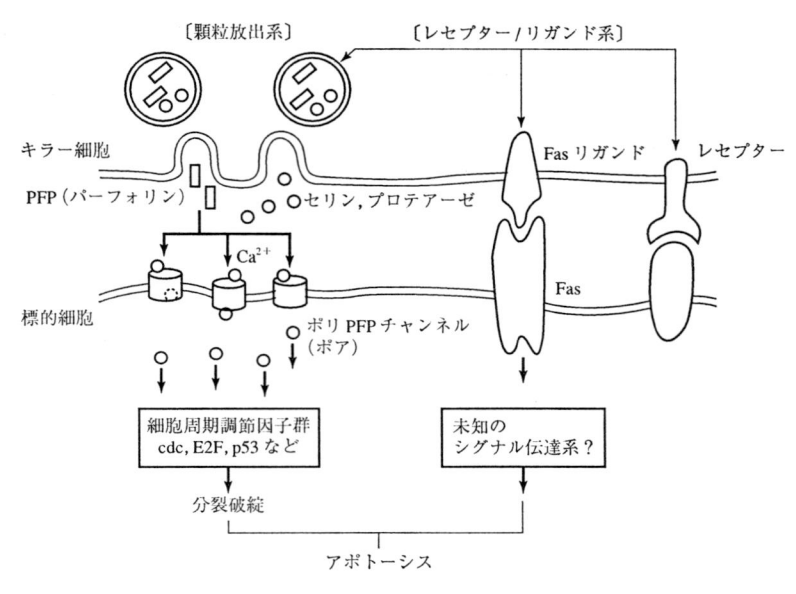

図 I.31 キラー細胞による細胞傷害のメカニズム

定の基質に作用することによりアポトーシスのプロセスが誘導されると考えられているが，その分子機構はまだ必ずしも明らかではない．しかし，ごく最近，標的細胞をこの両分子で同時に処理すると，アポトーシスに先だって迅速に $p34^{cdc2}$ の活性化が起こることが示された[11]．$p34^{cdc2}$ は cyclinA/B との結合により主にその細胞内局在が cell cycle によって制御され，通常は G_2/M 期において核内でそのキナーゼ活性が活性化され，細胞分裂を誘導する．他方，遺伝子導入やタンパク導入によりこれ以外の phase で強制発現させると，細胞は分裂破綻（mitotic catastrophes）に陥り，アポトーシスと同様の形態的特徴を示して細胞死に至ることがわかっている．したがって，パーフォリン/フラグメンチンによるアポトーシスの誘導は，不適切な phase における $p34^{cdc2}$ 活性化（premature activation）と考えても説明可能である（図 I.31）．他にも，c-myc, E2F, p53 などの細胞周期にかかわる重要な転写因子の発現異常が同様の細胞死に至ることがわかっており，キラー細胞由来因子が，標的細胞内でこれら細胞周期制御因子の正常な機能の乱れを誘導することにより，それを傷害するというアイデアは説得力がある．

b） **Fas 抗原系**

キラー活性に関与しうるもう一つの有力な系は，Fas 抗原系である．実際に，ある種のキラー細胞に対する標的の感受性は，それに Fas 抗原を強制発現させることにより著明に増強されることがわかっている．これは，この種のキラー細胞が，TNF 相同性を有するいわゆる Fas リガンドを発現しているためであり，同キラー細胞が特異的な認識機構により標的に結合することにより，その標的上の Fas 抗原との接触が促進され，アポトーシスを誘導するためと推定される（図 I.30）．前述のクラス II MHC 拘束性の CTL などは，パーフォリンやフラグメンチンを保有しないことがわかっており，このようなキラー細胞がこの Fas 抗原系を使っているのかもしれない．

おわりに

ここではふれなかったが，このほか，活性化されたマクロファージや一部の顆粒球も一定の条件下でキラー活性を示しうる．これら多彩なキラー細胞は，微生物感染や腫瘍に対する生体防御機構で中心的な役割を果たすのみならず，各種の臓器移植拒絶反応においても大きな位置を占めており，その機能の理解とそれに基づく人為制御法の

開発は，今後さらに重要な臨床的課題となるだろう． 〔湊　長博〕

文献

1) Zinkernagel, R. M. and Doherty, P. C.: Histocompatibility requirements for T cell mediated lysis of target cell infected with lymphocyte choriomeningitis virus. Different cytotoxic T-cell specificities are associated with structures coded for H-2K and H-2D. *J. Exp. Med.*, **441**, 1427 (1975)
2) Townsend, A., Ohlen, C., Bastin, J. *et al.*: Association of class I major histocompatibility heavy and light chain induced by viral peptides. *Nature*, **340**, 443-448 (1989)
3) Traversari, C., pan der Bruggen, P., Luescher, I. F. *et al.*: A nonapeptide encoded by humam gene MAGE-1 is recognized on HLA-A1 cytotoxic T lymphocytes directed against tumor autigen MZ2-E. *J. Exp. Med.*, **176**, 1453-1457 (1992)
4) Porecelli, S., Brenner, M. B., Greenstein, J. L. *et al.*: Recognition of cluster of differentiation 1 antigen by human CD4$^-$8$^-$ cytolytic T lymphocytes. *Nature*, **341**, 447-450 (1989)
5) Schild, H., Mavaddat, N., Litzenberger, C. *et al.*: The nature of major histocompatibility complex recogniticn by $\gamma\delta$ T cells. *Cell*, **76**, 29-37 (1994)
6) Minato, N.: Natural killer cell; Characteristics and their role in anti-tumor resistance. *Gann Monogr. Cancer Res.*, **34**, 99-110 (1988)
7) Moretta, L., Ciccone, E., Moretta, A., *et al.*: Allorecognition by NK cells, Nonself or no self? *Immunol. Today*, **13**, 300-306 (1992)
8) Kumar, Y. Y. L. Yu and Bennett, M.: Murine natural killer cells and marrow graft rejection. *Annu. Rev. Immunol.*, **10**, 189-213 (1992)
9) Hoglund, P., Ohlen, C., Carbone, E. *et al.*: Recognition of β_2^-microglobulin-negative(β_2m$^-$) T-cell blasts by natural killer cells from normal but not from β_2m$^-$ mice. *Proc. Natl. Acad. Sci. USA*, **88**, 10332-10336 (1991)
10) Shiver, J. W., Su, L. and Henkart. P. A.: Cytotoxicity with target DNA breakdown by rat basophilic leukemia cells expressing both cytolysin and granzyme A. *Cell*, **71**, 315-322 (1992)
11) Shi, L., Nishioka, W. K., Th'ng, J. *et al.*: Premature p34^{cdc2} activation required for apoptosis. *Science*, **263**, 1143-1145 (1994)

14. IL-2の作用とシグナル伝達機構

（1）サイトカインネットワーク

　高等生物の細胞は，常に変化する外部環境に応答しながらあらかじめプログラムされた分化・増殖・死の過程をたどる．その応答のしかたやプログラムされた過程は，一個体として絶妙に調節・統合されており，その総和が一個体のその時点での表現型となっている．この表現型は全体として特定の方向性を持っており，その方向性は一個体を形成する各細胞間のメッセージのやりとりで決定される．このメッセージの交換は大きく分けて2つの方法によってなされる．一つは隣接する細胞間の直接接着によるものであり，細胞膜上の接着分子群がこの役割を果たす．今一つは可溶性の低分子群を介する情報の交換であり，その代表格の一つとしてサイトカインと呼ばれる一群の糖タンパクが挙げられる．

　サイトカインとは通常，特有の刺激を受けた特定の産生細胞から一過性に分泌される分子量20 kDa前後の糖タンパクであり，産生される細胞や作用によってリンホカイン，モノカイン，TNF，IFN，ケモカイン，コロニー刺激因子などと呼ばれているものの総称である．生体において，サイトカインは血液細胞の分化・増殖・アポトーシス（プログラム死）を誘導し，機能発現の調節を行っている．また，免疫応答，炎症反応，内分泌系の調節などを局所的かつ全身的に統合しているため，サイトカインの異常は種々の疾患の成因に関与している．

　サイトカインの生理活性は，標的細胞の細胞膜上のレセプターと結合することにより発現される．これによりサイトカインという細胞外メッセージが，細胞内メッセージに置き換えられ，主として細胞内タンパクのリン酸化を通じてその情報（シグナル）が核に到達し，最終的に一連の遺伝子の発現・抑制がなされ，細胞の種々の応答が誘導される．研究当初，サイトカインは特異的な細胞系列に発現される特異的なレセプターと結合し，特異的な生理活性を発現するものと考えられていた．しかし，最近の研究が明らかにするところでは，サイトカインは多様な活性を持つネットワークとして作用しており，その総和・バランスがその時点での一個体の表現型と応答を決定していると考えられている．

　このネットワークの特徴としては以下のことが挙げられる．① 1つのサイトカインが異なる種類の細胞を標的にしており，それに応じた複数の生理活性を持っている．また1つのリガンド刺激を受けたレセプターは，同時に複数のシグナル伝達経路を活性化する（multifunctional）．② 複数のサイトカインが重複した生理活性を持っている．また異なるレセプターを介するシグナル伝達路でもその経路中で同一のタンパクをリン酸化の標的としているものがあり，シグナル伝達の一部が重複されていることがある（redundancy）．③ 1つの細胞には複数のレセプターがあり，細胞内で複数のサイトカインのシグナル伝達経路が活性化され，各レベルで相互作用する（cross-talk）．この複雑さがサイトカイン研究をむずかしいものにしている．

（2）サイトカインレセプターファミリーと細胞内シグナル伝達機構

　1980年代に入り相次いで免疫造血系サイトカインレセプターの遺伝子クローニングが行われ，なかでも一群のものはファミリーを形成することが判明した．サイトカイン受容体の多くは2～3個のサブユニットから成り立っており，おのおののレセプター構築において共通のサブユニットを

14. IL-2の作用とシグナル伝達機構

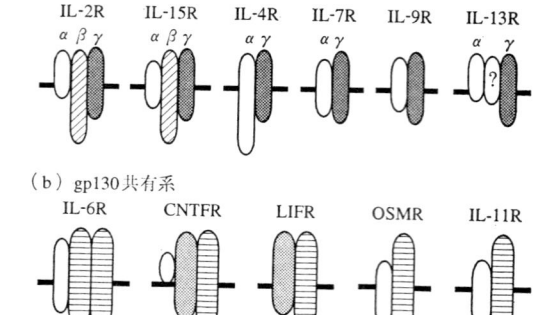

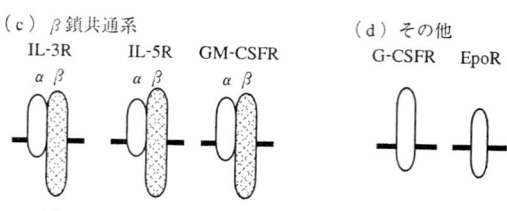

(a) γ鎖共有系
IL-2R α β γ　IL-15R α β γ　IL-4R α γ　IL-7R α γ　IL-9R α γ　IL-13R α ? γ

(b) gp130共有系
IL-6R　CNTFR　LIFR　OSMR　IL-11R

(c) β鎖共通系
IL-3R α β　IL-5R α β　GM-CSFR α β

(d) その他
G-CSFR　EpoR

図 I.32 サイトカインレセプターファミリーと共有されるサブユニット系

CNTF: ciliary neutrophic factor, LIF: leukemia inhibitory factor, OSM: oncostatin M, Epo: erythropoietin.

使っているものがある．このファミリーに属するレセプターは，単一の膜通過領域を持つ糖タンパクであり，細胞外領域（N端側）は相互にホモロジーを有する約200個のアミノ酸からなっている．特に4個のシステインやWSXWS（Trp-Ser-X-Trp-Ser）モチーフが細胞外領域にあり，ファミリー間で保存されている[1]．図I.32にサイトカインレセプターファミリーと共有されているサブユニットを示す．このファミリーに属するレセプターは，細胞質内領域に酵素活性のある領域が存在しないにもかかわらず，リガンド結合により速やかにレセプター自身のリン酸化と細胞内タンパクのチロシンリン酸化がみられる．したがってレセプター自体が酵素活性を持つシグナル伝達路とは違って，サイトカインのシグナル伝達様式としてはサイトカインレセプター細胞質内領域に会合しているキナーゼ群の存在が想定されていた．つまりリガンド非結合状態でもレセプター細胞質内領域にキナーゼ群が会合しており，それがリガンド刺激により活性化され核にまで至るシグナルを発するのではないかと考えられていた．そして，そのようなキナーゼの同定に向け多くの研究がなされてきたのである．

このような状況のなかで，サイトカイン特有のシグナル伝達路としてJAK-STAT系の一部が解明され，この系が他の伝達路と相互作用（cross talk）しながらサイトカインシグナル伝達路の中心的役割を果たす可能性が出てきた．JAK-STAT系は主としてIFNのシグナル伝達系の解析によって明らかにされてきたものであるが，この系はIFNのみならず，他のサイトカインを介するシグナル伝達路においても広く存在する系であることが確認された．チロシンキナーゼの一員であるJAKキナーゼはファミリーを形成しており，just another kinaseまたはJanus（ヤヌス）kinaseより命名された．JAKキナーゼは，リガンド無刺激状態でもサイトカイン受容体細胞質内領域と非共有結合的に会合しており，リガンド刺激により活性化されるものと考えられる．これが細胞内に存在する転写因子タンパクであるSTATのチロシン残基をリン酸化することにより，STATを活性化すると考えられる．STATもファミリーを形成しており，signal transducers and activators of transcriptionから命名された．活性化されたSTATはそのまま核内に移行し，特定の遺伝子を誘導すると考えられているが，どのような遺伝子を直接誘導するかは現在のところ不明である．JAKファミリーとSTATファミリーの構造を図I.33に示す．

前述したとおりJAKもSTATもファミリーを形成しており，ある程度レセプター特異的な組み合わせが同定されている．ただシグナル伝達は，リガンド刺激を契機として同時に複数の経路が活性化されるため，JAK-STAT系ですべてが説明できるものではない．何よりもSTAT系が標的とする遺伝子群の同定，JAK/STAT相方のパートナーの同定，JAKキナーゼと他のキナーゼ群との相互作用の解析など，明らかにしなければならないことは多い．

（3）IL-2レセプターとシグナル伝達機構

IL-2は4本のαヘリックスが逆平行に並ぶ分

14. IL-2 の作用とシグナル伝達機構

図 I.33 JAK ファミリーと STAT ファミリーの構造

図 I.34 IL-2 レセプターの構造と IL-2 結合様式

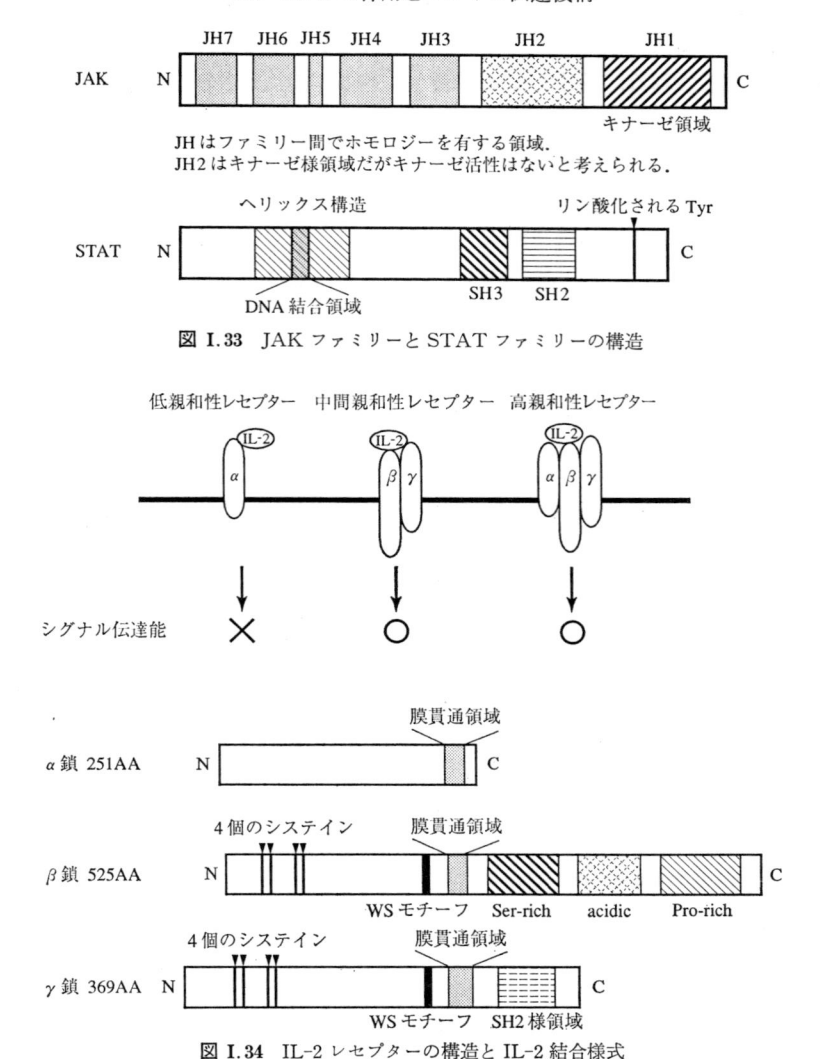

子量 15.5 kDa の糖タンパクであり，当初 T 細胞増殖因子として同定された．IL-2 は抗原などの活性化刺激を受けた T 細胞の一群から一過性に産生・分泌される．その生理活性は T 細胞の増殖のみならず，B 細胞の増殖と免疫グロブリン産生の増強，NK 細胞の増殖と活性化，マクロファージの活性化などである．

IL-2 の生理活性は IL-2 レセプター (IL-2R) と結合することにより発現されるが，IL-2R は α 鎖，β 鎖，γ 鎖の 3 つのサブユニットからなっている．α 鎖は単独でも IL-2 と結合し，低親和性レセプターを形成するが，シグナル伝達路は持たない．β 鎖，γ 鎖はそれぞれ単独では IL-2 との結合能を示さず，α 鎖・β 鎖・γ 鎖のヘテロ三量体で高親和性レセプターを，β 鎖・γ 鎖のヘテロ二量体で中間親和性レセプターをそれぞれ構築する．高親和性および中間親和性レセプターはいずれもシグナル伝達能を持つ．α 鎖 (p55, Tac 抗原), β 鎖 (p75), γ 鎖 (p64) の構造と IL-2 結合様式を図 I.34 に示す．

IR-2R を介するシグナル伝達路の解析は，シグナル伝達に必要な β 鎖と γ 鎖の細胞質内領域を種々に欠失させた変異体を用いて行われてきた．その伝達路は，他のサイトカインレセプターのシグナル伝達と同様に，JAK-STAT 系を軸に他のキナーゼ経路も同時に活性化しながら，最終的に特

異な転写因子を活性化する複雑なネットワークを形成しているものと想定される．具体的にはβ鎖細胞質内領域のserine-rich領域にはJAKファミリーの一員であるJAK1キナーゼが，acidic領域にはSrc型チロシンキナーゼがそれぞれ会合していると考えられる．またγ鎖細胞質内領域のC末端には，同じくJAKファミリーのJAK3キナーゼが会合していると考えられる[3,4]．

これらJAK1, JAK3キナーゼがリン酸化するSTAT系としては，STAT5などが考えられるが，どのような遺伝子の転写活性をあげるか現在のところ不明である．JAK1キナーゼが会合しているβ鎖のserine-rich領域やJAK3キナーゼが会合しているγ鎖の細胞質内領域を欠失させるとc-mycの誘導やDNA合成がみられないことから，この領域に会合しているチロシンキナーゼがc-mycやDNA合成の誘導に関与していると思われる．JAK1, JAK3がはたしてc-mycやDNA合成の誘導に関与しているかどうか現在検討中である．一方β鎖のacidic領域を欠失させるとc-fosやc-junの誘導がみられないことから，この領域に会合しているチロシンキナーゼがras経路を直接・間接に活性化していると考えられる．Src型チロシンキナーゼのLck, Fyn, Lynなどが，その候補と考えられており[5,6]，ras経路への関連につき研究が進められている．またPLCγ, PI3K, p70/85S6キナーゼなどを経由する経路を活性化するといった実験データもあるが，現在のところIL-2の主要シグナル経路にあたるとは考えにくい．

さらにIL-2Rのγ鎖はIL-4[7,8], IL-7[9], IL-9, IL-13, IL-15[10]の各レセプターのサブユニットとして共有されており，またIL-2Rのβ鎖はIL-15Rのもう1つのサブユニットとしても共有されている．各サイトカインが発揮する生理活性の特異性とシグナル伝達路の相同性につき，生体にとっての意義も含め現在多くの研究室で検討中である．このようにIL-2Rを介したシグナル伝達路の解析はIL-2のみならず，広くサイトカインネットワークの一環として研究が発展していっている．

(4) IL-2レセプター関連疾患

a) γ鎖異常とX-SCID（伴性重症複合免疫不全症）

重症免疫不全症は液性免疫と細胞性免疫の双方が欠失する一連の症候群である．これには常染色体劣性遺伝型と伴性遺伝型があるが，約7割は伴性である．IL-2Rγ鎖の遺伝子座はX-SCID(X-linked severe combined immunodeficiency)の遺伝子座とされるXq13に存在していることが判明し，さらにX-SCID患者のIL-2R解析でγ鎖に異常があることが確認された[11]．X-SCID患者の臨床血液像の特徴としては，T細胞の欠失，B細胞の分化・成熟障害などが挙げられ，また胸腺の発達もほとんどみられない．一方，IL-2/IL-2R系のin vivoでの解析を行う目的でIL-2ノックアウトマウスが作製された[12,13]．同マウスでは，IL-2が全く存在しないにもかかわらず，正常成熟T細胞が出現することから，IL-2がT細胞の成熟に直接関与しているとは考えにくい．したがってX-SCIDの病態形成およびT細胞の分化成熟には，γ鎖を共有する他のサイトカインレセプターの関与が示唆される．

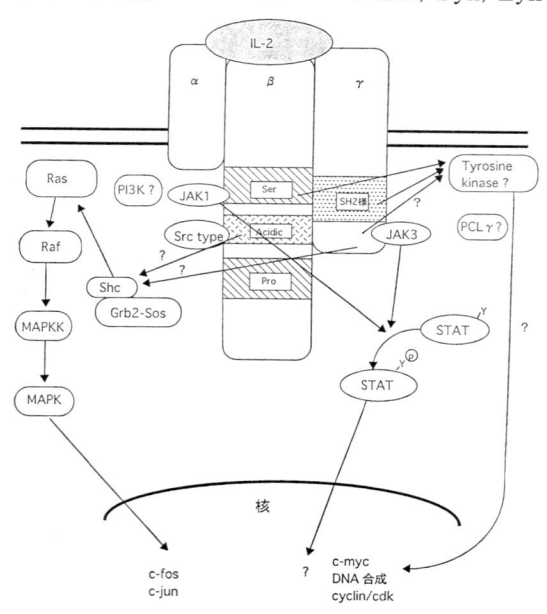

図 I.35 IL-2レセプターを介するシグナル伝達機構のシェーマ

b) α鎖と成人T細胞白血病

ATL (adult T cell leukemia) は1977年に内山，淀井，高月らによって提唱された疾患概念であり[14]，レトロウイルスであるHTLV-I (human T cell leukemia virus type I) の感染により引き起こされるT細胞の白血病リンパ腫である．臨床像としては，白血病細胞浸潤による種々の皮膚症状，高Ca血症，特有の核形態を持つ異常T細胞（ATL細胞）の増加と臓器浸潤などが挙げられる．ATL細胞はIL-2Rα鎖（Tac抗原）を異常発現している．これは，感染により宿主細胞に組み込まれたHTLV-IのtaxがコードするタンパクであるTax($p40^{tax}$)が，宿主細胞のIL-2Rα鎖遺伝子の転写をあげるためと考えられている[15]．またIL-2Rα鎖は可溶性のものも存在し，ATLの病状の進展に伴って一般に可溶性IL-2Rα鎖抗原は高値をとる．このためATL患者の病勢の指標として，患者血清中のsoluble Tac抗原測定は有用であると考えられる．

おわりに

今回，サイトカインネットワークとサイトカインレセプターファミリーに多くの紙面を費やした．IL-2は以前サイトカインの代表格のように扱われることが多かったが，前項で述べたとおり一個体におけるサイトカインの生理活性とはサイトカインネットワークの総和の表現であり，IL-2はその一翼を担っているにすぎないということである．そのネットワークは，細胞外・細胞内双方にわたる極めて複雑で精緻なものが想定され，我我はいまだその一端をみているのにすぎない．ただレセプターの細胞質内領域にキナーゼ活性を持たないサイトカインレセプターのシグナル伝達の解析は，他のレセプターの解析と比べ全く手つかずの状態にあった．そんな折登場したJAK-STAT系は，サイトカインのシグナルを解析するうえで画期的な出来事であり，ある種の突破口が開けた感すらあるが，その位置づけについては今後の研究が明らかにしてくれるものと思われる．そして，これらの研究が近い将来サイトカインの特性をより選択的に制御することによるサイトカイン療法，遺伝子治療に道を開いてくれることを願う．

〔川真田伸・内山 卓〕

文献

1) Miyajima. A., Kitamura. T., Harada, N. et al.: Cytokine receptors and signal transduction. Annu. Rev. Immunol., 10, 295-331 (1992)
2) Darnell, J. E. Jr., Kerr, I. M. and Stark, G. R.: Jak-STAT pathways and transcriptional activation in response to IFNs and other extracellular signaling proteins. Science, 264, 1415-1421 (1994)
3) Johnston, J. A., Kawamura, M., Kirken, R. A.: Phosohorylation and activation of the Jak-3 Janus kinase in response to interleukin-2. Nature, 370, 151-153 (1994)
4) Miyazaki, T., Kawahara, A., Fujii, H.: Functional activation of Jak 1 and Jak 3 by selective association with IL-2 receptor subunits. Science, 266, 1045-1047 (1994)
5) Torigoe, T., Saragovi, H. U. and Reed, J. C.: Interleukin 2 regulates the activity of the lyn protein-tyrosine kinase in a B-cell line. Proc. Natl. Acad. Sci. USA, 89, 2674-2678 (1992)
6) Minami, Y., Kono, T., Miyazaki, T. et al.: The IL-2 receptor complex; Its structure, function, and target genes. Annu. Rev. Immunol., 11, 245-267 (1993)
7) Kondo, M., Takeshita, T., Ishii, N. et al.: Sharing of the interleukin-2 (IL-2) receptor γ chain between receptors for IL-2 and IL-4. Science, 262, 1874-1877 (1993)
8) Russell, S. M., Keegan, A. D., Harada, N. et al.: Interleukin-2 receptor γ chain; A functional component of the interleukin-4 receptor. Science, 262, 1880-1883 (1993)
9) Kondo, M., Takeshia, T., Higuchi, M. et al.: Functional participation of the IL-2 receptor γ chain in IL-7 receptor complexes. Science, 263, 1453-1455 (1994)
10) Giri, J. G., Ahdieh, M., Eisenman, J. et al.: Utilization of the β and γ chains of the IL-2 receptor by the novel cytokine IL-15. EMBO J., 13, 2822-2830 (1994)
11) Noguchi, M., Yi, H., Rosenblatt, H. M. et al.: Interleukin-2 receptor γ chain mutation results in X-linked severe combined immunodeficiency in humans. Cell, 73, 147-157 (1993)
12) Schorle, H., Holtschke, T., Hunig, T. et al.: Development and function of T cells in mice rendered interleukin-2 deficient by gene targeting. Nature, 352, 621-624 (1991)
13) Kundig, T. M., Schorle, H., Bachmann, M. F. et al.: Immune responses in interleukin-2-defi-

cient mice. *Science*, **262**, 1059-1061 (1993)
14) Uchiyama, T., Yodoi, J., Sagawa, K. et al.: Adult T-cell leukemia; Clinical and hematological features of 16 cases. *Blood*, **50**, 481-492 (1977)
15) Cross, S. L., Halden, N. F., Lenardo, M. J. et al.: Functionally distinct NF-kB binding sites in the immunoglobulin k and IL-2 receptor α chain genes. *Science*, **244**, 466-469 (1989)

追補 本文脱稿後，JAK-STAT 系を中心にサイトカイン受容体のシグナル伝達機構の解析は大きく進展した．少しでも最新の知見を紹介すべく，若干の解説を以下に記させていただく．

1) JAK キナーゼによる STAT の活性化は以下のようにして行われる．①サイトカインが，その受容体と結合することで各々の受容体サブユニットに結合している JAK キナーゼが近づき，活性化される．それにより受容体のチロシン残基がリン酸化される．②このリン酸化されたチロシン残基に，STAT は SH2 領域を介して受容体と結合する．この状態で STAT は，JAK キナーゼにより C 端のチロシン残基のリン酸化を受ける．③STAT は，SH2 領域を介してリン酸化された STAT と互いに結合し，二量体を形成する．二量体の形成をもって STAT は受容体から離れ核に移行し，DNA 上の STAT 結合部位に結合する．

2) IL-2 受容体を介するシグナル伝達経路で活性化される STAT は STAT3 と STAT5 である[1~3]．さらに，IL-2 受容体 β 鎖の Y-392 と Y-510 のリン酸化が STAT5 の β 鎖結合とそれに続く活性化に必要である[4]．

3) JAK-STAT 系と他のシグナル伝達経路との cross talk と redundancy.

JAK キナーゼは Ras 系のシグナル伝達開始に関与していると考えられる．また STAT のセリン残基はセリン/スレオニンキナーゼによりリン酸化され，これにより STAT の DNA 結合様式が調節されていると考えられる[5]．IL-2 刺激により STAT5 が活性化される系では，MAPK 以外のセリン/スレオニンキナーゼが，STAT5 のセリン残基のリン酸化を行っていると考えられる[6]．

4) ノックアウトマウスを用いた解析．

IL-2[-/-]：リンパ球サブセットは正常であるが，リンパ系臓器の過形成と，潰瘍性大腸炎，AIHA などの自己免疫疾患が生じる．

IL-2Rα[-/-]：IL-2[-/-] とほぼ同様の表現形を示す．

IL-2Rβ[-/-]：生後 12 週で死．骨髄球系細胞の増殖と消化管への浸潤，AIHA などの自己免疫疾患が生じる．

IL-2Rγ[-/-]：雄のリンパ球系細胞は X-SCID と同様の表現型を示す．NK 細胞は著減，Peyer 板などのリンパ系臓器は無形成．

JAK3[-/-]：リンパ球系細胞は X-SCID と同様の表現形を示す．

以上，最近の知見をいくつか紹介した．受容体から核に至るメッセージを伝える主要な分子の役どころが判明しつつある状況ではあるが，核からのメッセージの解析を含め今後に残された課題は大きいと考える．　　　〔川真田伸・内山　卓〕

文　献

1) Hou, J., Schindler, U., Henzel, W. J. et al.: Identification and purification of human Stat proteins activated in response to interleukin-2. *Immunity*, **2**, 321-329 (1995)
2) Lin, J. X., Mietz, J., Modi, W. S. et al.: Cloning of human Stat 5 B. Reconstitution of interleukin-2-induced Stat 5 A and Stat 5 B DNA binding in Cos-7 cells. *J. Biol. Chem.*, **271**, 10738-10744 (1996)
3) Lin, J. X., Migone, T. S., Tsang, M. et al.: The role of shared receptor motifs and common Stat proteins in the generation of cytokine pleiotropy and redundancy by IL-2, IL-4, IL-7, IL-13, and IL-15. *Immunity*, **2**, 331-339 (1995)
4) Gaffen, S. L., Lai, S. Y., Xu, W. et al.: Signaling through the interleukin 2 receptor β chain activates a Stat-5-like DNA-binding activity. *Proc. Natl. Acad. Sci. USA*, **92**, 7192-7196 (1995)
5) Zhang, X., Blenis, J., Li, H. C. et al.: Requirement of serine phosphorylation for formation of Stat-promoter complexes. *Science*, **267**, 1990-1994 (1995)
6) Beadling, C., Ng, J., Babbage, J. W. et al.: Interleukin-2 activation of Stat 5 requires the convergent action of tyrosine kinases and a serine/threonine kinase pathway distinct from the Raf 1/Erk 2 Map kinase pathway. *EMBO J.*, **15**, 1902-1913 (1996)

15. 炎症性サイトカインとその機構

炎症反応は，種々の侵襲によって起きた組織損傷に対する局所性あるいは全身性の防御反応である．その4大主徴としては，発赤，腫脹，発熱，疼痛が古くより知られている．急性期の炎症局所においては，血管内血小板の活性化に引き続き，血管の拡張・透過性亢進，血漿成分・好中球の血管外への滲出・遊走が起こる．全身的には好中球を中心とする白血球増多，血漿コルチゾール，急性期血清タンパクの増加が起こる．エンドトキシンショックのような重度の炎症反応では，血圧の低下，代謝性アシドーシス，播種性血管内血液凝固（DIC），多臓器障害などが合併する．炎症反応が遷延化すると，組織への浸潤細胞は好中球から単球，Tリンパ球，形質細胞に置き換わり，肉芽腫形成，線維化などが起こる．

これらの白血球をはじめとした種々の細胞が産生・分泌し，免疫，炎症，造血などに関与する液性因子を総称して，サイトカインと呼んでいる．炎症の際には，複数のサイトカインが種々の細胞から産生され，相互に作用しあう，いわゆるサイトカインネットワークを形成し，これが全体として近傍の細胞・臓器に作用して炎症反応を修飾するように働く．ここでは，炎症時に著明に産生されるいわゆる炎症性サイトカインである IL-1，IL-6，IL-8，腫瘍壊死因子（TNF）について概説する．

（1） IL-1
a） 生物活性と産生

IL-1 は主としてマクロファージ，単球から産生される分子量 17 kDa のポリペプチドで，cDNA クローニングの結果，159個のアミノ酸からなる pI（等電点）5.0 の α 型と153個のアミノ酸からなる pI 7.0 の β 型の2種類の存在が判明しており，細胞や種によりそれぞれの産生の割合が異なる．両者のアミノ酸レベルの相同性は約25％と低いが，染色体遺伝子構造は類似しており，生物活性もほぼ同一である．

その生理活性は，急性期炎症性タンパクの合成促進，炎症性メディエーター［プロスタグランジン（PG），一酸化窒素（NO）など］の産生促進，接着分子の発現増強，血管内皮細胞の活性化，ケモカインの産生促進などが認められる（表 I.8）．これらの作用を発揮することによって，IL-1 は炎

表 I.8 IL-1 の生物活性

標的細胞	作用
1. 免疫系	
胸腺細胞	T細胞分化
T細胞	IL-2 産生，CTL 活性化
B細胞	抗体産生
多核白血球	活性化
マクロファージ	サイトカイン産生，PG 産生
マスト細胞好酸球	NO 放出，血小板活性化因子産生阻害遊走
2. 結合組織系	
線維芽細胞	サイトカイン産生，コラゲナーゼ産生
表皮細胞	増殖
滑膜細胞	PG 産生，コラゲナーゼ産生
軟骨細胞	コラゲナーゼ産生，ホスフォリパーゼ A_2 活性化
筋細胞	タンパクの分解亢進，PCT 産生
破骨細胞	骨吸収の亢進
骨芽細胞	増殖
3. 中枢神経系	
視床下部	発熱
下垂体前葉	ACTH 分泌増加
星状細胞	増殖
その他	徐波催眠
4. その他	
肝細胞	急性期タンパクの合成増幅，アルブミン産生抑制，NO 合成酵素誘導
腎細胞	メサンギウム細胞の増殖
血管内皮細胞	PG 産生，サイトカイン産生，接着分子発現
癌細胞	増殖抑制

症反応の成立に深く関与していると考えられている.

急性炎症に際しては,IL-1に引き続き,IL-1レセプターアンタゴニスト(IL-1ra)や可溶性IL-1Rなどが産生される.これらは,IL-1のインヒビターとして生体内でも作用する可能性が指摘されており[1,2],エンドトキシンショックや慢性関節リウマチ・移植でのGVHDなどに対して阻害剤としても注目を集めている.

b) IL-1レセプター(IL-1R)

cDNAクローニングの結果,2つの異なるIL-1Rが存在することが明らかになっている.タイプⅠは549個のアミノ酸からなり,主にT細胞や線維芽細胞などに発現し,IL-1αにより高い親和性を持つ.タイプⅡは384個のアミノ酸からなり,主にB細胞や好中球などに存在し,IL-1βにより高い親和性を持つ.共に免疫グロブリンスーパーファミリーに属しており,細胞内ドメインはIL-1RタイプⅠが213アミノ酸残基と長く,細胞内シグナル伝達に関与していると考えられているのに対して[3],タイプⅡの細胞内領域は短く,実際にシグナル伝達が可能かどうかについては明らかではない.

(2) IL-6

a) 生物活性と産生

184個のアミノ酸よりなる分子量21~28kDaのポリペプチド性のサイトカインである.IL-6は当初B細胞株に対して抗体産生を誘導する因子(B cell stimulating factor; BSF-2)として報告された.1985年,岸本ら[4]によりcDNAクローニングが行われたことで,B細胞以外の免疫系の細胞,造血系,肝臓および神経系に幅広く生物活性を有することがわかり,生体防御ネットワークの中核をなすサイトカインの一つであることが明らかとなった.

IL-6は,リポポリサッカライド(LPS),IL-1,TNFなど炎症の場でみられる種々の刺激物質により血管内皮細胞,線維芽細胞,T・B細胞,単球,マクロファージなど幅広い種類の細胞から産生される.その生物学的作用としては,急性期炎症性タンパクの合成促進,B細胞からの抗体産生誘導,T細胞の活性化などが報告されている(図I.36)[5].

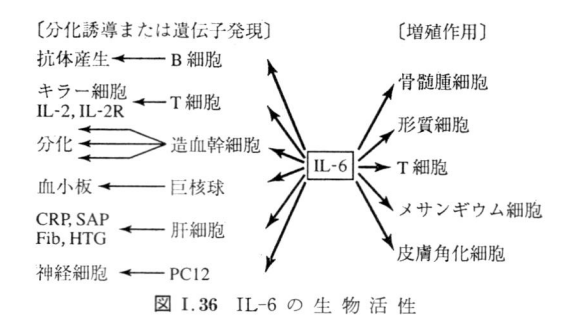

図I.36 IL-6の生物活性

また,ヒトIL-6遺伝子を持続的に発現するトランスジェニックマウスでは,血清中のIL-6とIgG1値が正常の120~400倍の高値を示し,胸腺,リンパ節,脾臓に著明な形質細胞の増加がみられ,腎臓ではメサンギウム増殖性腎炎がみられた[6].また,Kopfらによれば,IL-6遺伝子を生体工学的手法により欠失させたノックアウトマウスでは,T細胞は胸腺,末梢において軽度減少しているが,TCRαβ$^+$・CD4$^+$・CD8$^+$細胞は正常であり,B細胞系では骨髄,脾臓および免疫グロブリン,形質細胞は正常だが,ワクシニアウイルスやリステリア感染に感受性となり,水疱性口内炎ウイルス感染に対してIgG抗体産生は低下していた[7].局所では正常な炎症反応が起きず,急性期タンパク産生が減少した一方で,LPS投与では急性期タンパク減少などは認めないことを,Fattoriらは報告している.これは全身的炎症反応ではIL-6の欠損がTNF-α産生増加により代償されていると考えられている[8].

慢性関節リウマチなどの自己免疫疾患,乾癬,心房内粘液腫,メサンギウム増殖性腎炎,キャッスルマン症候群,AIDS,多発性骨髄腫はIL-6遺伝子発現異常の結果であることが示唆されており,IL-6やIL-6Rの抗体が治療に有効である可能性が考えられる.

b) IL-6レセプター(IL-6R)

468個のアミノ酸よりなる80kDaの糖タンパクで,細胞外領域は免疫グロブリンファミリー様の第1ドメインとフィブロネクチンタイプⅢ様

の第2・第3ドメイン（おのおのにサイトカインレセプターに共通の4つのシステイン残基とTrp-Ser-X-Trp-Serモチーフが存在する）よりなる．シグナル伝達は細胞内ドメインによらず，IL-6RとIL-6の結合はもう一つの膜糖タンパク（gp130）との会合を引き起こし，これがシグナル伝達分子として働く．

（3） IL-8
a） 生物活性と産生

過去10年の間に表I.9に示すような"ケモカイン（chemokine）"と呼ばれる一連のサイトカインが次々とクローニングされた．これらはいずれも分子量8～10 kDaの塩基性ヘパリン結合性ポリペプチドで，分子内に4つのシステイン（C；cysteine）残基が存在し，しかもアミノ酸配列上20～50％の相同性を持ち，白血球に対して走化活性がみられる．それらは，さらに1番目と2番目のシステインの間に別のアミノ酸が入る"C-X-C"サブファミリーと，システインが連続している構造をとる"C-C"サブファミリーとに分けられる（表I.9）．

"C-X-C"サブファミリーに属するIL-8は，分子量8 kDaのポリペプチドで72個のアミノ酸よりなり[9,10]，当初好中球走化因子として見いだされたが，その後好中球に対しリソソーム酵素，スーパーオキシドの放出など多彩な生物活性を示すことが明らかとなり，T細胞や好塩基球にも作用することがわかった（表I.10）．IL-8は，LPS，IL-1，TNFをはじめとする種々の炎症刺激物質により単球，線維芽細胞，血管内皮細胞などさまざまな細胞により産生され，炎症局所への好中球の浸潤ならびに浸潤好中球の活性化に関与している．

痛風，慢性関節リウマチ，乾癬，肺線維症，敗血症，炎症性腸疾患など多くの炎症性疾患でIL-8の異常産生が報告されている．また虚血後再灌流傷害などでもその関与が考えられ，*in vivo*にて抗IL-8中和抗体を用いて内因性IL-8をブロックすることで，炎症局所への好中球の浸潤のみならず，それに伴う組織傷害をも抑制可能であっ

表 I.9 ケモカインファミリー

	ヒト	マウス	活性
ケモカインα 染色体タイプ 構造 サイトカイン	4(q12-21) C-X-C IL-8	C-X-C	好中球，T細胞，好塩基球遊走
	GROα	MIP-2/kc	好中球遊走
	GROβ	CROβ	好中球遊走
	GROγ	GROγ	好中球遊走
	PF4		好中球遊走
	βTG		好中球遊走
	IP10	CRG-2	T細胞遊走
ケモカインβ 染色体タイプ 構造 サイトカイン	17(q11-12) C-C MCAF	JE	単球遊走
	LD78	MIP-1α	骨髄幹細胞成長抑制
	ACT2	MIP-1β	
	RANTES		単球，好酸球，T細胞遊走
	I-309	TCA-3	好中球遊走(?)

表 I.10 IL-8とMCAFの生物活性

標的細胞	作用
IL-8 好中球	走化
	脱顆粒
	活性酸素放出促進
	リソソーム酵素放出亢進
	LTB4/5 HETE産生亢進
	接着分子（CD11 a/b/c, CD18）発現亢進
	CR-1発現亢進
	非刺激血管内皮細胞への付着亢進
	サイトカイン刺激血管内皮細胞への付着抑制
T細胞 好塩基球	走化
	走化
	ヒスタミン，ロイコトリエン放出亢進
MCAF 単球	走化
	活性酸素放出促進
	リソソーム酵素放出亢進
	抗腫瘍活性増強
	サイトカイン産生亢進
	接着分子（CD11 b/c）発現亢進
好塩基球	ヒスタミン放出亢進

たこと[11]から，これらの病態の成立にIL-8が関与していると考えられる．

b） MCAF（monocyte chemotactic and activating factor）

"C-C"サブファミリーに属するMCAFは単

表 I.11 TNF の生物活性

標的細胞	生物活性
1. 腫瘍細胞	傷害作用，増殖抑制
2. 脂肪細胞	リポタンパクリパーゼ活性抑制，脂肪分造抑制
3. 免疫系	
胸腺細胞	増殖促進
T細胞	IL-2 レセプター，HLA 抗原の発現
B細胞	分化促進
単球	PGE_2, IL-1, IL-6, IL-8 産生亢進，TXB_2, L-オルニチンの産生亢進
好中球	血管内皮に対する付着性の亢進，食作用，化学走化性の亢進，活性酸素，TXB_2 の産生亢進
好酸球	寄生虫への傷害作用
4. 中枢神経系	発熱，摂食，睡眠
5. 結合組織系およびその他	
血管内皮細胞	好中球付着性亢進，増殖抑制作用，PGI/PAF 産生亢進，procoaglant 活性亢進，HLA抗原の発現 IL-1, GM-CSF の産生，プラスミノーゲンアクチベーターインヒビターの産生亢進
繊維芽細胞	分裂促進，PGE 2，コラゲナーゼ，IL-6 産生亢進
滑膜細胞	PGE 2，コラゲナーゼ，IL-6 産生亢進
破骨細胞	骨吸収の亢進
肝細胞	急性期タンパクの産生亢進，NO 合成酵素誘導
膵島細胞	IL-2 レセプター発現
6. その他	ウイルス増殖抑制，ショックの形成（血圧低下，アシドーシス）

球の走化作用のみならず単球脱顆粒，接着分子(CD 11b, CD 11c)の発現増強作用など単球の活性化因子としても作用する．また好塩基球にも作用し，ヒスタミンの放出を促すと考えられている(表 I.10)．

（4） **TNF-α** (tumor necrosis factor α)

TNF は，主としてマクロファージが産生する157個のアミノ酸からなる分子量 17 kDa の α 型と，主としてリンパ球が産生する171個のアミノ酸からなり分子量 25 kDa の β 型からなる[12]．両者のアミノ酸レベルでの相同性は約35%であり，アミノ酸配列の中ほどから C 末端側の相同性が高い．

TNF-α は，その生理活性が非常に多岐にわたることが知られている．炎症時の生体防御の TNF の役割も注目されるようになり，種々の炎症反応の中心的なメディエーターとして考えられている．食細胞に対し貪食能，血小板活性化因子産生能，エイコサノイド産生能，活性酸素産生能などを活性化する．また，IL-8, G-CSF も誘導する．autocrine的に TNF-α 自身を産生することから，一度 TNF-α が放出されると食細胞の集積や活性化が増幅され，炎症反応が拡大する可能性がある．また，endocrine 的に発熱やグルココルチコイドの誘導に関与していることが示唆されている．

〔辻　宏和・向田直史・松島綱治〕

文　献

1) Hannum, C. H. et al.: Interleukin-1 receptor antagonist activity of a human interleukin-1 inhibitor. Nature, **343**, 336 (1990)
2) Symons, J. A. et al.: Purification and characterization of novel solbule receptor for interleukin 1. J. Exp. Med., **174**, 1251 (1991)
3) Stylianou, E. et al.: Interleukin 1 induces NF-κB through its type I but not its type II receptor in lymphocytes. J. Biol. Chem., **267**, 15836 (1992)
4) Hirano, T. et al.: Complementary DNA for a novel human interleukin (BSF-2) that induces B lymphocytes to produce immunoglobulin. Nature, **324**, 73 (1986)
5) Van Snick, J.: Interleukin-6: anoverview. Ann. Rev. Immunol, **8**, 253 (1990)
6) Suematus, S. et al.: IgG 1 plasmacytosis in interleukin 6 transgenic mice. Proc. Natl. Acad. Sci. USA, **86**, 7547 (1989)
7) Kopf, M. et al.: Impaired immune and acute-phase responses in interleukin-6-deficient mice. Nature, **368**, 339 (1994)
8) Fattori, M. et al.: Defective in flammatory responses in interleukin 6-deficient mice. J. Exp. Med., **180** (4), 1243 (1994)

9) Yoshimura, T. *et al.*: Purification of a human monocyte-derived neutrophil chemotactic factor that has peptide sequence similarity to other host defence cytokine. *Proc. Natl. Acad. Sci. USA*, **84**, 9233 (1987)
10) Matsushima, K. *et al.*: Molecular cloning of a human monocyte-derived neutrophil chemotactic factor (MDNCF) and the induction of MDNCF mRNA by interleukin 1 and tumor necrosis factor. *J. Exp. Med.*, **167**, 1883 (1988)
11) Sekido, N. *et al.*: Prevention of lung reperfusion injury in rabbits by a monoclonal antibody against interleukin-8. *Nature*, **365**, 654 (1993)
12) Vilcek, J. *et al.*: Tumor necrosis factor. New insights into the molecular mechanisms of its multiple actions. *J. Biol. Chem.*, **266**, 7313 (1991)

16. 免疫機能分子群とその機能

免疫系はT細胞，B細胞，マクロファージなどの機能的に異なる細胞群から構成され，それらの間での直接的な接触，あるいは産生されるサイトカインを介した相互作用によって調節されている．免疫系の構成員はその大多数が特定の組織に定着せずに生体内を循環しており，その機能を遂行する際には，一時的に特定のリンパ組織あるいは他の組織内に移行する．そのため，免疫系の調節には免疫系の細胞間での相互作用のみならず，各種の組織を構築する血管内皮細胞や間質細胞，あるいは細胞外基質（ECM）などとの相互作用に関わる多くの接着分子が関与する．近年，このような機能分子はその構造的な特徴からいくつかのファミリーに分類されている．ここではその代表的なものを紹介するとともに，炎症部位への白血球浸潤と免疫調節におけるそれらの分子の役割を概説する．

（1） Ig スーパーファミリー（IgSF）

免疫グロブリン（Ig）は，60〜80アミノ酸を隔てて存在する2個のシステイン残基間のS-S結合によって形成される約110アミノ酸からなる特徴的なドメイン構造を有している．その後，T細胞レセプター（TCR）や主要組織適合抗原（major histocompatibility complex; MHC）を含め，多くの Ig 類似のドメインを有する分子が同定され，Ig スーパーファミリー（IgSF）と総称されている．図 I.37 には主に免疫系に関与する分子を示したが，すべて認識と接着に働くことが明らかとなっている．このなかで NCAM は NCAM 自身をリガンドとしたホモフィリックな細胞間結合に働くが，CD4, CD8, CD2, CD28 はそれぞれ同じ IgSF に属する MHC クラスII，クラスI，LFA-3，B7（CD80）をリガンドとして結合する．また，ICAM-1/ICAM-2 と VCAM-1 はそれぞれインテグリンファミリーに属する LFA-1 と VLA-4 に結合する．

（2） インテグリンファミリー

インテグリン（integrin）は，もともとニワトリのフィブロネクチンレセプター（$\alpha_5\beta_1$）に対して，細胞外の情報を細胞骨格に伝達（integrate）する分子という意味でつけられた名称である．その後，この分子と血清学的にあるいは構造上類似する多くの分子が同定され，インテグリンファミリーと総称されている．インテグリンはすべて 140〜200 kDa の α 鎖と 90〜110 kDa（180〜200 kDa の β_4 は例外）の β 鎖が非共有結合したヘテロダイマーである．一般にインテグリンのリガンドとの結合は Ca^{2+} や Mg^{2+} といった二価金属イオン依存性で，また，温度依存性であることが特徴となっている．現在，少なくとも 14 種の α 鎖と 8 種の β 鎖から構成される 20 種のインテグリン分子が知られている（表 I.12）．IgSF に属する ICAM や VCAM-1 をリガンドとする LFA-1 や VLA-4，あるいは E-カドヘリンをリガンドとする $\alpha_E\beta_7$ を例外として，インテグリンは一般にコラーゲンやラミニン，フィブロネクチンといった ECM に対する受容体として働く．

（3） セレクチンファミリー

セレクチンファミリーに属する分子として現在，L-セレクチン，E-セレクチン，P-セレクチンの3種が知られているが，すべてN末端側から，Ca^{2+} 依存性（C型）レクチン様ドメイン（L），EGF様ドメイン（E），複数の補体調節タンパク様ドメイン（C）を含む共通構造を有している（表 I.13）．N末端にレクチン様ドメインを有

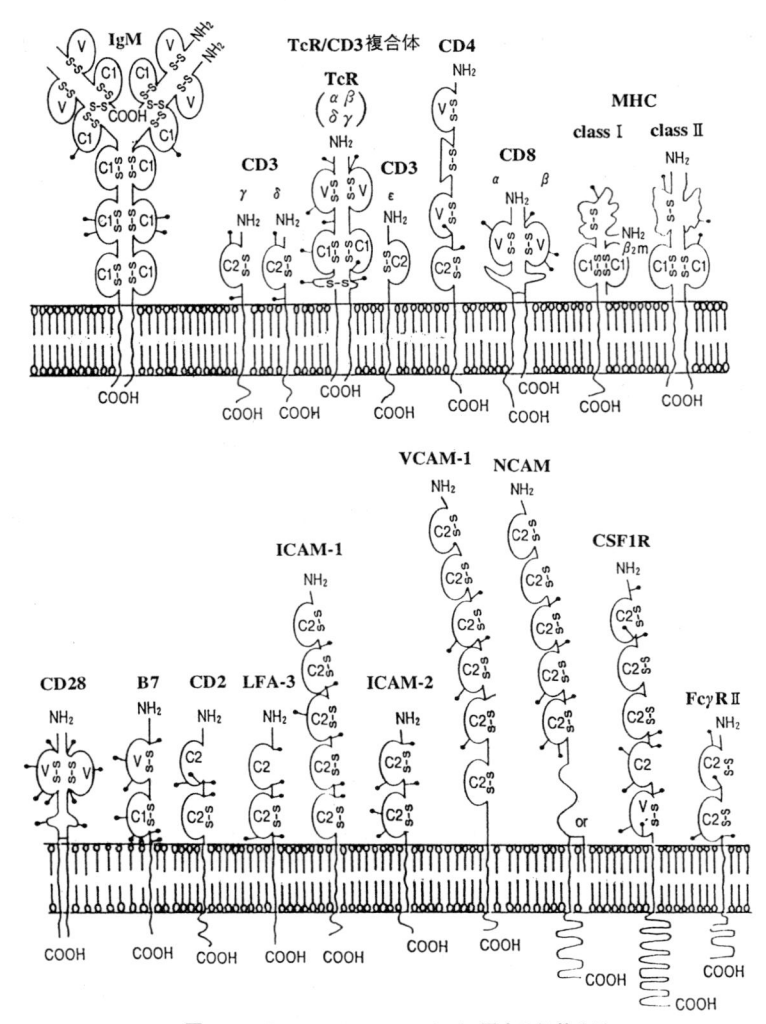

図 I.37 Ig スーパーファミリーに属する接着分子
Ig スーパーファミリーに属する分子が有する Ig 様ドメインは，Ig の可変部（V 領域）あるいは定常部（C 領域）の二次構造上の特徴との類似性から V-Set, C1-Set, C2-Set の 3 つに分類される．

することから予想されるように，sialyl Lewis X や sialyl Lewis A といった糖鎖を認識して，主に白血球と血管内皮細胞との結合に関与している．

(4) 炎症部位への白血球浸潤

白血球と血管内皮細胞間の相互作用は，侵襲局所での炎症反応や免疫反応を遂行する白血球の浸潤を調節する重要な過程である．ここでは上記の多くの接着分子が多様な白血球の選択的動員に働くことが知られている．炎症局所への白血球浸潤過程には図 I.38 に示すようないくつかの過程が含まれている[1]．細菌由来の LPS (lipopolysaccharide) やマスト細胞から放出されるヒスタミン，TNF (tumor necrosis factor) は局所の血管内皮細胞を活性化して P-セレクチンや E-セレクチン，あるいは ICAM-1 や VCAM-1 といった白血球上のインテグリンに対するリガンドを発現させる．fMLP や LTB_4 (leukotriene B_4) などの走化因子により血管内皮に引きつけられた白血球はまず，白血球上および血管内皮上のセレクチ

表 I.12 インテグリンファミリーに属する分子

サブユニット構成（別称）	リガンド	免疫系での主な役割
$\alpha_1\beta_1$ (VLA1)	CL, LM	活性化T細胞のCL, LM結合
$\alpha_2\beta_1$ (VLA-2)	CL, LM	活性化T細胞のCL, LM結合
$\alpha_3\beta_1$ (VLA-3)	CL, LM, FN, epiligrin, entactin	CLによるT細胞活性化増強
$\alpha_4\beta_1$ (VLA-4)	FN, VCAM-1	好中球を除く白血球の浸潤と活性化
$\alpha_5\beta_1$ (VLA-5)	FN	FNによるT細胞活性化増強
$\alpha_6\beta_1$ (VLA-6)	LM	LMによるT細胞活性化増強
$\alpha_7\beta_1$	LM	?
$\alpha_8\beta_1$	?	?
$\alpha v\beta_1$	FN, VN	?
$\alpha_L\beta_2$ (LFA-1)	ICAM-1, ICAM-2, ICAM-3	白血球の浸潤と活性化
$\alpha_M\beta_2$ (Mac-1)	iC3b, FB, Factor X, ICAM-1	補体レセプター 単球, 顆粒球の浸潤と活性化
$\alpha_X\beta_2$ (p150, 95)	iC3b, FB	補体レセプター 単球, 顆粒球の浸潤と活性化
$\alpha_{IIb}\beta_3$ (gpIIb/IIIa)	FB, FN, VN, VWF, TSP	血小板の凝集, 粘着
$\alpha v\beta_3$ (VNレセプター)	VN, FB, FN, VWF, TSP	活性化T細胞のFN結合 マクロファージによる死細胞の貪食
$\alpha_6\beta_4$	LM	未熟胸腺細胞に発現
$\alpha v\beta_5$	VN	?
$\alpha v\beta_6$	FN	?
$\alpha_4\beta_7$	MadCAM-1, VCAM-1, FN	粘膜組織へのリンパ球ホーミング
$\alpha_E\beta_7$	E-cadherin	上皮内リンパ球の局在化
$\alpha v\beta_8$	?	?

CL: コラーゲン, LM: ラミニン, FN: フィブロネクチン, VN: ビトロネクチン, FB: フィブリノーゲン, VWF: フォンビルブランド因子, TSP: トロンボスポンジン.

表 I.13 セレクチンファミリーに属する分子

分子名	ドメイン構造	分布	リガンド
L-セレクチン	L-E-C 2	白血球上	血管内皮細胞上のGlyCAM-1, CD34, MadCAM-1の糖鎖
E-セレクチン	L-E-C 6	活性化された血管内皮細胞上	白血球上のsialyl Lewis X, sialyl Lewis A
P-セレクチン	L-E-C 9	活性化された血管内皮細胞および血小板上	好中球・単球上のPSGL-1の糖鎖, sialyl Lewis X, sialyl Lewis A, sulfatide

GlyCAM: glycosylation-dependent cell adhesion molecule, MadCAM: mucosall adressin cell adhesion molecule, PSGL: P-selectin glycoprotein ligand.

ンを介した弱い接着により血管内皮表面をころがり始める（ローリング）．このローリングにより局所への滞留時間が長くなった白血球は，活性化された内皮上の PAF や IL-8, MIP-1 といったキモカインにより活性化され，LFA-1 や Mac-1, VLA-4 といった白血球上のインテグリンのリガンドに対する親和性で高まる．これらのインテグリンは血管内皮上に発現増強した ICAM-1 や VCAM-1 に結合し，白血球の内皮への強い接着が起こり，次々と組織内や浸潤していく．このように，セレクチンとインテグリンはそれぞれ異なった過程で中心的な役割を果たしており，これらの分子あるいはそのリガンドを標的とした抗体などの投与により，強い抗炎症効果が認められている．

（5） T 細胞活性化の調節

抗原特異的なT細胞活性化過程において中心的な役割を果たすのは TCR であるが，T細胞が抗原提示細胞（APC）上の抗原ペプチド/MHC を認識するためには，LFA-1/ICAM-1 や CD2/LFA-3（CD58）あるいは CD28/B7 を介した細胞間結合が必要となる[2]．最近になって，これらの分子は T 細胞-APC 間結合に働いて TCR による抗原

16. 免疫機能分子群とその機能

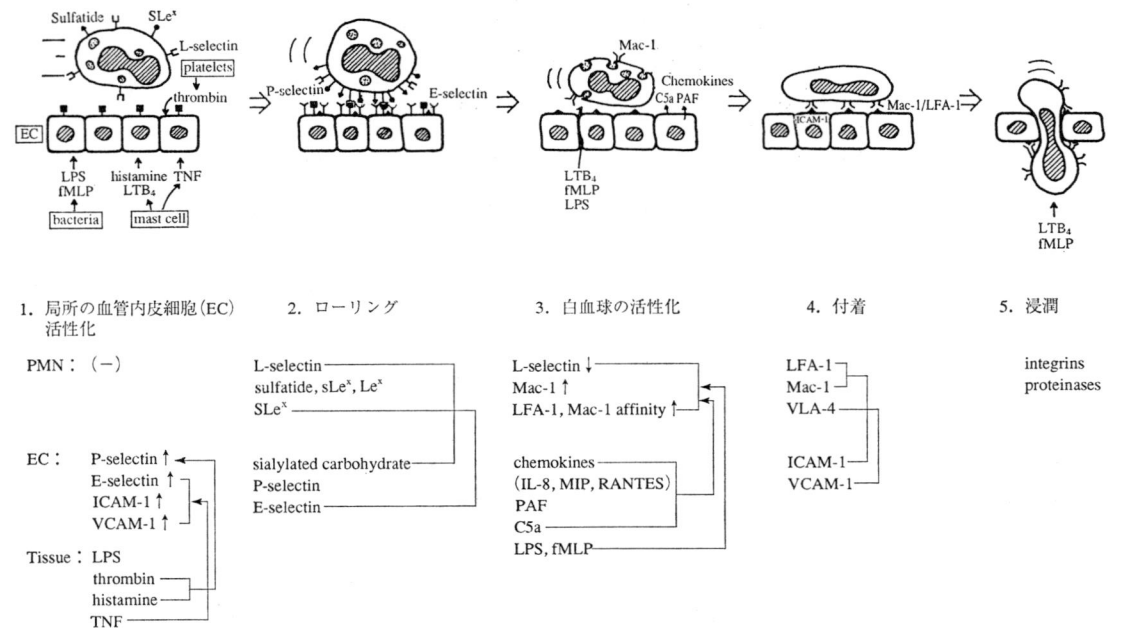

図 I.38 炎症部位への白血球浸潤過程

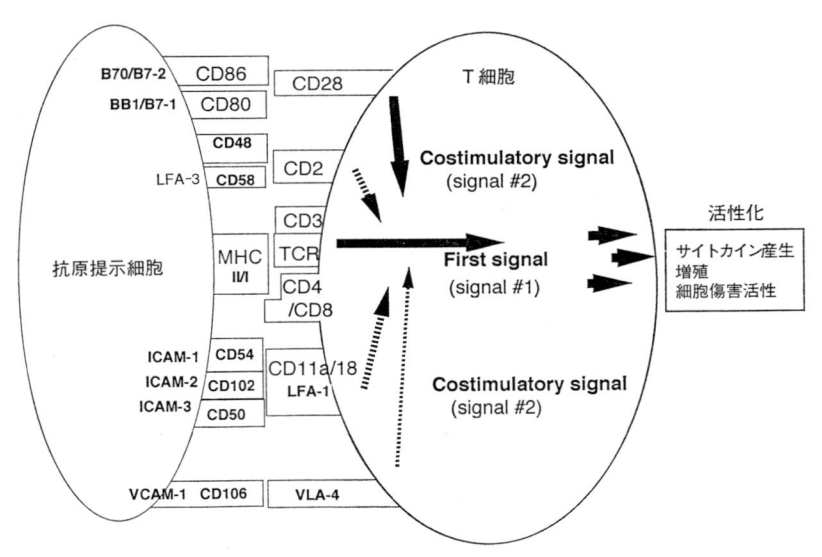

図 I.39 T細胞活性化の costimulatory signal

認識を助けるだけではなく，T細胞の活性化に必須な第2シグナル（costimulatory signal）を与えることが明らかになってきた[3,4]（図I.39）．さらに，この costimulatory signal 非供与下に TCR を介した第1シグナルを与えられたT細胞は，単に活性化されないだけではなく，その後の刺激にも反応しえない不応答状態に陥ることが知られている．つまり，特定の抗原に対する免疫応答が成立するか，逆に寛容が成立するかは，costimulatory signal を与える機能分子によって決定される．このような costimulatory signal を与える APC 上の分子として，T細胞上の CD28 に対するリガンドである B7（CD80）や B70（CD86）が知られている．これらの分子はその発現が一般にマクロファージや活性化B細胞といった一部の免疫系の細胞（professional APC）に限局されて

表 I.14 TNF レセプターファミリーに属する分子

分子名	リガンド	免疫系での主な機能
TNFR I (p55)	TNF-α, LT-α*	細胞傷害,リンパ球単球の活性化
TNFR II (p70)	TNF-α, LT-α*	リンパ球・単球の活性化
TNFR rp	LT-αβ2	細胞傷害,リンパ節形成
Fas	FasL	細胞傷害
CD 40	CD 40 L	B細胞・単球の活性化
CD 27	CD 27 L	T細胞の活性化
CD 30	CD 30 L	リンパ球の活性化,細胞傷害
4-1 BB	4-1 BBL	T細胞の活性化
OX 40	OX 40 L	T細胞の活性化

TNF: tumor necrosis factor, LT: lymphotoxin, R: receptor, L: ligand.
*: 可溶性のLT-αトリマーを除いてすべてのリガンドはII型膜タンパクとして発現する.

いる. costimulator を発現していない実質臓器の細胞による自己抗原の提示は,自己反応性T細胞を不活化することにより,末梢での自己寛容を維持するのに寄与している. また,これらの costimulator を標的とした抗体の投与により,抗原特異的寛容の人為的導入も可能となっている.

(6) TNF レセプターファミリー

上述のような機能分子群のほかに,最近になって免疫系のエフェクター機能を媒介する新たな分子群として注目されているのが TNF レセプターファミリーである[5] (表 I.14). その代表である TNF レセプターはサイトカインレセプターとして知られてきたが,分泌型のみのLT-α三量体を除けば,TNF-α を含む他のリガンドはすべて C 末端を細胞外に露出したII型膜タンパクとして発現され,標的細胞との細胞間相互作用により,細胞傷害や活性化といったエフェクター機能を媒介する.

おわりに

免疫系の調節に関わる種々の機能分子を紹介してきたが,これらの分子を標的とすることにより,移植やアレルギー,自己免疫疾患の治療,あるいは癌の免疫療法への応用も可能となってきている.

〔八木田秀雄〕

文献

1) Butcher, E. C.: Leukocyte-endothelial cell recognition; Three (or more) steps to specificity and diversity. *Cell*, **67**, 1033 (1991)
2) Springer, T. A.: Adbesion receptors of the immurn system. *Nature*, **346**, 425 (1990)
3) Mueller, D. L., Jenkins, M. K. and Schwartz, R. H.: Clonal expansion versus functional clonal inactivation; A costimulatory signalling pathway determines the outcome of T cell antigen receptor occupancy. *Ann. Rev. Jmmunol.*, **7**, 445 (1984)
4) 八木田秀雄: 細胞間相互作用による免疫系の調節. 実験医学, **12**, 2153 (1994)
5) Smith, C. A., Farrah, T. and Goodwin, R. G.: The TNF receptor superfamily of cellular and viral proteins; Activation, costimulation, and death. *Cell*, **76**, 959 (1994)

17. 即時型アレルギーの発現機序

アレルギー (allergy) という概念は，ウィーン大学小児科教授を務めた von Pirquet (1874-1929) によって1906年に提唱されたのがその初めである[1]．ギリシャ語の allos (altered) と ergon (action) を組み合わせたもので，生体の変化する反応能力を捉えた天才的な深い洞察を含む概念であった．1902年にフランスの Richet (1850-1935) によってアナフィラキシー現象がすでに報告されており，さらに同時期 (1903年) に Arthus によってアルサス反応が発見され，Koch によるツベルクリンも開発されていた．北里柴三郎 (1852-1931) と Behring は，破傷風，ジフテリアの血清療法の際に血清病を観察し，Pirquet と同僚の Schick も，猩紅熱の血清療法で同様な病態を観察しており，この血清病は1905年 Schick によって報告された．

アナフィラキシー，アルサス反応，血清病，ツベルクリン反応の背後に共通の機構を想定した Pirquet の洞察は真に鋭く，優れた臨床医としての豊富な体験を背景にして初めて可能となったものであろう．病気の経過中，治療によって，あるいは実験的に，体内に取り込まれたり，投与された異物 (抗原) に対して，2回目以降の侵入時には生体の反応能力が劇的に変化している，すなわち生体反応の量的，質的，時間的な変化が捉えられている．後に Coombs と Gell によって，アレルギーは4つの基本型に分類されたが (1963年)，その中で即時型アレルギーは本来，免疫グロブリンによって媒介されるⅠ，Ⅱ，Ⅲ型を包括するものであった．近年，アレルギーという用語そのものが，IgEによるⅠ型アレルギーを直接指すような使われ方をするが，もとは四次元のパースペクティブを持つ広い大きな概念であり，すべての免疫現象を含むものであることを忘れてはならない．

現代では，過剰に発現して生体に害を及ぼすようになった免疫現象に対して，主として過敏症の側面からアレルギーは解析される．本稿では主にⅠ型アレルギーの発現機序について検討するが，必要に応じてⅡ，Ⅲ型についても言及する．

(1) 遺伝的素因

多くのアレルギー疾患に家族集積性があり，遺伝的素因に基づいて環境との相互作用の中でアレルギーが顕在化するものと考えることができる．アトピー (Coca and Cooke, 1923) 素因と呼ばれる遺伝的素因の実体は長い間不明であったが，石坂公成による IgE の発見[2]以降，現在では IgE を産生しやすい体質という側面から解析が進んでいる．アトピー性疾患に関する双生児の調査が数多く報告されているが，35歳以上を対象にした場合と，アトピー性疾患が高頻度にみられる10歳以下の小児を対象にした場合とでは，その結果が大きく異なるという．10歳前後の一卵性双生児では症状の一致率がほぼ100％であるのに対して，35歳以上では25％と低下し，加齢とともに環境要因の関与の大きくなることが示唆されている．家系調査をみると，両親あるいは片親にアトピー性疾患がある場合に，その子供が高い確率でアトピー性疾患を発症することは間違いないと思われる．両親にアトピーがあると50〜80％の子供に発症し，片親にある場合は30％，両親ともなければ10％程度の発症であるという．

IgE の発見以降，アトピー素因の実体がはじめて IgE と関係づけられたわけだが，この素因には少なくとも3つの遺伝的指標があり，すべてを単一遺伝子で統一的に説明できるとは考えられない．すなわちアトピー素因は，多因子遺伝によって規定されるものと考えるのが最も妥当であると

思われる．① 抗原特異的な IgE 産生の亢進，② 抗原特異性を問わないポリクローナルな IgE 産生の亢進，③ 標的臓器の相対的な反応性亢進（気道過敏性や皮膚の過敏性など）の3つの指標のうち，③ は繰り返された慢性炎症の結果である可能性もあり，多くの要素が複雑に関係していて，遺伝的な解析が困難である．比較的解析が進んでいると思われる ① について検討しながら，即時型（I 型）アレルギーの発現機序を概観する．

（2） 抗原特異的な IgE 産生の機序

過剰な免疫反応であるアレルギーへと至る反応も，抗原提示細胞による抗原の取り込みからスタートするわけであるが，マクロファージ，皮膚のランゲルハンス細胞やB細胞などの抗原提示細胞のうち，B細胞が抗原提示細胞としてT細胞と cognate interaction を行い，B細胞が抗原特異的な IgE 産生細胞へと分化する系を考えてみよう（図 I.40）．B細胞上の BCR〔B細胞レセプター：膜型免疫グロブリン(sIg)〕に抗原が結合するところから，この系は始まる．すなわち，sIg はその V 領域において抗原を捕捉するので，そのためには Ig のレパートリーとして，その抗原エピトープに対応する V 遺伝子の存在と適正な V, D, J 遺伝子の再構成が必要とされる．次に抗原を結合したこの BCR(sIg) はエンドサイトーシスによって細胞内に取り込まれ，エンドソームの中でプロセシングを受けることになるが，そのときに働くプロテアーゼにも選択性のある可能性が指摘されている．

プロセスされた抗原ペプチドは，MHC（主要組織適合抗原複合体）クラス II 分子（ヒトではHLA クラス II）によって細胞膜上に提示されるが，このステップにおいて HLA クラス II 分子が遺伝的に規定されている．クラス II 分子は DR, DQ, DP の3つの亜領域の遺伝子によってコードされ，それぞれ A, B 2つの遺伝子に由来する α, β鎖ヘテロダイマーから構成される．クラス II 分子の多型は主として B 遺伝子第2エクソンの多型に由来する．

抗原ペプチドを結合した MHC クラス II 分子は，次にT細胞上の TCR（T細胞レセプター）によって認識される．したがって，このステップにおいては当然 TCR のレパートリーが問題にな

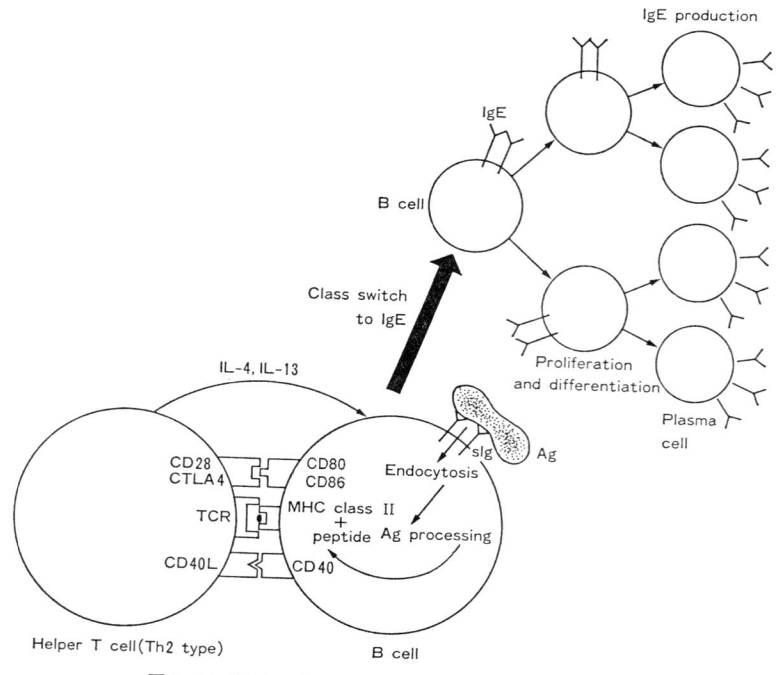

図 I.40　T-B cell cognate interaction による IgE 産生

る. さらに, この T-B 細胞の cognate interaction に参加する T 細胞が産生するサイトカインプロフィルが重要である. Th1 タイプであるのか Th2 タイプであるのかによって, IgE へのクラススイッチが左右される. 特に IL-4, IL-13 の産生の有無が重要となる.

(3) Th1, Th2 細胞と IgE 産生

マウスの CD4$^+$ T 細胞 (ヘルパー T 細胞) のサイトカイン産生プロフィルによって, Th1 細胞と Th2 細胞の区別がなされ, その後ヒトでも同様の分類がなされている[3]. しかしながらこのサイトカイン産生パターンは, 正規分布の問題であり不可逆的に固定されたものではなく, Th1, Th2 のバランスで免疫調節を考えるパラダイムも相対的には有効な局面が有りうるとしても, 当然限界のあることを念頭に置くべきであろう. 表 I.15 に Th1, Th2 細胞のサイトカインプロフィルを示すが, Th1 細胞は主として細胞性免疫に関与し, Th2 細胞は主として液性免疫に関与するとされている. 別項に詳述されるので, ここでは簡単に IgE 産生との係わりに焦点を絞って概観する.

表 I.15 Th1, Th2 細胞により合成・分泌されるサイトカイン

サイトカイン	Th1 細胞	Th2 細胞	IgE 産生
IL-2	++	−	↓
IFN-γ	++	−	↓
TNF-β	++	−	
GM-CSF	++	+	
TNF-α	++	+	↑
IL-3	++	++	
IL-4	−	++	↑
IL-5	−	++	↑
IL-6	−	++	↑
IL-10	−	++	
IL-13	−	++	↑

↑促進, ↓抑制.

図に示すように (図 I.41), CD4$^+$ ナイーブ T 細胞が抗原により刺激されると, Th1, Th2 両タイプのサイトカインを少量産生する Th0 細胞へ分化し, IFN-γ, IL-12 によって Th1 細胞へ, IL-4 によって Th2 細胞へと分化する. ここで一番問題となるのは, Th0 から Th2 細胞へと分化す

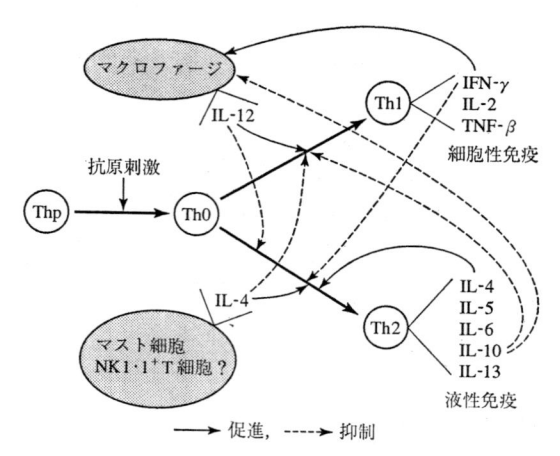

図 I.41 CD4$^+$ ナイーブ T 細胞から Th1, Th2 細胞への分化

る時に必要とされる IL-4 の由来である. 一つの可能的ソースはマスト細胞であり, もう一つの可能性は, 最近注目を集めている NK1·1$^+$ T 細胞と呼ばれる特殊な T 細胞が CD1 分子と反応して活性化され, 産生する IL-4 である[4]. この場合の問題は, NK1·1$^+$ T 細胞が IL-4 と同様に INF-γ も, 多量に産生することである[5]. Th1 細胞と Th2 細胞は主として分泌するサイトカインを介して互いの分化を制御していると同時に機能を調節しあっているが, 相互に表現型を変化させることができることを含めて柔軟に考えるべきであろう.

(4) 高親和性 IgE レセプターを介したマスト細胞の活性化

即時型 (I 型) アレルギーを惹起する IgE は, アレルギーの標的臓器である気道, 消化管の粘膜や皮膚, その所属リンパ節などで産生され, アレルギーの中心的なエフェクター細胞であるマスト細胞や好塩基球に, 高親和性 IgE レセプター (FcεRI) を介して結合する. 単量体の IgE のみでは FcεRI を活性化できないが, スギ花粉症の場合はスギ花粉, ダニアレルギーの場合はダニ抗原などの多価抗原が, FcεRI に結合してそれぞれの抗原に特異的な IgE を架橋すると, FcεRI が凝集, マスト細胞は活性化され, ヒスタミンやロイコトリエンをはじめとする化学伝達物質やサイトカインが放出され, アレルギー性炎症へ向け

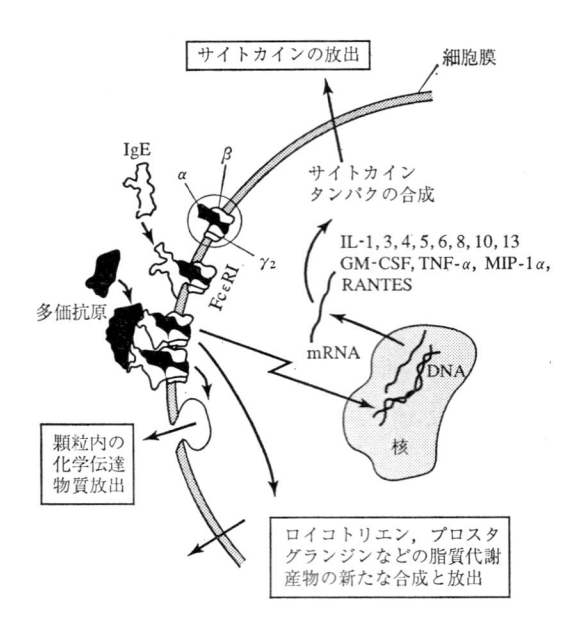

図 I.42 FcεRI を介したマスト細胞からのケミカル
メディエーター，サイトカインの放出

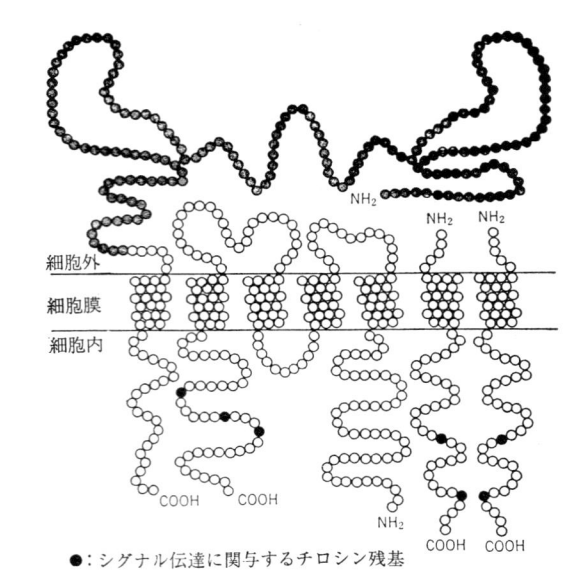

図 I.43 FcεRI 四量体モデル
上方に細胞外ドメイン，中間に細胞膜ドメイン，下方
に細胞内ドメインを示す．左方に細胞外ドメインを主
とする α 鎖，中間に β 鎖，右方にホモダイマーを形
成する γ 鎖を示す．α 鎖細胞外ドメインの着色部分が
可溶化 FcεRI α 鎖に対応する．

●：シグナル伝達に関与するチロシン残基

てその効果相が始動する（図 I.42）．この節では
FcεRI の構造と機能を概観し，活性化されたマス
ト細胞とアレルギー性炎症の関係について考察を
加える．

a) FcεRI の構造と機能

FcεRI は極めて高い親和性（$K_A=10^{10}\,\mathrm{M}^{-1}$）を
もって Fcε 鎖を特異的に結合するレセプターであ
る．当初 FcεRI はマスト細胞と好塩基球に選択
的に発現しているレセプターとして同定された
が，最近になって皮膚のランゲルハンス細胞，一
部の好酸球，単球，血小板などにも発現している
ことが明らかにされ，新しくその発現が確認され
たこれらの細胞における FcεRI の役割に興味が
持たれている．

抗原を認識するレセプターは TCR, BCR, FcR
いずれも複数のサブユニットから構成され，
MIRR（multichain immune recognition receptor）
として一つのグループにまとめられる．これらの
レセプターは免疫グロブリンスーパーファミリー
に所属するリガンド結合サブユニットと，共通の
モチーフをもつシグナル伝達サブユニットが分化
しており，高度に進化したレセプターである．
MIRR の原型となったレセプターが FcεRI であ
り，1989年にすべてのサブユニットの遺伝子
（cDNA）が単離され，遺伝子導入によるレセプタ
ーの再構築にも成功し，マスト細胞活性化機構の
分子的探究が可能となった[6,7]．

FcεRI は 3 種類の異なるサブユニットが非共
有結合によって緩く会合した四量体構造をとる．
細胞外ドメインを主体とし，IgE を結合するリガ
ンド結合サブユニットである α 鎖 1 個，細胞膜ド
メインを主体とする β 鎖 1 個，細胞内ドメインを
主体として，ジスルフィド結合によってホモダイ
マーを形成する γ 鎖からなる四量体（α, β, γ_2）
である（図 I.43）．このレセプターには総計 7 個
の膜貫通ドメインが存在する．いずれのサブユニ
ットにも内因性の酵素活性は同定されていない．

i) FcεRI α 鎖 Fcε 鎖を高親和性結合（$K_A=10^{10}\,\mathrm{M}^{-1}$）する機能は，α 鎖細胞外ドメインに
局在する[8,9]．この細胞外ドメインには，高度に
糖鎖修飾を受けた免疫グロブリン相同ドメインが
2 個存在し，α 鎖が免疫グロブリンスーパーファ
ミリーの一員であることを示している．また，2
番目のドメインが IgE 結合に必須であることが明
らかになっている．α 鎖欠失マウスが作製され，

このマウスではアレルギー反応が惹起されないことが確認され，FcεRIのアレルギーにおける不可欠の役割が，直接 in vivo で初めて明らかになった[10]．

遺伝子操作により組換え型の可溶化ヒトFcεRI α鎖が作製され，この可溶化α鎖は，IgEを特異的に捕捉することによって，IgE-FcεRIの高親和性結合を阻害し，アレルギー反応を予防的にあるいは治療的に抑制できることが示された[9,11]．さらに可溶化α鎖はB細胞上の膜型IgEに結合して，IgE産生を特異的に抑制することも明らかになった[12]．

ii) FcεRI β鎖　β鎖はアミノ（N）末端，カルボキシル（C）末端の両方を細胞内に持ち，細胞膜を4回貫通する疎水性の高いサブユニットで，シグナル伝達に関与する．マウス，ラットではFcεRIの細胞膜への発現にβ鎖が必須であるが，ヒトでは必須でないことが確認され，ヒトのFcεRIは（α, β, γ₂）と（α, γ₂）の2つの型をとりうることが明らかになった．β鎖のC末端側の細胞内ドメインには，チロシン残基を2個含むITAM（immune tyrosine-based activation motif）と呼ばれるMIRRのシグナル伝達分子に共通のモチーフが存在し，プロテインキナーゼが会合するモジュールを構成している．

iii) FcεRI γ鎖　γ鎖はFcεRIの細胞膜への発現とFcεRIを介したシグナル伝達に必須の分子である．種を超えてよく保存されており，マウス，ラット，ヒトの間で90％のアミノ酸が一致する．システインを介したジスルフィド結合によりホモダイマーを形成し，CD3ζ, η鎖とホモロジーの高い分子である．細胞外部分は非常に短く5残基のみで，相対的に長い細胞内ドメインを保有し，ITAMのモチーフが存在する．γ鎖は最初FcεRIのサブユニットの一つとして同定されたが，その後FcRの共通のサブユニットとしてFcγRⅢ[13]，FcγRI[14]，FcαR[15,16]にも会合していることが判明した（図 I.44）．さらにTCR[17]とも会合し，特に腸管のγδT細胞はこのFcRγ鎖を選択的に使っている．

最近FcRγ鎖欠失マウスが作製され[18]，このマ

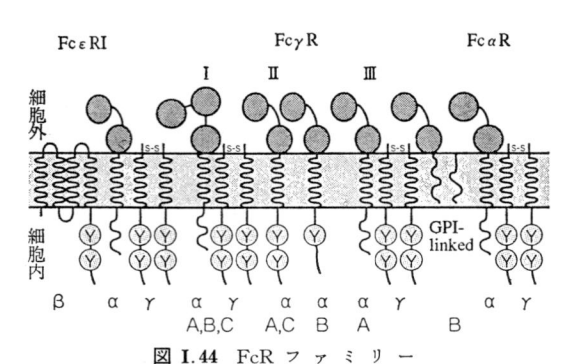

図 I.44　FcRファミリー
〜Ⓨ〜Ⓨは2つのチロシン残基（Y）を含むITAMのモジュールを表す．

ウスでは，Ⅰ型はもちろんのこと溶血性貧血（Ⅱ型），アルサス反応（Ⅲ型）などのⅡ型あるいはⅢ型アレルギーも惹起されないことが判明している[19]．つまりⅠ〜Ⅲ型アレルギーは，すべてFcRγ鎖と会合し，機能を持ったFcRを発現した細胞によって引き起こされることが証明されたことになる．

b) マスト細胞はアレルギー性炎症を始動する

IgE-抗原複合体によって誘起されるⅠ型アレルギー反応には，即時相と遅発相の二相性反応のあることが知られている．好酸球などを主体とする炎症性細胞の浸潤によって特徴づけられる遅発相の反応は，慢性化へと向かうアレルギー性炎症の初期相を理解するための一つのモデルとなりうる．即時相と遅発相をつなぐmissing linkは，マスト細胞の産生，放出するサイトカイン（IL-4, IL-13, TNF-αなど），そして血管内皮細胞に発現誘導される接着分子（VCAM-1，ICAM-1など）の側面から，分子的に解明されつつある（図 I.45）．

全身性アナフィラキシーを除いて，アレルギー性鼻炎，結膜炎，気管支喘息，消化管アレルギーあるいはアトピー性皮膚炎などのアレルギー疾患は，いずれも外界からの抗原（アレルゲン）に曝される部位の局所における臓器特異的疾患であるという側面を持つ．マスト細胞が脱顆粒した局所の，走化性因子（LTB₄, PAF, RANTESなど）の濃度勾配に応じて，末梢の病変局所へと流

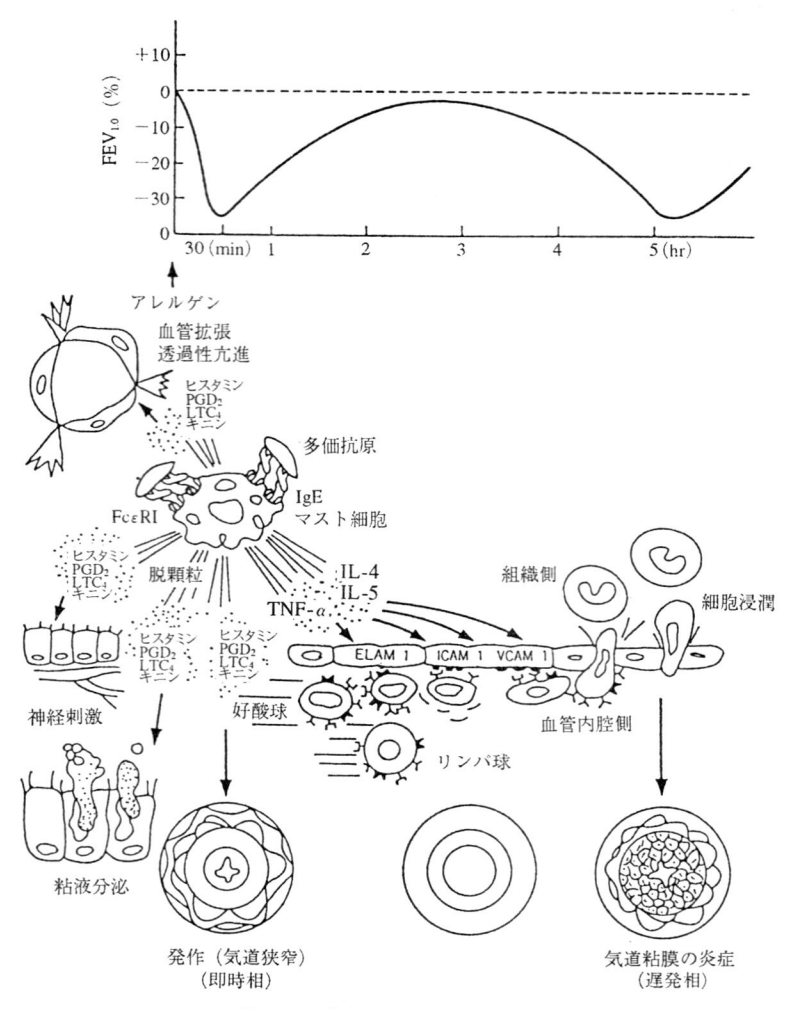

図 I.45 喘息反応の即時相と遅発相

血中から遊走，集積した好酸球，好塩基球などの分化の最終段階にある炎症細胞はその場で活性化され脱顆粒した後，多くはアポトーシスなどにより死滅してゆくものと思われる．したがって慢性炎症の場には，これらの細胞を流血中から次々に呼び寄せる原因が存在するはずである．

末梢組織の血管周囲に定着している多数のマスト細胞は，その原因を構成する細胞の有力な候補である．外界からの抗原の侵入があり，その抗原に対応するIgEが存在する限り，マスト細胞はその場で活性化され，しかも死滅することなく増殖する．慢性炎症の背後で，FcεRIを介してその炎症のサイクルを回しているマスト細胞を想定

して，治療の標的を絞る戦略が成立する所以である．

細胞間で対話を交わすための言葉としてサイトカインを考えると，サイトカインの働く場は，本来的にそのサイトカインが十分な濃度で存在する，サイトカインが分泌された局所である．血管周囲に多く存在するマスト細胞の放出するサイトカインは，その意味でもアレルギー性炎症の鍵を握るものと考えられる．Th0細胞からTh2細胞へのIL-4依存性の変換，IgE産生のクラススイッチに働くIL-4, IL-13などのソースとしても，マスト細胞の重要性を考えなければならない[20,21]．

さらに最近，活性化されたマスト細胞がCD40L

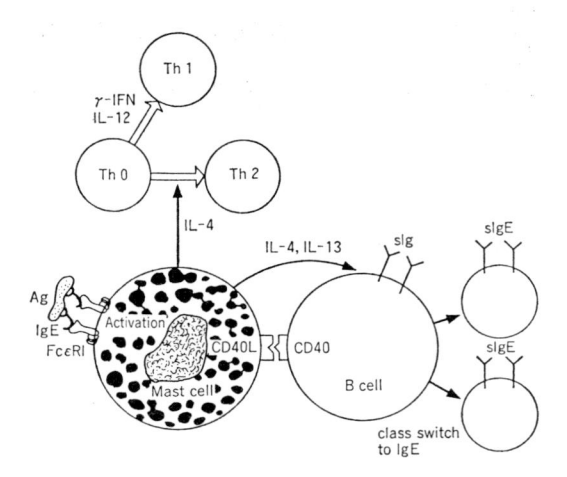

図 I.46 マスト細胞と B 細胞の相互作用による IgE 産生

（リガンド）を発現することが明らかにされ[20,22]，B 細胞側の CD 40 と結合することにより，マスト細胞の産生する IL-4, IL-13 と相まって B 細胞を IgE 産生へと分化させる（クラススイッチ）系が明らかとなり，リンパ節以外の炎症局所における IgE 産生の増強ループの存在が示唆されている（図 I.46）．

〔羅　智靖〕

文　献

1) von Pirquet, C. F.: Allergie. *München med. Wochenschr.*, **53**, 1457 (1906)
2) Ishizaka, K., Ishizaka, T. and Hornbrook, M. M.: Physicochemical properties of reaginic antibody. V. Correlation of reaginic activity with γE-globulin antibody. *J. Immunol.*, **97**, 840 (1966)
3) Mosmann, T. R. and Coffman R. L.: TH 1 and TH 2 cells; Different pattens of lymphokine secretion lead to different functional properties. *Annu. Rev. Immunol.*, **7**, 145 (1989)
4) Yoshimoto, T., Bendelac, A., Watson, C. et al: Role of NK1.1⁺ T cells in a T_H2 response and in immunoglobulin E production. *Science*, **270**, 1845-1847 (1995)
5) Arase, H., Arase, N., Ogasawara, K. et al.: *Proc. Natl. Acad. Sci. USA*, **89**, 6506 (1992)
6) Blank, U., Ra, C., Miller, L. et al.: Complete structure and expression in transfected cells of high affinity IgE receptor. *Nature*, **337**, 187 (1989)
7) Ra, C., Jouvin, M. H. and Kinet, J. P.: Complete structure of the mouse must cell receptor for IgE (FcεRI) and surface expression of chimeric receptors (rat-mouse-human) on transfected cells. *J. Biol. Chem.*, **264**, 15323 (1989)
8) Blank, U., Ra, C. and Kinet, J. P.: Characterization of truncated α chain products from human, rat and mouse high affinity receptor for immunoglobulin E. *J. Biol. Chem.*, **266**, 2639 (1991)
9) Ra, C., Kuromitsu, S., Hirose, T. et al.: Soluble human high-affinity receptor for IgE abrogates the IgE-mediated allergic reaction. *Int. Immunol.*, **5**, 47 (1993)
10) Dombrowicz, D., Flamand, V., Brigman, K. K. et al.: Abolition of anaphylaxis by targeted disruption of the high affinity immunoglobulin E receptor alpha chain gene. *Cell*, **75**, 969 (1993)
11) Naito, K., Ra, C. et al.: Soluble form of the human high affinity receptor for IgE inhibits recurrent allergic reaction in a novel mouse model of type I allergy. *Eur. J. Immunol.*, **25**, 1631-1637 (1995)
12) Yanagihara, Y., Kajiwara, K., Ra, C. et al.: Recombinant soluble form of the human high-affinity immunoglobulin E (IgE) receptor inhibits IgE production through its specific binding to IgE-bearing B cells. *J. Clin. Invest.*, **94**, 2162 (1994)
13) Ra, C., Jouvin, M. H., Blank, U. et al.: A macrophage Fcγ receptor and the mast cell receptor for IgE share an identical subunit. *Nature*, **341**, 752 (1989)
14) Scholl, P. R. and Geha, R. S.: Physical association between the high-affinity IgG receptor (Fc gamma RI) and the gamma subunit of the high-affintty Ig Ereceptor (FqRIg). *Proc. Natl. Acad. Sci. USA*, **90**, 8847 (1993)
15) Pfferkorn, L. C. and Yeaman, G. R.: Association of IgA-Fc receptors (FcαR) with FcεRIγ2 subunits in U 937 cells. *J. Immunol.*, **153**, 3228 (1994)
16) Saito, K., Ra, C. et al.: The receptor for immunoglobulin A (FcαR) physically associates with the γ subunit of the high-affinity IgE receptor (FcεRI). *J. Aller. Clin. Immunol.*, **96**, 1152-1160 (1995)
17) Orloff, D., Ra, C., Frank, S. et al.: Family of disulphide-linked dimers containing the ζ and η chains of the T-cell receptor and the γ chain of Fc receptors. *Nature*, **347**, 189 (1990)
18) Takai, T., Li, M., Sylvestre, D. et al.: FcR γ chain deletion results in pleiotropic effector cell defects. *Cell*, **76**, 519 (1994)
19) Sylvestre, D. L. and Ravetch, V.: Fc Receptors initate the arthus reaction; Redefining the inflammatory cascade. *Science*, **265**, 1095 (1994)
20) Jean, F. G., Sybille, H., Gonzalo, M. et al.:

Induction of human IgE synthesis in B cells by mast cells and basophils. *Nature*, **365**, 340 (1993)

21) Pawankar, R. U., Ra, C. *et al.*: IL-13 expression in the nasal mucosa of perennial allergic rhinitics. *Am. J. Resp. Crit. Care Med.*, **152**, 2059-2067 (1995)

22) 羅 智靖：アトピーと高親和性 IgE レセプター. 免疫 1995-96（岸本忠三編），pp. 224-231, 中山書店，東京（1995）

II. 免疫と疾患

1. 感染免疫

1.1 感染免疫総論

(1) 感染防御機序の基本
a) 初期防御系の役割

i) 細胞性防御因子 アメーバが微生物を捕食し，消化して栄養として利用することに，生体防御（感染防御として発現）の原点がみられる．二胚葉動物（海綿など）の体表層と胃腔壁との間の間充ゲル中に存在する遊走性食細胞に機能分化した細胞性防御因子の出発点が認められる．ヒトなどの高等哺乳動物においても，マクロファージ系細胞（血中の単球および成熟したマクロファージ）にこの流れが残されている．また細菌への対応へと特殊な機能を獲得した好中球，さまざまな化学物質を分泌する好酸球や好塩基球，リンパ球様の形態や機能を示す NK 細胞などが含まれる．

ii) 体液性防御因子 微生物に傷害を与え（殺菌物質），凝集させて感染単位数を減少させ（凝集素），食細胞による取り込みを促進させる機能を持つ物質（糖タンパクが多い）が多数存在する．微生物の表面だけで選択的に活性化され，強力な防御効果を発揮するよう，専門職化（プロフェッショナル）したものとして補体系が挙げられる．

b) 抗体依存性防御免疫

i) 中和反応，付着阻止反応 免疫系の防御効果の発現は主として初期防御系の防御因子を集中化させ，効率よく機能を発揮させることにある．しかし，異物側が毒素，酵素，ウイルスの場合，その抗原に結合し，本来付着すべき宿主側の細胞への付着を阻害する形で，抗体分子が単独で機能を発揮することもある（IgG 中和抗体，分泌型 IgA 抗体）．

ii) 補体依存性膜傷害効果 細菌やウイルス粒子の表面膜上に IgM 抗体や IgG 抗体が結合すると，補体は C1 から活性化され（古典経路），C5b～C9 複合体による巨大分子として膜攻撃複合体（MAC）が形成される．膜の内外を通じるトンネル状構造が形成され，内部の重要成分が漏出する．初期防御系の補体活性化第二経路によっても MAC は形成されるが，抗体存在下の方がはるかに効率がよい．

iii) 細胞・微生物間あるいは細胞・細胞間の付着 補体活性化産物の1つの C5a は好中球を血管系から外部へと移動させ，微生物の存在する場へと集合させる．IgG 抗体が集合してきた好中球膜表面の Fc レセプターと微生物の抗原との間をブリッジとなって結合させ，さらに好中球膜表面の C3b レセプターと微生物側に結合している C3b とが結合し，ブリッジを強化する．多くのタイプの防御因子（K 細胞）膜表面の Fc レセプターと異物的細胞の膜抗原との間を IgG が結合させ，K 細胞を活性化させて標的細胞破壊を起こさせる機序（ADCC）も機能発現の効率化として同じ流れによるものである．

c) 細胞性免疫

i) サイトカイン（産生）型感作リンパ球
CD4 陽性タイプの感作Tリンパ球は，単球走化性因子，マクロファージ遊走阻止因子，マクロファージ活性化因子（interferon-γ；IFN-γ）を産生し，微生物の存在する場へ多数のマクロファージを集合させ，活性化させて微生物の排除にあたらせる．

ii) 細胞傷害性Tリンパ球（CTL，キラーT細胞） CD8 陽性タイプの感作リンパ球は，異物的細胞（代表例：ウイルス感染細胞）の膜抗原に結合し，直接的に細胞傷害効果を発揮する．パ

ーフォリンによる巨大分子のトンネル状構造の形成やグランザイムと呼ばれる酵素の働きが，傷害効果の中心とされている．

d）T細胞活性化

i）Th1/Th2の方向づけ　免疫応答をプラスに調節するCD4陽性のヘルパーT細胞は，IL-2やIFN-γを産生するTh1タイプ（細胞性免疫優位へ）とIL-4, IL-5, IL-6, IL-10を産生するTh2タイプ（抗体産生優位へ）に分けられる．細胞性免疫が防御免疫の中心となる微生物に対しては，Th1タイプが誘導されると有効な防御免疫へと進むことになる．IFN-γはTh2タイプの出現を抑制し，IL-10はTh1タイプの出現を抑制するという相互調節作用も存在する．

ii）IL-12の役割　マクロファージ由来のIL-12の存在下では，CD4陽性のヘルパーT細胞はTh1タイプ優位に分化し，細菌（*Listeria*など），原虫（*Toxoplasma*），寄生虫（住血吸虫，*Leishmania*）に対する細胞性防御免疫が誘導されると報告されている．CD4陽性感作リンパ球が生菌免疫によってのみ，細胞性防御免疫の獲得へと進む背景につながると考えられる．

e）活性化マクロファージの特性

i）マクロファージ活性化　単球（血中の未熟型マクロファージ）については，炎症部位へ選択的に集合する機能はすぐれているが，食作用や異物消化などの能力は低い．この単球は，各臓器の定着マクロファージとして分化する，異物侵入の場に集合し，強力な異物処理細胞として働く，CD4陽性感作リンパ球の影響下に肉芽腫を形成し，類上皮細胞へと分化する，など多くの方向へと分化する．サイトカインによって微生物の場へと集合させられ，活性化された初期には，膜の運動性や酵素活性が高まり，異物処理が表面化する．

ii）活性酸素と窒素酸化物　異物粒子を取り込んだマクロファージでは膜のNADPHオキシダーゼ活性が上昇し，異物粒子をつつんでいるファゴソーム内へ多量の活性酵素（スーパーオキサイドなど）が放出される．またNOなど窒素酸化物も多量に放出される．NOは*Leishmania*, *Cryptcoccus*, *Toxoplasma*, 癩菌，結核菌その他多くの微生物に対して殺微生物作用を発揮すると報告されているが，活性酸素との役割分担については，不明確な点が残されている．

（2）代表的微生物に対する防御免疫の基本

a）（食）細胞外寄生性細菌

好中球やマクロファージの食作用を回避して，組織内に定着，増殖するパターンの抵抗性の方向を選んだ微生物の代表例は，多糖体性の莢膜を完備した肺炎球菌や肺炎桿菌である．長い糖鎖を細胞壁外に備えているので，補体由来の膜攻撃複合体は細胞壁には届かない．また，C3bが莢膜に結合しても安定して結合できないため，好中球の食菌を促すオプソニンとして機能しえない．この場合，莢膜抗原に対するIgGが出現すると，莢膜と好中球の膜を結ぶ強力なオプソニンとして働き，食菌され，殺菌される．

b）（食）細胞内寄生性微生物

結核菌その他の抗酸菌，*Salmonella*, *Brucella*, *Listeria*などの細菌，多くの真菌や原虫は，サイトカインで活性化されていないマクロファージ内では，程度の差こそあれ，殺菌系に抵抗し，生きのび，さらに増殖することができる．その機序として，ファゴソームとして取り込まれた後リソソームとの融合を阻害する（リソソーム由来酵素群からの回避），ファゴソーム膜を酵素でやぶり，サイトゾル内へすべり込む（殺菌系が作用しえない場），さらに細胞壁を強化してファゴリソソーム内の殺菌系に耐える，などが挙げられている．サイトカインによって活性化されたマクロファージでは，いずれのエスケープ機序も十分に働かなくなると推定されている．

c）非定型抗酸菌

生体防御機能が健全な個体に対してはそれほど病原性の強いものではないが，いったん感染症を引き起こすと完治へ向けるのは容易ではない．また，AIDSのようなT細胞不全の状態では重要な感染微生物となる．トリ型菌（*Mycobacterium avium*）では，細胞性免疫は成立したと判断される条件下でも，獲得防御免疫の効果が現れにくい．感染マクロファージの産生するTGF-βが

IFN-γ によるマクロファージ活性化を抑制すること，ファゴリソソームの酸性化が阻害され，リソソーム由来酵素が機能を発揮しえなくなることなどが報告されているが，不明確な部分が多い．

d） 真菌や原虫

それぞれ自身の系統発生的進化の方向は全く異なるが，食細胞系が取り込みやすい点で，生体防御の側からは共通して考えられる面が多い．寿命の短い好中球では完全に処理されず，活性化されていないマクロファージでは十分に処理されない点は，これらの多くの微生物に共通している．サイトカイン型感作リンパ球によるマクロファージの集合と活性化を軸に，多くの防御因子が関与することが多い．

e） 多細胞性寄生虫

食細胞系が食作用の対象とするよりも大きいサイズのものであり，体液性あるいは細胞性の防御因子にとって手をやく対象である．回虫，アニサキス，住血吸虫などに対しては，虫体由来の好酸球走化性因子や Th2 由来の IL-5 によって好酸球が増加し，虫体表面に凝集し，MBP (major basic protein) を分泌して虫体に傷害を与える機序が防御の中心と考えられている．しかし，多くの寄生虫に対して，防御免疫の中心がどの防御因子におかれるかについては不明確な点が多い．

f） ウイルス

DNA 型，RNA 型が含まれるが，自己増殖能を持たず感染した宿主細胞の代謝系を利用して，ウイルス粒子を産生させる．したがって，生体防御からの攻撃対象は複雑化し，ウイルス粒子自身の破壊や感染性の阻害，ウイルス粒子産生の場である感染細胞の傷害，感染細胞から放出される INF-α や INF-β による未感染細胞内のウイルス粒子生成阻害酵素の誘導などが挙げられる．ウイルス粒子への攻撃としては，初期防御系ではマクロファージの取り込みと処理，免疫系では IgG や IgM による補体依存型膜傷害効果や分泌型 IgA による粘膜細胞への付着阻止が挙げられる．ウイルス感染細胞の傷害としては，初期防御系では NK 細胞，免疫防御では cytotoxic T lymphocyte が中心であり，抗体依存性細胞傷害 (antibody-dependent cellular cytotoxicity) の関与も考えられる．

（3） 共通の原則を導き出す方式

a） 感染防御研究の基本的姿勢

生体内で増殖することも，変化することもない化学物質を抗原として行う免疫研究においては，生物学的現象の流れは生体側から非自己抗原へと一方的なものとなる．しかし，生体内に定着し，増殖しつづける微生物や寄生虫を対象とする感染免疫においては，微生物や寄生虫側の生体防御への抵抗性の獲得とそれを乗り越える生体側の防御系の進化の繰り返しという両方向を考えなければならない．抗原決定基の認識を基盤とする典型的な免疫系のみで感染免疫を把握しようとしても不可能であり，生体防御機構のすべての防御因子や機能発現機序をふまえて把握することが必要となる．

b） 基本原則を導き出す方式の例

感染防御に関与する生体側の防御因子や機序は多彩なものであり，また，対象となる微生物や寄生虫も極めて多彩である．両者の掛け算で表わされる感染の表現様式は莫大な多様性を示すことになる．この莫大な多様性から単純な基本原則を導き出すには，新しい断面の切り出しの方式が必要であろう．多数の切り出し方式が考えられるが，筆者が利用してきた方式の課題名のみを紹介しておく．① 生体防御の連続的バリアー (sequential barrier), ② 各防御因子の比重論的位置づけ (relative importance), ③ サイトカイン群や細胞群の場選択的機能発現 (site-selective expression), ④ エマージェンシーに対応する T 細胞動員 (T cell traffic).

〔野本亀久雄〕

1.2 EB ウイルス感染と免疫応答

EB ウイルス (Epstein-Barr virus; EBV) は，伝染性単核症 (infectious mononucleosis; IM)

の病原体で，バーキットリンパ腫（Burkitt lymphoma；BL），上咽頭癌（nasopharyngeal carcinoma；NPC）と密接な関連を持つヒト癌ウイルスとして知られ，一方ではほとんどの健康成人に普遍的に感染しているウイルスである．

近年，EBV は IM, BL, NPC のみならず種々の悪性・非悪性疾患にその関連が見いだされつつある．発癌，そして常在ウイルスとして宿主と共存する EBV は，どのような感染様式を持ち，生体の防御機構の下で認識，排除され，そしてなお存続するのか？ 本稿は，EBV 感染と免疫応答についての概要である．

（1） EBV 粒子およびその遺伝子

EBV はヘルペス群ウイルスに属し，ウイルス粒子内に直鎖状二本鎖 DNA を持ち，ヌクレオカプシド（nucleocapsid）は，エンベロープ（envelope）で覆われている[1〜3]．細胞内では，通常ウイルス DNA の両端が結合した環状プラスミドとして存在する．175 kb の全塩基配列が知られ，約100の遺伝子が同定されている．EBV 遺伝子は，制限酵素 BamHI 断片上の転写開始点の左から右または右からの左への転写方向により BZLF1 (BamHI Z leftward open reading frame 1), BRLF1 などと呼ばれる．

（2） EBV 感染と B 細胞

初感染は口腔内上皮細胞で，EBV はそこで増殖し，次の標的細胞である B 細胞へ感染し，細胞を分裂，増殖させた後，潜伏すると考えられている[4]．EBV は BL の培養細胞から発見され[5]，それ以来，悪性・非悪性細胞培養から樹立される B リンパ芽球細胞株の，そのほとんどに EBV の存在が証明された．EBV の B 細胞向性は，EBV エンベロープ糖タンパク gp350/220 と，これと結合する B 細胞膜上の EBV レセプター CR2（CD 21）との関連で説明されている[6]．in vitro では CR2 の発現が EBV 感染を決定づけるが，in vivo では CR2 発現の状態が明らかでない上皮細胞[4]，T 細胞[7]，NK 細胞[8] などにも EBV 感染が起こっている事実は CR2 を介さない感染様式が存在するのかもしれない[9]．

（3） 細胞内 EBV 遺伝子の発現

EBV 遺伝子の発現は潜伏と活性化（ウイルスの増殖を伴う）状態において異なる[3]．潜伏状態では，EBV 核抗原（EBV nuclear antigen；EBNA）[10]，LMP (latent membrane protein)[11] および EBV-encoded small RNAs (EBERs)[12] が発現されている（図 II.1）．EBNA は細胞の核内に発現されるタンパクで，EBNA 1, 2, 3（または 3A），4（または 3B），5（または LP）と 6（または 3C）が知られている．EBNA 1 は EBV プラスミド DNA の複製のオリジン（ori-p）に結合し，EBV 遺伝子を細胞内に維持するのに必要な機能を持つ[13]．EBNA 2 は，細胞の不死化（immortalization）に機能するタンパクである[14]．

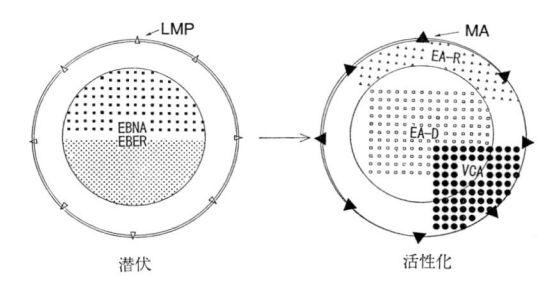

図 II.1 細胞内 EB ウイルス遺伝子発現

LMP は細胞膜に発現され，LMP1 と LMP2a, b とがある．LMP1 は細胞の不死化に関与するタンパクで[11]，LMP2 は細胞情報シグナル伝達に働いている[15]．

EBNA および LMP の発現状態は細胞の種類によって異なる[2]．例えば，BL 細胞および培養初期の BL 細胞株は，EBNA 1 のみの発現があり，正常ヒト由来の B 細胞株（lymphoblastoid cell line；LCL）では，EBNA 1 から 6 および LMP 1, 2ab も発現されている．NPC 細胞は BL と同様 EBNA 1 と，それらの 40〜50％ に LMP の発現がみられる．このように EBNA および LMP の発現状態は個々の腫瘍細胞，正常細胞で異なる．

臨床材料で EBV 感染の有無を検出するには，EBV の遺伝子および遺伝子発現を調べればよ

い．特に EBERs は大量に発現され安定しており，病理標本においても in situ hybridization 法で簡便に，しかも感度よく検出できる方法である[12]．

（4） EBV 活性化と抗原合成

生体内での EBV が増殖する細胞としては，口腔内上皮細胞が知られている[4]．また AIDS の患者で舌に発生する hairy leukoprakia で EBV の増殖が起こっているが[16]，他の臓器，細胞ではほとんどが潜伏感染である．ウイルスの増殖は in vitro で知ることができる．この過程は主に蛍光抗体法にて解析されてきたのでその名称が使われている（図Ⅱ.1）．

EBV ゲノム陽性細胞への P3HR-1 ウイルス株の重感染やそれらの細胞での EBV 活性化の最初に出現する抗原は，早期抗原（early antigens；EA）と呼ばれ，EBV 遺伝子の転写活性因子である前初期遺伝子 BZLF1 タンパクや，EBV-DNA 合成に関与する EBV-DNA ポリメラーゼやその付随 BMRF1 タンパクは EA-D という総称で呼ばれ，主に核内に発現され[17]，BORF2 タンパク EBV リボヌクレオチドリダクターゼなどは EA-R と呼ばれ，細胞質に発現される[18]．

次にウイルスカプシド抗原（viral capsid antigens；VCA）が合成される[19]．VCA は核および細胞質に発現される．感染細胞の膜に発現される膜抗原（membrane antigens；MA）が VCA と同様に出現する．gp350/220 および gp85 が主要タンパクでウイルスのエンベロープに発現され，これらのタンパクを介してウイルスは標的細胞膜上の EBV レセプターへ吸着する．これゆえ gp350/220 および gp85 は中和抗原となる[20]．

（5） EBV 感染と抗体応答

EBV の初感染は日本および諸外国で異なる．日本では3歳までに70％が感染するが，欧米では30％ほどである．初感染が青年期になると，その50％が顕性感染 IM を発症する．

EBV の典型的抗体応答は IM の患者血清でみることができる（図Ⅱ.2）[21]．発症の初期，中期

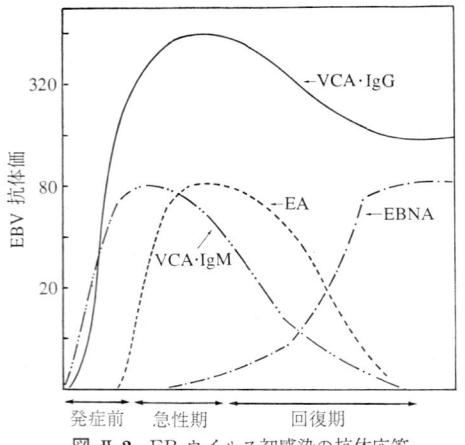

図Ⅱ.2 EB ウイルス初感染の抗体応答

には，VCA（IgM, IgG），EA-IgG 抗体価が上昇し，回復期には VCA-IgM および EA-IgG の抗体価が低下または消失し，EBNA 抗体の出現，上昇がみられる．VCA-IgG および EBNA 抗体は健康成人レベルになり終生存続する．これらの抗体価を測定することにより，EBV の初感染か再活性化かを判定することが EBV 感染の診断法である．一般に EBV 関連疾患では VCA- および EA-IgG の高い抗体価がみられる．MA 抗体は中和抗体および抗体依存性細胞傷害抗体（antibody dependent cellular cytotoxicity；ADCC）として感染防御に重要な抗体であるが，手技の煩雑さのため通常の EBV 感染の診断には用いられていない．

（6） EBV 感染と細胞性免疫

EBV 感染防御機構の存在は，IM が自然に治癒することや先天および後天的免疫不全患者に EBV リンパ腫やリンパ球増多症が発生することなどから知ることができる．感染初期の感染防御として NK，サイトカイン，ADCC，補体依存性細胞傷害などが考えられるが，最も顕著な免疫機構として，細胞傷害性T細胞（cytotoxic T lymphocytes；CTL）による EBV 感染細胞の抑制がある[22]．例えば，EBV 陽性ヒト末梢血リンパ球を培養，EBV 細胞株として樹立する時，サイクロスポリンを添加し培養すると CTL が抑制され，EBV 陽性細胞株の樹立が容易になる．CTL は

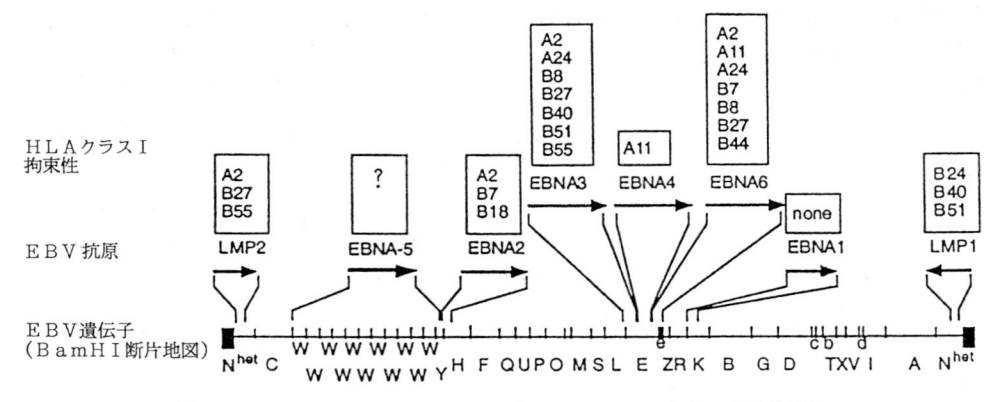

1.2 EB ウイルス感染と免疫応答

図 II.3 EB ウイルストランスフォーム細胞に対する細胞傷害 T 細胞応答[22]

EBV 陽性健康人の末梢血中に記憶細胞として存在し[25]，これが EBV 陽性細胞の増殖を抑制する免疫機構と考えられる．この CTL による EBV 感染細胞破壊は HLA クラス I に拘束 (restriction) されている (図 II.3)[22〜25]．この免疫機構が XLP (X-linked lymphoproliferative syndrome) のように先天的に，または臓器移植時の免疫抑制剤投与や AIDS などにより破綻した時，EBV 感染細胞の増殖を抑制できず，悪性リンパ腫などが起こる．

EBV 陽性細胞は EBNA および LMP を発現しており，これらのタンパクが CTL の標的抗原となる．しかし，どうしたことか EBNA1 だけは CTL の標的とならない[22]．もし，EBNA1 も CTL の標的となると，EBV 陽性細胞は完全に生体から排除されることになる．しかし，これはウイルスにとっても（ウイルスは存続できない）宿主にとっても（免疫原が消失し再感染の可能性），都合のよいことではないようである．EBV 腫瘍の代表である BL では EBNA1 のみが発現され，他のウイルス抗原の発現がなく，NPC にも EBNA1 と LMP が発現されているが，健康ヒト由来の LCL ではすべての EBNA および LMP が発現されている．それゆえ BL や NPC 腫瘍細胞は CTL の標的とはならず，健康ヒト由来の LCL は強い標的となると考えられる[22,24〜26]．健康人の生体内では EBV 感染 B 細胞は，末梢リンパ球 10^6 に 1 個くらいの割合で存在し，増殖や EBV 活性化も起こると考えられるが，一定レベル以上には増殖しない．CTL の作用と考えられる．EBV の潜伏は静止期の B 細胞内で，EBNA1 のみの発現であるため CTL の標的とならないといわれている．

(7) EBV 感染と疾患

EBV の初感染で発症する疾患としては IM がある．わが国では初感染が幼児期に起こるため，IM の発症は少ない．急性期には末梢血にも EBNA 陽性細胞が検出され[27]，この EBV 感染細胞と CTL との発症応答が IM の発症であるといわれている．BL はアフリカ，ニューギニアの小児に多発する悪性リンパ腫で，染色体の相互転座 t(8;14) がみられる[2]．これらの地域の BL では 90% に EBV の感染がみられ，これ以外の地域の BL ではその 20% に EBV 感染があるが，残りの 80% には EBV の関与がない．NPC は中国南部に多発する未分化上皮細胞の腫瘍である．ホジキン病もその 40% に EBV の関与がある．最近注目されるのは，胃癌における EBV の感染である[28〜30]．わが国における胃癌の 7% に EBV の感染があり，ある種の胃癌に EBV の感染が限局されている．さらに EBV は，T 細胞腫瘍や NK 腫瘍にも感染していることが知られ始めた．骨髄・臓器移植には EBV リンパ腫の発生が問題である．これら腫瘍以外にも，慢性 EBV 感染症や，慢性関節リウマチ，シェーグレン症候群などの自己免疫疾患においても EBV 感染の関与が示唆されている[31]．

なぜ EBV は B 細胞そして多くの腫瘍細胞に潜

伏感染しているのか？ 腫瘍ウイルスとしてか，それとも腫瘍細胞向性ウイルスだろうか？ その病因的役割はウイルスの機能および宿主の免疫機構と共にさらに解明されねばならない重要な課題である．

〔西連寺 剛〕

文　献

1) Kieff, E. and Liebowtiz, D.: Epstein-Barr virus and its replication. Virology, 2nd ed. (Fields, B. N., Knipe, D. M. et al. eds.), p. 1889, Raven Press, Ltd., New York (1990)
2) Miller, G.: Epstein-Barr virus; Biology, pathogenesis, and medical aspects. Virology, 2nd ed. (Fields, B. N., Knipe, D. M., et al. eds.), p. 1921, Raven Press, Ltd., New York (1990)
3) 清水則夫, 高田賢蔵: EB ウイルスの複製と遺伝子発現. 蛋白質 核酸 酵素, **37**, 2532 (1992)
4) Sixbey, J. W. and Yao, Q.-Y.: Immunoglobulin A-induced shift of Epstein-Barr virus tissue tropism. Science, **255**, 1578 (1992)
5) Epstein, M. A., Achong, B. G. and Barr, Y. M.: Virus particles in cultured lymphoblasts from Burkitt's lymphoma. Lancet, I, 702 (1964)
6) 西連寺剛: EB ウイルス—EBV 感染と CR 2 補体レセプターの機能. 免疫薬理, **9**, 47 (157) (1991)
7) Asada, H., Okada, N., Hashimoto, K. et al.: Establishment and characterization of the T-cell line, EBT-8 latently infected with Epstein-Barr virus from large granular lymphocyte leukemia. Leuekemia, **8**, 1415 (1994)
8) Kawa-Ha, K., Ishihara, S., Ninomiya, T. et al.: CD 3-negative lympho proliferative disease of granular lymphocytes containing Epstein-Barr viral DNA. J. Clin. Invest., **84**, 51 (1989)
9) Hedrick, J. A., Lao, Z., Lipps, S. G. et al.: Characterization of a 70-kDa, EBV gp 350/220-binding protein on HSB-2 T cells. J. Immunol., **153**, 4418 (1994)
10) Reedman, B. M. and Klein, G.: Cellular localization of an Epstein-Barr virus (EBV)-associated complement-fixing antigen in producer and non-producer lymphoblastoid cell lines. Int. J. Cancer, **11**, 499 (1973)
11) Wang, D., Liebowitz, D. and Kieff, E.: An EBV membrane protein expressed in immortalized lymphocytes transforms established rodent cells. Cell, **43**, 831 (1985)
12) Toczyski, D. P., Matera, A. G., Ward, D. C. et al.: The Epstein-Barr virus (EBV) small RNA EBER 1 binds and relocalizes ribosomal protein L 122 in EBV-infected human B lymphocytes. Proc. Natl. Acad. Sci. USA, **91**, 3463 (1994)
13) Yates, J., Waren, N., Reisman, D. et al.: A cis-acting element from the Epstein-Barr viral genome that permits stable replication of recombinant plasmids in lattently infected cells. Proc. Natl. Acad. Sci. USA, **81**, 3806 (1984)
14) Wang, F., Gregory, C. D., Rowe, M. et al.: Epstein-Barr virus nuclear antigen 2 specifically induces expression of the B-cell activation antigen CD 23. Proc. Natl. Acad. Sci. USA, **84**, 3452 (1987)
15) Miller, C. L., Longnecker, R. and Kieff, E.: Epstein-Barr virus latent membrane protein 2 A blocks calcium mobilization in B lymphocytes. J. Virol., **67**, 3087 (1993)
16) Greenspan, J. S., Greenspan, D., Lennette, E. T. et al.: Replication of Epstein-Barr virus within the epithelial cells of oral "hairy" leukoplakia, an AIDS-associated lesion. N. Engl. J. Med., **313**, 1564 (1985)
17) Takagi, S., Takada. K. and Sairenji, T.: Formation of intranuclear replication compartments of Epstein-Barr virus with redistribution of BZLF 1 and BMRF 1 genome products. Virology, **185**, 309 (1991)
18) Sairenji, T., Nguen, Q. V., Woda, B. et al.: Immune response to intermediate filament associated, Epstein-Barr virus-induced early antigen. J. Immunol., **138**, 2645 (1987)
19) van Grunsven, W. M. J., van Heerde E. C., de Haard, H. J. W. et al.: Gene mapping and expression of two immunodominant Epstein-Barr virus capsid proteins. J. Virol., **67**, 3908 (1993)
20) Sairenji, T., Bertoni, G., Medveczky, M. M. et al.: Inhibition of Epstein-Barr virus (EBV) release from P3HR-1 and B95-8 cell lines by monoclonal antibodies to EBV membrane antigen gp 350/220. J. Virol., **62**, 2614 (1988)
21) Henle, W., Henle, G. E. and Horwitz, C. A.: Epstein-Barr virus specific diagnostic tests in infectious mononucleosis. Hum. Pathol., **5**, 551 (1974)
22) Klein, G.: Epstein-Barr virus strategy in normal and neoplastic B cells. Cell, **77**, 791 (1994)
23) Tanaka, Y., Sugamura, K., Hinuma, Y. et al.: Memory of Epstein-Barr virus-specific cytotoxic T cells in normal seropositive adults as revealed by an in vitro restimulation method. J. Immunol., **125**, 1426 (1980)
24) Murray, R. J., Kurilla, M. G., Brooks, J. M. et al.: Identification of target antigens for the human cytotoxic T cell response to Epstein-Barr virus (EBV); Implications for the immune control of EBV-positive malignancies. J. Exp. Med., **176**, 157 (1992)
25) Khanna, R., Burrows, S. R., Kurilla, M. G. et

al.: Localization of Epstein-Barr virus cytotoxic T cell epitopes using recombinant vaccinia; Implications for vaccine development. *J. Exp. Med.*, **176**, 169 (1992)
26) Rooney, C. M., Rowe, M., Wallace, L. E. et al.: Epstein-Barr virus-positive Burkitt's lymphoma cells not recognized by virus-specific T-cell surveillance. *Nature*, **317**, 629 (1985)
27) Katsuki, T., Hinuma, Y. Saito, T. et al.: Simmultaneous presence of EBNA-positive and colony-forming cells in peripheral blood of patients with infectious mononucleosis. *Int. J. Cancer*, **23**, 746 (1979)
28) Tokunaga, M., Land, C, H., Uemura, Y. et al.: Epstein-Barr virus in gastric carcinoma. *Am. J. Pathol.*, **143**, 1250 (1993)
29) Fukuyama, M., Hayashi, Y., Iwasaki, Y. et al.: Epstein-Barr virus-associted gastric carcinoma and Epstein-Barr virus infection of the stomach. *Lab. Invest.*, **71**, 73 (1994)
30) Imai, S., Koizumi, S., Sugiura, M. et al.: Gastric carcinoma; Monoclonal epithelial malignant cells expressing Epstein-Barr virus latent infection protein. *Proc. Natl. Acad. Sci. USA*, **91**, 9131 (1994)
31) Saito, I., Servenius, B., Compton, T. et al.: Detection of Epstein-Barr virus DNA by polymerase chain reaction in blood and tissue biopsies from patients with Sjogren's syndrome. *J. Exp. Med.*, **169**, 2191 (1989)

1.3 肝炎ウイルス感染と免疫応答

一般にウイルス感染，特に初感染においては細胞傷害性T細胞応答がウイルスの排除に重要な役割を果たしているが，同時にウイルス感染細胞を排除することにより組織傷害も引き起こす．一方，再感染時のウイルスの排除には中和抗体が主要な役割を果たすと考えられている．細胞傷害性T細胞応答が不十分，かつウイルスそのものに細胞傷害性がない，あるいは細胞傷害性が低い場合は，持続感染に移行することがあり，感染ウイルス量および抗原性によって免疫学的機序による組織傷害が慢性に生じることになる．肝炎ウイルス感染においても，細胞傷害性T細胞は肝炎の発症，ウイルスの排除に重要な役割を果たしていると考えられている．また，A型肝炎ウイルス感染，B型肝炎ウイルス感染予防にはワクチンによる中和抗体の誘導が重要である．このような免疫応答はヘルパーT細胞により調節されているが，この機能の差が感染の持続，肝炎の進行に影響を与えていることが考えられる．

肝炎ウイルスには表Ⅱ.1に示すように，A～Eの5種類の肝炎ウイルスが存在することが明らかにされている．最近，C型肝炎ウイルスと同じフラビウイルスに属し，持続感染を生じうるウイルスGBV-C/HGVの遺伝子の同定が報告されているが，実際に肝炎ウイルスと分類しうるかどうかは議論のあるところである．D型肝炎ウイルスは

表 Ⅱ.1 肝炎ウイルスの種類

種類	核酸	大きさ	感染経路	持続感染
HAV	RNA	27 nm	経口	−
HBV	DNA	42 nm	非経口	+
HCV	RNA	55 nm	非経口	+
HDV	RNA	34 nm	非経口	+
HEV	RNA	27 nm	経口	−

B型肝炎ウイルスの共存下でのみ感染する不完全なウイルスであるが，B型慢性肝炎患者への重感染，あるいはB型肝炎ウイルスとの同時感染により重症の肝炎を生じる．D型肝炎ウイルス感染は日本では極めてまれである．慢性肝炎を生じうるのはB型肝炎ウイルス（±D型肝炎ウイルス）とC型肝炎ウイルスである．B型肝炎ウイルス感染が持続化するのは乳児期に感染した場合であり，成人における感染ではほとんどが一過性感染で終わる．一方，C型肝炎ウイルス感染においては成人の感染においても半数以上が持続感染に移行する．

A型肝炎ウイルス，B型肝炎ウイルス，D型肝炎ウイルス自体には細胞傷害性はないと考えられているが，C型肝炎ウイルスそのものに細胞傷害性があるか否かは議論のあるところである．C型肝炎ウイルス感染細胞におけるウイルス量は極めて少なく，また，全体の細胞数に占める感染細胞数も少ないこと，ウイルス遺伝子を細胞にトランスフェクトした場合，ウイルス抗原発現の高い細

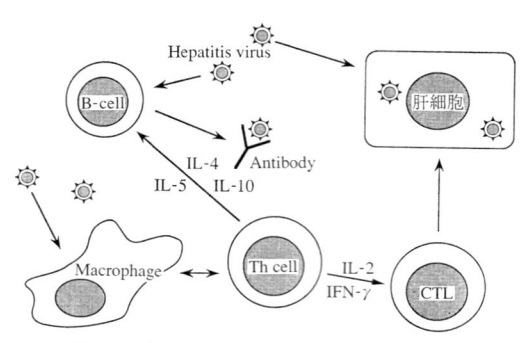

図 II.4 肝炎ウイルス感染に対する免疫応答

胞は得られないことなどより，C型肝炎ウイルスは本質的には細胞傷害性であるが，感染ウイルス量を細胞傷害性を発揮しない程度に自己抑制することにより，持続感染を成立させている可能性がある．E型肝炎ウイルスが細胞傷害性であるか否かは不明である．

　肝炎ウイルスに対する主な免疫応答を図II.4に示す．肝細胞に感染した肝炎ウイルスにより産生されるウイルスタンパクは細胞質内のタンパク分解酵素で処理され，ERでHLAクラス分子と結合し，9～10アミノ酸のペプチドエピトープとして細胞表面に提示される．細胞傷害性T細胞はT細胞抗原受容体によりこのペプチド-HLA結合体を認識し，ウイルス感染細胞のアポトーシスを引き起こす．体液中のウイルスはB細胞から分泌される中和抗体により除去される．一方，ウイルス抗原は抗原提示細胞（樹状細胞，活性化マクロファージなど）に取り込まれ，エンドソームで処理された後，HLAクラスII分子により提示され，これを認識するヘルパーT細胞は細胞傷害性T細胞の増殖，活性化を促進すると共に，B細胞に作用し抗体産生も促進する．肝炎ウイルス感染の初期には，感染により産生が誘導されるインターフェロンや非特異的なNK細胞，マクロファージがウイルス排除，感染細胞排除に働き，やがて特異的細胞傷害性T細胞が出現し，感染細胞排除に働くと考えられる．実際，A型肝炎，B型肝炎，C型肝炎患者の末梢血，あるいは肝浸潤リンパ球中にウイルス特異的細胞傷害性T細胞の存在が証明されている．細胞傷害性T細胞により傷害された肝細胞周囲にはマクロファージ，好中球が集簇し，肝障害が増幅されることが，B型肝炎ウイルストランスジェニックマウスと特異的細胞傷害性T細胞を用いた研究結果から明らかにされている[1]．この過程においては細胞傷害性T細胞から分泌されるインターフェロンγ（IFN-γ）が浸潤してきた単球系の細胞に作用し，産生されるTNFなどが肝細胞傷害に大きく関与する（図II.5）．十分な免疫応答がある場合は，ウイルスは排除され感染は終息するが，十分な免疫応答がなくウイルスが残存すると，ウイルス感染細胞を排除しようとする細胞傷害性T細胞の働きにより慢性の肝障害が生じることになる．実際，B型慢性肝炎，C型慢性肝炎はこのような機序により生じているものと考えられる．

　中和抗体は体液中のウイルスを中和し除去する

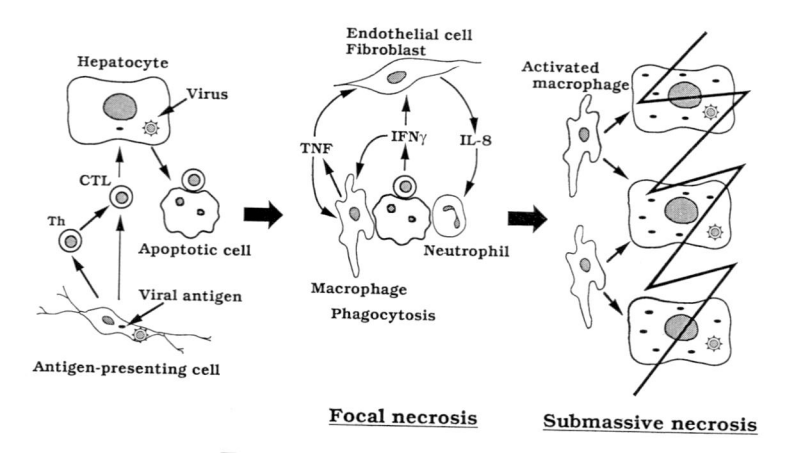

図 II.5 肝炎ウイルスによる肝障害機序

ように働くが，細胞傷害性T細胞のみによってもウイルス排除が可能なことより，初感染における抗体のウイルス排除の役割は低いものと考えられる．しかしながら，B型肝炎ウイルス表面抗原がワクチンとして有効であること，また，A型肝炎ウイルスワクチンも感染予防に有効なことから，両者には有効な中和抗体が誘導されることが考えられる．一方，C型肝炎ウイルスのチンパンジーにおける感染実験からは，有効な中和抗体は誘導されにくいこと，また，C型肝炎ウイルスの表面抗原は抗体のプレッシャーによりRNAウイルスの特徴として次々変異していることが明らかになっている．このように，C型肝炎ウイルス感染においては，有効な中和抗体がつくられにくく，また，中和抗体ができてもすぐにエスケープ変異種が出現してくることが，C型肝炎ウイルス感染において高頻度に感染の持続化が生じる一因となっていると考えられる．

D型肝炎ウイルスの感染においては，その増殖にHBs抗原の存在を必要とし，HBs抗原がウイルス粒子のエンベロープを形成していることより，HBs抗体が中和抗体として作用すると考えられる．D型肝炎ウイルス感染が成立するのは，B型肝炎ウイルス感染者への重感染あるいはB型肝炎ウイルスとの同時感染であり，前者では中和抗体による感染除去の機構は作用せず，後者ではB型肝炎ウイルスに対すると同様の強い液性免疫応答が生じることが考えられる．D抗原に対する抗体が患者血清中に認められるが，D抗原はウイルスのコアをなす抗原であり，D抗体は中和抗体としては作用しない．

E型肝炎ウイルス感染はA型肝炎ウイルス感染と臨床的に類似するが，ネパールでの流行での報告では再感染のないことより，感染により終生続く中和抗体が誘導されると考えられる．

ウイルスの排除，ウイルス感染細胞の排除には細胞傷害性T細胞，抗体のみでなく，ヘルパーT細胞も重要な働きをしていると考えられる．ヘルパーT細胞はインターロイキン(IL)-2, IFN-γを分泌するTh1細胞とIL-4, IL-5, IL-10を分泌するTh2細胞に大別されるが，特にTh1細胞は細胞傷害性T細胞の増殖，活性化およびそれ自身のIFN-γ産生を介しウイルスの排除，肝炎ウイルス細胞の傷害に大きく関与していると考えられる．慢性B型肝炎ウイルス感染，C型肝炎ウイルス感染においてはいずれも，急性ウイルス肝炎回復期と比べ，患者末梢血リンパ球の抗原刺激に対する増殖能（ヘルパーT細胞の応答）は低下しているが，ヘルパーT細胞応答は肝炎の進行を抑制することが報告されている．B型慢性肝炎患者の末梢血リンパ球を抗原刺激すると活動性の高い症例ほどIFN-γ産生が亢進していることも報告されている．また，C型肝炎ウイルス感染において，Th1細胞応答は細胞傷害性T細胞応答を高めることが明らかにされている．　〔井廻道夫〕

文　献

1) Ando, K., Moriyma T., Guidotti, L. G. *et al*.: Mechanisms of class I restricted Immunopathology; A transgenic mouse model of fulminant hepatitis. *J. Exp. Med*., **178**, 1541 (1989)

1.4　レトロウイルス感染と免疫応答

（1）レトロウイルスの種類と病気

ヒトレトロウイルス感染症の原因ウイルスとしては，human T cell lymphotropic virus type I (HTLV-I), type II (HTLV-II) および human immunodeficiency virus type 1 (HIV-1), type 2 (HIV-2) が挙げられる（表II.2）．前2者は *in vitro* でT細胞の不死化をもたらす．HTLV-Iは日本で発見された代表的な疾患である成人T細胞白血病（adult T cell leukemia；ALT）の原因ウイルスであることが明らかにされた．わが国の感染者は多く，100万人以上の感染者が九州・沖縄を中心にした西南部にいる．感染ルートは母乳を介した垂直感染と，輸血などの医療行為での感染と性行為であり，他のレトロウイルス感染症に共通である．しかしながら，遊離の状態では本ウイルスに感染力はなく，感染には感染細胞が体内の

表 II.2 ヒトレトロウイルス感染症と疾患

ウイルス	免疫疾患	神経疾患	標的細胞
HTLV-I	ATL	HAM/TSP	T4細胞
HTLV-II	不明	不明	T8, 4細胞
HIV-1	AIDS	ADC	T4細胞
HIV-2	AIDS	ADC	T4細胞

ATL: adult T cell leukemia, HAM: HTLV-I associate myelopathy, TSP: tropical spastic paraparesis, AIDS: acquired immune defficency syndrome, ADC: AIDS dementia complex.

白血球と接触する必要があると思われる．HTLV-Ⅰとの関連が認められる疾患は多く，HTLV-I associated myelopathy(HAM) ほかの自己免疫〜炎症疾患が挙げられる．HTLV-I 感染者の ATL 発症率は生涯の間で数十人に 1 人といわれる．HTLV-Ⅱ はリンパ系の疾患への関与が疑われているが，特定の疾患群との関連は証明されていない．

HIV-1, 2 は共に後天性免疫不全症候群（AIDS）の原因ウイルスであるが，HIV-2 は HIV-1 に比べ蔓延率は低い．感染力の弱さと病原性の弱さが相関しているようでもある．HIV 感染者数は 20 世紀中には世界で 3000〜5000 万人にのぼるとされている．感染ルートは HTLV-I と同じであるが，血友病患者に感染者が多発したごとく，遊離ウイルスでも感染が生ずる．1960〜80 年代にアフリカで感染者が急増したと思われる．その社会的背景は内戦による貧困，急激な都市化と，そこに流入してきた若者のモラルの喪失が基盤として挙げられ，そのような状況下で性病が多発し，さらに医療設備の不備が拍車をかけた．その後，全世界に同性愛者，麻薬中毒患者を中心に広がった．現在最も憂慮されている感染増加国はインドである[1]．

(2) HTLV-I の標的細胞

試験管内で HTLV-I による変異を受け異常増殖する細胞は多系統で，その由来が判然としない細胞も存在する．しかし ATL 細胞を観察すると特徴的な片寄りを示す（表 II.3）．多くが CD 3, CD 4 が陽性のヘルパー T 細胞の形質を有するほかに HLA-DR, CD 25（IL-2 受容体 α 鎖），CD 38, CD 71 などの活性化抗原を発現している[2]．いずれも正常な特異的免疫応答には欠かせない膜分子であり，白血化と機能的膜抗原の発現の相関が想定されてきた．特に生体にとって，抗原刺激の最初の認識分子である T 細胞抗原レセプターの機能を補助する CD 3 抗原が，ATL 細胞では発現が低いことは注目に値する．これらの事実より，T 細胞の増殖機構が HTLV-I の造腫瘍性に関与していると思われていた．消化器症状を初発とする ATL 細胞で，CD 4 も CD 8 抗原も有しない症例が存在する（図 II.6）[3]．

一方で HTLV-Ⅱ は，疾患との因果関係が明瞭ではないが，感染者のリンパ球を CD 4 と CD 8 に分け，ウイルスの組込みを検索すると，CD 4 よりも CD 8 への組込みが多い事実が明らかになった[4]．本ウイルスの研究を進めるにあたっては，CD 8 細胞の異常を考慮しながら関連疾患を探さなければいけない．

(3) ATL 細胞の産生するサイトカイン

新鮮 ATL 細胞あるいは単球を含んだ ATL 患者の単核球，ATL 由来細胞株はさまざまなサイトカインを産生する．IL-1α, IL-1β, GM-CSF, TNF, TGF-β, LD 78 などが報告されている．これらのサイトカインにより細胞の増殖作用が想定されるが，また病態の形成に関わると思われる．

表 II.3 ATL 40 例の表面マーカー

表現型			症例数	頻度(%)
TCRαβ/CD 3(+)	CD 4⁺CD 8⁻	single positive	27	67.5
TCRαβ/CD 3(+)	CD 4⁺CD 8⁺	dobule positive	5	12.5
TCRαβ/CD 3(+)	CD 4⁻CD 8⁻	double negative	3	7.5
TCRαβ/CD 3(−)	CD 4⁻CD 8⁻	triple negative	1	2.5
TCRαβ/CD 3(−)	CD 4⁺CD 8⁻		4	10
合計			40	100

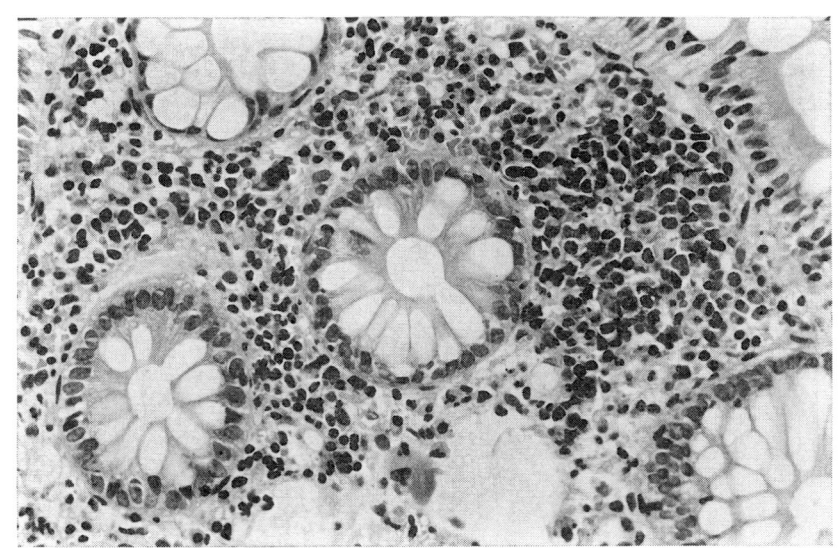

図 II.6 消化管に由来した double-negative 細胞由来 ATL (DN-ATL) の粘膜固有層での増殖白血病細胞は $CD4^-$, $CD8^-$, $CD3^+$, $TCR\alpha\beta^+$ であった

LD 78 は近年 stem cell inhibitor としての生理作用が報告され，ATL 患者の種々の造血障害に関与している可能性が挙げられる[5]．IL-1 や TNF は高カルシウム血症や高熱の原因ともなりうる．高カルシウム血症の成因としては PTH-rP の産生も念頭に入れておかなければならない．

（4） HTLV-I 遺伝子の機能

すべての ATL 細胞の DNA 中には HTLV-I 遺伝子がプロウイルスとして存在する．培養細胞株では再感染によりコピー数が増えるが，新鮮白血病細胞ではほとんどがコピー数は1個である（図 II.7）．症例による組込み位置は規則性が見いだされていない．本ウイルスの感染により ATL が発症することは間違いのない事実ではあり，分子レベルで発癌機構の一端が明らかにされている．しかしながら，新鮮 ATL 細胞には，HTLV-I 遺伝子の発現はほとんど認められない．ゆえに，本ウイルスの白血化促進作用が T 細胞に対して持続的に作用する可能性は少ないかもしれない．

HTLV-I は他のレトロウイルスと同じく，*gag*, *pol*, *env*, *LTR* を有し，さらに *env* と 3′ 側の LTR 間に pX と名づけられた領域があり，4 つの open reading frame があり，40 kDa, 27 kDa,

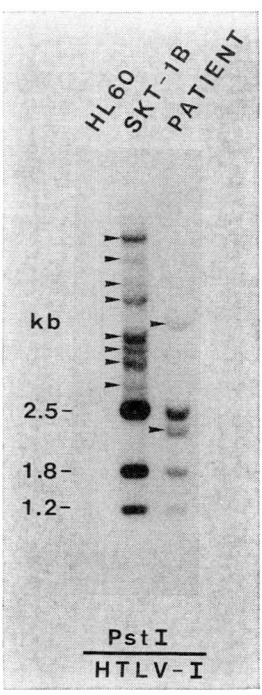

図 II.7 新鮮白血病，細胞株への DNA の組込み

矢印が細胞側遺伝子との融合部位で，両端の LTR がそれぞれ融合するので1コピーで2つのバンドを示す．感染細胞株 (SKT-1B) は培養後の再感染により複数のバンドを認める．

21 kDa の 3 種類のタンパクが存在する．27 kDa のタンパクは Rex と呼ばれ，mRNA の転写後の調節に関わり，mRNA の蓄積をもたらす．40 kDa のタンパクは，Tax 1 と呼ばれウイルス遺伝子の転写を活性化する転写活性化遺伝子であるばかりでなく，細胞の増殖に密接にかかわる遺伝子である．tax 遺伝子を導入した NIH 3 T 3 ではその増殖能が高く，さらに本遺伝子を導入した Rat-1 細胞はヌードマウスにおいて造腫瘍性を獲得したことが報告され，本遺伝子の生体内での増殖促進効果が示唆されている[6]．in vitro ではさらに細胞側遺伝子の IL-2, IL-2Rα, GM-CSF, PTHrP, fos, jun, MHC クラス I などの発現の増強が知られ，逆に DNA 修復酵素である β-polymerase gene や T 細胞抗原レセプターの刺激伝達に関与する CD 3 遺伝子の発現低下作用が知られている．特にこれらの現象のなかで，ATL 細胞の増殖に直接関わる IL-2Rα 鎖は遺伝子上流に HTLV-I の LTR にも存在する NFκB 結合領域を含んでいる．また Tax タンパクと NFκB の前駆体である 105 は直接結合することも最近明らかになっている．

(5) HIV の標的細胞と gp 120

HIV-1 の細胞へのライフサイクルを示す．進入後，逆転写酵素を使用して感染細胞の DNA 中に組み込まれる．その後細胞の活性化と共に，ウイルスタンパクが発現する（図 II.8）．さまざまなステップでの阻止法が考案されているがここではウイルスの進入に焦点をあてる．外膜糖タンパク（gp 120/gp 160）が標的細胞の CD 4 分子に結合することにより，感染細胞と非感染細胞の融合，あるいは遊離ウイルスと細胞膜の融合が生じて感染が成立する（図 II.9）．本糖タンパクに対する免疫応答は最も効果的に感染を阻止する防御能を有しており，その性質を用いてワクチン開発も盛んに研究されている．一方で，gp 120 は血中に可溶性のタンパクとしても存在し，さまざまな生理活性を有する．また変異の激しい領域であるので，ウイルスの系統樹解析にも用いられ，疫学的な解析にも有用である．

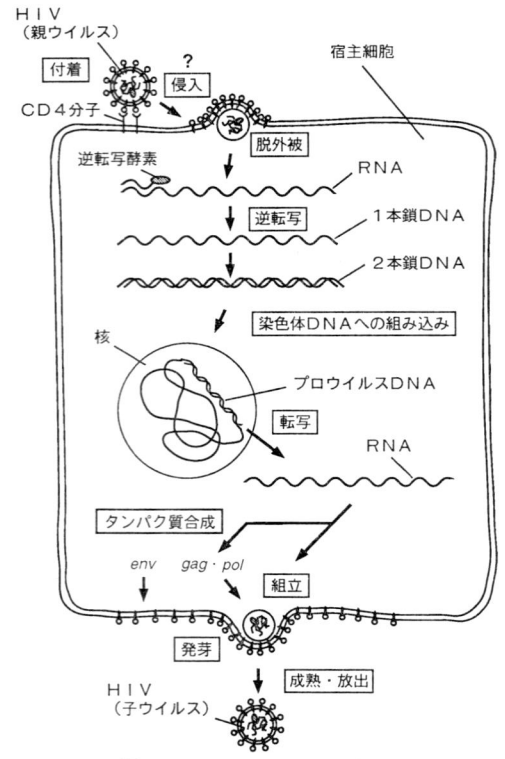

図 II.8 HIV のライフサイクル

しかし予定されていた gp 120/gp 160 を用いた大規模なワクチン治験を米国は中止した[7]．その理由は，ワクチン投与者に，末梢リンパ球で増殖する野生の HIV 株による感染を阻止できる中和活性が認められなかったからである．従来の感染症に対するワクチンに比べ HIV は，主たる感染標的細胞が性器の粘膜にあり，なおかつ，感染成立からの発症率が極めて高く，また侵入したウイルスは変異できる．これらのことを考えると，1 個のウイルスの，標的細胞への侵入が許されないなどの困難な課題が山積している．抗 HIV の主たる免疫応答である細胞性免疫を担う CTL の立場から HIV の変異の意義について，いくつかの新所見が見いだされている．すでに，gag 領域に対する CTL の存在は知られている．標的ペプチドとアミノ酸配列が 1～2 カ所しか異ならないペプチド配列を合成し，CTL アッセイに加えると，CTL 活性を抑制することが明らかにされた．HIV は体内で quasispecies の状態で存在することが知られているので，同時に似通ったウイルスがいる

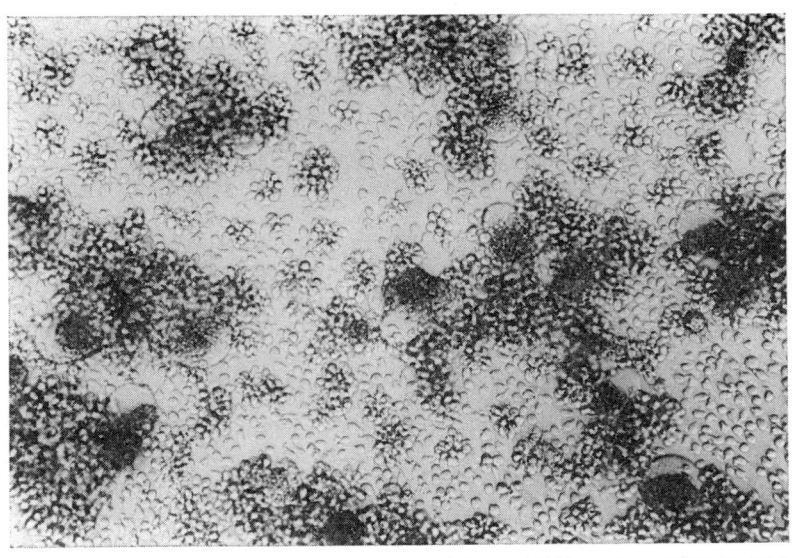

図 II.9 HIV 感染 CEM 細胞と Molt-4 clone 8 細胞を混合培養すると 10 時間以内に巨大な細胞が生ずる（合胞体形成）

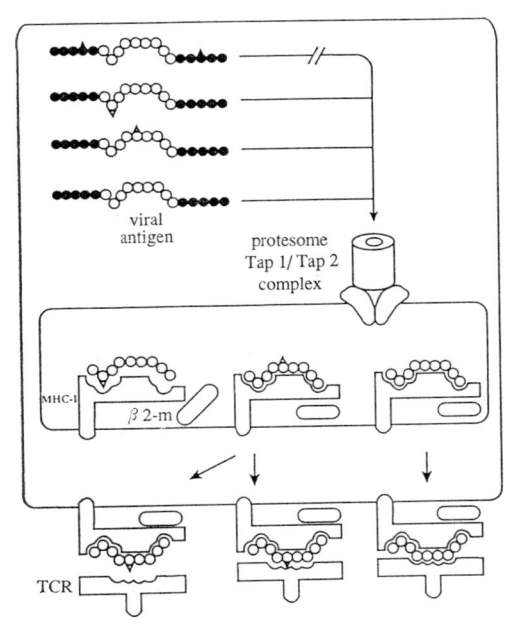

図 II.10 ウイルス変異と免疫応答
白丸で示した 9 個のアミノ酸が T 細胞抗原レセプターにより認識される．黒丸で示した両側の配列が変異すると，ER/Golgi 系で分解できなくなる．エピトープのある種の変異は MHC への認識，あるいは T 細胞抗原レセプターの認識が不可能になる．変異の程度によってはアンタゴニズムを生み出すような認識も生ずる．

ことにより，有効な免疫反応が抑制される（図 II.10)[8]．

（6）制御遺伝子

HIV の転写に不可欠な *tat* 遺伝子は LTR-RNA 上の TAR を認識し，ウイルス転写に促進的に作用する[9]．そのほか TNF，IL-6 の産生も高め，病態に直接関与する．TFIID とも反応することも明らかになったが，その意義に関しては不明なことも多い．また，このタンパクは免疫抑制作用を含む多様な生物活性を有する．

Nef はもともとウイルスの産生を抑制する因子としてよく知られていたが，*in vivo* において *nef* 欠損ウイルスが発病性を高めることが明らかになり，ウイルス産生にポジティブに作用することが示唆された．近年，リンパ球や単球を用いた感染実験で，Nef がウイルスの増殖に必須の因子であることが明らかになった[10]．

Rev 因子は HIV の *env* 領域をコードする mRNA の RRE（REV response element）に結合し，mRNA の細胞質への輸送を促進し，成熟した mRNA の発現に重要である．本遺伝子の活性中心部位，あるいは核小体移行シグナルに変異を加えると trans dominant な変異体が得られる

ことが知られ，本ミュータントの遺伝子治療への応用が模索されている．　　　　　〔服部俊夫〕

文献

1) Quinn, T. C.: Population migration and the spread of ytypes 1 and 2 human immunodeficiency viruses. Proc. Natl. Acad. Sci. USA, **91**, 2407-2414 (1994)
2) Shirono, K. et al.: Profiles of expression of activated cell antigens on peripheral blood and lymph node cells from different clinical stages of adult T cell leukemia. Blood, **173**, 1664-1671 (1989)
3) Hattori, T. et al.: Leukemia of novel gastrointestinal T-lymphocyte population infected with HTLV-I. Lancet, **337**, 76-77 (1991)
4) Jijichi, S. et al.: In vivo cellular tropism of human T cell leukemia virus type II. J. Exp. Med., **176**, 293-296 (1992)
5) Yamamura, Y. et al.: Synthesis of a novel cytokine and its gene (LD78) expressions in hematopoietic fresh tumor cells and cell lines. J. Clin. Invest., **84**, 1707-1712 (1989)
6) Tanaka, A. et al.: Oncogenic transformation by the tax gene of human T-cell leukemia virus type I in vitro. Proc. Natl. Acad. Sci. USA, **87**, 1071-1075 (1990)
7) Matthews, T. J.: Dilemma of neutralization resistance of HIV-1 ffeld isolates and vaccine development. AIDS Res. Hum. Rertrovir., **10**, 631-632 (1994)
8) Koup, R. A.: Virus escape from CTL recognition. J. Exp. Med., **180**, 779-782 (1994)
9) 川村名子, 他: HIVの制御遺伝子と遺伝子治療. エイズ研究の最先端, pp. 55-66, 羊土社, 東京 (1993)
10) Miller, M. D., Warmerdam, M. T., Gaston, I. et al.: The human immunodeficiency virus-1 nef gene product; A positive factor for viral enfection and replication in primary lymphocytes and macrophages. J. Exp. Med., **179**, 101-113 (1994)

1.5　結核菌感染と免疫応答

(1) 結核の現状

全世界で新たに発生する結核患者は年間約800万人で，約300万人が結核で死亡しているといわれている．それらの約2/3はアジアの人で占められている．単独の感染症としてはマラリアに次いで第2位である．わが国においても年間約3000人が結核で死亡しており，平成7年度は43078人が新患者として登録されている[1]．ここ数年，罹患率減少速度の鈍化がいわれ，さらに高齢者の結核，在日外国人の結核，ヒト免疫不全ウイルス (human immunodeficiency virus; HIV) 感染と結核など新たな問題もわき上がり，結核の様子は変貌してきている．結核の罹患率が低いオランダやフランスなどヨーロッパ諸国や米国などではここ数年の間に結核患者が増加している．その原因の1つにAIDSに伴う結核の増加が挙げられている．米国などではAIDS患者の間に多剤耐性結核菌による集団感染が病院，更生施設，矯正施設などで多発している[2]．これらは最も効果的な抗結核薬であるイソニアジドとリファンピシンの両者に耐性を獲得している菌による感染で，死亡率は極端に高く (72～84%)，また病気の進行が速く結核の診断から死亡までのメジアンは4～16週間と短く大きな問題となってきている．

(2) 感染と発病

結核は結核菌 (Mycobacterium tuberculosis) により引き起こされる病気である．結核菌の感染はほぼ100% 空気感染 (air borne infection) により起こる．患者が咳をした時に飛散する飛沫核 (droplet nuclei) が空中を浮遊中に吸入されるか，一度床などに落ちその後塵埃と共に舞い上がった菌が吸入される場合がある．ほかにはM. bovis に罹患しているウシのミルクからの感染と皮膚の傷からの経皮感染が考えられるが，それらの頻度は低い．

一般の感染症との違いは感染がそのまま発病につながらないということである．結核菌の感染を受けた個体は一生のうちで10～20% の人のみが結核を発病し，80%以上の人は発病から免れる．感染後1～2年以内に発病がみられるのは5～10%である．しかし発病を免れた個体でも感染菌

は完全には排除されず，感染個体に潜み残ると考えられている．高齢になり免疫の衰えた個体でこれらの菌が活性になり発病するとされている．これは内因性の再燃（reactivation）と呼ばれている．

（3） 感染に対する宿主側の応答
a） 細胞性免疫
結核菌を含む細胞内寄生性細菌の防御はTリンパ球とマクロファージを主体とする細胞性免疫により担われる．感染微生物は単核食細胞により処理されT細胞に抗原が提示される．感作されたTリンパ球やマクロファージからは種々のサイトカインと呼ばれるメディエーターが分泌される．これらのサイトカインは直接微生物とは反応せず，感染防御に関与する細胞に働き，増殖分化せしめる．侵入してきた結核菌に対し生体は種々のサイトカインを分泌し，マクロファージのような防御に携わる細胞を活性化させ結核菌を処理する．しかしサイトカインの分泌が過剰となり，必要以上に細胞が活性化され，その結果組織破壊にまで進むことになる．この反応が遅延型アレルギーである．

b） 感染防御に及ぼす CD4$^+$ T 細胞の役割
M. bovis BCG 感染前に CD4$^+$ T 細胞を除去されたマウスは抗酸菌の増殖を抑えることができない．また免疫マウスの CD4$^+$ T 細胞を放射線照射マウスに養子移入することにより感染に対する防御が付与される[3]．しかし CD8$^+$ 細胞が除去された動物では結果は一様ではない．

HIV 感染者の間には結核の新感染が 30% 以上もの例で認められ，再燃も高頻度にみられる．さらに HIV 感染結核患者は CD4 数の減少に伴い肺外結核，菌血症，塗抹陽性などの病気がより重い方向に進行する[4]．これらの結果は CD4$^+$ T 細胞が結核の防御に重要であることを示している．

c） Th1 および Th2 細胞とサイトカイン
マウス CD4$^+$ T 細胞は 2 つの機能的に異なる亜集団からなっている．Th1 細胞は γ インターフェロン（IFN-γ），IL-2，リンホトキシンを産生し，マクロファージの殺菌活性を高め，遅延型過敏反応を増強する．Th2 型細胞は IL-4, IL-5, IL-6, IL-10 を産生し，B 細胞の増殖と分化に関係し，液性抗体応答を増強する．IL-3，顆粒球-マクロファージコロニー刺激因子（GM-CSF）と TNF は両型の細胞により産生される．

ヒトにおいてもマウスの Th1 と Th2 細胞のサイトカイン産生と同様のパターンである．しかし結核菌に応答したサイトカイン産生についての報告には一貫性がみられない[5,6]．これは *in vitro* の培養条件が異なることからくると考えられる．

表 II.4 サイトカインと産生細胞

サイトカイン	産生細胞		
	マクロファージ	Th1	Th2
IL-2	−	+	−
IFN-γ	−	+	−
リンホトキシン	−	+	−
IL-4	−	−	+
IL-5	−	−	+
IL-6	+	−	+
IL-10	+	−*	+
IL-3	−	+	+
GM-CSF	+	+	+
TNF	+	+	−
IL-1	+	−	−
IL-8	+	−	−
TGF-β	+	−	−
IL-12	+	−	−

* ヒトではつくられるが，マウス Th1 細胞ではつくられない．

結核性胸膜炎患者における IFN-γ と IL-2 mRNA の発現は胸水中の単核細胞が血中単核細胞より高いレベルにある．一方，IL-4 mRNA の発現は血中がより高い．また胸水中のリンパ球を結核菌で刺激した時，末梢のリンパ球と比較して多量の IFN-γ と IL-2 を産生する．これらのことは Th1 細胞が病気の場に集まり，ヒトの抗抗酸菌防御に重要な役割をしていることを示すものである．

IFN-γ と TNF-α は多分反応性 NO 代謝物の産生を通してマウスマクロファージの抗抗酸菌活性を高めると思われる．ヒトにおいては IFN-γ の抗抗酸菌活性については議論のあるところであるが，TNF-α と 1,25-ジヒドロキシビタミン D の産生を IFN-γ は刺激する．IL-2 は T 細胞を刺激し，マクロファージ活性化因子の局所内分泌を

増強する．これに対し IL-4 はマクロファージを不活化し，IL-2 レセプター発現を抑え，下降させることにより T 細胞の増殖を抑え，その結果，結核菌に対する免疫応答を抑制するに違いない．IL-12 は in vitro で Th1 応答を誘導する．IL-12 mRNA と IL-12 タンパクが結核性胸膜炎の病気の場にみられ，胸水単核細胞を結核菌で刺激することにより活性を持つ IL-12 が産生されることから防御に重要と考えられる．

d) ヒトの結核の防御への $CD8^+$ T 細胞の関与

結核のマウスモデルで免疫 $CD8^+$ T 細胞を移入することにより感染に対する抵抗性を誘導できる．またモノクローナル抗体の静注により $CD8^+$ T 細胞を in vivo で壊したマウスではある程度抵抗性が低下する．β_2 ミクログロブリン遺伝子破壊マウスは致死量以下の結核菌の注射により死亡する[7]．これらのデータは $CD8^+$ T 細胞が防御に関わっていることを示している．

このようにマウスモデルでは $CD8^+$ の重要性が証明されているが，ヒトの結核に対する防御に及ぼす役割については明らかではない．これまでに認められた結核菌特異的細胞溶解性 T 細胞は $CD8^+$ 細胞でなく，結核患者の病気の場への $CD8^+$ 細胞の集合はみられない．さらに HIV 感染患者の結核の病気の重さは $CD8^+$ 細胞数に影響されない．ヒトの結核における $CD8^+$ 細胞の防御の役割については今後さらに研究を重ねねばならない．

e) 初期防御と $\gamma\delta$ T 細胞

$\gamma\delta$ T 細胞は固着性の細胞に多く，皮膚，腸，上気道に分布し侵入微生物に対する初期の免疫バリアーとして働く．BCG 注射後早期にマウスの腹腔に $\gamma\delta$ T 細胞の蓄積がみられる[8]．このことは $\alpha\beta$ T 細胞が参加する前の早期の応答に $\gamma\delta$ T 細胞が関わっていることを示している．ヒトの免疫に及ぼす $\gamma\delta$ T 細胞の機能的役割については不明である．しかし $\alpha\beta$ T 細胞応答が確立される前の初期感染防御に関与すると信じられている．結核菌反応性 $\gamma\delta$ T 細胞クローンは $\alpha\beta$ T 細胞と同様のサイトカイン，IFN-γ，TNF，IL-2，IL-4，IL-5，IL-10 を産生し，結核菌感染標的細胞を溶解する．$\gamma\delta$ T 細胞は抗酸菌の糖脂質抗原，コードファクター（トレハロース-6,6′-ダイマイコレート；TDM）やリポアラビノマンナン（LAM）を認識する[9]．加えて結核菌刺激 $\gamma\delta$ T 細胞はマクロファージの集合を高め，肉芽腫形成に関与するに違いない．

(4) HIV 感染と結核

HIV 感染は結核の一次感染と再燃のリスクを明らかに高める．同様に結核は，ウイルスを潜伏している細胞を活性化することにより HIV 感染のコースを前進させる．その結果，結核と HIV 感染の混合感染患者は死亡までの時間が短縮される．重感染患者の末梢血単核細胞は結核あるいは HIV 単独感染者の細胞と比べ精製ツベルクリン（PPD）に対する応答で，より多量の TNF-α を産生する．TNF-α は肉芽腫形成ならびに細胞性免疫の誘導に要求される．また TNF-α は発熱，体重減少，筋薄弱，寝汗などの臨床症状を導く．結核菌に応答して産生される TNF-α は NFκB の活性化を通じて HIV の増殖を増強するに違いない．抗酸菌と抗酸菌物質は潜伏感染細胞株 U1 の中で HIV の増幅を増強できるし，結核患者の単球は in vitro で HIV 感染に対する感受性を増す．加えて HIV 感染結核患者において血中の β_2 ミクログロブリンレベルが上昇している[10]．サリドマイドは IL-6，IL-1β，GM-CSF の産生には影響を示さないが TNF-α 産生を阻害する．結核と HIV の重感染患者にサリドマイドを投与すると TNF-α の産生が抑えられ，体重の増加がみられる．このような患者への適当な TNF-α 産生インヒビターの投与は病気の改善に重要と考えられる．

おわりに

臨床的に重要なツベルクリン反応やワクチンについては紙面の都合で触れなかった．結核の防御をつかさどる主たる細胞は T 細胞とマクロファージである．感染から発病までの過程にはたくさんのサイトカインが関与しており，未解明の部分が多く残されている．ヒトとマウスやモルモットとの間の結核菌に対する免疫応答の違いも解釈を複雑にしている．例えば，PPD に含まれる抗原は

モルモットでは強い応答を示すが，ヒトでは弱い応答しか示さない．その逆もある．このことは動物を選び，実験系を組み立てるうえで十分考慮せねばならない．

結核の防御は巧妙な仕組みで成り立っている．しかし過剰な防御（細胞の活性化）が組織破壊を導いている．今後ワクチンや結核の治療を考えるうえでこの点の考慮が重要と思われる．

〔阿部千代治〕

文　献

1) 厚生省：結核の統計，結核予防会，東京（1996）
2) Snider, D. E. and Roper, W. L.: The new tuberculosis. *N. Engl. J. Med.*, **326**, 703-705 (1992)
3) Muller, I., Cobbold, S. P., Waldmann, H. *et al.*: Impaired resistance to *Mycobacterium tuberculosis* infection after selective *in vivo* depletion of L3T4$^+$ and Lyt-2$^+$ T cells. *Infect. Immun.*, **55**, 2037-2041 (1987)
4) Jones, B. E., Young, S. M. M., Antoniskis, D. *et al.*: Relationship of the manifestations of tuberculosis to CD4 cell count in patients with human immunodeficiency virus infection. *Am. Rev. Respir. Dis.*, **148**, 1292-1297 (1993)
5) Boom, W. H., Wallis, R. S. and Chervennak K. A.: Human *Mycobacterium tuberculosis*-reactive CD4$^+$ T-cell clones; Heterogeneity in antigen recognition, cytokine production, and cytotoxicity for mononuclear phagocytes. *Infect. Immun.*, **59**, 2737-2743 (1991)
6) Banes, P. F., Abrams, J. S., Lu, S. *et al.*: Patterns of production by mycobacterium-reactive human T cell clones. *Infect. Immun.*, **61**, 197-203 (1993)
7) Flynn, J. L., Goldstein, M. M., Triebold, K. I. *et al.*: Major histocompatibility complex class I-restricted T cells are required for resistance to *Mycobacterium tuberculosis* infection. *Proc. Natl. Acad. Sci. USA*, **89**, 12013-12017 (1992)
8) Inoue. T., Yoshikai, Y., Matsuzaki, G. *et al.*: Early appearing $\gamma\delta$-bearing T cells during infection with Calmette Guerin bacillus. *J. Immunol.*, **146**, 2754-2762 (1991)
9) Tsuyuguchi, I., Kawasumi, H., Ueta, C. *et al.*: Increase of T-cell receptor gamma/delta-bearing T cells in cord blood of newborn babies obtained by *in vitro* stimulation with mycobacterial cord factor. *Infect. Immun.*, **59**, 3053-3059 (1991)
10) Wallis, R. S., Vjecha, M., Amir-Tahamasseb, M. *et al.*: Influence of tuberculosis on human immunodeficiency virus (HIV-1); Enhanced cytokine expression and elevated β_2-microglobulin in HIV-1 associated tuberculosis. *J. Infect. Dis.*, **167**, 43-48 (1993)

1.6　寄生虫と免疫応答

（1）　寄生虫の分類と寄生虫症の重要性

広義の寄生虫とは，1つの真核細胞からなる原生動物（原虫）と多細胞よりなる蠕虫をまとめた内部寄生虫と，ダニやカなど外部寄生虫の両方を指す．寄生虫疾患は表Ⅱ.5に示すように，熱帯地域や開発途上国をはじめとして世界的観点からとらえる必要がある．また，現代の国際化社会においては，古典的に考えられてきた感染症の特徴としての地域性（地方病）の性格は薄れてきており，いつでも我々の生活に侵入しうる重要な感染症として厳然として存在していることを理解する必要がある．

ここでは主に内部寄生虫感染に対する生体防御反応について述べ，寄生虫感染に対する免疫応答を理解するうえで重要な点を列記する．

a）　形態学的特徴―大きさ，変態と分化―

寄生虫免疫学が対象とする寄生虫は，数μmの原虫から10m近い広節裂頭条虫まで，形態学的サイズが幅広い．このことは防御反応のエフェクター機構を考えるうえで重要である．さらに，同一の寄生虫においても宿主に寄生する時には数μmの大きさのもの（例えば虫卵）が宿主内で変態，分化し，大きさが10^5倍以上にも増大する場合もあり，抗原系を変えることを常とする．

b）　生活史―中間宿主と終宿主，宿主特異性と臓器特異性―

一般に蠕虫類は終宿主内で有性生殖を行い次世代（虫卵や幼虫）を産生する．産生された虫卵や幼虫は成虫へ分化するためにはいったん終宿主の外に出なければならない．外界において自由生活

表 II.5 世界的に主要な寄生虫感染症

寄 生 虫 名	感染者数	年間推定死亡数
〔原虫類〕		
マラリア	3億	120万
熱帯熱マラリア		
ガンビアトリパノソーマ	100万	5000
クルーズトリパノソーマ	2000万	6万
リーシュマニア	1200万	5000
カラ・アザール（内臓リーシュマニア），旧世界皮膚リーシュマニア，アメリカ粘膜皮膚リーシュマニア		
赤痢アメーバ	4億	3万
ランブル鞭毛虫	2億	少数
〔線虫類〕		
鉤虫	9億	5～6万
蛔虫	8億	2万
鞭虫	5億	少数
糸状虫	1.2億	少数
バンクロフト糸状虫，マレー糸状虫，回旋糸状虫（オンコセルカ）	3000万	5万
糞線虫	300万	
〔条虫類〕		
エキノコックス	100万	
〔吸虫類〕		
住血吸虫	2億	80万～100万
日本住血吸虫，マンソン住血吸虫，ビルハルツ住血吸虫		

をしながら感染能力を持つ幼虫を産生するもの（図 II.11a；糞線虫），あるいは自力で感染能力を持つ幼虫に分化（変態）するもの（図 II.11b；回虫）から，終宿主に感染能力を発現するための分化過程に中間宿主を必要とするものまである（図 II.11c；肝吸虫）．中間宿主に寄生することにより幼虫は無性生殖でその数を増殖すると共に，終宿主へ感染する能力を持つ感染幼虫へ分化することができる．そして，終宿主内で成虫に分化し，有性生殖により次世代を産生できるようになる．この全過程を生活史という．ある寄生虫はある特定の宿主に寄生するが，これを宿主特異性という．また，宿主内の感染臓器も決まっており，これを臓器特異性という．宿主特異性，臓器特異性を生じる機序については，免疫機能不全マウスにおける感染実験によっても正常マウスと同様にみられることから免疫系の関与は認められず，ほとんど未解明である．ヒトに感染する寄生虫の中間宿主あるいは終宿主としては貝類，節足動物から魚類，鳥類，哺乳類までと幅広い．免疫学的に考えると寄生虫は，その生活史の過程で，例えば吸虫

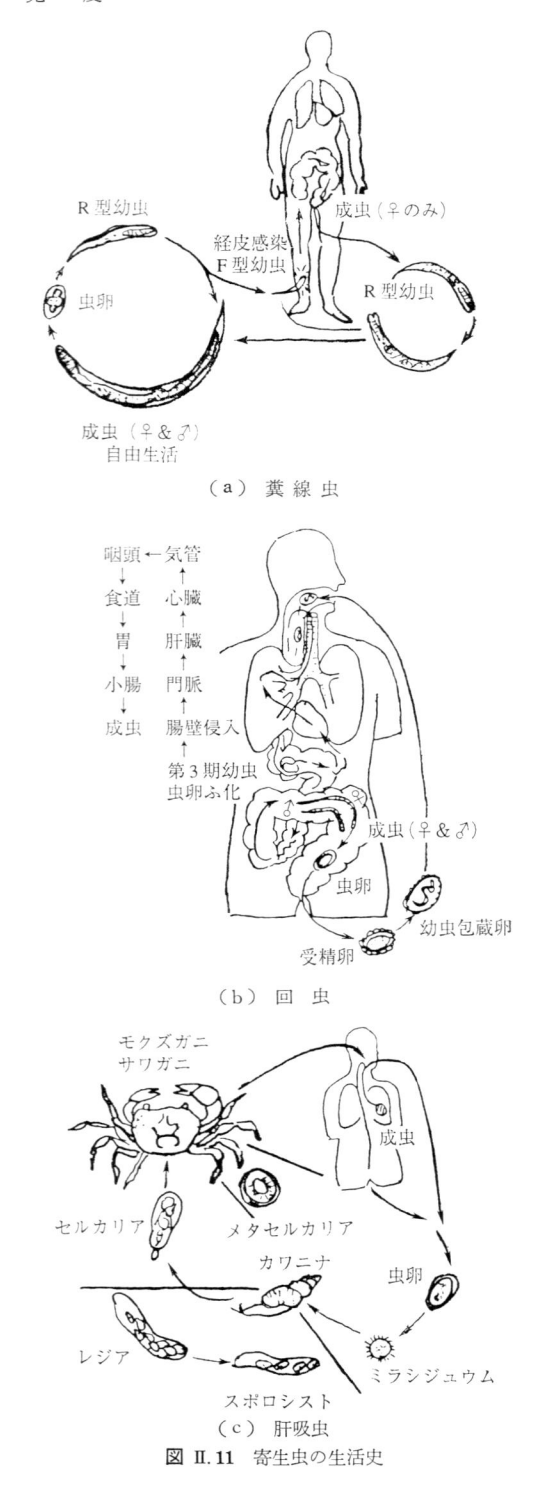

(a) 糞線虫

(b) 回虫

(c) 肝吸虫

図 II.11 寄生虫の生活史

類の中間宿主であるマイマイ（貝類）の minicyte と呼ばれる食細胞や，マラリア原虫の終宿主であるカ（節足動物）の貪食細胞による防御反応（いわ

ゆる自然免疫）に対するエスケープ機能を持ち，同時に哺乳類の抗体やT細胞などのような高度に進化した防御反応（いわゆる獲得免疫）に対するエスケープ機能をも持っている．寄生虫はその一生に遭遇する幅広い動物が保持しているさまざまな生体防御反応に対して，したたかに対応する能力を保持していることがわかる．

c） 体内移行経路

寄生虫が宿主に感染した後，分化，増殖できる感染臓器が決まっている．そのために，寄生虫は感染後，その成長や分化に応じて宿主体内を移動（移行）していく必要がある．この経路を体内移行経路と呼び，寄生虫感染症の臨床症状を理解するうえで重要である．図II.11bに回虫に例をとり体内移行経路について図示した．感染幼虫を内含する虫卵は経口感染で宿主体内に入る．小腸で孵化した第3期幼虫は，腸管から浸入し，血行性に心臓，肺へ移行する．ここで第4期幼虫へ分化し，嫌気性代謝から好気性代謝へと劇的な転換をして気管支，気道系へ移行する．咽頭を経由して食道，胃，そして小腸へたどりつき体内移行を終わり，成虫になる．このように寄生虫は体内移行により分化するのだが，分化に伴って抗原系を変化させると共に，感染部位を次から次へと移動することにより宿主の生体防御から巧みにエスケープしていることが理解できる．同時に，宿主側の防御反応や臨床症状も，消化器系，循環系，呼吸器系へと寄生虫の体内移行に伴って変化していく．このことは寄生虫感染において，寄生虫の分化段階に特異的な抗原性（stage specificity）と感染組織での局所免疫反応の特異性を理解する必要があることを示している．寄生虫自身の特異性や感染様式の特異性が，感染症に共通した免疫反応と同時に，寄生虫感染に特異的な多様性を示す免疫反応を惹起することになる．

（2） 寄生虫感染の病理，病原性

寄生虫は中生動物（線虫類，吸虫類，条虫類）以下であることから，現存する寄生虫が寄生生活を始めたのは2, 3億年に遡るとも考えられる．この過程で，寄生虫は宿主の免疫応答と成熟した，そして，したたかなバランス関係を維持しており，寄生虫感染は多分に日和見感染症的・慢性感染症的要素が強い．すなわち，寄生虫が宿主に対して強い病原性を示すと宿主の絶滅をきたし，必然的に寄生虫も絶滅することになる．逆に次世代を残すべく成虫が生殖活動をする場としての終宿主が，寄生虫に対して致命的な防御反応を起こすと寄生虫は絶えてしまう．宿主免疫反応は寄生虫に対して有効な防御機能を発揮するものの寄生虫を完全には排除できない．この免疫応答を non-sterile immunity あるいは premunition という．また一度，寄生虫の感染が成立すると新たな寄生虫の感染は阻止され，少数の寄生虫感染が維持される．この免疫状態を随伴免疫（concomitant immunity）と呼ぶ．随伴免疫はマラリアや住血吸虫の流行地でみられるが，見方によっては，寄生虫と宿主の長い寄生関係の歴史のなかでつくり上げた生ワクチンと考えることもできる．ヒトが終宿主になる寄生虫で激しい臨床症状を起こすものは，寄生虫学的には未熟な寄生虫といえる．

寄生虫感染における病原性や病理現象の発現，およびその修飾を統御する因子としては，① 宿主側因子，② 寄生虫側因子，③ 環境因子などが考えられる．

①と②の関係をトキソプラズマ原虫（*Toxoplasma gondii*）に例をとって図II.12に示した[1]．マウスに対して強毒性を示すRH株はたった1個体の原虫でもマウスに感染すると致死的となる．ところが，10^6個のRHをラットに感染させても死ぬことはない．一方，深谷株と呼ばれるトキソプラズマ原虫は BALB/c マウスには弱毒性を示し，その感染は致死的でないが，C57BL/6 マウスには強毒性を示し，多くの C57BL/6 マウスは死ぬか，生き残っても脳に多数のシスト形成がみられる．このことから，宿主側要因と寄生虫側要因が相互に関与しながら，病原性が決定されていることが理解できる．寄生虫の病原性としては次のように大きく二分できる．

a） 物理的・化学的・生理的傷害

赤痢アメーバ，肺吸虫や肝蛭，包虫などにみられる消化酵素による破壊，機械的物理的組織破壊

図 II.12 寄生虫感染における宿主側因子と寄生虫側因子による病原性決定

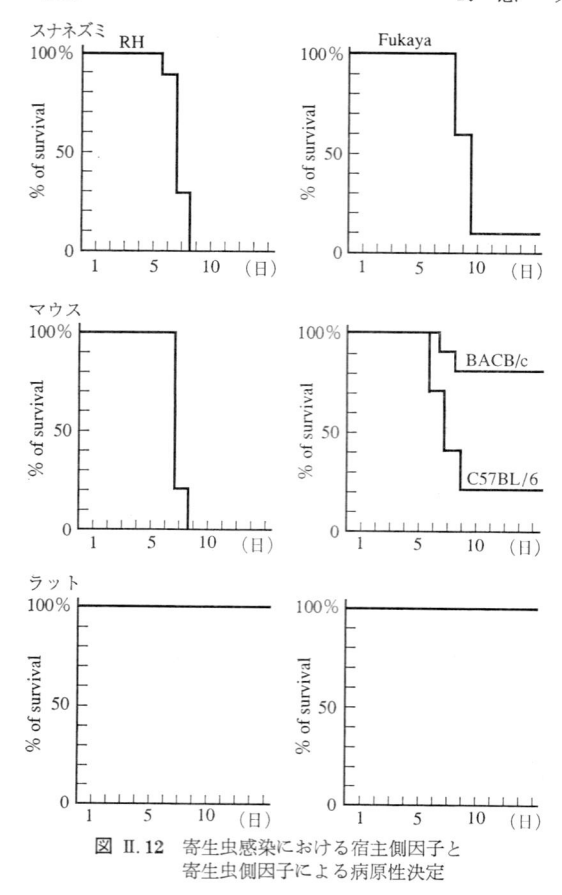

作用が宿主に傷害を起こす．同時に寄生虫由来の消化酵素や代謝産物，あるいは宿主組織の破壊により生じた変性タンパクは抗原として次に述べる免疫反応による病害性発現において重要な意味を持つ．例えば，回虫症における腹痛は回虫由来抗原による腸管のアレルギーに起因する．

b) 宿主免疫反応による病害性，病因論

寄生虫は宿主内で分化や有性生殖を遂げなければ種の維持ができず，宿主の免疫反応で完全には排除されることはない．このことは，寄生虫感染に対する免疫反応は"両刃の剣"としての要素を持っていることを示している．すなわち，生体の防御反応としての役割の面と，病因論としてとらえられる両面を，ウイルスなど他の感染症よりも多く持っている．また，寄生虫感染が慢性疾患としての意味を持つことから，急性期と慢性期では免疫応答が異なり，したがって異なった病因論が考えられる．急性期においてはいわゆる自然免疫によるものや，抗原非特異的な反応，あるいは抗体産生などB細胞によるものが多い．慢性期では抗原特異的免疫反応，特にT細胞による細胞性免疫反応が主になり，肉芽腫や石灰化，癌化などの問題が起こる．

i) BおよびT細胞の抗原非特異的活性化

マラリア，アフリカトリパノソーマ，シャーガス病，住血吸虫などにおいて高γグロブリン血症がみられる．寄生虫由来物質が直接B細胞の抗原非特異的活性化を起こすことも考えられるが，多くの場合，抗原非特異的T細胞の活性化を起こすことによる．多くの蠕虫類感染では，Th2が優位に誘導されIL-3, 4, 5を産生する（図II.13a）[1]．その結果として，IgG1, IgE, IgAクラスの高γ-グロブリン血症が起こる．また，原虫感染においても *Plasmodium berghei* 感染によってIL-6産生T細胞が誘導され高IgE血症が起こることが感染実験マウスで示された[2]． *Trypanosoma cruzi* 感染でもB細胞と共にT細胞の非特異的活性化が起こる．さらには， *Toxoplasma gondii* をはじめ原虫類にスーパー抗原の存在が明らかになってきており，スーパー抗原を介したT細胞の抗原非特異的活性化も考えられてきている．

ii) 獲得免疫（抗原特異的免疫反応）

① 即時型アレルギー： 蠕虫感染において，抗原非特異的T細胞の活性化と共に，寄生虫抗原特異的Th2細胞の活性化が起こる（図II.13a, b）．このことにより，IL-4, 5を介した寄生虫抗原特異的IgE抗体産生の増幅，IL-5を介した好酸球増多症および組織内浸潤，IL-3, 4を介した肥満細胞の活性化などが起き，即時型アレルギーによる病態が惹起される．マウスを用いた *Nippostrongylus brasiliensis* 感染実験で，寄生虫感染によって引き起こされる高IgE抗体産生，好酸球増多，肥満細胞の粘膜浸潤におけるインターロイキンの役割が明らかになった．抗IL-4抗体と抗IL-5抗体投与によって抗原特異的IgE抗体産生が抑制され，抗IL-5抗体投与によって好酸球増多が抑制された．また，抗IL-3抗体，抗IL-4抗体投与によって肥満細胞の粘膜下浸潤が阻止されたのである．また，高IgE抗体産生は同時に

1.6 寄生虫と免疫応答

(a)

(b)

(c)

(d)

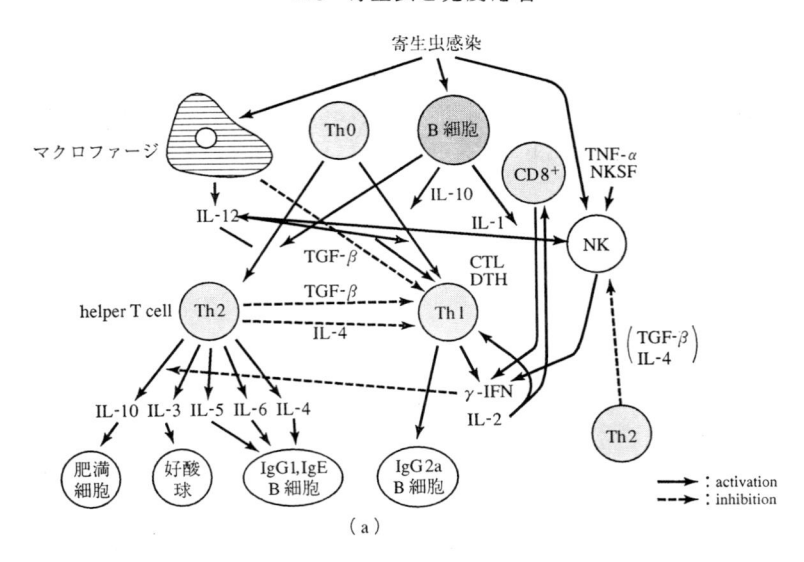

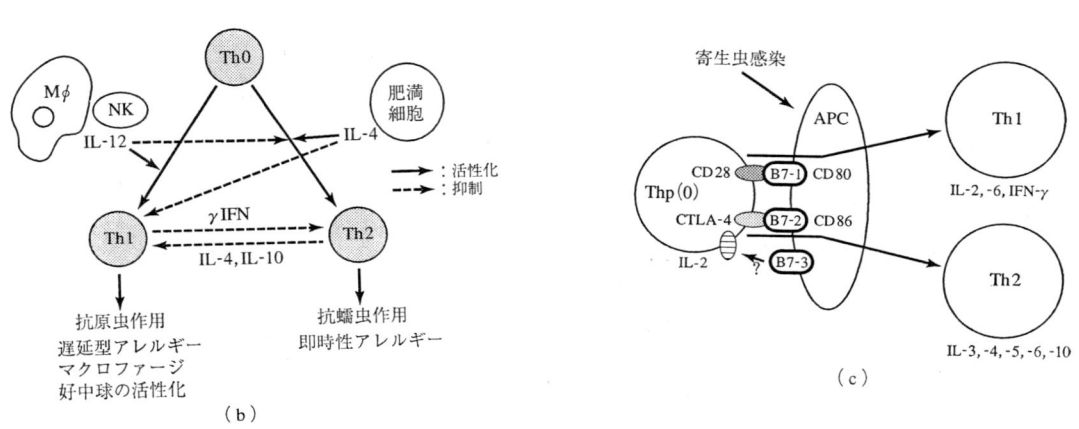

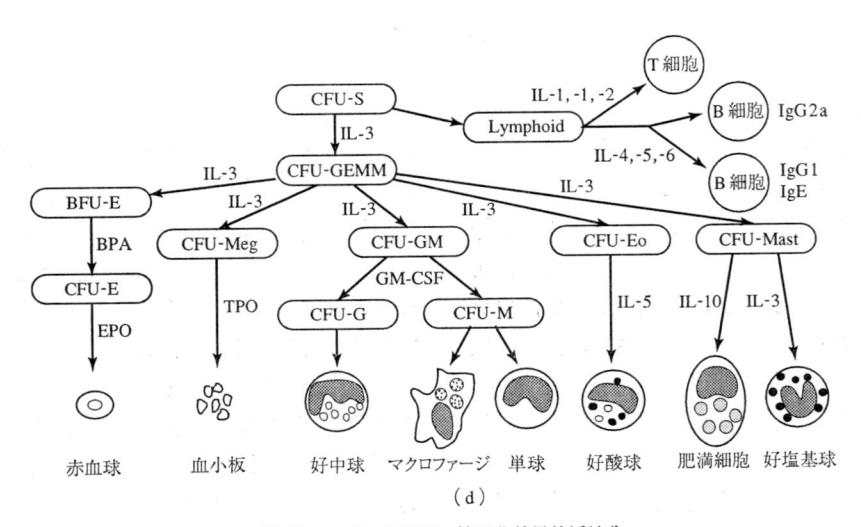

図 II.13 B, T 細胞の抗原非特異的活性化

好酸球誘導因子（ECF-A）も分泌させ，好酸球増多に関与することも明らかになった．蠕虫感染によって Th2 細胞が優位に誘導される機序については NK1.1$^+$T 細胞の関与などが考えられている．

ここで特記すべき興味ある現象がある．それは，マラリアや住血吸虫感染症の流行地では，急性期の症状を呈するのは主に小児であり，慢性期に入るとマラリア原虫感染赤血球や住血吸虫の成虫が静脈内に寄生していても即時型アレルギーを呈することはまれになる．これらの血管内異物に対して凝固系も活性化されないのである．ところが，旅行者が罹患すると強烈な急性期症状を呈する．この理由として，肥満細胞や好塩基球の FcεR に非特異的 IgE 抗体の結合，IgE や IgG1 以外の抗体による抗原複合体形成によって IgE や IgG1 抗体の抗原との結合抑制，あるいは寄生虫由来物質による脱顆粒や分泌の抑制などが考えられている．

蠕虫感染症に伴い末梢血好酸球の増多あるいは好酸球の感染巣炎症組織浸潤像がみられる．好酸球は major basic protein（MBP），eosinophil-cationic protein（ECP）の脱顆粒などによって組織破壊を起こす．例えば，熱帯性好酸球肺浸潤や Loa loa やシャーガス病でみられる心筋炎などである[3]．その一方で，住血吸虫による肝病変における好酸球が必ずしも病因因子として機能していない可能性も示され，蠕虫感染による Th2 細胞の活性化によって IL-5 が産生，分泌され，副産物として好酸球の分化誘導，増加が起きると考えられるようになってきている[4]．

② 免疫複合体による病因：悪性マラリアや住血吸虫症における糸球体腎炎は免疫複合体によるものと考えられる．また，悪性マラリア，アフリカトリパノソーマ症，シャーガス病，住血吸虫症や多くの寄生虫感染症における血管炎や血清病は免疫複合体の補体活性化によるものと思われる[5]．

③ 原虫感染における自己抗体産生と自己反応性T細胞による病因：寄生虫感染，特に原虫感染症において自己反応性B細胞やT細胞の活性化が起こる．例えば，マラリアやアフリカトリパノソーマ感染患者でγグロブリン，補体などに対する抗体が認められている[6]．また，シャーガス病患者では血管内皮細胞，ラミニン，神経細胞，DNA，ミオシン，トランスフェリン，赤血球などに対する自己抗体が産生されている[7]．患者の抗体を用いた解析で，分子量 160 kDa と 48 kDa の Trypanosoma cruzi 分子がヒト神経細胞叢においても同定された．宿主臓器分布をみると腸管膜神経叢や脳などに存在し，腸管の麻痺による巨大結腸症などのシャーガス病慢性期臨床症状を理解できる．トリパノソーマ感染マウスから誘導した Th2 細胞を非感染正常マウスに移入すると，シャーガス病に似た心筋炎症状を呈すること[8]から自己反応性T細胞の存在が示唆されている．また，トリパノソーマ感染マウスは同系の非感染正常マウスの心臓移植に対して拒絶反応を起こす[9]．これらの自己反応性T細胞の誘導機序および病因論的意義の解明が待たれている．

iii）サイトカインによる病因―住血吸虫の肝病変発症機序― 3大住血吸虫症であるマンソン住血吸虫症，日本住血吸虫症，ビルハルツ住血吸虫症のうちの前2者の重要な臨床症状は，肝臓における虫卵結節形成に始まり慢性期に至って起こる肝線維症，肝硬変，さらには肝癌の発症である．本来，虫卵結節形成は異物に対する生体の防御反応と考えられるが，過剰反応により生体自身が傷害を受けることになった．肝臓における肉芽腫形成に重要な役割を演じるのが CD4$^+$T 細胞である．SCID マウスにマンソン住血吸虫のセルカリアを感染すると虫卵結節形成，および肉芽腫形成が起こらない[10]．ところが，T細胞を移入すると肉芽腫ができることが示された．このT細胞移入マウスに抗 TNF-α 抗体を同時に注射をすると，肉芽腫ができなくなる．さらに，SCID マウスに TNF-α のみを注射すると肉芽腫ができることから，住血吸虫の虫卵結節形成，肉芽腫形成に TNF-α が重要な役割を演じることが明らかとなった．さらに興味深いことに TNF-α は住血吸虫の産卵をも促すことも明らかとなった．なお，ビルハルツ住血吸虫の慢性期では膀胱癌が多発することか

ら，寄生虫感染が発癌に関与していると考えられているが，その機序については現在のところ不明である．

（3）宿主と寄生虫の相互関係—エフェクター機構とエスケープ機構—

ここでは蠕虫（多細胞寄生虫）感染と原虫（単細胞）感染を分けて述べる．原虫はウイルスや細菌などの病原体と同様に終宿主内においても成虫の個体数を増やす．一方，蠕虫は終宿主内において成虫の個体数を増やすことはない．この違いは宿主が惹起する防御反応様式にも反映される．原虫感染には，宿主が一気に死への転帰をたどる未熟な寄生体-宿主関係を示す場合がある．例えば，本来は自由生活を営むネグレリアのように偶発的にヒトの鼻粘膜から感染し脳で寄生増殖すると，1週間で死に至る重篤な急性感染症を呈することがある．蠕虫感染においても幼虫移行症や迷入などで重篤な症状を呈する場合もあるが，多くは慢性感染の経過をたどり成熟した寄生-宿主関係を持つ．

a）原虫感染におけるエフェクター機構とエスケープ機構

i）**細胞内寄生原虫と細胞外寄生原虫** 原虫に対する宿主防御反応として機能すると考えられるものにいわゆる自然免疫系がある．ここで原虫類を細胞内寄生原虫と細胞外寄生原虫に分けて考える必要がある．細胞外寄生原虫は貪食作用を持つマクロファージや好中球によって捕食される．貪食細胞内に取り込まれた原虫はリソソームによってタンパク分解を受け殺される．ここでマクロファージや好中球は原虫を取り込むことによって，自らIL-1などのサイトカインを産生，分泌することにより，あるいは後に述べるT細胞など他の細胞が分泌するサイトカインの刺激によって，スーパーオキサイド，活性NOの能力を亢進して抗原虫能力を高める．またADCCやオプソニン効果によっても貪食作用および抗原虫効果は上がる．すなわち，自然免疫にT細胞など獲得免疫反応のヘルプが加わり，その抗原虫作用が発揮される．原虫に対する抗体と補体処理やADCCによって試験管内で殺されることから，原虫，特に細胞外寄生原虫に対する抗体産生は宿主の防御反応として重要な意味を持つものと考えられる．

ii）**原虫のエスケープ機構—細胞内寄生と囊子形成—** 原虫が宿主免疫反応から逃れるエスケープ機構としては，固い壁構造を持つ囊子形成がある．また，マラリア原虫（*Plasmodium*），トリパノソーマ（*Trypanosoma*），リーシュマニア（*Leishmania*），トキソプラズマなどは細胞内に寄生することにより，抗体や補体による殺虫機構や細胞性免疫から逃れる．三日熱マラリア原虫や卵型マラリア原虫は媒介する蚊がいなくなる冬期を越すために，宿主肝細胞内に寄生し休眠体の形をとり，むだな宿主へのダメージを減らすと同時に自らも抗原性を減弱し免疫反応から逃れる．しかし，細胞内にも異物排除機序があり，細胞内における原虫と宿主細胞とのやりとりがみられる．

トキソプラズマ原虫はマクロファージ内に寄生すると，宿主細胞膜上分子やエンドソーム膜上にみられるリソソーム糖タンパク（lgp）を欠損した特殊な膜構造（parasitophorous vacuole membrane）を形成する．この膜構造によりリソソームとの融合が阻止されトキソプラズマ原虫が殺されなくなる[11]．しかし，Fcレセプターを介したトキソプラズマ原虫の取り込みによってはこの膜構造が形成されず，リソソームとの融合が起こりトキソプラズマ原虫は殺される．このように，原虫に対する抗体の役割は，補体依存性の殺虫作用のみならず，間接的な殺虫作用がある．また，細胞内寄生原虫に対する抗体の防御反応の意義として，原虫そのものに対する殺虫活性と同時に，原虫の細胞内侵入における原虫側あるいは宿主細胞側レセプターをブロックすることによる抗原虫作用もある．この意味においては，ある種の自己抗体は防御反応としての役割を演じる．

Trypanosoma cruzi はマクロファージに感染しファゴソームを形成する時に，錐鞭毛期の虫体は食胞膜を融解し感染宿主細胞質内に入りリソソームの攻撃から逃れる．しかし上鞭毛期虫体は細胞質へ入り込むことができずリソソームのタンパク分解酵素により殺される[12]．錐鞭毛期型トリパ

ノソーマは宿主マクロファージの細胞質内に侵入すると共に食胞とリソソームとの融合を阻止し，自らも細胞内寄生に適合した無鞭毛期に変化する．

リーシュマニアは媒介昆虫（サシチョウバエ）のなかでは上鞭毛期型をとるが，ヒトなどのマクロファージに寄生すると温度変化により熱ショックタンパク（hsp）を合成し，無鞭毛期となり，食胞とリソソームとの融合による強酸性環境とタンパク分解酵素による破壊攻撃から免れる．サシチョウバエの中腸内にいる前鞭毛期型がマクロファージに取り込まれると殺されるが，無鞭毛期型や発育終末期の前鞭毛期型がマクロファージに侵入してもマクロファージに殺されることなく増殖する[13]．前鞭毛期型リーシュマニアはiC3bレセプターを介してマクロファージに侵入し，無鞭毛期型や発育終末期の前鞭毛期型はC3bレセプターを介して侵入する[14]．iC3bレセプターによるエンドサイトーシスによって活性化酸素が産生され，一方，C3bレセプターによるエンドサイトーシスによっては活性化酸素がわずかしか産生されないことからも理解できる．さらに，無鞭毛期型リーシュマニアの表面は酸性ホスファターゼで被われており，リソソームによる攻撃から逃れることができる．

このような原虫のエスケープ機構に対しても，感染マクロファージにサイトカイン，特にIFN-γや寄生虫由来物質が作用すると活性酸素やreactive nitrogen intermediates（NO_2^-, NO_3^-, NO）の活性を増幅し殺虫作用を発現させることができる．それとは逆に，IL-10がL-アルギニンからiNOsによって生成されるreactive nitrogen intermediate（NO）を阻害し，抗原虫作用を阻止することが明らかにされた[15]．最近，単球による抗トキソプラズマ原虫作用はLTB_4により増幅されるが，トキソプラズマ原虫の感染によりアラキドン酸からLTB_4への合成酵素である5-lipoxygenase活性が抑制されることが明らかになった[16]．このトキソプラズマ感染による5-lipoxygenase活性抑制がIFN-γによって修復されることが示された．一方，炎症におけるシクロオキシゲナーゼ，特にCOX-2の働きが明らかになってきた．NOはマクロファージのシクロオキシゲナーゼを直接活性化することが知られており[17]，プロテアーゼ，プロスタグランジン，炎症性メディエーターが複雑に絡み合って炎症を引き起こしているものと思われる．このようにIFN-γのような寄生虫，特に原虫に対する直接的・間接的エフェクター機能と同時に図II.13に示すようなサイトカインネットワークによる免疫応答の統御因子としての役割が重要と考えられる．トキソプラズマ原虫の感染において，どのアラキドン酸代謝産物が炎症刺激になっているかは今後の問題として残っている．

iii）細胞内寄生原虫に対する防御反応—宿主細胞による抗原提示— ウイルス，リケッチアや細胞内寄生細菌が感染した宿主細胞が寄生体抗原をMHCクラスI分子で抗原提示し，感染細胞に特異的細胞傷害性$CD8^+$T細胞を誘導することはよく知られている．トキソプラズマ症患者の解析から，寄生体感染細胞特異的細胞傷害性$CD8^+$T細胞が誘導されることが明らかにされた（図II.14）[18,19]．トキソプラズマ原虫が感染した宿主細胞はMHCクラスIあるいはクラスII分子による抗原提示をして，トキソプラズマ原虫感染細胞特異的細胞傷害性$CD8^+$T細胞や$CD4^+$T細胞を誘導する．宿主細胞によって抗原提示に用いるMHC分子のクラスは異なり，B細胞ではMHCクラスI分子，メラノサイトではMHCクラスII分子によって抗原提示され，それぞれ$CD8^+$T細胞や$CD4^+$T細胞のトキソプラズマ原虫感染細胞特異的細胞傷害性T細胞を誘導することが明らかになった[20]．前述したように，トキソプラズマ原虫を内包するparasitophorous vacuole membraneは特殊な膜構造をしており，MHCクラスI分子による抗原提示経路に入る機序が不明であったが，トキソプラズマ原虫外膜とparasitophorous vacuole membraneが融合し，トキソプラズマ原虫抗原が宿主細胞質内に入り込み，MHCクラスI分子により抗原提示されることが明らかになった[21]．このことは，MHCクラスI分子による抗原提示がウイルスから原虫にいたる細胞内

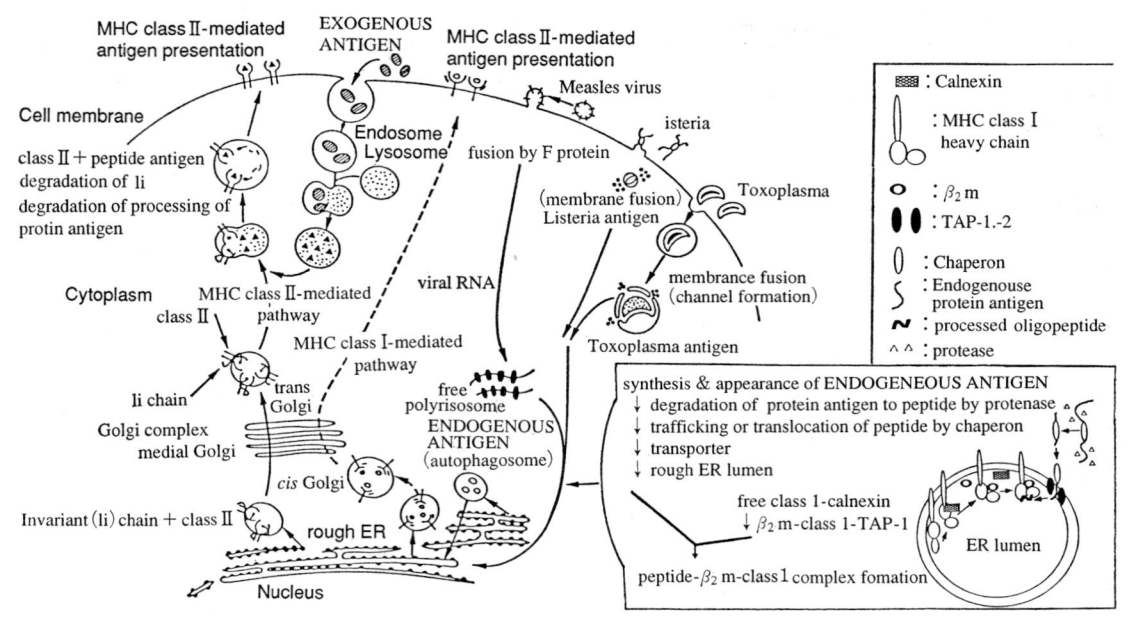

図 II.14 MHC クラス I, II分子の抗原提示能

寄生体に対する免疫応答の惹起に機能していることを示している．すなわち，これらの細胞傷害性T細胞はトキソプラズマ原虫感染細胞を破壊することで抗トキソプラズマ原虫作用を示すのみならず，IFN-γを産生することにより，免疫応答を統御している可能性が考えられる．

iv) Th1 細胞と Th2 細胞—サイトカインによる病態— 一般に蠕虫感染の場合のみに Th2 細胞の優位的な誘導がいわれてきたが，原虫においても蠕虫同様の機序が機能していることが明らかとなった．*Leishmania major* の感染に対して感受性マウスである BALB/c マウスでは Th2 細胞が誘導され IgE 抗体産生が起き，一方，抵抗性マウスでは Th1 細胞が誘導される．さらに最近，キメラマウスによる実験で *Leishmania major* の感染に対する感受性，抵抗性はT細胞と同時に non-T 細胞によっても統御されることが示されている[22]．また，トキソプラズマ症における Th1 誘導機序が明らかにされた．トキソプラズマ原虫が感染したB細胞はトキソプラズマ原虫感染細胞に特異的な細胞傷害性T細胞を誘導するが，トキソプラズマ原虫がメラノサイトに感染すると Th1 の細胞傷害性T細胞が誘導される．この Th1 細胞は抗原特異的に IFN-γ を産生するが同時に IL-6 を産生する．IFN-γ は直接的な抗トキソプラズマ原虫作用を示すと共に，感染細胞による寄生虫抗原の提示能を増幅し，T細胞を活性化させる．この時，感染細胞の抗原提示能の過剰亢進によって細胞傷害性T細胞による組織破壊が炎症反応を大きくすることにもなる．IFN-γ は，トキソプラズマ原虫ミクログリアへの感染を阻止することによっても抗原虫作用を発現する．Th2 細胞が分泌する IL-10 が L-アルギニン依存代謝系の reactive nitrogen intermediates を阻害し，抗原虫作用を阻害する．また IL-6 はそれ自体が炎症性タンパクとして機能すると同時に IL-6 がトキソプラズマ原虫の増殖を刺激することがいわれており[23]，トキソプラズマ性網脈絡膜炎などの炎症の増悪因子として関与している可能性が示された．T細胞プリカーサー（Thp）の Th1, Th2 への分化は抗原提示細胞膜上 B7 分子の isotype による（図 II.13c）．B7-1 分子（CD80）によって Th1 細胞が，B7-2 分子（CD86）によって Th2 細胞が誘導される．ところがその一方で，B7分子を持たないトキソプラズマ原虫感染メラノサイト（メラノーマ）が Th1 タイプの細胞傷害性T細胞

を誘導し，B7-2分子を持つB細胞がCD4⁺T細胞を誘導できず，必ずしもT細胞のThタイプ分化にB7分子が必須ではない[20,24]．このようにサイトカインの寄生虫感染における役割は一筋縄で理解することができない．これは，サイトカインネットワークによる免疫応答統御機序において互いに増幅，抑制作用が入り込んでいることに加え，寄生虫と宿主免疫応答との関係が多因子のバランスのうえに成り立っているからである．寄生虫感染によってどのような機序でTh1, Th2細胞が誘導されるのか，誘導されたT細胞がどのような機序で抗寄生虫活性を示すのか，あるいは起炎症機序，増悪機序に関する解明は，ワクチン開発を考えるうえでも今後の問題として残されている．

v）原虫の抗原性修飾機能―抗原変異，抗原の多型性― 原虫は宿主内の分化過程で，形態変化と共に抗原の変異による宿主免疫からのエスケープ機構を持つ．サシガメの糞にいるトリパノソーマ（*Trypanosoma cruzi*）は発育終末期トリパノソーマ型が傷口から侵入して血中でマクロファージに感染し無鞭毛期型に変化する．さらに，再びサシガメに吸血されるまでに，上鞭毛期型，錐鞭毛期型に発育しながら抗原系を変化させる．さらに，トリパノソーマの細胞表面には分子量約6万，約470のアミノ酸からなる変異表面糖タンパク（VSG）が発現されているが，*VSG*遺伝子はB細胞エピトープ遺伝子に変異を起こしやすい．抗原変異を起こしうるサイレント*VSG*遺伝子は1000以上あり，そのうちの1つがいわゆるカセットモデルによって発現される．抗VSG抗体を宿主が産生するとそれに先立ってDNAの組換えが起こり，変異型VSG抗原が発現され抗体からの攻撃から逃れる[25]．

γ線処理した熱帯熱マラリア原虫のスポロゾイトをヒトに免疫すると防御免疫を誘導することができるが，この時に産生される抗体のエピトープとして，分子量4.4万のスポロゾイト表面抗原（circumsporozoite protein；CSP），分子量約19万〜22万の糖タンパク抗原（MSA-1, p190）などがある．CSP分子の中央部分にはAsn-Ala-Asn(Asp)-Proのテトラペプチド（NANP）が41回反復しながら折りたたまれた構造を持ち，強い抗原性を示す[26]．CSP分子にはT細胞エピトープが3カ所しかなく，かつこのT細胞エピトープ部分に株間の変異がみられ，このT細胞エピトープには限られたヒトしか反応できない．p190分子[27]には7カ所の変異部位があり，2型性の対立遺伝子による遺伝子内組換えにより抗原の多型性がみられ，このことが宿主免疫応答の対応能力を限定しているものと考えられる[28]．

vi）原虫による宿主免疫応答の抑制 多くの原虫感染症に抗原特異的，非特異的な免疫応答の抑制がみられる．特に細胞内寄生原虫感染における抗原特異的な免疫抑制には原虫感染細胞に特異的な細胞傷害性T細胞の抑制細胞としての役割が考えられている[18,29,30]．トキソプラズマ原虫感染症ではトキソプラズマ感染細胞特異的細胞傷害性T細胞が誘導されるが，この細胞傷害性T細胞は感染細胞を破壊し，IFN-γを産生することにより抗原虫作用を示す．しかし同時に原虫抗原の提示を介した抗原提示細胞の殺滅作用により免疫抑制を起こすことが考えられている．マラリア，トリパノソーマ症，内臓リーシュマニア症では，原虫抗原によりポリクローナルなB細胞活性化が起こり，原虫特異的抗体産生の低下，免疫複合体によるマクロファージの抗原提示能の低下などにより，免疫抑制が惹起される．

b）蠕虫感染におけるエフェクター機構とエスケープ機構

i）嚢子，虫囊形成 寄生虫が成虫へ発育するための宿主感染後の体内移行は宿主免疫応答からのエスケープ機序ととらえることもできる．また，旋毛虫は筋肉内に嚢子をつくり，肺吸虫の成虫は肺内に虫囊をつくり宿主からの攻撃から逃れている．

ii）抗原の修飾―寄生虫抗原の修飾（発育段階に伴う抗原の変異，宿主成分との類似性，宿主成分の獲得，宿主免疫応答の抑制）― すべての蠕虫は中間宿主や終宿主に感染後，分化の過程を踏んで終宿主内の特定の臓器で成虫になる．この過程で蠕虫は体表抗原系を変異させながら免疫反応の攻撃から身を守っていると思われる．マンソ

ン住血吸虫にみられるように宿主と同じ成分（α_2 マクログロブリン）を生成し，宿主免疫反応の異物排除から逃れている可能性がいわれている（mimicry）．さらには，宿主の成分を蠕虫体表に吸着させることにより免疫反応から逃れる機序の存在が考えられている．住血吸虫は循環系に寄生することから，免疫グロブリン，血液型抗原分子，MHC，フィブロネクチンが吸着する．しかし，これらの宿主成分の生成や吸着によって免疫の攻撃からどのくらいの回避効果があるのか確定されていない．

iii) 宿主免疫応答の抑制 抗原特異的・非特異的免疫抑制作用が認められている．住血吸虫で体表上Fcレセプターに結合した抗体を分解し，Fabの遊離によってマクロファージの貪食作用の抑制，抗体依存性細胞傷害活性の抑制がみられる．また抗原非特異的なポリクローナル抗体産生の活性化による寄生虫抗原特異的抗体産生の低下や，自己胸腺細胞特異的自己抗体産生による免疫応答の抑制がみられる．蠕虫は抗補体因子（プロテオグリカンなど）を放出して補体を不活化する．逆にある種の寄生虫抗原は補体を過剰に活性化し補体成分の枯渇をきたすことにより免疫反応の抑制を起こす．

iv) 腸管内寄生虫の排除機序—肥満細胞とサイトカイン— 粘膜免疫の解析が進み，腸管内寄生虫の宿主腸管免疫とのやり取りが明らかになってきた．胸腺欠損動物やT細胞除去処理動物を用いた感染実験で腸管内寄生虫の排除機序にT細胞，特に$CD4^+$ T細胞が大きな役割を演じている．寄生虫の種類，体内移行経路および寄生虫のstage specificityによりサイトカインの機能発現および作用が異なるが，現時点での研究成果[31~33]をまとめてみると図II.13a, bに示すようなサイトカインネットワーク効果が考えられる．最近，Nippostrongylus brasiliensisの感染初期に$\gamma\delta$T細胞が予防免疫機能を担っていることが明らかになった[34]．腸管内寄生虫および循環内，組織内の寄生虫に対して，IgE抗体や好酸球は試験管内実験では殺虫作用を示す場合はあるものの，宿主生体内におけるエフェクター分子として機能してい

る可能性は少なく，むしろアレルギーによる病原性発現における役割や，後述するT細胞活性化による造血幹細胞に対する副産物として考えることができる．腸管内寄生虫の感染に伴い，好酸球と共に消化管粘膜に出現してくる粘膜型肥満細胞（mucosal mast cell；MMC）が消化管寄生蠕虫に対してエフェクター機能を有することがわかってきた[35]．粘膜型および結合組織型肥満細胞（connective tissue mast cell；CTMC）が欠損するW/W^{v}マウスによる感染実験ではStrongyloides rattiの排虫が遅延する．W/W^{v}マウスのMMCとCTMC欠損はc-kitによること，またc-kitのチロシンキナーゼドメインの欠損W^s/W^sマウスを用いたNippostrongylus brasiliensisの感染実験で末梢血中CFU-mastが腸管粘膜へ侵入することが示された[36]．しかし，Nippostrongylus brasiliensisの感染では排虫能力が維持されることが示され，肥満細胞が蠕虫の種類によって排除機能を発揮する場合と発揮できない場合があることが示された．小腸の杯細胞が分泌する粘液によって寄生虫が包まれ腸管腔に遊離されてくることが観察され（mucus trapping），杯細胞がエフェクターとして機能することが示された．さらに，粘液内のムチンがmucus trappingによる排虫作用に機能していることが明らかになった[37]．初感染によって誘導された排虫免疫は再感染に対して抗原特異性を示す排虫機能を発揮する．この機序に関しては，経皮感染あるいは経口感染によって体内に入ってきた組織内幼虫や，血行性あるいはリンパ行性に肺や肝に運ばれた幼虫，あるいは腸管に到達した幼虫に向けられるものであり，主たるものは抗体と補体による細胞傷害性ADCCによる細胞傷害性である．なお，CTMCは外部寄生虫であるダニの再感染の防御に機能するといわれている．

v) 蠕虫感染におけるTh1, Th2細胞 蠕虫感染においてはTh2優位のT細胞応答が起き，抗原特異的・非特異的IgE産生の亢進，好酸球の増多がみられる．その一方で，ヒト住血吸虫症患者では吸虫卵抗原に対してはTh2が優位であるが，成虫抗原に対してはTh1型とTh2型のサイ

トカインが混合したTh0が反応していて，IFN-γの産生のみが抑制されていることがわかってきた．IFN-γがマクロファージや内皮細胞に作用すると活性酸素やreactive nitrogen intermediatesの活性を増幅し殺住血吸虫幼虫作用を発現する．NOはマクロファージのシクロオキシゲナーゼを直接活性化し，プロテアーゼ，プロスタグランジン，炎症性メディエーターが複雑に絡み合って肉芽形成が起こるものと考えられる．IFN-γのカウンターパートのサイトカインであるIL-12の投与により肉芽形成が阻止されることが示され[38]，蠕虫感染におけるTh1細胞の関与が明らかとなった．

(4) 寄生虫による宿主免疫系（抑制と増幅）と血液幹細胞（血液細胞の分化への影響）に対する修飾

臓器特異的に感染寄生した寄生虫によって臓器が破壊されるが，それに対して再生や肉芽形成が起こる．マラリア原虫は赤血球に寄生し，重症の貧血を起こす．これは単に赤血球のマラリア原虫による破壊だけでなく，骨髄の赤血球前駆細胞の分化に対する抑制によることがわかってきている．また，感染赤血球の処理に大量のマクロファージ系細胞の分化が誘導される．寄生虫の慢性感染において，宿主はさまざまな免疫応答を惹起し，寄生虫はエスケープ機序をもって対応する．この時，宿主T細胞の活性化により，さまざまなサイトカインを産生，分泌する．血液幹細胞からの血球系細胞への分化の初期段階は図Ⅱ.13dに示されるように，T細胞が産生するIL-3が多分化能血液幹細胞増殖因子として重要な役割を演じる．さらには，好中球や単球，マクロファージへの最終分化過程にはT細胞や線維芽細胞などが産生するGM-CSFが機能する．また，好酸球の分化にはIL-5，肥満細胞の分化にはIL-3，Tリンパ球への分化にはIL-1, IL-2, B細胞への分化はIL-4, IL-5によって決定される．このことは寄生虫感染によって抗体産生やT細胞の活性化が防御反応として誘導されると同時に，さまざまなサイトカイン産生によりT, B細胞のみならず，赤血球，巨核球，血小板，好中球，マクロファージ，好酸球，肥満細胞など，末梢血液細胞すべての分化誘導に大きな影響を与えることが理解できる．

おわりに

住血吸虫の成虫が静脈中に寄生している患者や，多数のミクロフィラリアが静脈の中を流れている患者は驚くほど異物排除反応を示さない．寄生虫と宿主は互いに成熟した寄生関係の維持に知恵を出しきっているとも考えられる．ここではワクチンの現況については述べなかったが，寄生虫に対するワクチン開発に希望を持つには寄生虫-宿主関係の徹底的な解析を基に，ほんのわずかな寄生虫-宿主相互関係の隙をつく戦略が必要であろう．寄生虫感染はその増殖の速度，そして大きくなった後の宿主の免疫反応からみて，移植や妊娠や癌における免疫応答と比較，同一視される部分がある．寄生虫に対する免疫反応の研究によって，地球上の生物間相互作用を垣間見る喜びを与えてくれる．ここでは寄生虫感染に対する免疫応答について一般論的に述べたが，多くの例外や反対の研究結果もあり，普遍的に述べるには今後の研究努力を必要としている．〔矢野明彦〕

文　献

1) Urban, J. F., Madden, K. B. and Svetic, A.: The importance of Th 2 cytokines in protective immunity to Nematodes. *Immunol. Rev.*, **127**, 205 (1992)
2) Grau, G. E., Frei, K. and Piguet, P. F.: Interleukin-6 production in experimental cerebral malaria; Modulation by anti-cytokine antibodies and possible role in hypergammaglobulinemia. *J. Exp. Med.*, **172**, 1505 (1990)
3) Neva, F. A. and Ottesen, E. A.: Tropical (filarial) eosinophilia. *N. Engl. J. Med.*, **298**, 1129 (1978)
4) Sher, A., Coffman, R. L., Hieny, S. et al.: Interleukin 5 is required for the blood and tissue eosinophilia but not granuloma formation induced by infection with *Schistosoma mansoni. Proc. Natl. Acad. Sci. USA*, **87**, 61 (1990)
5) Hedstrom, R., Cullpepper, J., Harrison, R. A. et al.: A major immunogen in *Schistosoma mansoni* infections is homologous to the heat-

shock protein Hsp 70. *J. Exp. Med.*, **165**, 1430 (1987)
6) Adebajo, A. O., Charles, P., Maini, R. N. *et al.*: Autoantibodies in malaria, tuberculosis and hepatitis B in a west African population. *Clin. Exp. Immunol.*, **92**, 73 (1993)
7) Towbin, H., Rosenfelder, G. and Wieslander, J.: Circulating antibodies to mouse laminin in Chagas disease; American cutaneous leishmaniasis, and normal individuals recognize terminal galactosyl (α 1-3)-galactose epitopes. *J. Exp. Med.*, **166**, 419 (1987)
8) Hontebeyrie-Joskowicz, M.: Murine *Trypanosoma cruzi* infection; A role for Th 2 cells in the immunopathology of chronic infection. *Res. Immunol.*, **142**, 141 (1991)
9) Dos Santos, R. R., Rossi, M. A., Laus. J. L. *et al.*: Anti-CD 4 abrogates rejection and reestablishes long-term tolerance to syngeneic newborn hearts grafted in mice chronically infected with *Trypanosoma cruzi*. *J. Exp. Med.*, **175**, 29 (1992)
10) Amiri, P., Locksley, R. M. and Parslow, T. G.: Tumour necrosis factor alpha restores granulomas and induces parasite egg-laying in schistosome-infected SCID mice. *Nature*, **356**, 604 (1992)
11) Joiner, K. A.: Cell entry by *Toxoplasma gondii*; All paths do not lead to success (Review) *Res. Immunol.*, **144**, 34 (1993)
12) Andrews, N. W., Abrams, C. K., Slatin, S. L. *et al.*: A *T. cruzi* secreted protein immunologically related to the complement C 9; Evidence for membrane pore-forming activity. *Cell*, **61**, 1277 (1990)
13) Sacks, D. H. and Parkins, P. V.: Identification of an infective stage of *Leishmania* promastigotes. *Science*, **223**, 1410 (1984)
14) da Silva, R., Hall, B. F., Joiner, K. A. *et al.*: CRI, the C 3b receptor mediates binding of infective *L. major* metacyclic promastigotes to human macrophages. *J. Immunol.*, **143**, 617 (1989)
15) Adams, L. B., Hibbs, J. B., Taintor, R. R. *et al.*: Microbiostatic effect of murine activated macrophages for *Toxoplasma gondii*; Role for syntesis of inorganic nitrogen oxides from L-arginine. *J. Immunol.*, **144**, 2725 (1990)
16) Yong, E. C., Chi, E. Y. and Henderson, W. R. Jr.: *Toxoplasma gondii* alters eicosanoid release by human mononuclear phagocytes; Role of leukotrienes in interferon gamma-induced *antitoxoplasma* activity. *J. Exp. Med.*, **180**, 1637 (1994)
17) Vane, J. R., Mitchell, J. A., Appleton, I. *et al.*: Inducible isoforms of cyclooxygenase and nitric-oxide synthase in inflammation. *Proc. Natl. Acad. Sci. USA*, **91**, 2046 (1994)
18) Yano, A., Aosai, F., Ohta, M. *et al.*: Antigen presentation by *Toxoplasma gondii*-infected cells to CD 4$^+$ prolifeative T cells and CD 8$^+$ cytotoxic cells. *J. Parasitol.*, **75**, 411 (1989)
19) Aosai, F., Yang, T.-H., Ueda, M. *et al.*: Isolation of naturally processed peptides from *Toxoplasma gondii*-infected human B lymphoma *are recognised* by cytotoxic T lymphocytes. *J. Parasitol.*, **80**, 260 (1994)
20) Yang, T.-H., Aosai, F., Norose, K. *et al.*: Enhanced cytotoxicity of IFN-g-producing CD 4$^+$ cytotoxic T lymphocytes specific for *T. gondii*-infected human melanoma cells. *J. Immunol.*, **150**, 290 (1995)
21) Yano, A., Ohono, S., Norose, K. *et al.*: Antigen presentation by *Toxoplasma*-infected cells; Antigen entry through cell membrane fusion. *Int. Arch. Allergy. Apl. Immunol.*, **98**, 13 (1992)
22) Shanker, A. H. and Titus, R. G.: T cell and non-T cell compartments can independently determine resistance to *Leishmania major*. *J. Exp. Med.*, **181**, 845 (1995)
23) Beaman, M. H., Hunter, C. A. and Remington, J. S.: Enhancement of Intracellular replication of *Toxoplasma gondii* by IL-6. *J. Immunol.*, **153**, 4583 (1994)
24) Kuchroo, V. K., Das, M. P., Brown, J. A. *et al.*: B 7-1 and B 7-2 constimulatory molecules activate differentially the Th 1/Th 2 developmental pathways; Application to autoimmune disease therapy. *Cell*, **80**, 707 (1995)
25) Donelson, J. E. and Rice-Ficht, A. C.: Molecular biology of *Trypanosoma* antigenic variation. *Microbiol. Rev.*, **49**, 107 (1985)
26) Miller, L. H., Howard, R. J., Carter, R. *et al.*: Research toward malaria vaccines. *Science*, **234**, 1349 (1986)
27) Tanabe, K., Mackay, M., Goman, M. *et al.*: Allelic dimorphism in a surface antigen gene of the malaria parasite *Plasmodium falciparum*. *J. Mol. Biol.*, **195**, 273 (1987)
28) Walliker, D., Quakyi, I. A., Wellems, T. E. *et al.*: Genetic analysis of the human malaria parasite *Plasmodium falciparum*. *Science*, **236**, 1661 (1987)
29) Yano, A., Norose, K., Aosai, F. *et al.*: Immune response to *Toxoplasma gondii*—Analysis of suppressor T cells in a patient with symptomatic acute toxoplasmosis. *J. Parasitol.*, **73**, 954 (1987)
30) Shinohara, N., Huang, Y.-Y. and Muroyama, A.: Speciffc suppression of antibody responses by soluble protein-specific, class II-restricted cytolytic T lymphocyte clones. *Eur. J. Immunol.*,

21, 23 (1991)
31) Abe, T., Sugaya, H., Ishida, K. et al.: Intestinal protection against *Strongyloides ratti* and mastocytosis induced by administration of interleukin-3 in mice. *Immunology*, **80**, 116(1993)
32) Finkelman, F. D., Madden, K. B., Cheever, A. W. et al.: Effects of interleukin 12 on immune responses and host protection in mice infected with intestinal nematodey parasites. *J. Exp. Med.*, **179**, 1563 (1994)
33) Crook, K. and Wakelin, D.: Induction of T lymphocyte subsets and levels of interleukin-2 and interleukin-3 after infection with *Trichinella spiralis* are similar in mice of high- and low-responder phenotypes. *Int. J. Parasitol.*, **24**, 119 (1994)
34) Ferrick, D. A., Schrenzel, M. D., Mulvania, T. et al.: Differential production of interferon-gamma and interleukin-4 in response to Th1- and Th2-stimulating pathogens by gamma delta T cells *in vivo*. *Nature*, **373**, 255 (1995)
35) Broaddus, R. R. and Castro, G. A.: Mast cell-mediated colonic immune function and its inhibition by dietary aspirin in mice infected with *Trichinella spiralis*. *Int. Arch. Allergy Appl. Immunol.*, **105**, 135 (1994)
36) Kasugai, T., Tei, H., Okada, M. et al.: Infection with *Nippostrongylus brasiliensis* induces invasion of mast cell prec. ursors from peripheral blood to small intestine. *Blood*, **85**, 1334 (1995)
37) Ishikawa, N., Horii, Y., Oinuma, T. et al.: Goblet cell mucins as the selective barrier for the intestinal helminths. T-cell-independent alteration of goblet cell mucins by immunologically damaged *Nippostrongylus brasiliensis* worms and its significance on the challenge infection with homologous and heterologous parasites. *Immunol.*, **81**, 480 (1994)
38) Wynn, T. A., Eltoum, I., Oswald, I. P. et al.: Endogenous interleukin 12 (IL-12) regulates granuloma formation induced by eggs of Schistosoma mansoni and exogenous IL-12 both inhibits and prophylactically immunizes against egg pathology. *J. Exp. Med.*, **179**, 1551 (1994)

2. アレルギー

2.1 アレルギーの定義と分類[1]

(1) アレルギーの定義

生体はある種の病原体に一度感染すると，二度目の侵入に対しては抵抗性を獲得する．この現象を免疫反応という．1796 年の Jenner の種痘法，1890 年に Behring と北里が開発したジフテリアや破傷風に対する血清療法はその応用である．しかし，血清療法によって起こる血清病の存在が知られるようになり，免疫反応の基礎にある抗原-抗体反応が生体にとって利益をもたらすとは限らないことが次第に明らかになってきた．さらに 1902 年，Richet と Portier はイヌにイソギンチャク毒素を注射し，生き残ったイヌに数週間後に 2 回目の注射を行うと，異種物質に対する抵抗性とは逆のショック反応が起き，イヌが数分後に死亡することを観察し，この現象をアナフィラキシー (anaphylaxis) と命名した．

1906 年，オーストリアの小児科医 von Pirquet は，このような生体に有利に作用する免疫反応と不利に働く過敏症の基礎に共通の機序が存在すると考え，この一見全く相反する現象を包括する概念として，アレルギー (allergy) という概念を提唱した．アレルギーとは"変化した反応能力"の意味である．彼は免疫反応と過敏症の両者の基礎にあるものとして，外部からの刺激に対する反応性の変化を想定し，それをアレルギーと名づけたわけである．

上述のように，アレルギーは免疫反応と過敏症を包括する広い概念であったが，現在ではアレルギーという言葉は生体に不利益をもたらす病的な過敏症だけを意味するようになっている．したがって，現在のアレルギーの定義は「アレルギーとは免疫反応に基づく生体の全身的または局所的な障害である」というものである．これは広義のアレルギーの定義であり，狭義のアレルギーは後述する IgE の関与する I 型アレルギーを指す．

また，1923 年に Coca は気管支喘息，枯草熱，アレルギー性鼻炎といった遺伝的傾向を有する疾患を不思議な病気 (strange disease) という意味でアトピー (atopy) と命名した．現在では，アトピーとは環境抗原 (アレルゲン) に対して IgE 抗体を産生しやすい素因と理解されているが，アトピー性疾患という用語は I 型アレルギーとほぼ同義に用いられている．

(2) アレルギー反応の分類

アレルギー反応の分類には Coombs と Gell による分類法が用いられることが多い (表 II.6)．I 型，II 型，III 型は血清抗体が関与する体液性免疫であり，IV 型は感作 T リンパ球による細胞性免疫である．

a) I 型アレルギー

I 型アレルギーはマスト細胞 (肥満細胞, mast cell) の細胞膜に固着した IgE 抗体が抗原 (アレルゲン) と反応することにより，マスト細胞から遊離されるケミカルメディエーター (化学伝達物質) によって惹起される生体反応である．この型のアレルギーはアレルゲンとの接触から症状が出現するまでの時間が短く，分の単位であるので即時型アレルギー (immediate hypersensitivity) とも呼ばれる．また，狭義のアレルギーは I 型アレルギーを意味する．I 型アレルギーでは，アレルゲンに対する特異的 IgE 抗体が産生されており，それがマスト細胞上の高親和性 IgE 受容体に結合している．当該アレルゲンが IgE 抗体と細胞

表 II.6 アレルギー反応の分類

	同義語	抗体・細胞	抗原	受身伝達	皮膚反応	代表疾患
I型反応	即時型 アナフィラキシー型	IgE マスト細胞	外来性抗原 　ハウスダスト 　ダニ，花粉，真菌， 　薬剤，化学物質	血清	15〜20分で最大の発赤と膨疹	アトピー型気管支喘息 アレルギー性鼻炎，アレルギー性結膜炎，花粉症 アナフィラキシーショック 蕁麻疹 アトピー性皮膚炎
II型反応	細胞傷害型 細胞融解型	IgG IgM マクロファージ，好中球，K細胞	外来性抗原 　ペニシリンなどの薬剤 自己抗原 　細胞膜・基底膜抗原	血清		新生児溶血性貧血 不適合輸血による溶血性貧血 自己免疫性溶血性貧血 特発性血小板減少性紫斑病 薬剤性溶血性貧血 顆粒球減少症（フェルティ症候群） リンパ球減少症（SLE） グッドパスチャー症候群 橋本病 甲状腺機能亢進症，重症筋無力症 天疱瘡，類天疱瘡
III型反応	免疫複合体型 Arthus型	IgG IgM マクロファージ，好中球など	外来性抗原 　細菌，ウイルス，真菌，薬剤 自己抗原 　DNA，変性 IgG	血清	3〜8時間で最大の紅斑と浮腫	血清病 糸球体腎炎 血管炎 過敏性肺炎 膠原病（SLE, RA）
IV型反応	遅延型 ツベルクリン型	感作T細胞	外来性抗原 　細菌，ウイルス，真菌，薬品 自己抗原	T細胞	24〜72時間で最大の紅斑と硬結	アレルギー性接触皮膚炎 アトピー性皮膚炎 過敏性肺炎 移植拒絶反応 結核性空洞 ウイルス感染細胞の破壊

膜上で反応するとマスト細胞は活性化され，ヒスタミンやロイコトリエン C_4（LTC_4），プロスタグランジン D_2（PGD_2）をはじめとする多彩なケミカルメディエーターを遊離する．これらのメディエーターは多様な生理活性を持っており，平滑筋の収縮，血管透過性亢進などの組織反応を惹起し，I型アレルギーを発症させることになる．

I型アレルギーが関与する病態はアトピー型気管支喘息，アレルギー性鼻炎，花粉症，アナフィラキシー，食物アレルギー，蕁麻疹，アトピー性皮膚炎などである．

b) II型アレルギー

II型アレルギーは細胞傷害型，細胞融解型の反応である．細胞表面や組織の抗原成分やそれらに結合したハプテンに IgG ないし IgM 抗体が結合すると補体系が活性化される．補体系が最後まで活性化されると細胞溶解が起こる．補体系の活性化により形成された C3b が細胞表面に結合するとマクロファージ，好中球といった貪食細胞は C3b に対するレセプターを介して標的細胞を貪食する（免疫粘着反応）．また貪食細胞は標的細胞表面に結合した IgG 抗体を IgG Fc レセプターを介して捕捉し，貪食する（オプソニン効果）．キラー細胞も IgG Fc レセプターを介して補体系の活性化や貪食とは異なる機能で標的細胞を傷害する（antibody-dependent cell mediated cytotoxicity; ADCC）が，これも II 型の反応である．

II型アレルギーの代表的疾患は各種の溶血性貧血，特発性血小板減少性紫斑病，橋本病，グッドパスチャー症候群などである．

c) III型アレルギー

III型アレルギーは免疫複合体型または Arthus 型とも呼ばれ，抗原と抗体との抗原抗体結合物（免疫複合体，immune complex）による組織傷害である．III型の皮膚反応では皮内注射後3〜8時間で最大となる紅斑，浮腫を特徴とする．免疫複

合体は補体を活性化することにより，アナフィラトキシンと呼ばれる C3a や C5a を産生する．アナフィラトキシンはマスト細胞や好塩基球からメディエーターを遊離し，血管透過性亢進，平滑筋収縮などの反応を惹起する．C3a, C5a はまた好中球遊走因子としての作用も持っており，好中球を組織局所に集積させる．これらの好中球が免疫複合体を貪食することにより種々のタンパク分解酵素や活性酸素を放出し，組織傷害をもたらす．

Ⅲ型による疾患としては血清病，血管炎，全身性エリテマトーデス（systemic lupas erythematosus；SLE），慢性関節リウマチ（rheumatoid arthritis；RA）といった膠原病，各種糸球体腎炎，過敏性肺炎，アレルギー性気管支肺アスペルギルス症などが挙げられる．

d） Ⅳ型アレルギー

Ⅳ型アレルギーは液性抗体や補体が関与しないT細胞による反応である．Ⅳ型の皮膚反応は，抗原の皮内注射24～72時間後にみられる紅斑，硬結を特徴とする．Ⅳ型アレルギーでは感作Tリンパ球と抗原との反応により，感作Tリンパ球からサイトカインが放出され細胞傷害を起こす．また，K細胞によるウイルス感染細胞，腫瘍細胞，移植組織片に対する直接傷害もこの反応に含まれる．Ⅳ型アレルギーには IL-2, IFN-γ を産生する Th1 細胞が重要な役割を果たしていると考えられる．

Ⅳ型による疾患としては，アレルギー性接触皮膚炎，アトピー性皮膚炎，過敏性肺炎，アレルギー性気管支肺アスペルギルス症などが挙げられる．

2.2 アレルギー性疾患

（1）気管支喘息

a）定　義

気管支喘息の定義としてはアメリカ胸部疾患学会（ATS）によるものがよく知られている．それは種々の刺激に対する気管および気管支の反応性亢進を特徴とし，広範な気道狭窄により症状が出現するが，その気道狭窄の強さは自然に，または治療により変化する疾患である[1]というものである．しかし，近年，喘息の本質的な病態が慢性気道炎症であることが明らかとなり，最近の喘息の定義には気道炎症という概念が取り入れられている．ここには日本アレルギー学会のアレルギー疾患治療ガイドライン[2]の定義を示す．

気管支喘息は広汎かつ種々の程度の気道閉塞と気道の炎症により特徴づけられる．気道閉塞は軽度のものから致死的な高度のものまで存在し，自然にまた治療により可逆的である．気道炎症はリンパ球，マスト細胞（肥満細胞），好酸球など多くの炎症細胞が関与し，気道粘膜上皮の損傷を示し，種々の刺激に対する気道の反応性亢進を伴う．

b）分　類

アレルゲンとそれに対する IgE 抗体が証明されるアトピー型（外因型）と，それらの関与がない非アトピー型（内因性）に分類される．小児喘息はほとんどが前者であり，成人の中高年発症の喘息の多くは後者である．

c）病　態

気管支喘息の特徴は，①気道炎症，②気道過敏性，③可逆的な気道閉塞の3点にまとめられる．

i）気道炎症　アトピー型喘息でみられる気道の炎症はアレルゲンにより生ずるので，アレルギー性炎症といわれている．一方，非アトピー型喘息においてもアトピー型と区別のつかない気道炎症が認められるが，この場合にはアレルゲンがみつからないので，アレルギー性炎症とは呼ばない．アレルギー性炎症はマスト細胞，好酸球，好塩基球，Tリンパ球，マクロファージなどの局所へ浸潤してきた細胞群，血管内皮細胞，気道上皮細胞，線維芽細胞などの組織の構成細胞の間での複雑な相互作用によって形成されるが，その組織学的特徴は好酸球を主体とした諸細胞の気道への

集積である．そして，このような病態の形成には多様なサイトカインが関与している．次にアレルギー性炎症の成立機序について述べる．

アトピー型喘息では IL-4, IL-5 などのサイトカインを産生する Th2 細胞が誘導されている．IL-4 は B 細胞を IgE 抗体産生細胞に誘導し，IL-5 は好酸球の分化・増殖・活性化を促す．マスト細胞の高親和性 IgE 受容体（FcεRI）には IgE 抗体が結合しており，アレルゲンが侵入するとアレルゲンと IgE 抗体の反応がマスト細胞上で起こり，ヒスタミン，ロイコトリエン C_4（LTC_4），血小板活性化因子（platelet activating factor；PAF）などのケミカルメディエーターが遊離される．これらのメディエーターにより気管支平滑筋の収縮が生じ，FEV_1（1 秒量）が低下する．これが即時型喘息反応（immediate asthmatic response；IAR）である．この反応はアレルゲン吸入後 15〜30 分でピークに達し，1 時間後にはほぼ消退する．

IAR に引き続きアレルゲン吸入後数時間して再び FEV_1 が低下する．これを遅発型喘息反応（late asthmatic response；LAR）という．LAR に伴ってアレルギー性炎症が形成されるが，その組織学的特徴は好酸球を主体とした炎症細胞の気道への浸潤である．好酸球，好塩基球，リンパ球は血管内皮細胞への接着，血管外遊出，遊走の各ステップを経て気道に集積する．マスト細胞はアレルゲンの刺激により IL-4, IL-13, TNF-α などのサイトカインを産生，分泌する．これらのうち，IL-4 は血管内皮細胞に選択的に vascular cell adhesion molecule-1（VCAM-1）を発現させる．VCAM-1 の白血球上のリガンドである very late antigen-4（VLA-4）は好酸球，好塩基球，T リンパ球，単球には発現しているが，好中球には発現していない．したがって，マスト細胞から遊離された IL-4 が血管内皮細胞に VCAM-1 を誘導し，白血球が VLA-4 を介してそこに結合するという機構を考えると，アレルギー性炎症の特徴である好酸球主体の細胞浸潤を説明できる．

また，遊走には RANTES, monocyte chemotactic protein（MCP）-1, MCP-2, MCP-3 などのケモカインが関与していると考えられる．

局所に集積した好酸球は IL-3, IL-5, GM-CSF といった好酸球に対する分化・増殖活性を有するサイトカインにより活性化されている．好酸球の刺激因子としては分泌型 IgA, PAF, IL-5 などが想定されているが，まだ確定されていない．好酸球は major basic protein（MBP），eosinophil cationic protein（ECP），eosinophil-derived neurotoxin（EDN），eosinophil peroxidase（EPO）といった顆粒タンパクを放出し，気道上皮細胞の剥離・脱落などの組織傷害をもたらす．その結果，露出した知覚神経 C 線維末端が種々の刺激物質にさらされると，軸索反射を介してサブスタンス P, ニューロキニン A, B, calcitonin gene related peptide（CGRP）などの神経ペプチドが分泌され，気道平滑筋収縮，血管透過性亢進による粘膜浮腫，粘液分泌亢進が生じる可能性がある．これを神経原性炎症というが，喘息における気道炎症に神経原性炎症がどの程度関与しているかは現時点では明らかではない．

気道に浸潤した好酸球から LTC_4, PAF などの脂質メディエーターが，また好塩基球からヒスタミンなどが遊離され，気道収縮，血管透過性亢進による粘膜浮腫，粘液分泌亢進が生じるが，LAR はこれらによる気道閉塞反応である．

ii）気道過敏性　気道過敏性は非特異的な種々の刺激に対して気道が収縮しやすいことであり，喘息患者のほとんどすべてに認められる．

気道過敏性はアセチルコリン，メサコリン，ヒスタミンなどの吸入試験により評価されるが，臨床的には喘息患者が健常者にとっては何でもないような刺激，例えば，冷気，タバコの煙，線香の煙，香水のにおい，揚物のにおいなどに敏感に反応して発作を起こしたりすることに示される．

気道過敏性の成因についてはこれまで遺伝的素因が重視されていたが，最近は気道炎症もその形成に関与していると考えられている．気道過敏性の発症機序としてはこれまで，

① 気管支平滑筋の収縮方向に働く迷走神経系（副交感神経系）の過剰緊張，

② 気管支平滑筋の拡張方向に働く交感神経系の機能不全，

③ α_1 受容体の機能亢進,
④ 抑制性非アドレナリン非コリン作動性神経の機能不全,
といった自律神経系の異常にその原因を求める説が行われていた.

近年,気管支喘息が気道の慢性炎症性疾患としてとらえられるようになり,気道過敏性の成因としても気道炎症が重視されるようになった.

気道炎症が気道過敏性をもたらす機序としては,気道に浸潤した炎症細胞が遊離する気道収縮作用のある種々のメディエーターを介するものと,気道上皮傷害を介するものが考えられている.気道上皮が傷害を受けるとバリア機能の障害,気道上皮細胞が産生する平滑筋弛緩因子や神経ペプチドの分解酵素である neutral endopetidase の産生減少,迷走神経知覚枝の露出などが起こりうる.また,前述の神経原性炎症も起こりやすくなるであろう.また,後で述べる気道壁肥厚(リモデリング)も気道炎症の結果生じ,気道過敏性の亢進に関与している.

iii) **可逆的な気道閉塞** 急性の喘息発作は自然にあるいは β 刺激薬などの気管支拡張薬により治まる.つまり,可逆的な気道閉塞が生じるわけである.気道閉塞の機序は,① 気管支平滑筋の収縮,② 気道粘膜浮腫,③ 粘液貯留であるが,この場合には①が主な機序であると思われる.しかし,LAR の気道閉塞には β 刺激薬は効かず,ステロイド薬が奏効するので,この場合には②③が主な機序であろう.また,喘息が慢性化してくると非可逆的な気道閉塞が認められるようになる.その機序としては気管支平滑筋の肥厚,基底膜下の肥厚などの非可逆的変化(気道壁リモデリング)が想定されている.

d) **臨床症状**
発作性胸部圧迫感,呼吸困難,喘鳴,咳が夜間から早朝にかけて起こるのが特徴である.発作の誘因としてはアレルゲン,運動,呼吸器感染,気温の低下,湿度・気圧の変動などの気象条件の変化,薬物,タバコや線香の煙,月経,精神的因子,過労など種々の因子を挙げることができる[1].

e) **臨床検査**
① 気管支拡張薬吸入試験: β_2 刺激薬の吸入 10〜20分後に FEV_1 が 15% 以上増加した場合に可逆性ありと判定される.これにより慢性気管支炎や肺気腫などの慢性閉塞性肺疾患と鑑別することができる.
② 気道過敏性試験: 喘息患者では,アセチルコリン,ヒスタミン,メサコリンなどの刺激物質に対する気道収縮反応が健常者に比べはるかに低い濃度で認められる.一般には FEV_1 値を基準値から 20% 減少させる刺激物質の濃度(あるいは用量)により表される.
③ 末梢血・喀痰中の好酸球増多.
④ IgE 抗体の測定: アトピー型喘息では種種の環境アレルゲンに対する IgE 抗体が認められる.

f) **診 断**
喘息診断基準として確立したものはないが,ここではアレルギー疾患治療ガイドラインの診断の目安を示す(表 II.7)[2].

表 II.7 喘息診断の目安[2]

① 発作性の呼吸困難,喘鳴,咳(夜間,早朝に出現しやすい)の反復 安静時でも出現し,寛解時に消失する
② 可逆性気道閉塞 自然に,また,治療により寛解する.$FEV_{1.0}$,PEF の変化により示される
③ 気道過敏性 アセチルコリン,メサコリン,ヒスタミンなどに対する気道収縮反応の亢進で示される
④ アトピー素因(アトピー型の診断) 環境アレルゲンに対する IgE 抗体の存在
⑤ これらの症状が器質的心肺疾患によらない
⑥ 気道炎症の存在 喀痰中の好酸球増加,クレオラ体の存在

g) **治療方針**
喘息の治療は急性発作の治療と喘息の長期的管理に大別されるが,いずれの場合も段階的治療を行う.表 II.8,II.9 にアレルギー疾患治療ガイドラインにおける喘息治療のガイドラインを示す[2].最近はピークフローメーターを用いて喘息症状を客観的に把握することが推奨されている.

表 II.8 喘息の急性増悪の治療[2]

治療目標：呼吸困難の消失，体動，睡眠正常，日常生活正常
PEF の正常値（予測値 70％ 以上），酸素飽和度＞90％
平常服薬，吸入で喘息症状の悪化なし

喘息症状の程度	呼吸困難	動作	治療	自宅治療可，救急外来入院，ICU
1. 軽度 （PEF 70〜80％）	苦しいが横になれる	普通にできる	$β_2$ 刺激薬吸入，頓用 テオフィリン薬頓用	自宅治療可
2. 中等度 （PEF 50〜70％） （PaO_2 60 torr 以下） （$PaCO_2$ 45 torr 以下） （SaO_2 90％ 以下）	苦しくて横になれない	かなり困難かろうじて歩ける	$β_2$ 刺激薬ネブライザー吸入反復 $β_2$ 刺激薬皮下注（ボスミン） アミノフィリン点滴 ステロイド薬静注考慮 酸素考慮 抗コリン薬吸入考慮	救急外来 1時間症状改善すれば；帰宅 4時間で反応不十分 2時間で反応なし ┘入院治療 高度喘息症状の治療へ
3. 高度 （PEF 50％ 以下） （PaO_2 60 torr 以下） （$PaCO_2$ 45 torr 以上） （SaO_2 90％ 以下）	苦しくて動けない	歩行不能 会話困難	$β_2$ 刺激薬皮下注（ボスミン） アミノフィリン持続点滴 ステロイド薬静注反復 酸素 $β^2$ 刺激薬ネブライザー吸入反復	救急外来 1時間以内に反応なければ；入院治療 悪化すれば重篤症状の治療へ
4. 重篤症状 （大発作の治療に反応しない発作・上記治療でも悪化） エマージェンシー 重篤発作 （PEF 測定不能） （動脈血ガス前項に同じ）	（状態） チアノーゼ 錯乱 意識障害 失禁 呼吸停止	会話不能 体動不能	上記治療継続 症状，呼吸機能悪化で挿管 酸素吸入にもかかわらず PaO_2 50 torr 以下および／または $PaCO_2$ 60 torr 以上 人工呼吸 気管支洗浄 全身麻酔（インフルレン・セボフルレン・エンフルレンなどによる）を考慮	直ちに入院，ICU

（2） アレルギー性鼻炎[3]

発作性のくしゃみ，水性鼻汁，鼻閉を3主徴とする I 型アレルギー性疾患である．鼻アレルギー（nasal allergy）ともいう，症状が1年を通じてみられる通年性鼻炎と，一定の季節にのみにみられる季節性鼻炎に分けられる．

a） 病因と病態

鼻粘膜における I 型アレルギーにより発症する．粘膜表層の好塩基球や上皮層のマスト細胞の表面に存在する IgE 抗体にアレルゲンが結合すると，これらの細胞が活性化され，さまざまなケミカルメディエーターが遊離される．これらのメディエーターのうち本症において重要なものはヒスタミンとロイコトリエン C_4/D_4（LTC_4/D_4）である．

ヒスタミンは鼻粘膜の知覚神経終末を刺激して，くしゃみ中枢を介してくしゃみを，また血管運動分泌中枢，副交感神経を介して分泌腺を刺激し，鼻汁分泌を起こす．ヒスタミンはまた直接血管に作用し，粘膜腫脹すなわち鼻閉を起こす．一方，LTC_4/D_4 は血管と分泌腺に作用し，それぞれ粘膜腫脹と分泌を起こす．

アレルゲンを鼻粘膜に投与すると即時型反応の後数時間して粘膜腫脹が再発することがあるが，これは気管支喘息でみられる遅発型反応に相当する．

b） 臨床症状

鼻瘙痒感，くしゃみ，水性鼻汁，鼻閉がみられる．眼瘙痒感，異物感などのアレルギー性結膜炎の症状も合併するが，これは花粉症の場合に多い．ダニ，ハウスダストアレルギーでは気管支喘息やアトピー性皮膚炎を合併することが多い．

c） 臨床検査と診断

問診，鼻汁・末梢血好酸球検査，鼻鏡検査でアレルギー性鼻炎の診断を行う．

問診では症状，好発季節，発症年齢，合併症，家族歴が重要である．ハウスダストアレルギーでは症状に季節性はなく，花粉症では花粉の飛散時

2.2 アレルギー性疾患

表 II.9 喘息の長期管理[2]

step	臨床症状の特徴	PEF, FEV$_{1.0}$（参考）	治療	目標
step 1 軽症	喘息[*1], 咳[*1] 呼吸困難 週1～2回以内 間欠的で短い 月1～2回以内夜間に症状 ただしその他は無症状	予測値＞80％ 変動＜20％	○吸入/経口 β₂刺激薬，テオフィリン薬頓用 ○吸入 β₂刺激薬，またはDSCG吸入：運動前，アレルゲン暴露前に頓用 ○抗アレルギー薬を考慮 ○BDP 200 μg/日，連用を考慮	○ごく軽い症状のみ（理想的にはなし） ○夜間の症状も最小限 ○救急受診なし
step 2 中等症	週2回以上の発作 日常生活や睡眠が妨げられる 夜間発作が月2回以上	予測値 60～80％ 変動 20～30％	○吸入ステロイド薬：BDP 200～400 μg/日連用 ○抗アレルギー薬連用 ○吸入/経口 β₂刺激薬 および/または 徐放性テオフィリン薬連用 ○吸入 β₂刺激薬追加頓用（1日3～4回まで）	○β₂刺激薬吸入は必要時のみ使用 ○行動制限なし ○PEF値変動少なく最良値が吹ける ○副作用なし
step 3 中等症	慢性的に症状があり β₂刺激薬吸入がほとんど毎日必要	予測値 60～80％ 変動 20～30％	○吸入ステロイド薬：BDP 400～800(1200[*2]) μg/日[*3] ○抗アレルギー薬連用を考慮 ○吸入/経口 β₂刺激薬 および/または 徐放性テオフィリン薬連用 ○吸入抗コリン薬を考慮 ○吸入 β₂刺激薬追加頓用（1日3～4回まで）	
step 4 重症	（治療下でも） しばしば増悪する 症状持続 しばしば夜間発作 日常生活制限	予測値＜60％ 変動＞30％	○吸入ステロイド薬：BDP 800～1200(1600[*2]) μg/日[*3] ○経口ステロイド薬：短期・中～大量投与後，維持量はなるべく少量とし，隔日または毎日1回 ○吸入/経口 β₂刺激薬 および 徐放性テオフィリン薬連用 ○吸入 β₂刺激薬追加頓用（1日3～4回まで）	○症状は最小限 ○日常動作・運動には支障なし ○PEF値の日内変動は20％以内でほぼ正常に近い ○薬の副作用はほとんどない

step up：現行の治療でコントロールできない時は次のステップへ進む（PEF＞60％では経口ステロイド薬大量投与後に行う）．
step down：治療の成果が得られたら，少なくとも3カ月の安定を確認してから治療内容を減らす．以後もコントロール維持に必要な治療は続ける．
[*1]：喘鳴，咳のみの場合は週3回以上でも軽症とする．[*2]：この量まで使用を考慮する．[*3]：吸入ステロイド薬高用量使用時にはスペイサーを使用する．

期に一致して症状がみられる．

鼻汁や末梢血好酸球増多，特に前者はアレルギー性鼻炎の重要な所見である．血管運動性鼻炎との鑑別に役立つ．鼻鏡検査では鼻粘膜は腫脹し，蒼白である．しかし，スギ花粉症では非季節期には正常であり，飛散初期には充血し，3月中旬以降から蒼白となってくる．

アレルゲンの同定のためには皮膚テスト，血清IgE抗体測定法（RAST, MAST, CAPなど）誘発試験を行う．

d）治療方針

治療はアレルゲンの除去，回避と薬物療法である．

減感作療法は手間と時間のかかる治療法であるが，ハウスダスト，ダニアレルギーでの有効性が認められている．スギ花粉症での有効性はやや劣る．薬物療法には抗ヒスタミン薬，メディエーター遊離抑制薬，局所ステロイド薬などが用いられる．

（3）花粉症

花粉をアレルゲンとするI型アレルギー性疾患である．鼻粘膜と結膜が主な反応の場であり，鼻粘膜でI型アレルギー反応が起こればアレルギー性鼻炎の症状が，また結膜で起こればアレルギー性結膜炎の症状が生じる．花粉の種類によっては気管支喘息も合併する．

a）病因と病態

花粉症では花粉に対するIgE抗体が産生される．マスト細胞に結合したIgE抗体に花粉アレルゲンが結合すると，マスト細胞が活性化され，ヒ

スタミンや LTC$_4$/D$_4$ をはじめとする種々のケミカルメディエーターが遊離される．これらのメディエーターが標的器官に作用して花粉症の症状をもたらす．反応の場が鼻粘膜であれば，アレルギー性結膜炎が発症する．

地域により問題となる花粉に違いがあり，北欧ではシラカバ，北米ではブタクサ，イギリスではオオアワガエリがそれぞれ最も重要である．わが国においては北海道と沖縄を除くとスギが最も問題となる．

b) 臨床症状

花粉症の症状は当然のことながら花粉の飛散時期に一致して出現する．

鼻症状と眼症状が主なものである．鼻症状は鼻瘙痒感，くしゃみ，水性鼻汁，鼻閉である．眼症状は眼瞼部瘙痒感，流涙，充血，眼脂，羞明，浮腫である．そのほか咽・喉頭瘙痒感，喘鳴，咳，痰，呼吸困難などの上・下気道症状，皮膚瘙痒感，倦怠感，頭痛，熱感などの全身症状がみられることがある．

c) 臨床検査と診断

問診により毎年同じ季節に症状が出現することが明らかになれば，それのみで診断ができる．鼻汁，涙液，末梢血の好酸球増多がみられ，診断の参考になる．鼻鏡検査では鼻粘膜の蒼白化，腫脹がみられる．血清総 IgE 量はスギ花粉症の多くの患者で正常であり，診断的意義は少ない．

花粉アレルゲンを同定するには問診によりアレルゲンを推定し，皮膚テスト，血清 IgE 抗体測定法（RAST, MAST, CAP など），粘膜誘発試験で確定する．

d) 治療方針

まず，アレルゲンの回避を試みる．アレルギー性鼻炎には抗ヒスタミン薬，メディエーター遊離抑制薬，局所ステロイド薬が用いられる．

アレルギー性結膜炎にはメディエーター遊離抑制薬，ステロイド薬，血管収縮薬の点眼液が使われる．

(4) 蕁麻疹，血管性浮腫[5]

蕁麻疹は皮膚の真皮上層における一過性の限局性浮腫による膨疹である．一方，血管性浮腫は主として皮下組織や粘膜下組織における同様の浮腫による膨疹である．両者は同じ病態が異なる部位に起こったものであり，ともにマスト細胞から遊離されるメディエーターによる毛細血管の透過性亢進により生じる．

補体第一成分阻害因子（C1 インヒビター）の欠損によっても血管性浮腫が生じ，これを遺伝性血管浮腫（hereditary angioedema；HAE）と呼んでいる．本症はまれな常染色体性優性遺伝を示す疾患である．

a) 分類

臨床経過による分類では 1 カ月以内に消失するものを急性蕁麻疹，1 カ月以上続くものを慢性蕁麻疹という．

発症機序からの分類では，アレルギー性と非アレルギー性に分類される．非アレルギー性蕁麻疹に分類される物理性蕁麻疹は機械性寒冷・コリン性・温熱性・日光性蕁麻疹など多様な病態が含まれる．

血管浮腫は蕁麻疹と同様の機序によって起こるものと，C1 インヒビターの欠損によるものに分類される．後者はさらに先天的欠損によるもの（type I：量的欠損，type II：質的欠損），すなわち HAE と後天性 C1 インヒビター欠損症に分類される．

b) 病因と病態

蕁麻疹では皮膚の毛細血管の血管透過性亢進により真皮上層に限局性浮腫が形成されているが，これらの変化は血管周囲に存在するマスト細胞から遊離されるヒスタミンをはじめとする種々のメディエーターにより形成される．これらのうちでヒスタミンが最も重要であり，本症の病態の大部分はヒスタミンの血管透過性亢進作用によりもたらされる．

I 型アレルギーの機序による蕁麻疹では，IgE 抗体とアレルゲンの反応によりマスト細胞からメディエーターが遊離される．III 型アレルギーの機序によるものでは，免疫複合体による補体系の活性化を介してマスト細胞からメディエーターが遊離される．また，非アレルギー機序による蕁麻疹

では，さまざまな因子により非免疫学的機序を介してマスト細胞が直接的，あるいは間接的に活性化される．

HAE では C1 インヒビターの量的あるいは質的欠損があるので，C1 による C4 と C2 の活性化が間断なく起こり，C4, C2 の血中濃度が低下する．HAE による浮腫の成因にはキニン系の活性化が関与するとされている．

c）臨床症状

蕁麻疹は淡紅色～紅色の境界明瞭な瘙痒の強い扁平隆起性病変であり，その周辺に発赤を伴うことが多い．大きさ，数，形，分布もさまざまである．最初に発赤が生じ，その中心部に粟粒大の丘疹状膨疹が出現し，それが急速に増大し，円形，楕円形，環状，線状，地図状と多彩な形態をとるようになる．

血管性浮腫は正常皮膚色から淡紅色の隆起した弾力のある境界不明瞭な浮腫性腫脹で，熱感や腫脹感はあるが，蕁麻疹とは異なり瘙痒はあまりないのが特徴である．

好発部位は四肢，眼瞼，口唇，外陰部，舌，咽・喉頭部などである．

HAE では外傷，抜歯，手術，月経，精神的緊張などにより浮腫発作が誘発されることがある．また，腸管にも浮腫が生じ，食欲不振，悪心，嘔吐，腹痛，下痢などの症状が出現する．

d）臨床検査と診断

診断は問診，症状の観察から行う．アレルギー性の機序が疑われる場合には，皮膚テストや血清 IgE 抗体測定法（RAST, MAST, CAP など）でアレルゲンの検索を行うが，実際にアレルゲンが同定されることはあまりない．物理性蕁麻疹が疑われる場合には誘発試験を行い，診断を確定する．

瘙痒のない浮腫が繰り返し出現し，腹痛，下痢，気道閉塞症状などがあり，家族内発生が認められる場合には HAE を疑い，血清補体価（CH_{50}），C2, C4, C1 インヒビター量を測定する．CH_{50}, C2, C4 の低下がみられる．C1 インヒビター量が極端に低下していれば診断は確定する．II 型の HAE ではタンパク質量は正常あるいは高値を示すので，活性の測定が必要となる．

後天性 C1 インヒビター欠損症は慢性リンパ性白血病，悪性リンパ腫，クリオグロブリン血症などに合併してみられることがある．この場合には C1 インヒビターの低下，原疾患の存在から診断できる．

e）治療方針

i）蕁麻疹 蕁麻疹の治療は原因物質の回避と薬物による対症療法に分けられる．

急性蕁麻疹では慢性蕁麻疹に比べて食物アレルゲンや薬物などその原因や誘因が同定される確率が高い．しかし，慢性蕁麻疹ではこれらの因子が不明なことがほとんどであるので，原因物質の回避は困難である．

薬物療法では抗ヒスタミン薬や抗ヒスタミン作用のあるメディエーター遊離抑制薬の投与が中心となる．重症の場合にはステロイド薬の全身投与を行う．

ii）血管性浮腫

C1 インヒビターの欠損による場合： ① 急性期には新鮮凍結血漿の投与，輸血，精製 C1 インヒビターの補給，トラネキサム酸の投与を行う．② 予防的治療としては，イプシロンアミノカプロン酸，トラネキサム酸，男性ホルモンの投与を行う．

C1 インヒビターの欠損によらない場合： 蕁麻疹の治療に準じる．

（5）アトピー性皮膚炎[6]

現在のところ統一的な定義は確立されていない．本症の多くは乳幼児期にいわゆる乳児湿疹として発症するが，幼小児期，思春期，成人期へと進むと共に異なった皮膚症状を呈するようになる．また，本症にはアレルギー性鼻炎，気管支喘息の合併，血清 IgE の高値，特異的 IgE 抗体の存在が認められることが多い．

a）病因と病態

本症の発症機序には不明な点が多い．本症でしばしば血清 IgE 値が高く，皮膚テストや RAST などでダニや食物アレルゲンに対する特異的 IgE 抗体が検出され，またアレルギー性鼻炎や気管支

喘息を合併しやすいことなどからⅠ型アレルギー反応の関与が考えられる．

一方，アトピー性皮膚炎の組織所見はⅣ型アレルギーによって発症するアレルギー性接触皮膚炎とよく似ており，ダニによるパッチテストがしばしば陽性を呈する．これらの所見はⅣ型アレルギー反応の関与を示唆している．

最近，抗原提示細胞であるランゲルハンス細胞が高親和性 IgE レセプターを介して IgE 抗体を結合していることが明らかとなった．ランゲルハンス細胞は IgE 抗体を介して抗原を捕捉し，T リンパ球に対して抗原を提示するなどして本症の病態に関与していると考えられる．

b) 臨床症状

本症では症状に季節的変動がみられることが多い．通常，冬～春に症状が悪化する．皮膚症状は年齢と共に変化するので，通常以下の3期に分けられている．

乳幼児期（3歳頃まで）： 生後3～6カ月で症状が出現することが多い．通常，顔面，頭部に紅斑，丘疹が出現し，次第に頸部，躯幹，四肢へと拡大する傾向を示す．湿潤傾向が強く，痂皮を伴うことが多い．

幼小児期（4歳頃～10歳頃まで）： この時期になると発疹の湿潤傾向は減弱し，乾燥性となる．皮膚の苔癬化局面が頸部，関節窩などにみられるようになる．また，アトピー性皮膚といわれる乾燥性の鳥肌状の毛孔性小丘疹の目立つ状態もよくみられる．

思春期，成人期： 思春期頃までに軽快する症例が多い．発疹は幼小児に比べさらに乾燥性となる．関節窩に苔癬化局面が限局している症例が多い．

c) 臨床検査

血清 IgE 値の上昇がしばしばみられる．また，皮膚テストや血清 IgE 抗体測定法（RAST，MAST, CAP など）でダニなどに対する特異的 IgE 抗体が検出されることが多い．末梢血好酸球増多も認められる．

d) 診 断

特徴的な皮膚症状とその経過，アトピー性疾患の合併・家族歴，血清 IgE の高値，特異的 IgE 抗体の存在などから総合的に診断する．

e) 治療方針

i) 生活指導　ダニアレルゲンに対して感作されている場合には，掃除の励行，寝具の天日干しなどを行い，ダニの除去を図る．

体や毛髪を石鹸やシャンプーを用いてよく洗い，清潔に保つことも重要である．

ii) 薬物療法　搔破により皮疹が増悪することが知られているので，瘙痒を軽快させるために止痒作用のある抗ヒスタミン薬，メディエーター遊離抑制薬を用いる．また，ステロイド外用薬により皮膚症状の改善を図る．　〔森田　寛〕

文　献

1) 森田　寛：やさしい気管支喘息，第2報, p.7, 日本医事新報社，東京（1991）
2) 中島重徳，他：成人喘息の診断と治療．アレルギー疾患治療ガイドライン（牧野荘平監），ライフサイエンス・メディカ，東京（1995）
3) 奥田　稔：アレルギー性鼻炎．アトピー・アレルギー性疾患（山村雄一，吉利　和監，井村裕夫他編），p.311, 中山書店，東京（1992）
4) 奥田　稔：花粉症．臨床アレルギー学（宮本昭正監，牧野荘平他編），p.325, 南江堂，東京（1992）
5) 山本昇壮：蕁麻疹と血管性浮腫．臨床アレルギー学（宮本昭正監，牧野荘平他編），p.336, 南江堂，東京（1992）
6) 吉田彦太郎：アトピー性皮膚炎．臨床アレルギー学（宮本昭正監，牧野荘平他編），p.346, 南江堂，東京（1992）
7) 池沢善郎：アレルギー性接触皮膚炎．アトピー・アレルギー性疾患（山村雄一・吉利　和監，井村裕夫他編），p.361, 中山書店，東京（1992）

3. 自己免疫

3.1 自己免疫疾患とは

免疫系はあらゆる抗原に対応できる抗原レセプターを創造するにも関わらず,無数に存在する自己抗原には病的な免疫反応を起こさないようにできている(免疫自己寛容).いろいろの原因でこの免疫寛容の機構に異常が起こり,自己の成分に免疫反応の出現する場合がある.これを自己免疫(autoimmunity),あるいは自己免疫現象(autoimmune phenomenon)と呼んでいる.自己免疫疾患(autoimmune disease)とは,このような自己免疫反応が直接的あるいは間接的に生体の構造と機能に障害を与えている疾患群である.時に自己アレルギー(autoallergy)とも表現される[1]).

病態は神経系,消化器系,循環系,内分泌系,皮膚,腎,運動器系などほぼ全身に起こる.自己抗体が直接機能障害に関わっている疾患(Ⅱ型アレルギー),自己抗原-抗体複合体が種々の組織に沈着して起こる免疫複合体病(Ⅲ型アレルギー),T細胞の障害効果で起こる疾患(Ⅳ型アレルギー)など発症機構にもさまざまなものがある.Ⅱ型アレルギー性自己免疫疾患としては,自己免疫性溶血性貧血や自己免疫性血小板減少症,また,重症筋無力症や甲状腺中毒症などのようにおのおのアセチルコリン(Ach)レセプターや甲状腺刺激ホルモン(TSH)レセプターに対する自己抗体が病態を誘発する抗レセプター病などがある.Ⅲ型アレルギーの代表としては全身性エリテマトーデス(systemic lupus erythematosus;SLE)があり,DNAを含む種々の細胞核物質を抗原とした免疫複合体が,腎糸球体や血管など種々の組織に沈着して病変が起こる.Ⅳ型アレルギーには,脳の脱髄疾患である多発性硬化症や膵島のβ細胞傷害を伴う自己免疫性糖尿病(insulin-dependent diabetes mellitus;IDDM)などがある.キラーT細胞の直接的細胞傷害性やT細胞由来のサイトカインが組織傷害を誘発する[1]).　〔白井俊一〕

3.2 自己免疫疾患の成立機序

自己免疫疾患は免疫自己寛容の異常をもとに発症するので,免疫自己寛容機構の理解が自己免疫疾患の成立機序の理解には必要不可欠である.現在,いくつかの異なる巧妙な仕組みのあることが知られている.

(1) 免疫自己寛容
進化の過程で,免疫系はあらゆる抗原に対応できる抗原レセプターを抗原レセプター可変(V)領域遺伝子の再構成(gene rearrangement)によってつくり,しかも,その1つ1つを1個のリンパ球クローンに表現させるという機構をつくり上げてきた.免疫系の多様性を広げるために仕組まれたこの遺伝子再構成の機構は,各遺伝子の無作為な組合せの上に成り立っているので,この際当然自己反応性リンパ球クローンも発生することとなる.しかし,健常人の免疫系は少なくとも病的自己反応性は示さない.これを免疫自己寛容(immunological self-tolerance)と呼んでいる.これには現在複数の機構が知られている[1~3]).

a) clonal deletion
その1つはclonal deletionあるいはnegative

selection と呼ばれる機構であり，すでに発生した，特に自己抗原に対して親和性の高い抗原レセプターを持つリンパ球クローンがアポトーシスで除去されるという機構である．このアポトーシスは抗原レセプターを介したシグナルで誘発されるので，自己抗原特異的なリンパ球のプログラム細胞死といえる．

b) clonal anergy

一方，発生の過程で自己抗原にさらされる機会のなかった自己反応性リンパ球クローンはアポトーシスにより除去されることなく，末梢リンパ組織に分布する．このような自己反応性クローンが，末梢で自己抗原に出会った場合，その一部はアネルギー (clonal anergy) といわれる抗原無反応の状態になり，クローンの活性化や増殖が阻止される．T細胞の活性化には，抗原提示細胞 (antigen presenting cell; APC) 上に存在するペプチドを結合した主要組織適合遺伝子複合体 (major histcompatibility complex; MHC) 分子と，T細胞抗原レセプターとの反応をもとにT細胞へと伝わる主シグナルと共に，接着分子間相互作用から生ずる副シグナルが必要であることが知られている．この際, non-professional APC と呼ばれる接着分子の表現を欠いた細胞に由来する，副シグナルを欠いた主シグナル経路のみの刺激や，また，抗原レセプターに対して低親和性の抗原を介して伝わるシグナルはT細胞のアネルギー状態を誘導する．

c) clonal ignorance

免疫系から隔離された環境で発生した器官内に限局して存在する自己抗原 (sequestered antigen)，あるいは，MHC 分子に提示されないような自己抗原決定基 (cryptic epitope) に反応性のT細胞は，末梢リンパ組織内に自己反応性を保ちつつも活性化されずに潜在している．この状態を免疫学的無視 (immunological ignorance)，あるいは免疫学的静寂 (immunological silence) という．

d) clonal suppression

抑制機構には抗原特異的抑制T細胞の関与する特異的機構と，サイトカインやプロスタノイドなどのメディエーターを介した非特異的抑制機構があり，病的自己反応性が統御されている．

近年 CD4$^+$ T細胞にはサイトカイン産生能の面で異なる細胞系が存在することが明らかにされた[4]．その1つは，Th1と呼ばれ，主に IL-2 と IFN-γ を産生し，Ⅳ型アレルギーに関与する細胞系である．これに対し，Th2 は主に IL-4, IL-5, IL-6, IL-10 などを産生し，抗体産生を補助することでⅠ型，Ⅱ型，Ⅲ型アレルギーに働く細胞系である．注目すべき点は，この Th1 は IFN-γ を介し，また Th2 は IL-4 や IL-10 を介し，相互にその機能を抑制することである．機能的自己反応性 CD4$^+$ T細胞にもこのような統御機構の存在することが証明されている．

(2) 免疫自己寛容の崩壊

自己免疫疾患の発症は，先に述べた免疫自己寛容機構の崩壊の結果と考えられるが，その成因の多くはいまだ明らかでなく，さまざまな仮説で説明されている．

a) clonal deletion の異常

発生の過程で生ずる自己反応性リンパ球クローンを除去するために，アポトーシス（細胞死）がプログラムされている．このアポトーシスの異常と自己免疫疾患の発症との関連を示す興味ある発見がある．その1つは，アポトーシスシグナルの伝達に関与する1つの細胞表面分子 Fas 抗原に突然変異がある MRL/*lpr* マウスに，異常なTリンパ球増殖症状を伴う SLE や慢性関節リウマチ (rheumatoid arthritis; RA) 様の自己免疫病態が自然発症するという事実である．このような事実から，アポトーシスに関連した *fas* 遺伝子の異常が自己免疫疾患の発症に一部関係していること，また，遊離 Fas 抗原によるアポトーシス阻害が自己免疫の1つの成因であるとする考えがある[5]．報告は少ないが，ヒトにも *fas* 遺伝子の異常と自己免疫を示す症例があり，自己免疫性リンパ増殖症候群 (autoimmune lymphoproliferative syndrome) と呼ばれている[6,7]．

一方，プロトオンコジーンの1つである *bcl-2* はアポトーシス抵抗性に働く遺伝子として知られているが，これを transgene することによってマ

ウスにSLEが誘発されることも知られている[8]．

このようなマウス系での実験的示唆から，アポトーシス抵抗性という異常が自己免疫疾患の発症に密接に関連していることがうかがわれる．しかし，変異 fas 遺伝子や bcl-2 遺伝子の導入によっても自己免疫疾患を発症するのは特定のマウス系のみであり，他の遺伝的素因が自己免疫疾患の発症機構に関与していることが明らかとなっている．

b) 末梢における免疫自己寛容の崩壊

生体には自己抗原は無数に存在する．しかし，すべての自己抗原と対応する自己免疫疾患が存在するわけではなく，現在知られている範囲ではたかだか50〜60である．おそらく，多くの自己抗原に対応する自己反応性T細胞クローンはアポトーシスにより消失しているものと思われるし，仮に再び発生しても，クローン性に除去されている可能性が高い．実際に，種々の自己免疫疾患自然発症モデルマウス系で調べてみると，clonal deletion を受けるべきT細胞クローンは胸腺のレベルで消失していることが示されている．この観点から，自己免疫疾患の原因となる病的自己反応性T細胞の多くはすでに末梢に分布している自己反応性T細胞由来とする考えが現在支配的である．

自己反応性T細胞の発生をT細胞抗原レセプター遺伝子の可変領域に起こる体細胞突然変異によって説明しようとする考えもある．しかし，B細胞と違い，一般にT細胞抗原レセプター遺伝子には体細胞突然変異は起こらないし，実際に自己免疫疾患由来の自己反応性T細胞クローンを調べてみても，この遺伝子領域に体細胞突然変異は発見されていない．それではなぜ，自己免疫疾患の原因となる病的自己反応性T細胞が発生するのだろうか．これが現在免疫学に残されている1つの大きな研究課題である．

一方，健常な生体にも自己反応性T細胞は存在する．このことを示すよい例がある．それは，いくつかの自己免疫疾患が，健常動物を自己抗原で免疫することによって誘発できることである．また，生後早期に胸腺を摘出することによって，マウスにいろいろな器官特異的自己免疫疾患が誘発

されるという事実があるが，これも明らかに生後早期にすでに自己反応性T細胞が末梢リンパ組織に分布していることを示している[9]．健常では病的自己反応性を示さないこれら末梢の自己反応性T細胞が，なぜ病的自己反応性T細胞へと変わるのかという点が問題解決の鍵となる．

i) clonal anergy の崩壊 この点に関して1つのおもしろい実験がある．マウスの膵島β細胞に，transgene によって，MHC クラスⅡ分子と，T細胞への副シグナルを媒介する constimulatory 分子 B7 (CD 80) とを同時に発現させると，膵島の破壊を伴う自己免疫性糖尿病が発症する．この際，MHC クラスⅡ分子のみの transgene では，自己反応性T細胞に anergy が誘導される (Flavell, R., personal communication)．このことは，末梢の抗原提示細胞上で自己抗原が適当にプロセスされ，適当な costimulator と共に提示される場合には，anergic な自己反応性T細胞の活性化とそのクローン性増殖が誘発されうることを物語っている．

ii) 統御系T細胞の異常 生後2〜3日の時期に胸腺摘出を行うと，マウスのいろいろな器官に器官特異的自己免疫疾患が発症する[9]が，胸腺摘出を行わないマウスには自己免疫疾患は発症しない．これは生後2〜3日以降と比較的遅く胸腺にて発生する抑制T細胞が，健常な生体においては自己免疫反応を抑制しているためと考えられている．したがって，この抑制機構の異常が，自己反応性リンパ球の活性化やクローン性増殖の原因となっている場合のあることがうかがえる．

一方，免疫系の恒常性はサイトカインネットワークに大きく依存していることが知られている．このネットワークの乱れが実際に自己免疫疾患の病態に影響を与えていることを示唆するいくつかの所見がある．例えば，ウイルス性肝炎の患者にインターフェロンを投与すると，高頻度に自己免疫性甲状腺炎が発症する．これは，IFN が自己抗原提示に必要不可欠な MHC クラスⅡ分子の発現増強をもたらすためと考えられている．

器官特異的自己免疫疾患には主に Th1 細胞が，全身性自己免疫疾患には主に Th2 細胞が関与し

ているという示唆がある．IFN-γ は Th2 を，IL-4 や IL-10 は Th1 をそれぞれ抑制するので，両病態が異なる機能的ヘルパーT細胞亜系によって誘発されている可能性が高い．overlapping syndrome が，器官特異的疾患同士，あるいは全身性自己免疫疾患同士に起こる傾向にあることも，これでよく説明される[10]．このことは，Th1 系と Th2 系に生ずるバランスの崩壊が自己免疫統御系の異常として重要な要因であることを示唆している[4]．

c） スーパー抗原

近年，ある特定の TCR Vβ 分子と MHC クラスⅡ分子に架橋状に結合して，特定のT細胞レパートリーのみを活性化し，増殖させる分子が発見されスーパー抗原（superantigen）と呼ばれている．細菌の外毒素やウイルス抗原の一部がこれである．この発見を基に，ある特定のスーパー抗原が特定の自己反応性T細胞を活性化，増殖させることで，自己免疫疾患を誘発するという1つの仮説が提示されている[1]．多発性硬化症のマウスモデルである実験的アレルギー性脳脊髄炎で，細菌由来のあるスーパー抗原が病態を著しく悪化させるという報告がある．

種々の自己免疫疾患に，特定のT細胞レパートリーが選択的に pausiclonal に増殖していることが明らかにされているので，ある特定の自己反応性T細胞抗原レセプターを持つT細胞レパートリーが，ある特定のスーパー抗原によって増殖し，自己免疫を誘発しているという可能性も考えられる．しかし，一般に，同じ自己免疫疾患においても，症例により選択的に増殖するT細胞レパートリーに違いがみられるので，1種類のスーパー抗原のみでは自己免疫疾患の発生を説明できないというのが現在の一般の認識である．

d） T細胞バイパス説

自己抗体産生B細胞に対して補助効果を示すT細胞が，必ずしも自己反応性T細胞である必要はないとする考えがある．T細胞バイパス説と呼ばれる仮説である[1]．自己抗原と分子構造上類似した抗原決定基を持つ異種抗原，あるいは修飾抗原が自己抗体産生B細胞上の抗体を介してプロセスされた場合，B細胞のある MHC クラスⅡ分子上には自己抗原決定基以外の異種抗原決定基も提示される場合がある．このような非自己抗原決定基に対して反応するT細胞がクローン性に増殖した場合に，これらが自己抗体産生B細胞の分化を補助する，という考えである．

実際に，ヒトのインスリンでウサギを免疫した場合，まず抗ヒトインスリン抗体が産生されるが，その後，ウサギのインスリンに対する自己抗体が誘発され，ウサギは糖尿病を発症する．この自己免疫は，ウサギの自己抗体産生B細胞上の MHC クラスⅡ分子に提示された，ヒトインスリンに特異的な抗原決定基に反応性の，いわゆる非自己反応性補助T細胞によって誘発される，と説明されている．

このように，T細胞によるB細胞への活性化のシグナルは，MHC クラスⅡ-ペプチド複合体を介して起こるので，時には抗体の特異性とは無関係な抗原によってもB細胞は活性化されることがある．例えば，B細胞へ感染指向性を示す種々のウイルスも，その抗原がいったん自己抗体産生B細胞上の MHC クラスⅡ分子にプロセスされた場合には，T細胞バイパスを誘発し，B細胞を活性化する可能性がある．自己免疫疾患の成因をウイルス感染との関連から説明しようという1つの根拠はここにある．

外界には病原微生物を含め自己抗原の一部と分子相同性を持つ多くの分子が存在する．これらが APC により提示され，自己反応性T細胞を活性化させたり，T細胞バイパスを誘導し，自己抗体産生をもたらす場合があり，分子相同性（molecular mimicry）説といわれている[3]．

e） 隔離抗原の免疫系への提示

末梢リンパ球には，発生の過程で対応する自己抗原に接する機会がなかったためにクローン性に除去されたり，アネルギーになることを免れた自己反応性リンパ球も存在する．

免疫系と隔離された状態で発生する器官，例えば眼球の水晶体やブドウ膜の抗原と反応する自己反応性リンパ球は健常人にも存在する．しかし，これらの抗原は成熟後も免疫系と隔離されている

ために自己免疫は起こらない．このような抗原を隔離抗原（sequestered antigen）という．このような免疫系と隔離された環境で分化した器官の組織や細胞が，何らかの要因，例えば外傷とかウイルス感染，毒性物質の侵入などによって誘発される炎症でたまたま免疫系に露出された時に，しばしばこれらの器官に存在する特有の自己抗原がAPCによってプロセスされ，抗原提示されることで自己免疫疾患が発症することがある．交感性眼炎（sympathetic ophthalmia）は，そのよい例である．この際，自己免疫疾患が発症するか否かは遺伝的素因，特にこれら自己抗原を提示しうるMHCクラスⅡハプロタイプを持っているか否かに大きく依存していることが示されている．

（3） 病的自己反応性B細胞の起源と発生

自己反応性B細胞，つまり，自己抗体産生B細胞にもアポトーシスによるclonal deletionが起こる．この異常を病的自己反応性B細胞の起源とする考えがある[11]．しかし，この事実と一見矛盾する発見もある．それは健常なマウスやヒトにも多様な自己抗体産生B細胞が数多く存在するということである．T細胞の場合と違い，B細胞の抗体遺伝子可変領域には，抗体の親和性や，時にはその特異性をも変える体細胞突然変異が容易に起こるので，この現象との関連から，病的自己抗体産生B細胞の発生機構が説明されている[12,13]．

a） 非自己反応性B細胞抗体遺伝子の体細胞突然変異

抗体遺伝子の可変領域に生ずる突然変異によって，非自己反応性B細胞が自己反応性B細胞に変わる可能性が示されている．これは，細菌の主要構成成分の1つであるphosphocholine（PC）に対する抗体を産生し続けていた形質細胞腫の抗体遺伝子V領域に点突然変異が生じた結果，産生される抗体がDNA反応性を獲得したという報告に基づいている．しかし，一般に抗体V領域には，抗原親和性を変えるような突然変異は起こるが，免疫系の恒常性とその維持にとって重要な特異性をも変える突然変異は起こりがたいので，自己反応性B細胞の発生をすべてこのような機構で説明はできないというのが一般的な考えとなっている．

b） 生理的自己抗体の抗原親和性の成熟

多くの自己抗体産生B細胞が健常人にも存在することが明らかになって，このような自己抗体産生B細胞の性質が調べられ，これが獲得免疫に働く普通のB細胞（conventional B細胞あるいはB2細胞と呼ばれる）とは細胞表面分子の表現が異なるB1細胞であることが明らかにされた[14,15]．B1細胞には，B2細胞にはみられないCD5分子を持つB1a細胞と，頻度は少ないがCD5分子を持たないB1b細胞があるが，いずれにしても，このB1細胞から産生される自己抗体はいろいろな自己抗原や外来抗原とも交差反応する性質があり，多反応性抗体（polyreactive antibody）と呼ばれている．反応する外来抗原には，細菌やウイルスなどの病原微生物抗原も含まれており，その意味でこの自己抗体は生体の一次防御に働く自然抗体とも考えられている．一方，この自然抗体は種々の細胞骨格タンパク，リン脂質，核酸，核タンパクなどと交差反応を示すがその自己抗原親和性は一般に低く，老廃細胞の処理など生理的役割を担った自己抗体と位置づけられている．

生理的自己抗体と，自己免疫疾患に際して産生される病的自己抗体とが起源を同じくするという証明がある．SLEに産生される抗DNA抗体には両者が同時に存在する．これら抗体の可変領域を調べてみると，その際，両者で違うところは，第一に，生理的自己抗体はその大部分がIgMであるのに対し，病的自己抗体はIgGへとクラス転換していること，第二に，前者には抗体遺伝子可変領域に体細胞突然変異が全くないか，あってもごく少数であるのに対し，後者は多数存在すること，第三に，これら可変領域の突然変異に伴って抗体の抗原親和性が高まっていること，などである[12,13]．

抗体可変領域の突然変異は無作為に起こる現象なので当然低親和性抗体も発生しているはずだが，クローン性に増殖している病的抗体はほとんどが高親和性なので，この自己抗体の成熟過程には強い選択力が働いていると考えられる．この変異と選択とは抗体のIgMからIgGへのクラス転

換後にも繰り返され，高度のクローン性増殖と共に高力価の病的自己抗体が産生されることになる．

抗体のクラス転換や可変領域の突然変異はT細胞依存性の現象なので，自己抗体に起こるこれらの変化は抗原特異的自己反応性T細胞の働きによると考えられている．

（4） 自己免疫疾患の遺伝的素因

種々の自己免疫疾患が家族性に好発したり，一卵性双生児の両者に多発することは古くからよく知られている．動物に自然発症する自己免疫疾患は，遺伝学的に均一な純系動物に幾世代にもわたって発症する．このことは，自己免疫疾患が遺伝的素因のうえに成り立っていることを物語っている．

自己免疫疾患は多要因疾患であり，その発症に多くの素因遺伝子，つまり自己免疫感受性遺伝子が関与していることが，主として自己免疫疾患自然発症系マウスモデルでの研究により明らかにされている[16]．これら素因遺伝子の多くは，抗原提示細胞，T細胞，B細胞などの細胞間相互作用に関わる機能分子やサイトカインあるいはそのレセプターなどをコードしたり調節する遺伝子であることが示唆されている．これらは，自己反応性リンパ球の活性化や，クローン性増殖，異常分化，自己抗原親和性の成熟などを促進して，免疫自己寛容の崩壊に好都合な素因となっていると考えられる．

ある種のHLAハプロタイプは自己免疫疾患とよく相関し，疾患感受性遺伝子の1つと考えられている．これは特有のMHCクラスⅡ分子が，プロセスされた自己抗原ペプチドと親和性が高いためで，自己免疫反応に必要な1つの重要な分子要因となっている．明らかになっている自己免疫素因遺伝子はいまだ少ないが，この分野の研究の進展が将来自己免疫疾患の予防や特異的治療法の開発に必要不可欠であり，現在，国際的に精力的な研究が進められている．　　　〔白井俊一〕

文　献

1) 白井俊一：自己免疫疾患．医科免疫学（菊地浩吉編），p.393，南江堂，東京（1995）
2) 鈴木　元：免疫学的寛容，自己免疫の分子機構．*Mebio.*, **10**, 18 (1993)
3) 山本一彦：自己免疫疾患とは．自己免疫疾患（山本一彦編），p.10，羊土社，東京（1994）
4) 尾崎承一：Th1とTh2．自己免疫疾患（山本一彦編），p.10，羊土社，東京（1994）
5) 小林清一，小池隆夫：アポトーシスと自己免疫疾患．リウマチ，**35**, 712 (1995)
6) Rieux-Laucat, F. Le Deist, F. *et al.*: Mutations in Fas associated with human lymphoproliferative syndrome and autoimmunity. *Science*, **268**, 1347 (1995)
7) Fisher, G. H., Rosenberg, F. J., Straus, S. E. *et al.*: Dominant interfering Fas gene mutations impair apoptosis in a human autoimmune lymphoproliferative syndrome. *Cell*, **81**, 935 (1995)
8) Strasser, A., Whittingham, S., Vaux, D. L. *et al.*: Enforced Bcl-2 expression in B-lymphoid cells prolongs antibody responses and elicits autoimmune disease. *Proc. Natl. Acad. Sci. USA*, **88**, 8661 (1991)
9) 田口　修：調節T細胞と自己免疫疾患，自己免疫の分子機構．*Mebio.*, **10**, 80 (1993)
10) 白井俊一，広瀬幸子（訳）：自己免疫と自己免疫疾患．免疫学イラストレイテッド（Roitt, I., Brostoff, J. and Male, D. eds.；多田富雄監訳），p.351，南江堂，東京（1995）
11) 鍔田武志：自己反応性B細胞．自己免疫疾患（山本一彦編），p.24，羊土社，東京（1994）
12) 広瀬幸子：自己抗体遺伝子，自己免疫の分子機構．*Mebio.*, **10**, 44 (1993)
13) 白井俊一：自己抗体の源と病原性の獲得．炎症と免疫，**4**, 6 (1995)
14) Shirai, T., Hirose, S., Okada, T. *et al.*: CD5$^+$ B cells in autoimmune disease and lymphoid malignancy. *Clin. Immunol. Immunopathol.*, **59**, 173 (1991)
15) Shirai, T., Okada, T. and Hirose, S.: Genetic regulation of CD5$^+$ B cells in autoimmune disease and in chronic lymphocytic leukemia. *Ann. NY. Acad. Sci.*, **651**, 509 (1992)
16) 広瀬幸子：自己免疫疾患の動物モデル．臨床免疫学，朝倉書店，東京（1996）

3.3 自己免疫疾患の動物モデル

自己免疫疾患の発症は遺伝的に規定されている.このことは,自己免疫疾患自然発症モデルマウス系が樹立されたことからも明らかである.自己免疫疾患のモデルとしては,新生時期胸腺摘出による臓器局在性自己免疫疾患モデル,抗原を免疫することによって誘発するモデルなどがあるが,ここでは代表的な自己免疫疾患自然発症モデルマウス系について述べ,その疾患感受性に関与する遺伝的背景についての最近の知見を紹介したい.

(1) NZB および (NZB×NZW) F_1 マウス

New Zealand Black (NZB) マウスは毛色によって分離交配された5種類の純系 New Zealand 系マウス〔NZB (black), NZW (white), NZC (chocolate), NZY (yellow), NZO (agouti and obesity)〕のうちの1つで,全例が抗赤血球自己抗体産生を伴う自己免疫性溶血性貧血を自然発症し,最初に報告された自然発症自己免疫モデルマウスである[1].そのほか,高免疫グロブリン血症や抗 DNA 抗体,胸腺細胞障害性自己抗体 (NTA) の産生もみられるが,いずれもそのクラスは IgM である[2].遺伝的解析の結果,NZB マウスの抗赤血球自己抗体産生には第4染色体上の Aia-1 遺伝子[3]が,また,高 IgM 血症もやはり第4染色体上に存在する Imh-1 (IgM-hyper) 遺伝子が関与していることが明らかとなっている[4].

NZB マウスは晩年にループス腎炎を自然発症するが,その程度は軽い[2].しかし,NZB マウスの $H-2^d$ ハプロタイプのクラスⅡ遺伝子を $H-2^{bm12}$ 由来のクラスⅡ遺伝子に入れ換えると,産生される抗 DNA 抗体のクラスが IgM から IgG に変換し,また,ループス腎炎が極めて高度となることが報告されており,NZB マウスの病態発症にクラスⅡ分子が重要な役割を担っていることが示されている[5].

この NZB マウスに自己免疫疾患を発症しない NZW マウスを交配した (NZB×NZW) F_1 マウスでは,親系の NZB マウスに比較して抗赤血球自己抗体や NTA の産生は抑えられるが,IgG クラスの抗 DNA 抗体の産生が著しく増強され,高免疫グロブリン血症も IgM から IgG にクラス転換する.また,免疫複合体性のループス腎炎も極めて高度となる[2].

NZB マウスに比較して,(NZB×NZW) F_1 でより高度の SLE 病態が発症する原因は,NZB マウスの SLE 素因遺伝子の作用が,一見正常に見える NZW マウスの遺伝要因によって増強されるためと考えられる.この事実は,両親系の遺伝要因がおのおの単独では重篤な病態発症に至らない場合でも,これらを合わせ持つ子供においては,その相互作用によって強い SLE 病態を誘発する可能性を示しており,ヒト SLE の発症を考えるうえで極めて示唆に富んでいる.

(NZB×NZW) F_1 マウスの SLE 発症に関わる遺伝要因を解析したところ,主に5つの遺伝子が関与していることが明らかとなった.我々は,これらの遺伝子を SLE 病態の特徴である IgG クラスの抗 DNA 抗体産生に関わる遺伝子として,仮に $Ads-1$, -2, -3, -4 および -5 と名づけた.前2者は NZB マウスに,後者の3つは NZW マウスに存在している.さらに連鎖解析の結果,$Ads-1$ と $Ads-3$ はマウスの主要組織適合遺伝子複合体 H-2 に極めて密接に連鎖しており,おのおの NZB マウスの $H-2^d$ および NZW マウスの $H-2^z$ に連鎖している[2,6].また,$Ads-4$ は NZW マウスのT細胞抗原レセプターβ鎖 (TCR-β) 遺伝子に,$Ads-5$ は TCR-α 鎖遺伝子に連鎖している[7,8].IgG 抗 DNA 抗体の産生がT細胞依存性であることを考え合わせると,$Ads-1$ および -3 遺伝子は,抗原提示細胞あるいはB細胞膜上の $H-2^{d/z}$ ヘテロ接合性に由来する特異なクラスⅡ分子として発現し,これと NZW 由来の補助T細胞膜上の特定の TCR との相互作用により,病的 IgG 抗 DNA 抗体の産生に至ると考えられる[6].

H-2 に連鎖した NZW マウス由来の遺伝子 $Ads-3$ の作用が,H-2 遺伝子内に存在する TNF 遺伝子多型によるものであり,NZW の z 型 TNF

遺伝子が TNF 低産生性であるためとする報告もみられる[9]．しかし，NZW マウスの z 型 TNF 遺伝子を d 型に入れ替えたコンジェニックマウスと NZB マウスを交配した F_1 マウスでも SLE 病態が発症すること，NZB マウスに比べて NZB.H-2^{bm12} マウスで病態が増悪することなどの事実から，H-2 に連鎖した遺伝子の作用はクラス II 分子による可能性が強く示唆される[10]．

Ads-2 に関しては，我々は最近 NZB マウスと NZW マウスの間に存在するマイクロサテライト DNA 多型を利用して，これが NZB マウスの第4染色体上のセントロメアより約 80 センチモルガンの位置に存在していることをつきとめた[11]．また，Ads-2 遺伝子が，前述した NZB マウスの高 IgM 血症の出現に関与する Imh-1 遺伝子と同一かあるいは極めて近傍に存在することも明らかとなった[4,11]．NZB マウスの高 IgM 血症は CD5 B 細胞（B1 細胞）に由来していることから[12,13]，Ads-2 遺伝子あるいは Imh-1 遺伝子は B1 細胞の異常分化に関与していると考えられる．

Ads-2 遺伝子の近傍には p75 TNF レセプター（TNFRp75）遺伝子の存在が報告されているが[14]，最近になって，TNFRp75 と同様にやはり TNF レセプタースーパーファミリーに属する 4-1BB および OX40 分子をコードする遺伝子が，この Ads-2 遺伝子の近傍に存在していることが報告された[15~17]．p55 TNF レセプター，CD40 や Fas 抗原を含む TNF レセプタースーパーファミリーは細胞の分化，増殖，アポトーシスなど多彩な作用を示すことが知られている[18]．実際に，4-1BB および OX40 はいずれも活性化 T 細胞膜上に発現される分子で，B 細胞の増殖，分化に関与していることが明らかとなっている[15~17]．後述する MRL/lpr マウスにみられる免疫異常が，アポトーシスに関与する Fas 抗原の発現障害によることが明らかにされており[19]，NZB マウスで今回発見された Ads-2 遺伝子と，この近傍に存在する TNF レセプタースーパーファミリー遺伝子との関連の有無が注目される．また，NZB マウスの抗赤血球自己抗体産生に関与する遺伝子 Aia-1 も Ads-2 の近傍に存在することが報告されており，この点も注目される[3]．

（2） MRL/lpr マウス

MRL/lpr マウスは，AKR/J, C57BL/6, C3H/Di および LG/J マウス系の交配の途中で得られたマウス系で，常染色体劣性突然変異遺伝子 lpr (lymphoproliferation) を持つ．このマウスには異常 T 細胞の増殖による著明なリンパ節の腫大，B 細胞の活性化による高免疫グロブリン血症，各種の自己抗体の産生およびループス腎炎を伴う SLE 病態を発症する．また，このマウス系にはリンパ球の浸潤を伴う間質性肺炎やヒトの慢性関節リウマチに類似した関節炎を自然発症するのが特徴である[20]．lpr 遺伝子の本体が第 19 染色体上に存在する細胞のアポトーシスに関与する Fas 抗原をコードしている遺伝子の異常であることが，近年明らかにされた[19]．lpr マウスにおいては Fas 抗原遺伝子のイントロン内に通常はみられないトランスポゾンが挿入されているために，T 細胞膜上に Fas 抗原が発現されないか，あるいは発現されていても機能を果たすには十分量でない[21,22]．このため本来アポトーシスによって胸腺内で除去されるべき自己反応性 T 細胞が，lpr マウスでは除去されずに末梢に出現し，リンパ節腫大や自己免疫反応を惹起するものと考えられている．

しかし，この lpr 遺伝子を他の正常マウス系に導入しても異常 T 細胞の増殖によるリンパ節の腫大はきたすものの，自己免疫病態は発症しない．MRL/lpr マウスの SLE 病態発症には MRL マウスに存在する背景遺伝子が必要である．この背景遺伝子がマイクロサテライト法を用いて調べられており，第 7 および第 12 染色体上に存在することが示されている[23]．

（3） C3H/gld マウス

MRL/lpr マウスと極めて類似した異常 T 細胞の増殖を示すマウスに C3H/gld (generalized lymphoproliferative disease) がある．このマウス系はリンパ球浸潤を伴う間質性肺炎を呈するこ

とが特徴である[24]．gld 遺伝子は第1染色体上に起こった劣性突然変異遺伝子である．lpr 遺伝子とは異なることは知られていたが，最近，これが Fas 抗原のリガンドをコードする遺伝子の異常であることが明らかにされた[25]．

gld 遺伝子を MRL マウスに導入すると MRL/lpr マウスと同様の SLE 病態が発症するが，健常マウスへの導入では，lpr 遺伝子の場合と同様に SLE の発症はみられない．

(4) BXSB および (NZW×BXSB) F_1 マウス

BXSB マウスは C57BL/6 雌マウスと SB/Le 雄マウスの交配から生まれた recombinant inbred マウス系で，BXSB 雄マウスには高免疫グロブリン血症，各種の自己抗体の産生，高度のループス腎炎を伴う SLE 病態が早期に発症する．通常，自己免疫疾患は女性に高率に発症するが，BXSB マウスでは Y 染色体上の遺伝子異常によって雄に強い SLE 病態が発症する．この遺伝子は Yaa (Y-chromosome-linked autoimmune acceleration) と呼ばれる遺伝子で，自己免疫疾患の増悪作用を示す[20]．しかし，Yaa 遺伝子を全く正常のマウス系に導入しても SLE は発症せず，BXSB 雄マウスの病態発症には Yaa 遺伝子に加えて BXSB マウスの持つそれ以外の背景遺伝子が必要である[26]．その1つに H-2 の関与が報告されており，BXSB マウスの $H-2^b$ を $H-2^d$ に入れ換えたコンジェニックマウスには病態発症がみられない[27]．

雄 BXSB マウスを雌 NZW マウスと交配した (NZW×BXSB) F_1 マウスでは，ループス腎炎の増悪と同時に，高力価の抗血小板抗体や抗リン脂質抗体，特に抗カルジオリピン抗体の自然産生がみられる[10]．その程度は雌に比べて Yaa 遺伝子を持つ雄において著しい．この F_1 雄マウスには血小板減少症や，血栓形成を伴う心筋梗塞を合併する率が高く，抗リン脂質抗体症候群に匹敵するモデルマウス系と考えられる[28,29]．

(NZW×BXSB) F_1 雄マウスの病態増悪には (NZB×NZW) F_1 マウスの場合と同様に，NZW マウス由来の遺伝要因が関与している．その遺伝要因の一つに H-2 の関与が挙げられるが[30]，そのほかの要因に関しては明らかにされていない．

(5) NOD マウス

NOD は日本で開発されたインスリン依存性 I 型糖尿病のモデルマウスであり，膵のランゲルハンス島に T 細胞を主体とするリンパ球が浸潤して β 細胞を破壊し，これに続いて糖尿病が発症する[31]．この病態発症に関わる素因遺伝子が詳細に調べられており，今までに Idd-1 から Idd-10 までの10個の遺伝子の関与が示されている[32]．

Idd-1 は H-2 に連鎖しており，NOD マウスのクラス II ($I-A^{g7}$) の A β 鎖の56と57番目のアミノ酸配列が関与している可能性が示唆されている．特に57番目のアミノ酸が健常マウスでは Asp であるのに対して，NOD では Ser であることが，白人の IDDM 患者の場合と一致することから注目を集めている[33,34]．クラス II 遺伝子の重要性はクラス II トランスジェニックマウスの作製を通して確かめられている[35]．

Idd-1 以外の遺伝子に関しても，マイクロサテライト法を用いて，その染色体上の座位が明らかになっている[32]．Idd-2 は第9染色体上に，Idd-3 は第3染色体上の IL-2 遺伝子の近傍に存在している．Idd-1 から Idd-10 までの遺伝子は，おのおのランゲルハンス島炎の頻度や程度に影響を与えたり糖尿病発症の促進に働くなどの作用を有するが，いずれも単独では病態発症には至らない．

NOD マウスはクラス II 分子のうち I-E 分子を欠損しており，I-E 分子を NOD マウスに導入すると糖尿病発症が抑制される[36]．そのほかの糖尿病抑制遺伝子についても，マイクロサテライト法を用いて詳細な検討が進められている[37]．

おわりに

自己免疫疾患の発症に関わる遺伝的要因は複雑で，多数の遺伝子が関与している．lpr や gld 遺伝子異常においてみられる SLE 病態の発症にも，これらの遺伝子以外の背景遺伝子が重要である．

また，NOD マウスの解析で示されるように，多数の疾患感受性遺伝子に加えて，多数の疾患抵抗性遺伝子の存在も明らかにされてきている．最近開発されたマイクロサテライト法などのポジショナルクローニング法により，これらの遺伝子の本態を明らかにすることは，医学的ならびに広く生物学的観点から極めて興味深い．〔広瀬幸子〕

文 献

1) Bielschowsky. M., Helyer, B. J. and Howie, J. B.: Spontaneous haemolytic anemia in mice of the NZB/B1 strain. *Proc. Univ. Otago Med. Sch.*, **37**, 9-11 (1959)
2) Shirai, T., Hirose, S., Okada, T. *et al.*: Immunology and immunopathology of the autoimmune disease of NZB and related mouse strains. Immunological Disorders in Mice (Rihova, B. and Vetvicka, V. eds.), pp. 95-136, CRC Press, Inc., Boca Raton (1991)
3) Knight, J. G. and Adams, D. D.: Genes determining autoimmune disease in New Zealand mice. *J. Clin. Lab. Immunol.*, **5**, 165-170 (1981)
4) Hirose, S., Sekigawa, I., Ozaki, S. *et al.*: Genetic regulation of hypergammaglobulinemia and the correlation to autoimmune traits in (NZB×NZW) F_1 hybrid. *Clin. Exp. Immunol.*, **58**, 694-702 (1984)
5) Chiang, B-L., Bearer, E., Ansari, A. *et al.*: The bm12 mutation and autoantibodies to ds DNA in NZB. $H-2^{bm12}$ mice. *J. Immunol.*, **145**, 94-101 (1990)
6) Shirai, T., Hirose, S., Okada, T. *et al.*: $CD5^+$ B cells in autoimmune disease and lymphoid malignancy. *Clin. Immunol. Immunopathol.*, **59**, 173-186 (1991)
7) Hirose, S., Tokushige, K., Kinoshita, K. *et al.*: Contribution of the gene linked to the T cell receptor β chain gene complex of NZW mice to the autoimmunity of (NZB×NZW) F_1 mice. *Eur. J. Immunol.*, **21**, 823-826 (1991)
8) 野沢慎吾, 徳重克年, 西村裕之, 他: NZB×NZW F_1 マウスの SLE 病態に及ぼす NZW マウス由来の T 細胞レセプター α 鎖遺伝子の影響. 順天堂医学, **38**, 229-238 (1992)
9) Jacob, C. O. and McDevitt, H. O.: Tumour necrosis factor-α in murine autoimmune "lupus" nephritis. *Nature*, **331**, 356-357 (1988)
10) Kimoto, M., Nishimura, H., Hirose, S. *et al.*: MHC heterozygosity and autoimmunity. *Immunol. Today*, **14**, 569-570 (1993)
11) Hirose, S., Nishimura. H., Tsurui, H. *et al.*: Mapping a gene for hypergammaglobulinemia in NZB mice to the telomeric region on chromosome 4 and its contribution to systemic lupus erythematosus in (NZB×NZW) F_1 mice. *Int. Immunol.*, **6**, 1857-1864 (1994)
12) Kanno, K., Okada, T., Abe, M. *et al.*: Differential sensitivity to interleukins of $CD5^+$ and $CD5^-$ anti-DNA antibody-producing B cells in murine lupus. *Autoimmunity*, **14**, 205-214 (1993)
13) Hayakawa, K., Hardy, R. R., Parks, D. R. *et al.*: The "Ly-1 B" cell subpopulation in normal, immunodefective, and autoimmune mice. *J. Exp. Med.*, **157**, 202-218 (1983)
14) Goodwin, R. G., Anderson, D., Jerzy, R. *et al.*: Molecular cloning and expression of the type 1 and type 2 murine receptor for tumor necrosis factor. *Mol. Cell. Biol.*, **11**, 3020-3026 (1991)
15) Birkeland, M. L., Copeland, N. G., Gilbert, D. J. *et al.*: Gene structue and chromosomal location of the mouse homologue of rat 0×40 protein. *Eur. J. Immunol.*, **25**, 926-930 (1995)
16) Stuber, E., Neurath, M., Calderhead, D. *et al.*: Cross-linking of 0×40 ligand, a member of the TNF/NGF cytokine family, induces proliferation and differentiation in murine splenic B cells. *Immunity*, **2**, 507-521 (1995)
17) Goodwin, R. G., Din, W. S., Davis-Smith, T. *et al.*: Molecular cloning of a ligand for the inducible T cell gene 4-1BB; A member of an emerging family of cytokines with homology to tumor necrosis factor. *Eut. J. Immunol.*, **23**, 2631-2641 (1993)
18) Smith, C. A., Farrah, T. and Goodwin, R. G.: The TNF receptor superfamily of cellular and viral proteins; Activation, costimulation, and death. *Cell*, **76**, 959-962 (1994)
19) Watanabe-Fukunaga, R., Brannan, C. I., Copeland, N. G. *et al.*: Lymphoproliferation disorder in mice explained by defects in Fas antigen that mediates apoptosis. *Nature*, **356**, 314-317 (1992)
20) Murphy, E. D. and Roths, J. B.: Autoimmunity and lymphoproliferation; Induction by mutant gene lpr, and acceleration by a male-associated factor in strain BXSB mice. Genetic Control of Autoimmune Disease (Rose, N. R., Bigazzi, P. E. and Warner, N. L. eds.), pp. 207-221, Elsevier, North Holland, New York (1978)
21) Wu, J., Zhou, T., He, J. *et al.*: Autoimmune disease in mice due to integration of an endogenous retrovirus in an apoptosis gene. *J. Exp. Med.*, **178**, 461-468 (1993)
22) Kobayashi, S., Hirano, T., Kakinuma, M. *et al.*: Transcriptional repression and differential

splicing of Fas mRNA by early transposon (*ETn*) insertion in autoimmune *lpr* mice. *Biochem. Biophys. Res. Commun.*, **191**, 617-624 (1993)
23) Watson, M. L., Rao, J. K., Gilkeson, G. S. *et al.*: Genetic analysis of MRL-*lpr* mice; Relationship of the *Fas* apoptosis gene to disease manifestations and renal disease-modifying loci. *J. Exp. Med.*, **176**, 1645-1656 (1992)
24) Roths, J. B., Murphy, E. D. and Eicher, E. M.: A new mutation, gld, that produces lymphoproliferation and autoimmunity in C3H/HeJ mice. *J. Exp. Med.*, **159**, 1-20 (1984)
25) Takahashi, T., Tanaka, M., Brannan, C. I. *et al.*: Generalized lymphoproliferative disease in mice caused by a point mutation in the Fas ligand. *Cell*, **76**, 969-976 (1994)
26) Hudgins, C. C., Steiberg, R. T., Klinman, D. M. *et al.*: Studies of consomic mice bearing the Y chromosome of the BXSB mouse. *J. Immunol.*, **134**, 3849-3854 (1985)
27) Merino, R., Fossati, L., Lacour, M. *et al.*: H-2-linked control of the *Yaa* gene-induced acceleration of lupus-like autoimmune disease in BXSB mice. *Eur. J. Immunol.*, **22**, 295-299 (1992)
28) 広瀬幸子: 血小板減少症［疾患別］モデル動物の作製と新薬開発のための試験・実験法—薬理・薬効評価と安全性試験への応用, pp. 185-191, 技術情報協会 (1993)
29) Hashimoto, Y., Kawamura, M., Ichikawa, K. *et al.*: Anticardiolipin antibodies in NZW×BXSB F$_1$ mice; A model of antiphospholipid syndrome. *J. Immunol.*, **149**, 1063-1068 (1992)
30) Kawano, H., Abe, M., Zhang, D. *et al.*: Heterozygosity of the major histocompatibility complex controls the autoimmune disease in (NZW×BXSB) F$_1$ mice. *Clin. Immunol. Immunopathol.*, **65**, 308-314 (1992)
31) Makino, S., Kunimoto, K., Muraoka, Y. *et al.*: Breeding of a non-obese, diabetic strain of mice. *Exp. Anim.*, **29**, 1-13 (1980)
32) Ghosh, S., Palmer, S. M., Rodrigues, N. R. *et al.*: Polygenic control of autoimmune diabetes in nonobese diabetic mice. *Nature Genetics*, **4**, 404-409 (1993)
33) Acha-Orbea, H. and McDevitt, H. O.: The first external domain of the nonobese diabetic mouse class II I-Aβ chain is unique. *Proc. Natl. Acad. Sci. USA*, **84**, 2435-2439 (1987)
34) Todd, J. A., Bell, J. I. and McDevitt, H. O.: HLA-DQβ gene contributes to susceptibility and resistance to insulin-dependent diabetes mollitus. *Nature*, **329**, 599-604 (1987)
35) Uehira, M., Uno, M., Kurner, T. *et al.*: Development of autoimmune insulitis is prevented in Eα^d but not in Aβ^k NOD transgenic mice. *Int. Immunol.*, **1**, 209-213 (1989)
36) Nishimoto, H., Kikutani, H., Yamamura, K. *et al.*: Prevention of autoimmune insulitis by expression of I-E molecules in NOD mice. *Nature*, **328**, 432-434 (1987)
37) Serreze, D. V., Prochazka, M., Reifsnyder, P. C. *et al.*: Use of recombinant congenic and congenic strains of NOD mice to identify a new insulin-dependent diabetes resistance gene. *J. Exp. Med.*, **180**, 1553-1556 (1994)

3.4 全身性エリテマトーデス

全身性エリテマトーデス（systemic lupus erythematosus；SLE）は，多彩な自己抗体の産生と多臓器障害を特徴とする全身性の慢性炎症性疾患であり，急性増悪と治療による寛解を繰り返す．

日本における総患者数は約25000人（1992年）と推定されており，新患の年間発生率は人口100万あたり20～40人と考えられている．初発年齢は10歳代前半から40歳代にまで及び，90％以上は女性が罹患する．

（1）病因

SLEの発症にはSLE感受性遺伝子（遺伝的素因）と環境要因（紫外線，性ホルモン，ウイルス）との関わりを背景に，多彩な免疫異常により発症すると考えられているが，他の多くの自己免疫疾患と同様に不明な点が多い．

a） 遺伝的素因

SLEでは多くの家系内発症の報告があり，また一卵性双生児内における高い発症の一致率が認められること，さらにはSLE患者の健常血縁者でもT細胞機能異常や自己抗体の産生が高頻度に認められることから，SLEの発症とその免疫異常に遺伝的素因が大きく関与している可能性が指摘されている．

自己免疫疾患感受性に関する遺伝的マーカーで，今日まで唯一明らかなのは主要組織適合抗原

(major histocompatibility complex；MHC) の遺伝型である．ヒトの多くの自己免疫疾患の発症とMHCとの相関は，HLA タイピングが詳細になるに従い，いっそう明らかになっている．現在までのSLEにおける成績は，白人においてはHLA-DR2とDR3，およびDRm2と連鎖不平衡にあるDQ1の頻度が高いが，黒人ではDR3との関連が強い．一方，日本人にはほとんどHLA-DR3陽性者がいないことから，DR2あるいはDR2/DR4ヘテロ結合，DQw3とSLE発症との関連が指摘されている．

自己抗体産生とHLAとの関係では抗DNA抗体とHLADQB1*0201, *0602, *0302の遺伝型と，また抗リン脂質抗体とDQB1*0301, *0302, *0303, *0306との関係が明らかにされている．

b） 環境因子

環境因子もSLEの疾患感受性に関与している．例えば，一卵性双生児の一方がSLEであっても，他が100% SLEを発症するわけではない．また，SLEのモデルマウスにおける病気の発症率も，食事（特に多価不飽和脂肪酸の量）や感染のような環境要因により変化する．SLEの約半数に日光過敏症があり，紫外線の暴露によりSLEが悪化することはよく知られている，

SLEの発症を規定する重要な付加因子に個体のホルモン環境がある．女性ホルモンであるエストロゲンやプロゲステロンが最大に産生される妊娠可能期にSLEの発症のピークがあり，この時期には発症の男女比は1：9であるが，閉経期においては約1：3となる．また，SLEモデル動物における実験でも，去勢により，雄マウスにもSLEが高率に発症するようになることが確かめられている．

モデル動物では内在性レトロウイルスが本症に強く関与していることが明らかになっているが，ヒトSLEの発症とウイルスとの関係は不明である．

c） 免疫異常

免疫系が形成される場である自己 (self) に対しては，通常，障害的な免疫反応を示すことはない．これは自己に対する免疫学的非応答性，すなわち自己寛容 (self-tolerance) が成立しているからである．自己寛容の成立や維持に関しては，リンパ球のクローンレベルや遺伝子レベルで実証されつつある．

免疫系の主役を担うT細胞はレセプターにより抗原を認識するが，T細胞レセプターは遺伝子断片の全く無秩序，無目的な組合せにより形成される．必然的に出現する自己反応性T細胞は，胸腺内自己抗原や胸腺に流入可能な末梢の脱落抗原に強く反応し，クローン除去という負の選択を受け，アポトーシス (apoptosis) に至る．さらに胸腺に到達しえない末梢の非脱落抗原に対しては，末梢でのクローナルアナジーまたはクローン麻痺，さらには抑制性あるいは調節性T細胞により，自己反応性T細胞はクローン抑制を受けている．このような多層的な自己寛容の機構は，生体の恒常性維持のためのfail-safe機構として理解できるが，自己反応性T細胞の存在は，寛容の破綻により自己免疫疾患がいつでも発症しうる危険性を常に内包していることを意味する．前述の遺伝的素因や環境因子などが，これらの複数の自己寛容の機序に作用して，寛容が破綻すると考えられる．特に，自己反応性T細胞の抑制不能な持続的活性化の進展が，SLEの発症には不可欠である．

自己反応性B細胞も，T細胞と同様にクローン除去やクローン麻痺の機構が働いて自己寛容が成立している．B細胞の抗原レセプターは表面免疫グロブリンであるが，抗原に遭遇し，強くクロスリンクされるとB細胞はアポトーシスを起こし死滅する．この反応によって自己反応性成熟B細胞は除去され，B細胞寛容が成立する．しかし，SLEのモデルマウスにおいては，自己反応性B細胞が産生されてもクローン除去をすることができず，逆に自己抗原と反応したB細胞は増殖し，親和性の高いB細胞がより強く増殖し，高親和性自己抗体産生細胞が出現してくる．

特定の遺伝的背景を有する個体で，なぜ自己反応性B細胞のクローン除去が成立しないのかは，今のところ不明である．アポトーシスを抑制する癌遺伝子である *bcl-2* を過剰発現させたトランス

ジェニックマウスは，抗DNA抗体，抗Sm抗体を産生し，SLE様の腎炎をきたすことから，B細胞のアポトーシスの異常がB細胞の自己寛容の破綻に直接関与していることは明らかである．また，B細胞は活性化T細胞の存在下でもアポトーシスが抑制され増殖する．SLEのような自己免疫疾患においては，自己反応性T細胞の寛容が不成立であり，多くの活性化T細胞が存在することから，過剰なアポトーシス抑制シグナルが自己反応性B細胞に働き，自己抗体が産生される可能性も考えられている．

（2）病理

SLEの病理所見は多彩で全身に及んでいる．多くの病変には免疫複合体の沈着が関与しており，全身の血管系，腎糸球体，脳脊髄の脈絡叢，表皮-真皮接合部に認められる．また，脾の濾胞中心動脈にみられる onion skin lesion は，免疫複合体の沈着した血管の中膜，外膜に層状の線維症が形成されたものである．

a）皮膚病変

表皮では角質の肥厚，有棘層の萎縮，表皮基底層の液状変性を認める．また，毛孔での角栓の形成，毛包・脂腺周囲のリンパ球性細胞浸潤，組織破壊および萎縮，さらには基底膜の肥厚，真皮乳頭下層での強い浮腫を認め，血管周囲のリンパ球性細胞浸潤は限局性である．血管壁にはフィブリノイド変性が生じる．免疫組織学的には表皮の真皮境界部に免疫グロブリンの線状沈着がある．これは LBT (lupus band test) と呼ばれ，無疹部や非露光部でも陽性となる．

b）腎病変

ループス腎炎は，免疫複合体もしくは局所で産生された免疫複合体が，メサンギウム基質や腎基底膜に沈着することにより惹起される．免疫グロブリンの沈着パターン，組織学的病変の程度，活動性病変および硬化性病変の有無などにより腎病変の予後や治療法の選択が変わってくる．軽微な病変では，免疫グロブリンの沈着はメサンギウム領域に限定されており，病変は通常悪化しない．免疫グロブリンや補体成分の沈着が，メサンギウム領域のみならず，毛細管基底膜に巣状分節状，もしくはびまん性に沈着している場合には腎病変の予後は悪い．また，分節状病変からびまん性増殖性病変に変化することもある．

腎の組織学的所見として活動性病変は，糸球体の細胞増殖，フィブリノイド壊死，核崩壊，細胞性半月体形成，ヒアリン血栓，wire loop 病変，白血球浸潤，尿細管や間質への単球浸潤などであり，これらの組織学的活動性は，ステロイド療法により改善する．一方，硬化性病変は，糸球体硬化，線維性半月体形成，間質の線維化，尿細管萎縮などがあり，これらの変化はステロイド治療には反応せず，硬化性病変が徐々に進行し，腎不全に移行する．

（3）臨床症状

a）皮膚症状

蝶形紅斑が SLE の診断上，最も重要な皮膚の所見であるが，全 SLE の約半数に出現する．そのほか，手指，足蹠，耳介などの丘疹様の紅斑，爪周囲の紅斑，血管拡張など多彩な皮膚症状を示す．網状青色皮斑（網状リベドー）もよく認められる皮膚症状であるが，抗リン脂質抗体の出現と関連して，閉塞性の血管障害を示すことが多い．円板状エリテマトーデス（DLE）が診断基準の一項目に含まれているが，一般的には DLE は SLE とは異なり全身症状や免疫異常を伴う例は5%以下である．SLE に認められる皮疹の多くは，日光（紫外線）の暴露により増悪するし，SLE の病勢も悪化する．

亜急性皮膚ループス（subacute cutaneous lupus erythematosus；SCLE）は SLE の亜型であり，典型的な皮疹が多発し，発熱と全身症状を伴う．再発と寛解を繰り返すが，皮疹の割には内臓病変が緩徐である．抗SS-A抗体が陽性であり，HLA-DR3，DQw1 もしくは DQw2 との相関が知られている．

アメリカリウマチ協会の分類基準には載っていないが，脱毛も SLE の重要な皮膚症状であり，病勢とよく相関する．口腔，鼻，咽頭の潰瘍もよく認められる．通常は痛みを伴わない．

b） 関節症状

SLE の 90〜95％ に関節痛を認める．多くは対称性であり，多関節を移動する．時に紡錘形の腫脹や半数に朝のこわばりを認めることから，慢性関節リウマチの初期像との鑑別に苦慮することがある．しかし，関節の変形や骨のびらんを示すことはまれである．副腎皮質ホルモン剤によく反応する．筋肉痛や筋脱力も 60％ 以上の患者に認めるが，組織学的に筋炎の所見を示すことはまれである．

c） 腎症状

SLE の典型的な尿所見は持続性のタンパク尿と細胞性円柱であるが，病初期から腎病変を示す患者は約半数である．

腎病変（ループス腎炎）の活動性の指標は，血尿を伴う多彩な尿沈査と尿タンパク量の増加であり，腎機能が進行性に低下する．また補体の低下と抗 DNA 抗体価の上昇は，ループス腎炎の活動性を判定するのに極めて重要な所見である．

SLE の約半数に腎所見が認められ，実際に腎生検を行うと，ほとんどの患者に何らかの組織病変を認めることから，可能な限り治療前に腎生検を行い，腎炎の活動性の程度を判定することが望ましい．

ループス腎炎の病型は WHO により I 型から VI 型に分類されている．WHO II 型および III 型は，腎機能は比較的保たれる．一方，WHO IV 型（びまん性増殖性糸球体腎炎）は，無治療では腎機能低下が進行するために，ステロイドパルス療法や免疫抑制薬の使用を含めた濃厚な治療が必要となる．WHO V 型（膜性糸球体腎炎）は腎機能は保たれるが，タンパク尿が持続し，ネフローゼ症候群を呈し治療に苦慮することが多い．硬化性病変を示す腎炎（WHO VI 型）では徐々に腎不全が進行し，治療に反応しないことが大部分であるので，透析を含む通常の腎不全に準じた治療の対象となる．

d） 神経症状

SLE に認められる中枢神経症状（CNS ループス）は多彩であるが，頻度が高いものは高次脳機能の異常（広義の精神症状）と痙攣である．高次脳機能の異常は見当識，記憶，認知，計算などの知的機能異常を主徴とする脳器質症候群と，神経症，抑うつ，精神分裂病様症状などの精神症状を主体とする非器質性精神症状に大別される．この両者が混在する場合もある．痙攣は大発作型をとることが多いが，時には小発作型，Jackson 型も認める．

CNS ループスは SLE 発症後 3 年以上経過した SLE 患者に出現することが多いが，時には SLE の初発症状となり診断に苦慮する場合も少なくない．SLE の増悪に際して副腎皮質ホルモン剤を増量した後に，精神症状が増悪したりすることがしばしばある．この場合，ステロイド精神病との鑑別が問題となる．CNS ループスの出現が，SLE の全身の疾患活動性の指標に相関せず，また髄液の検査所見とも合致せずに，診断に苦慮することもある．抗リン脂質抗体（抗カルジオリピン抗体およびループスアンチコアグラント）陽性者に高率に脳血栓を認める（抗リン脂質抗体症候群）ことから，本症候群と CNS ループスの異同が問題となっている．

CNS ループスの診断は，臨床所見，髄液所見．特に IgG index, IL-6, IFN-α, 脳波所見，CT, MRI, SPECT により総合的に行われる．

e） 心病変

SLE の心病変には，心内膜炎，心筋炎，心外膜炎および冠動脈病変がある．SLE の心病変で最も多いのは心膜炎で約 30％ に認められる．心電図や心エコーではじめて検出されることも多く，胸水の貯留を合併することが多い．多くは無症状であり，ステロイド薬によく反応する．

僧帽弁と大動脈弁に小疣贅を認めることがある（Libman-Sacks 型心内膜炎）．治療によく反応し，機能障害を残すことはまれである．

心筋炎は約 20％ の SLE 患者に認められ，安静時の頻脈，心陰影の拡大，うっ血性心不全，不整脈，CPK などの上昇により診断されるが，確定診断は難しいことが多い．

心筋梗塞は抗リン脂質抗体陽性の SLE に多く認められる．また，長期ステロイド服用患者にも，全身の動脈硬化症の一病変として，心筋梗塞

f) 肺病変

SLE の肺病変には胸膜炎, ループス肺臓炎, 肺胞出血および肺高血圧症がある. ただし, SLE の肺病変で胸膜炎および胸水貯留以外に最も多いのは, 日和見感染を含む感染症であることに留意すべきである.

胸膜炎と胸水貯留は SLE の約半数に認められるが, 治療によく反応する. 急性実質性肺病変 (急性ループス肺臓炎) はまれな病変であるが, 重篤である. 発熱, 呼吸困難, 乾性咳と共にX線上, 下肺野を中心にした浸潤影を認める. 時に, 板状無気肺を呈することもある. 慢性実質性肺病変 (慢性ループス肺臓炎) は, 遭遇することはやはりまれであるが, 上記急性ループス肺臓炎より緩徐に進行する肺病変である.

急性ループス肺臓炎との鑑別に苦慮することもあるが, 肺胞出血を認めることがある. 急激に進行する貧血と低酸素血症を認め, 致死的な病変であり, 救命には厳重な呼吸管理が必要となる.

肺高血圧症も予後不良なまれな肺病変であり, 抗 RNP 抗体陽性で, レイノー症状を呈する SLE に認められることが多い. 抗リン脂質抗体症候群に由来する肺血栓・塞栓症も時々認められることから, 抗リン脂質抗体陽性患者には脳 CT, MRI と共に肺血流シンチグラフィーによる検索が必須である.

g) 腸管病変

最もよく認められる消化管症状は, 腹痛, 悪心, 嘔吐, 下痢であり, ループス腹膜炎に由来することが多い. 漿膜炎の一症状として腹水の貯留も多くの SLE に存在する. 腸間膜動脈の血管炎や血栓症に由来する虚血性腸炎により穿孔をきたすことがあり, 外科的手術の適応となる. SLE の数%に膵臓炎を認めるが, 臨床症状は一般の膵臓炎と同様である.

肝腫大とトランスアミナーゼの軽度の上昇も頻度は高いが, 一過性のことが多い.

(4) 一般検査所見

a) 血 液

SLE に認められる貧血で最も重要なのは自己免疫性溶血性貧血であり, 多くはクームス試験が陽性である. そのほか慢性炎症に伴う貧血, 腎不全に伴う貧血, 鉄欠乏性貧血, 薬剤の副作用と多岐にわたる.

大部分の SLE は急性期には白血球減少 ($2500 \sim 4000/mm^3$) を認める. 多くはリンパ球減少であり, $1500/mm^3$ 以下になる.

血小板減少は全 SLE の約25%に認める. また, 抗カルジオリピン抗体やループスアンチコアグラントの出現と共に, 血栓症を中心とする凝固異常と, 習慣流産と血小板減少を高頻度に認める (抗リン脂質抗体症候群).

b) 尿

持続性のタンパク尿と細胞性円柱を認める.

c) CRP

多くの SLE では CRP は陰性もしくは軽度の陽性にとどまる. 強陽性の場合には感染症の合併が強く疑われる.

(5) 免疫学的検査所見

表 II.10 に SLE に認められる自己抗体を示した. このなかで特に重要なのは抗核抗体であり, SLE における陽性率はほぼ100%であり, 本抗体が陰性の場合は SLE の診断は否定できる. ま

表 II.10 SLE に検出される自己抗体

1. 核および細胞成分に対する抗体
抗 DNA 抗体
抗ヒストン抗体
抗 SS-A 抗体
抗 SS-B 抗体
抗 Sm 抗体
抗 RNP 抗体
抗 U 1 RNA 抗体
抗 PCNA 抗体
抗 Ku/Ki 抗体
2. 細胞膜成分に対する抗体
抗リンパ球抗体
抗赤血球抗体
抗血小板抗体
3. 血清成分に対する抗体
抗リン脂質抗体
リウマチ因子

た抗二本鎖 DNA 抗体と抗 Sm 抗体は SLE に対する疾患特異性が高い．

（6）補体

SLE の活動期には補体成分（特に C3, C4）および CH50 値の低下を伴う．特に腎障害例においては顕著である．治療により補体価は上昇してくる．補体成分の先天的欠損症と SLE の合併する頻度が高いことも知られている．

（7）診断，鑑別診断

SLE の診断はアメリカリウマチ協会により提唱された SLE 分類基準による（表 II.11）．判定は任意の観察期間中，経時的あるいは同時に，11 項目のいずれかの 4 項目以上が存在すれば SLE であると診断される．本基準の感度および特異度は 96％ であり，例外症例が存在することもある．

鑑別診断としては，抗核抗体陽性を示す全疾患が対象となる．特にシェーグレン症候群，特発性血小板減少性紫斑病，慢性関節リウマチ，混合性結合組織病（MCTD），自己免疫性肝炎などが問題となる．

（8）薬剤誘発ループス症候群

プロカインアミド，ヒドララジンの長期服用者に SLE 様症状を示すことから，薬剤誘発ループス症候群と呼ばれる．最近は D-ペニシラミンの投与によっても起こることが報告されている．

（9）治療

a）活動性の評価

個々の患者で全身症状，臓器障害の程度はさまざまであり，本症の活動性評価に関しても一定の見解はない．抗二本鎖 DNA 抗体価，血清補体価，白血球減少の有無など，総合的に判定すべきものと思われる．また，これらの検査成績と共に，皮疹，関節痛，胸膜炎，口腔内潰瘍，脱毛などの存在も疾患活動性の指標となる．最近は Disease Activity Index（SLEDAI）により SLE の活動性を客観的に評価する試みが行われている．

b）薬物治療

薬物療法の基本は副腎皮質ホルモン薬と免疫抑制薬である．欧米の成書には抗マラリア薬の有効性の記述があるが，わが国では使用されない．治療に際しては，長期投薬の必要性，薬理作用ならびに副作用なども正確に説明し，また，過度の日光暴露を避け，薬剤アレルギーが多いことなどをよく注意する．薬剤性ループスの誘因となる薬剤や避妊目的の女性ホルモン薬の使用も原則的には避ける．

i）腎病変

ステロイド療法：活動性を有する腎病変に対してはプレドニゾロン 60 mg/日，もしくは 1 mg/kg/日を投与する．同薬の減量は 1～2 ヵ月投薬後，補体価（特に C3 値）が改善したならば，10 mg/日ないし 5 mg/日の割合で 2 週間ずつで行う．

半月体形成性腎炎や WHO IV 型の腎炎，さらに通常のステロイド療法に反応しないネフローゼ症候群には，ステロイドパルス療法および抗凝固療法を併用する．また免疫抑制療法も考慮する．

免疫抑制療法：半月体や壊死性病変などの活動

表 II.11 全身性エリテマトーデスの分類基準（ACR，1982 年改訂）

1. 顔面紅斑
2. 円板状皮疹
3. 光線過敏症
4. 口腔潰瘍
5. 関節炎
6. 漿膜炎
    a. 胸膜炎
    b. 心膜炎
7. 腎障害
    a. 1 日 0.5 g 以上の持続性タンパク尿
    b. 細胞性円柱
8. 神経障害
    a. 痙攣発作
    b. 精神病
9. 血液異常
    a. 溶血性貧血
    b. 白血球減少症
    c. リンパ球減少症
    d. 血小板減少症
10. 免疫異常
    a. LE 細胞陽性
    b. 抗二本鎖 DNA 抗体の高値
    c. 抗 Sm 抗体陽性
    d. 梅毒反応の偽陽性
11. 抗核抗体

性病変をステロイド薬のみで治療すると、投与後に線維硬化性の慢性病変が残り、腎機能の低下する例が多い。そのような症例にはシクロホスファミドのパルス療法を行う。本療法は比較的副作用も少なく、また慢性病変に有効とされている。

ii) その他の臓器病変　腎炎以外の主要臓器病変に対しても、原則としてステロイド大量療法を行う。特にSLEの中枢神経病変に対してはパルス療法が適応となる場合が多い。また、肺胞出血をきたすような肺病変に対しては、ステロイド大量療法と共に厳重な呼吸管理が必要となる。SLEの中枢神経病変とステロイド精神病との鑑別に苦慮することがある。腎臓以外の臓器病変に対する免疫抑制薬の有効性に関するデータはない。

中枢神経病変と腸管病変のなかには抗リン脂質抗体症候群による血栓症に由来する徴候があるので、抗血栓療法が必要な症例もある。また、抗カルジオリピン抗体やループスアンチコアグラント陽性例には、明らかな血栓形成の証拠がなくとも、予防的に少量のアスピリンを投与すべきである。

(10) 予　　後

診断技術、特にアメリカリウマチ協会の改訂分類基準の提唱と治療法の発達により、SLEの生命予後は近年向上し、わが国での5年生存率は90%以上となった。死因も多様化し、疾患固有の死因の比率が減少した。今後は長期治療に伴う感染症、悪性腫瘍、動脈硬化性病変などの危険因子の増加が予想される。

〔小池隆夫〕

3.5　慢性関節リウマチ，シェーグレン症候群

(1) 慢性関節リウマチ

慢性関節リウマチ（rheumatoid arthritis；RA）は、多発性関節炎を主徴とする原因不明の慢性炎症性疾患である。RAの有病率は0.3〜1.5%とされ、特に人種差、地域差はない。女性に好発し、男女比は約1：3である。ただし、高齢者では男性が増加する傾向がある。好発年齢は30〜50歳代である。

a) 分　類

RAでは、関節炎のみならず、皮下結節、肺線維症、血管炎、リンパ節腫大などの臨床症状を呈することもあり、これらの症状は一括して関節外症状と呼ばれる。また、血管炎を伴うRAは、悪性関節リウマチ（MRA）と呼ばれる。これには、全身型（Bevans型）と末梢型（Bywaters型）がある。このほか、脾腫、白血球減少を伴うRAはフェルティ（Felty）症候群、RAで塵肺症を伴うものはカプラン（Caplan）症候群と呼ばれている。

b) 病　理

RAの炎症の初期には、まず血管内からの滲出物による組織間質の浮腫がみられる。次いで、血管の新生、リンパ球の浸潤、滑膜細胞の増殖が起こり、慢性の滑膜炎へと移行する。新生血管の一部は内皮細胞の丈が高くなり（high endothelial venule）、主としてこの部分よりリンパ球が血管外へと浸潤していくことが推測されている。浸潤しているリンパ球の大半は、helper/inducer型のTリンパ球である（図Ⅱ.15）。炎症が遷延すると、Bリンパ球が出現して濾胞を形成すると共に、形質細胞もみられるようになる。

滑膜細胞は、表層は多層化すると共に、間質の細胞も著しく増加し、絨毛状に増殖する。増殖した滑膜組織は小血管なども巻き込んで肉芽組織様のパンヌスを形成し、軟骨・骨を侵す。滑膜細胞のなかで、A型細胞は主として血管内から外へと浸潤したものであるのに対して、B型細胞は局所で増殖したものであると考えられている。いずれも強く活性化されており、HLA-DR抗原を異所性に発現し、炎症性サイトカイン（IL-1, IL-6, IL-8, TNF-αなど）、中性プロテアーゼ（コラゲナーゼ、ストロメライシンなど）、プロスタグランジン、活性酸素などの多様なメディエーターが産生される。これらが直接的あるいは間接的に作

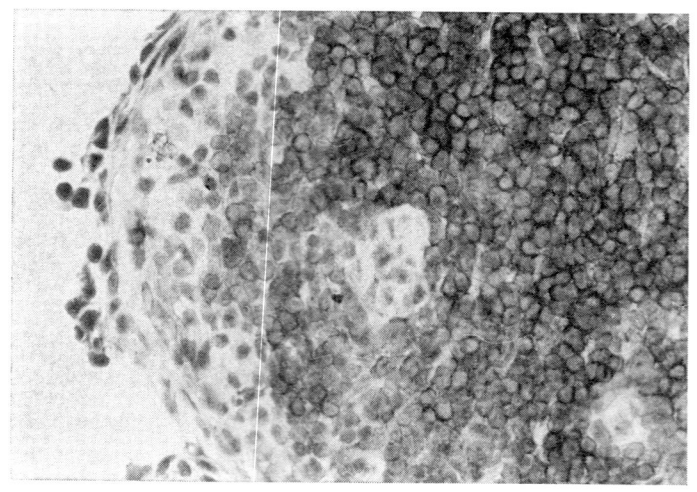

図 II.15 慢性関節リウマチ関節滑膜にみられる CD4⁺ T リンパ球の浸潤

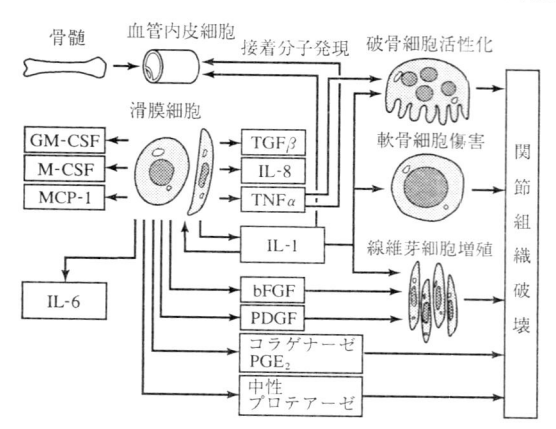

図 II.16 慢性関節リウマチにおける組織破壊の発現機構

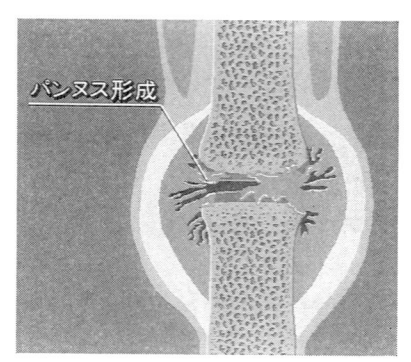

図 II.17 慢性関節リウマチにおける滑膜増殖（パンヌス形成）と軟骨・骨破壊

用して，関節組織破壊を起こすと考えられる（図II.16）．

急性炎症期には関節液の貯溜もみられる（関節水腫）．関節液は本来は粘稠であるが，血漿成分の滲出やムチン量の減少により粘稠度は低下する．細胞成分としては，炎症初期には好中球が多数を占めるが，炎症が慢性化してくると，好中球にかわってリンパ球が優位となる．滑膜での炎症が持続すると，軟骨・骨の破壊が始まる（図II.17）．骨破壊は関節包の付着部付近から始まり，X線上，骨びらん（bony erosion）として認められる．さらに炎症が遷延すると，関節裂隙は狭少化し，やがて関節面は融合することにより，線維性強直からやがては骨性強直の状態となる．また，筋の萎縮や腱の断裂などの変化もあいまって関節変形や機能障害が起こる．

c) 免疫異常

リウマトイド因子（rheumatoid factor；RF）は，IgG の Fc 部分に対する自己抗体であるが，RA 患者の 70〜75％ に検出される．RF は各免疫グロブリンクラスに属するものがあるが，RA テストや RAPA テストで検出されるものは IgM クラスに属するものである．IgG・RF は疾患活動性を反映するとされ，最近，臨床検査に用いられるようになった．

滑膜組織に浸潤しているのは，CD4 陽性 CD45RO 陽性のメモリー型 T 細胞であるが，その意義は明らかではない．大半の T 細胞は，ポリクローナルであり，何らかの特異的免疫応答に引き続いて非特異的に浸潤してきたものと推測されて

いる．

滑膜組織には，活動性に一致してマクロファージが浸潤している．このような浸潤マクロファージは，IL-1，1L-6，TNF-αなどの炎症性サイトカインを大量に産生する．また，産生された炎症性サイトカインのあるものは，さらに滑膜細胞の活性化に関与するというautocrineあるいはparacrine機序が存在している．これがRAの特徴であり，炎症の遷延に関与しているものと推測される．さらに，IL-1，TNF-αなどのサイトカインは破骨細胞の活性化を介して，骨破壊に関与する．また，このような滑膜細胞の活性化が，T細胞を介する現象であるのか否かが論議の的となっている．

d）臨床症状

RAの活動期には，発熱，体重減少，貧血，リンパ節腫脹などの全身症状が出現する．朝のこわばりは，RAに特徴的な症状である．持続時間はRAの活動性を反映する．

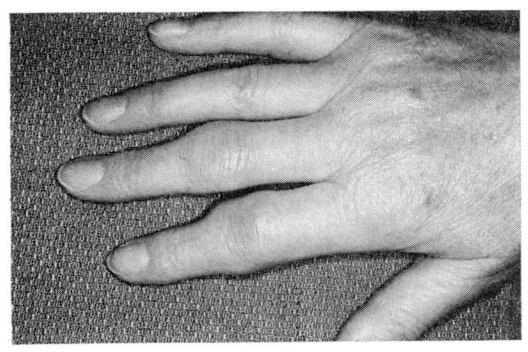

図 II.18 RA患者のPIP関節にみられる紡錘状腫脹

関節炎は，多発性，対称性，移動性であり，手に好発する（図 II.18）．なかでも，手関節，近位指節間（PIP）関節，中手指節間（MP）関節が侵されやすい．このほか，足趾，肘，膝，足関節などのなか，小関節がよく侵される．当初は腫脹，疼痛，発赤などの炎症症状が主体であるが，遷延するとX線上で骨びらん，関節裂隙の狭少化が起こり，臨床的には関節可動域の低下，拘縮などが起こる．頸椎に炎症が及ぶと，環椎・軸椎亜脱臼などがおこり，四肢のしびれなどの原因となる．急性期には膝関節などに関節液が貯留することもある．関節炎が進行すると，関節の破壊，筋萎縮，腱の断裂などにより，RA特有の関節変形が出現する．このような変形としては，指のスワンネック変形，ボタンホール変形，足趾の槌指変形などが有名である．

リウマトイド結節は，肘，膝の全面などに出現する弾性の無痛性腫瘤であり，活動期にみられることが多い．神経症状としては，末梢性神経症状や手根管症候群などがみられることがある．

内臓病変としては，間質性肺炎あるいは肺線維症があり，リウマトイド肺とも呼ばれる．このほか，悪性関節リウマチでは，胸膜炎，心筋梗塞，皮膚潰瘍などが出現することがある．また，活動性の高い状態が長期に及ぶと，二次性アミロイドーシスが出現する．

e）臨床検査

RAの活動性の指標としては，赤沈，CRPが最も有用である．このほか，RAの活動性を反映するものとしては，リウマトイド因子，免疫グロブリンなどがある．リウマトイド因子は70～75％の症例で検出され，概して活動期に一致してその力価は高い．

血液検査では，活動期に一致して小～正球性正色素性貧血がみられ，白血球数（特に好中球数），血小板数は増加する．生化学検査では，活動期に血清総タンパク，アルブミン値は低下し，グロブリン値が上昇する．

関節液が貯留する場合には，その粘稠度は低下し，好中球が著しく増加している．

X線検査では，軟部組織の腫脹と関節周囲の骨粗鬆症がまず出現する．次いで，関節包の付近より骨びらんが始まり，やがて関節裂隙の狭小化，骨融合などの所見が出現する．

f）診断

RAの診断は，臨床症状と検査成績より総合的になされる．朝のこわばりを伴う多発性，対称性の関節炎であれば，RAが強く疑われる．鑑別すべき疾患としては，変形性関節症（OA），痛風，外傷性関節炎，結核性関節炎，RA以外の膠原病などがある．

g）治療方針

薬物療法，理学療法，手術療法などを適宜，組

み合わせて行われる．薬物療法でまず用いられるのは，非ステロイド系消炎鎮痛薬である．しかし，活動性が高い症例，あるいは進行性の症例では，金製剤，ペラニシラミン，ブシラミン，サラゾピリン，メソトレキセートなどの抗リウマチ薬（cisease modifying antirheumatic drugs；DMARDs）が積極的に用いられる．また，副腎皮質ステロイド薬は，RA の第一選択薬剤ではないが，活動性の高い症例に抗リウマチ薬と共に補助的に用いられる．

（2） シェーグレン症候群

シェーグレン症候群（Sjögren's syndrome；SS）は，乾燥性角結膜炎，慢性唾液腺炎を主徴とする原因不明の自己免疫疾患である．その病因としては，遺伝的素因，免疫異常，何らかの環境要因が関与していることが推測されているが，その詳細は不明である．

a） 分 類

SS は，一次性（primary）と，他の膠原病を合併する二次性（secondary）とに大別される．さらに一次性には，涙腺・唾液腺のみに病変が限局する腺型（glandular form）と，病変がリンパ節・肺・肝・腎などに波及する腺外型（extraglandular form）とがある．

b） 病 理

病理組織学的には，涙腺・唾液腺などの導管周囲の著しいリンパ球浸潤を特徴とする（図 II. 19）．やがて腺房の破壊，線維化により，乾燥症（sicca syndrome）を呈する．また，このような変化は広く外分泌腺全体に波及することもあり，本症は autoimmune exocrinopathy とも呼ばれる．

c） 免疫学的異常

本症では著明なポリクローナルな B 細胞活性化現象がみられ，多彩な自己抗体が出現する．リウマトイド因子は約 80％ の症例に検出される．抗 SS-A，SS-B 抗体は高頻度にみられるが，なかでも抗 SS-B 抗体は本症のマーカー抗体として用いられる．

血清γグロブリン値は上昇しており，ポリクローナルな免疫グロブリンの増加がみられることが多い．良性単クローン性高γグロブリン血症も時にみられる．また一部の症例では，オリゴクローナルな B 細胞クローンの出現に続いて，モノクローナルな B 細胞クローンが増殖し，悪性リンパ腫へと移行することがある．

末梢血の T 細胞機能は低下していることが多く，マイトジェンに対する幼若化反応，インター

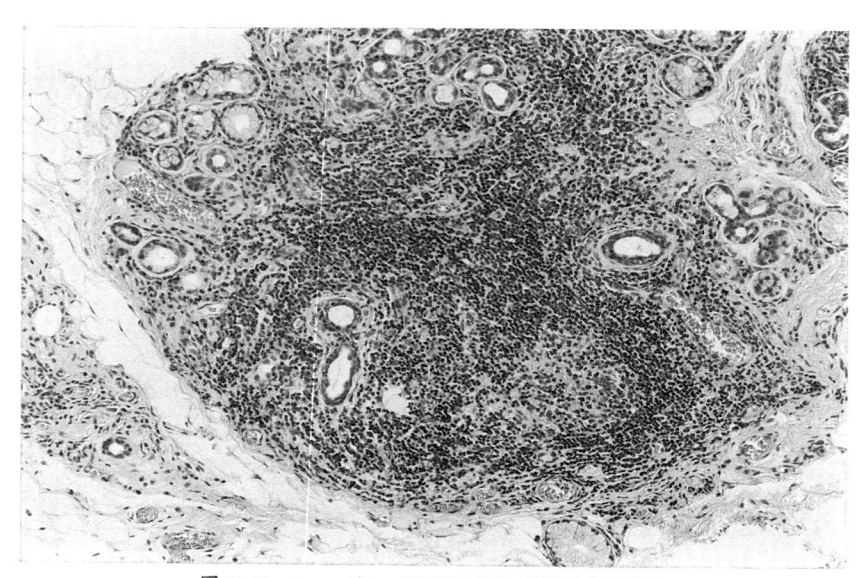

図 II. 19　シェーグレン症候群口唇小唾液腺生検組織像
著明なリンパ球浸潤と腺房の破壊，消失がみられる．

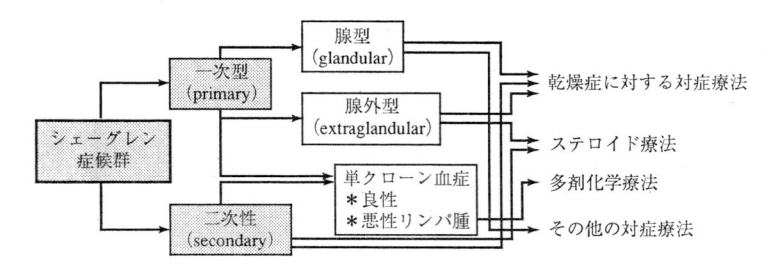

図 II.20 シェーグレン症候群の病型分類と病型別治療法

ロイキン2（IL-2）産生能および反応性，自己リンパ球混合反応（AMLR）などの低下がみられる．NK細胞活性も低下していることが多い．

d) 臨床症状

眼球と口腔の乾燥症状が特徴的である．眼球乾燥症状は，「眼がゴロゴロする」，「まぶしい」などと表現されることが多い．口腔乾燥症状は，「水がないと食事が摂取できない」，「虫歯が多くなった」などとさまざまな表現がされる．耳下腺腫脹は経過を通じて約1/3の症例にみられ，反復することもある．関節痛や関節炎もみられることが多い．ときにリンパ節腫脹，肝脾腫などがみられることがあるが，この場合は悪性リンパ腫の発症に留意する．

このほか，腺外型では，間質性肺炎，慢性甲状腺炎，遠位尿細管性アシドーシス，原発性胆汁性肝硬変などの多彩な臓器病変を合併することがある．

また二次性 SS では，慢性関節リウマチ（RA）をはじめとする膠原病を合併する．

e) 臨床検査

血沈は亢進していることが多い．血液検査では，軽度の貧血，白血球減少，血小板減少などがみられることがある．

涙液分泌測定のためには，Schirmer 試験が行われる．角結膜炎の判定のためには，さらにフルオレセインあるいはローズベンガル染色による細隙灯顕微鏡検査が行われる．

唾液腺の検査としては，唾液腺造影（sialography）（あるいは唾液腺シンチグラフィー）と口唇小唾液腺生検（lip biopsy）が行われる．唾液腺造影には主として耳下腺が用いられ，本症では導管の口径不整，腺体に一致する小斑状影（apple-tree pattern）が特徴的にみられる．最近では，唾液腺シンチもよく用いられるが，この場合はアイソトープの集積低下，排泄遅延などの所見がみられる．口唇小唾液腺生検は下口唇内側の小唾液腺を麻酔下に数個採取するものである．

f) 診 断

わが国の診断基準を表 II.12 に示す．ただし，高齢者あるいは節遮断薬，向精神薬などの常用によっても乾燥症をきたすので，注意が必要である．

表 II.12 シェーグレン症候群診断基準

1. 確実例
   原因不明の乾燥症状があり
   1) 原因不明の乾燥性角結膜炎を認めること
   2) 涙腺または唾液腺組織に特徴的な異常所見を認めること
   3) 唾液腺管造影に特異な異常所見を認めること
   以上3項目のうち，1項目以上が認められた場合
2. 疑い例
   原因不明の乾燥症状があり
   1) 原因不明の乾燥性角結膜炎が疑われること
   2) 唾液腺分泌機能低下（ガムテストが10分間に10 ml 以下）を認めること
   3) 反復性または慢性に経過し，他に原因を求めえない唾液腺腫脹
   以上3項目のうち，1項目以上が認められた場合

g) 治療方針（図 II.20）

SS では，その病型によって治療方針が異なるため，まず当該の症例の病型を決定する．ステロイド薬の適応となるのは，①腺外型の一部，例えば進行性の間質性肺炎，腎炎など，②高γグロブリン血症による高粘度症候群，③反復する難治性耳下腺腫脹，④微熱，リンパ節腫脹などが持続する場合，⑤他の膠原病を合併する二次性の SS の一部，などである． 〔宮坂信之〕

3.6 血管炎症候群

血管炎症候群とは，血管の炎症を主病変とし，それによる多彩な臨床症状を呈する疾患群の総称である．このなかには，以下に述べるようなさまざまな血管炎各疾患が含まれている．特定の血管炎の診断が困難なケースや重複例が存在することから，この名称は大変有用である．

(1) 分 類

血管炎症候群には，さまざまな独立した疾患が含まれる．その分類には病因的分類，病理組織学的分類などがあるが，障害される血管サイズによって分類する方法が，臨床的に広く用いられている．表II.13に示すように，I．大動脈・幹動脈，

表 II.13　血管炎症候群の分類（障害血管サイズによる）

I. 大動脈・幹動脈の障害（弾性動脈）
　高安動脈炎
　巨細胞性動脈炎
II. 中・小動脈（筋型動脈）
　結節性多発動脈炎（PN）
　アレルギー性肉芽腫性血管炎（AGA）
　　（チャーク-ストラウス症候群）
　ウェゲナー肉芽腫症（WG）
　膠原病に合併する血管炎
　　（RF, RA, SLE, PM/DM, PSS, SS）
III. 毛細血管・細静脈
　シェーンライン-ヘノッホ紫斑病
　過敏性血管炎
　本態性混合性クリオグロブリン血症
　膠原病に合併する血管炎
　　（RF, RA, SLE, PM/DM, PSS, SS）

II．中・小筋型動脈，III．毛細血管・細静脈が障害されるものに分類する．I．には高安動脈炎，側頭動脈炎，II．には結節性多発動脈炎，ウェゲナー肉芽腫症（Wegener granulomatosis；WG），III．にはシェーンライン-ヘノッホ紫斑病（Schönlein-Henoch purpura）などが含まれる．

(2) 血管炎の免疫異常と病態

本症の多くで高γグロブリン血症やリウマトイド因子が認められる．また，免疫複合体が陽性となることも多い．しかし，いずれも本症に特異的な免疫学的異常ではない．血管炎症候群とより密接に関連する自己抗体として，抗好中球細胞質抗体（anti-neutrophil cytoplasmic antibody；ANCA）が知られている．

従来から血管炎の発症機序として，免疫複合体の重要性が指摘されていた．免疫複合体の形成と血管壁への沈着，それに引き続いて惹起される補体活性化，血管障害というシナリオである．しかし，結節性多発動脈炎（polyarteritis nodosa；PN）や膠原病に伴う血管炎においては，①活動期血管炎患者において血清免疫複合体の検出率が低い，②活動期血管炎患者の障害血管部位に免疫複合体が検出されないことが多い，③病変のない健常と思われる部位に高率に免疫複合体が証明されるなどの問題点が指摘され，これらの疾患では免疫複合体以外の機序も関与していると考えられている．

現在，血管炎の病態形成に関与する免疫異常は，免疫複合体，自己抗体，細胞性免疫の3つが想定されている．Churgらは，それを次のように整理した．すなわち，免疫複合体が病変局所で証明される疾患として，全身症状を伴うシェーンライン-ヘノッホ紫斑病と全身症状を欠くIgA腎症，次に自己抗体が関与する疾患として，抗基底膜抗体が証明される以下の2疾患，肺出血を伴うグッドパスチャー症候群と肺出血を伴わない抗基底膜抗体関連糸球体腎炎である．最後に，免疫複合体沈着の証明されない疾患として，全身症状を伴う膠原病と伴わない特発性糸球体腎炎を記載している．この群では，細胞性免疫が重要な役割を果たしていると考えられる．特に，前者では，白血球，リンパ球と血管内皮細胞の接着分子の発現，機能亢進が病体形成に関与している可能性が指摘されている．

(3) 血管炎症候群の検査

血管炎症候群の検査には，血清学的検査，画像検査，病理検査などがある．

a) 血清学的検査

これまで血清学的検査で血管炎症候群に特異的

3.6 血管炎症候群

表 II.14 抗好中球細胞質抗体（ANCA）と血管炎症候群

ANCAの種類	間接蛍光抗体法の染色パターン	対応抗原	陽性頻度（％）					その他
			PN	チャーク-ストラウス	WG	顕微鏡的多発動脈炎	半月体形成性腎炎	
c-ANCA	*1	プロテアーゼ3（PR 3）	<10	<10	80〜90	<10	<10	<10
p-ANCA	*2	ミエロペルオキシダーゼ（MPO） ラクトフェリン（LT） エラスターゼ カテプシンG リゾチーム	20	70	<10	50	70	SLE, RA, SS, 成人発症スティル病, クローン病, 潰瘍性大腸炎
x-ANCA	c-ANCA + p-ANCA	LT リゾチーム β-グルクロニダーゼ カテプシンG						潰瘍性大腸炎, 自己免疫性肝炎, 原発性胆汁性肝硬変

*1: 核が抜けた顆粒状の細胞質染色, *2: 核周囲および核染色.

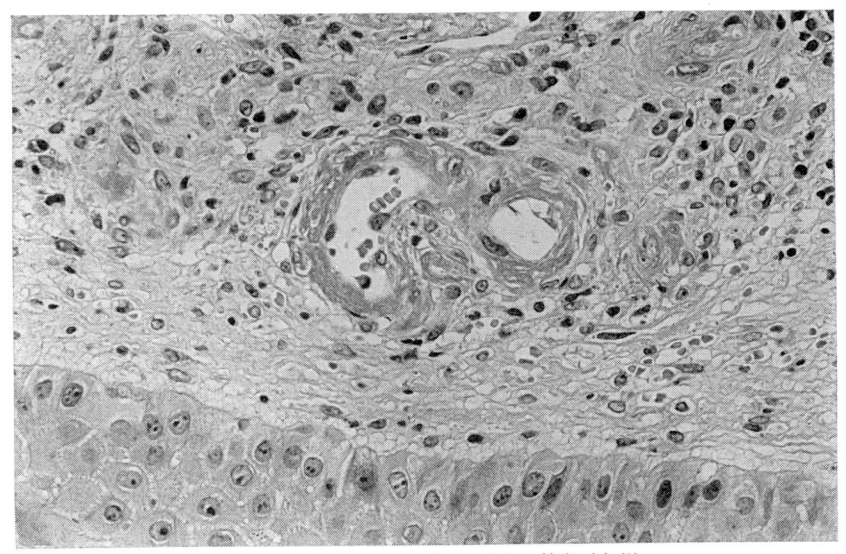

図 II.21 フィブリノイド壊死を伴う血管炎（皮膚）

な検査はないとされてきた．しかし最近，ANCAが血管炎症候群の特異的診断法として注目されている（表 II.14）．これには，細胞質全体が染色される cytoplasmic-ANCA（c-ANCA）と核周囲が染色される perinuclear-ANCA（p-ANCA），両者が混在した x-ANCA がある．このなかで，c-ANCA はウェゲナー肉芽腫症活動期の 90％ 以上に陽性となるとされ，ウェゲナー肉芽腫症に特異性が高いと考えられている．一方，p-ANCA は結節性多発動脈炎，チャーク-ストラウス症候群，半月体形成性腎炎などで陽性となり，また他の膠原病においても陽性となるなど，血管炎に対する特異性はそれほど高くない．

b） 画像検査

血管の画像検査としては，造影剤を用いた動脈造影が最も一般的に行われ，大動脈，主幹動脈が障害される高安動脈炎，巨細胞性動脈炎や中小の筋型動脈が障害される結節性多発動脈炎の診断に欠くことのできない検査となっている．この方法の欠点として，造影剤を速い速度で注入しないとならないために狭窄，閉塞病変を悪化させる可能性がある点である．この点，血管シンチグラフィー，CTアンギオグラフィー，MRアンギオグラフィーなどの最新の血管画像検査では少ない侵襲

c) 病理組織学的検査

血管炎の多くの疾患では，病理組織学的検査が診断確定のために必要となる．罹患病変部位から生検によって採取された標本には，原則として次のような所見がみられる．すなわち，大血管障害群では巨細胞性血管炎，中小の筋型動脈障害群ではフィブリノイド変性を伴う壊死性血管炎，毛細血管障害群では白血球破砕性血管炎である．

（4） 大血管が障害される血管炎

a) 高安動脈炎

大動脈とその主幹分枝を障害する全身性血管炎で，若年女性に好発する．

i) 病理学的特徴　　弾性動脈の中膜，外膜側の巨細胞を伴う肉芽腫性炎，あるいはリンパ球，形質細胞浸潤と毛細血管新生の著明な増殖性炎を特徴とする．内膜肥厚に血栓形成が加わると動脈内腔の狭窄，閉塞をきたす．弾力線維の破綻が強い場合には，動脈の拡張や動脈瘤が形成される．

ii) 臨床症状　　罹患動脈の狭窄，閉塞による症状と，全身性炎症性疾患としての発熱，全身倦怠感が中心となる．総頸動脈の乏血症状として総頸動脈伸展位でのめまい，失神発作，視力障害，上腕動脈乏血症状としての指の冷感，上肢易疲労感，腹部大動脈・腎動脈乏血症状としての頭痛，息ぎれや高血圧症状などが知られている．

iii) 診　断　　典型的な脈なし症状を呈するものでは診断は容易である．しかし，全く自覚症状のないものや発熱以外に所見がなく不明熱として発症するものでは，診断に苦慮する場合がある．

iv) 治　療　　動脈炎に対しては，ステロイド薬が投与される．中等量で効果的なことが多い．高血圧に対しては，降圧剤を投与する．狭窄，閉塞，拡張に対しては，外科的血行再建術を考慮する．

b) 巨細胞性動脈炎

巨細胞性動脈炎は，頭蓋内の動脈を中心に全身の幹動脈を障害する疾患で，側頭動脈を高頻度に障害することから側頭動脈炎とも呼ばれる．60〜70歳台を中心に高齢者に多発し，本疾患の約半数にリウマチ性多発筋痛症（polymyalgia rheumatica ; PMR）を合併する．

i) 病理学的特徴　　組織球の増殖，リンパ球，形質細胞の浸潤を伴い，特徴的な所見として，ランゲルハンス型および異物巨細胞がみられる．このような肉芽腫性炎は，中膜に最も強く，高安動脈炎とは対照的に内膜側に進展する．

ii) 臨床症状　　全身性炎症性疾患としての発熱，体重減少，全身倦怠感や抑うつなどの精神症状もみられる．本疾患の大部分に認められる頭痛は，表在性，拍動性の激しい痛みのことが多い．また，側頭動脈が，怒張し，圧痛を伴うこともある．特徴的な症状の1つに，突然発症する一過性の失明が知られており，眼動脈閉塞による可逆性の変化である．しかし，治療が遅れると非可逆的となる．

iii) 診　断　　側頭動脈に発赤，圧痛，硬結のあるものは，生検あるいは動脈造影によって診断する．本疾患に特徴的な，巨細胞性肉芽腫性炎を認めれば診断は確定される．

iv) 治　療　　ステロイド薬が有効で，非可逆性の変化をくい止めることができる．特に，一過性失明を呈する患者には，ステロイド大量投与が必要で，ステロイドパルス療法が行われることもある．

（5） 中・小筋型動脈が障害される血管炎

a) 結節性多発動脈炎

結節性多発動脈炎（PN）は最も代表的な血管炎症候群の一疾患である．全身の中・小筋型動脈に多発性分節性で，新旧さまざまな病期の壊死性血管炎が出現し，それによって多臓器に梗塞をきたす予後不良な疾患である．

i) 病理学的特徴　　中・小の筋型動脈のフィブリノイド壊死を伴う全層性血管炎で，しばしば内弾性板の断裂を認める．PNの血管病変は，全身に広範に分布するが，新旧さまざまな病期の血管炎が混在することを特徴とする．

ii) 臨床症状　　PNの初発症状は，かぜ様の感染症を疑わせる症状で始まることが多いが，そのほかにも，高血圧，関節痛，筋痛や腎，消化管，

3.6 血管炎症候群

表 II.15　血管炎症候群各疾患の診断基準

(a) 結節性多発動脈炎(PN)の改訂診断基準(厚生省, 1989)

〔主要症状〕
1. 発熱(38°C 以上, 4週以上持続)
2. 体重減少(6カ月以内に6kg 以上)
3. 関節：多発関節痛
4. 筋：多発筋痛, 筋力低下
5. 循環系：高血圧
6. 腎：急速進行性腎炎
7. 中枢神経：脳出血, 脳梗塞など
8. 末梢神経：多発単神経炎
9. 心：虚血性心疾患, 心包炎など
10. 肺：胸膜炎, 肺出血, 間質性肺炎など
11. 消化管：出血, 梗塞
12. 皮膚：皮下結節, 紫斑, 潰瘍, 壊疽など

〔組織所見〕
筋型動脈の壊死性動脈炎の存在

〔血管造影所見〕
腹部大動脈分枝の多発小動脈瘤

〔参考となる検査所見〕
1. 白血球増加(1万/μl 以上)
2. 血小板増加(40万/μl 以上)
3. 赤沈亢進
4. CRP 陽性

〔除外疾患〕
1. アレルギー性肉芽腫性血管炎
2. ウェゲナー肉芽腫症
3. 過敏性血管炎
4. 膠原病(SLE, RA など)
5. 川崎病

〔判　定〕
1. 主要症候2項目以上と組織所見あるものは「確定的」
2. 主要症候1, 2とその他の症候が5項目以上あるものは「疑い」とする
3. 主要症候2項目以上と血管造影所見のあるものは「疑い」とする

〔参考事項〕
1. 本症は成人～高齢者に好発する原因不明の疾患である
2. 病理組織学的には, I期：変性期, II期：急性炎症期, III期：肉芽期, IV期：瘢痕期の4つの病期に分類される
3. 臨床的に, I期, II期病変は全身の血管の強度の炎症を反映する症候, III～IV期病変は侵された臓器の虚血を反映する症候を呈する
4. 除外項目の諸疾患は PN と同様の血管病変を呈することがあるが, 特徴的な症候から除外診断できる

(b) アレルギー性肉芽腫性血管炎チャーク-ストラウス症候群)の診断基準(厚生省, 1988)

〔主要臨床所見〕
1. 気管支喘息
2. 好酸球数増加
3. 血管炎症候群

〔臨床経過の特徴〕
主要臨床所見1, 2が先行し, 3が発症する

〔組織所見〕
1. 著明な好酸球浸潤を伴う肉芽腫またはフィブリノイド動脈炎の存在
2. 肉弾性板の断裂を示す瘢痕性血管炎の存在
3. 血管外肉芽腫の存在

〔参考となる検査所見〕
1. 白血球数増加(1万/μt 以上)
2. 血小板数増加(40万/μt 以上)
3. 赤沈亢進(60 mm/hr 以上)
4. 血清 IgE 増加(600 U/ml 以上)
5. リウマトイド因子陽性
   (これらの検査所見はすべての例に認められるとは限らない)

〔診断基準〕
確実例
1. 主要臨床所見3項目すべてを満たし特徴的な臨床経過をとれば, 血管炎症候群発症時に本症と診断する
2. 主要臨床所見1, 2を満たし, 組織所見1または3を認める症例

疑い例
主要臨床所見1, 2を満たし, 組織所見2を認める症例

(c) ウェゲナー肉芽腺症の改訂診断基準(厚生省, 1987)

〔主要症状〕
1. 上・下気道の壊死性肉芽腫性炎による症状
   ① 鼻症状：膿性鼻漏, 鼻出血, 鼻閉, 鞍鼻
   ② 眼症状：眼球突出, 眼痛, 視力低下
   ③ 耳症状：耳漏, 耳痛, 耳閉, 聴力低下
   ④ 口腔・咽頭症状：咽喉頭痛, 潰瘍形成, 嗄声, 乾燥咳
   ⑤ 肺症状：血性痰, 胸痛, 労作の息切れ
2. 血管炎による症状
   ① 皮膚症状：紫斑, 皮下出血, 皮膚潰瘍, 指趾壊疽
   ② 多発性神経炎
   ③ 多発性関節炎
   ④ 上強膜炎
   ⑤ 内臓虚血による症状：心筋梗塞, 腸梗塞
3. 腎炎による症状
   ① 尿所見の異常：持続性タンパク尿, 血尿
   ② 浮腫・高血圧

〔組織所見〕
1. 上・下気道の巨細胞を伴う壊死性肉腫性炎
2. フィブリノイド血管炎
3. 巣状分節状または半月体形成性腎炎

〔診　断〕
確定例
1. 主要症状1の①と⑤, 主要症状2～3の各1項目またはそれ以上
2. 主要症状1の5項目のいずれかを1つと主要症状2～3のいずれか1項目, 組織所見の1を満たす

疑い例
1. 主要症状の1項目および主要症状2～3のいずれか1つまたはそれ以上
2. 主要症状1の5項目のいずれか1つと組織所見の2または3を満たす

心，肺，神経などの臓器症状がある．

PN の臨床症状は，ほぼ全例に出現する発熱，体重減少などの全身症状，約 50% の症例に認める関節痛，筋痛，そして，個々の症例に出現する多彩な主要臓器の梗塞症状（心筋梗塞，腸梗塞，腎梗塞，多発性単神経炎，皮膚潰瘍など）である．このようなさまざまな臨床症状が，次々に出現してくるため，ある時期では他の症状に気づかないことも多い．

iii) **診 断** 表 II.15 に厚生省改訂診断基準を示した．診断確定には，生検で"筋型動脈の壊死性血管炎"を証明しなければならない．生検部位として，筋肉，皮膚，腎，皮下結節，末梢神経などがある．特異的な血清学的検査はないが，白血球，血小板，赤沈，CRP は高度に亢進することが多い．血管造影で，小動脈瘤が多発している像がみられれば，診断的意義は高い．

iv) **治 療** PN の予後は無治療では極めて悪く，5 年生存率 10% 以下である．これまで，ステロイド単独による治療が行われてきたが，それでも 5 年生存率は 50% 前後であった．しかし，近年免疫抑制薬を，診断直後より併用する治療法が確立され，5 年生存率 80% までに予後は改善されている．

b) **アレルギー性肉芽腫性血管炎（チャーク-ストラウス症候群）**

アレルギー性肉芽腫性血管炎（allergic granulomatosis and angitis；AGA）は，好酸球増多，気管支喘息，肉芽腫性血管炎を 3 主徴とする PN の一亜型の疾患である．

i) **病理学的特徴** 好酸球浸潤を伴う壊死性血管炎ないし血管外肉芽腫を特徴とする．このうち，肉芽腫性血管炎は中小の筋型動脈に好発し，フィブリノイド血管炎は小動脈，細動脈，細静脈に好発する．血管外肉芽腫は全身の結合組織に発生し，なかでも皮膚，心臓に好発する．

ii) **臨床症状** 典型的な臨床症状および経過は，アレルギー疾患を有し，好酸球増多，抗 IgE 血症のある患者が，2～3 年の経過の後に，全身性の血管炎を発症するというものである．アレルギー疾患としては，わが国においては，気管支喘息が 95% 以上と圧倒的に多い．気管支喘息の多くは，通年型，成人発症で，重症例が多い．好酸球増加は必発で，本症では 2000/cmm 以上と高度の好酸球増多を示す．出現する血管炎症状では，多発性単神経炎が最も多く，80～90% の症例にみられる．その他，皮膚，消化管，心臓，筋肉，肺，関節の血管炎による症状を呈する．PN と比べ，腎障害が少ないという特徴がある．

iii) **診 断** 表 II.15 に厚生省診断基準を示す．組織所見が得られなくとも，主要臨床所見 3 項目を満足すれば，血管炎発症時に本症と診断できる．

iv) **治 療** 本症は，一般的に PN，WG と比べステロイドに対する反応は良好である．初期投与量はプレドニゾロン 40～60 mg/日が用いられる．一部に，ステロイド抵抗性で心臓・中枢神経病変を伴う予後不良例が存在する．

c) **ウェゲナー肉芽腫症**

ウェゲナー肉芽腫症（WG）は，上気道，下気道（肺）の壊死性肉芽腫性炎，半月体形成性腎炎を 3 主徴とする原因不明の疾患である．

i) **病理学的特徴** ①上・下気道の巨細胞を伴う壊死性肉芽腫性炎，②フィブリノイド型血管炎，③巣状分節状または半月体形成性腎炎を特徴とする．特に，①の壊死性肉芽腫性炎はウェゲナー肉芽腫症に特徴的である．

ii) **臨床症状** 鼻，副鼻腔などの上気道，下気道，腎の 3 主徴に加え，関節，眼，耳症状などの臨床症状がみられる．上気道では，鼻症状として，鞍鼻，副鼻腔炎，鼻中隔穿孔，鼻閉，鼻漏，耳症状として，滲出性中耳炎などが知られている．下気道，すなわち肺症状としては，無症状時に胸部異常陰影として発見されるものが最も多く，肺浸潤影，空洞，結節，索状影，胸膜炎，肺線維症などがある．症状としては喀血，血痰，咳嗽，喘息発作などである．これらの臨床症状は，通常上気道から下気道，そして最後に腎症状へと進展していくことが多い．

iii) **診 断** 厚生省改訂基準（1987）（表 II.15）では，組織所見がなくても臨床症状のみで診断可能となった．確定診断のためには，1. 上下

気道症状として，鼻，肺症状が必須で，これに他の血管炎の症状および腎炎症状が加わると，WG 確定診断となる．また，1 のいずれか 1 項目と，2 および 3 の 1 項目があり，組織で上下気道の巨細胞を伴う壊死性肉芽腫性炎が証明されれば，これでも WG 確診となる．

c-ANCA は，WG 全体では 80〜90% に陽性となるが，活動期には 90% 以上が陽性に，しかし寛解期には 30% 前後に低下する．また，限局型は，全身型に比べ陽性率が低い．

iv) 治療 無治療の 1 年生存率は 20% と極めて不良で，平均生存期間は 5 カ月，2 年以内に 90% 以上が死亡する予後不良の疾患である．現在では，PN 同様免疫抑制薬が病初期から使用されるようになり，予後が著明に改善されるようになった．なかには寛解例もみられる．

(6) 毛細血管が障害される血管炎

a) ヘノッホ-シェーンライン紫斑病（アナフィラクトイド紫斑病）

ヘノッホ-シェーンライン紫斑病は，アナフィラクトイド紫斑病，アレルギー性紫斑病とも呼ばれ，その病態には，溶連菌感染症に対するアレルギーが関与すると考えられている．溶血性連鎖球菌とこれに対する抗体によって免疫複合体が形成され，それが皮膚，腎糸球体に沈着して炎症が惹起されるⅢ型アレルギーによる機序である．

i) 病理学的特徴 皮膚生検の所見は，真皮上層ときに中層までの小血管に，白血球の核片を多数伴う（白血球破砕性）壊死性血管炎像を呈する．血管壁には，IgA, C3 の沈着が証明され，血清中の IgA も高値であることから，IgA 免疫複合体病の可能性が示唆されている．

ii) 臨床症状 触知することのできる盛り上がった紫斑 (palpable purpura)，関節炎，腹痛を 3 主徴とする疾患である．上気道感染症の 1〜2 週後に，下肢の紫斑で発症することが多い．この紫斑に伴って，膝，足関節を中心とした関節炎，腹痛，嘔吐，下痢，下血などの消化器症状が出現する．これらの臨床症状に遅れて，血尿，タンパク尿などの腎障害を約 50% の例に認める．しかし，ネフローゼ症候群や腎不全に至ることはまれである．一般に 1〜4 カ月の経過で自然治癒することが多い．

iii) 診断 臨床症状によって，診断は比較的容易である．

iv) 治療 治療の原則は，安静である．これによって自然治癒を期待できる．一方，皮膚症状，腹痛，腎症状が重症の場合は，ステロイド薬が投与される．症状に応じて，20〜60 mg/日のプレドニゾロンを使用する．関節炎に対しては，非ステロイド系抗炎症薬を投与する．

b) 過敏性血管炎

本症は，薬剤，異種血清タンパク，化学物質や，HB ウイルス，マラリア，好酸菌などの病原微生物を抗原とする過敏反応によって惹起される全身性血管炎である．

i) 病理学的特徴 ヘノッホ-シェーンライン紫斑病と同様に，白血球の核片を多数認める白血球破砕性血管炎の像を呈する．PN と異なり，同一時期の病変のみがみられ，新旧の病変が混在することはない．

ii) 臨床症状 ほぼ全例に皮疹を認め，全身症状としての発熱，全身倦怠感や，関節炎，筋肉痛，多発性単神経炎，肝機能障害を伴う．皮疹として，palpable purpura が典型的である．臓器病変として，腎炎，肺炎，心不全を伴い死の転帰をとることもある．原因が薬剤であるケースが最も多い．

iii) 診断 皮疹のある皮膚を生検し，小血管の白血球破砕性血管炎を証明する．

iv) 治療 過敏症の原因をまず第一に除去する．疑わしい薬剤はできるかぎり中止する．重症度に応じて中等量から大量のステロイド薬を投与する．

c) 本態性混合性クリオグロブリン血症

低温で沈殿するという性格を有するクリオグロブリンが，2 種類以上存在する混合性クリオグロブリン血症で基礎疾患のないものを本態性混合性クリオグロブリン血症と呼ぶ．混合性クリオグロブリンの一方は，リウマチ因子活性を有していることが多く，リウマチ因子，免疫グロブリンからなる免疫複合体病と考えられる．

i) **病理学的特徴** 皮疹部位には，白血球破砕性血管炎がみられ，免疫蛍光検査でクリオグロブリンに由来する免疫グロブリンの沈着を認める．

ii) **臨床症状** 他の免疫複合体病と同様に，多関節炎，紫斑，腎炎，末梢神経炎，皮膚潰瘍などがみられるが，関節炎は70％，腎炎は50％の症例に出現する．

iii) **診断** 血清中に混合性クリオグロブリンが検出され，他の基礎疾患の臨床特徴を認めない症例で，紫斑部位の白血球破砕性血管炎を証明する．クリオグロブリンを認める基礎疾患として，HAV, HBV などのウイルス性疾患，細菌感染症，リンパ増殖性疾患，血管炎以外の膠原病などがあり，これらを除外する．最近，本症の一部にHCVが関与するという報告が相次いでいる．

iv) **治療** 腎障害や末梢神経炎などの重症例には，ステロイド薬，免疫抑制薬，血漿交換療法などが行われる．

d) **膠原病に合併する血管炎**

SLE, RA をはじめとする他の膠原病にも血管炎を合併する．その多くは，白血球破砕性血管炎であるが，一部に中・小筋型動脈の壊死性血管炎を伴う予後不良例が存在する． 〔竹内 勤〕

3.7 肝 疾 患

(1) 自己免疫性肝炎

自己免疫性肝炎（autoimmune hepatitis；AIH）は免疫学的な機序により肝細胞が破壊され，持続的な肝障害，さらに高γグロブリン血症や自己抗体を伴う疾患である．無治療の場合，早期に肝硬変への進展がみられるので，適切な治療が必要である．

以前から本症は若い女性に好発し，増悪を繰り返し，関節痛，無月経，麻痺，アクネなどの皮膚症状を伴い，ルポイド肝炎として知られていた[1]．しかし，最近，わが国では本症の高齢者発症がみられる[2]．

a) 分類

肝疾患に特徴的な自己抗体が同定され，AIHの分類が試みられている[3]（表II.16）．I型は抗核抗体（antinuclear antibody；ANA）や抗平滑筋抗体（anti-smooth muscle antibody；SMA）が陽性で，従来からのルポイド肝炎もこの群に属し，いわゆる古典的なAIHといえよう．II型は肝腎ミクロソーム抗体1（LKM1抗体）陽性症例[4]で，C型肝炎ウイルス（HCV）抗体の有無により，さらに，2群に分けられる．IIa群は，若年者に多く，女性に好発し，白斑，甲状腺疾患やIDDMを合併し，急速に肝硬変に移行する．IIb群はHCV抗体やHCV-RNAが陽性で，これら症例はC型慢性肝炎の約3％に存在し，その臨床像はC型慢性肝炎と大差ない[5]．IIa AIHには免疫抑制薬を，IIbAIHにはインターフェロンが有効とされている．なお，LKM1抗体の対応抗原は肝薬物代謝酵素，cytochrome P450 IID6である[3]．III型は soluble liver antigen（SLA）抗体陽性で，その対応抗原はサイトケラチン8,18とされ，若い女性に多く，高γグロブリン血症を伴い，ステロイド療法が有効という[3]．わが国では本症の実態は明らかでない．IV型はSMA陽性AIHである．特にアクチン抗体陽性症例では，LKM1抗体陽性のII型AIHに似て，小児や女性に好発し，早期に肝硬変に進行し，予後が悪い[6]．

表II.16 自己抗体による自己免疫性肝炎の分類（Manns）

	ANA	LKM1	SLA	SMA	HCV-RNA
I型	+	−	−	+	−
II型a	−	+	−	−	−
II型b	−	+	−	−	+
III型	−	−	+	−	−
IV型	−	−	−	+	−

b) 病理

ルポイド肝炎は高度のリンパ球やプラズマ細胞の浸潤を特徴とする．自己免疫性肝炎の初期の症例では急性ウイルス性肝炎の肝生検所見と変わらない．病変が進行すると円形細胞浸潤が増し，bridging necrosis がみられ，慢性活動性肝炎の像を呈し，さらに小葉の変形や改築像を認めるようになる．胆管病変やロゼット形成肝細胞も1つの

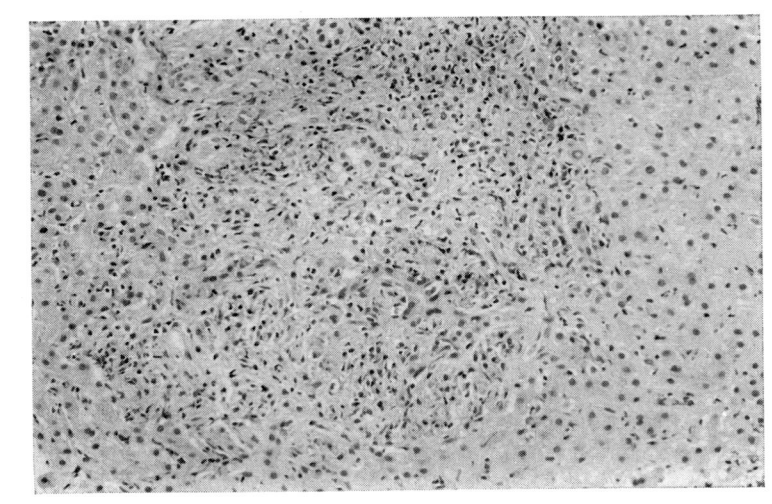

図 II.22 自己免疫性肝炎の肝組織像（HE 染色，×84）
門脈域はプラズマ細胞を主体とする炎症細胞浸潤と線維化により拡大し，広範な piecemeal necrosis がみられ，慢性活動性肝炎の像である．小葉内胆管の変化も認められる．

特徴とされている．

c） 免疫学的異常

AIH においてはその肝細胞と反応するリンパ球クローンが存在し，持続的な肝細胞の破壊が特徴的である．B細胞のポリクローナルな活性化のため免疫グロブリン産生が亢進し，サプレッサーT細胞の異常に伴って，各種自己抗体が産生される．

T細胞系では血液中の CD4/CD8 比は高い．最近，本症では LSP や asialoglycoprotein レセプタータンパクなどの抗体に対する特異的なサプレッサーT細胞機能，さらにインターロイキン2（IL-2）産生能などの異常，さらにイディオタイプ・抗イディオタイプ抗体を介したそのネットワーク機構の乱れなどが病態との関連において注目されている．肝組織中にみられるT細胞は主にCD4陽性細胞で，ヘルパーT細胞機能の亢進状態にあると考えられている．

また，肝組織由来の CD8，または CD4 陽性T細胞クローンが自己肝細胞と IL-2 との刺激によって確立され，これらクローンにそれぞれ MHC クラスIやII分子と関連性を持って肝細胞膜抗原を認識し，cytotoxicity を示すと共にインターフェロンγを産生するという[7]．

d） 臨床症状

ルポイド肝炎は初発症状として黄疸を訴え，進行性である．その他，強い食欲不振，肝腫大，女性では月経異常や無月経を訴え，また，まれにクッシング症候群様の内分泌異常を伴う．若年では急激に発症し，死亡率も高く，生存例でも壊死後性肝硬変に移行する．一方，更年期発症例では徐徐に発病し，胆汁うっ滞を伴う症例が多い．最近の AIH 症例は自覚症状が乏しく，無症状で多くは血液検査などで発見されている．初発症状として，倦怠感59％，黄疸35％，食欲不振27％，関節痛16％，発熱15％が，初診時所見として腹水12％，脾腫31％，肝性昏睡5％が認められている[8]．なお，本症の発症年齢，臨床像，さらに，予後は AIH 患者の免疫遺伝的背景（HLA-DR4やDR3）と密接に関連している[9]．

e） 臨床検査

検査所見では，中等度以上のトランスアミナーゼ上昇，血清ビリルビンや ICG 停滞率の増加，血清アルブミンやコリンエステラーゼの低下がある．高γグロブリン血症は最も大切な所見で，5〜6g/dl 以上のことも多い．自己抗体，特に抗核抗体は高頻度に出現し，ポリクローナルな免疫グロブリン増加も本症の特徴といえよう．

f） 診 断

本症の診断基準を表 II.17 に示す．臨床症状に特徴的なものはないので，肝機能障害が数カ月以上続き，肝炎ウイルスマーカーが陰性の場合，自己抗体を調べる．女性に多く，また高齢者にも発症するので注意したい．

g） 治療方針

AIH は免疫調節機構の異常によって，自己の成

表 II.17 自己免疫性肝炎診断基準（厚生省・難治性の肝炎調査研究班，1992）

〔概念〕
女性に好発し，早期に肝硬変への進展傾向を示す慢性活動性肝炎であり，その病因としては自己免疫性機序が関与し，ウイルス，アルコール，薬物などは除外される．コルチコステロイドが著効を奏する

I．〔主要所見〕
1. 持続性または反復性の血清トランスアミナーゼ活性の上昇
2. 血清γグロブリン値が 2.5 g/dl 以上，または lgG 値が 2500 mg/dl 以上
3. 自己抗体の陽性：a) または b)
   a) LE 細胞現象陽性（注1）
   b) 抗核抗体陽性，または LE test 陽性（注 2）
4. lgM anti-HA 陰性，HBs 抗原陰性，かつ anti-HBc 陰性，または低力価
5. C 型肝炎ウイルス関連マーカーが原則として陰性（注 3）

II．〔副所見〕
1. 発熱，関節痛，発疹などの全身症状を認める
2. 膠原病を含む自己免疫性疾患の合併（注 4）
3. 検査所見：a) または b)
   a) 血沈の促進（30 mm/h 以上）
   b) CRP 陽性

III．〔組織学的所見〕
著明な形質細胞浸潤と肝細胞壊死所見が目立つ活動性の慢性肝炎，肝硬変である（注 5）

〔診断〕
1. I のすべての項目および III を満足する場合を確診とする
2. I のすべての項目を満足する場合は自己免疫性肝炎が疑われ，I のすべての項目を満足し，さらに II のうち 2 項目を認めた場合は自己免疫性肝炎が極めて疑わしい

注 1：自己免疫性肝炎のうち LE 細胞現象陽性の場合ルポイド肝炎と呼ぶこともある．
注 2：抗核抗体陰性で肝腎マイクロゾーム I 抗体陽性の自己免疫性肝炎が報告されている．
注 3：C 型肝炎ウイルスマーカー陽性の症例も除外するものではない．
注 4：SLE が疑われる場合は，III を満たすこと，尿タンパクが陰性であることを確認する．
注 5：時に急性肝炎の像を示す例がある．

分と反応するリンパ球のクローンが増大し，組織障害を引き起こした結果発症するので，その異常な免疫反応を抑制することが根本的な治療である．免疫抑制薬，ステロイド薬やアザチオプリンなどが早くから使用されてきた[10]．一般的には，年余にわたる長期間の投与が必要となる．一方，AIH，IIb 型の症例では，インターフェロン療法を試みるのもよい．また，HCV-RNA 陽性の AIH では，まずはステロイド薬を使用し，次いでインターフェロン療法を行うこともできるが，確立された療法とはいえない．

（2） 原発性胆汁性肝硬変

原発性胆汁性肝硬変 (primary biliary cirrhosis；PBC) は主として中等大の小葉内胆管の慢性炎症性疾患で，40〜60 歳台の女性に好発し，徐々に進行する予後の悪い疾患である．本疾患では各種自己抗体，特に抗ミトコンドリア抗体（AMA）が陽性で，また，しばしば多彩な自己免疫性疾患を併発する．

最近，皮膚瘙痒や黄疸など肝疾患を思わせるような自覚症状を持たない PBC，つまり無症候性 PBC が存在し，本症の頻度は症候性 PBC とほぼ同じ，またはやや高い．PBC の臨床経過は個々の患者によって著しく異なる．

a） 分 類

PBC ではその臨床症状や経過に基づいた臨床分類と肝組織所見をもとにした病理学的分類があり，前者は佐々木らの分類，後者は Scheuer の病期分類が頻用されている（表 II.18）．また，日常臨床では症候性，また無症候性 PBC と呼ぶことが多い．

b） 病 理

Scheuer ら[11]は表 II.19 のように 4 期に分類した．一次的障害部位は直径 40〜80 μm の中等大小葉内胆管ないしこれより太い隔壁胆管にあり，これらの障害を初期病変として慢性非化膿性破壊性胆管炎（CNSDC）と呼び，特に Scheuer I 期の特

3.7 肝疾患

表 II.18 PBC の病期別治療 (西岡)

臨床分類 (佐々木ら)	無症候期	皮膚瘙痒期	黄疸期	末期
病期分類 (Scheuer)	I〜II期	I〜II期	II〜III期	III〜IV期
治療 対症療法		対症療法		
特殊療法	免疫抑制薬			
		UDCA		
		コルヒチン		
			血漿交換	
				肝移植

表 II.19 原発性胆汁性肝硬変の病期分類 (Scheuer)

stage I	florid duct lesion (CNSDC;慢性非化膿性破壊性胆管炎)
stage II	ductular proliferation (細胆管増生)
stage III	scarring (瘢痕化, 小葉改築)
stage IV	cirrhosis (肝硬変)

徴的所見とされている. II 期では細胆管増殖が著明で, 小葉間胆管はしばしば消失, 門脈域は拡大し細胞浸潤を伴う. III 期では炎症反応は軽くなり, 種々の程度の線維化を認める. II, III 期では胆汁うっ滞を主として小葉周辺部に認め, 銅が沈着する. IV 期は肝硬変期である.

c) 免疫学的異常

免疫グロブリン, 特に高 IgM 血症がみられ, これは PBC の補助的診断となるが, PBC における一次的な現象か二次的なものか不明である.

PBC では血清中に免疫複合体が高頻度に検出され, Thomas ら[12]は免疫複合体説を提唱した. 免疫複合体の構成抗原として胆管抗原やミトコンドリア抗原が証明され, これら形成された免疫複合体は補体を活性化し, 本症の胆管破壊や肉芽腫形成の主因となるという.

また, 胆汁タンパク反応性リンパ球が存在し, これによる胆管上皮の破壊も想定される[13].

骨髄移植後に認められる chronic graft-versus-host reaction (GVH 反応) は口内, 眼, 消化器, 肺, 関節, 筋肉など全身の結合組織病変を特徴とし, 免疫グロブリンの増加, 自己抗体の出現など PBC の病変と類似している. 電顕的観察から, 両者の胆管病変は類似する. Epstein ら[14]は PBC にシェーグレン症候群などが合併しやすいことから, これらを dry gland syndrome または ducturitis と呼び, これらはウイルスや細菌感染により修飾された自己 HLA 抗原に対する GVH 反応, つまり導管上皮に対する T 細胞傷害が共通の基盤にあるという仮説を提唱している.

なおマウスモデルにおいて, MHC クラス II 分子のみ異なる系で GVH 反応を起こした時, 肝に PBC 初期病変に類似した所見, つまり AMA の産生に伴う肉芽腫と CNSDC が認められている[15].

d) 臨床症状

PBC の初発症状は皮膚瘙痒感で, ほとんどの症例で黄疸に先行する. まれには食道静脈瘤やそ

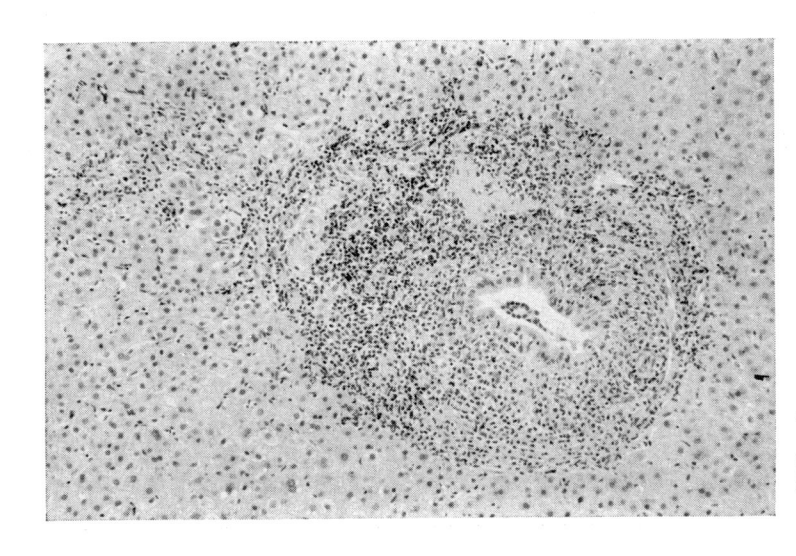

図 II.23 原発性胆汁性肝硬変の肝組織像 (HE 染色, ×84)
小葉間胆管の破壊がみられ, その周囲にリンパ球を主体とする著しい炎症細胞浸潤があり, 慢性非化膿性破壊性胆管炎の所見である.

の出血など門脈圧亢進症状を伴う．皮膚には時に黄色腫を伴い，内眼角に黄色板，手掌，軀幹に扁平型，四肢伸展側に結節型黄色腫がみられる．これは血清コレステロール値に関連する．肝は腫大し，辺縁鈍しばしば脾腫も触れる．病期が進展すると，腹水など門脈圧亢進症状が出現する．長期の胆汁酸分泌異常に伴って，骨粗鬆症や病的骨折もみられる．

e) 臨床検査

i) 胆汁うっ滞 アルカリホスファターゼ（ALP）は各種肝機能検査のなかでも最も早く異常値を示し，無症候性 PBC においても高値を示す．γ-GTP, LAP, 5′-ヌクレオチターゼなどの胆道系酵素も高値を呈する．

血清胆汁酸も早期より高値を示し，コール酸よりケノデオキシコール酸が増加し，この皮膚への沈着は皮膚瘙痒感に相関すると思われる．

血清ビリルビンは病変が進行するに従って高値を呈し，黄疸が出現すると患者の予後は悪い．

高コレステロール血症も早期より認められ，肝細胞障害が高度になると低下する．

血清銅の高値，尿中銅排泄の亢進，血清セルロプラスミンの増加はしばしばみられる．

ii) 肝細胞障害 血清トランスアミナーゼ値は軽度の上昇にすぎず，その他の肝細胞障害を思わす所見は少ない．しかし，慢性活動性肝炎との混合型では高値を示す．なお，肝硬変が進行すると，低アルブミン血症がみられる．

iii) 免疫学的異常 血清学的所見では赤沈が亢進し，高γグロブリン血症，特に IgM が早期より高値を示す．自己抗体では AMA 以外にも抗平滑筋抗体，抗胃壁細胞抗体が認められる．抗核抗体，特に抗セントロメア抗体が 30% 前後に出現し[16]，また最近では nuclear rim 抗体，GP 210 抗体，Lamin B receptor 抗体などが注目されている[17]．AMA 陰性症例においても，本抗体陽性所見を契機に PBC が発見されることもある．

AMA には抗 $M_1 \sim M_9$ 抗体まで 9 つのサブタイプが存在する．抗 M_2 抗体は PBC に特徴的でミトコンドリア内膜に存在する抗原と反応する．最近，抗 M_2 抗体の対応抗原の解析が進み，pyruvate dehydrogenase complex (PDH) の E_2 component を用いた ELISA キットは感度および特異性ともすぐれ，PBC の診断に有用である[18]．

f) 診 断

以前は PBC の臨床所見として，黄疸，皮膚の

表 II.20 原発性胆汁性肝硬変（PBC）診断基準（厚生省・難治性の肝炎調査研究班，1992）

〔概 念〕 中年以後の女性に好発し，皮膚搔痒感で初発することが多い．黄疸は出現後消退することなく漸増することが多く，門脈圧亢進症状が高頻度に出現する．なお，皮膚搔痒感，黄疸など肝障害に基づく自覚症状を欠く場合があり，無症候性（asymptomatic）PBC と呼び，無症候性のまま数年以上経過する場合がある
〔検査所見〕 黄疸の有無にかかわらず，血沈の促進，血清中の胆道系酵素（ALP など），総コレステロール，IgM の上昇を認める．抗ミトコンドリア抗体（AMA）または抗 pyruvate dehydrogenase（PDH）抗体が高頻度に陽性で，高力価を示す
〔組織学的所見〕 肝組織では中等大小葉間胆管ないし隔壁胆管に慢性非化膿性破壊性胆管炎（chronic non-suppurative destructive cholangitis；CNSDC）あるいは胆管消失を認める．連続切片による検索で診断率は向上する
〔合併症〕 高脂血症が持続する場合に皮膚黄色腫を伴う シェーグレン症候群，慢性関節リウマチ，慢性甲状腺炎などの自己免疫性疾患を合併することがある
〔鑑 別〕 慢性薬剤起因性肝内胆汁うっ滞，肝内型原発性硬化性胆管炎，成人性肝内胆管減少症など
〔診 断〕 次のいずれか 1 つに該当するものを PBC と診断する 1. 組織学的に CNSDC を認め，検査所見が PBC として矛盾しないもの．AMA または抗 PDH 抗体が陰性例もまれに存在する 2. AMA または抗 PDH 抗体が陽性で，組織学的には CNSDC の所見を認めないが，PBC に矛盾しない（compatible）組織像を示すもの 3. 組織学的検索の機会はないが，AMA または抗 PDH 抗体が陽性で，しかも臨床像および経過から PBC と考えられるもの

黄色腫，食道静脈瘤やその出血，門脈圧亢進などが挙げられていた．しかしながら，これらの所見はすでに進行した症例に認められ，最近では，γ-GTP，IgM，ALP の異常，AMA 抗 M_2 抗体，また PDH 抗体などの陽性所見から発見される．確診のためには肝生検を行う．表 II.20 には，わが国の診断基準を示す．

g） 治療方針

PBC はさまざまな病態を呈し，進行の程度も症例によって異なるので，病期別治療を行うことになる（表 II.18）．早期や無症候性 PBC ではアザチオプリン，D-ペニシラミン，シクロスポリン A などの免疫抑制薬が試みられてきた．しかし，臨床効果はなお明らかでない．最近，副腎皮質ステロイド薬の効果が再評価され，コルヒチンやウルソデスオキシコール酸（UDCA）の投与が自他覚的所見の改善に有用である．前者は抗炎症作用，コラーゲン合成阻害，分解亢進作用，さらに免疫抑制作用，後者は胆汁うっ滞の改善作用が注目されている．黄疸期や末期 PBC においては，血漿交換を行うこともあるが，根本的治療ではない．進行した症例には二重濾過血漿交換療法は，臨床症状の軽減，生存期間の延長が認められる．なお，肝移植はこの時期では最も有効な治療法である．

（3） 自己免疫性胆管炎

本症は 1987 年，AMA 陰性，臨床生化学的，ならびに肝組織学的に慢性非化膿性破壊性胆管炎を認め，ANA 陽性，ステロイド薬や免疫抑制薬が著効する症例で，Brunner ら[19]は immunocholangitis，Michieletti ら[20]は autoimmune cholangitis，Ben-Avi ら[21]は antoimmune cholagiopathy として報告した（表 II.21）．これらが独立疾患なのか，また AIH や PBC の亜型なのかはなお明らかでないが，ANA が陽性で，特にステロイド薬が極めて有効な点，胆管上皮細胞の破壊には自己免疫機序が考えられ，注目されている．

（4） 原発性硬化性胆管炎

原発性硬化性胆管炎（primary sclerosing cholangitis；PSC）は肝内，肝外の胆道系に線維化が起こり，その念珠様の胆管所見を特徴的とし，進行性に胆道閉塞をきたす疾患である．胆管周囲にはリンパ球を中心とした炎症細胞浸潤と非特異的な胆管上皮障害像が認められる．炎症性腸疾患，特に潰瘍性大腸炎を 40〜70％ の高率に合併する[22]．欧米では，HLA-B8-DR3 の陽性率が高く，この HLA ハロタイプは AIH をはじめ，自己免疫病の疾患感受性遺伝子であることから，本疾患の発症に自己免疫機序が深く関わりあっていることが推察される．なお，ANA や SMA，AMA などは通常，陰性か，また低力価であるか，抗好中球細胞質抗体が高率に出現し[23]，さらに補体系の活性化，血中免疫複合体の増加など，PSC の発生には免疫機序の関与が示唆される．

〔西岡幹夫・木村泰彦〕

文　献

1) Mackey, I.R. et al.: Autoimmune hepatitis. Ann. N.Y. Acad. Sci., **1124**, 767-780 (1965)
2) 西岡幹夫, 他: 自己免疫性肝炎の発症年齢の高年齢化に関する検討. 肝臓, **29**, 1274-1275(1988)
3) Manns, M. et. al.: Characterization of a new subgroup of autoimmune chronic active hepatitis by autoantibodies, against a solube liver antigen. Lancet, **1**, 292-294 (1987)
4) Homberg, J.C. et al.: Chronic active hepatitis associated with anti kidney/microsome antibody type 1; A second type of "autoimmune" hepatitis. Hepatology, **7**, 1333-1339 (1987)
5) 河野一実, 他: C型慢性肝炎における抗 LKM1 抗体陽性症例の臨床像と IFN 治療について. 消化器と免疫, **30**, 141-144 (1995)

表 II.21　原発性胆汁性肝硬変と自己免疫性胆管炎の比較（Shorlock）

	原発性胆汁性肝硬変	自己免疫性胆管炎
性	女性	女性
肝機能検査	胆汁うっ滞	胆汁うっ滞
肝組織所見		
門脈域への細胞浸潤	＋	＋
胆管病変	＋	＋
自己抗体		
抗核抗体	−	＋
ミトコンドリア抗体（anti M_2）	＋	−
平滑筋抗体	−〜＋	＋
ステロイド剤への反応性	±	＋

6) Maggiore, G. et al.: Autoimmune hepatitis associated with anti-actin antibodies in children and adolescents. *J. Pediatr. Gastroenterol. Nutr.*, **17**, 376-381 (1993)
7) Franco, A. et al.: Liver-derived T cell clones in autoimmune chronic active hepatitis; Accessory cell function of hepatocytes expressing class II major histocompatibility complex molecules. *Clin. Immunol. Immunopathol.*, **54**, 382-394 (1990)
8) 岡 博, 他: 自己免疫性肝炎—全国調査集計結果, 厚生省特定疾患「難治性の肝炎」調査研究斑, 昭和63年度研究報告, pp.237-341 (1988)
9) MacFarlane, I. G. et al.: Clinical spectrum and heterogeneity of autoimune hepatitis; An overview. Immunology and Liver (Meyer, K. H., zum Buschenfelde, Hoofnagel, J. H., Manns, M. eds.), pp.179-192, Kluwer academic punlishers, Detroit, Boston, London (1993)
10) Kuroki, T. et al.: Treament of autoimmune hepatitis in Japan. Autoimmune Hepatitis (Nishioka, M., Toda, G., Zeniya, M. eds.), pp.305-316, Elsevier Science, Amsterdam, London, New York, Tokyo (1994)
11) Scheuer, P. J.: Primary biliary cirrhosis. *P. Roy. Soc. Med.*, **60**, 1257-1260 (1967)
12) Thomas, H. C. et al.: Is primary biliary cirrhosis an immune complex disease? *Lancet*, **ii**, 1261-1263 (1977)
13) MacFarlane, I. G. et al.: Leukocyte migration inhibition in response to biliary antigens in primary biliary cirrhosis, sclerosing cholangitis and other chronic liver disease. *Gastroenterology*, **76**, 1333-1340 (1979)
14) Epstein, O. et al.: Primary biliary cirrhosis is a dry gland syndrome with features of chronic graft-versus-host disease. *Lancet*, **i**, 1166-1168 (1980)
15) 鈴木健司, 他: GVHR マウスを用いた原発性胆汁性肝硬変の発症機序の解析. 消化器と免疫, **29**, 169-173 (1994)
16) Parveen, S. et al.: High prevalance of antibodies to recombinant CENP-B in primary biliary cirrhosis; Nuclear immunofluorescence patterns and ELISA reactivities. *J. Gastroenterol. Hepatol.*, **10**, 438-445 (1995)
17) Nickowits, R. E. et al.: Autoantibodies against integral membrane proteins of the nuclear envelope in patients with primary biliary cirrhosis. *Gastroenterology*, **106**, 193-199 (1994)
18) 北見啓之, 他: 原発性胆汁性肝硬変における自己抗体とその診断的意義. *MB gastro*, **3**, 59-66 (1993)
19) Brunner, G. et al.: A cholagitis with antinuclear antibodies (immuno-cholangitis) esembling chronic non-suppurative cholangitis. *Dtsch. Med. Wochenschr.*, **112**, 1454-1458 (1987)
20) Michieletti, P. et al.: Antimitochondrial antibody (AMA) negative primary cirrhosis (PBC) or autoimmune cholangitis? *Hepatology*, **16**, 568 (1992)
21) Ben-Ari, Z. et al.: Autoimmune cholangiopathy; Part of the spectrum of autoimmune chronic active hepatitis. *Hepatology*, **18**, 10-15 (1993)
22) Wiesner, R. H. et al.: Comparion of the clinicopathologic features of primary sclerosing cholangitis and primary biliary cirrhosis. *Gastroenterology*, **88**, 108-114 (1985)
23) Klein, R. et al.: Significance and specificity of antibodies to neutrophils detected by Western blotting for the serological diagnosis of primary sclerosing cholangitis. *Hepatology*, **14**, 1147-1152 (1991)

3.8 腎疾患

生体内では, 一般的には自己抗原に対し自己抗体は産生されない. 自己抗体の産生を抑制している機序床としては, ①B細胞が胎生期に自己抗原を認識して, 以降B細胞が免疫学的寛容状態にある(B cell tolerance 説), ②抑制性T細胞が胎生期に自己抗原を認識し, 以降抑制性T細胞が自己抗体の産生を抑制している (suppressor T cell tolerance 説) がある. さらに, ③胎生期に隔離抗原となり, B細胞や抑制性T細胞に接触しないために, この隔離抗原に対しては抗体が産生されない (hidden antigen 説) 機序もある. いずれの機序が破綻しても, 自己抗体が産生されるようになる. また, ④抗原が修飾を受け, そのために自己抗体が産生される (neoantigen 説) こともある. 実際に, B cell tolerance が破綻すると, B細胞の活性化が生じ, 自己抗体が産生されるようになる (全身性エリテマトーデスなど), suppressor T cell tolerance が破綻するとT細胞の抑制機序が解除されてヘルパーT細胞系の機能亢進が生じる(微少変化型ネフローゼなど), 隔離抗原が

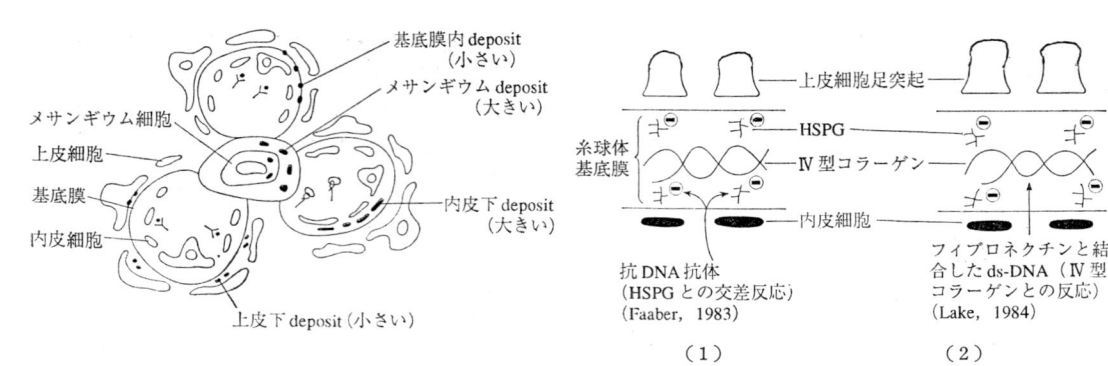

(a) circulating immune complex 形成による DNA および抗 DNA 抗体の糸球体への沈着機序（仮説）

(b) in situ immune complex 形成による DNA および抗 DNA 抗体の GBM への沈着機序（仮説）

図 II.24 抗 DNA 抗体の糸球体への沈着機序

何らかの機序により露出され，その結果自己抗体が産生される（グッドパスチャー症候群など），修飾抗原により自己抗体が産生される（ANCA 関連半月体形成性腎炎），などがある．

そこで，それぞれの機序が破綻をきたした時に，いかなる腎疾患が生じるかについて，目下，解明されている腎疾患との関連で述べることとする．

（1） ループス腎炎（図 II.24）

B cell tolerance の破綻により，自己抗体の抗 DNA 抗体が産生され，腎炎が生ずる．

全身性エリテマトーデス（SLE）に生じる腎炎を，ループス腎炎という．SLE では，B 細胞機能亢進状態にあり，DNA やその他の自己抗原に対して，種々の自己抗体が産生される．腎炎は，抗 DNA 抗体が腎糸球体に沈着することにより生じる．抗 DNA 抗体の沈着機序には 2 種類がある．すなわち，循環型免疫複合体（circulating immune complex）の沈着と局所免疫複合体（in situ immune complex）形成による沈着である．循環型免疫複合体は，DNA 抗原と抗 DNA 抗体が流血中で免疫複合体を形成し，この免疫複合体が腎に沈着して腎炎生じる．局所免疫複合体形成は，抗 DNA 抗体が糸球体基底膜のヘパラン硫酸プロテオグリカン（heparan sulfate-proteoglycan；HSPG）と交差反応性に沈着することや[1]，フィブロネクチン（fibronectin）を介して DNA が糸球体基底膜内の IV 型コラーゲン（collagen）と結合しその後に抗 DNA 抗体が沈着すること[2]，などによる．抗 DNA 抗体が沈着すると補体が活性化されて，種々のメディエーター（mediators）が放出されて，腎炎発症へと至る．治療は，ステロイド薬や免疫抑制薬を投与して，抗 DNA 抗体の産生を抑制することによる．

（2） グッドパスチャー症候群，抗 GBM 抗体腎炎（図 II.25）

隔離抗原が露出されることから自己抗体が産生され，腎炎が発症する．

はじめに肺炎や肺臓炎に罹患し，その結果肺胞基底膜内のグッドパスチャー（Goodpasture）抗原（隔離抗原）が露出されて，この抗原に対して自己抗体が産生される．この抗体が腎の糸球体基底膜と交差反応して半月体形成性腎炎を形成する．一方，抗 GBM 抗体腎炎とは，糸球体基底膜（glomerular basement membrane；GBM）が障害を受け，その一部のグッドパスチャー抗原が露出されて自己の GBM に対して抗 GBM 抗体が産生される．その結果，半月体形成性腎炎が形成される腎炎をいう．この抗 GBM 抗体も肺の肺胞基底膜と交差反応性を有することから，肺胞炎を生じさせ，肺出血（血痰）をきたすこともある．

GBM と反応する抗体（抗 GBM 抗体）の存在，半月体形成性腎炎，肺出血を認める場合をグッドパスチャー症候群という．これに対し，抗 GBM 抗体の存在と半月体形成性腎炎は存在するが，肺出血を認めない症例を，抗 GBM 抗体腎炎とい

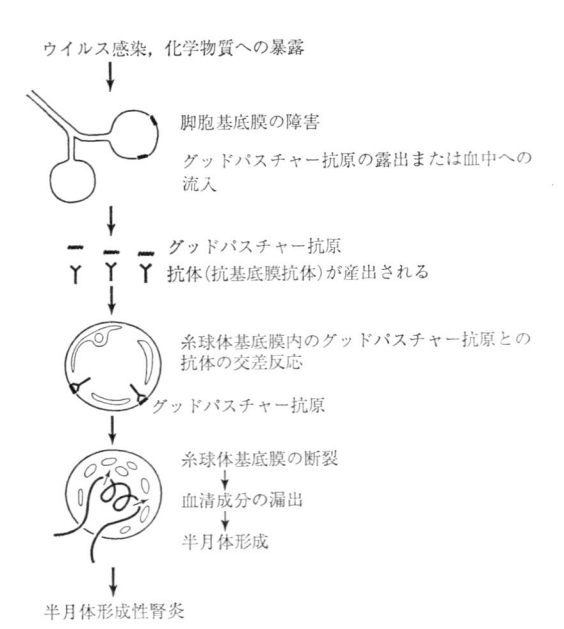

図 II.25 グッドパスチャー症候群の発症機序（仮説）

う．なお，グッドパスチャー抗原は，糸球体基底膜や肺胞基底膜内のⅣ型コラーゲン（collagen）内の非コラーゲン部分の NC1 領域に存在することが判明している[3,4]，隔離抗原である．治療は，血漿交換療法とステロイド薬投与による．

(3) 抗好中球細胞質抗体関連腎炎（図 II.26, 27）

好中球が抗原修飾を受け，その結果，好中球細胞質に対する抗体（抗好中球細胞質抗体：anti-neutrophil cytoplasmic antibody；ANCA）が産生され，腎炎を生ずる．

ANCA が関与して，腎炎や血管炎が生ずることが最近明らかにされた[6]．ANCA には，6種類存在することが知られているが，腎炎成因に関与するのは2種類と考えられている．すなわち，好中球の細胞質内に存在するリソソーム（lysozome）内の proteinase-3（PR3）と myeloperoxidase（MPO）に対する抗体である．それぞれを抗PR3抗体，抗MPO抗体と呼称している．また，これらの ANCA を蛍光抗体法で検索すると，図 II.26 に示すごとく抗 PR3 抗体は好中球の細胞質とびまん性に反応し，抗 MPO 抗体は好中球の核の周

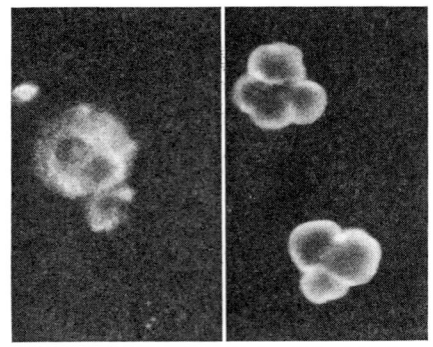

図 II.26 ANCA の好中球に対する反応性
c-ANCA（左）は細胞質にびまん性に染色されるが，p-ANCA（右）は核周辺の細胞質のみに染色される（好中球はアルコール固定によるものである）．

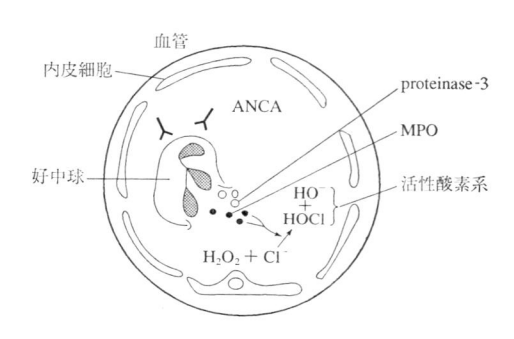

(a) PR3・ANCA や MPO・ANCA と血管炎
ANCA により好中球が破壊や活性化され，その結果，proteinase-3, MPO, 活性酸素などが放出され，血管壁の内皮細胞，基底膜，中膜の筋細胞に障害性に作用する．MPO：ミエロペルオキシダーゼ．

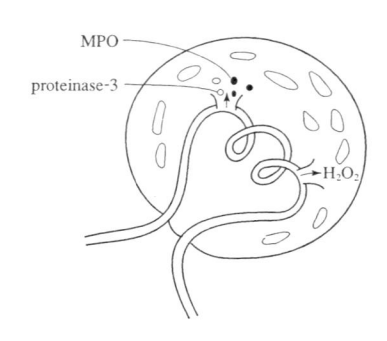

(b) PR3・ANCA や MPO・ANCA と半月体形成性腎炎
糸球体係蹄の毛細血管が proteinase-3, MPO, 活性酸素などにより破壊され，血清成分が Bowman 腔へ漏出し，半月体形成性腎炎を生じる．

図 II.27 ANCA による血管炎・半月体形成性腎炎の発症機序（仮説）

辺と特異的に反応する．前者を c-ANCA, 後者を p-ANCA と呼称している．

c-ANCA はウェゲナー肉芽腫症に特異的に検出され, p-ANCA は特発性半月体形成性腎炎や顕微鏡的 PN（microscopic polyarteritis）に特異的に検出される．c-ANCA 症例では, 限局的で巣状な壊死性糸球体腎炎と弓状動脈の太さの血管に壊死性血管炎が認められる．p-ANCA 症例では, 全周性の半月体形成性腎炎が認められる.

壊死性糸球体腎炎, 壊死性血管炎, 半月体形成性腎炎の病変部位には, 免疫グロブリンや補体の沈着はほとんど存在しない．このことから, 病変の形成に ANCA が関与していると考えられている．すなわち, ANCA は好中球細胞質に対する抗体であることから, 図 II.27 に示すごとく ANCA が好中球に作用して細胞を破壊したり活性化し, 種々の細胞質リソソーム酵素やタンパク分解酵素, 活性酸素を放出させる．これらの酵素や活性酸素が糸球体の内皮細胞や基底膜を破壊し, また血管壁の内皮細胞や中膜の筋細胞に作用して, 壊死性病変を形成する．なお, c-ANCA がなにゆえに弓状動脈レベルの血管に病変を形成し, p-ANCA がなにゆえに毛細血管レベルの血管に病変を形成するかは, 現在のところ不明である.

ANCA の出現機序は, ウェゲナー肉芽腫症の病状を呈する前に慢性副鼻腔炎が存在することや, 特発性半月体形成性腎炎の発症前に感冒症状を認めることが多いことから, 細菌やウイルス感染などが関連していると考えられている．治療は, いずれの病変も壊死性血管炎によるものと考えられることから, ステロイド薬と免疫抑制薬の併用投与により治療する.

（4） 膜性腎炎（図 II.28, 29）

隔離抗原や修飾抗原が血液中に入り, その結果自己抗体が産生され, 腎炎が生じる.

膜性腎炎の成立機序は 2 種類がある．すなわち, 局所免疫複合体形成性膜性腎炎（*in situ* immune complex 形成性膜性腎炎）と, 循環免疫複合体性膜性腎炎（circulating immune complex 性膜性腎炎）である．いずれの場合も, 自己免疫機序が関与している膜性腎炎である．局所免疫複合体形成性の膜性腎炎では, ヒトの膜性腎炎のモデルである Heymann 腎炎が自己免疫機序が作用して

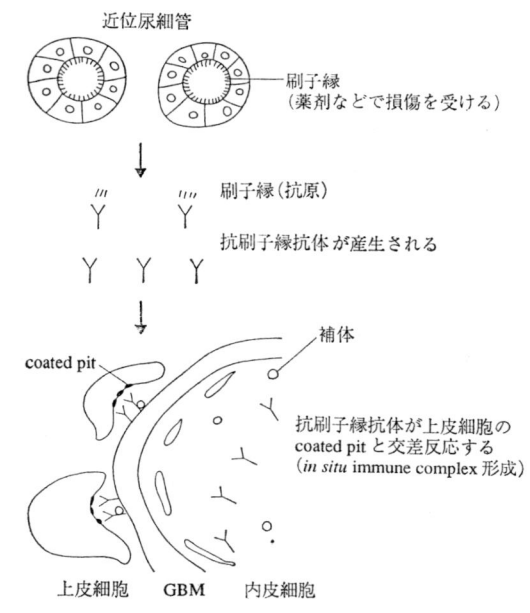

図 II.28 *in situ* immune complex 形成による膜性腎炎の成立機序（仮説）

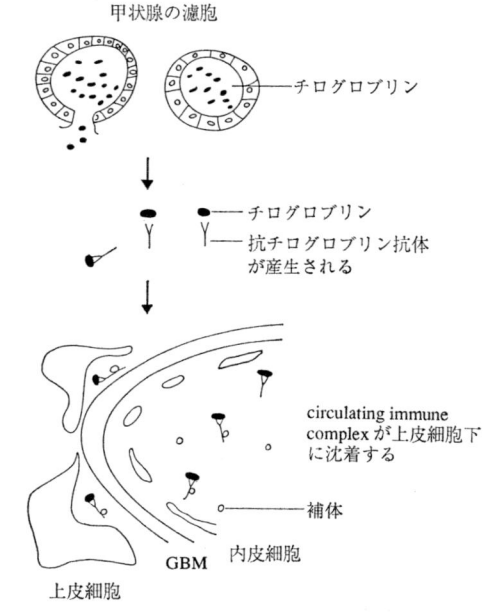

図 II.29 circulating immune complex による膜性腎炎の成立機序（仮説）

腎炎を成立させることを示している．すなわち，図Ⅱ.28 に示すごとく近位尿細管の刷子縁である刷子縁抗原 brush border antigen（gp 330）（隔離抗原）が抗原となり，この抗原が血流中に入り，抗体が産生される．この抗体が糸球体上皮細胞の基底膜側にある coated pit の細胞膜抗原（やはり gp 330 を有する）と交差反応をし，局所で免疫複合体を形成する（in situ immune complex 形成）．これに補体成分が付着し，補体活性化が生じ尿タンパクを発症させる[6]．

このような機序が作用しているヒトの膜性腎炎としては，慢性関節リウマチ治療時に金塩製剤で治療を行った時に生じる尿細管障害と膜性腎炎がこれに相当すると考えられる．すなわち，治療初期に近位尿細管が障害を受ける．この時，刷子縁抗原が血流中に入り，抗刷子縁抗体が産生され，前述の機序で膜性腎炎が生じる．投薬を中止すると，抗原の供給がなくなることから，腎炎は治癒に向かう．

これに対し，循環免疫複合体性膜性腎炎では，慢性甲状腺炎や担癌状態時に合併する膜性腎炎である．すなわち，慢性甲状腺炎ではチログロブリン（thyroglobulin）（隔離抗原）に対する抗チログロブリン抗体が産生され，担癌状態では癌の成分の抗原（neoantigen）に対して自己抗体が産生される．その結果，抗原・抗体結合による小さいサイズの免疫複合体が血流中で形成され，循環免疫複合体となり糸球体上皮細胞下に沈着して膜性腎炎を発症させる[7]（図Ⅱ.29）．このような腎炎においては，慢性甲状腺炎を治療してチログロブリンの流入を消退させたり，癌を切除して抗原の供給を除去すると，腎炎は治癒に向かう．

以上は抗原が解明されている場合であるが，他の多くの原発性膜性腎炎では抗原が何であるか不明のことが多い．このような場合，上述の 2 機序に類似した自己免疫機序が働いているか否かは不明である．治療は，抗体産生抑制のためにステロイド薬や免疫抑制薬を投与することによる．

（5） 微少変化型ネフローゼ（図Ⅱ.30）

抗原修飾を受けた抑制性 T 細胞に対する自己抗体が産生され，ヘルパーT細胞系細胞が機能亢進をきたし，ネフローゼを生ずる．

微少変化型ネフローゼは，糸球体に免疫グロブリンや補体の沈着の存在しないこと，末梢血 T 細胞サブセットの数や機能に異常の認められること，T 細胞産生のサイトカインに尿タンパクを惹起させる能力のあること，などから T 細胞異常に起因する腎疾患と考えられている．この T 細胞サブセット異常をきたす原因に，CD 8 系細胞に細胞毒性に作用する自己抗体の存在することが示されている[8]．その結果，CD 4 細胞に属する DTH（delayed type hypersensitivity）系の T 細胞が機能亢進をきたし，塩基性のサイトカインを産生する．このサイトカインが糸球体基底膜の陰性荷電を喪失させるように作用し，アルブミンを主体とした高選択性のタンパク尿を生ずるようになる[9]．このような免疫異常にステロイドを投与すると，

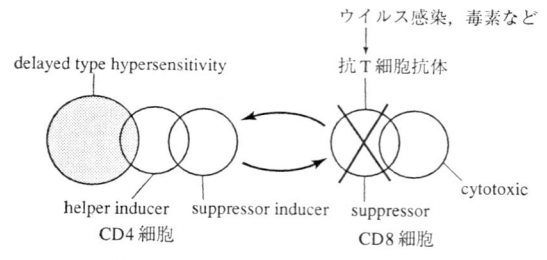

（a） 微少変化型ネフローゼの T 細胞サブセット異常

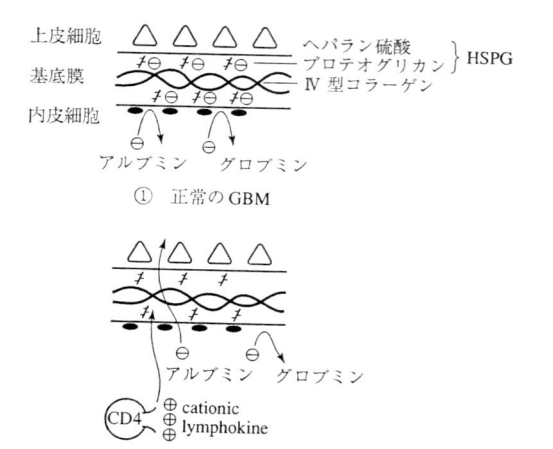

（b） GBM の構造と charge barrier

図Ⅱ.30 微少変化型ネフローゼの尿タンパク発症機序と T 細胞サイトカインとの関連性（仮説）

T細胞異常が是正されサイトカインの産生がなくなり、タンパク尿が陰性化する。

(6) 間質性腎炎 (図Ⅱ.31)

隔離抗原が露出され、これに対する抗体や感作T細胞が出現し、間質性腎炎を生じる。

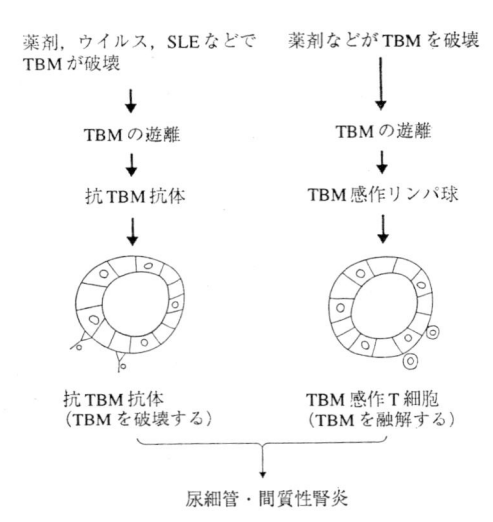

図Ⅱ.31 抗TBM抗体関与の尿細管・間質性腎炎とTBM感作T細胞関与の尿細管・間質性腎炎の発症機序（仮説）

間質性腎炎で、自己免疫機序が関与して生じる疾患は、抗尿細管基底膜抗体（anti-tubular basement membrane antibody；抗TBM抗体：隔離抗原に対する抗体）によるものと尿細管基底膜感作T細胞によるものとがある。いずれも隔離抗原の尿細管基底膜内にある3M-1抗原に対する抗体や感作T細胞が出現し、間質性腎炎を形成する。抗体関与の間質性腎炎では、尿細管基底膜上にIgG・C3の沈着を認める。これに対し、TBM感作T細胞関与による間質性腎炎では、免疫グロブリンや補体の沈着は認められず、T細胞が尿細管基底膜を破壊的に作用しているのが認められる。治療は、薬剤や感染によることが多いので、原因薬剤を中止したり感染を治すと共に、ステロイド薬を投与する。

おわりに

腎疾患で自己免疫機序が関与して発症する疾患を、病因論的に概説しかつ治療法についても言及した。詳細な点は、成書を参照されることを希望する。

〔中林公正〕

文 献

1) Faaber, P. et al.: Cross-reactivity of anti-DNA antibodies with proteoglycans. Clin. Exp. Immunol., 55, 502 (1985)
2) Lake, R. A. et al.: A key role for fibronectin in the sequential binding of native ds-DNA and monoclonal anti-DNA antibodies to components of the extracellular matrix; It's possible signiffcance in glomerulonephritis. Immunology, 54, 289 (1985)
3) Hudson, B. G. et al.: Goodpasture syndrome; Molecular architecture and function of basement membrane antigen. Lab. Invest., 61, 256 (1989)
4) Kelly, O. T. et al.: Goodpasture syndrome; Molecular and clinical advances. Medicine, 73, 171 (1994)
5) Falk, R. J.: Nephrology Forum: ANCA-related renal disease. Kidney Int., 38, 998 (1990)
6) Kerjaschki, D. et al.: Immunocytochemical localization of Heymann nephritis antigen (gp 330) in glomerular epithelial cells of normal Lewis rats. J. Exp. Med., 157, 667 (1983)
7) Jordan, S. L. et al.: Studies of immune complex glomerulonephritis mediated by human thyroglobulin. N. Engl. J. Med., 304, 1212 (1981)
8) Nakabayashi, K. et al.: Anti-T cell antibodies in primary glomerulonephritis. Clin. Nephrol., 23, 74 (1985)
9) Koyama, A. et al.: A glomerular permeability factor produced by human T cell hybridomas. Kidney Int., 40, 453 (1990)
10) Neilson, E. G.: Pathogenesis and therapy of interstitial nephritis. Kideny Int., 35, 1257 (1989)

3.9 血液疾患

発症機序に自己免疫が関与していると考えられる血液疾患を表Ⅱ.22に示す．造血幹細胞が傷害される場合と，成熟血液細胞が傷害される場合とに大別される．

表Ⅱ.22　自己免疫性血液疾患の分類

A. 造血幹細胞が傷害される疾患
　1. 再生不良性貧血
　2. 赤芽球癆
　3. pure white cell aplasia
　4. 無巨核球性血小板減少性紫斑病
　5. 自己免疫性骨髄異形成症
　6. 悪性貧血
B. 成熟血球が傷害される疾患
　1. 自己免疫性溶血性貧血
　2. 自己免疫性好中球減少症
　3. 特発性血小板減少性紫斑病

(1) 造血幹細胞が傷害される自己免疫疾患
a) 再生不良性貧血

再生不良性貧血（aplastic anemia）は，骨髄の造血能の低下が全血球系に起こり，汎血球減少（貧血，白血球減少，血小板減少）の状態をきたす疾患である．90％近くの症例が特発性で，残りの例で推定される原因としては，図Ⅱ.32に示すように，薬物，放射線，ウイルス，妊娠，有機溶剤などがある．これらの原因は，直接造血幹細胞を傷害するか，あるいは免疫系や造血微小環境に作用して，間接的に造血幹細胞を傷害すると考えられている．少なく見積って30％，おそらくは半数前後の症例で，免疫学的な機序が造血の抑制に関与している．造血微小環境を介する造血の抑制の頻度は少ないと考えられている．

造血幹細胞を傷害する免疫系の異常としては，
① 造血刺激因子の産生の低下，
② 造血抑制因子の産生の亢進，
③ キラーT細胞による直接的傷害，

の3つの可能性が考えられている．このうち，①の可能性に関する論文は少ない．単球/マクロファージからのIL-1産生の低下を指摘する論文があるが，これが再生不良性貧血の原因なのか，結果なのかは明らかではない．造血を抑制するサイトカインとしては，IFN-α, β, γ, TNF-α, β, TGF-βなどが知られている．サプレッサーT細胞が産生するIFN-γによる造血抑制が再生不良性貧血の原因であるとする説が強いが，最近ではこれを否定する説も多く，いまだ不明である．現在のところ，造血微小環境の異常を介して後天性再生不良性貧血が発症する可能性は低いとみなされている．

おそらく，単一の機序によるのではなく，症例ごとに異なるとか，同一症例でも複数の機序が発症に関与しているのではなかろうか．

再生不良性貧血の診断は，汎血球減少症，骨髄低形成，他疾患の除外による．診断が確定したら，表Ⅱ.23に示すように重症度を決める．治療は重症度により異なる．図Ⅱ.33に示すような治療を行う．免疫抑制薬として，シクロスポリン，anti-thymocyte globulin（ATG），anti-lymphocyte globulin（ALG），ステロイド大量療法がある．

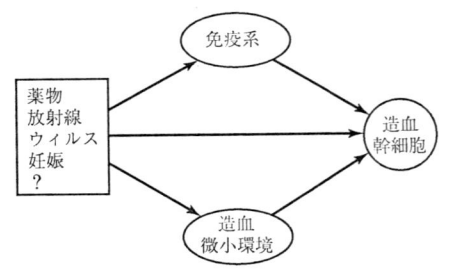

図Ⅱ.32　再生不良性貧血の発症機序

表Ⅱ.23　再生不良性貧血の重症度分類
（厚生省・特発性造血障害調査研究班，1983）

重症：骨髄が低形成で少なくとも下記の2項目を満たすもの
　　　顆粒球＜500
　　　血小板＜20000
　　　網赤血球＜20000
中等症：少なくとも下記の2項目を満たすもの
　　　500≦顆粒球＜1000
　　　20000≦血小板＜50000
　　　20000≦網赤血球＜60000
軽症：それ以外のもの

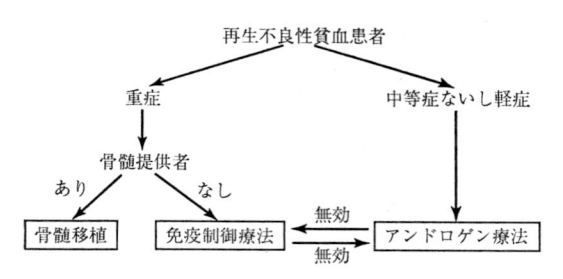

図 II.33 再生不良性貧血の治療指針

b) 赤芽球癆

赤芽球癆（pure red cell aplasia）は，赤血球系の造血のみが選択的に抑制される疾患で，末梢血の貧血と網赤血球減少，骨髄の赤芽球の著減を特徴とする．白血球や血小板には異常を認めない．

後天性の赤芽球癆は，特発性と続発性に分類される（表 II.24）．赤芽球癆を起こす機序はさまざまで，続発性の赤芽球癆のうち，胸腺腫は赤芽球癆の20～50％に合併する．一方，胸腺腫患者の1～5％は赤芽球癆を合併する．胸腺腫になぜ赤芽球癆を合併するかは明らかではない．胸腺腫を摘出しても赤芽球癆が改善する率は低いことから，胸腺腫が赤芽球癆の原因ではない可能性もある．

表 II.24 赤芽球癆の分類

I．先天性（ダイアモンド-ブラックファン症候群）
II．後天性
　A．特発性
　　1．抗体による造血抑制（抗赤芽球核抗体，抗エリスロポエチン抗体）
　　2．リンパ球による造血抑制
　　3．機序不明
　B．続発性
　　1．胸腺腫
　　2．腫瘍（GLPD, T-CLL, B-CLL, 悪性リンパ腫）
　　3．前白血病状態
　　4．感　染
　　5．薬物，化学物質
　　6．溶血性貧血
　　7．全身性エリテマトーデス，慢性関節リウマチ
　　8．腎不全
　　9．重篤な栄養不良・妊娠

特発性の赤芽球癆は，抗赤芽球核抗体，抗エリスロポエチン抗体，リンパ球による造血抑制などが原因として考えられている．わが国では血清によるCFU-Eコロニー抑制例よりもリンパ球によるCFU-E抑制例の方が圧倒的に多く，赤血球系造血の抑制にリンパ球が関与している可能性が強く示唆されている．しかしリンパ球が産生する因子のうち何が原因となっているかはわかっていない．顆粒リンパ球増多症（GLPD）では高率に赤芽球癆を合併するが，T細胞性の顆粒リンパ球が産生するIFN-γが原因であるとは考えにくい．

赤芽球癆の診断は，骨髄赤芽球の著明な低形成，網赤血球の著しい減少，他の血球の減少を認めないことによる．特発性の赤芽球癆にはシクロスポリン，シクロホスファミド，副腎皮質ステロイドが有効で，GLPDに合併する赤芽球癆にはシクロホスファミドが有効である．

c) pure white cell aplasia（PWCA）

PWCAはまれな疾患である．骨髄中の顆粒球系細胞が完全に消失してしまうのが特徴である．赤芽球系，巨核球系細胞は正常に保たれている．末梢では無顆粒球症を認めるが，血小板や赤血球は正常である．大部分の症例は細菌に感染し，死亡する例も多い．

胸腺腫に合併することが多く，これらの症例では血清中のIgGがCFU-GMを抑制する．骨髄中のTリンパ球を除去することで，患者CFU-GMの回復を認めた症例もある．

これらの抑制因子の標的細胞はCFU-GMで，後述する自己免疫性好中球減少症の標的細胞が骨髄球より成熟した顆粒球である点と異なる．PWCAによる抑制性IgGはGM-CSFのレセプターに反応するとの説もある．

d) 無巨核球性血小板減少性紫斑病

無巨核球性血小板減少性紫斑病（amegakaryocytic thrombocytopenic purpura；ATP）はまれな疾患である．骨髄中の巨核球が消失するか極端に減少するのが特徴で，赤芽球系や顆粒球系の細胞はほぼ正常に保たれている．末梢では著明な血小板減少を認めるが，白血球減少はない．貧血があるとすれば，血小板減少による出血のためである．

ATPの成因としては，ウイルス，毒素，薬物，抗体，リンパ球やマクロファージによる抑制などが考えられている．麻疹ウイルスやデング熱ウイルス，HIV，パルボウイルスなどが血小板減少を起こすが，直接のCFU-megakaryocyte（CFU-

MK)への感染によるのか、免疫学的な機序が関与しているのかはよくわかっていない。ATPが骨髄異形成症候群や再生不良性貧血の初期症状として現れることもある。IgG 抗体が CFU-MK を抑制する症例や、Tリンパ球やマクロファージが CFU-MK を抑制する症例もある。シクロスポリン投与により寛解したあとの患者 CFU-MK が活動時の $CD8^+$ T細胞により抑制されるが、寛解後の $CD8^+$ T細胞では抑制されない症例もある。

e) 自己免疫性骨髄異形成症

自己免疫性骨髄異形成症（autoimmune myelodysplasia）の存在そのものが一般に認められているわけではないが、自己免疫学的機序で骨髄異形成症候群と同じ病態が発症する可能性が指摘されている。免疫異常に基づく骨髄傷害は再生不良性貧血を起こすほど強くはなく、免疫抑制療法により回復する。

f) 悪性貧血

悪性貧血（pernicious anemia）は、胃粘膜の壁細胞から内因子が分泌されなくなった結果、ビタミン B_{12} が吸収されなくなり発症する。ビタミン B_{12} は DNA の合成に補酵素として働く。ビタミン B_{12} が欠乏すると、DNA 合成が妨げられ、RNA 合成は正常に起こり、核の成熟は遅れるが細胞質の成熟は進む。このような成熟の不均衡が、核は未熟で細胞質は成熟した形態を示す巨赤芽球を生じる。同様の変化は白血球、巨核球、腸上皮細胞など分裂の盛んな細胞に認められる。核と細胞質の成熟がアンバランスな細胞は末梢血に放出される前に骨髄中で壊れてしまう（無効造血）。

壁細胞からの内因子の産生の低下は、胃粘膜細胞の萎縮のために起こる。このような患者の血液と胃液には、壁細胞や内因子に対する自己抗体が証明されることから、これらの自己抗体の出現が本症の原因とみなされている。最近の研究によると、壁細胞に対する自己抗体とは、壁細胞にある H^+K^+-ATPase（プロトンポンプ）の α 鎖と β 鎖に対する抗体とのことである。このような自己抗体がなぜ胃粘膜の萎縮、内因子分泌の低下をもたらすのかはよくわかっていない。悪性貧血を起こす胃病変を自己免疫性胃炎（autoimmune gastritis）と呼ぶ。

動物実験でも自己免疫性胃炎をつくることが可能である。出生後 2〜4 日目にマウスの胸腺を摘出するか、出生後 1 週目にシクロスポリンを投与すると、数カ月後に自己免疫性胃炎を発症する。胸腺摘出術を施行したマウスの脾にある $CD4^+$ T 細胞を他のマウスに移すと、自己免疫性胃炎が起こる。しかし自己抗体を直接投与しても自己免疫性胃炎は起こらない。したがって、悪性貧血は基本的にはT細胞の異常によるようである。ヒトで同様の機序が存在するか否かはまだ不明のようだが、患者の胃粘膜にはリンパ球が浸潤しており、このリンパ球がどのような働きをしているのか興味の持たれるところである。ちなみに、悪性貧血患者では血液中の $CD4^+$ T 細胞が増加しているという。

治療はビタミン B_{12} の筋注を続ける。

(2) 成熟血球が傷害される自己免疫疾患

a) 自己免疫性溶血性貧血

自己免疫性溶血性貧血（autoimmune hemolytic anemia；AIHA）は、赤血球に対し産生される自己抗体に起因する。自己抗体の種類により、表 II.25 に示すように、温式抗体によるもの、冷式

表 II.25　AIHA の分類

1. 温式抗体によるもの
    a．特発性
    b．二次性
        全身性エリテマトーデス、慢性リンパ性白血病、悪性リンパ腫、ウイルス感染、免疫不全
2. 冷式抗体によるもの
    (1) 寒冷凝集素症
        a．特発性
        b．二次性
            感染：マイコプラズマ、伝染性単核症
            腫瘍：慢性リンパ性白血病、悪性リンパ腫
    (2) 発作性寒冷血色素尿症
        a．特発性
        b．二次性
            梅毒
            ウイルス感染：麻疹、ムンプス
3. 薬剤起因性
    a．ハプテン型
    b．α-メチルドーパ型
    c．イノセントバイスタンダー型

3.9 血液疾患

抗体によるもの，薬物によるものに大別される．それぞれの病型における自己抗体の種類，抗原特異性などを表Ⅱ.26に示す．溶血は，図Ⅱ.34に示す機序により起こる．温式抗体による溶血は，血管外の網内系組織のマクロファージによる貪食によることが多い．一方，発作性寒冷血色素尿症では，補体成分1～9までの活性化により血管内溶血が起こる．

わが国では，温式抗体によるAIHAが92％を占め，その大部分は特発性である．温式抗体が認識する赤血球膜抗原の性状については，わが国の例では不明のことが多い．

抗赤血球自己抗体がどのような機序で産生されるかについては，3つの説がある．第一は赤血球修飾説で，化学物質や微生物酵素により赤血球膜が変化し，あるいはウイルスや細菌抗原が赤血球膜に組み込まれて赤血球膜が修飾され，新しい抗原性を獲得するという説である．第二は交差反応

表Ⅱ.26 病型と自己抗体の特徴

病型	自己抗体の種類	補体結合性	抗原特異性	溶血の部位
1. 温式自己免疫性溶血性貧血	温式自己抗体 主としてIgG	(+)～(-)	血液型特異性を示さないことが多い	血管外
2. 発作性寒冷血色素尿症	冷式自己抗体 (Donath-Landsteiner抗体) IgG	(+)	P型に特異性を示す	血管内
3. 寒冷凝集素症	冷式自己抗体（寒冷凝集素）IgM	(+)	I型に特異性を示す	血管外と血管内

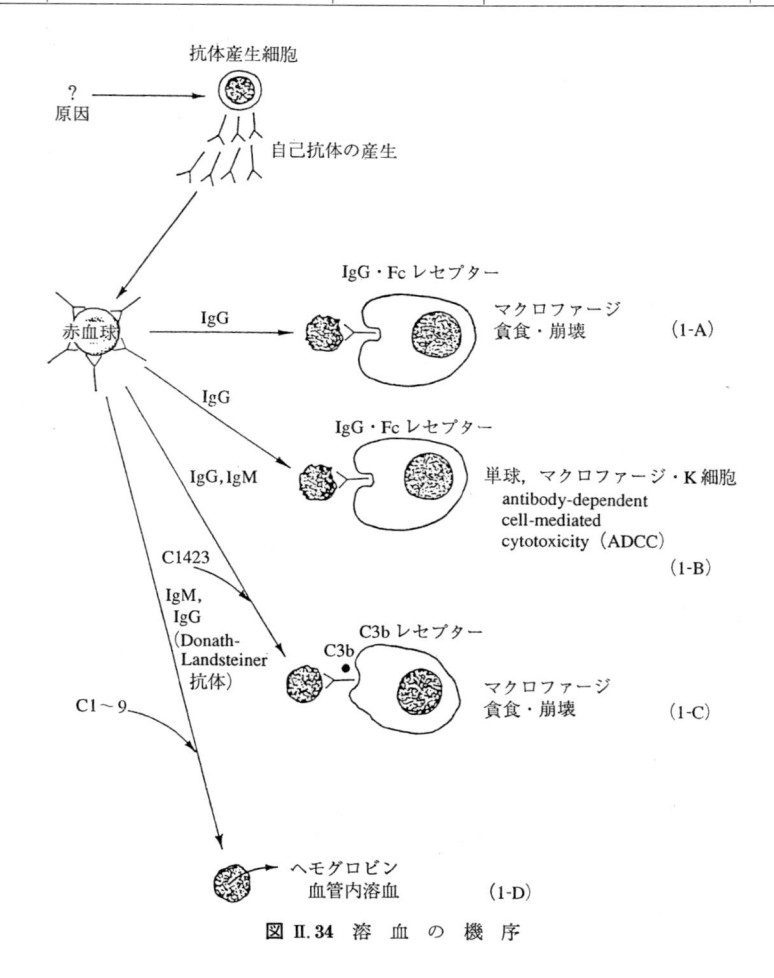

図Ⅱ.34 溶血の機序

抗体説で，抗赤血球自己抗体は真の自己抗体ではなく，外来抗原に対する抗体が正常赤血球抗原と交差反応を示すとする説である．第三は，抗体産生機構の失調により赤血球抗原に対する免疫学的寛容に破綻を生ずるという説である．現在，第三の説を中心に研究が進められているが，この問題は他の自己免疫疾患の発症機序とも密接に関連しており，詳しくは他章で述べられる．

治療は副腎皮質ステロイド薬のプレドニゾロンを剤 1 mg/kg 経口，連日投与する．無効なら 2 mg/kg に増量する．ヘモグロビン値が 10 g/dl 以上に回復したら，漸減する．プレドニゾロンが無効なら摘脾を行う．

b） 自己免疫性好中球減少症

自己免疫性好中球減少症（autoimmure neutropenia）は，好中球の NA1 抗原などに対して産生される IgG 自己抗体の出現に起因する．原発性と続発性に大別され，原発性は 3 歳以下の幼児に多く，続発性は 40〜60 歳に多い．続発性の基礎疾患としては，特発性血小板減少性紫斑病や全身性エリテマトーデスが多い．

臨床的には，皮膚や中耳，上気道などの感染を伴うが，重症の感染に罹患することは少ない．好中球数は平均 250/µl 前後で，単球増加を伴う例が半数近くある．骨髄は大部分の例で過形成または正形成だが，桿状核球や分葉核球などの成熟好中球は著減している．

c） 特発性血小板減少性紫斑病

特発性血小板減少性紫斑病（idiopathic thrombocytopenic purpura；ITP）は，自己の血小板膜の糖タンパク glycoprotein（GP）Ⅱb/Ⅲa 複合体や GPIb に反応する IgG と IgM 自己抗体により血小板減少をきたす疾患である．他の自己免疫疾患と同様，女性の方が男性よりも多く，約 3 倍である．ほとんどの例で慢性に経過するが，一部の症例では一過性である．このような急性型は小児に多く，ウイルス感染後に起こることが多い．

知らない間に潜行性に発症することが多い．点状出血，月経量が多いなどが初発症状である．検査で偶然に発見されることも多い．血小板数は 1〜5 万/µl のことが多く，骨髄では巨核球数は増加している．診断のためには，血小板減少をきたす他の疾患をすべて除外することが必要である．ITP では，血小板表面に結合している PAIgG（platelet-associated IgG）が増えているが，この IgG は必ずしも血小板抗原を特異的に認識し結合しているというわけではない．高γグロブリン血症などでは非特異的に吸着して高値を示すことがある．血小板表面の Fc-γ レセプターへの吸着も一因であろう．

診断は原則として除外診断である．血小板減少をきたすすべての疾患を鑑別する必要がある．PAIgG 高値は診断上重要である．ただし，本疾患以外でも高値を示すことがあるので，注意を要する．治療は，プレドニゾロンを 1 mg/kg 経口，連日投与し，4 週投与後漸減する．6 カ月以上経過しても無効なら摘脾を行う．　〔押味和夫〕

3.10　消化管疾患

（1）慢性萎縮性胃炎（悪性貧血）

悪性貧血（pernicious anemia）は慢性萎縮性胃炎（chronic atrophic gastritis）によって内因子の胃壁細胞からの分泌欠如あるいは低下が起こり，このためビタミン B_{12} が，回腸から十分に吸収されず，全身の B_{12} 欠乏症をきたす疾患であるが，わが国ではごくまれな疾患で北欧の白人に多い．40 歳以後に発症する．自己免疫疾患の1つに考えられている．

a） 分類

慢性萎縮性胃炎は，Strikland ら[1]によれば胃体部粘膜のみ萎縮する A 型胃炎，胃前庭部粘膜が主に萎縮する B 型胃炎に分類されるが，さらに胃粘膜全体が萎縮する AB 型胃炎 pangastritis とがある．A 型胃炎は壁細胞抗体や内因子抗体が陽性になり，血清ガストリン値高値，胃酸分泌は無酸〜低酸で，しばしば悪性貧血を伴う．一方，B 型胃炎は壁細胞抗体は時に陽性になることはあるが，

内因子抗体は陰性であり，胃酸分泌や血清ガストリン値は一定ではない．B型胃炎の原因の多くは，Helicobacter pylori の慢性感染症と考えられるようになった．特に慢性活動性胃炎は粘膜内好中球浸潤を伴い，ほぼ100％近く本菌が粘膜上皮粘液内にみられる．

b) 病理

胃底腺の胃酸や内因子を分泌する壁細胞のみならず，ペプシノーゲンを分泌する主細胞も減少～消失して，胃体部を中心とする胃底腺粘膜の萎縮がみられる．これは，自己抗体である内因子抗体と壁細胞抗体（H^+K^+-ATPase）による免疫機序で壁細胞が傷害されると考えられている．この結果，内因子の低下や消失，胃酸やペプシノーゲン分泌の減少や消失が惹起される．

c) 免疫

本症の自己免疫疾患としての立場は，臨床的に他の自己免疫疾患との合併がみられることで支持される．本症では，甲状腺機能亢進症，粘液水腫を含む甲状腺疾患，インスリン依存性糖尿病，特発性アジソン病，免疫グロブリン欠乏症，自己免疫性溶血性貧血がみられる．これらの患者の血清中に抗内因子抗体や抗壁細胞抗体が証明されている．

抗内因子抗体は血清中にも胃液中にも証明されている．抗内因子抗体には2種類あり，1つはビタミン B_{12} と内因子との結合の際に内因子に結合して B_{12}-内因子結合をブロックするⅠ型抗体 blocking antibody と，他は内因子の B_{12} 結合基以外の決定基に対するⅡ型抗体 binding antibody である．Ⅰ型抗体が普通みられる抗体で，悪性貧血で32.8～70.1％（平均53.0％），Ⅱ型抗体はⅠ型抗体の濃度の高い時にのみみられ，出現頻度は11.5～40.0％（平均27.3％）である．患者の同胞にも20～30％に抗内因子抗体はみられる．

抗壁細胞抗体は悪性貧血の75～90％，悪性貧血患者の親族，鉄欠乏性貧血，粘液水腫，甲状腺機能亢進症，橋本病，インスリン依存性糖尿病，特発性アジソン病などで20～30％，悪性貧血を伴わない萎縮性胃炎の23～62％，および60歳以上の健常者に9.6～16％にみられる．本抗体は血清のみならず胃液中にも存在し，血清ではIgG型が，胃液中ではIgA型が多い．本抗体は壁細胞の小胞体分画の中にある抗原に対する抗体で，分泌細管の微絨毛膜に抗原が局在するため抗壁細胞分泌細管抗体ともいわれたが，現在は H^+K^+-ATPase に対する抗体と考えられている．抗壁細胞抗体とⅡ型抗因子抗体は胃体部粘膜中の形質細胞でつくられ，病変が著明なものに頻度が高い．

本症のHLAの検討では，欧米ではHLA-B7，またはA3とB7の組合せ，DRではDR2とDR4が有意に高い．

d) 臨床症状

胃体部粘膜萎縮による胃無酸症のため，食思不振，舌疼痛，無酸性下痢がみられる．一方，内因子分泌の低下によりビタミン B_{12} 欠乏症が起こり，巨赤芽球性貧血によって全身性倦怠感，心悸亢進，息切れ，めまいが生じ，皮膚はレモン色様で，髪は白髪状になる．神経症状は亜急性連合背髄変性症をきたし，下肢の対称性のしびれ感などの知覚異常と運動障害をきたす．

合併症として，胃癌の危険率は対照の3倍と高く，過形成性ポリープを伴いやすい．胃無酸症が長期に続くためフィードバック機構で高ガストリン血症とカルチノイド腫瘍を合併することもある．皮膚に白斑や舌にハンター舌炎を合併することもある．

e) 臨床検査

胃液検査では，基礎酸分泌BAOと最大刺激酸分泌MAOの低下による無酸症，末梢血液像で大球性貧血と好中球の核過分節，血清ビタミン B_{12} 濃度の低下（200 pg/ml 以下），血清ガストリン濃度の上昇，血清 LDH_1 分画の上昇，骨髄穿刺では巨赤芽球の出現，シリング試験の尿中排泄率の低下と内因子投与によりこれらの改善がみられる．

f) 診断

胃内視鏡検査で胃体部大彎の胃底腺粘膜の消失と胃前庭部粘膜の萎縮はなく，胃液検査で無酸～低酸を示す．悪性貧血を伴う例では，前述の検査成績を伴う．

g) 治療

A型胃炎の胃粘膜萎縮に対する治療法は現在は

ない．ビタミン B_{12} 欠乏症状がある場合は，B_{12} の筋注を最初週1回，回復したら月1回，さらに3カ月に1回 500γ ずつ行う．

(2) クローン病

クローン病（Crohn disease）は原因不明で，主として若い成人にみられ，線維化，浮腫や潰瘍を伴う肉芽腫性炎症性病変からなり，消化管のどの部位にも起こりうる疾患である．消化管以外，特に皮膚や骨にも転移性病変が起こることがある．原著には回腸末端を侵すと記載されたが，口腔内アフタや潰瘍から肛門部病変まで消化管のあらゆる部位に病変はできるが，好発部位は回腸末端〜回盲部である．発熱，栄養障害，貧血，関節炎，虹彩炎，肝障害などの腸管外合併症を伴うこともある．

a) 分類

罹患部位別に，小腸型，小腸大腸型および大腸型（肉芽腫性大腸炎），直腸型，胃十二指腸型に分類される．その他，多発アフタ型，盲腸虫垂限局型などの特殊型がある．

b) 病理

本症の概念を満たす病理学的特徴は，病変が非連続性または区域性に，かつ非対称性にみられ，下記のような特徴を有している．

① 炎症が全層性 transmural であること，
② 非乾酪性類上皮細胞肉芽腫（サルコイド様）が消化管壁や局所リンパ節に高頻度にみられること，
③ 潰瘍，裂溝 fissure，瘻孔 fistula の形成がみられること，
④ 典型例では縦走潰瘍や玉石敷石像 cobble stone がみられること，

が挙げられるが，その他に

⑤ 消化管壁にリンパ球の集簇巣がみられる，
⑥ 粘膜下層に線維化がみられ，全層性炎症とあいまって消化管壁はしだいに肥厚し硬くなり，ゴムホース様になって消化管を狭窄していく，
⑦ 腸壁内のリンパ管が拡張し，玉石敷石像やタンパク漏出をきたす，

などの所見がみられる．わが国での罹患部位は，小腸型27〜28％，小腸大腸型35〜41％，大腸型11〜27％で，その他肛門部病変と胃・十二指腸病変がみられる．

c) 免疫学的異常

本症の原因は不明であるが，ウイルスや *Mycobacterium* などの transmissible agent が原因であるという説もあったが確立していない[2]．本症の初期病変が粘膜の発赤斑やアフタ様潰瘍であるという考えから，肉芽腫性血管炎やリンパ球性血管炎による梗塞説がある．本症では，マクロファージ・単球と $CD4^+$ T 細胞が活性化されている．本症の非乾酪化肉芽腫の中心をなす類上皮細胞は単球・マクロファージ系であり，活性化マーカーであるトランスフェリンや接着分子，HLA-DR 抗原が陽性であり，IL-1，IL-6，IL-8，TNF-α，リゾチームなどのタンパク産生や mRNA の発現は亢進している．また，フリーラジカルの産生も亢進している[3]．

一方，Tリンパ球では $CD4^+$ 細胞は IL-2 レセプターや HLA-DR を保有して活性化されており，IL-2 mRNA の発現は増強し，可溶性 IL-2 レセプターは血液中でも粘膜中でも高値を呈している．また，血液中や粘膜中の IL-6 も炎症の活動性と相関している．

本症患者の消化管粘膜の透過性は亢進しており，タンパク源がアミノ酸になっている成分栄養によって症状が改善してゆくことにより，消化管内より何らかの抗原が粘膜内に入ってマクロファージや $CD4^+$ T 細胞を活性化して，上記のサイトカイン，ロイコトリエン，プロスタグランジンなどの炎症性活性物質が産生され，微小循環系，線維芽細胞，肉芽腫形成に働いて微小循環障害が起きてアフタ様潰瘍，さらに縦走潰瘍が形成され，線維化が進んで腸狭窄をきたすものと思われる[2]．

d) 臨床症状

症状は徐々に発症し，初発症状から確定診断が決まるまでに1〜3年を要している．初発症状としては，腹痛（71〜82％），下痢（40〜58％），体重減少（17〜34％），発熱（6〜43％），下血（1.9〜23.1％），腹部腫瘤（19〜24％），全身倦怠感・易疲労感（9.4〜33％）がみられる．病気が進むと，

下痢，体重減少，発熱，腹部腫瘤などの症状の発現頻度が増加する．また，若年者の肛門部病変から本症が診断されることもあり，肛門周囲瘻孔，痔瘻，粘膜皮膚浮腫（皮垂，skin tag），潰瘍のほか，痔瘻に感染を伴って疼痛を伴う膿瘍ができることもある．

腸管内合併症としては，裂溝や瘻孔，腸狭窄，腸穿孔，炎症性腫瘤形成が，腸管外合併症としては，関節炎，関節痛，強直性脊椎炎，アフタ性口内炎，虹彩炎，結節性紅斑，壊疽性膿皮症，血栓性静脈炎，原発性硬化性胆管炎，尿路結石，アミロイドーシス，敗血症がみられる．

e）臨床検査

i）炎症反応　本症の活動期には赤沈，CRP，リゾチーム，シアル酸が高値を示す．ルミノール依存性化学発光も亢進する．

ii）栄養指標　小腸に病変があったり，タンパク漏出性腸症および炎症のため，低タンパク血症，アルブミン，rapid turnover protein であるプレアルブミン・トランスフェリン・レチノール結合タンパク，コレステロールなどが栄養の程度に応じて低値を示す．

iii）その他の検査　貧血（低色素性，時に大球性），低カルシウム血症，低マグネシウム血症などもみられる．

f）診断

消化管内視鏡，X線，生検，切除標本などの病理学および臨床所見が本症の概念を満たし，表II.27の項目を満たすものとする．なお，活動度の判定は IOIBD アセスメントスコアを用いる（表II.28）．

g）治療方針

栄養に関しては，プライマリー治療として腸の安静と高カロリーの面から成分栄養，ペプチド栄養，半消化態栄養剤が用いられる．薬物療法には，サラゾピリン，5-アミノサリチル酸，副腎皮質ステロイド薬，6MP，アザチオプリン，サイクロスポリンA などの免疫抑制薬，抗フリーラジカル作用と抗菌作用のあるメトロニダゾールが用いられている．欧米では抗CD4抗体，抗TNF-α抗体や白血球除去療法が試みられている．本症は

表II.27　クローン病の診断基準

〔主要所見〕
 A．縦走潰瘍
 B．敷石像
 C．非乾酪性類上皮細胞肉芽腫

〔副所見〕
 a．縦列する不整形潰瘍またはアフタ
 b．上部消化管と下部消化管の両者に認められる不整形潰瘍アフタ

確診例：1　主要所見のAまたはBを有するもの[*1,2]
    2　主要所見のCと副所見のいずれか1つを有するもの

疑診例：1　副所見のいずれかを有するもの[*3]
    2　主要所見のCのみを有するもの[*4]
    3　主要所見AまたはBを有するが虚血性大腸炎，潰瘍性大腸炎と鑑別ができないもの

[*1]：縦走潰瘍のみの場合，虚血性大腸炎や潰瘍性大腸炎を除外することが必要である．
[*2]：敷石像のみの場合，虚血性大腸炎を除外することが必要である．
[*3]：副所見bのみで疑診とした場合は同所見が，3カ月以上恒存することが必要である．
[*4]：腸結核などの肉芽腫を有する炎症性疾患を除外することが必要である．

表II.28　IOIBD アセスメント

1. 腹痛
2. 1日6回以上の下痢，あるいは粘血便
3. 肛門部病変
4. 瘻孔
5. その他の合併症
6. 腹部腫瘤
7. 体重減少
8. 38℃以上の発熱
9. 腹部圧痛
10. 血色素 10 g/dl 以下

1項目1点として計算する．
活動期：スコアが2以上で赤沈値およびCRPの異常を認めるもの．
非活動期：スコアが1または0で，赤沈値およびCRPは正常である．

腸切除しても再発頻度が高いので内科的治療が原則で，腸狭窄，膿瘍，腸瘻，止血困難な腸出血，癌の合併，中毒性巨大結腸症が手術の適応になる．

（3）潰瘍性大腸炎

潰瘍性大腸炎（ulcerative colitis）は主として粘膜を侵し，しばしばびらんや潰瘍を形成する，原因不明の大腸のびまん性非特異性炎症である．病変は直腸より連続性でかつ対称性であり，軽度の下痢や血便のみのものから，多量の粘血便，腹痛，発熱，頻脈などを呈する重症のものまで種々である．

a) 分類

病変の広がりによる病型分類：① 全大腸炎型，② 左側大腸炎型，③ 直腸炎型，④ 右側または区域性大腸炎，

病期の分類：① 活動期，② 緩解期，

臨床経過による病型分類：① 再燃緩解型，② 慢性持続型，③ 急性電撃型，④ 初回発作型，などがある．

b) 病理

本症の炎症性病変は一般に直腸にはじまり，びまん性連続性に口側に進展する．炎症は主に粘膜にとどまるが，病変が重症化すると粘膜下層，電撃型では筋層にも炎症が及び，腸穿孔を起こすこともある．粘膜の炎症はリンパ球と形質細胞が主であるが，活動期になると好中球，好酸球，マクロファージの浸潤が著明になり，acute on chronic の所見を呈する．杯細胞の消失や陰窩膿瘍（crypt abscess），びらん，潰瘍を伴うこともある．炎症が続くと炎症性ポリープや粘膜橋（mucosal bridge）を形成することもある．緩解期になると，粘膜のうっ血や細胞浸潤は消失～軽減し，再生腺管がみられる．発症から10年以上たつと，異型上皮（dysplasia）や癌化がみられる．

c) 免疫学的異常

本症の大腸粘膜には $CD4^+$, $CD8^+$ T リンパ球，IgG, IgA, IgE 陽性リンパ球や形質細胞の浸潤がみられる．T リンパ球やマクロファージはトランスフェリン陽性，DR 抗原陽性，IL-2 レセプター陽性で活性化されており，$IL-1\beta$, IL-6, IL-8, $TNF-\alpha$ などの炎症性サイトカインタンパクの産生と mRNA の発現の亢進がみられている．また，血管内皮には ICAM-1 や E-selectin（ELAM-1）の発現増強，顆粒球やマクロファージによるフリーラジカル，プロスタグランジン，ロイコトリエン，プロテアーゼの放出亢進がみられている[4]．

一方，血液中には自己抗体として，抗好中球抗体や抗大腸抗体が 50～70％ の症例にみられる．抗大腸抗体の抗原として大腸上皮細胞膜，tropomyosin, mucin などが検出されている．抗大腸抗体は ADCC 機序で K 細胞を介して大腸上皮細胞傷害性を発揮する．その他，大腸上皮細胞は細胞傷害性T細胞，フリーラジカル，微小循環障害，サイトカインにより障害をきたすと考えられている．

本症の家系内発症は対照家系より10倍も多いことより，遺伝的素因が考えられている．ユダヤ人の本症では HLA-Aw24 と Bw35 が，日本人の本症では HLA-Bw52（B5），DR2（DRB1*1502）が有意に多く，特に慢性持続例や難治例に多い[5]．

本症の病因は不明であるが，大腸粘膜内の経口免疫寛容（oral tolerance）が失われ，腸内細菌などの抗原によってマクロファージと一部のリンパ球は活性化されるが，IL-2 やサプレッサー系のアネルギーと炎症性サイトカインによって，炎症が進展していくものと思われる．

d) 臨床症状

本症の発症は緩徐に始まるものと，急性電撃型のように急激に発症するものがある．症状としては，粘血便，血便，下痢などの便通異常が最も多く，炎症が進むと，左下腹部を中心とする腹痛，発熱，食欲不振，しぶり腹，悪心，嘔吐がみられる．病変は左側大腸炎型が多いが（47.9％），全大腸炎型（33.0％）や直腸炎型（17～19％）もある．臨床経過は再燃緩解型が多く（64～80％），次に慢性持続型（8～31％）や初回発作型（5～12％）である．

本症の腸管合併症には，大出血，腸穿孔，肛門周囲膿瘍，中毒性巨大結腸症，癌化がある．全身性合併症には，貧血，栄養障害，肝障害のほか，口内炎，関節炎・関節痛，胆石症，壊疽性膿皮症，結節性紅斑，原発性硬化性胆管炎，血栓性静脈炎などがみられる．大腸癌は若年発症で，経過が10年以上で，全大腸炎型の症例にみられる．

e) 臨床検査

軽症例では糞便の潜血反応が陽性を呈する以外一般検査は正常値内であるが，中等症～重症化すると（表 II.29），赤沈値亢進，血清リゾチーム・CRP・第8因子・フィブリノゲン値上昇，白血球増多，血小板増加，低色素性貧血，低タンパク血症，低アルブミン血症を呈する．時に高アミラーゼ血症がみられる．

f) 診断

臨床症状を参考に注腸X線像，内視鏡像，生検

表 II.29 潰瘍性大腸炎の重症度分類（厚生省・特定疾患消化吸収障害調査研究班，1986）

	重　症	中等症	軽　症	劇　症
下　痢	① 1日6回以上	重症と軽症との中間	1日4回以下	① 重症基準を満たしている
顕血便	② ﹢﹢﹢		＋～－	② 15回/日以上の血性下痢が続いている
発　熱	③ 37.5℃ 以上		（－）	③ 38℃ 以上の持続する高熱がある
頻　脈	④ 90/分以上		（－）	④ 10000/mm³ 以上の白血球増多がある
貧　血	⑤ Hb 10 g/dl 以下		（－）	⑤ 強い腹痛がある
赤　沈	⑥ 30 mm/時間		正　常	
	①＋②＋③または＋④かつ4項目以上			

像を組み合わせて診断する．持続性または反復性の粘血・血便またはその既往があって下記の1項目を満たすものを本症とする．

① 内視鏡検査により，(a)粘膜は粗糙または細顆粒状を呈し，もろくて易出血性（接触出血）を伴い，粘血膿性の分泌物を付着しているか，(b) 多発性のびらん・潰瘍あるいは偽ポリポーシスを認める．

② 生検により，組織学的に主に粘膜に炎症性反応を認める．この際，同時にびらん，陰窩膿瘍や腺の配列異常および上皮の変化を認めることが多い．

③ 注腸X線検査により，(a) 粗糙または細顆粒性の粘膜の表面の変化，(b) 多発性びらん・潰瘍，あるいは (c) 偽ポリポーシスを認める．このほか，腸管の狭小や短縮を認めることもある．

g) 治療方針

本症は全身症状を伴う中等症や重症例では入院加療が必要である．薬物療法には，サラゾピリン 5-アミノサリチル酸(5-ASA)，副腎皮質ステロイド薬，免疫抑制薬，トラニラストなどの抗アレルギー薬，メトロニダゾールなどが用いられている．外科的手術の適応は，腸穿孔，止血困難な消化管大出血，癌化，中毒性巨大結腸症および内科的治療抵抗例が挙げられている．　　　　〔朝倉　均〕

文　献

1) Strickland, R. G. and Mackay, I. R.: A reappraisal of the nature and significance of chronic atrophic gastritis. Am. J. Dig. Dis., 18, 426-440 (1973)
2) 朝倉　均：クローン病の免疫異常. G. I. Research, 1, 825-830 (1993)
3) Kitahora, T., Suzuki, K., Asakura, H. et al.: Active oxygen species generated by monocytes and polymorphonuclear cell in Crohn's disease. Dig. Dis. Sci., 33, 951-955 (1988)
4) 朝倉　均，船越和博，杉村一仁，他：潰瘍性大腸炎の成因と治療. 日本内科学会雑誌, 82, 656-662 (1993)
5) Asakura, H., Tsuchiya, M., Aiso, S. et al.: Association of human lymphocyte-DR 2 antigen with Japanese ulcerative colitis. Gatsroenterology, 82, 413-418 (1982)

3.11　呼吸器疾患

自己免疫が関与する呼吸器疾患で一般的なのは膠原病などの全身疾患に合併するものであり，気管から肺間質までのあらゆる部位が，その病変の主座となりうるため，さまざまな臨床症状が出現する．また各種膠原病により，これらの肺病変の出現頻度が異なることも知られている．一方，厳密な意味での自己免疫関連の肺疾患としては，抗基底膜抗体が関与するとされるグッドパスチャー症候群や抗好中球細胞質抗体陽性のウェゲナー肉芽腫症などが知られている．ここではこれらの疾患を中心に述べ自己免疫の関与についても触れ，さらに，膠原病および類縁疾患の肺病変についても述べる．

(1) グッドパスチャー症候群

1919年，Goodpastureは，インフルエンザから罹患後約6週目に，咳，胸痛，血痰，貧血で入院し肺出血と急速に進行した糸球体腎炎で死亡した18歳の男性の剖検例を報告した．

その後，1958年にStantonとTangeが同様の肺出血，糸球体腎炎をきたした21症例をまとめてグッドパスチャー症候群と命名した．現在では，

肺胞毛細管基底膜および腎糸球体基底膜の共通抗原に対する抗基底膜抗体により肺や腎に広範な障害を生じるⅡ型アレルギー反応による疾患と考えられている.

a) 病因

StantonとTangeの報告後, 本症では肺胞基底膜, 腎糸球体基底膜上にIgG, C3が線状に沈着することが蛍光抗体法で示されている. 患者の腎および肺組織より溶出したIgGは, 正常の肺胞毛細管基底膜, 腎糸球体基底膜に結合し, またリスザルに静注すると, 腎糸球体基底膜にIgG沈着を示す進行性腎炎を発症する. さらに大部分の患者の血清中に正常腎毛細管基底膜と反応する抗基底膜抗体が蛍光抗体間接法やradioimmunoassayにより証明されることなどが明らかにされている. 現在では本症候群の発症にはこの抗基底膜抗体が関与していると考えられている.

抗腎基底膜抗体の認識する抗原分子について腎基底膜の構成成分であるⅣ型コラーゲンの反応性の面からの解析が進められている. 抗原のエピトープは分子量26000のモノマーと50000のダイマーの形で存在する非コラーゲン性ポリペプチド断片にあるとされていた. その後抗体の主要な活性はコラーゲンⅣの非コラーゲン性ドメインに対して存在することが報告された. さらに, 非コラーゲン性ドメインのうちα_3鎖部分にグッドパスチャー抗原が局在することが判明し[1], その染色体上の位置(2q 36-37), cDNAのクローニングなどの遺伝子解析の研究が進展している. このように抗原部分の解析が進展しているがなぜ抗基底膜抗体が産生されるかについては不明な部分が多い. グッドパスチャー症候群の患者がインフルエンザ感染後に発症することが多いことやD-ペニシラミン使用後, またガソリン, 四塩化炭素, その他の有機溶媒使用者に本症が発生する場合が知られており, これらの外因刺激により正常なら隠されている抗原が露出し特定の素因を持つ個体で, 抗基底膜抗体が産生されるとの考えもある. 本症候群患者ではHLA-DRw2, HLA-B7が高率にみられることが知られており, 遺伝的素因の存在も疑われる.

b) 臨床像

i) 疫学 本症候群の発症に地域集積性はみられない. 発症年齢は小児より高齢者にまでみられ平均年齢は欧米例では20歳, 国内例では40歳で欧米に比べてやや高齢である. 男女比は欧米で男性が, わが国では女性に多い傾向がみられる.

ii) 自他覚所見 初発症状としては, 血痰, 喀血, 咳嗽, 全身倦怠感などで呼吸器, 腎症状以外は関節痛や皮膚症状を欠くことが特徴である. 呼吸器症状で発症することが多く腎症状は後発する例が多い. 繰り返す血痰, 喀血などの呼吸器症状で初発し, 当初腎所見は軽度であるが, その後急速に腎障害が進行する例が多く, ネフローゼ症候群を呈することもある. 喀血の程度は大量から少量までさまざまである. 先行する症状としては感冒症状が多くみられる. また上述したように職業としてガソリンなどを取り扱うもの, 喫煙の影響なども知られている. 胸部理学的所見としてはクラックルを聴取する. 腎障害の程度により浮腫, 高血圧や眼底異常などがみられる.

iii) 検査所見 血液所見では, 出血や腎障害の程度により低色素性, 小球性貧血を呈する. 尿所見では, 肉眼的および顕微鏡的血尿, タンパク尿は高率に認められる. また顆粒円柱, 赤血球円柱をみることもある. そのほか, 白血球増多, 赤沈促進, C反応性タンパク(C-reactive protein; CRP)やフィブリノーゲン上昇, 免疫グロブリン増加などがみられることがあり, 進行例では, 高窒素血症, 低アルブミン血症がある.

血痰がみられない時期でも喀痰中や気管支肺胞洗浄液中には担鉄細胞を認め慢性的な肺出血の存在が示唆され, 補助的診断に有用である.

抗基底膜抗体は, radioimmunoassayやenzyme-linked immunosorbent assayで測定され, 本症候群患者の大部分に認められる.

胸部X線像: 典型的には肺門部より両肺に広がる斑状, 雲状あるいは, 微細顆粒状, 結節状の陰影を呈する. さらにこれらの陰影が融合した陰影がみられ, 肺尖部が保たれることが多い. 反復例では線維化傾向を示す. しかし片側に強い例,

末梢に陰影の主体がみられる例もある．

肺機能検査では，拘束性障害，低酸素血症，拡散障害などがみられる．

c）病理所見

本症候群の特徴的病変は肺と腎に限局しており肺腎の生検は診断上極めて重要である．肺では肺胞腔内への出血と担鉄細胞の出現，フィブリンの析出や硝子膜形成などがみられ，進行すると肺胞壁の肥厚線維化などがみられる．明らかな血管炎はないとされる．肺胞基底膜に沿って IgG, C3 の沈着がみられる．腎の変化は多彩で軽度の増殖性腎炎から半月体形成を伴う壊死性糸球体腎炎までであり，蛍光抗体法では糸球体基底膜に沿って線状に IgG, C3 の沈着が認められる．

d）治療と予後

治療の基本は他の自己免疫疾患と同様に抗基底膜抗体の除去と産生の抑制である．前者では血漿交換療法が行われ，後者ではステロイド薬や免疫抑制薬などの薬物療法が行われる．ステロイドは一般に高用量投与が行われるが無効例ではパルス療法が試みられる．免疫抑制薬ではシクロホスファミドあるいはアザチオプリンが用いられる．

予後に関しては以前は非常に悪いとされていたが，現在では早期診断，各種治療により改善傾向にある．特に透析療法の導入により腎病変によるものは著明に改善された．しかし，多くの例は難治性であり呼吸不全や透析中の合併症で死亡することがある．腎病変の重症度が予後を左右し，腎機能の観察は重要で透析の時期を誤らないことが重要である．

e）診断・鑑別診断

肺出血と糸球体腎炎を呈し抗基底膜抗体が血液中に証明されれば本症の診断がなされる．さらに肺や腎の組織で基底膜に沿った線状の IgG の沈着が証明されれば確実である．鑑別診断では表 II.30 の肺胞内出血を特徴とする疾患（肺胞内出血症候群）が重要となる[2]．

（2）ウェゲナー肉芽腫症

ウェゲナー肉芽腫症は，鼻腔，副鼻腔などの上気道と肺などの下気道における壊死性肉芽腫，全身の動静脈を侵す血管炎，糸球体腎炎の所見を主徴とする原因不明の疾患である．以前は極めて予後不良の疾患とされていたが，抗好中球細胞質抗体（ANCA）が本症の標識抗体であることが判明し早期診断が可能となったこと，また免疫抑制療法が行われるようになったことなどにより生存期間は著しく延長されている．

a）臨床所見

発症年齢の平均は40歳前後であるが，あらゆる年齢層にわたりみられる．男女比はやや男性に多い傾向がある．

鼻腔，副鼻腔症状は初発症状として最も重要である．頑固な鼻閉，鼻汁，鼻出血や副鼻腔炎などで発症することが多い．他覚的には鞍鼻や鼻中隔穿孔が特徴的である．咳痰，胸痛などの呼吸器症状で初発することは少なく上気道症状に続いて出現することが多い．進行すると血痰や呼吸困難が出現し呼吸不全で死亡することも多い．腎病変も高率にみられタンパク尿，血尿などがみられ，進行すると腎不全に至る．その他神経，皮膚，関節，耳など全身にわたる症状が出現してくる．発熱，体重減少などの全身症状は出現頻度が高い[3,4]．

b）検査所見

慢性炎症に伴う貧血，白血球増加，血小板の増

表 II.30 肺胞内出血症候群（文献2を一部改変）

1. 抗基底膜抗体疾患（グッドパスチャー症候群）
2. 特発性肺出血
3. 膠原病性血管病と全身性血管炎
   a. 全身性エリテマトーデス（SLE）
   b. SLE以外の膠原病性血管炎
   c. 全身性血管炎
      1) 全身性壊死性血管炎
      2) ウェゲナー肉芽腫
      3) 結節性多発動脈炎
      4) シェーンライン-ヘノッホ紫斑病
      5) ベーチェット病
      6) 本態性混合性クリオグロブリン血症
4. 特発性急速進行性糸球体腎炎
   a. 特発性急速進行性糸球体腎炎—免疫複合体（＋）
   b. 特発性急速進行性糸球体腎炎—免疫複合体（－）
5. 外因性の刺激
   a. D-ペニシラミン
   b. 無水トリメリト酸
   c. 揮発性炭化水素
   d. モルヒネ
6. その他
   僧帽弁狭窄

加，赤沈亢進，γグロブリン高値，CRPやRA陽性を示すが，抗核抗体はほぼ陰性である．尿所見はタンパク尿，血尿，円柱などがみられる．進行例では血清クレアチニンの増加もみられる．これらの検査成績は本症に特異的なものではない．

1982年に報告された抗好中球細胞質抗体（ANCA）は活動期の本症患者で高率に認められることが判明し，現在ではウェゲナー肉芽腫症の診断や治療において重要な検査法となっている．ANCAは，蛍光抗体間接法での染色パターンによりperinuclear-ANCA（p-ANCA）とcytoplasmic-ANCA（c-ANCA）の2つのタイプに区別される．p-ANCAの対応抗原はアルファ顆粒中のmyeloper oxidase（MPO）などであることが知られている．一方，c-ANCAの対応抗原は好中球細胞質のアルファ顆粒中の29kDa serine protease（proteinase3）などであることが知られている．p-ANCAは腎血管炎の診断に有用でありc-ANCAは本症においてその検出率や特異性も高く診断に有用であるとされている．その抗体価は病勢との間に相関があり治療効果の判定や再燃の指標にも用いられている．

c）画像

鼻腔・副鼻腔のX線やCTによる腫瘤や滲出液貯留の所見は重要である．

胸部X線所見は多彩で孤立性あるいは多発性の結節影や浸潤影を呈する．空洞形成もしばしばみられる．また肺門腫大，胸水貯留などもあるが，まれである．

d）病理所見

特徴的病理組織像は，巨細胞を伴う壊死性肉芽腫性炎と小動脈の壊死性血管炎である．副鼻腔，鼻腔粘膜生検が行われるが血管炎の検出は高くない．肺生検では壊死性肉芽腫が証明され血管炎の検出率も高い．肉芽腫性病変部には類上皮細胞，巨細胞，好中球リンパ球などがみられ地図状壊死を伴う．気管支では潰瘍形成や気管支動脈に血管炎の像がみられることがある．

e）診断

鼻腔，副鼻腔の上気道症状と肺所見，さらに腎症状があればその診断は困難ではない．しかし本症の初発症状は多彩であり頑固な鼻出血，副鼻腔炎，胸部異常また発熱や炎症所見などがある患者では本症を疑うことが重要である．診断基準を表II.31に示す．主要症状として上下気道病変，血管炎に基づく皮膚内臓病変，腎炎病変があれば確実例と診断できる．また臨床症状の乏しい症例では病理組織所見が重要となる．

f）治療

治療の中心はステロイド薬とシクロホスファミドである．厚生省の研究班では寛解導入療法と維持療法に分けた治療指針を提唱し，血管炎症状が強い例，肉芽腫性病変の例により方法を考慮することを示している[5]．

予後はこれらの治療法の導入により極めて良好となった．死因の主なものは呼吸不全，腎不全，

表 II.31　ウェゲナー肉芽腫症の改訂診断基準（厚生省研究班，1987）

〔主要症状〕
1. 上・下気道の壊死性肉芽腫性炎による症状
   1) 鼻症状：膿性鼻漏，鼻出血，鼻閉，鞍鼻
   2) 眼症状：眼球突出，眼痛，視力低下
   3) 耳症状：耳漏，耳痛，耳閉，聴力低下
   4) 口腔・咽喉頭症状：咽喉頭痛，潰瘍形成，嗄声，乾性咳
   5) 肺症状：血性痰，胸痛，労作時息切れ
2. 血管炎による症状
   1) 皮膚症状：紫斑，皮下出血，皮膚潰瘍，指趾壊疽
   2) 多発性神経炎
   3) 多発性関節炎，筋痛
   4) 上強膜炎
   5) 内臓虚血による症状：心筋梗塞，腸梗塞など
3. 腎炎による症状
   1) 尿所見の異常：持続性タンパク尿，顕微鏡的または肉眼的血尿
   2) 浮腫，高血圧

〔組織所見〕
1. 上・下気道の巨細胞を伴う壊死性肉芽腫性炎の存在
2. フィブリノイド型血管炎の存在
3. 巣状分節性，または半月体形成性腎炎の存在

〔診断基準〕
確実例
1. 主要症状1の1)と5)，主要症状2～3の各1項目，またはそれ以上を満たす例
2. 主要症状の1の5項目のいずれか1つと主要症状2～3のいずれか1項目，組織所見の1を満たす例

疑い例
1. 主要症状1の1項目 および 主要症状2～3のいずれかの1項目，またはそれ以上を満たす例
2. 主要症状1の5項目のいずれか1つと組織所見の2，または3を満たす例

感染症などである．

（3） 膠原病性肺疾患

自己免疫の関与する肺疾患で最もしばしば遭遇するものは膠原病に伴うものである．肺病変は表II.32に示すように種々のものが知られているが，これらの病変の出現頻度は膠原病の種類により異なる．一般にこれらの肺病変のうち主体となるものは間質性肺炎・肺線維症であり，この臨床症状

表 II.32　膠原病および類縁疾患における肺胸郭内病変

1. 肺	無気肺
間質性肺炎，肺線維症	肉芽腫性病変
肺高血圧症	2. 胸膜病変
肺血管炎	胸水貯留
肺血・栓塞栓症，肺梗塞	胸膜炎
肺胞出血	3. 横隔膜機能不全
細気管支炎	

は乾性咳，労作時の息切れである．病変が進行すると呼吸困難が出現してくる．胸膜炎が発症すると胸痛，呼吸困難がみられる．また肺胞出血があると血痰がみられる．このように臨床症状も病変の部位により異なり種々のものがみられる．膠原病によくみられる肺病変を主体に述べる．

a） 間質性肺炎，肺線維症

膠原病肺のうち全身性進行性硬化症（progressive systemic sclerosis；PSS），慢性関節リウマチ（RA），多発性筋炎/皮膚筋炎（PM/DM）で間質性肺炎・肺線維症がよくみられる．特にPSSでは大部分の症例に認められる．その病理所見ではLiebowの分類による通常の間質性肺炎（usual interstitial pneumonia；UIP）をとることが多い[6]．シェーグレン症候群ではリンパ球浸潤が特徴的であるリンパ球性間質性肺炎（lymphocytic interstitial pneumonia；LIP）の像をとることがある．その他膠原病肺の病理所見ではびまん性肺胞領域障害（diffuse alveolar damage；DAD）や器質化肺炎を伴う閉塞性細気管支炎（bronchiolitis obliterans organizing pneumonia；BOOP）など多彩な像を呈する．これらの肺病変と特発性間質性肺炎のそれは類似しており，両者の鑑別は難しい．

b） 肺胞出血

頻度は少ないが全身性エリテマトーデス（SLE）によくみられ，肺微小血管から肺胞腔内へびまん性に出血を生じ，呼吸困難と共に喀血，血痰を繰り返す．病変が進行すれば，呼吸不全，貧血などのため致命的となることもある．免疫複合体による血管炎や肺胞の破綻により出血を起こすと考えられている．また，抗カルジオリピン抗体が肺胞出血に関与するとの報告もある．

c） 肺高血圧症

膠原病における肺高血圧症は線維症などに二次的に起こるものと直接肺動脈に起こる病変により発症するものがあり，後者がその病因から重要である．血管変化は血管サイズにより異なるが血管内膜の肥厚，内腔の狭少化などがみられる．肺高血圧症は混合性結合組織病（MCTD）によくみられるがそのほかSLEやPSSにも認められる．

d） 肺血栓・塞栓症

抗リン脂質抗体症候群では時に肺血栓・塞栓症や肺梗塞がみられる．抗リン脂質抗体，特にlupus anticoagulantによる血栓発生機序として血管内皮細胞からのプロスタサイクリン産生放出の抑制，血小板のトロンボキサン産生亢進などが考えられている．

e） 胸膜病変

膠原病の胸膜病変の主体は胸膜炎，胸水貯留であり，SLEやRAにしばしばみられる．胸膜病変の発生機序は，免疫複合体が胸膜の毛細血管に沈着し透過性が亢進することにより胸水貯留が引き起こされると考えられている．胸水は滲出性であり，胸水中のタンパクやLDHは高値で，補体は低値を示す．RAでは胸水中の糖が減少することも知られている．またSLEではLE細胞陽性，抗核抗体陽性であることが多い．

〔大串文隆・曽根三郎〕

文　献

1) Hudson, B. G. et al.: Biology of disease. Goodpasture syndrome; Molecular architecture and function of basement membrane antigen. *Lab. Invest.*, **61**, 256 (1989)
2) Leatherman, J. W. et al.: Alveolar hemorrhage

syndromes; Diffuse microvascular lung hemorrhage in immune and idiopathic disorders. *Medicine*, **63**, 343 (1984)
3) 橋本博史, 他: 結節性多発動脈炎, ウェゲナー肉芽腫症, アレルギー性肉芽腫性血管炎, 悪性関節リウマチの臨床像と経過・予後の比較. リウマチ, **28**, 145 (1988)
4) Fauci, A. S. et al.: Wegener's granulomatosis; Prospective clinical and therapeutic experience with 85 patients for 21 years. *Ann. Intern. Med.*, **98**, 76 (1983)
5) 長沢俊彦: Wegener 肉芽種症小委員会報告, 厚生省特定疾患系統的脈管障害調査研究班, 昭和62年度報告書, p. 6 (1988)
6) Liebow, A. A.: Definition and classification of interstitial pneumonias in human pathology. *Prog. Resp. Res.*, **8**, 1 (1975)

3.12 I 型糖尿病

I型糖尿病(diabetes mellitus, type I; IDDM)は, 膵からのインスリン分泌がほとんどなくなるために極端な高血糖とケトーシスが生じ, 生命の維持に外因性のインスリン投与が必須となる病態である. 今日では, その大部分が自己免疫機序に基づく膵島 β 細胞の破壊により起こると考えられている[1].

(1) 遺伝的素因

IDDM は, MHC クラス II 遺伝子 D 領域, 特に DQ 亜領域と強く連鎖している. DQ 亜領域で発現している遺伝子は DQA1/DQB1 で, それぞれ DQ 分子の α 鎖/β 鎖をコードする. 白人種の報告では, β 鎖遺伝子の DQB1*0201 (HLA DQw2), DQB1*0302(HLA DQw8 または w3.2)が IDDM 感受性を増すが, これらのコードする57番目のアミノ酸がアスパラギン酸でない. 一方, IDDM 抵抗性を示す DQB1*0301 (HLA DQw7 または w3.1) などは Asp 57 を持つので注目された. しかし, 日本人では IDDM 感受性の DQB1*0401, 抵抗性の DQB1*0104 とも57番目のアミノ酸はアスパラギン酸であり, β 鎖との連鎖は Asp 57 だけでは説明できない. α 鎖遺伝子では DQA1*301 が IDDM 感受性を増し, これは白人・日本人・黒人に共通である. 現在は, DQA1/DQB1 の特定の組合せが IDDM 感受性, 抵抗性と関連しているであろうと考えられている (図 II. 35, 表 II. 33)[2]. 以前からいわれている白人種の HLA DR3, DR4 の IDDM 感受性, HLA DR2 の IDDM 抵抗性は, これらの DQ との連鎖不平衡によって検出されたものであるらしい. 関連の示唆されている遺伝子を表 II. 34 にあげた.

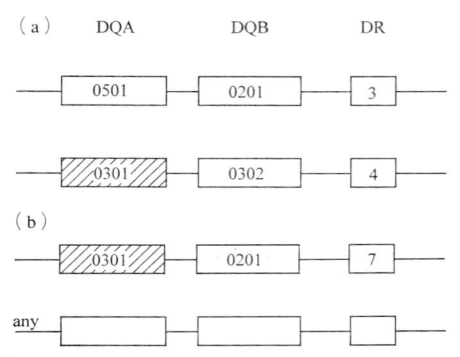

図 II. 35 HLA ハプロタイプと IDDM. DQA 1*0301 と DQB 1*0201 の例
(a) 白人・日本人でみられる 2 つのハプロタイプにより, トランスの位置(別の染色体上にある)に DQA 1*0301 と DQB 1*0201 の組合せができる. (b) 黒人種には, DQA 1*0301 と DQB 1*0201 の組合せが同じ染色体 (cis) にのったハプロタイプがある. この組合せがある場合, IDDM の相対危険率が 5〜20 倍である. おそらくこの組合せで DQ 分子を発現するリンパ球が IDDM 発症に関与しているのであろう.

(2) 環境因子

一卵性双生児においても IDDM 発病の一致率は50％以下であり, IDDM の病因には環境因子の関与も大きいと考えられる. ウイルス感染によるトリガーは他の自己免疫疾患でもよく仮定されることであるが, IDDM でもそれを示唆する報告があって, サイトメガロウイルス感染で膵島 β 細胞の 38kD タンパクに交差反応する抗体が生じうる, コクサッキーウイルスがマウス β 細胞内で複製でき, 感染後に抗 64kD 抗体が現れる, 先天性風疹症候群の児では IDDM の発病率が高い (米国人で20％, DR4 を持つと40％), 等々であ

3.12 I型糖尿病

表 II.33 IDDM と HLA (文献1より作成)

	DQA1	DQB1	DQA1/DQB1の位置関係	連鎖しているDR	相対危険率	
IDDM 感受性の組合せ						
	DQA1*0301[†1]	DQB1*0302[†3]	cis	DR 4	8〜12	
	DQA1*0501[†1]	DQB1*0201[†3]	cis	DR 3	3〜5	
	DQA1*0301	DQB1*0201	cis/trans		5〜20	cis: 黒人, trans: 白人, 日本人
	DQA1*0501	DQB1*0302	trans		8〜35	
	DQA1*0301	DQB1*0303	cis	DR 9	2	日本人のみ[†4]
	DQA1*0301	DQB1*0401	cis	DR 4	4	日本人のみ[†4]
	DQA1*0301	DQB1*0402	trans		5〜15	
IDDM 抵抗性の組合せ						
	DQA1*0102[†2]	DQB1*0602	cis	DR 2, DR 11	0.2	
	DQA1*0103[†2]	DQB1*0603	cis	DR 6	0.2	白人, 黒人のみ[†5]
	DQA1*0103	DQB1*0601	cis	DR 2, DR 8	0.2	日本人のみ[†4]
	DQA1*0501	DQB1*0301	cis	DR 5	0.2〜0.4	

[†1]: 52位のアミノ酸が Arg である. [†2]: 52位のアミノ酸が Arg でない. [†3]: 57位のアミノ酸が Asp でない. [†4]: 黒人, 白人ではまれなハプロタイプであるため. [†5]: 日本人ではまれなハプロタイプであるため.

表 II.34 IDDM と関連が示唆される遺伝子

ヒト
MHC クラス II 抗原関連
DQA/DQB の組合せ
DQB*0302 に連鎖する X box
peptide transporter 2 (TAP 2)?[†]
TNFα?
インスリン/IGF-II
NOD マウス
IAβ
Idd-3 (IgG 2 a に結合する Fcγ レセプター)
IL-1, IL-2?
INF-γ レセプター

[†]: HLA-DQ/DR との連鎖不平衡によるらしい.

る. IDDM 発症直前にウイルス感染があるとか, 発病に季節性があることは, ウイルス感染の病因に対する直接の関与を示すものではなく, おそらくインスリン作用の不足を明らかにするストレス因子として IDDM を臨床的に顕性化させただけであろう. IDDM の臨床的な発症は急であるが, 膵島β細胞の破壊はそれ以前から慢性的に進行したと考えられているからである (図 II.36).

食餌性の因子としては, 牛乳の摂取が注目されている. 牛血清アルブミン (BSA) は, 154-169 アミノ酸の領域に膵島β細胞の細胞膜抗原 (69 kD) と交差反応性のエピトープを持つ. また BSA の 138-166 アミノ酸の α ヘリックス構造は DQ 抗原の hypervariable resion の一部と類似しているという報告もある (図 II.37). 出生後早期の牛乳摂

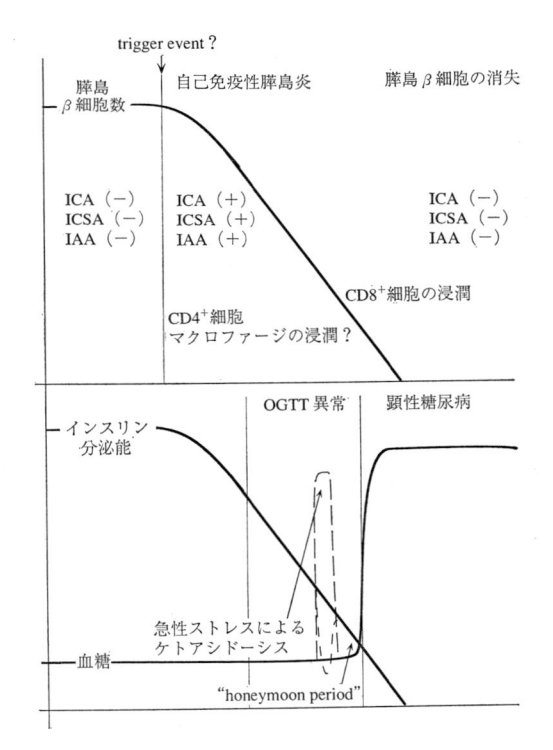

図 II.36 IDDM 発症までの経過
ICA: islet cell antibody, ICSA: islet cell surface antibody, IAA: insulin autoantibody.

取と IDDM の起こりやすさに疫学的な相関 (相対危険率で 4.5 倍) が見いだされている.

膵島細胞を傷害しうるウイルスの感染や化学物質 [vacor (殺鼠剤)] はヒトで, alloxan や strepto-

3. 自己免疫

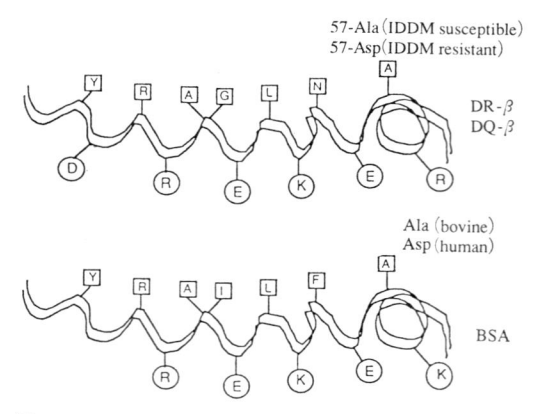

図 II.37 BSA の 138-66 アミノ酸と DR/DQ 抗原の 3rd hypervariable resion の類似[3]

IDDM 感受性との関わりが示唆されている DQ 抗原の 57 番目のアミノ酸〔Asp か非 Asp (Ala, Val, Ser など) か〕もこの部分に含まれている。さらに血清アルブミンで対応する部位のアミノ酸はヒトでは Asp だがウシでは非 Asp である。図中の DR/DQ 抗原のアミノ酸配列は最もあうものが組み合わせて示されている。

zotocin は実験動物で、膵島 β 細胞に直接毒性があり糖尿病を引き起こす〕の刺激のあとでしばしば膵島抗体（islet cell autoantibody; ICA）が検出される。しかし、これは膵島細胞を破壊する自己免疫の誘導を示すのか、細胞傷害の単なる結果にすぎないかははっきりしない。しかし、少量のストレプトゾトシンで引き起こすマウスの糖尿病は免疫抑制療法で防ぐことができるので、この場合の膵島の破壊は、ストレプトゾトシンによる細胞傷害がトリガーとなって起こった自己免疫性の細胞傷害であると考えられる（化学物質は大量に用いると直接毒性のためほとんどすべての膵島 β 細胞が破壊されて IDDM に陥る）。

（3） 自己免疫性膵島炎

ウイルス感染や膵島傷害性の化学物質による β 細胞の軽微な傷害をトリガーとして、（特に遺伝的に感受性のある個体では）β 細胞に対する自己免疫が成立するであろうと考えられるが、自己免疫の成立する機序についてはまだはっきりしていない。上記のような分子構造の類似性（molecular mimiciry）による交差反応のほかに、軽微な傷害によって免疫系から隠されていた自己の抗原（cryptic antigen）があらわになるという説、ウイルスや化学物質と細胞膜タンパクが複合して新しい抗原を形成するという説、β 細胞が（おそらく IFN や IL-1, TNF などの作用により）HLA-D 抗原を発現するように変化して抗原提示細胞として働くという説などがある。β 細胞に対する自己免疫が成立すると慢性の膵島炎（insulitis）により β 細胞が破壊され、ゆっくりと減少していく。IDDM 発症直後に死亡した例の剖検で膵島炎（単核球の浸潤）がみられ、また膵島の細胞成分に対する抗体は IDDM の発症以前からみられるが、これらは自己免疫が成立した直後から始まったのであろう。見いだされるさまざまな抗体は自己免疫性の細胞破壊のマーカーとして診断・予後判定の助けになるが、β 細胞の破壊への関与は明らかでなく、細胞性免疫機序が中心であると考えられている。

膵島に対する自己抗体は、はじめ間接蛍光抗体法で膵島を染色する方法で検出された（islet cell antibody; ICA）。細胞質を染める抗体（islet cell cytoplasmic antibody; ICCA）は、発症直後の IDDM の 70〜80% に陽性である。発症に先立つ数年間陽性で、発症後 2〜3 年でほとんどが陰性化する。多くの場合、他の膵島の細胞〔α 細胞（グルカゴン分泌）、δ 細胞（ソマトスタチン分泌）、pancreatic-polypeptide 分泌細胞〕も染色される。ICA の約 50% で ICA は補体結合性を示すが、細胞質内の抗原であること、IDDM で破壊されるのは β 細胞のみであることから、細胞傷害よりも単に ICA が高力価であることによるのであろう。細胞膜を染める抗体（islet cell surface antibody; ICSA）は、ヒトインスリノーマ細胞やヒト胎児膵島に対する間接蛍光抗体法ではかなり高率（発症直後の IDDM の 90%）に陽性である。ブタの膵島細胞での陽性率は低くなる。患者中の ICSA は *in vitro* で補体結合性を持ち、ADCC 活性も示すので、細胞傷害に関与する可能性があるが、*in vivo* でもそうかについてはいまだ確実でない。

IDDM でみられる他の重要な自己抗体はインスリンに対する自己抗体（insulin autoantibody; IAA）である。新しく診断された IDDM 患者の

3.12 I型糖尿病

表 II.35 IDDM でみられる自己抗原

抗原	備考
64 kD タンパク＝GAD65 (glutamic acid decarboxylase)	
38 kD タンパク＝jun-B	アミノ酸配列にサイトメガロウイルスとの相同性
37〜40 kD タンパク	unknown glycoprotein
ICA-69	BSA とアミノ酸相同性のある膜タンパク
heat shock protein (HSP 65)	NOD マウスで認められた．ヒトでの意義は不明
carboxypeptidase H	プロインスリンをインスリンに変換する酵素
glucose transporter (GLUT 2)	自己抗体により培養ラット膵島細胞のグルコース取込みが阻害される
insulin/proinsulin	
gangliosides (GT 3, GT 1)	ICA の一部が認識している

30〜40％で陽性であり，陽性率は発症が若いほど高く，発症後時間が経過するほど低い．ICA, IAA 共に陽性である場合には5年以内の IDDM 発症が70％以上で，発症の予測に役立つといわれる．

自己抗原については表 II.35 のような報告がある．64 kD タンパクは，glutamic acid decarboxylase (GAD$_{65}$) であることが確認されている．ICA の多くが GAD$_{65}$ と反応する．GAD は γ-aminobutyric acid (GABA) の合成酵素であるが，GAD$_{65}$ と GAD$_{67}$ のアイソフォームがあり，両者はアミノ酸で70％の相同性がある．しかし，ICA のうち GAD$_{67}$ と反応するものは多くない．ヒト β 細胞では主に GAD$_{65}$ が発現している．抗 GAD$_{65}$ 抗体は抗体価が高いほど IDDM の発症が遅いという．38 kD タンパクは，核内の転写因子 jun-B であるらしい．末梢血中の単核球にもこれらと反応するクローンが見いだされている．

IDDM 発症直後のヒトの剖検例では膵島炎において浸潤しているリンパ球は，CD 8$^+$ T 細胞が多くを占めると報告されている．動物実験の結果などからも，最終的に膵島細胞に傷害性に働くものの主体は CD 8$^+$ T 細胞であると考えられる．しかし，NOD-scid マウスでは CD 4$^+$ T 細胞の移入だけで膵島炎，糖尿病を誘起でき，β 細胞傷害性の CD 4$^+$ T 細胞も存在する．NOD マウスには，IDDM に抑制性に働く CD 4$^+$ T 細胞の存在も確認されていてクローン化 (Th 2 細胞で TNF-α を産生する) されている．radiation や抗 CD 4 抗体で処理してこれらを除くと IDDM 移入が容易になる．膵島炎のごく初期には，NOD マウスに自然発症する IDDM やウイルス抗原を β 細胞に発現させたトランスジェニックマウスに起こる IDDM で，主に CD 4$^+$ T 細胞や F 4/80$^+$ マクロファージの浸潤がみられる．

in vitro の結果では β 細胞傷害性が，IL-1, IFN-γ などに認められる．サイトカインを β 細胞に発現させたトランスジェニックマウスによれば，IFN-γ, IFN-α を発現させると膵島炎を惹起し，IDDM を発症する．逆に，IFN-γ ノックアウト NOD マウスでは IDDM の発症率は正常化する．一方，IL-1 の細胞傷害を増強する TNF-α, TNF-β を発現させたトランスジェニックマウスでは膵島炎は起こるものの細胞の破壊は起こらないと報告されていて，これらは直接の細胞傷害性はないと考えられる．

(4) 臨床像

通常は臨床的には β 細胞の破壊が90％以上になってから急性に発症する．一部にゆっくりと進行して最終的にインスリン依存に陥る slowly progressive IDDM がある．発症直後は膵島炎があり，抗体も検出されるが，これらは時間が経つにつれて次第に検出されなくなる．小児・若年発症が多いが，すべての年齢で起こりうる．18歳未満の IDDM 発症率は，日本では年間10万人に1〜2人である．

急激な口渇，多飲，多尿，脱水，体重減少が起こり，容易にケトアシドーシスに陥る糖尿病でインスリンの絶対的な不足（血清Cペプチド 0.5 ng/ml 以下，尿中Cペプチド 20 μg/日以下など）が存在するとき IDDM が疑われる．HLA タイピング，自己抗体が参考になる．治療方針・方法は，NIDDM と特に変わらず，可及的に血糖を正常化し合併症の発生を予防することであるが，

IDDMではその定義から，厳格なインスリン治療が必須である．欧米では膵移植がすでに確立された治療法の1つになっている．予後は一般にNIDDMよりも悪く，発症が若年なほど不良である．若年発症のインスリン依存性糖尿病((IDDM)では13年で50％に単純性網膜症が，28年で50％に増殖性網膜症が生じている．

発症直後のIDDM患者にシクロスポリン療法を行うと糖代謝のうえで一時的に寛解すると報告されている．しかし，発症後の治療では免疫抑制療法の効果は2年ほどしか続かず長期予後を改善しない．そこで，IDDMのハイリスク者に対して発症予防のための試みがなされつつある[4]．試みられている発症予防の方法を表II.36にあげた．

補．IDDMモデルマウス

NODマウスはIDDMの自然発症率が高い(雌80％，雄20％)近交系マウスである．膵島炎は，生後4週頃から始まり，20週では9割に存在する．遺伝学的・免疫学的解析に頻用される．約10個の遺伝子がIDDM発症に関与しているらしい．調べたい目的の遺伝子をβ細胞に特異的に発現させたトランスジェニックマウスもモデルとしてよく用いられる(目的の遺伝子をインスリンプロモーターの下流につないで受精卵に導入する)．遺伝子としてはウイルス抗原，MHC抗原，T細胞レセプター，サイトカインなどが今まで用いられている．MHCと目的の遺伝子産物の関連に注目

表 II.36 IDDMにおける発症予防の試み

免疫寛容の誘導	GAD 65経口投与，経静脈投与 インスリン経口投与，皮下投与
免疫抑制療法	抗CD4モノクローナル抗体 抗TNF-αモノクローナル抗体 抑制性T細胞クローン リコンビナントIL-4 免疫抑制剤(シクロスポリン，アザチオプリンなど)
非特異的免疫療法	ツベルクリン/CFA
β細胞を休ませる	インスリン
その他	抗炎症薬(ケトフェチンなど) フリーラジカルスカベンジャー(ニコチンアミド)

するため，NODマウスでトランスジェニックマウスを作成することもしばしば行われる．

〔網野信行・多田尚人・矢頃　綾〕

文　献

1) Maclaren, N. and Laffery, K.: The 12 th International Immunology and diabetes workshop. *Dabetes*, **42**, 1099-1104 (1993)
2) Thorsby, E. and Rønningen, K.S.: Particular HLA-DQ molecules play a dominant role in determining susceptibity or resistance to Type 1(insulin-dependent)diabetes mellitus. *Diabetologia*, **36**, 371-377 (1993)
3) Martin, J.M., Trink, B., Daneman, D. *et al.*: Milk Proteins in the Etiology of Insulin-dependent diabetes mellitus (IDDM). *Annl, Med.*, **23**, 447-452 (1991)
4) American Diabetes Association Position Statement ; Prevention of type I diabetes mellitus. *Diabetes*, **39**, 1151-1152 (1990)

3.13　甲状腺疾患—バセドウ病，橋本病など—

甲状腺には三大抗原と称される甲状腺に特異的なタンパクが存在する．それらは①サイログロブリン(Tg)，②甲状腺ペルオキシダーゼ(TPO)，③TSHレセプターである[1]．Tgは分子量330000のサブユニットの二量体からなる分子量660000の糖タンパクでT_4, T_3などの甲状腺ホルモン合成の場であり，TPOは甲状腺ホルモン合成に欠かせない酵素である．

TSHレセプターはTSHが結合しその甲状腺刺激作用を示すのに欠かせないレセプタータンパクである．自己免疫性甲状腺疾患においては，これらの抗原に対する細胞性，液性免疫応答が存在[2]し，おのおのの抗原に対する自己抗体が患者血中に高頻度に検出され，疾患のマーカーとなっている(表II.37)．これら三大抗原は1980年代後半に相次いでクローニングされ疾患と密接に関連したエピトープ(epitope)の解析が進められている．橋本病とバセドウ病(Basedow disease)は，自己免疫性甲状腺疾患の代表であるが，前者は橋本策博士により甲状腺の病理所見(リンパ球浸潤)に基づいて命名された疾患(橋本策，1912)であるのに対し，後者はMerseburgの三徴，すなわち眼球突

表 II.37 自己免疫性甲状腺疾患で高頻度に認められる自己抗体

抗原	アミノ酸数	局在	抗体	測定法	陽性頻度[*1] バセドウ病	橋本病	健常者
サイログロブリン (thyroglobulin; Tg)	2767	コロイド, 甲状腺濾胞細胞	抗サイログロブリン抗体	1. ゼラチン凝集法 2. RIA, ELISA 3. 寒天内沈降反応	37〜40% 55〜60% 0%	40〜50% 85〜90% 30%	4〜5% 2〜4% 0%
甲状腺ペルオキシダーゼ (thyroid peroxydase; TPO)	933	甲状腺濾胞細胞, 特にコロイド腔側	抗ミクロソーム抗体 (抗 TPO 抗体)	1. ゼラチン凝集法 2. RIA, ELISA	80% 80〜85%	80% 80〜85%	4〜5% 2〜4%
TSH レセプター (TSH receptor; TSH-R)	744	甲状腺濾胞細胞, 特に基底膜側	抗 TSH レセプター抗体	1. RRA (TBII) 2. bioassay 　　TSAb 　　TSBAb	95% 100% N.A.	4〜10%[*2] 15〜30% 5〜7%	0〜1% 0% 0%
甲状腺ホルモン (T₃, T₄)	2	コロイド, 甲状腺濾胞細胞	抗 T₃, 抗 T₄ 抗体	1. RIA, ELISA	15〜20%	20〜40%	2%

[*1]: 陽性頻度に関しては施設により頻度が異なるためおおよその目安を記載した.
　　各々の省略は以下の通り. RIA: radioimmunoassay, ELISA: enzyme liked immunosorbent assay, RRA: radioreceptor assay, TBII: thyrotropin binding inhibitory immunoglobulin, TSAb: thyroid stimulating antibody, TSBAb: thyroid stimulation blocking antibody, N.A.: not available (TSAb の存在下で TSBAb の正確な測定は現時点では困難).
[*2]: 甲状腺機能低下症, 橋本病の TBII 陽性の多くは TSBAb によると考えられている. 原発性萎縮性甲状腺機能低下症患者における TBII 検出率は 20〜40% であり, これらの症例では TSBAb が陽性を示す. 1990年の時点で100例を超える症例が報告されている.

出, 甲状腺腫, 頻脈(von Basedow, 1840)により定義づけられるように, 臨床症状に基づいて命名された病態であり, 当然のことながら両者は同時に存在しうるし鑑別に困難をきたす症例も存在する. 両疾患とも HLA-A2, B46 との相関がみられること, 自己免疫性甲状腺疾患多発家系で橋本病とバセドウ病患者が認められること, 両疾患の移行を示す症例が存在すること, などから両疾患は免疫学的に発症機序の少なくとも一部を共有する疾患と考えられている. 今日, 橋本病は主として Tg や TPO に対し免疫応答がある状態で, これら抗原特異的キラーT細胞や抗体依存性細胞傷害 (ADCC) などを介した甲状腺細胞の破壊をきたす病態と考えられている. 一方バセドウ病では Tg や TPO に対する免疫応答に加え TSH レセプターに対する免疫応答がある病態と考えられている(図 II.38). おのおのの発症に関しT細胞の一義的役割が示唆されているが, TPO 抗体はその補体結合性から甲状腺濾胞細胞の破壊をもたらすとされ橋本病の機能低下症の一因となっている. 大多数の症例で TSH レセプターに対する免疫応答は, 甲状腺刺激抗体 (thyroid stimulation antibody; TSAb) 産生をもたらし, 甲状腺中毒症状を引き起こすが, 一部の症例では TSH の作用を阻害する阻害型抗体 (thyroid stimulation blocking antibody; TSBAb) 産生をもたらし甲状腺機能低下となる(表 II.38). このように TPO 抗体, Tg 抗体, TSH レセプター抗体は疾患の臨床的マーカーとして位置づけられているし, おのおのの臨床像をつくり出しているといえる.

(1) バセドウ病またはグレーブス病

本疾患は特徴的な外見を呈することもあり, 古くから多くの研究者によりその記載が残されている (Flajami, 1802; Parry, 1825; Graves, 1835; von Basedow, 1840). これらの研究者の名をとってヨーロッパでは主にバセドウ病, アメリカ・イギリスなどの英語圏ではグレーブス病 (Graves' disease) と称されている.

a) 定義

甲状腺中毒症 (thyrotoxicosis), 眼症状 (ophthalmopathy), 皮膚症状 (dermopathy) の3者により特徴づけられる疾患である.

b) 疫学および病因

バセドウ病の臨床症状は甲状腺刺激活性を有する TSH レセプター抗体によりもたらされるが

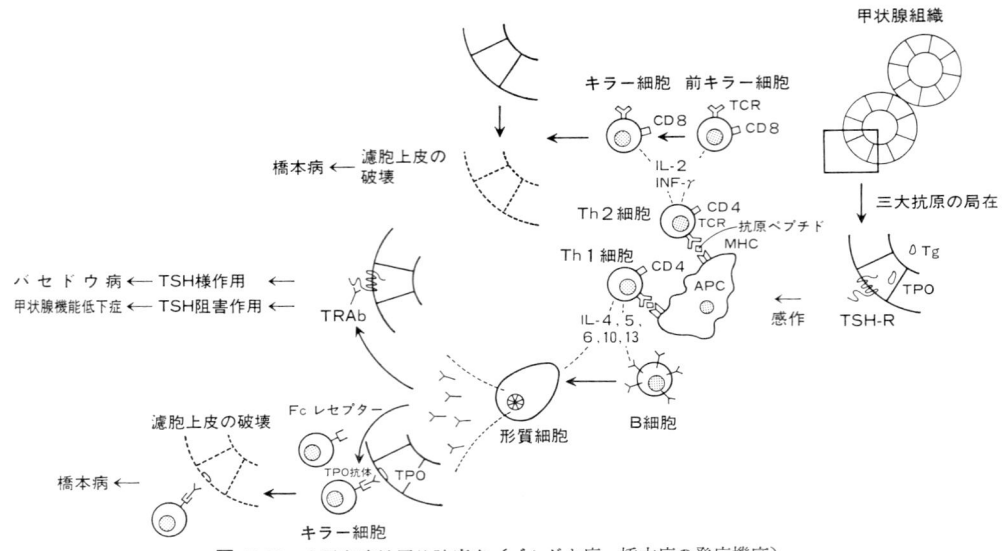

図 II.38 自己免疫性甲状腺疾患（バセドウ病，橋本病の発症機序）

何らかの機序（例えばウイルス感染による甲状腺細胞の破壊）によりマクロファージその他の抗原提示細胞（APC）の MHC と結合した抗原ペプチド（甲状腺抗原が加水分解された 10 から 15 程度のペプチド）が T 細胞エピトープとして CD4+T 細胞（Th）レセプター（TCR）に提示される．Th 細胞のうち Th1 は IL-4, 5,6,10,13 などを分泌し B 細胞から形質細胞への分化を促進し，TSH レセプター抗体（TRAb）や TPO 抗体産生を促し，抗体を介したおのおのの病態（バセドウ病，甲状腺機能低下症，橋本病）がつくられる．一方，Th2 細胞は IL-2, INF-γ を分泌し前キラー細胞からキラー細胞への分化を促し，キラー細胞は甲状腺濾胞細胞に対し傷害性に働き橋本病にみられる濾胞細胞の破壊をもたらす．

表 II.38 自己免疫性甲状腺疾患の対応抗原と病因

1. 対応抗原
   TSH レセプターに対する液性免疫
     バセドウ病
     ブロッキング抗体（TSBAb）による原発性萎縮性甲状腺機能低下症
   TPO, Tg に対する細胞性，液性免疫
     橋本病
     バセドウ病
     無痛性甲状腺炎
     出産後甲状腺機能異常症
2. 病因
   1）遺伝因子
     疾患感受性遺伝子（HLA）
     T 細胞レセプター遺伝子（TCR αβ, TCR γδ の質的・量的な異常）
     免疫グロブリン遺伝子（V-gene）
   2）環境因子
     細菌，ウイルス感染
     ヨードの過剰摂取
     ストレス
   3）免疫制御機構
     イディオタイプによる制御
     サイトカイン（INF, IL など）などの微量生体情報物質
     ホルモン（女性ホルモン）
     サプレッサーT細胞の質的・量的な異常

（図 II.38），抗体産生機序に関してはほとんどわかっていない．表 II.38 に挙げた遺伝因子，環境因子，免疫制御機構の 1 つまたは複数の異常で発症に至ると考えられている．遺伝因子として日本人バセドウ病では HLA-A2 と B46 との相関が報告されているし，家族内発症例では HLA クラス I 抗原と Gm 両方のハプロタイプが合致している例が発症することが報告されている．一卵性双生児の発症率は 47％である．抗 TSH レセプター抗体は多くの epitope に対するポリクローナルな抗体であるが，それでも restricted heterogeneity（軽鎖，重鎖とも）が見いだされている[3]．バセドウ病組織に浸潤した T 細胞においても T 細胞レセプター α 鎖（TCR α）の偏りが報告されている．

環境因子としては，夫婦間の発症例がみられることから，細菌やウイルス感染の可能性が考えられている．細菌としては *Yersinia enterocolitica*, *Mycoplasma gallisepticum*, *Mycoplasma pneumonia* などに TSH が結合する TSH レセプター様タンパクが存在するとされているし，ウイルスとしては human T cell leukemia virus type I, II（HTLV-I, II）を含めたレトロウイルスとの関連が注目されている．また，アンケート調査から，バセドウ病発症例は，よりストレスに曝されてい

るとの報告もある[4]．バセドウ病眼症の原因として眼窩組織にTSHレセプターのmRNAが認められるとの報告もあるが，その詳細は不明である．

c） 症　状

甲状腺中毒症としてMerseburgの三徴候（甲状腺腫，眼球突出，頻脈）が挙げられる．典型例では甲状腺腫はびまん性で軟に触知する．眼球突出が40〜70％の症例で見いだされる．循環器症状として動悸，頻脈などが挙げられる．老人では他の中毒症状を伴わず心不全で見いだされることがあり（masked hyperthyroidism）注意が必要である．その他，神経筋症状として手指振戦，筋の脱力感，周期性四肢麻痺が認められ，消化器症状として食欲亢進，軟便，下痢をきたす．耐糖能異常も57％の症例で認められる．生殖器症状としてはリビドーの低下，男性で女性化乳房をきたす．女性では過少月経をきたす．甲状腺クリーゼは，今日この病態に対する注意が行き届いてきたこともあり，遭遇する機会は減多にないが，未治療あるいは十分コントロールされていないバセドウ病で，感染，手術などの誘因が加わり重篤な甲状腺中毒症が発症した状態を称す．発熱，高度の心悸亢進，振戦，悪心，嘔吐，下痢，脱水状態，精神錯乱，昏睡などをきたし予後不良である．

d） 臨床検査所見

血球，造血器では白血球数の減少，相対的リンパ球増多をきたす．血清アルブミン，リポタンパク，コレステロールの低下などが認められる．血清Caの上昇，アルカリホスファターゼの上昇が認められる．甲状腺機能検査所見では基礎代謝率（BMR）の上昇，^{123}I摂取率の上昇，血中T_3，T_4，FT_3，FT_4値の上昇，TSHの抑制，などが認められる．抗TSHレセプター抗体（TRAb）は陽性を示す．

e） 診　断

甲状腺腫，甲状腺中毒症状と甲状腺ホルモン値および^{123}I摂取率の高値が認められれば本症の診断は容易である．無痛性甲状腺炎との鑑別診断が大切であるが，これはTRAbの測定，^{123}I摂取率などで鑑別する．

f） 治療方針

内科的治療と手術療法が挙げられる．前者としてβ遮断薬，無機ヨード薬，抗甲状腺薬，放射性ヨード（^{131}I）が挙げられる．β遮断薬は動悸，頻脈などの交感神経刺激症状に対し対症的に用いられる．無機ヨード薬は甲状腺ホルモンの合成から分泌までのすべての経路を抑制するため速効性があるが多くの症例で数週間の投与でその作用を失うため（escape現象），長期投与には不適切である．このため甲状腺クリーゼの治療，手術前の処置にもっぱら用いられている．1940年前半から使用されはじめた抗甲状腺薬にはメチマゾール（MMI）とプロピルチオウラシル（PTU）がありMMIで30〜45 mg/日，PTUで300〜450 mg/日が初期投与量となる．甲状腺ホルモン合成阻害がその主な作用機序で，合成されたホルモンの分泌は阻害しないので甲状腺ホルモンの血中濃度が正常化するのに3週間から2カ月を要す．永久寛解率は40％程度とされている．副作用として頻度の高いのは皮膚発疹（4％）である．重篤な副作用としては無顆粒球症（0.1％）が挙げられる．妊婦，授乳中にも安全性は確認されているが，無顆粒球症をきたした症例では継続投与は禁忌となる．^{131}Iは最初に使用されて以来約50年たつが，この間の50万人以上の使用経験から成人における安全性（白血病，その他の発癌）は確認されている．ただ胎盤通過性，母乳への移行などから妊婦には禁忌である．20世紀初頭から行われ100年近い歴史を持つ手術療法は妊娠I期とIII期では禁忌となる．

（2） 橋　本　病

1912年，橋本策博士により初めてstruma lymphomatosaとして報告された疾患で，①家系内発症の例がしばしばみられる，②種々の自己免疫性疾患の合併がみられる，③甲状腺へのリンパ球の浸潤が認められる，④甲状腺自己抗原に対する抗体産生および細胞性免疫の異常，などで特徴づけられる自己免疫機序に基づく甲状腺の慢性炎症性疾患である．

a） 疫学および病因

本疾患は中年以降の女性に好発し，報告により

異なるが成人女性の10～30％に発症するとされる．男女比は1：15である．甲状腺自己抗原，すなわちTPO，Tgに対する細胞性・液性免疫の異常により甲状腺内へのリンパ球浸潤，それに伴った甲状腺組織の破壊がもたらされる．Th1細胞により誘導されたキラーT細胞による破壊に加え，Th2細胞により誘導された産生されたTPO自己抗体などにより，ADCCなどの機序を介して甲状腺細胞の破壊がなされると考えられる（図II.38）．家族内発症，HLA-A2，B46との相関から遺伝因子の関与が考えられている．環境因子としては，ヨードの過剰摂取が挙げられている．橋本病を自然発症するラット（BBラット）やニワトリ（OS chicken）で食餌のヨード添加は橋本病の病理所見を増悪させることが知られているし[5]，ヨードを多量に摂取している地域，例えば北海道の日高地方では甲状腺機能低下症を含めた甲状腺疾患の高い頻度が報告されている．また，日本人の橋本病の機能低下症例の50％がヨード制限のみで機能正常化することが知られている[6]．

b）症状

92％の症例で甲状腺腫を触知する．典型例ではびまん性ゴム様硬～硬，表面はでこぼこ様に触知する．甲状腺腫以外に何ら症状を訴えないものが多く，通常，炎症に伴う発熱，疼痛はまれである．

c）検査所見

抗甲状腺抗体が多くの症例で陽性を示す．受身凝集反応での抗Tg抗体および抗ミクロソーム抗体がそれぞれ40～50％，80％とされている．RIAやELISA法を用いたより高感度な測定ではこれより高い陽性率が報告されている（表II.37）．^{123}I甲状腺シンチでは^{123}Iが不均一に分布し，多くの症例でヨードの有機化障害を伴うため摂取率は高値から低値と一定でない．血中甲状腺ホルモン値は正常を示す例が75％，低値が20％，高値が5％と正常値を示すものが多い．また，その自然経過は，必ずしも機能低下に向かう一方向性のものではない．

d）診断

弾性～弾性硬に触知するびまん性の甲状腺腫，甲状腺自己抗体陽性，超音波での疎で不均一の低エコーなどで診断がなされる．確定診断や悪性疾患（例えば甲状腺悪性リンパ腫など）の鑑別のために針生検が必要な場合もある．

e）橋本病の亜型

典型的な橋本病は甲状腺腫以外の自覚症状に乏しいが，一部典型的でない臨床経過をたどる例が存在する．

① 急性転化型（acute exacerbation）：喉の痛み，発熱，血沈の亢進，血中甲状腺ホルモン上昇をきたし，^{123}I摂取率は低下する．亜急性甲状腺炎との鑑別診断が問題となるが，亜急性甲状腺炎は炎症症状が陰性化すると甲状腺腫は消失するし，血中抗甲状腺抗体は陰性である．

② 橋本病からバセドウ病への転換型：TRAbの陽性化によりバセドウ病を発症する．

③ 無痛性甲状腺炎〔painless (silent) thyroiditis〕：1975年命名された病態で，無痛性で一過性の甲状腺機能亢進，^{123}I摂取率の低下を認めるが自然治癒の経過をとる．TRAbは陰性を示す[7]．

④ 可逆性甲状腺機能低下症：日本人の橋本病による甲状腺機能低下例の約50％で3週間のヨード制限のみで甲状腺機能は正常化するとされる．

⑤ 出産後甲状腺機能異常症：潜在性自己免疫性甲状腺炎が出産後増悪し，一過性の甲状腺中毒症，機能低下症を示す病態で一般妊婦の4％に認められる．

f）治療

甲状腺機能正常例に関しては原則的に治療の必要はない．甲状腺機能低下例では合成T_4の補充を行う．初回投与量25～50γから始め甲状腺ホルモン値，特に遊離T_4，TSH値をみながら維持量まで漸増する．維持量は未治療時TSH値とほぼ正の相関を示す（TSH値が高いほどT_4の維持量は多くなる）．投与法の注意点として，① 高齢者および心血管の動脈硬化性病変の認められる症例には少量（12.5～25γ）から，② 下垂体前葉機能低下症，ACTH単独欠損症，アジソン病などの副腎皮質機能低下症を合併している症例では甲状腺ホルモンはコルチゾールからコルチゾンへの代謝を亢進させるため，副腎不全を避けるために，ステロイドの投与から始めること，③ T_4で

の補充は，特に閉経後の婦人に骨粗鬆症のリスクを負わせることになる，などを念頭において治療を進めることが必要である．T_3 での治療は，動悸などの症状をもたらすこと，半減期が短いため1日3回投与が必要であること，さらに，T_4 は末梢で T_3 に変換されるのであえて T_3 を投与する必要性はない，などの理由で特殊なケースを除いて行われない．

〔坂田茂樹〕

文献

1) 河野陽一，下条直樹，斉藤公幸，他：甲状腺蛋白に対する自己免疫応答．甲状腺ホルモンと関連蛋白質（細谷東一郎編），pp.100-131，朝倉書店，東京（1991）
2) Weetman, A. P.: Thyroid autoimmune disease. The Thyroid, 6 th ed. (Braverman, L. E. and Utiger, R. D. eds.), pp.1295-1310, J. B. Lippincott, Philadelphia (1991)
3) Shin, E. K., Akamizu, T., Matsuda, F. et al.: Variable regions of Ig heavy chain genes encoding antithyrotropin receptor antibodies of patients with Graves' disease. J. Immunol., 152, 1485-1492 (1994)
4) Harris, T., Creed, F., Brugha, T. S.: Stressful life events and Graves' disease. Br. J. Psychiatry, 161, 535-541 (1992)
5) Yoshinari, M., Okamura, K., Tokuyama, T. et al.: Clinical importance of reversibility in primary goitrous hypothyroidism. Br. Med. J., 287, 720-722 (1983)
6) Moolj, P., Wit, H. J., Drexhage, H. A.: An excess of dietary iodine accelerates the development of a thyroid-associated lymphoid tissue in autoimmune prone BB rats. Clin. Immunol. Immunopathol., 69, 189-198 (1993)
7) Nikolai, T. S.: Silent thyroiditis and subacute thyroiditis. The Thyroid, 6 th ed. (Braverman L. E. and Utiger R. D. eds.), pp.710-727, J. B. Lippincott, Philadelphia (1991)

3.14 筋疾患―重症筋無力症，ランバート-イートン筋無力症候群―

（1）重症筋無力症

アセチルコリン（ACh）を伝達物質とする神経筋接合部（シナプス）の疾患で，骨格筋の易疲労性，脱力を基本症状とし，ACh の刺激を感受する筋肉側レセプターの免疫学的異常を原因とする．

a）病因・病理

神経筋接合部の後シナプス膜に局在するニコチン性アセチルコリンレセプター（AChR）（図Ⅱ.39a）を抗原として認識する抗体（図Ⅱ.39c）を主座にすえた機序，すなわち，抗 AChR 抗体による ① ACh と AChR の結合阻害，② AChR 崩壊促進，③ 補体介在性後シナプス膜破壊（図Ⅱ.39d）によって成立する自己免疫性レセプター病として把握され[1]，この病原抗体産生の背景として AChR で感作された免疫細胞，胸腺が重要な役割を演ずる．上記3機序の結果として本病患者神経筋接合部の究極の姿は，電子顕微鏡上，後シナプス膜の単純化（シナプス襞消失），シナプス間隙開大，AChR 減少として観察され（図Ⅱ.39b），神経からの情報は十分筋肉側へ伝達されず，筋無力症状をきたすに至る．一般臨床レベルでは，上述の発症機序 ① を演ずる抗体を阻害型抗体（blocking 抗体），機序 ②，③ に関する抗体を結合型抗体（binding 抗体）の一部（modulating 抗体）として測定し表現しているが，実測値と臨床像は必ずしも相関しないのが現実である（図Ⅱ.40）（図Ⅱ.41下参照）[2]．

近年は，この抗体の標的―AChR の分子，立体構造に関する新情報によって，多様な病原抗体の作用と標的が分子レベルで明らかにされつつある．AChR は $2\alpha, \beta, \gamma$（成熟筋は ε），δ サブユニットからなる糖タンパクで，その前駆体一次構造は2333残基で構成され[3]，なかでも本病との関連で重要なのは437残基からなる α サブユニットである（図Ⅱ.41）．脂質二重層膜を貫通する立体構造は，解析法の違いにより，C末端を膜面側として4カ所で膜を貫通する1構造，C末端を細胞質として5カ所で膜を貫通する2構造が推定されている[4]．このなかで，本病発症の免疫機序に関わるB細胞認識領域（抗体結合部）としては，blocking 抗体の標的として α183-200 領域[5]，binding 抗体（modulating 抗体）の標的として α67-76 領域[6]，α125-147 領域[7] が提唱され，い

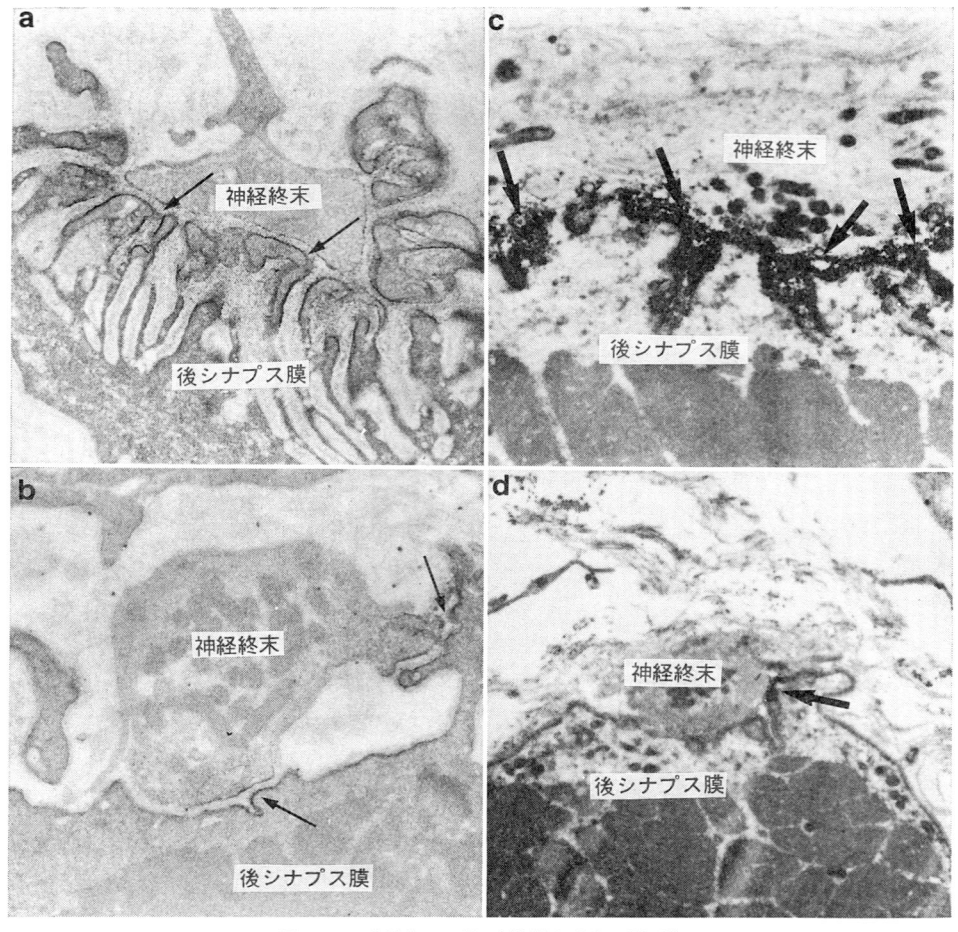

図 II.39 生検筋から得た神経筋接合部の電顕像

a は正常対象，b は重症筋無力症患者から得た資料で，矢印でそれぞれアセチルコリンレセプター（α-バンガロトキシンを指標）を示す．本病（b）で後シナプス襞の減少・単純化，シナプス間隙開大がみられ，レセプターが減少している．c は本病後シナプス膜に付着した抗体（IgG），d は補体（C₃）をそれぞれ矢印で示す．

ずれも膜面露呈部に存在する（図 II.41）．一方，抗体産生のためのヘルパーT細胞認識領域は短い残基配列（5〜9残基）でよいが膜面，貫通，細胞質側のいずれの部分もなりえて，両親媒性αヘリックス構造をとる部分が可能性が高いとされるものの，病原的意味を持つためには，MHC クラス II 拘束性の条件（T細胞レセプターへの有効な抗原提示）を満たさなければならない．疾患誘導のためには，B, T 両細胞認識領域の連係認識が必要であるが，両者が AChR 分子構造上で重合または近接していることはまれとされる[8]．本病患者でのT細胞認識領域として提唱している諸報のなかには，DR 2/w 51, DR 4/w 53, DR 7/w 53 や DR 1 molecule とリンクして α 48-47, α 101-120, α 304-322, α 320-337 領域を提唱する報告がある[9]．

胸腺の本病発症機構における位置づけは，① 抗体産生の場提供（B細胞のソース），② ヘルパーT細胞のソース，③ 抗原提示細胞のソース，④ 免疫系を刺激する上皮細胞中の筋様細胞表面の AChR（様）その他抗原タンパクの存在，などが挙げられる．本病患者血中に，神経支配が確立した成熟筋では存在しないはずの embryonic AChR-γ サブユニット（既述）タンパクで感作されたヘルパーT細胞の存在が証明されることは，発病初期または先行して行われる骨格筋以外の免疫細胞感作の場としての胸腺の役割④の傍証と

3.14 筋疾患

〔測定方法〕

（a）トキシンレセプター結合阻止率（ブロッキング抗体）

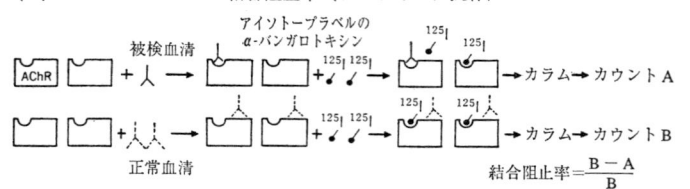

（b）抗IgGを用いた2抗体免疫沈殿法（バインディング抗体）

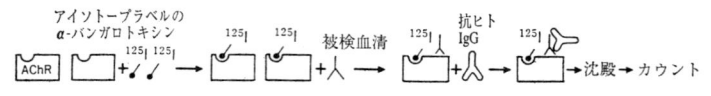

（c）組織培養法によるアセチルコリンレセプタータンパク崩壊速度

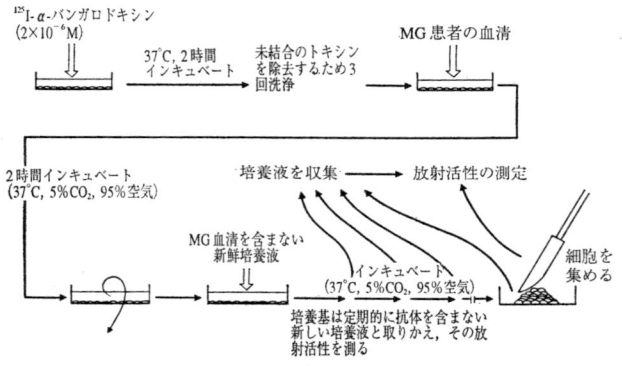

〔測定結果と臨床的重症度との関係〕

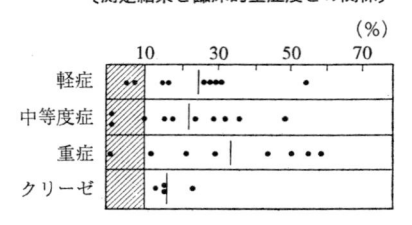

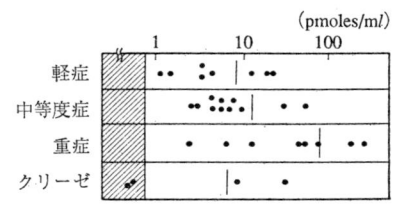

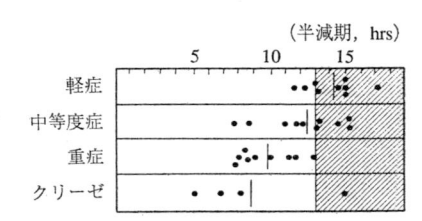

陰影は3法それぞれの正常範囲，各柱のbarは患者測定値の平均

図 II.40 血中抗アセチルコリンレセプター抗体の検定

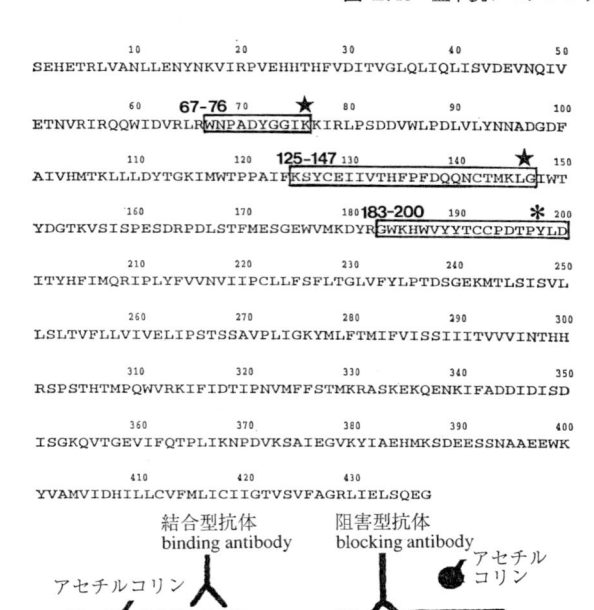

```
         10                    20                    30                    40                    50
SEHETRLVANLLENYNKVIRPVEHHTHFVDITVGLQLIQLISVDEVNQIV
         60        67-76 70  ★           80                    90                   100
ETNVRIRQQWIDVRLR|WNPADYGGIK|KIRLPSDDVWLPDLVLYNNADGDF
        110                   120  125-147 130           140    ★            150
AIVHMTKLLLDYTGKIMWTPPAIF|KSYCEIIVTHFPFDQQNCTMKLG|IWT
        160                   170                   180 183-200 190    *     200
YDGTKVSISPESDRPDLSTFMESGEWVMKDYR|GWKHWVYYTCCPDTPYLD|
        210                   220                   230                   240                   250
ITYHFIMQRIPLYFVVNVIIPCLLFSFLTGLVFYLPTDSGEKMTLSISVL
        260                   270                   280                   290                   300
LSLTVFLLVIVELIPSTSSAVPLIGKYMLFTMIFVISSIIITVVVINTHH
        310                   320                   330                   340                   350
RSPSTHTMPQWVRKIFIDTIPNVMFFSTMKRASKEKQENKIFADDIDISD
        360                   370                   380                   390                   400
ISGKQVTGEVIFQTPLIKNPDVKSAIEGVKYIAEHMKSDEESSNAAEEWK
        410                   420                   430
YVAMVIDHILLCVFMLICIIGTVSVFAGRLIELSQEG
```

図 II.41 アセチルコリンレセプターαサブユニット（Torpedo californica）のアミノ酸配列（アミノ酸略記号表示，数字は残基番号）

枠内アミノ酸配列は，病原抗体の標的領域を示し，★印は結合型抗体の標的，＊印は阻害型抗体の標的（図下にそれぞれの抗体とレセプター構造との関係を模式的に図示）を示す．α125-147 および α183-200 はその合成ペプチドを抗原として動物を免疫すると，前者は結合型抗体主役，後者は阻害型抗体主役の疾患モデルを誘導できるので，両領域内にはB，T（MHC クラス II 拘束）両細胞認識領域が存在することが示唆される．α67-76 は抗体反応性のみで疾患誘導性はない（B細胞認識領域のみ）．

結合型抗体 binding antibody ／ 阻害型抗体 blocking antibody
アセチルコリン／アセチルコリンレセプター

3. 自 己 免 疫

表 II.39 診断指針および臨床分類

I. 診断指針
　運動を繰り返すことによって眼筋，球筋など一部または全身の筋力が低下し，休息によって一時的に回復すること，および下記の事項を特徴とする．なお，一般に男女比は女性に多く20～30歳代好発，40歳代以降になると男性に多くなる傾向がある
　1. 次の諸症状を呈することが多い
　　a. 眼瞼下垂
　　b. 眼球運動障害・複視
　　c. 嚥下困難
　　d. 構音障害
　　e. 歩行ないし運動障害
　　f. 呼吸困難
　2. 次の合併症ないし症状を伴うことがある
　　a. 胸腺異常（胸腺腫や胸腺肥大）
　　b. 甲状腺疾患（15～20％に合併，機能亢進，低下いずれでもありうる）
　　c. 膠原病
　　d. 筋萎縮
　3. 症状に日差・日内変動がある．
　4. 血中に抗アセチルコリンレセプター抗体が高率に証明される
　5. 抗コリンエステラーゼ薬により症状が一時的に改善する
　6. 誘発筋電図検査による減衰現象・単一筋線維筋電図におけるジッター延長，ブロッキング現象がみられる
　7. 錐体路徴候や感覚障害を伴わない

II. 臨床分類
　1. 成人型
　　a. I型（眼筋型）
　　b. II型（全身型）：IIA型（軽症全身型）・IIB型（中等症全身型）
　　c. III型（急性激症型）
　　d. IV型（晩期重症型）
　　e. V型（筋萎縮型）
　2. 小児型
　　a. 新生児型（本病の母親から生まれる新生児の10～15％に一過性に発症）
　　b. 若年型（5歳未満の特に男児に発症，外眼筋侵襲多く，家族内発症もある）（自己免疫以外の機序を背景とする先天筋無力症候群もある）

なる[8]．また，本病に合併する胸腺腫内には抗AChR α 371-378 モノクローナル抗体と反応する領域を含む分子量153000のタンパクが証明されており，これが胸腺内T細胞感作に一役を演じている可能性もある[10]．

b) 臨床症状

　特徴（診断指針）および臨床分類を表II.39に示す．鑑別すべき疾患には，多発神経炎（ギラン-バレー症候群を含む），筋萎縮性側索硬化症（または脊髄性筋萎縮症），多発筋炎，ランバート-イートン筋無力症候群（別項参照），先天性筋無力症候群，先天性ミオパチー（ネマリンミオパチーなど）があり，初発・好発の外眼筋麻痺を中心にすれば，脳幹，脳底部腫瘍，動脈瘤，海綿静脈洞症候群，脳底部髄膜症（感染，癌転移），側頭動脈炎，糖尿病性外眼筋麻痺，眼球突出性外眼筋麻痺（甲状腺疾患），トローサ-ハント症候群，脱髄性疾患，ビッカースタッフ脳幹脳炎，単純ヘルペス脳炎，神経ベーチェット，フィッシャー症候群，ウェルニッケ脳症，リー脳症，ミトコンドリア脳筋症が挙げられ，開眼困難を中心には，ミオトニー，眼瞼痙攣（メージ症候群），開眼失行に注意する．合併症としては胸腺異常，甲状腺疾患（表II.39）のほか，膠原病，悪性貧血，溶血性貧血，潰瘍性大腸炎，成人型インスリン依存性糖尿病，腎炎，ネフローゼ症候群，多発性硬化症が挙げられる．

c) 検査

i) 薬理学的検査　エドロホニウム2～10 mg静注に対する臨床症状の反応を観察する．

ii) 電気生理学的検査　低頻度連続誘発筋電図（1～3 Hz）の減衰現象や，単一筋線維筋電図でのジッター延長，blocking 現象を指標とする．

iii) 血中抗 AChR 抗体測定　blocking および binding 抗体として測定（図II.40）．

iv) 胸腺の検査　胸部X線，CTによる画像検査．摘出胸腺の病理組織像では高率にリンパ濾胞増生を見いだす（図II.42d）．

v) 特殊検査　①生検筋の神経筋接合部電顕像および抗体，補体付着を証明する免疫組織化学（図II.39）．②組織培養法を用いた骨格筋AChR崩壊速度に対する培養液中添加患者血清の影響測定（図II.40）．③リンパ球と胸腺-末梢血リンパ球のAChR感作状況（幼若化率），モノクローナル抗体を用いたT細胞亜群評価．胸腺組織，末梢血，骨髄等培養で抗体産生測定．④抗AChR抗体に特異な抗イディオタイプ抗体測定．⑤HLAタイピング．

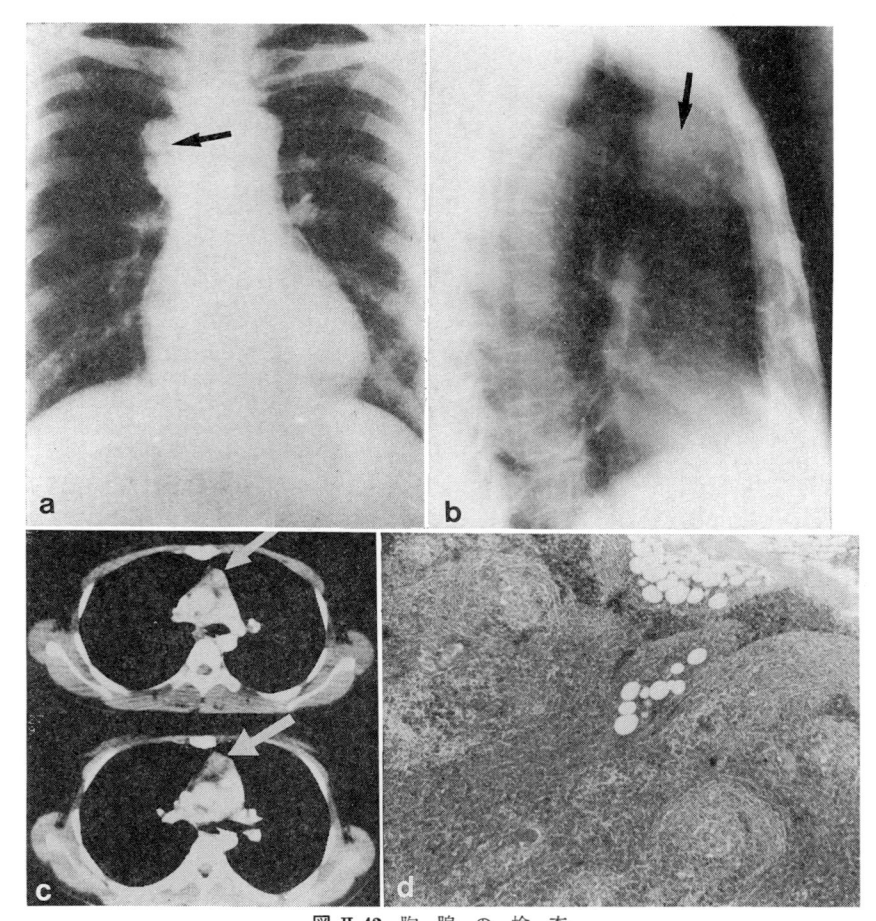

図 II.42 胸腺の検査
a, bは胸部X線, cはCTによる胸腺腫像, dは摘出胸腺の組織像（リンパ濾胞増生）.

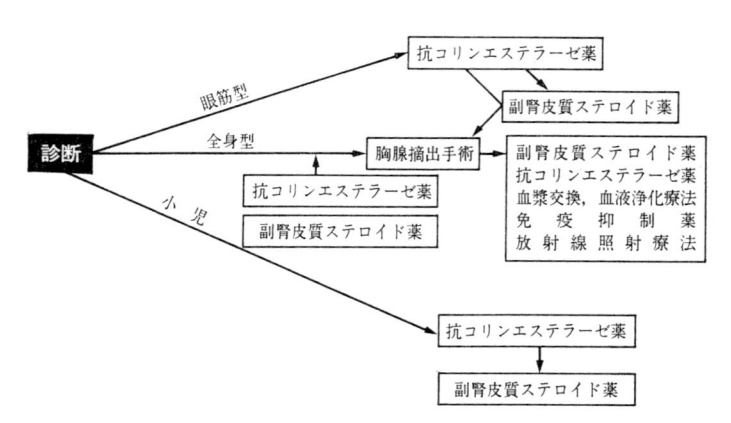

図 II.43 重症筋無力症の基本的治療方針

d） 治療方針（図 II.43）

従来の抗コリンエステラーゼ薬中心の姑息的方法から脱却し比較的早期から胸腺摘出手術, 副腎皮質ステロイド薬などの免疫療法に入る. 難治例には血液浄化療法, ステロイド薬パルス療法, 大量γグロブリン療法が試みられる. 抗コリンエス

テラーゼ薬も，診断がついてからのとりあえずの加療，個々症例の実情，合併疾患を勘案しての対応，免疫療法中での日々症状の動揺に対する速効，安定化のためには欠かせない．

（2） ランバート-イートン筋無力症候群
（Lambert-Eaton myasthenic syndrome）

神経筋接合部を構成する神経終末（前シナプス）からのアセチルコリン（ACh）遊離機構を阻害する抗体が主役を演ずる自己免疫疾患で，悪性腫瘍との合併頻度が高い．

a） 病因・病理

神経刺激による ACh の Ca^{2+} 依存性量子性遊離低下を直接の原因とし[11]，背景には神経終末局在の電位依存性 Ca^{2+} チャネル[12]，あるいはこのチャネル機能と密に関連して ACh 遊離機序に関わるタンパク（一部はシナプス小胞膜タンパク）を標的とする抗体の存在がある[13]．前者としては，P/Q 型，N 型，L 型など多様なチャネル・サブタイプに対する多様な抗体の存在が知られ[14]ているが，骨格筋支配の末梢神経終末に存在するのは P/Q 型のみであり，本病ではこの P/Q 型カルシウムチャネルに対する抗体が最も高率に見いだされる（図 II.44）[15,16]．P/Q 型カルシウムチャネルの分子構造レベルで病原抗体の標的を調べると，その α_1 サブユニット（6個の膜貫通部を持った4個のドメインからなっている）の，ドメイン II と IV の S5-S6 linker 領域にあることが明らかにされた（図 II.45）[17]．後者としては，シナプス小胞が前シナプス膜と接合し開口して，包含物である ACh がシナプス間隙へ遊離される時，一部が膜外へ露出する領域を持つシナプトタグミン[18]に対する抗体がある（図 II.46）．形態学的には，フリーズフラクチャー法によって active zone particles（シナプス小胞の exocytosis による ACh 遊離に関連；構成する個々膜内粒子は電位依存性 Ca^{2+} チャネルと推定されている）の配列や数の変化が証明されている[19]．悪性腫瘍との合併機序については，癌細胞に諸サブタイプの Ca^{2+} チャネルや関連タンパク（シナプトタグミン，シンタキシンなど）が表現されている事実に鑑み[20]，こ

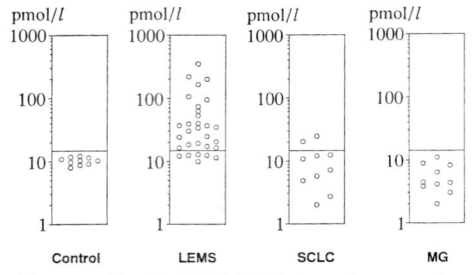

図 II.44 抗 P/Q 型電位依存性カルシウムチャネル抗体の測定
ランバート-イートン筋無力症候群（LEMS，30例），小細胞性肺癌（SCLC，10例），重症筋無力症（MG，10例）．各柱の bar は正常 control 15例の平均 +2.5 SD を示す．LEMS の80％が陽性．SCLC（LEMS を伴わない）2例も陽性であった．

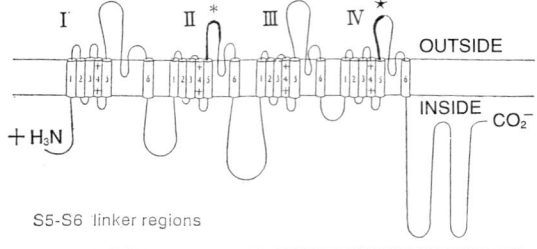

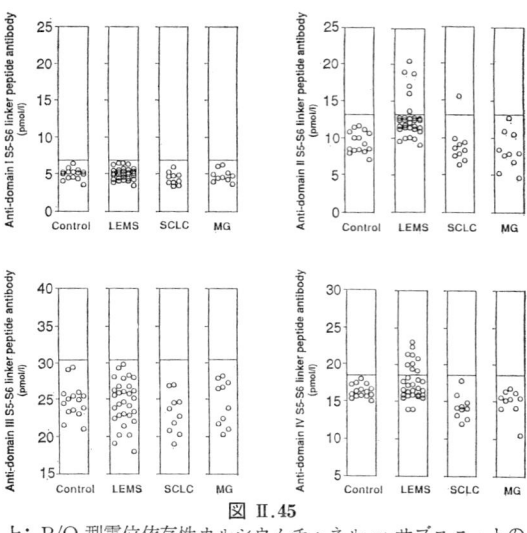

S5-S6 linker regions

1. MGKFHTTCFEEGTDDIQGESPAPCGTEEPARTCPNGTRCQPYWEGPNNGI
* 2. GGQFNFDEGTPPTNFDTFPAA
3. KGKFFHCTDESKEFEKDCRGKYLLYE
★ 4. GNIGID<u>V</u>EDEDSDEDEF

図 II.45
上： P/Q 型電位依存性カルシウムチャネル α_1 サブユニットの分子構造模式図（6個の膜貫通部を持った4個のドメインからなる）と，S5-S6 linker 領域のアミノ酸配列を示す．
下： 上に示すアミノ酸配列に照合して合成したペプチドを抗原として control 15例，ランバート-イートン筋無力症候群（LEMS）30例，肺小細胞癌（SCLC）10例，重症筋無力症（MG）10例の血清を検定．ドメイン II に対する抗体を LEMS 30例中の6例（20％），ドメイン IV に対する抗体を LEMS 30例中の9例（30％）に見いだした．抗ドメイン II 抗体は SCLC の1例でも見いだされた．

図 II.46 神経終末の電顕像(左上)とその機能的模式図

電位依存性カルシウムチャネルを介した細胞内への Ca^{2+} influx と、アセチルコリンの神経終末からの遊離の時間間隔は、わずか 300 μS と短い。この極めて短い時間内で完了する機能には、ニューレキシン、シンタキシン、シナプトタグミンを含む 32 種類のタンパクの関与が示唆されている[24]。特にシナプトタグミンはカルシウムセンサーの役割を演じ、本来はシナプス小胞膜タンパクであるが、シナプス小胞開口(アセチルコリン放出)時には、そのN端側の一部(残基番号 1-53)がシナプス前膜の外に露出する。ランバート-イートン筋無力症候群患者血清からは、カルシウムチャネル諸サブタイプに対する抗体と共に、このシナプトタグミンに対する抗体も検出され、その合成ペプチドを抗原として動物モデルも誘導されうる。

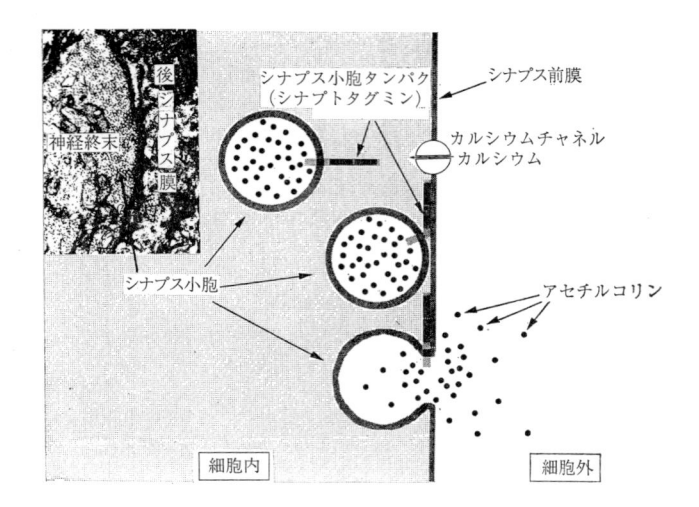

れらと神経終末の ACh 遊離機構関与タンパクとの間に成立する免疫学的交差反応が引き金になるものと推定される[21]。

b) 臨床症状[22]

①40 歳以上の特に男性に好発、②軀幹近位筋特に腰、大腿筋の脱力、易疲労性(外眼、球筋侵襲は軽いか一過性)、③反復運動による筋力の一時的回復、④深部反射消失ないし減弱(特に下肢)、⑤四肢異常感覚、⑥陰萎、発汗低下、口渇などの自律神経症状、などを特徴とする。本病は小細胞性肺癌ほかの悪性腫瘍(表 II.40a)、自己免疫性甲状腺炎ほかの自己免疫疾患(表 II.40b)との合併頻度が高いことに注意する。鑑別疾患としては重症筋無力症(両疾患合併例あり)、多発性筋炎、多発性神経炎が挙げられる。本病と同じ腫瘍随伴症候群(paraneoplastic syndrome)としての亜急性小脳変性症、脊髄症、癌性ニューロパチー、辺縁系脳症、opsoclonus-myoclonus などが、悪性腫瘍を基盤として混在することもありうる(これら諸疾患にも Yo 抗体、Hu 抗体、Ri 抗体などの特異抗体の存在が知られている)[23]。

c) 検査

i) 薬理学的検査 カルシウム剤(8.5% グルコン酸カルシウム 5〜15ml 静注)による筋力回復を観察する。

ii) 電気生理学的検査 高頻度神経刺激により、1 発目振幅小さく、その後連続誘発筋電図振幅がしだいに増大する現象をみる。

iii) 抗体検定 Ca^{2+} チャネルと特異的に結合する ^{125}I-ω コノトキシン MVIIC とヒト小脳組織に発現している P/Q 型電位依存性 Ca^{2+} チャネルとを結合させた複合物に患者血清を反応させ、2 抗体法で活性測定を行う[15,16]。関連タンパクシナプトタグミンに対する抗体は、大腸菌に発現させた本タンパクを抗原として、患者血清との反応

表 II.40

a. ランバート-イートン筋無力症候群(LEMS)に合併する悪性腫瘍(LEMS 122 例中の悪性腫瘍合併 77 例の分析)

	[症例数]	[悪性腫瘍に占める割合]
小細胞肺癌	59	76.6%
他の肺癌	13	16.9%
胃癌	1	1.3%
大腸癌	1	1.3%
膵臓癌	1	1.3%
白血病	1	1.3%
乳癌	1	1.3%
その他		

リンパ腫、腎細胞癌、基底細胞癌、喉頭癌、卵巣癌、子宮体癌

b. ランバート-イートン筋無力症候群に合併する自己免疫疾患

自己免疫性甲状腺炎
白斑
悪性貧血
インスリン依存型糖尿病
慢性関節リウマチ
強皮症
全身性エリテマトーデス
シェーグレン症候群
多発性硬化症
重症筋無力症

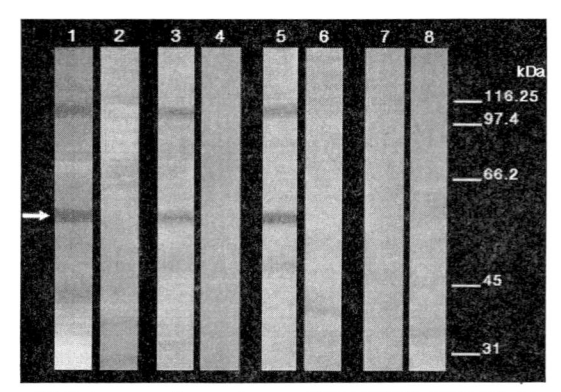

図 II.47 ランバート-イートン筋無力症候群（LEMS）における抗シナプトタグミン抗体の検定（リコンビナント・シナプトタグミンを抗原としたウエスタンブロット）

lanes 1,3,5,7 は リコンビナント・シナプトタグミン lanes 2,4,6,8 は synaptotagmin-deficient タンパク（コントロール）をそれぞれ抗原としたブロッティング. lanes 1 と 2 はモノクローナル抗体, lanes 3 と 4 および lanes 5 と 6 は LEMS 血清, lanes 7 と 8 はコントロール血清との反応を示す. 矢印はシナプトタグミンに対応する 53-kDa band を示し, モノクローナル抗体の場合同様の band が LEMS 血清（lanes 3 と 5）で認められる. 約 106-kDa band はそのダイマーと推定される. lanes 2,4,6 および lanes 7,8 の band 欠如は本検定のシナプトタグミン特異性を意味する. モノクローナル抗体は 1 D 12[3].

をウェスタンブロット法で検定する（指標とするモノクローナル抗体は 1 D 12）（図 II.47）.

d） 治療方針

① 潜在する悪性腫瘍（年余にわたり本病が腫瘍の発症に先行することがある），自己免疫疾患の発見と治療.

② 免疫療法：重症筋無力症の場合同様，副腎皮質ステロイド薬その他の免疫抑制薬や，これと血液浄化療法の組合せ.

③ 対症療法：塩酸グアニジン, 3,4-ジアミノピリジン（いずれも日本薬局法外につき副作用に注意）.

〔高守正治〕

文 献

1) Lindstrom, J.: Immunobiology of myasthenia gravis, experimental autoimmune myasthenia gravis, and Lambert-Eaton syndrome. *Anu. Rev. Immunol.*, **3**, 109 (1985)

2) 高守正治, 奥村誠一, 安田厚子, 他：抗アセチルコリンレセプター抗体の分析. 臨床免疫, **19** (Suppl. 12), 305 (1987)

3) Numa, S., Noda, M., Takahashi, H. *et al.*: Molecular structure of the nicotinic acetylcholine receptor. Cold Springer Harbor Symp., *Quant. Biol.*, **48**, 57 (1983)

4) Ratnum, M., Le Nguyen, D., Rivier, J. *et al.*: Transmembrane topography of nicotinic acetylcholine receptor: Immunochemical tests contradict theoretical predictions based on hydrophobicity profiles. *Biochemistry*, **25**, 2633 (1986)

5) Takamori, M., Okumura, S., Nagata, M. *et al.*: Myasthenogenic significance of synthetic α-subunit peptide 183-200 of Torpedo californica and human acetylcholine receptor. *J. Neurol. Sci.*, **85**, 121 (1988)

6) Tzartos, S. J., Cung, M. T., Demange, P. *et al.*: The main immunogenic region (MIR) of the nicotinic acetylcholine receptor and the anti-MIR antibodies. *Mol. Neurobiol.*, **5**, 1 (1991)

7) Lennon, V. A., Griesmann, G. E., McComick, D. J. *et al.*: Definition of myasthenogenic sites of the human acetylcholine receptor using synthetic peptides. *Ann. N. Y. Acad. Sci.*, **505**, 439 (1987)

8) Manfredi, A. A., Protti, M. P., Bellone, M. *et al.*: Molecular anatomy of an autoantigen: T and B epitopes on the nicotinic acetylcholine receptor in myasthenia gravis. *J. Lab. Clin. Med.*, **120**, 13 (1992)

9) Manfredi, A. A., Yuen, M.-H., Moiola, L. *et al.*: Human acetylcholine receptor presentation in myasthenia gravis. DR restriction of autoimmune T epitopes on binding of synthetic receptor sequences to DR molecules. *J. Immunol.*, **152**, 4165 (1994)

10) Marx, A., O'Connor, R., Tzartos, S. *et al.*: Acetylcholine receptor epitope in proteins of myasthenia gravis-associated thymomas and non-thymic tissues. *Thymus*, **14**, 171 (1989)

11) Lambert, E. H. and Elmqvist, D.: Quantal components of end-plate potentials in the myasthenic syndrome. *Ann. N. Y. Acad. Sci.*, **183**, 183 (1971)

12) Lang, B., Newsom-Davis, J., Peers, C. *et al.*: The effect of myasthenic syndrome antibody on presynaptic calcium channels in the mouse. *J. Physiol. (Lond)*, **390**, 257 (1987)

13) Takamori, M., Hamada, T., Komai, K. *et al.*: Synaptotagmin can cause an immune-mediated model of Lambert-Eaton myasthenic syndrome in rats. *Ann. Neurol.*, **35**, 74 (1994)

14) Johnston, I., Lang, B., Leys, K. *et al.*: Heterogeneity of calcium channel autoantibodies detected using a small-cell lung cancer line derived from a Lambert-Eaton myasthenic syndrome patient. *Neurology*, **44**, 334 (1994)

15) Lennon, V. A., Kryzer, T. J., Griesmann, G. E., *et al*: Calcium-channel antibodies in the Lam-

bert-Eaton syndrome and other paraneoplastic syndromes. *N. Engl. J. Med.*, **332**, 1467 (1995)
16) Takamori, M., Takahashi, M., Yasukawa, Y., et al.: Antibodies to recombinant synaptotagmin and calcium channel subtypes in Lambert-Eaton myasthenic syndrome. *J. Neurol. Sci.*, **133**, 95 (1995)
17) Takamori, M., Iwasa, K., Komai, K.: Antibodies to synthetic peptides of the α1A subunit of voltage-gated calcium channel in Lambert-Eaton myasthenic syndrome. *Neurology*, in press.
18) Matteoli, M., Takei, K., Perin, M. S. et al.: Exoendocytotic recycling of synaptic vesicles in developing processes of cultured hippocampal neurons. *J. Cell Biol.*, **117**, 849 (1992)
19) Fukuoka, T., Engel, A. G., Lang, B. et al.: Lambert-Eaton myasthenic syndrome: I. Early morphological effects of IgG on the presynaptic membrane active zones. *Ann. Neurol.*, **22**, 193 (1987)
20) Davis, P., El Far, O., Martin-Mouto, N. et al.: Expression of synaptotagmin and syntaxin associated with N-type calcium channels in small cell lung cancer. *FEBS Lett.*, **326**, 135 (1993)
21) Lang, B., Vincent, A., Murray, N. M. et al.: Lambert-Eaton myasthenic syndrome: Immunoglobulin G inhibition of Ca^{2+} flux in tumor cells correlates with disease severity. *Ann. Neurol.*, **25**, 265 (1989)
22) O'Neil, J. H., Murray, N. M. F. and Newsom-Davis, J.: The Lambert-Eaton myasthenic syndrome. A review of 50 cases. *Brain*, **111**, 577 (1988)
23) Posner, J. B.: Paraneoplastic syndromes. *Curr. Neurol.*, **9**, 245 (1989)
24) Südhof, T. C.: The synaptic vesicle cycle: A cascade of protein-protein interactions. *Nature*, **375**, 645 (1995)

3.15 神経疾患

3.15.1 末梢性神経疾患

免疫機序の関与する末梢神経障害（ニューロパチー）として，本節では急性で単相性の経過をとるギラン-バレー症候群（Guillain-Barré syndrome；GBS）およびその亜型としてのフィッシャー症候群（Fisher syndrome）と，慢性の経過をとる慢性炎症性脱髄性多発性根ニューロパチー（chronic inflammatory demyelinating polyradiculoneuropathy；CIDP），多巣性伝導ブロックを伴う運動ニューロパチー（multifocal motor neuropathy；MMN）および IgM paraproteinemia を伴うニューロパチーを取り上げる．これらの疾患では近年血中に抗糖脂質抗体がしばしばみられることが明らかになってきており，発症に関わる因子として注目されているため，特にこの抗糖脂質抗体に焦点を当てて述べることとする．

（1）ギラン-バレー症候群とフィッシャー症候群

ギラン-バレー症候群は急性の運動麻痺優位のニューロパチーであり，多くは上気道感染や消化器感染などの先行感染の1～3週間後に発症する．単相性の経過であり急性期を過ぎれば病状は快方に向かう．一方フィッシャー症候群は同様の経過を示すが，運動麻痺は著明ではなく，外眼筋麻痺・失調・腱反射の低下ないし消失を三徴とする．2つの症候群は上記のような臨床経過，髄液検査で細胞数の増多を伴わずタンパクの上昇をみる"タンパク細胞解離"がみられることなど共通する点が多い．さらに後述するようにフィッシャー症候群でも，外眼筋麻痺と重篤な四肢麻痺を呈して"外眼筋麻痺を伴うGBS"と診断される症例でも，ともに IgG 抗 GQ1b 抗体が検出される[1]．これらのことからフィッシャー症候群は GBS と同様の病態機序による疾患で，後者の亜型と考えられる．

GBSは典型的には末梢神経の脱髄疾患である．まれなものとして，軸索障害を主体とするいわゆる"軸索型"の存在が提唱されており議論となっている．先行感染因子については不明のことが多いが，明らかになったものには cytomegalovirus, EB virus, human immunodeficiency virus などのウイルスや *Campylobacter jejuni*, *Mycoplasma pneumoniae* などがある．

急性期の血中にはさまざまな末梢神経成分（各種糖タンパクや糖脂質など）に対する抗体の存在

が報告されている．特に，糖脂質に対する抗体検査では，急性期のGBSで60％程度に何らかの抗原に対する陽性反応がみられ，経過と共に抗体の低下消失がみられるので，補助診断検査として有用である[2]．糖脂質のなかでは，末端にGal(β1-3)Gal NAc基を持つガングリオシドGM1やGD1bに対する抗体のみられることが多い．ただ，このタイプの抗体は他の自己免疫性ニューロパチーにもみられ，またその他の疾患や正常者にも低力価の抗体活性がみられることがある．抗GM1抗体はカンピロバクター腸炎後のGBSにみられることが多い．そうした症例では，軸索型の病像を呈し予後が不良であるとの報告があるが，それに対して否定的な報告もある．一方，IgG抗GQ1b抗体はフィッシャー症候群や外眼筋麻痺を伴うGBSに特異的に，しかもほぼ全例にみられる[1]．抗Gal NAc-GD1a抗体はGBSに特異的にみられ，軸索障害あるいは最遠位での脱髄をきたす症例で上昇することが示唆されている[2]．また抗ガラクトセレブロシド抗体は，マイコプラズマ肺炎後のGBSにみられることが多い[3]．

GBSの剖検例では，末梢神経に単核球浸潤と節性脱髄がみられることが報告されている．病理学的変化はランビエ絞輪周囲にはじめに生ずる．重症例では脱髄性変化に加えて軸索変性が認められる．

本症候群の病因としては自己免疫機序が考えられ，液性免疫と細胞性免疫それぞれの関与を支持する報告がある．特に治療としてのプラズマフェレーシスの有効性を考えると，液性免疫は重要な役割を果たしていると考えられる．なかでも糖脂質などの糖鎖に対する抗体は，本症候群急性期血中に高頻度にみられ，急性期を過ぎると低下消失していくことから，神経障害の機序に関与していることが推定される．先に述べたようにIgG抗GQ1b抗体は，外眼筋麻痺と特異的に関連して上昇する．マウスモノクローナル抗GQ1b抗体を用いた免疫組織染色では，ヒトの眼球運動に関わる脳神経（動眼神経，滑車神経，外転神経）の髄外部分の傍絞輪部ミエリンないしSchwann細胞が特異的に染色される．抗GQ1b抗体の傍絞輪部への結合が，これら脳神経での伝導ブロックを引き起こして外眼筋麻痺が生ずるという可能性が考えられる[1]．

ギラン-バレー症候群やフィッシャー症候群ではプラズマフェレーシスが有効であるが，抗糖脂質抗体を含む各種自己抗体以外に，サイトカイン，補体，免疫複合体などの除去も治療効果につながるものと考えられる．また最近，免疫グロブリン静注の有効性も報告されているが，その治療効果の機序はまだ明らかではない[4]．

（2） CIDP

四肢に対称性に慢性の経過の運動および感覚障害をきたす脱髄性ニューロパチーで，自己免疫機序によると考えられる．病理学的には神経根および末梢神経に炎症性脱髄性病変が生ずる．抗糖脂質抗体の出現率は本稿に記した他のニューロパチーに比較して低い．経ロステロイドによる治療で改善することが多く，これも本症診断の1つの重要な手がかりとなる．さらに最近ではプラズマフェレーシスや免疫グロブリン静注の有効性が報告されている．

（3） 多巣性伝導ブロックを伴う運動ニューロパチー（MMN）

近年注目されてきた疾患概念[5]であり，筋力低下，筋萎縮，fasciculationなどをきたして一見運動ニューロン疾患に類似した病像を示す脱髄性ニューロパチーで，電気生理学的に多巣性の伝導ブロックがみられるのが特徴である．病態は自己免疫機序によると考えられている．同じく慢性の脱髄性ニューロパチーであるCIDPの特異な形であるのか異なった機序によるものかはまだ確定していない．IgM抗GM1抗体がしばしばみられるのも特徴の一つである．本症の伝導ブロックの部位に局所的な神経の腫大がみられ，生検では血管周囲に脱髄線維が散在しているが炎症所見はみられなかったという報告がある．

（4） IgM paraproteinemia を伴うニューロパチー

IgM paraproteinemia を伴うニューロパチーでは，約半数で，IgM M タンパクがミエリンの糖タンパクである myelin-associated glycoprotein (MAG) や P₀ および硫酸化糖脂質である sulfated glucuronyl glycolipids (SGGLs) に結合する[6]．これらの糖タンパクや糖脂質はいずれも糖鎖構造の末端に硫酸化グルクロン酸基を持っており，IgM M タンパクはこのエピトープを認識する．このタイプの IgM M タンパクを持つ症例では，脱髄性ニューロパチーがみられ，末梢神経ミエリンへの IgM の沈着が認められる．また動物実験では IgM M タンパクの投与により脱髄性病変をきたすことも示されており，IgM M タンパクの上記ミエリン抗原への結合性が脱髄性ニューロパチーの病態に関与するものと考えられる．

そのほかにもニューロパチーに伴う IgM M タンパクはしばしば糖鎖抗原を認識する．GD1b, GD3, GT1b など多くのガングリオシドに反応し，シアル酸2個のエピトープを認識するものは，感覚障害優位型ニューロパチーに特異的に認められる[7]．一方 GM1 や GD1b に結合し Gal (β1-3) Gal NAc 基を認識する IgM M タンパクは，運動ニューロン疾患，運動障害優位ニューロパチー，運動感覚障害型ニューロパチー，感覚障害優位ニューロパチーなどさまざまな病型でみられる．

高力価の抗糖脂質抗体（抗糖鎖抗体）は自己免疫機序によるニューロパチーに特に高率にみられる．この分野には今後さらに新たな知見が集積されることが予想される． 〔楠　進〕

文　献

1) Chiba, A., Kusunoki, S., Obata, H. et al.: Serum anti-GQ1b IgG antibody is associated with ophthamoplegia in Miller Fisher syndrome and Guillain-Barré syndrome; Clinical and immunohistochemical studies. *Neurology*, 43, 1911-1917 (1993)
2) Kusunoki, S., Chiba, A., Kon, K. et al.: N-acetylgalactosaminyl GD1a is a target molecule for serum antibody in Guillain-Barré syndrome. *Ann. Neurol.*, 35, 570-576 (1994)
3) Kusunoki, S., Chiba, A., Hitoshi, S. et al.: Anti-Gal-C antibody in autoimmune neuropathies subsequent to mycoplasma infection. *Muscle Nerve*, 18, 409-413 (1995)
4) Thornton, C. A. and Griggs, R. C.: Plasma exchange and intravenous immunoglobulin treatment of neuromuscular disease. *Ann. Neurol.*, 35, 260-268 (1994)
5) Pestronk, A.: Motor neuropathies, motor neuron disorders, and antiglycolipid antibodies. *Muscle Nerve*, 14, 927-936 (1991)
6) Nobile-Orazio, E., Manfredini, E., Carpo, M. et al.: Frequency and clinical correlates of anti-neural IgM antibodies in neuropathy associated with IgM monoclonal gammopathy. *Ann. Neurol.*, 36, 416-424 (1994)
7) Willison, H. J., Paterson, G., Veitch, J. et al.: Peripheral neuropathy associated with monoclonal IgM anti-Pr2 cold agglutinins. *J. Neurol. Neurosurg. Psychiatry*, 56, 1178-1183 (1993)

3.15.2 中枢神経疾患

中枢神経をターゲットとする自己免疫疾患には，すでにその抗原や免疫機序が明らかになったものから自己免疫機序の可能性が高いものまで，多数のものが知られている．その免疫機序も自己抗体によるもの，T細胞機序によるものなどいろいろである．以下，主な疾患を列挙し，概要を解説する．

（1） 主にニューロンを侵す疾患
a） 辺縁系脳炎（limbic encephalitis）

辺縁系脳炎は癌に伴って急に見当識障害や記銘力障害が起こり，一見アルツハイマー病に似た状態が起こる病気である．癌の種類は肺の小細胞癌が多いがいろいろである．MRI では側頭葉内側などの大脳辺縁系に限局したT2強調画像で高信号域がみられる．病巣の部位が単純ヘルペス脳炎に似るが，症状はヘルペス脳炎のように重篤ではない．病理学的には大脳辺縁系の炎症性病変がみられ，リンパ球浸潤がみられる．本症患者には自己抗体の出現がみられ，その抗体で染色すると海馬その他のニューロンが染色される．最近その自己抗体が認識する抗原が明らかにされ，ple21と呼ばれる新しい抗原を認識していることがわかっ

た[1].

b) 舞踏病有棘赤血球症(chorea-acanthocytosis; McLeod 症候群)

本症はハンチントン舞踏病に似た症状を呈するが，遺伝形式が異なること，咬舌を特徴とし，腱反射が低下することから区別できる．最も大きな違いは末梢血に有棘赤血球（acanthocyte）がみられることである．本症にはトランスポーター遺伝子の突然変異を示す遺伝性のものと陰イオントランスポーターの1つである band 3 に対する自己免疫応答によるものとがある．band 3 は赤血球の加齢により酸化を受けていわゆる senescence antigen となり，これに対する抗体が出現する．酸化型の band 3 は線条体にも出現するために，自己抗体による線条体の障害が生じるものと考えられている[2].

c) 実験的黒質脳炎

モルモットをドーパミンニューロン株で感作すると黒質の神経細胞障害が起こり，自己免疫機序によるパーキンソン病のモデルができるとの報告がある[3].

d) 傍腫瘍性小脳変性症(paraneoplastic cerebellar degeneration)

肺の小細胞癌や婦人生殖器系の癌に伴って起こる亜急性小脳変性症で，Purkinje 細胞や分子層のニューロンに対する自己抗体が出現する．これらの抗体を用いた cDNA クローニングにより抗体が認識する物質は CDR 62, CDR 34, CZF などの DNA 結合タンパクであることがわかった[4]. しかし，これらの抗体を動物に移入しても病気が発症しないので，ヒト特異的な現象であるか，あるいはこれらの抗体プラス α の関与が必要なのかもしれない．

e) CAR 症候群

本症は paraneoplastic syndrome の一種で，cancer-associated retinopathy の略である．進行性視力低下，光線過敏，リング状視野欠損，眼底小動脈狭小などを特徴とし，網膜の光受容神経細胞が変性する．本症では網膜神経細胞に対する自己抗体が上昇し，この自己抗体は cone 特異抗原である recoverin を認識する[5].

f) スティフマン症候群(stiff-man syndrome)

本症は進行性有痛性筋硬直を示し，筋電図で静止時の自発性持続放電を認め，クロナゼパム，ベンゾジアゼピン，バルプロ酸などが有効である．本症ではグルタミン酸脱炭酸酵素（GAD）に対する自己抗体が証明される[6]. GAD はインスリン依存性糖尿病（IDDM）の抗原でもあり，本症とIDDM はしばしば合併がみられる．

g) 運動ニューロン疾患

筋萎縮性側索硬化症（ALS）は中年以降に好発する進行性の骨格筋萎縮をきたす疾患で，家族性ALS ではスーパーオキサイドジスムターゼ遺伝子の異常を示すものがあるが，大部分は孤発性であり原因不明である．その一部には自己免疫機序の関与があり，GM 1 ガングリオシド抗体が陽性である．実験的自己免疫性運動ニューロン疾患もつくられている．

（2）髄鞘を侵す疾患—脱髄疾患—

a) 急性散在性脳脊髄炎(acute disseminated encephalomyelitis; ADEM)

ADEM はワクチン接種後，あるいはウイルス感染後にまれに起こることがある急性脱髄性脳脊髄炎で，その標的は髄鞘の抗原と考えられている．動物実験では同様の病態の髄鞘の抗原で感作することによりつくることができ，実験的自己免疫性脳脊髄炎（EAE）と呼ばれている．EAE の抗原はミエリン塩基性タンパク（MBP），プロテオリピッドタンパク（PLP），ミエリン-オリゴデンドロサイト糖タンパク（MOG），S100β タンパクなどであり，$CD4^+$, Th1 タイプのT細胞により引き起こされる．病変は小静脈周囲性に単核細胞浸潤と脱髄を示す．急性一過性であることが多く，再発はまれである．

b) 多発性硬化症(multiple sclerosis; MS)

MS は若年成人に好発する中枢神経系の脱髄疾患で，急性発症し慢性再発性の経過をとることが多い．欧米白人に多く，HLA-DR 2 w 15 との相関がみられている．病変は単核細胞の浸潤と脱髄を示し，脳室周囲の白質に好発する．髄液にはIgG の増加と oligoclonal band がみられる．ウ

イルス感染が引き金となって，ミエリン抗原に感作されたT細胞が誘導される結果起こると考えられている．ウイルスとミエリン抗原の交差反応性は molecular mimicry と呼ばれるが，これはアミノ酸配列の相同性ではなく，T細胞レセプターと主要組織適合複合体分子に対する結合性の相同性にある[7]．したがって，アミノ酸配列の相同性で交差反応性を示すウイルス抗原を computer search することは意味がない． 〔田平　武〕

文　献

1) Sakai, K. et al.: A neural protein associated with paraneoplastic neurologic syndrome and small cell lung carcinoma derived from the hippocampus. BBRC, **199**, 1200 (1994)
2) Kay, M. M. B. et al.: Membrane channel protein abnormalties and autoantibodies in neurological disease. Brain Res. Bull., **24**, 105 (1990)
3) Le, W. D. et al.: Experimental autoimmune nigral damage in guinea pigs. J. Neuroimmunol, **57**, 45 (1995)
4) Sato, S. et al.: Antibody to a zinc finger protein in a patient with paraneoplastic cerebellar degeneration. BBRC, **178**, 198 (1991)
5) Thirkill, C. E. et al.: Cancer-associated retinopathy (CAR syndrome) with antibodies reacting with retina, optic nerve, and cancer cells. N. Engl. J. Med., **321**, 1589 (1989)
6) Solimena, M. and De Camilli, P.: Autoimmunity to glutamic acid decarboxylase (GAD) in Stiff-man syndrome and insulin-dependent diabetes mellitus. TINS, **14**, 452 (1991)
7) Wucherpfennig, K. W. and Stromiger, J. L.: Molecular mimicry in T cell-mediated autoimmunity; Viral peptides activate human T cell clones specific for myelin basic protein. Cell, **80**, 695 (1995)

3.16　皮　膚　疾　患

免疫現象が関与する皮膚疾患は多数ある．それらをすべて記載するのはむずかしいので，本節では免疫現象が深く関わっている代表的皮膚疾患について述べる．

（1）　皮膚免疫病

皮膚免疫病として考えられている疾患を表II.41に示す．表に示された疾患のなかでも免疫現象のみで理解しえない疾患も含まれている．例えば，アトピー性皮膚炎である．もちろん免疫現象が作動していることは確かであるが，アトピー性

表 II.41　皮膚免疫病

アレルギー性接触皮膚炎	皮膚血管炎
アトピー性皮膚炎	多形滲出性紅斑
蕁麻疹	紅皮症
薬疹	GVHD病
自己免疫性水疱症	AIDS
膠原病	皮膚T細胞リンパ腫

皮膚炎では，同時に皮膚固有の機能異常が重要な役割を果たしているからである．また，表に含まれていない数多くの皮膚疾患でも，免疫現象が重要な役割を果たしているものがある．例えば，乾癬である．乾癬では表皮細胞のターンオーバーの亢進が主要な病態であるが，その病態に活性化リンパ球とサイトカインが重要な役割を果たしていることが明らかにされている．このように炎症性皮膚疾患の病態には多かれ少なかれ免疫反応が関与している．

（2）　アレルギー性接触皮膚炎

アレルギー性のかぶれと呼ばれる状態である．アレルゲン（ハプテン）が接触した皮膚の部位に一致して湿疹反応が出現する．ハプテンとしてクロム，ニッケル，コバルトなどの重金属類，パラフェニレンジアミン（毛染），パラベン（防腐剤），ウルシオール（うるし），プリミン（さくら草），香料，ゴムなど数多くのものが臨床上検出される．通常，ハプテンが接触した部位がハプテンを含む品物の接触部位と一致するが，痒みの強い湿疹反応が出現するため，それを搔破することによってハプテンを撒布し，予期せぬ部位にまで湿疹反応が拡大し，ついには紅皮症状態にまで進展する．

アレルギー性接触皮膚炎の診断には，ハプテン

を用いたパッチテストが行われる．パッチテストを行うには，詳細な問診が大切で，臨床症状と問診とによって問題となるアレルゲンをしぼり込み，そのうえでパッチテストを行うことが正確な診断につながる．

（3） アレルギー性接触皮膚炎の病因

ハプテンが皮膚表面に付着すると，皮膚の最外層を形成する表皮層を徐々に浸透する．ハプテンは化学反応性を持つので，表皮細胞膜のタンパクと結合物を形成する．このハプテンタンパク結合物が，表皮内抗原提示細胞として知られるランゲルハンス細胞に取り込まれ，プロセスされたのちランゲルハンス細胞上の HLA-DR 抗原に表現される．また，ハプテンは，ランゲルハンス細胞上の HLA-DR 抗原上に捕捉されているペプチドと直接結合物を形成する．いずれの場合も，ランゲルハンス細胞は表皮内から遊走し，所属リンパ節に到達し，所属リンパ節内でハプテン-ペプチド結合物となった抗原をTリンパ球に伝達する（図 II.48）．

抗原情報を受けたTリンパ球は，所属リンパ節内で増殖・分化し，アレルギー性接触皮膚炎を引き起こす感作Tリンパ球をつくりだし，全身に分布させる．すなわち，アレルギー性接触皮膚炎の感作状態が成立する．

感作状態が成立した個体の皮膚に再度アレルゲンが接触すると，感作の場合と同様に，ランゲルハンス細胞の HLA-DR 抗原上にハプテン-ペプチド結合物を形成する．このランゲルハンス細胞に感作Tリンパ球が反応するが，この時，Tリンパ球のT細胞レセプターとランゲルハンス細胞のHLA-DR 抗原との反応のみでは十分でなく，ランゲルハンス細胞，Tリンパ球の表面に発現されている細胞接着分子の結合が必要であることが明らかにされている．特に，ランゲルハンス細胞上の CD 80 分子とTリンパ球上の CD 28 分子の反応が重要であることが示されている．

アレルゲンを持つランゲルハンス細胞と感作Tリンパ球が反応すると，Tリンパ球から IL-2，インターフェロン-γ（IFN-γ），リンホトキシン（LT あるいは TNF-β）などが局所に放出される．これらのサイトカインは局所の皮膚構成細胞のみでなく，局所への浸潤細胞に影響を与え，それら細胞からのサイトカイン産生，細胞接着分子の発現を行わせ，ハプテン接触部位の表皮細胞傷害，炎症細胞浸潤，血管反応などを引き起こし，湿疹反応を形成する．

（4） アレルギー性接触皮膚炎の治療

日常診療においては，形成された湿疹反応に対して薬物療法が行われている．薬物としてステロイド外用薬，抗ヒスタミン薬，抗アレルギー薬が用いられ，症状が劇烈な場合には，ステロイド全身投与が行われる．ステロイドの強力な抗炎症作用を利用した治療法である．これらの薬物療法と同時に，パッチテスト結果に基づく原因アレルゲンの除去を原因療法として行う必要がある．患者の生活環境から原因アレルゲンを取り除く努力が必要で，もし取り除くことができない場合には，それら原因アレルゲンが皮膚に接触しないための防御策をとる必要がある．

動物実験では，アレルギー性接触皮膚炎のアレルギー状態を鎮圧する手段が考案されているが，現時点ではヒトに対して用いる方法は確立されていない．アレルゲンの大量投与，アレルゲン-リンパ球結合物の投与，アレルゲン-アミノ酸結合物の投与，紫外線照射などが行われている．これらの方法によって，抗原提示細胞機能の低下，抑制性Tリンパ球の誘導を行うことができる．ヒトアレルギー性接触皮膚炎への有効な手段が開発さ

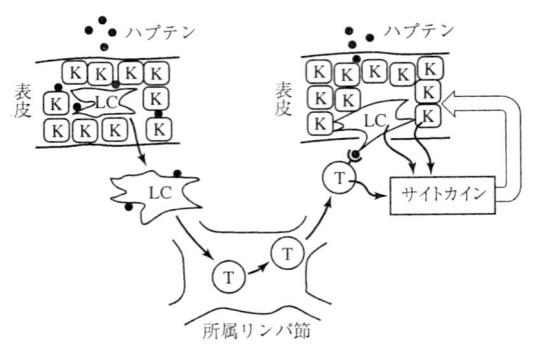

図 II.48 アレルギー性接触皮膚炎の発症機序
K：角化細胞，LC：ランゲルハンス細胞，T：Tリンパ球．

3.16 皮膚疾患

れることが期待されている.

(5) 自己免疫性水疱症

自己免疫性水疱症は, 自己免疫機序が働き血中に自己抗体が出現し, 皮膚に多数の水疱をきたす疾患で, 天疱瘡, 類天疱瘡, ジューリング疱疹状皮膚炎, 妊娠性疱疹, 後天性表皮水疱症などが含まれる (表Ⅱ.42). これらの疾患は, いずれも全身皮膚・粘膜にわたって大小種々なる水疱形成を行う. 疾患によってその水疱形成の皮膚内での部位, 分布が違い, 臨床的所見, 病理所見ならびに免疫病理所見と血中自己抗体の検出によって診断が下される (表Ⅱ.43). 個々の疾患での詳細は皮膚科学教科書を参照されたい.

表 Ⅱ.42 自己免疫性水疱症

尋常性天疱瘡 (含増殖性天疱瘡)	妊娠性疱疹
落葉性天疱瘡 (含紅斑性天疱瘡)	IgA 線状皮膚症
	ジューリング疱疹状皮膚炎
水疱性類天疱瘡	後天性表皮水疱症

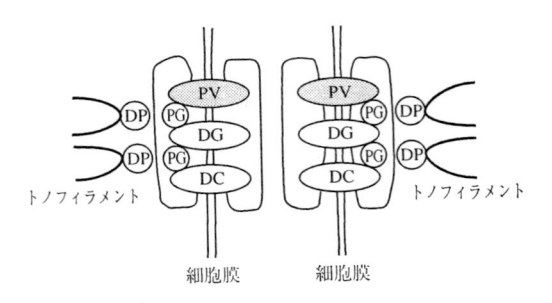

図 Ⅱ.49 デスモソーム (desmosome) の構造
PV: 天疱瘡抗原, DG: デスモグレイン, DC: デスモコリン, PG: プラコグロビン, DP: デスモプラキン.

表 Ⅱ.44 自己免疫性水疱症の抗原

疾患	抗原
尋常性天疱瘡	130kD 天疱瘡抗原 (デスモグレインⅢ)
落葉性天疱瘡	160kD デスモグレインⅠ
水疱性類天疱瘡	180kD 類天疱瘡抗原
	230kD 類天疱瘡抗原
妊娠性疱疹	180kD 類天疱瘡抗原
後天性表皮水疱症	300kD Ⅶ型コラーゲン

(6) 自己免疫性水疱症の病因・病態

自己免疫性水疱症では患者血中に自己抗体が証明される. どのような機序で自己抗体が産生されるかの詳細は不明であるが, 他の自己免疫性疾患におけると同様の機序が働いていることが推定されている. これらの自己抗体はすべて皮膚構成成分と特異的に反応するもので, 疾患特異性を持っている.

尋常性天疱瘡は, 表皮細胞膜にある細胞間接着装置のデスモソームに局在する 130kD のタンパクと特異的に反応する (図Ⅱ.49, 表Ⅱ.44). このタンパクは天疱瘡抗原と呼ばれ, デスモソームの構成タンパクである. 天疱瘡抗原に自己抗体が結合することによって, その結合シグナルが表皮細胞 (角化細胞) 内に伝達され, 細胞内から細胞外にタンパク分解酵素が産生, 放出される. タンパク分解酵素が角化細胞間の接着を分解し, その結果, 表皮内に水疱が形成されると考えられている. 細胞外に放出されるタンパク分解酵素として, プラスミノゲンアクチベーターが検出されているが, その酵素以外のタンパク分解酵素も関与している可能性も考えられている.

落葉性天疱瘡の自己抗体は, 免疫組織化学上, 尋常性天疱瘡の自己抗体と同一の染色パターンを示すことから, 同一の抗体と考えられていたが, その反応抗原が 160kD のタンパクであることが明らかにされている. このタンパクもデスモソームの構成タンパクの一つであり, 水疱形成におい

表 Ⅱ.43 自己免疫性水疱症の鑑別

	年齢	皮疹の形態	粘膜疹	水疱の位置	蛍光抗体直接法
尋常性天疱瘡	中~老年	弛緩性水疱, 難治性びらん	+	表皮基底細胞直上	表皮細胞間に IgG と C3
落葉性天疱瘡	中~老年	落屑, 痂皮, 小水疱	±	表皮浅層	同 上
水疱性類天疱瘡	老年	緊満性大型水疱	±	表皮下	表皮基底膜部に IgG と C3
IgA 線状皮膚症	成人	小水疱, 環状配列	−	表皮下	表皮基底膜部に IgA
ジューリング疱疹状皮膚炎	青年	小水疱, 環状配列	−	表皮下	表皮直下に IgA
妊娠性疱疹	妊婦	小水疱, 浮腫性紅斑, 色素沈着	−	表皮下	表皮基底膜部に IgG と C3
後天性表皮水疱症	成人	物理刺激水疱	+	表皮下	同 上

ては，尋常性天疱瘡と同様の機序が働いていることが考えられている．落葉性天疱瘡は，その水疱形成部位が表皮の最外層を形成する角層直下の顆粒細胞層を中心としているため，水疱は破れやすく，水疱膜が乾固して葉状に落屑しやすいためこのような名称が付されている．

　水疱性類天疱瘡は，高齢者に好発する自己免疫性水疱症で，加齢と免疫現象を考えるうえでの興味深い疾患となっている．水疱が形成される部位は，表皮と真皮の結合部位にある基底膜に一致している．そのため，水疱は破れにくく，臨床的にも緊満性の水疱が多数形成される．水疱性類天疱瘡抗原は，表皮の基底細胞の膜上に局在する 230 kD と 180 kD のタンパクであることが明らかにされており，基底細膜と基底膜を結合する役割を果たしている．類天疱抗原に自己抗体が結合することによって，補体系の活性化が引き起こされ，多形核白血球の化学遊走が起こり，白血球から出されるタンパク分解酵素によって基底細胞と基底膜との結合が破壊され，その結果表皮下水疱が形成されると考えられている．しかし，臨床的には白血球浸潤を伴わない水疱形成も認められているため，上記以外の機序も水疱形成に関与している可能性も考えられている．

　妊娠性疱疹は妊婦に発症するまれな水疱性疾患である．水疱性類天疱瘡と同様の表皮下水疱を形成する．最近の解析では，妊婦性疱疹に出現する補体結合性自己抗体（かつては HG 因子とも呼ばれた）が結合する抗原は，水疱性類天疱瘡抗原と同じ 180 kD タンパクであることが報告されている．

　ジューリング疱疹状皮膚炎は 10 代から発症する強い瘙痒感を示す水疱を形成する疾患である．わが国ではまれな疾患で欧米に多くみられる．また，しばしば小麦粉タンパクであるグルテン過敏症（ケリアック病）を合併する．表皮直下に多形核白血球の微小膿瘍が形成され，同時に，表皮と真皮の接合が解離して水疱が形成される．免疫組織病理で，真皮乳頭層に傘をかぶったように IgA が沈着している像が検出され，また，血中にエラスチンに対する自己抗体が検出される．

　このジューリング疱疹状皮膚炎と臨床像が類似している疾患が IgA 線状皮膚症である．かつてわが国でジューリング疱疹状皮膚炎として報告された症状のほとんどが水疱性類天疱瘡あるいは IgA 線状皮膚症であったと考えられている．IgA 線状皮膚症も表皮下に水疱形成を行うが，免疫組織病理で，基底膜部に IgA が線状に沈着している像が検出される．しばしば，血中に IgA 抗体が検出され，その解析から現時点では，水疱性類天疱瘡の一亜型としてとらえられている．

　後天性表皮水疱症は，近年明らかにされた疾患概念である．臨床的には，遺伝性表皮水疱症の一型である劣性栄養障害型表皮水疱症と似ており，機械的摩擦の加わる部位に表皮下水疱を形成する．水疱形成を繰り返すことによって，瘢痕治癒を示し，爪甲の脱落が認められるようになる．本症の自己抗体の検出はむずかしく，自己抗体の存在が長い間明らかにされなかった．しかし，新鮮なヒト皮膚を材料にした免疫病理学的検討で自己抗体を検出できるようになり，自己抗体が反応する抗原がⅦ型コラーゲンであることも明らかにされている．Ⅶ型コラーゲンは，表皮真皮接合部の基底膜と真皮内のコラーゲン分子とを結合するタンパクであり，これが自己抗体の結合によって破壊されるため表皮下水疱が形成されると考えられている．

おわりに

　皮膚における免疫病は上記のほか多数の疾患で構成されているが，その機序は上記のごとく明らかにされているものと，まだ十分に明らかにされていない疾患があり，今後の解明が待たれるところである．
〔西岡　清〕

4. 移植免疫，輸血

4.1 移植における拒絶反応の仕組み

（1） 拒絶反応は免疫応答であり，2つの過程からなる

一卵性双生児を除くヒトの間で組織や臓器の移植を行うと，たとえ手術は上首尾に終わっても，適切な免疫抑制処置を施さないかぎり，移植片はやがて壊死に陥ってしまう．これが拒絶反応である．拒絶反応は，ヒトを含めどの脊椎動物の個体も同じ種の他の個体由来の移植片を外来異物として認識し，それを破壊する免疫応答の過程である．

一般に免疫応答には3つの特性があり，それは応答の抗原特異性，応答の記憶性および自己物質と異物の識別性である．また異物排除には2通りの経路があって，1つが細胞性（リンパ球性）経路，他が液性（抗体性）経路である．1956年にMedawarはマウスを用いた実験に基づいて，それまで信じられがちだった移植組織の栄養障害説や，移植組織の出す毒素による非特異的な炎症説を葬った．

拒絶反応は，移植組織に由来する抗原分子やそれを担った細胞が宿主の免疫系臓器（リンパ節や脾，Peyer板など）に運ばれて，そこで抗原に特異的なリンパ球を増殖・分化させ，さらに抗体を産生させる過程と，そのリンパ球や抗体が移植組織に回帰して，組織の細胞を破壊する過程とからなる．前者を拒絶反応の認識相，後者を効奏相と

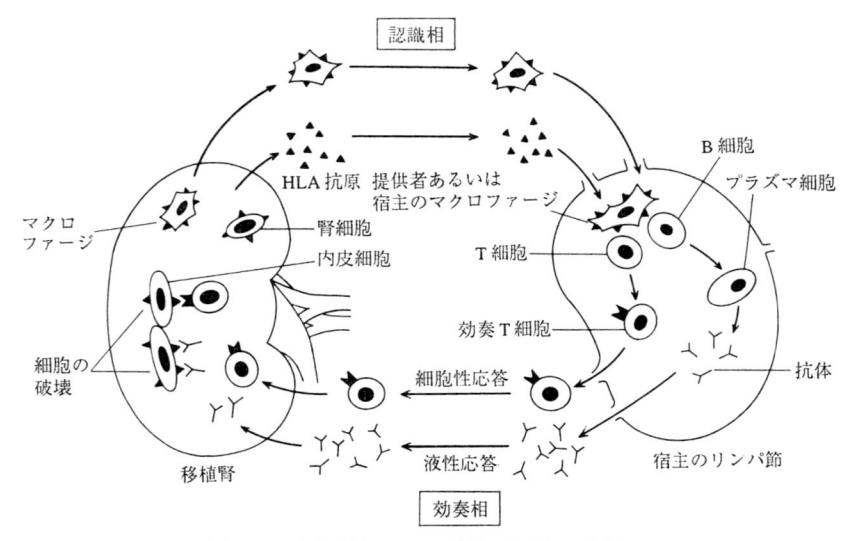

図 II.50 拒絶反応の2つの過程―認識相と効奏相―

認識相は，移植抗原（図ではHLA）やそれを担った細胞（主としてマクロファージ）が移植組織（図では腎）から流出し，リンパ流や血流に乗って免疫系臓器（図ではリンパ節）に達したのち，抗原特異的なレセプターを持つリンパ球を刺激して，その結果リンパ球は増殖し分化する過程である．効奏相は，そうして分化したリンパ球のうち，T細胞（分化したT細胞を効奏T細胞という）は免疫系臓器を出て移植組織に回帰し，組織細胞を破壊する過程であり（細胞性経路），一方B細胞（分化したB細胞をプラズマ細胞という）は免疫系臓器に留まったまま抗体を分泌し，それを移植組織に送り込んで組織細胞を損傷する過程である（液性経路）．

いう（図 II.50）．

こうして拒絶反応は 2 つの過程からなる免疫応答であるのだが，第二の過程である効奏相が上で述べた細胞性と液性の 2 つの経路を介して遂行されるのである．以下，拒絶反応を 2 つの過程ごとにみていこう．

（2） 拒絶反応の認識相

宿主のリンパ球が移植抗原を認識するというのは，リンパ球の細胞膜に組み込まれた抗原特異的なレセプターが，抗原提示細胞（主としてマクロファージや樹状細胞）の細胞膜に表現されている移植抗原分子と分子間結合を行うことである．

移植抗原のうち最も重要な抗原は主要組織適合抗原と呼ばれるものであり，ヒトのそれを HLA (human lymphocyte antigen) という．HLA はクラス I 抗原とクラス II 抗原に大別され，クラス I 抗原は，HLA-A, -B, -C 抗原に，またクラス II 抗原は，HLA-DR, -DQ, -DP 抗原に細分される．ヒトはすべて，これら 6 抗原の変異体（タイプといってよい）を片親から 1 つずつ譲り受け，計 12 個の HLA タイプを持っている．どの抗原も変異体の数が異常に多いことが主要組織適合抗原の特徴であり（表 II.45），したがって各人が持つ HLA 抗原タイプのセットが他人と完全に一致する確率は非常に小さい．これが移植の容易でない主要因の 1 つとなっている．

宿主の免疫系臓器には 2 種類のリンパ球がそれ

表 II.45 HLA の分類とそのタイプ（1991）

クラス I 抗原				クラス II 抗原		
A	B		C	DR	DQ	DP
A1	B5	B50(21)	Cw1	DR1	DQ1	DPw1
A2	B7	B51(5)	Cw2	DR103(1*)	DQ2	DPw2
A203(2*)	B703(7*)	B5102	Cw3	DR2	DQ3	DPw3
A210(2*)	B8	B5103	Cw4	DR3	DQ4	DPw4
A3	B12	B52(5)	Cw5	DR4	DQ5(1)	DPw5
A9	B13	B53	Cw6	DR5	DQ6(1)	DPw6
A10	B14	B54(22)	Cw7	DR6	DQ7(3)	
A11	B15	B55(22)	Cw8	DR7	DQ8(3)	
A19	B16	B56(22)	Cw9(w3)	DR8	DQ9(3)	
A23(9)	B17	B57(17)	Cw10(w3)	DR9		
A24(9)	B18	B58(17)		DR10		
A2403(9*)	B21	B59		DR11(6)		
A25(10)	B22	B60(40)		DR12(6)		
A26(10)	B27	B61(40)		DR13(6)		
A28	B35	B62(15)		DR14(6)		
A29(19)	B37	B63(15)		DR1403(6*)		
A30(19)	B38(16)	B64(14)		DR1404(6*)		
A31(19)	B39(16)	B65(14)		DR15(2)		
A32(19)	B3901(16*)	B67		DR16(2)		
A33(19)	B3902(16*)	B70		DR17(3)		
A34(19)	B40	B71(70)		DR18(3)		
A36	B4005(21*)	B72(70)				
A43	B41	B73		DR51		
A66(10)	B42	B75(15)		DR52		
A68(28)	B44(21)	B76(15)		DR53		
A69(28)	B45(12)	B77(15)				
A74(19)	B46	B7801				
	B47					
	B48	Bw4				
	B49(21)	Bw6				

表中の（ ）内の抗原タイプは当該の抗原タイプに分割されることを示しており，（ * ）の抗原タイプは当該の抗原タイプがそれに由来した変異体であることを意味する．また，w のついた抗原タイプは公認のタイプ名としてはまだ不安定なものであることを示す．

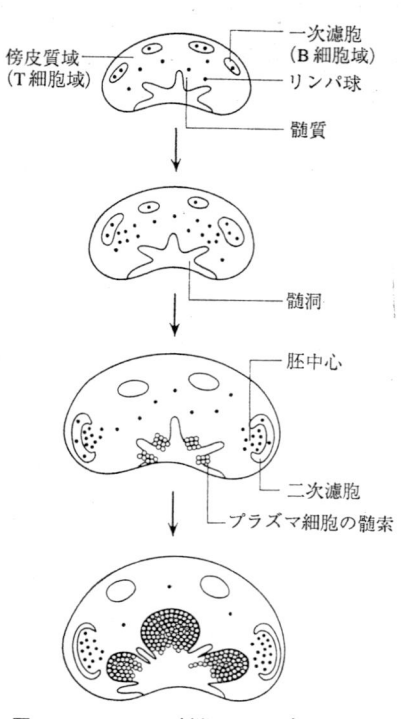

図 II.51 HLA の刺激によって起こるリンパ節の変化

リンパ節の皮質には，B細胞が占める一次濾胞とT細胞が埋める傍皮質域があり，提供者の HLA を担ったマクロファージは傍皮質域においてT細胞と遭遇する．T細胞はそこで効奏T細胞に分化するが，効奏T細胞にはヘルパーT細胞とキラーT細胞とがある．ヘルパーT細胞は一次濾胞に移動して，抗原刺激を受けたB細胞のプラズマ細胞への分化を援助する．B細胞がヘルパーT細胞のもとに活発に増殖して作る細胞塊が濾胞の胚中心であり，胚中心を内包した大型の濾胞は二次濾胞と呼ばれる．二次濾胞で成熟したプラズマ細胞はやがてそこを出てリンパ節の髄質に移行し，定着して髄索を形成する．髄索のプラズマ細胞の分泌する抗体と効奏T細胞はやがてリンパ節を離れ，移植組織に回帰するが，回帰する効奏T細胞のうち重要なのはキラーT細胞である．

それ固有の領域を分けて定住している（図 II.51）．1つがB細胞であり，他がT細胞である．B細胞の抗原レセプターは，そのB細胞が抗原刺激を受けてプラズマ細胞に分化したのちに分泌する抗体分子と同じ分子からなり，そのレセプター抗体分子が抗原分子と結合する．すなわち，B細胞の抗原レセプターは免疫グロブリン分子ということである．一方，T細胞の抗原レセプターは免疫グロブリンと似てはいるが異なる種類の分子であり，しかもT細胞抗原レセプターは，CD3 という分子群に加え，CD4 か CD8 のどちらかの分子と細胞膜上で会合している．CD4 は HLA のクラスⅡ分子と，CD8 はクラスⅠ分子と親和性が高いため，T細胞はクラスⅡ専用の CD4 表現細胞とクラスⅠ専用の CD8 表現分子のどちらかに分類されることになる．

免疫系臓器において HLA 分子と結合して活性化したのち，リンパ球はそれぞれ分裂を繰り返し，B細胞は抗体分子を分泌するプラズマ細胞へ，T細胞は，CD4表現細胞も CD8表現細胞も，移植片細胞の破壊作業に携わる効奏T細胞へと分化する．プラズマ細胞の分泌した抗体と分化した効奏T細胞はやがて免疫系臓器を出て，リンパ管系や循環系を経たのちに移植された組織に回帰する．図 II.51 は免疫系臓器の1つであるリンパ節に起こる HLA 刺激後の変化の経緯である．

（3） 拒絶反応の効奏相—細胞性経路—

効奏T細胞のうち拒絶反応にとり最も重要な細胞はキラーT細胞という細胞傷害性の細胞である．キラーT細胞には CD8 表現細胞も CD4 表現細胞も存在するが，移植組織の細胞はおおむねすべてが HLA クラスⅠ分子を表現しているため，CD8 表現キラーT細胞が移植組織の細胞破壊で主役を演じる．図 II.52 はキラーT細胞による標的細胞の細胞傷害の *in vitro* における現場を撮影した走査電顕写真である．

キラーT細胞の細胞傷害作用は3段階の過程を経て行われる．第一がT細胞と移植細胞の双方の細胞表面にある接着分子間の粘着過程，第二がそれに続くT細胞レセプターと HLA 分子との抗原特異的な結合，第三がキラーT細胞の出すパーホリンという細胞膜結合物質による細胞傷害作用である（図 II.53）．この第三過程には別経路もあって，組織細胞が Fas 抗原という分子を細胞表面に持っていると，キラーT細胞が Fas リガンドで Fas 抗原と結合し，それが刺激となって組織細胞が破壊される．

細胞性経路による拒絶反応の効奏機能にはキラーT細胞のほかにも，CD4 分子を表現した遅延反応性T細胞も参加する．遅延反応性T細胞は IFN-γ という細胞を活性化させる物質を分泌し，

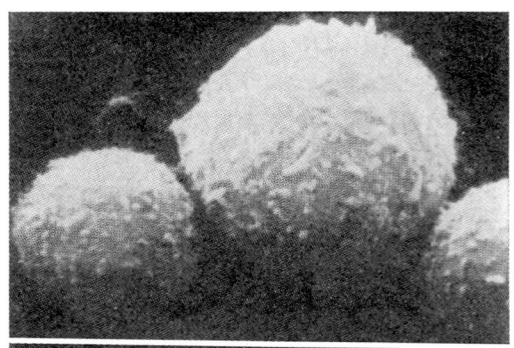

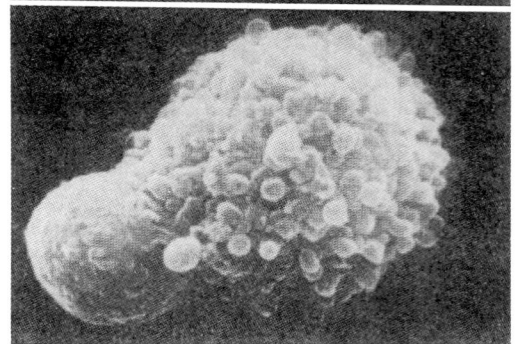

図 II.52 キラーT細胞による標的細胞の破壊
左側にあるキラーT細胞が中央に位置していた標的細胞と接着したのちに、標的細胞を破壊した。

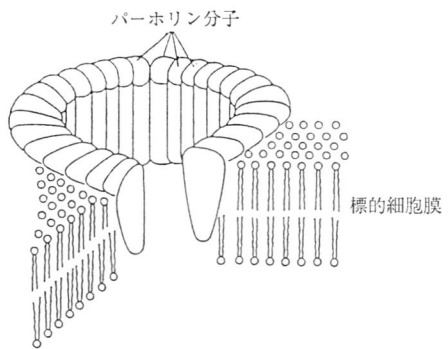

図 II.53 パーホリンによる細胞傷害作用
キラーT細胞が放出するパーホリンは、標的細胞の膜上で重合体を形成してドーナツ状の構造物となる。そのため、標的細胞の内と外の電解質や水の交通が自由になり、標的細胞は破壊される。

IFN-γ は拒絶反応の効奏相において2つの機能を発揮する。第一が移植組織にあるマクロファージを活性化することであり、活性化したマクロファージでは酸素代謝酵素の活動が亢進し、細胞内の O_2 分子が活性酸素（O_2^-, H_2O_2, OCL^-）に変換される。活性酸素には高度の細胞傷害作用があり、そのため、周辺にある移植組織の細胞が傷害される結果となる。第二は IFN-γ による HLA 分子の発現の活発化である。IFN-γ により刺激された移植細胞は、通常以上に HLA 分子を細胞表面に表現するようになり、このことはキラーT細胞や抗体による細胞破壊を移植細胞がより被りやすくなることを意味する。

（4） 拒絶反応の効奏相—液性経路—

移植組織に回帰し、そこで HLA 分子を担った移植細胞を結合した抗体は、補体系のタンパクや K細胞という一種のキラー細胞を活性化させる。活性化した補体はいく通りもの効奏機能を移植細胞に対して発揮できるが、そのうち最も重要なのが補体依存細胞傷害作用である（図 II.54）。その傷害作用の仕組みはキラーT細胞のパーホリンによるものと全く同じで、補体タンパク成分の重合体である C5b6789 が標的細胞の細胞膜にドーナ

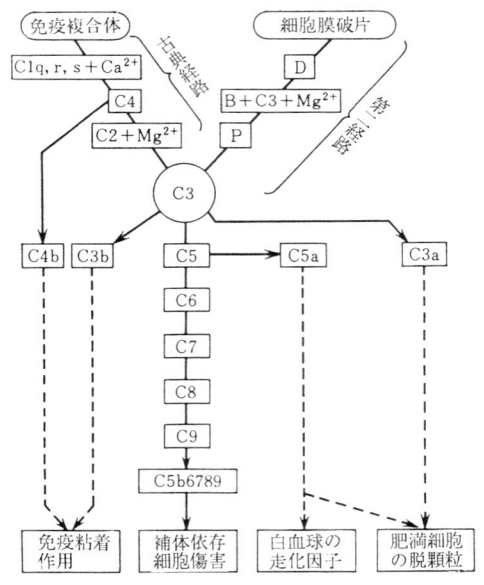

図 II.54 補体の活性化とその効果
補体系のタンパクは2つの経路、古典経路と第二経路のいずれによっても活性化される。古典経路の活性化は抗原と抗体とがつくる免疫複合体により、第二経路は細胞膜破片により行われる。C3分子は両経路の合流点に位置し、中枢的な役割を果たす。活性化したC3は自己増幅性の性質を持っているため、その後の経路はすばらしい効率で進行する。その後の過程は図の最下段に示したように、おおよそ4つの効果につながっている。そのうちで最も重要な効果が補体依存細胞傷害である。その作用は、C5b6789の重合体が標的細胞の膜にドーナツ状に組み込まれるために発揮され、これはキラーT細胞のパーホリンと著しく類似した仕組みである。

ツ状に組み込まれるため，膜内外の交通が開いてしまうものである．

一方，K細胞には抗体のうちの免疫グロブリンG（IgG）分子の一部であるFc部と結合できるFcレセプターが存在する．HLA分子と結合したIgG抗体のFc部がK細胞上のFcレセプターと連結すると，K細胞は活性化して細胞傷害性の物質を分泌するようになる．IgG抗体と前もって結合していた移植細胞はこうしてK細胞によっても破壊されることになる．

拒絶反応の液性経路には1つの特別な，しかし重要な経路がある．ヒトの腎移植の場合に，宿主が提供者のHLAに対する抗体をすでに持っていると，通常の拒絶反応よりも早期に反応が出現する．これは時に超急性拒絶反応という形で現れ，血管再建の数分後に拒絶反応が完了するという激烈なものもある．既存の抗体が抗原と結合することによって血液凝固系が急激に賦活され，すべての腎細小血管にフィブリンが析出し，血管が封鎖される．また，皮膚移植の場合には白色移植片の様相を呈し，これは組織の接触面で急激な抗体性の拒絶反応が起こった結果である．

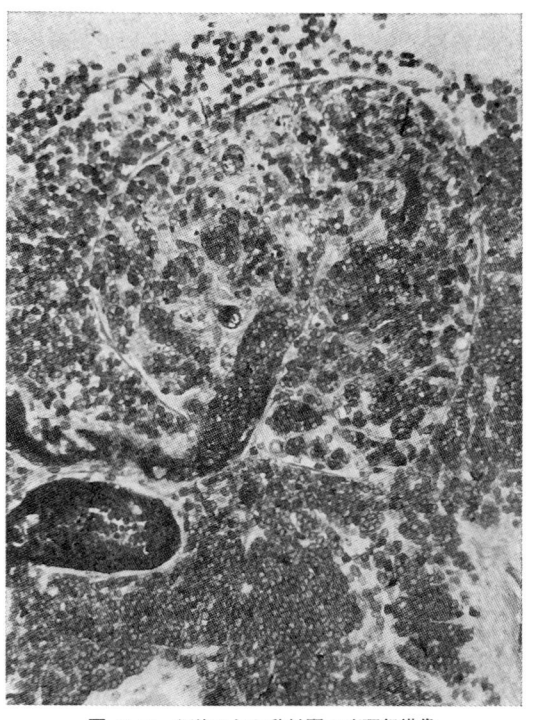

図 II.55 拒絶された移植腎の病理組織像
拒絶反応のため，移植後84日目に摘出せざるをえなかった移植腎には，糸球体と尿細管の壊死，うっ血，さらに広範な出血が認められる．移植を受けた患者は19歳の女性で，提供者は母親であった．

おわりに

移植された組織や臓器は，以上のような効奏相の2つの経路を介して傷害され，血管に通過障害がくることはもちろん，間質は宿主の浸潤細胞で満たされて，組織の機能は全く廃絶を余儀なくされる（図II.55）．こうして拒絶反応の免疫応答は完結するのである．　　　　　　〔柏木　登〕

4.2　骨　髄　移　植

（1）骨髄移植の歴史

骨髄移植（bone marrow transplantation; BMT）とは造血幹細胞の移植である．移植された幹細胞が生着し，再生分化すると，受容者の血液・リンパ系組織は，すべて供与者由来の細胞によって再構築されることになる．移植免疫の立場からみたBMTの特徴は，他の臓器移植の場合にも増して，移植抗原に対する免疫反応が強力であり，しかもグラフトとホストのそれぞれが相手に対して反応を起こすことである（graft versus host reaction; GVHRとHVGR; 拒絶）．今日のBMTはいくつかの疾患に対して治癒的療法となるまでに発展したが，その歴史は，免疫抑制と，それに起因する合併症の克服の過程そのものであったといっても過言ではない．

ヒトBMTは，それまでの長年の基礎研究の成果をふまえて，1970年代前半米国のThomasによって本格化され，その業績に対して1990年にノーベル医学生理学賞が授与されている．初期の症例がシアトルに集中する一方，1972年にはInternational Bone Marrow Transplant Registryが発足し，以来全世界のBMTに関するデー

タが科学的に蓄積されることになった．1994年までに実施・登録された世界の症例数は6万件を超え，臓器移植としては腎臓の34万件に次いでいる．

わが国では1975年，名古屋，金沢で移植が開始され，20年目を迎える現在では全国で年間500例以上のBMTが施行されている．世界の移植センターと比較して，わが国では多数の施設ごとに比較的少数例のBMTが行われていることが特徴であるが，その成績は欧米の先進センターと比肩しうるばかりでなく，サイトカインの使用など優れたオリジナルの仕事も生まれている．

BMTが適応となる疾患は，重症再生不良性貧血，白血病，骨髄異形成症候群，悪性リンパ腫，固形癌，免疫不全症や代謝異常症などの先天性疾患である．白血病の場合，移植後2年を経過しても再発がなければ白血病は治癒したものとされるが，一般に若く，全身状態のよい患者に対する移植の方が，生着率がよく，かつ再発率も少なくよい結果が得られる．近年の同種移植では，急性リンパ性白血病と急性骨髄性白血病の第一寛解期移植で無病生存率50～60％，慢性骨髄性白血病の第一慢性期移植で60％以上と非常によい成績が得られている[1]．ところが，前者の第二寛解期以降，後者の急性転化時の移植では再発率が大幅に上昇する．また再生不良性貧血では，20歳未満の移植成績は生存率80％と良好であるが，高齢化や輸血歴などの要因が加わるほど拒絶の割合が増加する[2]．

（2） HLA

HLA（human leukocyte antigen）は，ヒト第六染色体短腕上の主要組織適合抗原遺伝子複合体領域の遺伝子群によってコードされる細胞膜表面タンパク質であり，その分子構造からクラスIおよびII抗原に分類されている．クラスI抗原はHLA-A, B, C，クラスII抗原はHLA-DR, DP, DQが主な分子であり，これらをコードする各遺伝子にはそれぞれ10～30種の対立遺伝子が存在する．これらの対立遺伝子は共優性に表現されるので，各個人は抗原ごとに2つの表現型を持つこ

とになる．HLA型の記載の仕方には，表現型と遺伝子型があるが，HLAの各抗原型を遺伝子座ごとに2つずつ順次記載したものが表現型である．また，1つの染色体上の並びに従って抗原型を記載する時，これをハプロタイプと呼び，2つのハプロタイプの組合せとして個人の抗原型を記載すると，これを遺伝子型という．

骨髄移植に際しては，移植免疫反応を最小限にするためHLAの一致した供与者の骨髄を使うのが原則である．HLAの各遺伝子は染色体上で十分近接して存在しているため，遺伝子間の組換えの頻度は極めて低く，ほとんどの場合HLAハプロタイプがそのまま親から子へと伝わることになる（図II.56）．したがって同胞（兄弟姉妹）間でHLAの一致する確率は1/4となる．いま患者以外に同胞がn人いるとすると，HLAの一致する者の存在する確率は$1-(3/4)^n$で表される．

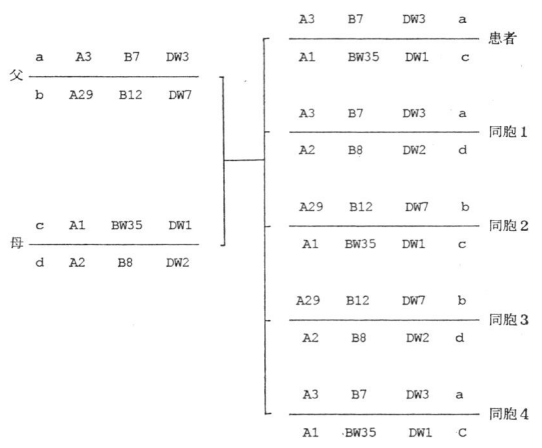

図 II.56 HLA 型の遺伝
両親，患者のHLA型と，同胞の4つのHLA型ハプロタイプを便宜的にa, b, c, dで表している．患者とHLA型の一致するのは同胞4である．

HLAの適合度と移植成績との間には密接な関連があり，HLA-A, B, DR 6抗原のうち2抗原が異なると，移植片対宿主疾患（graft versus host disease; GVHD）が激しく，死亡率は60％以上に上がる．1抗原だけ異なる移植の場合は，GVHDの頻度がHLA一致の時の約30％と比較して約60％と高くなるものの，これに対しては適切な免疫抑制療法によって，HLA一致（表現型または遺伝子型）の移植に近い生存率が得られてい

る[3]．このようにして，骨髄移植は同胞間（一部は範囲を広げて血縁者間）の同種移植として発展してきたが，移植成績の向上に伴い移植の適応が増加したこと，また一方で少子傾向が定着していることなどにより，血縁者のなかに適合ドナーがみつかる割合はわずか 20～30％ である．

（3） 骨髄バンク

HLA の著しい多型のため，HLA 適合ドナーを個別にみつけだすことは不可能である．このため，あらかじめ骨髄を提供する意思のある人の HLA を検査して，共通のリストにのせておく骨髄バンクの設立が切望されていた．

多民族が混じっている欧米と比べると，日本人の間では HLA の種類・頻度のバラツキが少ないので，HLA 適合確率が欧米より 10 倍は高くなる．図 II. 57 に示すように，日本では数万～10 万人規模のバンクがあれば，患者が最低 1 人の HLA 適合ドナーを得られる確率が 80％ にのぼると推計されている[4]．

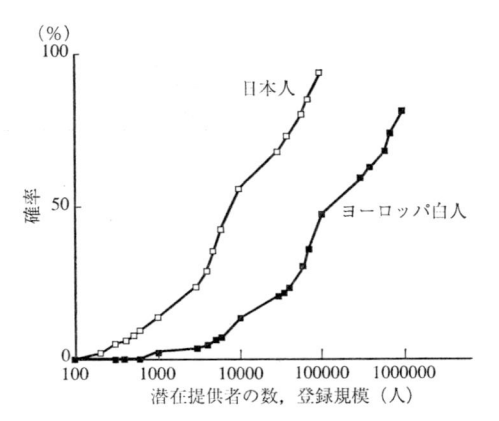

図 II.57 骨髄バンクの規模と，患者が最低 1 人の HLA 適合骨髄提供者を得られる確率（文献 4 からぬき出し合成した）

1991 年に発足した骨髄移植推進財団によって始められた骨髄バンクは，ドナー登録人数が順調に増加し，1994 年 9 月末現在で 55700 人に達している．一方 2334 人の移植を希望する登録患者のうち，二次検査にて HLA 適合の得られた患者は 1424 人にのぼっている．このバンクを通じた移植はすでに 218 例に達し，そのうち生存者は 136 人を数えている．

外国の成績であるが，白血病患者での非血縁者骨髄移植は，HLA の表現型が一致すれば，近親者間での HLA 一致または 1 抗原不一致の移植の場合と同等の成績が得られている[5]．

（4） 骨髄移植の前処置

骨髄移植に先立つ前処置の目的は，移植される骨髄細胞の拒絶を防止するための免疫抑制と，腫瘍細胞の根絶である．全身放射線照射と cyclophosphamide（CP）投与を組み合わせた前処置は，シアトルグループによって開発された[6]ものであるが，現在でも標準的な前処置法である．

白血病の場合，HLA 一致血縁者間同種移植で拒絶の起こる割合は 1～2％ と極めて少ない[7]のに対して，再発は，最も条件のよい移植の場合でさえ 20％ を超えている[1,8]．このため，CP にかわる薬剤または追加薬剤としてシトシンアラビノシド（araC），エトポシド，メルファランなどが使われたり，分割全身放射線照射やリンパ組織の選択的な照射，あるいは疾患によってはブスルファンを使用した非放射線前処置法などが開発されてきているが，移植成績の飛躍的な改善には至っていない．

組織毒性が前処置の最大の制限要因となっているが，目的とする腫瘍細胞を選択的に抑制できれば，この問題を回避することができる．例えば，急性骨髄性白血病患者に G-CSF 投与すると，白血病細胞の増殖を誘導する可能性があり，このことによって増殖細胞に特異的に働く薬剤 araC に対する感受性の増加が期待できる[8]．その他アイソトープや薬剤を結合させたモノクローナル抗体の利用の試みもなされている．

（5） 骨髄移植と合併症

GVHD と感染症が BMT の二大合併症である．これらの克服により骨髄移植の適応が拡大してきたが，現在でも合併症対策が BMT の臨床の最重要課題であることに変わりはない．

a） GVHD

GVHD は，移植後 100 日を境にして，これより前に発症する急性 GVHD と後の慢性 GVHD

とに分類されている．

ⅰ）急性 GVHD 急性 GVHD は，移植後7日目頃から発症し始め，30〜60日前後にピークを迎えるような経過をたどることが多く，全身の諸臓器が影響を受ける．なかでも最も顕著に現れる症状は皮膚・腸管・肝臓の病変に由来する発疹・下痢・黄疸である．診断のためにこれらの症状はそれぞれの程度によって4段階に分けられ，これらと一般症状の組合せによって急性 GVHD の重症度がⅠ〜Ⅳ度と定義される（表Ⅱ.46）．

ⅱ）急性 GVHD の病理 それぞれの組織にはリンパ球，単球の浸潤が多かれ少なかれみられるが，表皮，腸管上皮，胆管上皮周囲および上皮層内への浸潤が最も特徴的である．図Ⅱ.58の表皮に示されるように上皮細胞のアポトーシスや壊死がみられ，これらの周囲にはサテライトリンパ球と表現される浸潤リンパ球もみられる．病変が高度の場合は表皮，腸管上皮の広範な壊死や剥離，肝細胞壊死のような組織傷害が拡大している．このように急性 GVHD では上皮細胞が組織傷害の重要なターゲットである[9]．

ⅲ）慢性 GVHD 慢性 GVHD は発症の仕方により，急性 GVHD から引き続く進行型，急性 GVHD の軽快後に再び発症する休止型，急性 GVHD が先行しない新生型の3型に分けられている．病型は，症状が皮膚などに限局する限局型と全身諸臓器が侵される広汎型とに分けられ，表Ⅱ.46のように一応の診断基準がある．しかし，

表Ⅱ.46

（a）急性 GVHD の各臓器症状の重症度分類

重症度	皮膚（皮疹の範囲）	腸管（下痢量）	肝（血中ビリルビン）
1	紅丘疹＜25％	0.5 l	2〜3 mg/dl
2	紅丘疹 25〜50％	1.0 l	3〜6 mg/dl
3	紅皮症＞50％	1.5 l	6〜15 mg/dl
4	紅皮症，水疱，落屑，剥離	腹痛，イレウスが加わる	＞15 mg/dl

（b）急性 GVHD の重症度分類

	皮膚	腸管と肝	一般症状
Ⅰ	1〜2	— —	変化なし
Ⅱ	1〜3	1 and/or 1	変化あり
Ⅲ	2〜3	2〜3 and/or 2〜3	悪化
Ⅳ	2〜4	2〜4 and 2〜4	極度に悪化

急性 GVHD の重症度は各臓器病変の重症度と一般症状の組合せによって定義されている．

（c）慢性 GVHD の分類

1）限局性	下記①，②どちらかの病変または合併 ① 局所性皮膚病変 ② 慢性 GVHD による肝障害
2）全身性	下記の①または② ① 全身性皮膚病変 ② 限局性病変＋下記A〜Dのいずれかの合併 　A．肝組織所見：慢性活動性肝炎または橋わたし壊死または肝硬変 　B．眼病変：Schirmer テストで5 mm 以下 　C．口唇小唾液腺，粘膜の組織学的変化 　D．その他の標的臓器病変

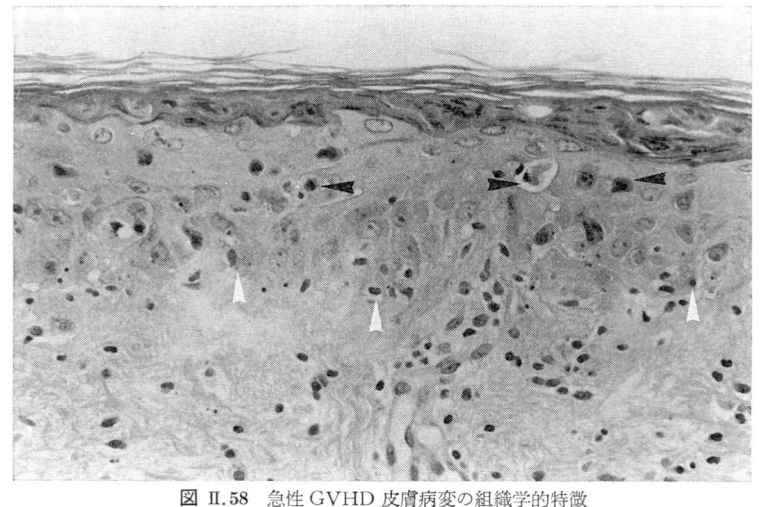

図Ⅱ.58 急性 GVHD 皮膚病変の組織学的特徴
リンパ球の表皮浸潤の結果として，表皮基底細胞変性による表皮真皮境界の不明瞭化（△），多数の表皮細胞のアポトーシス（▲）がみられる．

症状は必ずしも急性 GVHD のように明瞭ではなく，また急性 GVHD の場合以上に多くの臓器が影響を受ける．また，急性 GVHD が激しいほど，慢性 GVHD の発症率は高くなる．

iv) 慢性GVHDの病理 臨床的には口腔粘膜・唾液腺の生検がよく行われる．組織学的には急性 GVHD と同様な単核球浸潤を伴った粘膜上皮や腺組織の破壊など実質組織障害がみられ，GVHD が長期化すると共に間質の反応が強く現れる．線維化が進行すると実質臓器の萎縮硬化や，全身性硬化症に類似の症状をきたすこともある．リンパ組織では胚中心の反応が乏しいだけではなく，組織全体の萎縮が進行し，造血組織では低形成または回復の遅れがみられる．

v) GVHD の機序 GVHD は，グラフト中に含まれる成熟T細胞が，相手の同種移植抗原を認識し活性化する認識相と，前駆細胞がこれを受けて GVHD の組織反応を起こす効果細胞に分化・活性化する効果相とに分けることができる．同種抗原を反応の対象とする移植免疫反応の特徴は，CD4 および CD8 同種抗原反応性T細胞が，それぞれ受容者由来である抗原提示細胞（antigen presenting cell；APC）上の同種 MHC クラスⅠまたはⅡ抗原を直接認識する場合と，供与者由来の自己 APC 上で自己 MHC＋同種 MHC 由来ペプチドとして間接認識する場合とがあることである．さらに通常の CD4T 細胞のヘルパー活性と CD8T 細胞の細胞傷害活性が誘導される以外に，CD8T 細胞のヘルパー活性，CD4T 細胞の細胞傷害活性がみられる[10]．このような移植免疫に特有の反応が生じる機構の詳細については不明の部分が多い．

マイナー組織適合抗原（mHA）に対する反応は MHC 抗原の一致した移植の際に顕在化する．mHA に対する反応は CD8T 細胞の反応である場合が多い．マウス実験系で明らかにされている[11]ように CD8 と CD4T 細胞が同等に，または CD4T 細胞が優位に活性化される場合もありうると考えられるが，ヒトでの解析はほとんどなされていない．

mHA は数十種類あるといわれているが，男性の H-Y 抗原以外に本態が解明されているものは少ない[12,13]．mHA のほとんどは MHC＋mHA 由来ペプチドの形で認識されているものである[10,14]．したがって，供与者と受容者の間で異なる対立遺伝子にコードされるタンパク質はすべて mHA となる可能性を持っている．また MHC 抗原が一致しているので，APC は受容者由来，供与者由来を問わず，mHA の抗原提示ができるはずであるが，この時 MHC クラス拘束が変わる可能性がある．

GVHR の効果相は GVHR の二次活性相であり，これによって臨床的な GVHD が表現される．GVHD の病巣では免疫組織学的にCD8T細胞が優位[15]を占めていたことは確かであるが，これ以外にも T_{DTH}，マクロファージ，NK 細胞などの活性化が示されている[16]．NK 細胞は MHC 抗原の特異的な認識を欠く細胞とされていたが，TCR とは異なる新たな MHC 抗原認識レセプターが存在し，NK 細胞の細胞傷害活性に重要な調節的役割を演じていることが明らかになりつつある[17,18]．また効果細胞と標的細胞との結合に LFA-1 や ICAM-1 などの細胞間接着分子が役割を演じていることも明らかである．

GVHR は免疫調整機構が機能しにくいいわば免疫調節異常の状態であり，反応の過程で多種，多様なリンホカイン，サイトカインの産生がみられる．ヒト急性 GVHD は血中の IFN-γ と TNF-α の値が，GVHD の症状の程度と比較的よく一致し，臨床的マーカーになりうるといわれている[19,20]．動物実験では抗 INF-α や抗 TNF-α 抗体投与によって GVHD の細胞傷害が防止されることが示されている[21]．また，IL-1 の活性を IL-1R 拮抗剤によって抑制すると GVHR が抑制される[22]ことからも，GVHR 初期相における IL-1 の役割の重要性も注目されている．

慢性 GVHD では，局面により受容者由来細胞を含めて多様な細胞の二次・三次活性化がみられる．自己クラスⅡ抗原反応性T細胞や線維芽細胞の活性化がその例である．

vi) GVHD の予防 GVHD が発症するとその治療はしばしば困難を伴うことから，GVHD

の予防が重要視される．シクロスポリン A (CYA) とメトトレキサート単独または併用による治療法が標準であるが，新しい免疫抑制薬も使われている．なかでもわが国で開発された FK 506 は強力であり，CYA と同様に脱リン酸化酵素カルシニューリンを阻害する[23]ことによってカルシウム依存性シグナル伝達経路を遮断し，T 細胞活性化を抑制する．

移植骨髄より T 細胞を除くと，GVHD は防止できるが，骨髄の生着率が落ち，白血病の再発率も上がる（後出）ことから，必ずしも現実的な解決策とはならない．

b) 感染症

感染症は移植後の時期によってそれぞれ特徴ある形をとる．それは患者の感染防御能の低下および回復の過程に感染症の特徴がよく対応しているからである．

i) 移植後の造血の回復

① 好中球：末梢血白血球数は前処置以降減少しはじめ，移植後 5〜10 日目頃に最も少なくなる．移植骨髄細胞の生着の目安となる白血球数 1000/μl，好中球数 500/μl に回復するまでに 3〜4 週間を要する．この間末梢血中には移植後 1 週目をピークとして G-CSF が検出されるが，G-CSF を投与すると好中球の回復を早めることができる[24,25]．好中球の分化増殖因子である G-CSF は，このような作用のほかに G_0 期造血幹細胞を増殖サイクルに入れる作用，未分化造血細胞を末梢循環に入れる作用，好中球機能を亢進させる作用もある．

SCF, IL-3, IL-6 も幹細胞に関連した造血因子であり，in vitro で共存させると幹細胞を増加させることがわかっている．しかし，移植後回復期の患者血中にはいずれのサイトカインも検出されず，臨床応用の段階には至っていない．

② 骨髄の回復：移植後 1 週目には顆粒球または赤芽球の単系統コロニーが出現する．2 週目になると，これに巨核球系が加わり，単系統に加えて 2 系統コロニーが出現し，造血巣の占める面積も増加してゆく．3 週目となると 2 系統または 3 系統からなる混合型造血巣が主体となり，骨髄の細胞密度は 1 週目の 10% 程度から 3 週目では 30〜40% に増加してゆく[26]．

③ リンパ球：リンパ球の本格的回復は好中球より遅れ，移植後 2 週過ぎから始まる．T 細胞の回復が B 細胞に先行するが，CD8T 細胞が多いために CD4/CD8 比の逆転がみられ，γ/δ TCR 陽性 T 細胞の出現など，正常のサブセット構成とは大いに異なっている[27,28]．

移植後骨髄には B 細胞はみられるが，B 細胞の回復には通常 1 年以上かかる．なかでも B 細胞の活性化能，分化・分泌能など機能回復の遅れが目立つ[29]．したがって，感染抗原に対する抗体反応も同様に時間をかけて再建されるものと考えられる．

ii) 感染症の特徴[30]（図 II.59）

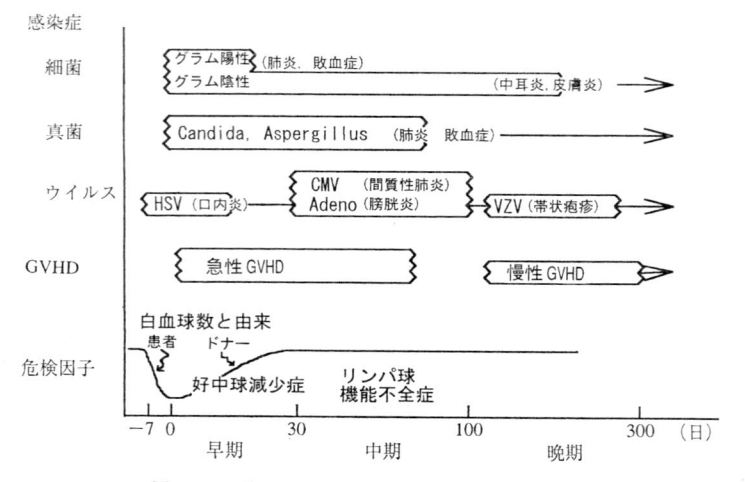

図 II.59 骨髄移植の合併症と危険因子

① 早期—移植骨髄生着まで—：この時期は高度の好中球減少に伴う感染症が特徴的で，グラム陽性または陰性菌，真菌感染症が特に多く，肺炎，深部真菌症など一旦感染すると重篤化し敗血症の危険性も高い．ウイルス感染では単純ヘルペスウイルスによる口内炎をみる．

② 中期—30〜100日まで—：この時期は，たとえ白血球数が回復していても高度のリンパ球機能に依存する免疫能は回復していないし，免疫記憶も失われている．このため，日和見感染，特に持続感染の形をとるヘルペスウイルス群による疾患が問題となる．なかでも日本人の多くが感染しているサイトメガロウイルスは，このような免疫不全の状態下で活性化するばかりでなく，移植後の輸血による感染の可能性もある．間質性肺炎は放射能障害の一つにも数えられるが，CMVによるものも多く，現在もBMTの際の主要死因の1つになっている．

間質性肺炎の発症頻度がGVHD発症時の方がそうでない時より高い事実がある．CMV抗原とMHCクラスⅠまたはⅡ抗原の塩基配列の相同性がみつかっている[31,32]ことから，間質性肺炎の発症機序にはCMV感染による炎症のみでなく，GVHR アロ抗原活性化T細胞による肺組織傷害も関与しているとの考えもある．

このほかにアデノウイルス感染による出血性膀胱炎がある．

③ 後期—100日目以降—：中耳炎，気道炎，皮膚炎などのグラム陽性菌感染を起こしやすいが，適切な治療により重症化をまぬがれる．慢性GVHDは感染機会を増やすと共に，感染症を長期化させる危険因子となっている．

(6) 骨髄移植の発展

a) 自家骨髄移植

自家BMTは白血病同種BMTでの適合ドナー不足に対処するために始められたが，固形癌（例えば乳癌）の場合では，この方法を採用することにより，骨髄毒性を度外視した超強力な抗癌化学療法による治療が可能となった．

自家BMTは免疫抑制が不要で，GVHDも起こらないのが特徴であるが，白血病治療の場合はこのことが必ずしも利点とはなっていない[33,34]．図Ⅱ.60に示すように白血病の場合，化学療法と比較すると自家BMTの方がこの場合わずかに成績がよい（図の1 vs. 2）．しかし寛解導入後採られた移植自家骨髄液の中には白血病細胞が残っているので，腫瘍細胞を含まない一卵性双生児からの同系移植の方が再発率が低くなり，自家移植より高い生存率が得られる（2 vs. 3）．ところが同種移植でGVHDが起こった場合にはGVHRに含まれる graft vs. leukemia 効果による再発抑制がみられるため，GVHDのない同種または同系移植よりさらによい成績が得られている（4, 3 vs. 5）．

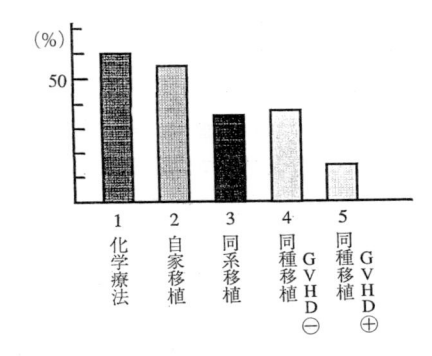

図Ⅱ.60 第1寛解期における白血病の再発率の比較
説明は本文を参照．比較のためデータ1,2,3（文献33）とデータ4,5（文献34）を1つのグラフ上に示した．

自家BMTの成績をあげるために，採取骨髄細胞の凍結保存の前に腫瘍細胞が除かれるが，この効率化のためにモノクローナル抗体や，細胞毒性薬を結合した抗体など新しい方法が開発されている．

b) 末梢血幹細胞移植（peripheral blood stem cell transplantation；PBSCT）

自家BMTに代わるものとしてPBSCTが行われたのは1980年代の後半であったが，わが国では1994年までの4年間に500例以上のPBSCTがすでに実施されている．

化学療法後の骨髄回復期に造血幹細胞が末梢血中に出現することは古くから知られていたが，G-CSF，GM-CSF，IL-3などの造血因子単独投与でも末梢血中に動員できることが示された[35]．現在では幹細胞採取は，化学療法とサイトカインそ

れぞれ単独または組合せによって行われている．PBSCのなかには顆粒球マクロファージコロニー形成細胞（CFU-GM），赤芽球バーストコロニー形成細胞（BFU-E），混合コロニー形成細胞（CFU-mix）が含まれるが，これらを in vitro で定量するには数日かかるので，CD34抗原をマーカーとしてフローサイトメトリーにより幹細胞の定量が行われている．コロニー形成細胞やCD34と他の細胞マーカー（HLA-DR，CD33，c-kitなど）の組合せを調べると，末梢血と骨髄の幹細胞は性格が異なり[36]，PBSCの方が分化が進んでいることが示されている．

PBSCTの適応は自家BMTと変わらないが，自家BMTより骨髄の回復が早いこと，全身麻酔をせずに移植に必要な細胞数[37] $0.2～2.0×10^6$ 個/kgをアファレーシスの繰り返しにより採取できる，という特徴がある．また，PBSC分画は幹細胞濃度が高く，したがって腫瘍細胞の混入が骨髄よりも少ないことも利点の一つである．

今後，長期成績を含めて総合的にPBSCTがこれまでの治療法より優れていることがわかれば，自家BMTのみでなく同種BMTにも取って代わる治療法となる時がおとずれよう．それまでには，末梢血単核球分画に多量に含まれ，同種移植の際GVHDを起こすT細胞処理の問題が解決されなければならない．また幹細胞の安全な試験管内増殖法が開発されれば，採血回数が減り，患者または提供者の負担がさらに軽くなるであろう．

c）遺伝子導入と骨髄移植

自己の細胞に外来遺伝子を導入する目的として，正常遺伝子導入による遺伝子治療と，導入遺伝子をマーカーとして使う場合とがある．

腫瘍組織から取り出したリンパ球を in vitro で増やし，これに遺伝子マーキングして生体にもどしその抗腫瘍機能を調べたり，SCID治療のために，ADA遺伝子をリンパ球に導入するなどの場合は，BMTを用いずとも目的が達せられる．一方BMTと遺伝子導入とを組み合わせて遺伝子治療を行う場合は，骨髄幹細胞に導入することによって永続的にリンパ系または骨髄系細胞に遺伝子発現させることにより治療効果を上げようとする場合である．遺伝子疾患のうち，本来遺伝子の発現が骨髄・リンパ系細胞にあるものであれば，それが造血系に限局性であるか全身性であるかにかかわらず効果が期待できる．もう1つは，白血病治療に際して移植骨髄細胞を遺伝子マーキングする場合である．このことにより，再発が移植細胞からの単または多クローン性再発であるのか，移植骨髄からの新たな白血病化であるのか，または残存白血病の再発なのかを区別できるので，これらを白血病研究に役立たせようとするものである．

遺伝子導入法として，エレクトロポレーションなどの物理的方法よりはレトロウイルスベクターを用いることが多い．現在は，遺伝子導入の効率を上げることが重要な課題となっている．

〔原田孝之〕

文　献

1) 柴田弘俊：同種骨髄移植（日本の動向）．今日の移植，**4**，7-12（1991）
2) 浅野茂隆：骨髄移植分科会長報告，厚生省特定疾患特発性造血障害調査研究班，平成3年度研究業績報告書，pp. 20-22（1992）
3) Beatty, P. G., Clift, R. A., Mickelson, E. M. et al.: Marrow transplantation from donors other than HLA-identical siblings. N. Engl. J. Med., **313**, 765-771（1985）
4) 高橋孝喜，十字猛夫：非血縁HLA適合骨髄提供者登録制度（骨髄バンク）の適正規模とその実現性について．日輸血会誌，**34**，2-10（1988）
5) Horowitz, M. M.: Bone Marrow Transplants from unrelated donors for leukemia. Blood, **78**（suppl. 1），245a（1991）
6) Thomas, E. D.: Marrow transplantation for acute nonlymphoblastic leukemia in first remission. N. Engl. J. Med., **301**, 597（1979）
7) Anasetti, C., Amos, D., Beatty, P. G. et al.: Effect of HLA Compatibility on engraftment of bone marrow transplanst in patients with leukemia or lymphoma. N. Engl. J. Med., **320**, 197-204（1989）
8) 岡本真一郎：G-CSFによってもたらされる新しい医療の展開．骨髄移植，造血因子，**2**，400-405（1991）
9) 原田孝之：移植の合併症—GVHD．病理と臨床，**11**，443-450（1993）
10) Auchincloss, H. Jr. and Suchs, D. H.: transplantation and graft rejection. Fundamental Immunology, 3rd ed. (W. E. Paul, ed.), pp.

1099-1141, Raven Press, New York (1993)
11) 原田孝之: 慢性 GVH 反応. Annual Review 免疫 1990, pp. 332-342 (1990)
12) Simpson, E.: The role of H-Y as a minor transplantation antigen. *Immunol. Today*, **3**, 97-106 (1982)
13) Roopenian, D.C.: What are minor histocompatibility loci? A new look at an old question. *Immunol. Today*, **13**, 7-10 (1992)
14) Wallny, H.-J. and Rammeusee, H.-G.: Identification of classical minor histocompcet bility antigen as cell-derived peptide. *Nature*, **343**, 275-278 (1990)
15) Sloane, J.P.: Graft-versus-host disease; A histological perspective. *Blood Rev.*, **4**, 196-203 (1990)
16) Weisdorf, S.A., Roy, J., Snover, D. et al.: Inflammatory cells in Graft-versus-host desease on the rectum; Immunopathologic analysis. *Bone Merrow Transplant.*, **7**, 297-301 (1991)
17) Daniels, B.F., Nakamura, M.C., Rosen, S.D. et al.: Ly-49 A, a receptor for H-2 Dd, has a functional carbohydrate recognition domain. *Immunity*, **1**, 785-792 (1994)
18) Moretta, L., Ciccone, E., Mingari, M.C. et al.: Human natural killen cells; Origin, clonality, specificity, and receptors. *Adv. Immunol.*, **55**, 341-330 (1994)
19) Holler, E., Kolb, H.J., Moller, A. et al.: Increased serum levels of tumor necrosis facter α precede major complications of bone marrow transplantation. *Blood*, **75**, 1011-1016 (1990)
20) Ferrara, J.L.M.: Advances in GVHD; Novel lymphocyte subsets and cytokine dysregulation. *Bone Marrow Transplant.*, **10** (suppl. 1), 10-12 (1992)
21) Piguet, P.F., Grau, G.E., Allet, B. et al.: Tumor necrosis factor/cachectin in an effector of skin and gut lesions of the acute phase of graft-vesus-host disease. *J. Exp. Med.*, **166**, 1280-1289 (1987)
22) Antin, J.H., Weinstein, H.J., Guinan, E.C. et al.: Recombinant human interleukin-1 receptor antagonist in the treatment of steroid-resistant graft-versus host disease. *Blood*, **84**, 1342-1348 (1994)
23) O'Keefe, S.J., Tamura, J., Kincade, R.L. et al.: FK 506-and CsA-sensitive activation of the interleukin-2 promoter by calcineurin. *Nature*, **357**, 692-694 (1992)
24) Kitayama, H., Ishikawa, J., Yamagami, T. et al.: Granulocyte colonystimulating factor in allogeneic bone marrow transplantation. *Jpn. J. Clin. Oncol.*, **19**, 367-372 (1989)
25) 浅野茂隆, 正岡 徹, 高久史麿, 他: 骨髄移植における recombinant human granulocyte colony-stimulating factor (rG-CSF 注) の臨床評価. 今日の移植, **3**, 317-324 (1990)
26) Van Den Berg, H., Kluin, P.M., Zwaan, F.E. et al.: Histopathology of bone marrow reconstitution after allogeneic bone marrow transplantation. *Histopathology*, **15**, 363-373 (1989)
27) Lum, L.G., Orcutt-Thordarson, N., Seigneuret, M.C. et al.: The regulation of Ig synthesis after marrow transplantation, IV. T4 and T8 subset function in patients with chronic graft-versus-host disease. *J. Immunol.*, **129**, 113(1982)
28) Van Der Harst, D., Brand, A., Van Luxenburg-Heijs, S.A. et al.: Selective outgrowth of CD 45 RO$^+$Vγ 9$^+$/Vδ 2$^+$ Tcell receptor γ/δ T Cells early after bone marrow transplantation. *Blood*, **78**, 1875-1881 (1991)
29) Matsue, K., Lun, L.G., Witherspoon, R.P. et al.: Proliferative and differentiative response of B cells from human marrow graft recipients to T cell-derived factors. *Blood*, **69**, 308-315 (1987)
30) Sale, G.E.: Infections in transplant recipients. Pathology of organ Transplantation (Sale, G.E. ed.), pp. 271-284, Butterworths, Boston(1990)
31) Fujinami, R.S., Nelson, J.A., Walker, L. et al.: Sequence homology and immunological cross-reactivity of human cytomegalovirus with HLA-DR β chain, a means for graft rejection and immuno suppression. *J. Virol.*, **62**, 100-105 (1988)
32) Beck, S. and Barrel, B.G.: Human cytomegalovirus encodes a qlyloprotein homologous to MHC-class I antigens. *Nature*, **331**, 269-272 (1988)
33) Gale, R.P., Horowitz, M.M. and Butturini, A.: Autotransplants in acute leukemia. *Br. J. Haemotol.*, **78**, 135-137 (1991)
34) Klingemann, H.G. and Philips, G.L.: Immunotherapy after bone marrow transplantation. *Bone Marrow Transplat.*, **8**, 73 (1991)
35) Teshima, T., Harada, M., Takamatsu, Y. et al.: Granulocyte colony-stimulating factor(G-CSF)-induced mobilization of circulating haematopoietic stem cells. *Br. J. Haematol.*, **84**, 570-573 (1993)
36) Fukuda, T.: Predominance of myeloid antigens in CD 34$^+$ progenitor cells mobilized with chemotherapy and qranulocyte colony-stimulating factor. *Exp. Hematol.*, **22**, 990-995 (1994)
37) Bender, J.G., To, L.B., Williams, S. et al.: Defining a therapeutic dose of peripheral blood stem cell. *J. Hematotherapy*, **1**, 329-341(1992)

4.3 輸　　　血

輸血の領域で臨床免疫学の見地から問題となるのは輸血に伴う副作用，合併症である．そこで，本章では免疫反応による副作用，合併症について述べることにする．輸血副作用，合併症に関与する免疫反応には液性免疫反応によるものと細胞性免疫反応によるものがあり，ほとんどが型不適合によるものである．液性免疫反応は関与する抗体の種類，性状，抗体価，輸血速度，輸血量によって，臨床症状の出現する時期や症状の程度が異なる．

(1) 赤血球の型不適合による溶血反応[1]

溶血反応（hemolytic transfusion reaction；HTR）とは抗原陽性の赤血球が，対応する抗体を持つ患者に輸血された時，生体内で輸血赤血球が破壊されることをいい，輸血中に赤血球が破壊される即時型溶血反応（immediate hemolytic transfusion reaction；IHTR）と，輸血によって同種抗体が産生ないし増強されて赤血球が破壊される遅発型溶血反応（delayed hemolytic transfusion reaction；DHTR）とがある．

症状の発現する時間としては，IHTR は輸血開始後 24 時間以内，DHTR は輸血後 24 時間以後とされている．抗体の種類・性状については，血液型特異性と 37°C（体温）で反応するか否か，IgG 型か IgM 型か，補体結合性であるか否かが問題となる．このなかで 37°C で反応する抗体が臨床的に意義のある抗体である．このような抗体は通常 IgG 型で間接抗グロブリン試験（IAT）で検出されるが，IgM 型であっても補体結合性なので，IAT で検出可能である．

a) 血管内溶血反応

本反応は補体結合性の IgM または IgG 型抗体が結合して起こる．抗 A，抗 B を除けば，30°C 以下の低温域に至適温度を持つ IgM 型抗体が溶血を起こすことは少ない．自然抗体として体内を流れる抗 A，抗 B は IgM 型であるが 37°C でも抗原抗体反応後に補体を C9 まで活性化させ，強い血管内溶血を起こす（図 II.61）．

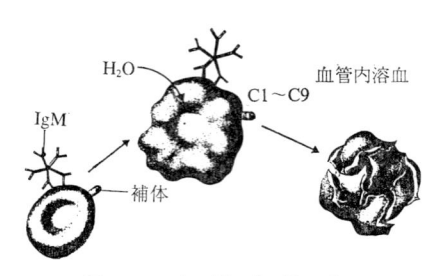

図 II.61　血管内溶血

赤血球膜に最終の補体成分（C_9）が結合すると穴があき，この貫通は赤血球からヘモグロビンが流出するほど大きなものではないが，水分が浸透圧差によって赤血球内に入るために膨張し，破裂する．この過程を血管内溶血と呼んでいる．
マクロファージは IgM レセプターを持っていないので，IgM そのものは赤血球の溶血を起こさない．しかし IgM の五重体構造は補体を活性化させる十分な効果がある．補体がいったん赤血球に結合するといろいろなことが起こる．

b) 血管外溶血反応

本反応は補体を非結合または結合しても C3d どまりの IgG 型抗体が，赤血球に結合して起こる．血管外溶血反応を起こす代表的な抗体に，Rh 抗体（抗 E，抗 c 抗体など）がある．発生機序としては，補体非結合性 IgG 型抗体を結合した赤血球は脾類洞内マクロファージの IgG-Fc レセプターに結合し，貪食を受けて数時間以内に排除される．このレセプターは IgG1 と IgG3 には活性を有するが，IgG2 と IgG4 には活性を示さない．また抗原抗体反応で補体が活性化され C8-C9 まで達しない場合，C3b が赤血球表面に付着する．C3b で覆われた赤血球は主として肝マクロファージ（C3b レセプターが多い）で貪食され数分以内に排除される．血管外溶血反応の特徴的な所見は，高ビリルビン血症を呈することである（図 II.62）[2]．

最近，血管内および血管外溶血反応の際にみられる症状とサイトカインとの関係が注目されている．特に TNF は毛細管漏出，血管平滑筋の弛緩（血圧低下），ショックなどに関与することが知られている．また TNF は ABO 不適合輸血時にみられる急性溶血反応で発現する諸症状の中心的役割を担っている（図 II.63）[3]．

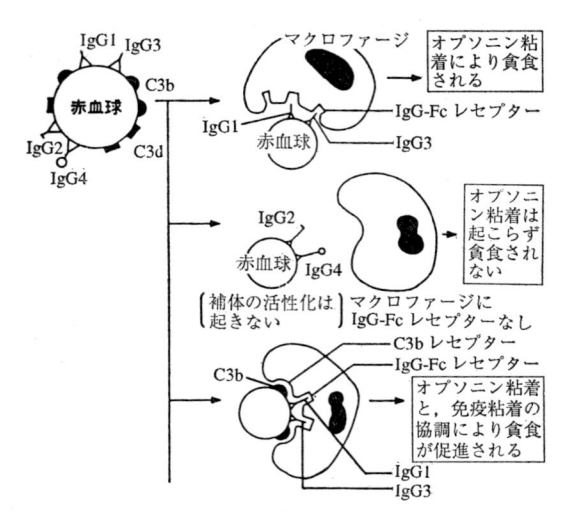

図 II.62 抗体および補体成分（C3b）を結合した赤血球と貪食細胞との相互作用

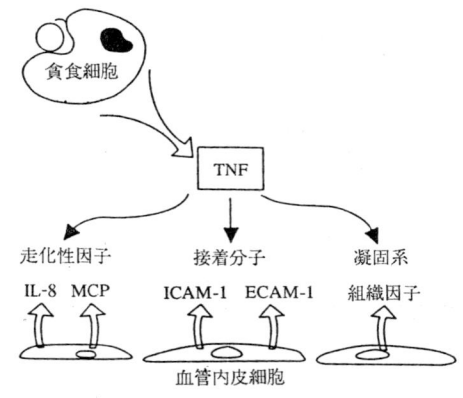

図 II.63 ABO 型不適合輸血により産生される TNF の作用

c）即時型溶血反応（IHTR）

IHTR は ABO 血液型不適合輸血時に血管内溶血が起こった時に典型的に認められる．

i）症　状　輸血開始後 2〜3 分以内（即時型）あるいは数時間以内（急性型）に症状の発現をみるが，まれに 12〜24 時間後にみられることもある．抗 A，抗 B 凝集素のような強い溶血を生ずる抗体による反応では，通常，最初の 2〜3 ml の輸血で症状を認める．輸血している血管に沿った灼熱感，顔面の紅潮，発熱，頭痛，側腹部〜腰部痛，胸内苦悶感をしばしば認め，さらにショックが認められることがある．麻酔下では重篤な反応であっても臨床症状は明瞭でなく最初から溶血やヘモグロビン（Hb）尿を認めることもある．輸血量と溶血反応の程度には強い相関はなく，多くの例では 50 ml 以下で起こっているが，大量であればそれだけ重篤で，致死量は 1〜2 単位（200〜400 ml）である．

ii）検査所見　IHTR が疑われる場合は，直ちにヘパリン採血をして，これを二分し，血漿を分離して溶血の有無を肉眼で確認する．次いで直接抗グロブリン試験（DAT），ハプトグロビン，ビリルビンなどの測定を行う．症状によって PT，APTT，fibrinogen，FDP，血小板数などの検査をする．症状発現後の尿について Hb 尿の有無をみ，尿沈査でヘモジデリンをみる．

患者・供血者についての血液型，不規則抗体の再検も必要である．米国では IHTR により死亡した 158 例中 131 例（83％）は ABO 型不適合（さらに 12 例がその疑い）であった[4]．

iii）頻　度　米国では IHTR の頻度は近年低下傾向にあり，最近（1989 年）では輸血 10 万本に 1 例という．FDA への報告をみると ABO 型の主試験不適合では受血者が O 型の場合が圧倒的に多く（81％），副試験不適合でも 7 例（5％）が死亡している（表 II.47）[4]．しかし，日本ではまとまった報告はない．

表 II.47 ABO 型不適合輸血による急性溶血反応の死亡例（1976〜85 年）

血　液　型		例数	（％）
供血者　→　受血者			
A, B, AB　→　O		106	（81）
A, AB　→　B		12	（9）
B　→　A		6	（5）
O（PPP+PC）*　→　A		5	（4）
O（PPP），B（PPP）→　AB		2	（1）
計		131	（100）

PPP: 血漿，PC: 血小板濃厚液．

iv）発生機序　IHTR の急性症状は抗原抗体反応により補体の活性化により C3a，C5a が生成され，それによりセロトニンやヒスタミンが肥満細胞より放出されることから，これらの血管作動性物質が低血圧やショックを惹起するためといわれている．また，抗原抗体複合体は XII 因子（Hageman 因子）を活性化させることから，凝固

系が活性化されて，溶血した赤血球ストローマからの血栓形成物質の遊離と共に DIC の引き金となる．さらに XII 因子はブラジキニンの放出を促し，低血圧やショックの原因にもなる．これらの作用が錯綜して腎血管の収縮をみ，腎皮質の障害をもたらし，急性腎不全になる．

v) 治 療 IHTR を認めたら直ちに輸血を中止するが，血管は確保しておく．治療の主体は腎機能を保持することにある．輸液により最初の 12～24 時間は尿量を 100 ml/時以上に維持する．利尿をつけるために，IHTR が強く疑われる場合にはフロセミドを静注する．DIC の大方は低血圧とショックによることから，低血圧，ショックの治療を優先する．

d) 遅発型溶血反応（DHTR）[2]

DHTR は輸血前にクロスマッチで適合とされた血液の輸血後に起こる．

i) 症 状 典型例では，輸血後 7～14 日して発症するが，大部分の症例では 3～21 日間に起こる．臨床症状としては，しばしば無症状であるが，発熱（1℃以上）のみのことが多い．中等度の貧血，腰痛，DIC による出血をみることがあるが，重篤な合併症は比較的まれである（腎障害：約 10%，DIC は非常にまれ）．しかし DHTR による死亡例も報告されている．

ii) 検査所見 最も多い所見は輸血後に予期しない Hb 値の低下をきたすことである．DAT が陽性となり間接ビリルビンが中等度に上昇し，尿中にはヘモジデリンあるいはヘモグロビンが検出される．抗体の種類としては，抗 Jk^a あるいは抗 E 抗体が約半数以上を占めており，その他，抗 K, 抗 Fy^a, 抗 D, 抗 C, 抗 M 抗体などが重要である．

iii) 頻 度 わが国では，多数例のまとまった報告はないが，米国では DHTR の頻度は近年増加傾向にあり，赤血球輸血 1400～1600 本あたり 1 例みられ，その理由として DHTR への関心の高まりや輸血業務体制の改善と経験により軽度の DHTR が把握されやすくなったためといわれている．DHTR への対策としては，より高感度の抗体検出法の開発と輸血後の患者の追跡調査が必要である．骨髄移植や臓器移植後にサイクロスポリンが使われるようになってから，ドナー由来の B 細胞が抗体産生に関与し，DHTR を増加させているという報告もある．

iv) 発生機序 DHTR は輸血後の二次免疫反応により起こることが最も多く，ほとんどの患者は妊娠歴あるいは輸血歴がある．輸血前検査時には抗体が弱すぎて検出されない場合には，輸血後に IgG 型抗体価が急増して血管外溶血をみる．DHTR の症状が IHTR に比べて軽度なのは，関与する抗体（抗 Jk^a を除く）が補体非結合性であることによる．通常，DHTR では C3d による DAT は陰性である．

v) 治 療 DHTR により貧血症状のみられる場合には適合赤血球の輸血を行う．また IHTR と同様に腎機能保持のために輸液と利尿薬の投与を行う．

(2) 白血球の型不適合による副作用

a) 発熱性非溶血反応（febrile nonhemolytic transfusion reaction; FNHTR）

最も多くみられる輸血副作用である[5]．

i) 症 状 輸血時に特別な原因なしに 1℃以上の体温上昇をみる場合を FNHTR という．典型的な例としては，輸血開始後 5～10 分以内に一過性の熱感，動悸，窒息感などをみる．このような即時型の症状が治まると無症状に経過し，その後発熱をきたして 2～5 時間くらいの間に 38～39℃以上に達する．その後全身症状は改善され，8～12 時間前後で完全に回復する．症状の程度や発現時期は，輸血速度や含まれている白血球数と関係する．

ii) 検査所見 白血球凝集反応，リンパ球細胞毒試験（LCT），蛍光抗体法により検査すると大部分の症例で白血球抗体が検出され，一部では血小板特異抗体が見いだされる．

iii) 頻 度 輸血本数あたり 0.5% である．

iv) 発生機序 病因は完全に解明されていないが，抗原抗体反応を起こした白血球から内因性の発熱物質（IL-1 など）が遊離され，視床下部の体温調節中枢を刺激するといわれている．

v） 治療と予防　発熱をみた場合には輸血を中止し，症状の程度に応じて解熱薬を投与する．FNHTR の既往がなければ，予防的に解熱薬を輸血前に投与することはしないが，FNHTR を起こしやすい患者には，輸血開始前にヒドロコルチゾンを投与すると有効なことがある．重篤な悪寒戦慄には，塩酸ペチジンの投与により速効性を期待できる．FNHTR の予防には白血球除去フィルターを用いた白血球除去製剤が適応となる．

b） 輸血関連急性肺障害（transfusion-related acute lung injury；TRALI)[6]

輸血により重篤な肺水腫を起こし，呼吸不全を呈する．輸血された血液の供血者が，力価の高い白血球抗体（主として HLA 抗体）を有しており，患者の白血球抗原がこの抗体に対応している場合にみられる．

i） 症状　過去に報告された症例（36例）では，輸血後1～2時間以内に呼吸困難，低酸素血症，低血圧を認め，発熱と胸部X線上両肺野に急性肺水腫の所見をみた．大部分の症例では肺の浸潤陰影は96時間以内に完全に消失するが，一部の症例では少なくとも7日間持続し，呼吸障害で死亡した．回復例では後遺症は認められなかった．これらは，血漿を含むすべての血液製剤の投与で発症をみていた．

ii） 検査所見　大部分の症例では供血者血中に HLA 抗体あるいは顆粒球抗体が検出される．最近，好中球特異抗体（NB2, NA2, 5b）が認められた例も報告されている．

iii） 頻度　TRALI の頻度は輸血本数あたり0.02％である．

iv） 発生機序　病因としては，活性化されて生じた C5a が好中球の凝集を促進し，肺微小血管に捕捉され，好中球中の各種酵素が遊出して，肺血管内膜が損傷され，透過性が亢進することによるものとされている．なお，頻回輸血症例で繰り返し反応をみた症例の報告はない．

v） 治療と対策　症状の発現をみた場合には，直ちに輸血を中止する．症状が重篤な場合には，ステロイド薬の静注と必要に応じて酸素吸入を行う．さらに輸血を必要とする場合には白血球除去洗浄赤血球を用いる．予防対策としては，供血時に妊娠歴を聴取し，3回以上の場合には HLA 抗体や好中球抗体が陰性であることを確認して使用する．

c） 輸血関連移植片対宿主病（transfusion associated graft versus host disease；TA-GVHD)[7,8]

従来は免疫不全症患者に発症することは知られていたが，近年免疫不全を思わせる所見のない患者への通常の輸血で GVHD の発症が報告されている．

i） 症状　急性 GVHD の経過をとり，皮膚，肝，胃，腸管，骨髄の障害をみることが特徴的で，臨床症状としては，高熱，下痢，食思不振，吐き気，嘔吐，紅斑を認める．経過としては，輸血後1～2週間して発熱と共に紅斑が出現し，次いで肝機能障害，汎血球減少，下痢を伴う．有効な治療法がなく，輸血後1ヵ月以内に重症感染症や出血などの合併症によりほとんど死亡し，死亡率は90％以上である．骨髄移植（BMT）例にみられる急性 GVHD と異なる点もある（表 II.48）．

表 II.48　急性 GVHD の比較

	輸血後	骨髄移植後
頻度	0.1～1 (～2) ％	60～70％
発症までの期間	8～12日(2～30日)	35～70日(14日～)*
臨床症状	発熱	発熱
皮膚	紅斑	紅斑
消化管	下痢	下痢
肝	機能障害	機能障害
末梢血	汎血球減少	—
骨髄像	著明な低形成～無形成　リンパ球（ドナー）浸潤	—
GVHD の程度	IV 度	I～IV度
治療効果	無効	有効
死亡率	90％以上	10～20％

＊：通常骨髄生着後に発症．

ii） 検査所見　GOT/GPT の上昇，白血球/顆粒球減少をみる．末梢血リンパ球や皮膚・直腸生検組織に浸潤しているリンパ球は，患者本来のものではない（供血者由来）．確定診断にはこれらのリンパ球が患者本来のものか否かを種々の方法で確認する．一般には HLA 抗原型の差異をみ

iii) **頻度** 国外でのTA-GVHDは先天的あるいは後天的免疫不全症が主であり，その発症率は0.1～1%（成人），0.1～2%であるというが，最近免疫不全のない症例での発症についての報告が散見されている．一方，わが国では心臓手術患者659例あたり1例の頻度で見いだされていた．さらにTA-GVHDと診断された171例の原疾患をみると胸部血管外科67例，悪性腫瘍61例，小児科14例などであった．このように外科系疾患が目立つが，原疾患別の輸血症例数あるいは使用輸血単位数あたりの頻度，新鮮血の使用状況をみることも必要である．

iv) **機序** 病因は輸血された血液製剤中のリンパ球が，受血者の体内で拒絶されることなく，増殖して受血者の組織を攻撃することによる．そのための前提として，免疫能のある細胞（リンパ球）がある数以上移入されること，MHC（HLA抗原型）に差のあること，免疫能のある細胞が拒絶されないこと（免疫不全）が必要とされている．わが国で見いだされるTA-GVHDの多くは元来，免疫不全があるとは考えられない症例にみられることから，移入されるリンパ球のHLA抗原型がホモ接合型（aa）で，受血者のHLA抗原型がヘテロ接合型（ab）であるために，移入リンパ球が拒絶されないと考えられている．しかし，すべてのTA-GVHDがこのような組合せで説明がつくのかは不明である．

v) **治療と予防** TA-GVHDはひとたび発症すると有効な治療法がない．現在最も確実に有効な予防手段は，血球成分を含む輸血用血液製剤に放射線照射を行って使用することである．

① 放射線照射：

対象疾患：放射線照射を要する対象患者についてのガイドラインが出されている（表Ⅱ.49）[9]．なお，AIDS症例にはTA-GVHDの発症は認められないという．

対象血液製剤：活性のあるリンパ球（T細胞）を含む製剤はすべて対象となる．新鮮血漿や白血球除去赤血球でも発症例が報告されている．しかし，新鮮凍結血漿（FFP），クリオプレシピレート，冷凍赤血球（少量の活性リンパ球を含む）の投与によるTA-GVHD例は報告されていない．

放射線照射線量：15～50Gyの照射量が推奨されている．リンパ球の不活化は5Gyでリンパ球混合培養反応が阻止され，15Gyで有糸分裂，芽球変化が障害され，抗原刺激反応とT細胞のモノクローナルな増殖が弱化し，25Gyで細胞の生育

表Ⅱ.49 輸血によるGVHD予防のための血液に対する放射線照射ガイドライン（Ⅲ）（日本輸血学会輸血後GVHD対策小委員会，1996）

輸血後GVHD予防の基本方針
1. 適正輸血
2. 自己血輸血
3. 血縁者からの輸血の回避
4. 新鮮血輸血の回避
5. 輸血用血液の放射線照射による予防（白血球除去フィルターの予防効果は不確実）

輸血用血液の放射線照射の適応
（1）放射線照射が適応となる患者
 1. 心臓血管外科手術
 2. 癌の外科手術
 3. 先天性免疫不全症
 4. 造血幹細胞移植
 5. 胎児，未熟児
 6. 新生児交換輸血
 7. 大量出血・重篤な外傷
（2）放射線照射を考慮すべき患者
 1. 悪性リンパ腫
 2. 白血病およびその他の造血器腫瘍
 3. 強力な化学療法，放射線療法を受けている固形腫瘍
 4. 臓器移植を受け免疫抑制状態にある患者
 5. 高齢者
（3）その他，医師が適応と認めた場合

放射線照射の対象となる輸血用血液
（1）血縁者（親子，兄弟）からの輸血用血液
（2）新鮮な血液ほど危険である
（採血後，保存日数を経るに従って分裂増殖能のあるリンパ球は減少する）
・採血後3日目までの血液は適応疾患に限らず極力照射をする
・これまでの報告で採血後13日間保存した血液でも輸血後GVHDが発症しているので，適応となる外科手術患者では採血後2週間以内の血液に照射を考慮する
・背景に免疫不全のある患者では，採血後2週間以上の輸血用血液でも保存期間に限らず照射をする
（3）新鮮凍結血漿を除くすべての輸血用血液が照射の対象となる
（全血製剤，赤血球製剤，血小板製剤，顆粒球濃厚液，新鮮液状血漿）

放射線照射線量
・輸血後GVHD発症予防の放射線量は15～50Gyの範囲で行う

放射線照射済み血液の扱い
・照射後の血液は上清のカリウム値が上昇するので，新生児・腎不全患者の輸血，急速大量輸血では照射後速やかに輸血を実施する
・上記以外の患者では，使用期限まで（他の患者への転用も含め）輸血に使用してよい

輸血後GVHD発症後の対策
・有効な治療法は確立されていない

が完全に消失する．赤血球への影響は，200 Gy 照射直後の in vivo の寿命は非照射と差がないというが，20〜30 Gy 照射後に保存すると，非照射に比して上清中の K^+ や Hb の増加，赤血球の ATP 含有量や 24 時間後の回収率の低下が認められる．照射（20〜200 Gy）赤血球の輸血後 24 時間目の循環血液中での生存率は照射後 21 日で 80％前後である[10]．血小板への影響は，20〜50 Gy 照射でほとんど影響は認められていないが，潜在的な障害が生じている可能性のあることから，照射後直ちに輸血することが望ましい．顆粒球への影響については，まだ一定の成績が得られていないことから，照射後速やかに輸血することが推奨される．

② その他の対策：放射線照射以外の対策としては，白血球除去フィルターの使用と紫外線（ultraviolet；UV）照射とがある．TA-GVHD の発症に要する移入リンパ球数には，動物実験の成績から閾値があるものと推定される（ヒトの場合の値は不明）ことから，移入リンパ球数が少なければ TA-GVHD の予防が可能と考えられる．現在の白血球除去フィルターは白血球を 2〜3 $\log_{10}$ 減少させるが，発症予防効果は十分とはいえない．しかし TA-GVHD の発症率を減少させる可能性はあることから，放射線照射できない状況では試みてみる価値はある．

さらに，近親者からの輸血や新鮮血の輸血を可及的に避けることが推奨される．一方，13 日間以上保存した赤血球の輸血では TA-GVHD を発症したとの報告はないことから保存期間の長い血液の使用が望まれる．また，MAP 加赤血球ではリンパ球数が 1 log 少なくなっており，1 週間保存後ではリンパ球活性も 5％前後に著減していることから，さらに白血球除去フィルターを併用することで，TA-GVHD を予防することが期待される．

（3） 血小板の型不適合による副作用

血小板の特異抗原抗体反応によっても発熱反応がみられるとされているが，血小板には HLA 抗原系も存在することから，両者の区分は明確でなく，明らかに血小板特異抗体によると考えられるのは，輸血後紫斑病（post-transfusion purpura；PTP）である．

a） 輸血後紫斑病[11]

二次免疫反応性に産生されてくる血小板特異抗体による遅発型血小板減少症である．

i） **症状**　中・高年齢の女性が大部分で，ほとんどが妊娠歴を持っており，輸血歴のある例もある．妊娠や輸血から PTP 発症までの期間は 3〜52 年で，PTP の発症は全血，RCC，FFP のいずれの輸血でもみられる．輸血後 5〜12 日（平均 7 日）して突発的に発症し，急速に全身性の著明な出血傾向を認める．血小板減少は 12〜24 時間以内に通常は $10 \times 10^9/l$ 以下に，しばしば $1 \times 10^9/l$ 以下に低下し，出血傾向は 1〜35 日（平均 14 日）持続し，血小板の回復に要する日数は 6〜100 日（平均 24 日）である．症状の重篤感のわりには予後は良好で，死亡率は 10％ である．

ii） **検査所見**　末梢血では血小板が著減しているが，骨髄の巨核球数は正常ないし増加している．出血時間の延長，血餅退縮力の低下をみるが，凝固線溶系機能検査はすべて正常である．PTP の急性期に認められる血小板特異抗体は輸血された同種血小板と自己血小板とを破壊するが，急性期に不適合血小板輸血を受けても抗体産生は増強されず，回復期に認められる抗体は同種血小板とのみ反応し，自己血小板とは反応しない．回復後には再度不適合血小板輸血が行われても PTP を発症しない例があるが，2 回，3 回と再発する例もある．この血小板抗体は補体結合性である．

iii） **頻度**　PTP 症例の 90％ 以上は抗 HPA-1a（P1^{A1}）抗体によるもので，HPA-1a 欠損例の 3％ に認められるが，多くの血小板輸血では血小板型不適合であるにもかかわらず，PTP の発症はまれである．その他，HPA-1b，HPA-3a，-3b，HPA-4a の各抗体による PTP 例が報告されている．わが国では HPA-1a 欠損例は見いだされていない．

iv） **発生機序**　病因についてはまだ明らかではないが，血漿中に存在する可溶性の HPA-1a

抗原が抗体と結合して，これが血小板に吸着されることによるという．PTP の急性期血漿中から可溶性の抗原が検出され回復後には検出されなくなること，また，PTP 発症後 9 日以上経過した血小板減少期の血小板（自己血小板）より抗 HPA-1a 抗体が溶出されることから，免疫複合体として結合しているものと推定されている．

v） 治療と予防 PTP 発症後の有効な治療法には，IVIG の投与と血漿交換療法とがある．IVIG は大量投与するほど速やかに反応する．血漿交換療法よりも先に試みるべきである．血小板減少による出血に対する血小板輸血は，適合（HPA-1a 陰性），不適合（HPA-1a 陽性）のいずれも無効である．また IVIG の投与や血漿交換を行いながら，重篤な出血に対して大量の血小板を輸血することは効果的と考えられる．

（4） 血小板輸血不応状態(platelet transfusion refractoriness)[12]

一般に使用されている任意の供血者（random donors）由来の血小板を輸血しても，受血者（患者）の血小板数の増加しない状態をいう．この原因には，同種抗体による免疫学的機序による場合と，抗体以外の要因による非免疫学的機序による場合とがある．

i） 診 断 血小板輸血を少なくとも 2 回続けて行っても，1 時間後の CCI* が 7500/μl（あるいは 10000/μl）未満の場合とされている．不応状態でない場合には 1 時間後の CCI は 16000〜17000万/μl である．同種抗体としては頻回血小板輸血中に HLA クラス I 抗原に対する抗体の産生をみたものが大部分で，一部が血小板特異抗体によるものであり，両者の混在する場合もある．したがって免疫学的不応状態の診断にはこのような同種抗体の存在と共に，非免疫学的機序によるものを除外し，さらに同種抗原適合血小板輸血により血小板数の増加を認めることが必要とされる．

*：$\text{CCI}(/\mu l) = \dfrac{\text{血小板増加数}(/\mu l) \times \text{体表面積}(m^2)}{\text{血小板総数}(\times 10^{11})}$

ii） 頻 度 血小板輸血による HLA 抗体の産生率は，頻回輸血により漸増し，最大産生率は悪性腫瘍性疾患で 10〜30％，再生不良性貧血では 90％ に達する（多くは 30〜50％ である）．

iii） 発生機序 抗 HLA 抗体産生のメカニズムは，輸血用血液中に混入しているリンパ球が免疫原となり，抗 HLA 抗体の産生を刺激するためである．リンパ球の表面には HLA クラス I 抗原と共に HLA クラス II 抗原も存在している．抗 HLA 抗体の産生には両クラスの HLA 抗原が生細胞に表現されている必要がある．血小板の表面には HLA クラス I 抗原は存在するがクラス II 抗原は存在しないので血小板のみを輸血しても抗 HLA 抗体は産生されない．

iv） 治 療 HLA クラス I 抗原適合（HLA-A，-B）の血小板輸血により血小板数の良好な増加をみる．A マッチの HLA 適合血小板輸血（HLA-A，-B の 4 型が同型）を行っても，血小板数の増加が認められない場合には，血小板特異抗体による不応状態を考える．A マッチの血小板輸血を 2〜3 回しても無効の場合には，少なくとも HLA 適合血小板輸血は中止するか，重篤な出血をみる場合には近親者あるいは任意の供血者の血小板を使用する．また ABO 適合血小板の方が ABO 不適合血小板より CCI は良好のようなので，頻回に血小板輸血を必要とする症例には可及的 ABO 適合血小板を使用する．血小板特異抗体出現により血小板輸血不応状態になっている場合には，同定された特異抗体の対応抗原陰性の血小板を輸血する．

v） 同種免疫の予防

① 単一供血者由来血小板の使用：少数回輸血例には同種免疫抗体産生の予防に有効と考えられる．

② 白血球除去血小板：白血球除去フィルター使用例では対照例に比して，同種免疫抗体産生率と不応状態の出現率が有意に低下しているが，なお同種免疫抗体の産生が 7〜15％ 認められている．混入白血球が少なくとも 10^5 個台（99.99％ の除去率）まで減らすことが望まれる．

③ 紫外線照射：血小板製剤に紫外線を照射して輸血すると血小板の機能・回収率・生存期間に

影響はないが，同種免疫反応が抑制されることがイヌの実験で明らかにされている．今後の検討課題である．

（5）**血漿タンパクの型不適合による副作用**[1]

血漿タンパクのなかで副作用との関係で問題視されている主要なものはIgA欠損例にみられる抗IgA抗体である．蕁麻疹などのアレルギー性反応，その最も激しい重篤な症状を示すアナフィラキシー反応がある．輸血によるアナフィラキシー反応は2万本の輸血に1回認められ，その一部は抗IgA抗体によるものであるが，多くの原因は不明である．一方，蕁麻疹は比較的よく認められ，頻度は1.1%あるいは3%である．

a）**抗IgA抗体による副作用**

副作用の面より，クラス特異性を示す抗α（class-specific anti IgA）抗体によるものと，サブクラス（α1, α2）あるいは遺伝子マーカーであるAm[A2m(1), A2m(2)]に対する部分特異性を示す抗α（anti-IgA of limited specificity）抗体によるものとに分けられている．

 i）**症状** クラス特異性抗α抗体による副作用は，IgAの完全欠損例にみられ，抗体価は高値で，アナフィラキシー反応などの重篤な症状を示す．症状の重篤なわりには治療によく反応し，数～10分以内に回復する．一方，部分特異性抗α抗体による副作用は抗体価が比較的軽く，症状も軽いことが多い．

 ii）**検査所見** 欠損あるいはサブクラス欠損や抗α，抗α1，抗α2の各抗体の存在を確認する．

 iii）**頻度** 欧米の供血者におけるIgA単独欠損例（1 mg/dl以下）の頻度は0.03～0.25%であるが，わが国の献血者における頻度は0.004%と，欧米に比して1/20以下の低頻度である．しかし，IgA1とIgA2欠損例はIgA単独欠損例より高率である．一方，抗IgA抗体の頻度は，IgA欠損症やアナフィラキシー様反応を認めた例では高い．

 iv）**機序** 抗IgA抗体の産生は，輸血，妊娠，免疫グロブリンの投与などによるが，ウイルス感染による産生も考えられている．しかし，IgAには胎盤通過性のないことから胎児が感作を受けることはないと思われる．抗IgA抗体は主にIgGに属し，補体結合性であり，IgAの投与によってC5a, C3aが産生され，アナフィラキシー反応を起こす．

 v）**治療** アナフィラキシー反応は可及的速やかに救命処置を行う．直ちに輸血を中止し，エピネフリンの皮下注，気道の確保と酸素吸入を行い，次いでステロイド，抗ヒスタミン剤の投与を行う．IgA欠損症や抗IgA抗体のある患者への輸血にはIgA単独欠損の健康者からの血液を用いる．日赤血液センターではIgA単独欠損例の血液をまれ血として型登録し，冷凍保存している．血漿輸血では絶対的な適応である．血球を使用する場合には赤血球を十分に洗浄（6回）して，ゆっくり輸血する．PCについては500 mlの生食，あるいはクエン酸加生食で3回洗浄することによって安全に輸血できる．

（6）**輸血による免疫変調（抑制）作用**[13]

近年，同種血液には免疫抑制作用もあるということが注目されている．このような免疫抑制反応は，移植腎の生着，習慣性流産の予防については有益な効果であるといえるが，一方，悪性腫瘍性疾患（固形癌）の再発を高めるという問題も指摘されている．

この免疫抑制の機序はまだ明らかにされていないが，輸血が受血者に及ぼす変化としてはCD4/CD8比の減少，natural killer (NK) 細胞活性の低下，マクロファージの抗原提示機能の低下，リンパ球の芽球変化の抑制，遅発型過敏性反応などがあり，これらはIL-2の産生低下とPGE$_2$産生の増加をみるからであるという．全血あるいは血漿中に存在する成分によるものと考えられるが，まだ特定されてはいない．

a）**輸血と移植腎の生着率**

移植腎の生着率が移植前に通常の輸血を受けた群の方が良好である．しかも輸血量が多くなるほど移植腎の生着が良好であり，特に移植後6カ月までの効果が高いことが明らかにされた．その

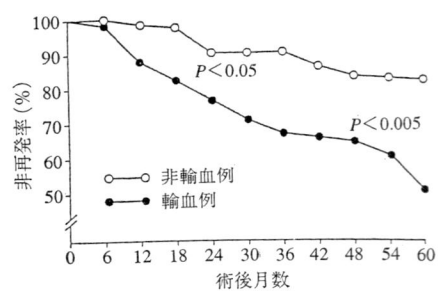

図 II.64 輸血の有無別にみた大腸癌の術後非再発率

後，効果的な免疫抑制薬（シクロスポリン）が導入されて，再び移植前の輸血の是非が論じられている．

b) 輸血と悪性腫瘍性疾患の術後再発率

大腸癌の治癒的手術後5年目の非再発生存率（recurrence free）は周術期の無輸血群の方が輸血群より有意によいことが報告（図 II.64）されて以来[14]，輸血の悪影響の有無が種々論じられているが，最近までの報告についてみると，悪影響はあるものと結論づけてよいであろうと考えられる．現在，悪性腫瘍性疾患に対する輸血療法を変更する必要はないと考えられているが，それは洗浄赤血球あるいは冷凍赤血球がよいとの成績がないからである．自己血輸血は選択の1つであろう．

c) 輸血と習慣性流産の予防

習慣性流産とは3回以上連続して，特に誘因なく胎生22週までに流産することと定義されている．夫あるいは第3者から全血50～150 ml（ときに400 ml）に相当するバフィコート中の白血球ないしリンパ球（50～400×10^{6}個）を得て静注，皮下注あるいは皮内注することが行われているが，投与方法，回数ともさまざまである．本療法の有効性についてはさらに検討を要すると考えられるが，問題点としては，輸血療法に伴うすべての副作用，合併症が起こりうることと，Rh陰性者には感作を予防する必要がある．その他，胎児の発育障害，先天性異常や免疫不全状態の発生あるいは母体や新生児 GVHD の発症の危険性への注意も必要であろう．

〔長田広司・清水 勝〕

文 献

1) 清水 勝：輸血副作用・合併症．血液病学，第2版（三輪史朗編），p.1527，文光堂，東京（1995）
2) 小峰光博：後天性溶血性貧血．血液病学，第2版（三輪史朗編），p.712，文光堂，東京（1995）
3) Davenport, R.D. et al.: Cytokine roles in hemolytic and nonhemolytic transfusion reactions. Transfusion Medicine Reviews, **157**, (1994)
4) Sazama, K.: Reports of 355 transfusion associated deaths; 1976 through 1985. Transfusion, **30**, 583 (1990)
5) Menitove, J.E. et al.: febrile transfusion reaction. Vox Sang., **42**, 318 (1982)
6) Popovsky, M.A. et al.: Transfusion-related acute lung injury. Transfusion, **32**, 589 (1992)
7) Takahashi, K. et al.: Post-Transfusion graft-versus-host disease. Transfusion Science, **12**, 281 (1991)
8) Brubaker, D.B.: Human posttransfusion graft-versus-host disease. Vox Sang., **45**, 401 (1983)
9) 日本輸血学会告：輸血による GVHD 予防のための血液に対する放射線照射ガイドライン（III）．日輸血会誌，**42**(6)，会告 (1997)
10) 清水 勝：輸血による移植片対宿主病と輸血用血液への放射線照射による予防―血液（製剤）への放射線照射の効果と適応について．日本放射線技術学会雑誌，**52**, 48 (1996)
11) Shulman, N.R.: Posttransfusion purpura. Clinical and Basic Science Aspects of Immunohematology (Nances, S.T. ed.), p.137, AABB, VA (1991)
12) Bishop, Jr. et al.: The definition of refractoriness to platelet transfusion. Transfusion Medicine, **2**, 35 (1992)
13) Brunson, M.E. et al.: Mechanisms of transfuson induced immunosuppression. Transfusion, **30**, 653 (1990)
14) Burrows, L. et al.: Effect of blood transfusion on colonic malignancy recurrence rate. Lancet, **i**, 662 (1982)

5. 腫瘍免疫

5.1 腫瘍免疫と免疫監視機構―ヒト腫瘍抗原の解析を中心に―

　純系マウスに化学発癌剤を用いて誘導された腫瘍が，同じ腫瘍で免疫された同系マウスに拒絶されるという実験がはじめて報告されて半世紀が経った．この研究を端緒として行われた，数多くの実験動物腫瘍での移植腫瘍の拒絶実験の結果は，「癌もまた生体に異物として認識され排除される」という仮説の大きな礎えとなった．腫瘍細胞の発現する抗原が生体内の免疫相当細胞によって認識され，免疫系の有する clonal expansion に基づいた大きな増幅力が腫瘍の拒絶を引き起こすという考え方は非常に魅力的であった．多くのヒトおよび実験動物の腫瘍系を用い，in vivo および in vitro での腫瘍に対する免疫応答の解析が進められた．蓄積された実験的結果からみて，癌細胞が宿主の特異的免疫応答を誘導しうること，一定の条件下ではその免疫応答が宿主内癌細胞を破壊除去しうること，そして，抗腫瘍性免疫応答において，T細胞が極めて大きな役割を果たしていること，などが明らかになっていった．とりわけ in vitro の実験系で，腫瘍細胞を直接破壊しうるCD8陽性でMHCクラスⅠ分子拘束性を示す細胞傷害性Tリンパ球（CTL）は，最も強い抗腫瘍性免疫反応の担い手であると考えられる．これまで多くの試行錯誤を繰り返してきた癌に対する免疫的アプローチも諸家の努力の蓄積で，しだいにヒト癌抗原の分子内容を明らかにし有効性を期待させる治療法の開発基盤をつくりつつある．

(1) 抗体によるヒト癌抗原分子の解明

　癌細胞に対する宿主免疫応答をさまざまな in vivo および in vitro 実験系で解析可能な実験動物腫瘍と異なり，ほとんど in vitro での解析によるヒト癌での研究は困難さも多い．培養株化した癌細胞に対する免疫応答の解析は歴史的な教訓をふまえて，患者の血清中抗体やリンパ球の反応性を解析するために，標的細胞として患者自身の癌細胞を用いるという，いわゆる autologous combination にしぼられていった．このことは，血清またはリンパ球の解析で，標的癌細胞の発現する幾多の同種抗原に対する反応を避けることを意味している．さらにTリンパ球の反応性の解析では，Tリンパ球と標的細胞間のいわゆる major histocompatibility complex（MHC）拘束性という大原則にもかなうものであった．1970年代に，米国 Sloan Kettering 癌研究所の Old らのグループは癌患者血清中抗体の自家癌細胞表面抗原に対する反応性の解析を大規模に行った（図Ⅱ.65）[1]．数年間にわたるメラノーマ，脳腫瘍，腎癌，白血病などにおける解析で，これらの疾患患者の一部には，自家癌細胞のみ，または自家およ

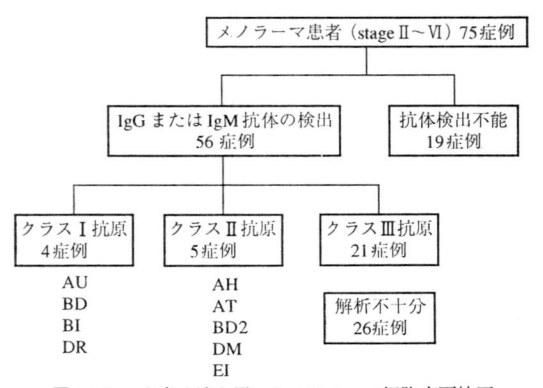

```
         メラノーマ患者（stageⅡ～Ⅵ）75症例
                    │
         ┌──────────┴──────────┐
    IgGまたはIgM抗体の検出        抗体検出不能
         56症例                    19症例
         │
    ┌────┼────┐
 クラスⅠ抗原  クラスⅡ抗原  クラスⅢ抗原
   4症例       5症例        21症例
    AU          AH         ┌──────────┐
    BD          AT         │ 解析不十分 │
    BI          BD2        │  26症例    │
    DR          DM         └──────────┘
                EI
```

図Ⅱ.65　患者血清を用いたメラノーマ細胞表面抗原の解析[1]

クラスⅠ抗原は，おのおのの患者のメラノーマに固有な抗原を意味し，クラスⅡ抗原は，いくつかの腫瘍細胞に共有されている抗原である．クラスⅢ抗原は，正常細胞を含む広範な細胞に発現されている．

び他家癌細胞に選択的に反応する抗体が検出されること，しかしその頻度は比較的低いことなどが明らかとなった．当時の技術的困難さもあり，一連の解析結果で得られた腫瘍選択性を持つ抗体の認識抗原の分子が明らかにされたものは，メラノーマにおけるメラノトランスフェリンであることが明らかとなった FD 抗原と糖脂質ガングリオシド GD2 と同定された AH 抗原に限られる．

一連の研究結果は，癌細胞に対する宿主免疫反応としての特異抗体の産生が限られたものであることを示唆している．その後 1980 年代に入り，多くの研究室で，ヒト癌細胞に対するモノクローナル抗体が産生され，その報告は枚挙にいとまがない．しかし，抗体の癌細胞に対する特異性と，癌細胞による発現の安定性という意味では，多くの糖脂質抗原が注目される．メラノーマや神経系腫瘍では酸性糖脂質のガングリオシド抗原が，また多くの上皮性癌では中性糖脂質が重要と思われる[2]．これら異種マウス由来のモノクローナル抗体にて検出される各種抗原は，宿主免疫応答での免疫原性は，全くないか，極めて限られたものである．

(2) T細胞により検出されるヒト癌抗原分子の解明

a) ヒト癌細胞に反応する CTL の誘導

1970 年代までの研究では，限られた数のヒト癌細胞株に対する他家癌患者のリンパ球の反応性が検討されてきた．これは，ヒト癌細胞株を樹立することのむずかしさ，リンパ球活性の測定技術の未熟さ，免疫遺伝学の知識と認識のあいまいさなどが重なってのことだった．70 年代後半になり，困難ではあったがメラノーマなどの患者リンパ球の自家癌細胞（株）に対する反応性が検討され始めた．リンパ球の培養技術が IL-2 の発見と利用により改善されてきたこともあり，癌患者由来リンパ球中には，自家癌細胞による *in vitro* 刺激により癌細胞に反応し，それを破壊しうる CTL クローンが存在することが徐々に示されていった．

80 年代に入り，試行錯誤を経つつ，メラノーマのみならず，卵巣癌，胃癌，乳癌，腎癌など各種の癌においても自家腫瘍に対する CTL の誘導が報告されてきた．T 細胞の供給源としては，末梢血リンパ球（PBL），所属リンパ節リンパ球，腫瘍組織内浸潤リンパ球（TIL），癌性腹水や胸水中の広義の意味での TIL，さらに脾細胞などが用いられてきた．自家癌細胞反応性 T 細胞は，多くの場合，患者リンパ球と放射線照射またはマイマイシン C(MMC) 処理した自家癌細胞とを混合培養して得られる[3〜5]．報告されてきた特異的抗腫瘍性リンパ球の多くは，CD8[+] CTL である．CTL ラインのなかには，rIL-2，自家癌細胞，およびフィーダー細胞との混合培養を継続することにより，数カ月間程度増殖させ，自家癌細胞に対する細胞傷害性を維持させることが可能なものも出つつある．しかし，さらに長期間培養維持しうるものは極めて限られており，それらのラインは後述するようなより精度の高い解析の貴重な材料となっている．

b) ヒト癌抗原ペプチドの同定

患者リンパ球中の抗腫瘍性 CTL の存在は徐々に示されてきたが，その抗原分子の同定には，T 細胞レセプターの抗原分子との反応性に関する知見が不可欠であった．MHC クラス I 分子拘束性の CD8 陽性 CTL が認識する抗原分子が，8，9 個のアミノ酸から成り立つ短い内在性ペプチド断片であるという Townsend らの研究から発展した研究成果は，抗腫瘍性 T 細胞が認識するペプチドとそれらのペプチドをコードする遺伝子の同定を急がせている[6]．

腫瘍細胞に対して，MHC クラス I 拘束性のもとに反応する CTL クローンを用いて，2 つの全く異なったアプローチが試みられつつある．

1 つは腫瘍細胞より得られた MHC クラス I 分子結合性ペプチド群を抽出し，それらをパルスした標的細胞（用いられた CTL の抗原認識に必要な MHC クラス I 分子は発現しているが，抗原ペプチドの発現を欠いている細胞株が用いられる）の CTL に対する感受性（被細胞傷害性）の発現を目印として，目的のペプチドを同定しようとするものである（図 II.66）．優れたタンパク生化学の技術が必要とされ，HPLC やタンデムマススペクトログラムなどを用いた解析によりペプチドの

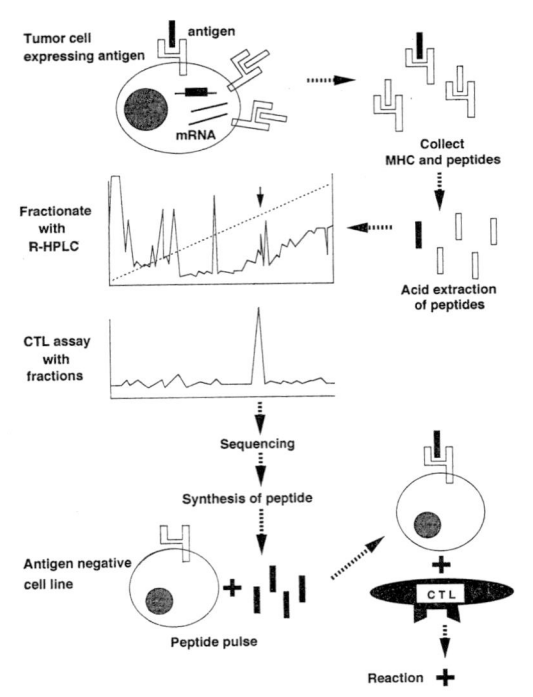

図 II.66 腫瘍抗原ペプチドの同定
腫瘍細胞表面より MHC クラス I 分子結合ペプチドを抽出し，逆相 HPLC により分画する．CTL と反応するペプチドを検出し，そのアミノ酸配列を決定する．

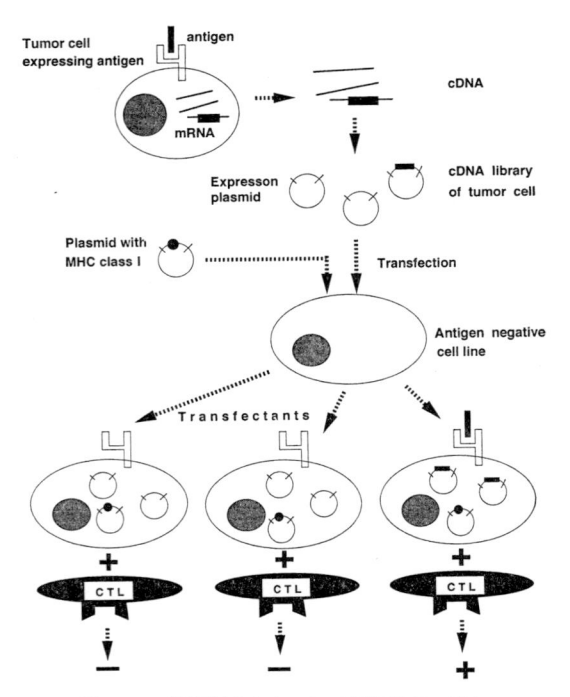

図 II.67 腫瘍抗原ペプチドの支配遺伝子の同定
腫瘍細胞より cDNA ライブラリーを作製し，腫瘍抗原陰性の細胞に，必要な MHC クラス I 分子 cDNA と共に導入する．CTL との反応を誘導する cDNA クローンを検出し，解析する．

同定が試みられている．1994年には，ヒトメラノーマ細胞に特異的に反応する CTL クローンの認識ペプチドの同定が報告された[7]．

いま1つのアプローチは，CTL が認識する抗原を発現している腫瘍細胞株から DNA ライブラリーを作製し，CTL の有する拘束性に必要な MHC クラス I 分子を発現していても腫瘍抗原ペプチドは陰性の細胞株，もしくは全く別の細胞株にライブラリーの遺伝子を導入し，それらの細胞に対する CTL の反応性により，該当ペプチドをコードしている遺伝子の同定を試みるものである（図 II.67）．このアプローチで1991年にベルギーの Boon らが，ヒトメラノーマ細胞株に特異的に反応する CTL の抗原遺伝子をはじめて同定した．その後，同グループおよび NCI の河上らは，腫瘍細胞から得られた cDNA ライブラリーを用い，COS 細胞などに遺伝子導入する一過性発現系を用いて CTL の認識するペプチドをコードする遺伝子のクローニングを進めている[8~11]．この

ような遺伝子導入法による CTL 認識抗原の同定法は，今後多くのヒト癌の抗原同定に応用されよう．現在のところ，メラノーマ以外のヒト癌における CTL 認識抗原の同定はなされておらず，今後の大きな課題となっている．さらに，これまでのところ，MHC クラス II 分子に拘束される CD 4 陽性 T 細胞の認識するペプチドモチーフの情報は，MHC クラス I 分子結合ペプチドモチーフに比して限られていることもあり，上記のようなアプローチで同定されたものはいまだない．

c） 癌遺伝子由来のペプチド

前述のような，T細胞の認識する未知の抗原ペプチド（およびそれをコードする遺伝子）の同定とは異なり，既知の遺伝子産物由来ペプチドが，癌特異的なT細胞免疫の標的になりうるかも検証されつつある．ヒト癌の分子生物学的解析は，正常細胞が癌化する過程で，さまざまな癌遺伝子が突然変異，染色体転座，再構成などの遺伝子変異を起こすことを明らかにしてきた．これらの遺伝

子変異の結果，点突然変異を有した変異ペプチドや，本来は異なった2つのタンパク分子が融合タンパクとなり，その融合部位が正常では全く存在しない特異的なペプチド配列をつくることになる．また，これらの変異タンパクの出現とは別に，染色体遺伝子増幅や，染色体転座や転写レベルの異常により腫瘍細胞で特定遺伝子の発現が著しく増強することも多い．これらの遺伝子の発現変異は多くの場合癌細胞に限局されており癌細胞に対するT細胞免疫応答の標的となりうることが強く期待される．

さらに多くの癌遺伝子変異には，癌発生の過程に重要な役割を果たすのみならず，癌細胞形質を維持するためにも不可欠であるものも多いことが報告されている．このことは，もし変異遺伝子産物がT細胞の癌に対する標的である場合，その標的分子が癌細胞に安定して発現され続け，癌の免疫的克服を考える際の格好の標的であることを示唆している．これらの理由により癌遺伝子産物の癌細胞に対する免疫応答の役割の検証は，極めて重要なものとなっている．

現在までのこの方面の検証はいまだ比較的限られているが，いくつかの遺伝子産物に関する解析が進められ，とりわけ HER2/neu 遺伝子産物については，ヒトT細胞の反応性の解析が詳細に行われつつある．

HER2/neu，もしくは c-erbB2（以後 HER2）は1255個のアミノ酸よりなる 185 kDa のレセプター型チロシンキナーゼをコードする原癌遺伝子である．本遺伝子は乳癌，卵巣癌，消化器癌，神経芽腫などで遺伝子の増幅が起こったり，発現の増強が報告されている．一般にこれら遺伝子変異の認められる症例は，変異を認めないものに比して予後不良であることが数多く報告されている．HER2は正常成人組織では，胆嚢や腎などに極めて弱く発現しているのみであり，HER2発現腫瘍の場合には，その発現の腫瘍選択性が強い．本遺伝子はヒト癌では特定のアミノ酸変異を起こすことなく発現増強されており，そのタンパク分子由来ペプチドがT細胞の認識ペプチドになりうるかには強い関心が持たれていた．Ioannides らは卵巣癌患者より得られた CTL が，HLA-A2拘束性のもとに HER2 陽性腫瘍に反応することを見いだし，さらに，本分子の 971-980 番の10アミノ酸よりなるペプチド反応していることを報告した[12]．同様に Yoshino らは，卵巣癌患者より得られた CTL が HLA-A2 拘束性のもとに HER2 陽性腫瘍に反応することを示すと共に 654-662 番の9アミノ酸よりなるペプチドと反応する可能性を報告した[13]．さらに Fisk らは，それらとは異なる 369-377 番の10アミノ酸よりなるペプチドが CTL の標的となることを見いだした（図Ⅱ.68）[14]．これら一連の報告は，少なくとも HLA-A2 を有する個体では，HER2 陽性腫瘍は CTL の標的と

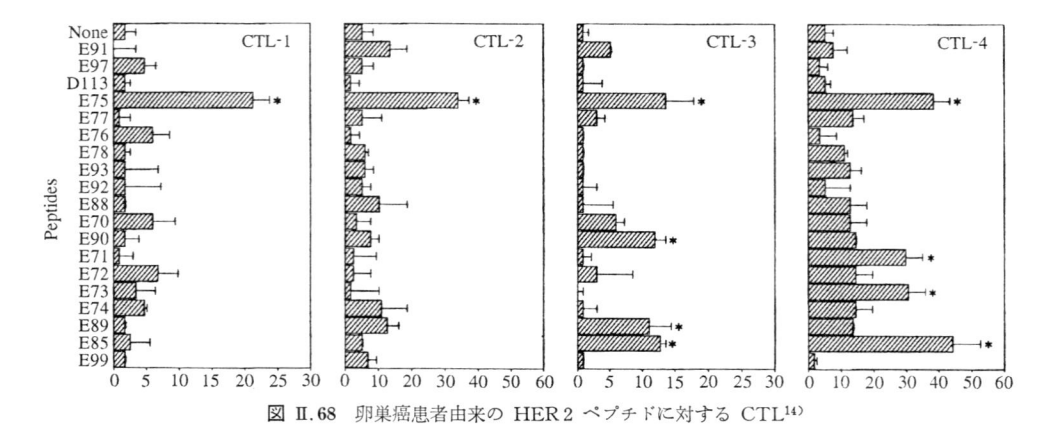

図Ⅱ.68 卵巣癌患者由来の HER2 ペプチドに対する CTL[14]

卵巣癌患者由来の CTL は HER2 由来ペプチドに反応を示す．4名の異なった卵巣癌患者から樹立された CTL 株（CTL-1〜4）のいずれもが，369〜377番の9アミノ酸から成り立つペプチド E75（KIFGSLAFL）結合標的細胞に細胞傷害活性を示している．縦軸はペプチドを，横軸はおのおののペプチドを結合させた標的細胞に対する CTL の活性の強さを示している．

なりうることを示している．これとは別に遺伝子の点突然変異が幅広いヒト癌で観察される *ras* 遺伝子についても，その変異アミノ酸を有したペプチドがヒトT細胞の免疫応答を引き起こす可能性が報告されている．

おわりに

ヒト癌ではメラノーマにおける抗腫瘍性CTLの標的ペプチドがいくつか同定されつつある．最近はそれらのペプチドが他の組織型の腫瘍にも発現されていることも報告され始めている．さらに乳癌，卵巣癌，胃癌などの腺癌では原癌遺伝子HER2/*neu* 由来のペプチドがCTLの標的になりうることも明らかにされつつある．現在，一部には，これらのペプチドを用いた能動免疫の第Ⅰ相試験が始められている．宿主の免疫応答を用いた癌の治療法はまぎれもなく新しい時代に入りつつある．　　　　　　　　　　　〔珠玖　洋〕

文　献

1) Old, L. J.: Cancer immunology; The search for specificity-G. H. A. Clowes memorial lecture. *Cancer Res.*, **41**, 361-375 (1981)
2) Lloyd, K. O. and Old, L. J.: Human monoclonal antibodies to glycolipids and other carbohydrate antigens; Dissection of the human immune response in cancer patients. *Cancer Res.*, **49**, 3445-3451 (1989)
3) Itoh, K., Platsoucas, C. D. and Balch, C. M.: Autologous tumor-specific cytotoxic T lymphocytes in the infiltrate of human metastatic melanomas. Activation by interleukin 2 and autologous tumor cells, and the involvement of the T cell receptor. *J. Exp. Med.*, **168**, 1419-1441 (1988)
4) Kunth, A., Wolfel, T., Klehmann, E. *et al.*: Cytolytic T-cell clones against an autologous human melanoma; Specificity study and definition of the antigens by immunoselection. *Pro. Natl. Acad. Sci. USA*, **86**, 2804-2808 (1989)
5) Anichini, A., Mazzocchi. A., Fossati, G. *et al.*: Cytotoxic T lymphocyte clones from peripheral blood and from tumor site detect intratumor heterogeneity of melanoma cells. Analysis of specificity and mechanisms of interaction. *J. Immunol.*, **142**, 3692-3701 (1989)
6) Townsend, A. R. M., Rothbard, J., Gotch, F. M. *et al.*: The epitopes of influenza nucleoprotein recognized by cytotoxic T lymphocytes can be defined with short synthetic peptides. *Cell*, **44**, 959-968 (1986)
7) Cox, A. L. J., Skipper, Y., Chen, R. A. *et al.*: Identification of a peptide recognized by five melanoma-specific human cytotoxic T cell lines. *Science*, **264**, 716 (1994)
8) Van, der B. P., Traversari, C., Chomez, P. *et al.*: A gene encoding an antigen recognized by cytolytic T lymphocytes on a human melanoma. *Science*, **254**, 1643-1697 (1991)
9) Brichard, V. A., Van, Pel, T., Wolfed, C. *et al.*: The tyrosinase gene codes for an antigen recognized by autologous cytolytic T lymphocytes on HLA-A2 melanomas. *J. Exp. Med.*, **178**, 489 (1993)
10) Kawakami, Y., Eliyahu, S., Delgaldo, C. H. *et al.*: Cloning of the gene coding for a shared human melanoma antigen recohnized by autologous T cells infiltrating into tumor. *Proc. Natl. Acad. Sci. USA*, **91**, 3515-3519 (1994)
11) Kawakami, Y., Eliyahu, S., Sakaguchi, K. *et al.*: Identification of the immunodominant peptides the MART-1 human melanoma antigen recognized by the majority of HLA-A2 restricted tumor infiltrating lymphocytes. *J. Exp. Med.*, **180**, 347-352 (1994)
12) Ioannides, C., Fisk, B., Fan, D. *et al.*: Cytotoxic T cells isolated from ovarian malignant ascites recognize a peptide derived from the HER-2/neu proto-oncogene. *Cell Immunol.*, **151**, 225-245 (1993)
13) Yoshino, I., Peoples, G. E., Goedegebuure, P. S. *et al.*: Association of HER2/neu expression with sensitivity to tumor-specific CTL in human ovarian cancer. *J. Immunol.*, **152**, 2393-2399 (1994)
14) Fisk, B., Blevins, T. L., Whartorn, J. T. *et al.*: Identification of an immunodominant peptide of HER-2/neu proto-oncogene recognized by ovarian tumor-specific cytotoxic T lymphocyte lines. *J. Exp. Med.*, **181**, 2109-2117 (1995)

5.2 腫瘍免疫のエフェクター機構

ここで取り上げる腫瘍免疫のエフェクター細胞は，直接的に癌細胞に傷害を与え致死させる（キラー）活性を有する，キラーT細胞〔killer T lymphocytes，または細胞傷害性Tリンパ球（cytotoxic T lymphocytes）；CTL〕，ナチュラルキラー（natural killer；NK）細胞，およびマクロファージ（macrophages）である．キラーT細胞とNK細胞はリンパ球に属し，マクロファージに比して高い腫瘍細胞傷害活性を有する．これら3つの代表的なエフェクター細胞を活性化させるためにヘルパーT細胞（helper T cells）が存在する．近年，ヘルパーT細胞にはI型とII型が存在し，それぞれが異なるサイトカインを産生しキラーT細胞などのエフェクター細胞を活性化させるのみならず，自らも細胞傷害能を有することが明らかとなってきた．しかしながら，ヘルパーT細胞の腫瘍細胞認識における特異性や分子機構の研究は，キラー活性を有する上記3つの細胞群に比して大きく遅れている．

（1） キラーT細胞
a） 特異免疫とMHC拘束性キラーT細胞

癌局所に有意なリンパ球浸潤が認められることは古くより知られていた．ヒト癌細胞をMHC拘束性かつ抗原特異的に破壊するキラーT細胞の存在はそのような腫瘍浸潤リンパ球（tumor infiltrating lymphocytes；TIL）の研究により証明された[1]．キラーT細胞は特異免疫の主役であり，また腫瘍免疫の主役でもある．これまでTILのなかでキラーT細胞の存在が証明されているのは悪性黒色腫，脳腫瘍，扁平上皮癌，大腸癌，肝癌，卵巣癌や一部の肺癌，腎細胞癌などである．とりわけ抗原性の高い悪性黒色腫では腫瘍浸潤リンパ球の3～5%は癌局所において自己腫瘍細胞に結合している（図II.69）．

キラーT細胞は抗原ペプチドと自己MHCの両分子をT細胞抗原レセプター（T cell receptor；TCR）を用いて認識する（図II.70）．TCRにはα鎖とβ鎖からなるヘテロダイマーと，γ鎖とδ鎖からなるヘテロダイマーが存在し，成人では$\alpha\beta$型がほとんどを占め，$\gamma\delta$型は5%以下である．そのTCRは免疫グロブリンと同様に各鎖とも可変（variable；V）領域および定常（constant；C）領域に分けられる（詳しくはI編4章を参照されたい）．V領域（Vα-Jα, Vβ-Dβ-Jβ）には超可変領域が3カ所存在し，その部分が抗原およびMHC

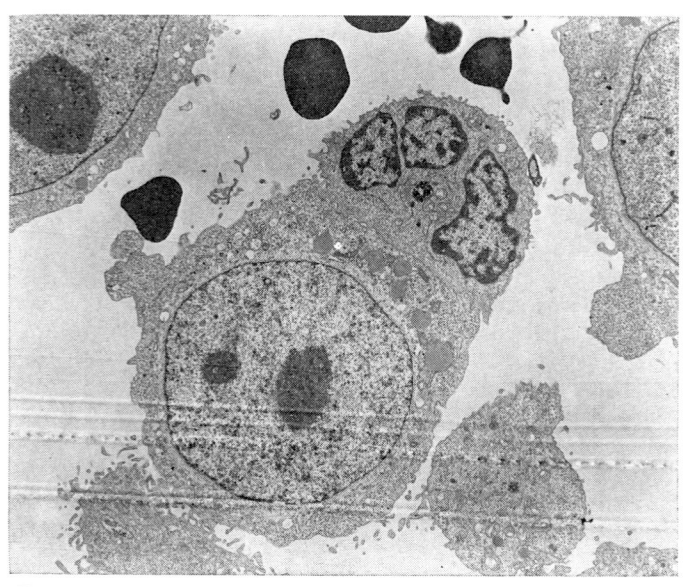

図II.69 癌局所におけるキラーT細胞（右上）の自家癌細胞（左下）の認識

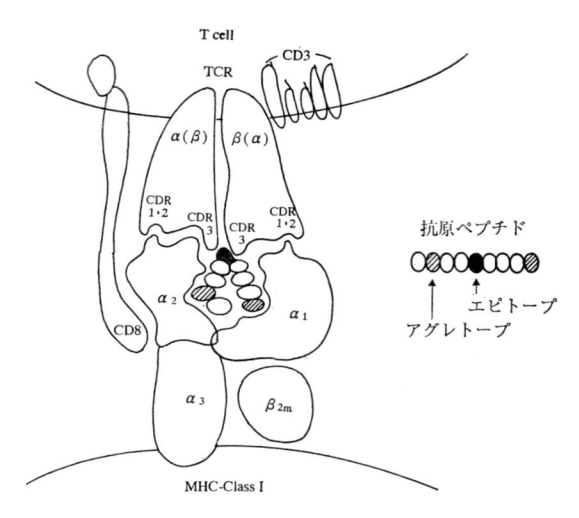

図 II.70 T 細胞による癌抗原ペプチド認識の模式図

に結合する相補性決定部位（complementarity-determining regions; CDRs）を形成する（図 II.70）[2]．Vα および Vβ 鎖の CDR1 および CDR2 が MHC に結合する部位，CDR3 が抗原エピトープと結合する部位と推定されている．CDR3 と抗原との結合は非常に特異性が高く，CDR3 の 1 アミノ酸残基の置換によっても消失すると予想される．逆に抗原エピトープも 1 アミノ酸残基の置換により抗原性を失う．CDR1/CDR2 と MHC 分子との結合や，抗原ペプチドと MHC 分子との結合に関しても，同様に特定のアミノ酸が関与している．

一方，ほとんどの癌細胞上には MHC クラス I 分子が発現されており，その MHC クラス I α1 と α2 ドメインの間の溝（Bjorkman's groove）に癌抗原ペプチドが結合する．細胞内タンパクの一部は MHC クラス II 遺伝子座に存在する遺伝子によってコードされるプロテオゾーム複合体（LMP2, LMP7）によってペプチド断片化されたあと，ペプチド輸送に働く TAP トランスポーター（TAP1, TAP2）によって粗面小胞体（endoplastic reticulum; ER）の内部へ運ばれる．8〜10 個のアミノ酸から構成される癌抗原ペプチドは，2 カ所のアミノ酸（アグレトープ）によって特定の MHC-クラス I 分子に結合する．そのアグレトープと特定の MHC-クラス I 分子との結合も特異性が高く，いずれのアミノ酸を置換しても結合しなくなる．したがって，癌に対する特異免疫応答は個々人の MHC が異なればおのずと異なってくるものと想定される．また癌細胞の一部には MHC クラス I 分子が発現しなかったり抗原ペプチド輸送に関与する TAP トランスポーターの発現しない場合（肺小細胞癌の一部など）がある．このような場合にはキラー T 細胞は抗原ペプチドを認識できない．

癌抗原ペプチドとしては melanoma antigen (MAGE)-1 抗原に由来するペプチド EADPT-GHSY が知られている[3]．同ペプチドは MHC-クラス I 分子のうちの HLA-A1 分子に限って結合し，癌細胞の膜上に提示される．この場合のアグレトープは 5′ 側から 3 番目のアスパラギン酸（D）および 9 番目のチロシン（Y）である．癌抗原ペプチドの詳細は前 5.1 節を参照されたい．

b) MHC 非拘束性キラー T 細胞

MHC 非拘束性キラー T 細胞も存在する．その 1 つは，乳癌や卵巣癌細胞上のムチンに対するキラー T 細胞である．ムチンを認識したキラー T 細胞は MHC 非拘束性でムチン（抗原）特異的に作動する．また，インターロイキン 2（IL-2）などにより活性化された一部の TCRαβ[+] T リンパ球は，MHC 非拘束性でかつ広範囲に癌細胞を破壊する．この現象の分子機構についてはほとんどわかっておらず，今後の課題の 1 つである．さらに TCR γδ[+] T リンパ球は，その多くが癌細胞を破壊する能力を有する．認識様式については MHC 非拘束性かつ広範な癌細胞認識と考えられている．

c) リンパ球による癌細胞傷害の 2 つのメカニズム

キラー T 細胞やナチュラルキラー（NK）細胞は細胞内に顆粒（granules; G）を有し，癌細胞を認識した場合，その顆粒が癌細胞内へ注入され細胞膜が破壊される．その経路はパーフォリン（perforin）やセリンプロテアーゼなどによって主として遂行され（図 II.71 の右半分），granule exocytosis 経路と呼ばれる[4]．同経路は Ca^{2+} 依存性であり，$CD8^+$ キラー T 細胞，NK 細胞や II 型の $CD4^+$ ヘルパー T 細胞（IL-4, IL-5, IL-6 や

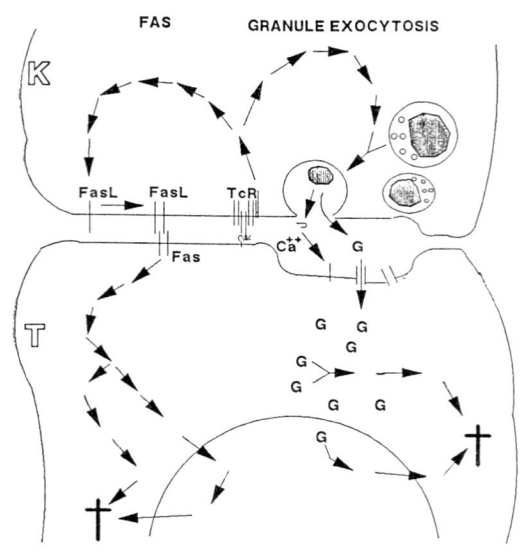

図 II.71 キラーT細胞（K）による癌細胞（T）傷害の2つのメカニズム[4]

IL-10を産生する細胞）はこの経路にて細胞傷害を引き起こすと考えられている．癌細胞側の細胞融解とDNAの傷害の両方の像が観察される．

もう1つの細胞傷害機構は，癌細胞上に発現するFas抗原にキラーT細胞のFasリガンド（Fas ligand; Fas L）が結合することにより，癌細胞内DNAの断片化（fragmentation）が起こり細胞死が誘導されるFas経路である（図II.71の左半分）．本経路はアポトーシス（Apoptosis）もしくはプログラム化された細胞死（programmed cell death）ともいわれている．本来は細胞や組織の分化に関する免疫調節における細胞傷害の経路と考えられている．Fas経路はCa^{2+}非依存性でありRNAやタンパク合成なしに遂行され，$CD8^+$キラーT細胞やI型の$CD4^+$ヘルパーT細胞（IL-2, IFN-γ, TNF-βを産生する細胞）は，この経路にて細胞傷害を引き起こす．

d）癌細胞破壊における細胞接着分子の役割

キラーT細胞による癌細胞破壊には，TCR/CD3抗原のみならず，CD8さらにはCD28，CD11（LFA-1）やCD2（LFA-2）などの細胞接着に関与する膜タンパクが関与している．つまり，ある種の細胞接着分子（細胞間接着に関与する分子群）はキラーT細胞による癌細胞認識に不可欠である．T細胞上のCD28抗原は癌細胞上のCD80（B7, B7-1）およびCD86（B70, B7-2），また，CD11, CD2はおのおの癌細胞上CD54（ICAM-1），CD58（LFA-3）と結合する．CD28もしくはCD11, CD2抗原ともキラーT細胞上には通常発現されているが，CD80, CD86, CD54やCD58は必ずしも癌細胞上に発現されてはおらず，その場合，宿主T細胞による認識の程度は低下するものと考えられる．CD28, CD2, CD11のいずれのリンパ球抗原もTCR/CD3を介するT細胞活性化を増強させる作用が確認されている．

e）癌細胞破壊におけるサイトカインの役割

腫瘍抗原を認識したT細胞は活性化されキラー細胞やヘルパーT細胞に分化する．これらのT細胞応答の増強にはT細胞自らの産生するサイトカインの適度な補給が必要である．すなわち，I型のヘルパーT細胞はIL-2, TNF-β, IFN-γなどを産生しキラーT細胞の活性化を引き起こし，II型のヘルパーT細胞はIL-4, IL-5, IL-6などを産生し，B細胞やT細胞による抗原特異的免疫反応を増幅する．一方，キラーT細胞およびヘルパーT細胞により産生されたサイトカインはマクロファージやナチュラルキラー（NK）細胞を局所に集め活性化するために重要である．具体的には腫瘍抗原により活性化されたキラーT細胞はNK細胞の細胞傷害性を増すためにインターフェロン（IFN-γ）や直接腫瘍細胞を傷害する腫瘍壊死因子（TNF）を放出し，アポトーシスを誘導する．また，マクロファージを腫瘍組織の部位に集め，活性化する遊走阻止因子（MIF）やマクロファージ活性化因子（MAF）などを放出する．

（2）ナチュラルキラー（NK）細胞

a）自然免疫とNK細胞

腫瘍免疫における自然免疫は，癌細胞をあらかじめ感作されることなく破壊する免疫能力を意味する．自然免疫におけるエフェクター細胞には，NK細胞，マクロファージ，多核白血球などが含まれる．NK細胞は免疫学的記憶とMHC拘束性を欠き，同系，同種，異種のさまざまな標的細胞を破壊できるのが特徴である．ウイルス感染細胞

や一部の胸腺および骨髄由来正常細胞もNK細胞によって傷害される．NK細胞は，形態学的には，細胞原形質内にアズール好性顆粒を持ち，高い原形質対核比を有する大顆粒性リンパ球（large granular lymphocytes；LGL）である．これらの細胞は末梢リンパ球の2〜5%を占める．NK細胞に共通の表面マーカーとして $CD3^-$，$CD11\beta^+$，$CD16^+$ が挙げられる．末梢血リンパ球中においてNK細胞活性は最も高く，脾細胞中にも認められる．一方，リンパ節，骨髄，胸管，および胸腺においては，NK活性ははるかに低い．NK細胞は肝類洞にはピット（pit）細胞として存在する．NK細胞は感染防御や腫瘍免疫においては大きな役割を果たすと考えられている．キラーT細胞の欠損するヌードマウスではNK活性が強く，かつ自然発癌が少ない．NK細胞による抗腫瘍免疫は"第一線の防御"としての性質を持っていると考えられている．末梢血NK細胞活性は，進行癌では減弱しがちであり，また悪性リンパ増殖性疾患では検出されない場合もある．

b） NK細胞による抗原認識

NK細胞はウイルス感染細胞や癌細胞を傷害するものの，通常の正常細胞は傷害しないことから何らかの選択的認識を行うNKレセプターとそのリガンドとしての標的分子の存在が推定されている．NKレセプター候補分子にはCD11a/CD18（LFA-1）やCD11b/CD18（Mac-1），CD2などの細胞接着に関与する分子や抗NK抗体から推定される分子（p58など）が挙げられている．また，CD16は，IgG-Fcレセプター（FcRタイプIII）の一種であるが，NK細胞上でTCRのζ鎖あるいは，IgE-Fcレセプターのγ鎖と会合することによって，シグナル伝達分子として機能することが示された．このCD16分子は，NK細胞が，特異抗体を結合した腫瘍細胞に対してキラー活性を示す（antibody-dependent cell-mediated cytotoxicity；ADCC）際に，重要な機能を果たすと考えられる．

一方，NK活性を抑制する分子も大きな問題となってきている．この代表的なものはMHCクラスI分子である．すなわちNK細胞は標的細胞上のMHCクラスI分子を認識し，これを発現していないか，あるいは低下した細胞を選択的に傷害するというものである．

c） NK細胞の活性化とLAK細胞

NK細胞はIFN-γやIL-2, IL-12によって活性化され，各種癌細胞を幅広くかつ敏速に傷害できるようになる．活性化NK細胞はリンホカイン活性化キラー（lymphokine activated killer；LAK）細胞とも呼ばれている．広義のLAK細胞のなかにはNK細胞のほかに一部のT細胞特にTCR$\gamma\delta$のT細胞が含まれる．IL-2のほかIL-7, IL-12によってもLAK細胞が誘導される．

(3) マクロファージ

a） 自然免疫とマクロファージ

NK細胞同様マクロファージも自然免疫のエフェクター細胞としての役割を担っているといえる．マクロファージは全身のあらゆる組織や臓器に存在し，腫瘍内にも多数浸潤している．同細胞は貪食作用のほかにT細胞への抗原提示能を有する．マクロファージは，一般にサイトカイン特にIFN-γが直接作用し，"活性化"されない限り細胞傷害性をほとんど持たない．マクロファージはまた，腫瘍細胞に対するADCCにおけるエフェクターとしても機能している．一方，マクロファージは種々免疫機能において阻害的効果をも果たしている．特に進行癌患者において認められる抑制性マクロファージは同種抗原や腫瘍抗原に対するリンパ球の増殖を阻害するが，それらの生体内での役割は定かでない．

b） マクロファージによる細胞傷害のメカニズム

マクロファージによる癌細胞認識別機構についてては，L-セレクチンなどの接着分子が研究されているが，まだ不明である．一方，活性化マクロファージによる細胞傷害に関与する物質については解明が進んでいる．マクロファージと癌細胞が膜融合を引き起こし，リソソーム成分が癌細胞内へ移入する可能性が実験的に示された．また，活性化マクロファージから放出される活性酸素やTNF-αが注目されている．しかし，生体内での

これらの因子の役割の詳細は不明である．

〔伊東恭悟〕

文献

1) Itoh, K., Platsoucas, C. D. and Balch, C. M.: Autologous tumor specific cytotoxic T lymphocytes in the infiltrate of human metastatic melanomas; Activation by interleukin 2 and autologous tumor cells, and involvement of the T-cell receptor. *J. Exp. Med.*, 168, 1419-1441 (1988)
2) Davis, M. M. and Bjorkman, P. L.: T cell antigen receptor genes and T cell recognition. *Nature*, 334, 395-402 (1988)
3) van der Bruggen, P., Traversari, C., Chomez, P. *et al.*: A gene encoding an antigen recognized by cytotoxic T lymphocytes on a human melanoma. *Science*, 254, 1643-1647 (1991)
4) Henkart, P. A.: Lymphocyte-mediated cytotoxicity; Two pathways and multiple effector molecules. *Immunity*, 1, 343-346 (1994)

5.3 免疫学的治療法

腫瘍に対する免疫学的治療法としては，①モノクローナル抗体およびこれを用いた targeting 療法, ②サイトカイン療法, ③LAK 療法, ④CTL を用いるワクチン療法および⑤免疫遺伝子療法などに大別されるが，ここでは紙面の関係から①に焦点をあてて概説し，今後の展望を試みたい．

(1) モノクローナル抗体およびこれを用いた targeting 療法

a) ヒト型モノクローナル抗体

ADCC を期待してマウスモノクローナル抗体 (MoAb) を用いた場合，マウス由来の MoAb はヒトにとって異種タンパクであるため，human anti-mouse antibody (HAMA) が誘導され，MoAb 活性の減弱，血中半減期の短縮が生じる．また，大量あるいは頻回投与の場合には，アナフィラキシーの誘導を考慮しなければならないことが隘路になっていた．これを解消する目的で免疫グロブリン遺伝子を単離し操作することにより，ヒト型抗体の作製が試みられるようになった．また，マウス抗体の Fc 部分はヒトのエフェクター細胞を介しての効果は弱く，ヒト型抗体を用いることで ADCC(ADML)・CD が飛躍的に高められることも知られている[1]．ヒト型抗体の作製に関して，これまで種々の方法がなされてきたが，現在では遺伝子工学と細胞工学の導入によりマウス免疫グロブリンとヒト型免疫グロブリン遺伝子を *in vitro* で合成し，ヒトに対する抗原性のより低いヒト型 MoAb の作製が試みられている．この作製されたヒト型 MoAb は 2 種に大別される．1 つはキメラ型抗体であり，もう 1 つは CDR (complementary-determining region) grafted 抗体である．前者はマウス MoAb の Fc 部分をヒト免疫グロブリン由来の Fc に置換したヒト-マウスキメラ型[2,3]であり，後者はこのヒト-マウスキメラ抗体がその可変部領域において，まだ抗原性が残存しているため，より抗原性を低下させる目的で，マウス抗体 CDR の領域のみを残し，他をすべてヒト由来とした抗体である．しかしながら，ヒト型抗体に置き換えた部分が増加するにつれて，その活性が低下することが問題となっている[4,5]．このため，さらに CDR 領域をより残存させるための方法も検討されている[6]．また，最近 natural なヒト型抗体の試みとして，ヒト型免疫グロブリン遺伝子を含んだ YMC (yeast artificial chromosome) を組み込んだトランスジェニックマウスを免疫する方法[7]なども検討されている．

b) bispecific 抗体

bispecific 抗体とは 2 つのエピトープを合わせ持つ，すなわち腫瘍抗原を認識する MoAb とリンパ球表面分子 CD3 あるいは CD16 などを認識する MoAb を化学的に結合させたものである．これにより，直接的に腫瘍細胞とリンパ球の結合を促すと同時に，CD3 あるいは CD16 を介してリンパ球を活性化させることを目的としている[8]．Shalaby ら[9] は，ErbB-2 に対する humanized MoAb と抗 CD 抗体を結合したヒト化 bispecific F(ab')₂ を作製し, in vitro における cytotoxicity の増強とヌードマウスを用いた腫瘍集積性を確認したと報告している. Yagita ら[10] は, 悪性神経膠腫 (malignant glioma) に対する抗体と CD3 に対する抗体との bispecific 抗体を作製し, LAK 細胞と共に悪性神経膠腫患者の腫瘍局所に注入し, LAK 細胞単独あるいは放射線療法, 化学療法よりも良好な結果が得られたと報告している. 東北大学の工藤らも, 我々との共同研究で消化器癌を対象にして, 抗 MUC1 MoAb MUSE 11[11] と抗 CD3 抗体を用いた治療実験を行っており, 良好な結果を得つつある.

c） 抗イディオタイプ (Id) 抗体を用いた免疫誘導療法

図 II.72 に腫瘍抗原に対するイディオタイプネットワークシステムについて示した. 特定の腫瘍

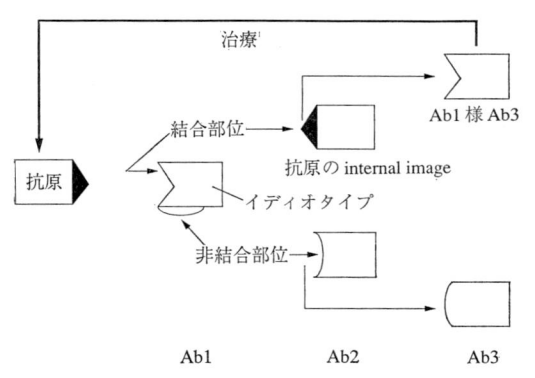

図 II.72　イディオタイプネットワークシステム

関連抗原を認識する抗体 (Ab1) で宿主を免疫すると Ab1 特異的な抗 Id 抗体 (Ad2) が誘導される. この Ab2 のなかには Ab1 のいくつかのイディオトープに対応する何種類かの Ab2 が存在し, そのなかには Ab1 のパラトープを介して, 抗原の internal image を持つ Ab2 が存在する. この Ab2 で免疫することにより誘導される抗抗 Id 抗体 (Ab3) のなかには, Ab1 と同様の抗原に対する特異的な抗体 Ab1 様 Ab3 が存在していることとなり, Ab2 を投与することにより抗腫瘍効果が期待される. 我々は, HLA およびメラノーマを対象として抗 Id MoAb を作製し, その解析を行ってきた. これに基づき, 遺伝子がクローニングされ一次構造が解明されている CEA (carcinoembryonic antigen) 系について抗 Id MoAb を作製し, 特に internal image を有する Ab2β を確立した[12]. さらに, 抗 Id MoAb V_H および V_L 領域の cDNA クローニングを行い, CEA の構造が抗 Id MoAb H 鎖および L 鎖両鎖にまたがって模倣されていると推測される結果を得た[13]. 抗 Id 抗体を用いた臨床試験としては, Mittelman ら[14] がヒトメラノーマ関連抗原である high molecular weight-melanoma associated antigen (HMW-MAA) に対するマウス抗 Id 抗体を作製し, 第一相臨床試験を行った. 悪性黒色腫 (malignant melanoma) IV 期の患者に対して, 25 例中 3 例に PR を認めている. また, Foon ら[15] は第一相臨床試験として CEA に対する抗 Id 抗体を 12 人の患者に投与し, そのうち 9 人に抗抗 Id 抗体 (Ab3) の誘導を認めている. さらに, この Ab3 のなかに CEA に対する抗体の存在を確認する結果を示した. 今後抗 Id 抗体が癌治療に有効に利用されるためには, イディオタイプネットワークシステムと腫瘍関連抗原との関係をさらにアミノ酸レベルまでさかのぼり検討することが期待される.

d） 抗体-化学療法薬結合物

この方法は抗癌薬単独投与に比較して, 腫瘍細胞への集積性が高いため, より少量の投与量でよく, また正常細胞への影響も軽減できるという利点を有している. 従来より, MoAb に doxorubicin (DXR), mitomycin C (MMC), neocarzinostatin (NCS) などを結合させた検討がなされている. しかしながら, いずれもその結合に起因する抗体あるいは抗癌薬の活性の低下が問題であり, 現在もさらに剤型の検討がなされている. 臨床試験に関しては, Oldham ら[16] が数種類の MoAb と DXR, MMC との結合体を用い, Tjandra ら[17] は大腸癌患者に対して, MoAb と melphalan の結合体を用いて検討している. また, Elias ら[18] は非小細胞肺癌患者に対して, MoAb と melphalan の結合体を用いて検討を行っている.

e） 抗体-アイソトープ結合体

アイソトープとしては ^{131}I, Yttrium-90 などが用いられる．一般に MoAb とアイソトープの結合は前述した化学療法薬との結合に比べて容易であり，化学療法薬に比べてアイソトープは癌細胞内に取り込まれなくても抗腫瘍活性が示され，また周囲の抗原を発現していない癌細胞に対しても効果的であるという利点を有している．Kiminishi ら[19]は ^{131}I で標識した抗 CD 20 MoAb を用い，化学療法抵抗性のB細胞性悪性リンパ腫患者に投与し，4/9 例が CR となったことを報告している．また，Press ら[20]も ^{131}I 標識抗 CD 20 MoAb と抗 CD 37 MoAb を用い，16/19 に CR が得られたと報告している．

f） 抗体-毒素結合体

抗体-毒素結合体作製に関してのポイントは ① 毒素としての効果発現のため，結合体が細胞内に internalize する抗体を選択すること，② 非特異的な細胞傷害をなくすため，毒素自体の細胞接着活性を除去すること，③ 結合体が毒素・抗体そのいずれの活性も失わないこと，などが挙げられる．毒素としては，ricin や緑膿菌毒素（pseudomonas exotoxin; PE）などが用いられている．植物毒素である ricin はA鎖とB鎖と呼ばれるポリペプチドよりできている．このA鎖と MoAb の結合体が用いられる．ricin は 28 S リボゾーム RNA を標的としてタンパク合成を阻害する．現在では，この結合物の毒性を防止するために肝細胞に親和性を持つ糖鎖部分を修飾したり，さらに recombinant ricin A鎖の作製もなされている．PE は3つのドメイン構造を有していて，ドメインIは細胞結合活性を有し，ドメインIIIが細胞毒性を有している．PE はタンパク合成に必須である elongation factor 2 を ADP リボシル化することにより不活性化しタンパク合成を阻害する．このドメインIのかわりに MoAb を結合して用いられる．さらに，用いる抗体自体の検討もなされている．抗体の低分子量化を行うことで，血管外への移行性，癌組織内への浸潤性の高さを求め，V_H 鎖と V_L 鎖を10数個のアミノ酸によるリンカーでつないだ抗体（scFv）がつくられ，これが毒素との結合物に用いられている[21]（図II.73a）．実際に，ErbB-2 に対する MoAb の scFv と PE の結合物をヒト胃癌細胞株に移植したヌードマウスに投与し，著明な増殖抑制効果が示されたという報告もある[22]．さらに，V_H 鎖と V_L 鎖をジスルフィド結合させることによる抗体（dsFv）が作製され（図II.73b），scFv 抗体より高い安定性，効果を有していると報告されている[23]．

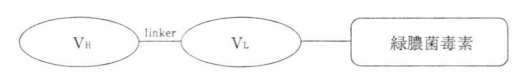

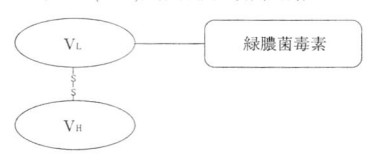

図 II.73 担体として用いる抗体の低分子量化
a）一本鎖 Fv(scFv)抗体-緑膿菌毒素結合体
b）ジスルフィド結合 Fv(dsFv)抗体-緑膿菌毒素結合体

g） 抗体-酵素結合体

抗体に結合させた酵素を腫瘍局所に集積し，全身性に投与したプロドラッグを活性化するという方法である．Bosslet ら[24]は CEA に対する MoAb と DXR のプロドラッグとの結合体を用い，ヌードマウスに移植した腫瘍局所への DXR の濃度が，最大耐用量の DXR を投与した時の4〜12倍に達したと報告している．また，Goshorn らは in vitro で腫瘍関連抗原に対する scFv 抗体 β-lactamase との結合体を作製し，pyenylene diamine mustard のプロドラッグを用いて抗腫瘍効果の検討も行っている[25]．

〔今井浩三・日野田裕治・晴山雅人〕

文　献

1) Larrich, J. W. and Fry, K. E.: Recombinant antibodies. *Hum. Antibodies Hybridomas.*, **2**, 172-189 (1991)
2) Winter, G. and Harris, W. J.: Humanized antibodies. *Trends Pharmacol. Sci.*, **14**, 139-143 (1993)
3) Xiang, J., Roder, J. and Hozumi, N.: Production of murine V-human Cγ1 chimeric anti-TAG 72 antibody using V region cDNA amplified by PCR. *Mol. Immunol.*, **27**, 809-817 (1990)
4) Winter, G. and Milstein, C.: Man-made anti-

bodies. *Nature*, **349**, 293-299 (1991)
5) Adair, J. R.: Engineering antibodies for therapy. *Immunol. Rev.*, **130**, 5-40 (1992)
6) Jolliffe, L. K.: Humanized antibodies; Enhancing therapeutic utility through antibody engineering. *Int. Rev. Immunol.*, **10**, 241-246(1993)
7) Green, L. L., Hardy, M. C., Maynard-Currie, C. E. et al.: Antigen specific human monoclonal antibodies from mice engineered with human Ig heavy and light chain YACs. *Nature Genetics*, **7**, 13-19 (1994)
8) Shalaby, M. R., Shepard, H. M., Presta, L. et al.: Development of humanized bispecific antibodies reactive with cytotoxic lymphocytes and tumor cells overexpressing the HER 2 protooncogene. *J. Exp. Med.*, **175**, 217-225 (1992)
9) Shalaby, M. R., Carter, P., Maneval, D. et al.: Bispecific HER 2×CD 3 antibodies enhance T-cell cytotoxicity *in vitro* and localize to HER 2-overexpressing xenografts in nude mice. *Clin. Immunol. Immunopathol.*, **74**, 185-192 (1995)
10) Yagita, H., Ikeda, M., Nitta, T. et al.: Bispecific antibody as a potentiation of tumor cell killing by IL-2 activated lymphocytes. *Gann. Monogr.*, **40**, 98-106 (1992)
11) Ban, T., Imai, K. and Yachi, A.: Immunohistological and immunochemical characterization of a novel pancreatic cancer-associated antigen MUSE 11. *Canser Res.*, **49**, 7141-7146 (1989)
12) Tsujisaki, M., Imai, K., Tokuchi, S. et al.: Induction of antigen specific immune response with use of anti-idiotypic monoclonal antibodies to anti-carcinoembryonic antigen antibodies. *Cancer Res.*, **51**, 2599-2604 (1991)
13) Tsujisaki, M., Hinoda, Y., Tokuchi, S. et al.: The analysis of internal image-bearing anti-idiotypic monoclonal antibody in relation to CEA. *J. Immunol.*, **150**, 508-516 (1993)
14) Mittelman, A., Chen, Z. J., Yang, H. et al.: Human high molecular weight melanoma-associated antigen (HMW-MAA)mimicry by mouse anti-idiotypic MoAb MK 2-23; Induction of humoral anti-HMW-MAA immunity and prolongation of survival in patients with stage IV melanoma. *Proc. Natl. Acad. Sci. USA*, **89**, 466-470 (1992)
15) Foon, K. A., Chakraborty, M., John, W. J. et al.: Immune response to carcinoembryonic antigen in patients treated with an antiidiotype antibody vaccine. *J. Clin. Invest.*, **96**, 334-342 (1995)
16) Oldham, R. K.: Custom tailored immunoconjugates for cancer treatment. *Antibody Immunoconjugates and Radiopharmaceuticals*, **3**, 60 (1990)
17) Tjandra, J. J., Pietersz, G. A., Cuth-bertson, A. M. et al.: Phase 1 clinical trial of drug-monoclonal antibody conjugates in patients with advanced colorectal carcinoma; A preliminary report. *Surgery*, **106**, 533-545 (1989)
18) Elias, S. J., Klinel, K. W., Killman, R. O. et al.: Monoclonal antibody KS 1/4-methotrexate conjugates in patients with non-small cell lung carcinoma. *Antibody Immunoconjugates and Radiopharmaceuticals*, **3**, 60 (1990)
19) Kaminishi, M. S., Zasadny, K. R., Francis, I. R. et al.: Radioimmunotherapy of B-cell lymphoma with [^{131}I] anti-B 1 (anti-CD 20) antibody. *N. Engl. J. Med.*, **329**, 459-465 (1993)
20) Press, O. W., Eary, J. F., Appelbaum, F. R. et al.: Radiolabeled antibody therapy of B-cell lymphoma with autologous bone marrow support. *N. Engl. J. Med.*, **329**, 1219-1224 (1993)
21) Chaudhary, V. K., Queen, C., Junghans, R. P. et al.: A recombinant immunotoxin consisting of two antibody variable domains fused to pseudomonas exotoxin. *Nature*, **316**, 394-397 (1989)
22) Batra, J. K., Kasprzyk, P. G., Bird, R. E. et al.: Recombinant anti-erbB-2 immunotoxins containing pseudomonas exotoxin. *Proc. Natl. Acad. Sci. USA*, **89**, 5867-5871 (1992)
23) Reiter, Y., Brinkmann, U., Kreitman, R. J. et al.: Stabilization of the Fv fragments in recombinant immunotoxins by disulfide bonds engineered into conserved framework regions. *Biochemistry*, **33**, 5451-5459 (1994)
24) Bosslet, K., Czeck, J. and Hoffmann, D.: Tumor-selective prodrug activation by fusion protein-mediated catalysis. *Cancer Res.*, **54**, 2151-2159 (1994)
25) Goshorn, S. C., Svensson, H. P., Kerr, D. E. et al.: Genetic construction, expression, and characterization of a single chain anti-carcinoma antibody fused to β-Lactamase. *Cancer Res.*, **53**, 2123-2127 (1993)

6. 老化と免疫

（1）医学・生物学における老化研究の意義

受精から始まる個体発生とその完成の過程は神秘的であり，多様性に富み，当然ながら多くの人の研究対象となってきた．こうして完成した個体あるいはそれを構成する組織，器官，細胞が研究対象となるのは疾患との関連性においてなされるのが通常である．個体発生の途上で感染や発達異常で病気になることは少なくないが，大部分の疾患は成人以降の人に多く，成人病と呼ばれている．免疫系は単なる生体防御の役割ばかりでなく，神経内分泌系と関連して生体のホメオスターシスを維持する役割もあるので[1]，この成人病の発生とは深く関係してくる．疾患の発生における免疫系の役割を解析する時，完成した免疫系の機能を参考にするのは間違いであり，老化により変化した免疫系の機能を考慮しなければいけない．後天性免疫不全症候群（AIDS）などの特殊な感染症を除けば，大部分の疾患は免疫系の機能がいったん完成し，その老化過程で起きてくるのである．例えば自己免疫病といえば若い女性に多い病気という印象が強く，事実全身性エリテマトーデス（SLE）は20歳代で起こる．しかし，後で述べるように，免疫系の老化は20歳代で始まっているので，自己免疫病といえども，免疫系の老化に伴う崩壊の過程で起きてくるのである．この免疫の老化がどのように起こるか，そのプロセスを知ることはさまざまな疾患の発生のメカニズムを理解するうえで極めて重要なことといえる．

（2）免疫系の老化

加齢に伴い免疫機能が低下することはヒトおよびげっ歯類についてすでに多くの報告がなされている[2～4]．しかし，その低下の始まり，程度，進行速度については，種，系統，および免疫機能の種類によりいろいろである．動物実験でみると，加齢に伴う免疫機能の低下が早く進行するマウスの平均寿命は，遅く進行するマウスに比べて，短い[5]．ヒトについても，Roberts-Thomsonらが年齢60歳以上の199人を対象として，生存時の免疫機能とその後の死亡率について調べたところ，免疫機能のレベルの低かったグループは正常域のグループに比べて死亡率が高いと報告している[6]．免疫機能と一言でいっても，いろいろ機能的に異なった集団からなり，それにより，加齢に伴う変化も異なる．顆粒白血球やマクロファージが主役となる自然免疫系は病原菌などの種類にかかわらず広く作用するのが特徴であるが，それは個体の誕生と共に生後早くから機能し，加齢に伴う変化も少ない．それに対して，リンパ球が主役となる獲得免疫系は病原菌などの種類により，それぞれ異なったクローンが存在し，抗原特異的に反応する．それは誕生時には十分に機能しないが，成長と共に急激に発達し，一度発達するとその作用は自然免疫系の機能より強力である．しかし，この獲得免疫系の機能は思春期にピークに達すると，その後徐々に加齢と共に低下する．低下するといっても，血液中の免疫グロブリンIgGのレベルはあまり変わらず，むしろ増加の傾向さえ示す[7]．しかし，病原微生物に対する抗体のレベル，例えばフラジェリンに対する抗体は加齢と共に低下を示し，一般に病原菌などの外来抗原に対する抗体産生機能は加齢と共に低下する．一方，自己抗原に対する抗体産生は逆に増加するのが加齢変化の特徴である（図Ⅱ.74）[8]．

この免疫機能の低下のメカニズムの解析については，主として，マウスを使った実験で多数行われている[3,4,9]．その結果，明らかにされていることをまとめると次のようにいえる（図Ⅱ.75）．①

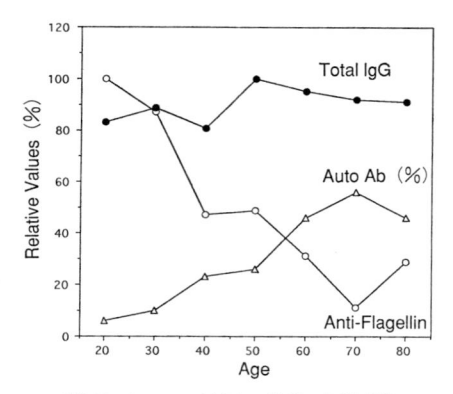

図 II.74 ヒト血清中の抗体の加齢変化

血清中のIgGの量（Total IgG: ●）は加齢と共に低下することはなく，むしろ上昇する．特異抗体など，例えば細菌の鞭毛に対する抗体価（Anti-Flagellin: ○）は加齢と共に減少する．一方，自己抗体の出現頻度（Auto Ab: △）は加齢と共に増加する．

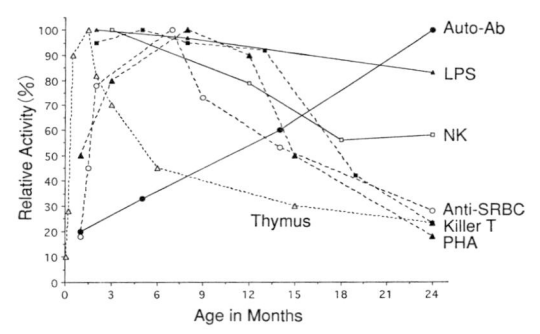

図 II.75 C 57 BL/6 マウスにおける免疫機能の加齢変化

加齢に伴う免疫機能の低下のパターンを3種類のT細胞依存性の免疫機能について調べた．脾臓のリンパ球におけるフィトヘマグルチニン（PHA）に対する細胞増殖反応，細胞傷害性T細胞（Killer T）の活性，および羊赤血球に対する抗体産生反応（Anti-SRBC）である．胸腺の退縮はこれらのT細胞依存性の免疫機能の低下に先だって起こる．腫瘍細胞に対抗するナチュラルキラー（NK）細胞の活性も加齢と共に低下するが，その低下の程度はT細胞の機能ほどではない．B細胞の増殖反応（LPS）は加齢と共に大きく変わらない．自己抗体の産生は加齢と共に増加する（Auto-Ab）．

免疫系を構成するリンパ球はT細胞とB細胞の2種類からなるが，機能の低下は主としてT細胞依存の免疫機能に起こる．それらは，例えば抗羊赤血球（SRBC）抗体産生能，キラーT細胞活性あるいはT細胞の増殖機能を反映するPHA反応性のような機能である．② これらすべての変化に先だって胸腺の退縮が起こる．③ 一方，B細胞の機能は加齢と共に大きな変化を示さない．例えばB細胞の増殖性を反映するLPS反応性（細菌の膜に存在するlipopolysaccharideによるB細胞の増殖反応）は加齢と共にあまり変化しない．④ 悪性腫瘍に対抗するナチュラルキラー（NK）細胞も加齢と共に低下するがその程度はT細胞ほどではない．このなかで，T細胞が胸腺でつくられることを考えると，胸腺の退縮が先に起こり，次いで少し遅れてT細胞依存性の免疫機能が次々に低下するという事実は，この2つの間に極めて強い因果関係にあると思わざるをえない[10]．このようにT細胞が老化の影響を受けやすい主な理由は，胸腺萎縮が生後早くから起こるためにT細胞の補充がほとんど新生仔期に限られ，思春期以降は十分になされないことにある．これは，免疫系の別の構成要素であるB細胞やマクロファージが生涯にわたって骨髄から補充されるのとは対照的であり，そのためか，B細胞やマクロファージは加齢に伴う変化をあまり示さない．すなわち，T細胞には加齢に伴い次のような変化が起こる．① T細胞の数の変化[11,12]，② T細胞サブセットの比率の変化[11,13,14]，③ T細胞の質の変化[15,16]，である．これらのなかで，T細胞サブセットの変化は免疫反応の調節に携わるT細胞に直接関与するので，加齢に伴う免疫機能の変化に大きな影響を及ぼすことになる．質的変化のなかではT細胞の各種の抗原刺激に対する増殖能力の低下が問題になる．このT細胞の増殖能力の加齢に伴う低下は，抗原刺激のシグナルを細胞膜から細胞内・核へ伝える細胞内情報伝達系の障害に起因することが明らかにされている[16,17]．

（3） 免疫系の老化における胸腺の役割
a） 生後早くから低下する胸腺の免疫機能

T細胞の増殖分化の場である胸腺が思春期を過ぎると萎縮することはよく知られているが，機能的な低下は思春期よりずっと早く生後まもなく始まる．そのことは実は胸腺の免疫学的機能を明らかにした胸腺摘出実験ですでにわかっていたことである．すなわち，胸腺摘出を新生仔で行うと免疫不全になるが，成熟したマウスではすぐには免疫不全が起こらないということである．胸腺機能は骨髄からのT前駆細胞の胸腺内への移住，胸腺

表 II.50 胸腺機能の加齢変化（C 57 BL/6 マウスの場合）

	1 日	1 週	2 週	4 週	17カ月	24カ月
① 骨髄細胞静注による 　T前駆細胞の胸腺内への移住	100	NT	NT	7	3	3
② 胸腺内骨髄細胞注入による						
1) 胸腺内リンパ球増殖率	100	45	15	NT	17	NT
2) 脾臓へのT細胞移住率	100	25	6	NT	1	NT
③ 胸腺移植による						
1) 胸腺内リンパ球増殖率	100	73	71	85	NT	65
2) 脾臓のヘルパーT細胞機能	100	62	41	40	NT	10
3) 脾臓のキラーT細胞機能	100	125	55	25	3	0.5

数字は1日齢の胸腺機能を100としてそれに対するパーセントで表してある.
NT: 無検討.

内でのリンパ球の増殖, 分化, 選択, 胸腺からの末梢へのT細胞の移住の3段階からなる. マウスをモデルにしてこれらの胸腺機能の生後の変化を検討してみると, 特別なストレスでもない限りいずれの機能も4週以内に10%前後に低下することがわかる（表II.50, 実験①, ②）. ヌードマウスに胸腺移植したり（表II.50, 実験③）, あるいは, マウスに致死量の放射線を照射し骨髄移植するような実験では, 胸腺はその持てる能力をすべて発現することになるが, その場合でも胸腺機能は確実に低下している[3,18,19,20].

致死量の放射線照射された3カ月齢の若齢マウスに若齢（3カ月齢）あるいは老齢（24カ月齢）マウスの骨髄を移植し, その後の胸腺の再生の程度から, 骨髄細胞内のT前駆細胞の密度を推定することができる. この場合, キメラマウスの胸腺は移植された骨髄の年齢にかかわらず, 同じ程度に再生してくる. しかし, 同様の実験システムで, 若齢の骨髄を老齢あるいは若齢マウスに移植し, それらの胸腺の再生をみると, 移植する骨髄細胞が若くても, その増殖を支持する胸腺が老齢であると十分な再生が起こらない. すなわち, 24カ月齢の胸腺微小環境では, リンパ球を増殖させる能力は3カ月齢の胸腺の約1/5前後に低下する. いいかえると, 胸腺の老化に伴う機能低下では, そこで増殖するリンパ球側より環境側により大きな責任があるといえる[3].

b）老化胸腺から末梢に供給されるT細胞サブセットの変化

胸腺のないヌードマウスに, 胸腺を移植すると, その胸腺内にヌードマウスの骨髄由来のT前駆細胞が移住し, 増殖し, ヌードマウスのT細胞免疫系は修復される. この実験系で月齢の異なる胸腺を移植し, 脾臓に出てくるT細胞を調べることにより, 胸腺のT細胞産生能の加齢変化をみることができる. その結果, 胸腺のT細胞産生能は新生仔期にピークがあり, 生後1週でピークの80%, 4週で50～60%に低下するが, その後は24カ月齢まであまり変化しない. いいかえると, 老化して退縮した胸腺でも, ヌードマウスに移植するとかなりの数のT細胞を産生するポテンシャルを持っていることになる. しかし, そのT細胞の機能面をみると, 抗体産生におけるヘルパー活性, あるいは腫瘍細胞を殺傷するキラー活性などの能力は著明に低下している[19]（表II.50, 実験③）. T細胞はその膜抗原と機能的違いによりCD4$^+$細胞（ヘルパー/インデューサー）, CD8$^+$細胞（キラー/サプレッサー）に大別することができる. 興味あることは年齢により胸腺でつくられ, 末梢に移住するT細胞のサブセットの構成も変化してくる. すなわち, 加齢した胸腺ではCD4$^+$細胞に比べてCD8$^+$細胞ができにくくなり, その結果末梢リンパ組織ではCD4$^+$/CD8$^+$ T細胞の比率が加齢と共に大きくなる[21]. また, あまり変化しないようにみえるCD4$^+$ T細胞も, それを構成するさらに下のレベルのサブセットをみてみると, 加齢と共に大きく変化している. すなわち, マウスのCD4$^+$ T細胞はCD44^{low} CD45RB^{high}細胞（ナイーブT細胞）とCD44^{high} CD45RB^{low}（メモリーT細胞）の2つのサブセットを

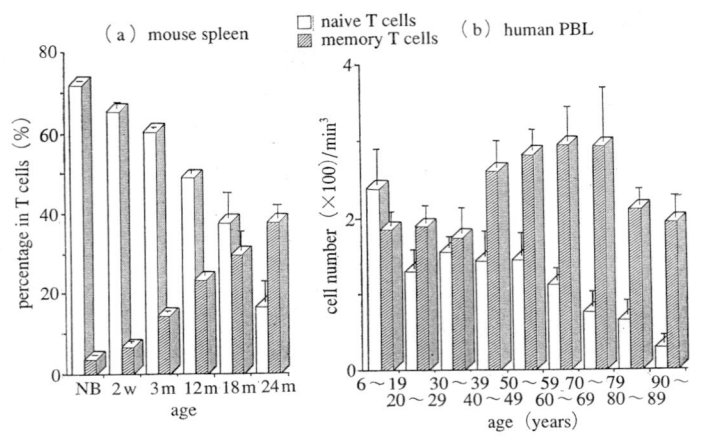

図 II.76 ナイーブT細胞とメモリーT細胞の加齢変化

マウスの脾臓（a）およびヒトの末梢血液（b）のどちらでも，加齢と共にナイーブT細胞（白いカラム）は減少し，一方メモリーT細胞（斜線のカラム）は増加する．

含み，末梢リンパ組織では加齢に伴いナイーブT細胞が減少し，メモリーT細胞が増加する．胸腺のT細胞誘導能をみると，新生仔の胸腺はナイーブとメモリーの両T細胞を供給できるが，老化した胸腺ではナイーブT細胞の産生が大きく低下する[22]．

（4）末梢リンパ組織におけるT細胞サブセットの加齢変化

特別な病気を持たない長寿命の老化マウスのモデルとして使われているC57BL/6では，その脾臓のT細胞の数は年齢が進んでも大きな変化を示さないが，平均寿命の24カ月齢になると少し減少する．しかし，T細胞のなかのサブセットの構成は加齢と共に変化する．サブセットの1つであるCD4$^+$T細胞は比較的安定しているが，CD8$^+$T細胞の数は減少するので加齢と共にCD4$^+$/CD8$^+$T細胞の比率は増大する．さらに，CD4$^+$のなかのサブセットをみると，前述したようにCD44^{low}45RB^{high}細胞（ナイーブT細胞）は加齢と共に減少するがCD44^{high}CD45RB^{low}細胞（メモリーT細胞）は加齢と共に増加する（図II.76a）．ヒトの末梢血液ではマウスと異なり，加齢に伴うT細胞の数が明らかに減少する（図II.77）．減少の度合いはCD4$^+$T細胞よりCD8$^+$T細胞の方が大きいので，CD4$^+$/CD8$^+$T細胞の比率はマウスと

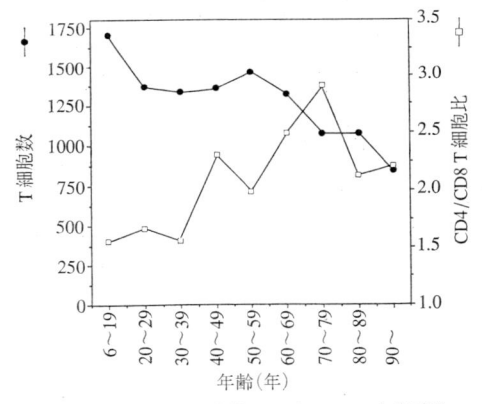

図 II.77 ヒトT細胞数とサブセットの加齢変化

ヒト末梢血液中のT細胞数（●）は20歳を過ぎると有意に減少するが，その後60歳代までは変化が少なく，70歳を過ぎると再び減少し始める．CD4 T細胞に比べて，CD8 T細胞の減少の方が大きいのでCD4/CD8 T細胞（□）の比率は加齢と共に増加する．

同様に加齢と共に増加する．そして，加齢に伴いCD4$^+$細胞のなかのサブセットCD4$^+$CD45RA$^+$T細胞（ナイーブT細胞）は減少し，CD4$^+$CD29$^+$T細胞（メモリーT細胞）は増加すること（図II.76b）はマウスの場合と同じである[11]．ナイーブT細胞とメモリーT細胞は主として細胞マーカーによる分類で，細胞の機能を基準にしたTh1とTh2の分類とは異なる．しかし，ナイーブT細胞とメモリーT細胞を分画し，そのサイトカインの産生パターンをみると，ナイーブT細胞は主としてIL-2をつくり，メモリーT細胞はIL-4を

つくる．すなわち，若齢マウスでみる限りナイーブT細胞はTh1に，メモリーT細胞はTh2に近い性質を持つことがわかる．一般に，Th1は主として遅延型皮膚反応を担当し，一方Th2は抗体産生のヘルパー機能を担当する．産生するサイトカインをみると，Th1はIL-2をつくるがTh2はIL-4, IL-5, IL-6などをつくる．IL-2は主としてT細胞の増殖，IL-4, IL-5, IL-6は主としてB細胞の増殖に働く因子であるので，加齢に伴うTh1の減少とTh2の増加は免疫系全体の構成に大きく影響する．Th1とTh2は相互に抑制作用があるので，Th2の加齢に伴う増加はTh1を抑制することになり，免疫系の機能は全体としてどうしても低下の方向に向かうことになる[23]．

（5） T細胞の質的変化―特にT細胞の細胞内シグナル伝達の変化について―

T細胞の加齢に伴う質的変化は主として増殖能の変化に現れる．すなわち，抗原に接しても老化したT細胞は十分に増殖することができないのである．このことは老化マウスの脾臓のT細胞では各種マイトジェン反応，混合リンパ球反応，ヘルパーT細胞活性，IL-2/IL-3の産生などの低下としてみられる[15,20]．抗原を認識するT細胞レセプター(TCR)，および増殖因子IL-2レセプターの数を調べても加齢変化は検出されない[16,24]．そのうち，サイトカインを介する細胞増殖については，T細胞によるIL-2産生低下の起こることが知られており，それがT細胞増殖能の加齢変化の一因となっている．したがって，老齢T細胞の *in vitro* における増殖能はIL-2を加えることにより，ある程度回復するが，しかし完全に若齢レベルまでには回復しない．これらの事実から加齢に伴うT細胞の増殖能の低下には，細胞内のシグナル伝達の異常が絡んでいるであろうと推測できる．実際に，抗CD3抗体あるいはマイトジェンによる刺激後，細胞内のセカンドメッセンジャーの産生をみると，老齢T細胞ではIP3やDAGなどのセカンドメッセンジャーの産生が明らかに低い[16]．IP3やDAGの前駆体である細胞膜内のPIP2の量は若/老の間で差はないが，PIP2を分解してセカンドメッセンジャーの産生に関わるホスホリパーゼC(PLCγ1)の活性化（抗CD3抗体刺激後のリン酸化）は老齢T細胞では明らかに低い．これらの事実から，TCRに入った抗原刺激のシグナルが順当にPLCの活性に伝わらないことが，老齢T細胞の増殖不全の原因の1つと考えられる[25]．一般的に，PLCの活性化にはTCRに付随したチロシンキナーゼ(PTK)あるいはGタンパクが関与しているので，老化と共にこれらの分子がどのように変化するかが問題となる．T細胞の場合にはTCRに接して，fyn, ZAP70などのPTKがT細胞の分化増殖に重要な役割を果たしていることが知られている．mRNAレベルでいろいろなPTKの発現を調べてみると，非レセプター型のPTKであるlck, ZAP-70, fyn, itkのいずれも老齢T細胞では，若齢T細胞に比べて

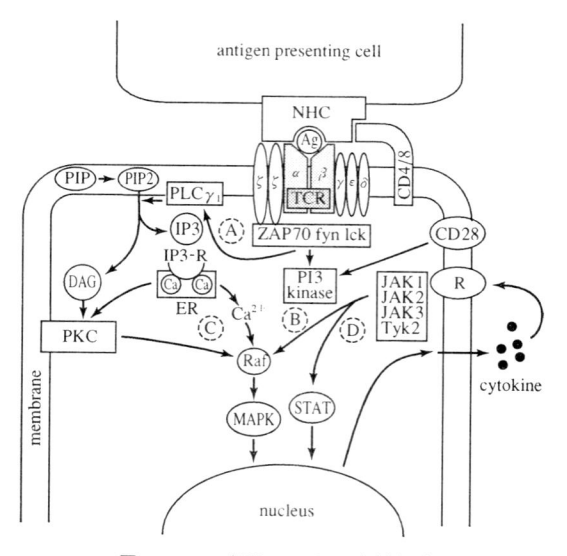

図 II.78 T細胞のシグナル伝達経路
抗原レセプター(TCR)に入った抗原シグナルはCD3分子に付随するチロシンキナーゼ(PTK)を活性化し，それは引き続きPLCγ1の活性化，セカンドメッセンジャー(IP3とDAG)の産生へとつながり，RafからMAPキナーゼの経路を経て，核への増殖シグナルとして伝わる．老化したT細胞ではチロシンキナーゼの量が少なく，また活性化のレベルが低いのでPLCγ1の活性化が十分に起こらず，したがってセカンドメッセンジャーも十分量産されないので，抗原刺激時の増殖反応がうまく起こらない．すなわち，Aのところに障害があることが今のところ明らかにされている．細胞の増殖に関連する経路には，Raf以下の経路(C)，核内での遺伝子の転写，チロシンキナーゼのSH基を介したPI3キナーゼの活性化(B)，サイトカインレセプターを介した経路(D)があるが，これらの加齢変化についてはまだ不明である．

有意に低い[25,26]. したがって，加齢に伴うT細胞の質的変化の1つは細胞内のシグナル伝達の異常であり，それはPTKの異常により一部は説明できることがわかってきた（図Ⅱ.78）. しかし，T細胞の増殖にはPTKのSH基を介してPI3キナーゼを活性化する経路（図Ⅱ.78のB），PKCのさらに下流の経路（図Ⅱ.78のC），サイトカインレセプターを介する経路（図Ⅱ.78のD）および遺伝子の転写なども関与するので，今後の検索によりこうした経路にも加齢に伴い異常の起きている可能性も明らかになるであろう.

おわりに

免疫系は外部環境からの感染に対する防御システムとして働くと同時に，内部環境のホメオスターシスを維持するうえでも重要な働きをしている. ホメオスターシスの維持という点では，免疫系は内分泌系および神経系と連携して働いている. 実際にリンパ球のつくる各種のサイトカインは中枢神経系にも作用し，また神経系のつくる各種の神経伝達物質が免疫系にも作用し，ある種の条件下ではリンパ球はいろいろな下垂体ホルモンも産生しうることが知られている[27]. 胸腺は免疫系の中枢であると同時に内分泌系および神経系の機能とも深く関係している. 免疫系の老化過程の鍵となっている胸腺の退縮には，神経・内分泌系の役割が大きいと思われる. したがって，この免疫系の老化過程のメカニズムを理解するには，免疫系，内分泌系，神経系の三大調節システムの相互関係を詳しく知る必要がある. すなわち，免疫系とはストレスを受けとめるシステムの1つであり[1]，老化に伴う免疫機能の低下とはストレスに対する対抗能力の低下であり，ストレスによりもたらされた損傷を修復する能力の低下を意味するといえる.

〔広川勝昱〕

文献

1) 広川勝昱：神経内分泌免疫系のクロストーク，学会出版センター（1993）
2) Hirokawa, K.: Autoimmunity and aging. Autoimmunity: Basic Concepts; Systemic and Selected Organ-specific Diseases (Cruse, J. M. and Lewis, R. E. eds.), Concepts Immunopathol., **1**, 251-288 (1985)
3) Hirokawa, K. et al.: Understanding the mechanism of the age-change of thymic function to promote T cell differentiation. Immunol. Lett., **40**, 269-277 (1994)
4) Makinodan, T. and Kay, M. M. B.: Age influence on the immune system. Adv. Immunol., **29**, 287 (1980)
5) Hirokawa, K. et al.: Differential rate of age-related decline in immune functions in genetically defined mice with different tumor incidence and life span. Gerontol., **30**, 223 (1984)
6) Roberts-Thomson, I. C. et al.: Aging immune response and mortality. Lancet, **2**, 368 (1974)
7) Suzuki, K., Hirokawa, K. and Hatakeyama, S.: Age-related change of distribution of immunoglobulin containing cells in human bone marrow. Changes in patients with benign monoclonal gammopathy and multiple myeloma. Virchow Arch., **A 404**, 243 (1984)
8) Rowley, M. J., Buchanan, H. and Mackay, I. R.: Reciprocal change with age in antibody to extrinsic and intrinsic antigens. Lancet, **2**, 24-26 (1968)
9) Hirokawa, K. et al.: Immunological alteration in aging. Arch. Gerontol. Geriat., in press.
10) Hirokawa, K. and Makinodan, T.: Thymic involution. Effect on T cell differentiation. J. Immunol., **114**, 1659 (1975)
11) Utsuyama, M., Hirokawa, K., Kurashima, C. et al.: Differential age-change in the number of CD 4$^+$ CD 45 RA$^+$; and CD 4$^+$ CD 29$^+$ T cell subsets in human peripheral blood. Mech. Age. Dev., **63**, 57-68 (1992)
12) Utsuyama, M. and Hirokawa, K.: Age-related changes of splenic T cells in mice. A flowcytometric analysis., **40**, 89 (1987)
13) Ernst, D. N. et al.: Differences in the expression of CD 45 RB, Pgp-1. and 3 G 11 membrane antigens and in the patterns of lymphokine secretion by splenic CD 4$^+$ T cells from young and aged mice. J. Immunol., **145**, 1295 (1990)
14) Kurashima, C., Utsuyama, M. and Hirokawa, K.: Int. Immunol., in press.
15) Hirokawa, K. et al.: Differential rate of age-related decline in immune functions in geneticaly defined mice with different tumor incidence and life span. Gerontol., **30**, 223 (1984)
16) Utsuyama, M. et al.: Influence of age on the signal transduction of T cells in mice. Int. Immunol., **5**, 1177 (1993)
17) Zeng, Y.-X. and Hirokawa, K.: Age-change in signal transduction of T cells. Aging. Immunol. Infect. Dis., **5**, 147-159 (1994)

18) Hirokawa, K. et al.: Influence of age on the proliferation and peripheralifzation of thymic T cells. *Arch. Pathol. Lab. Med.*, **112**, 13-21 (1988)
19) Hirokawa, K. et al.: Influence of age of thymic grafts on the differetniation of T cells in nude mice. *Clin. Immunol. Immunopathol.*, **24**, 251 (1982)
20) Hirokawa, K. et al.: Understading the mechanism of the age-related decline of immune functions. *Nutr. Rev.*, **50**, 361 (1992)
21) Utsuyama, M. et al., Age-influence of the thymic capacity to promote differentiation of T cells; Induction of different composition of T cell subsets by aging thymus. *Mech. Age. Dev.*, **58**, 267 (1991)
22) Kurashima, C. et al.: Senescence of the immune functions in animal models. *Int. Immunol.*, **16**, 57-66 (1992)
23) Clerici, M. and Shearer, M.: The Th1-Th2 hypothesis of HIV infection; New insights. *Immunology Today*, **15**, 575-581 (1994)
24) Fulop, T., Utsuyama, M. and Hirokawa, K.: Determination of interleukin 2 receptor number of Con A stimulated human lymphocytes with aging. *J. Clin. Lab. Immunol.*, **34**, 31-36(1991)
25) Hirokawa K: Immunity and ageing. Principle and Practice of Geriatric Medicine (Pathy M. S. J. ed.), John Wiley & Sons Ltd., UK, in press.
26) Zeng, Y.-X. et al.: Differential expression of genes encoding signal transduction proteins in T cell lines established from young and old mice. Recent Advances in Aging Sciences (Beregi, E., Gerlely, I. A. and Rajczi, K. eds.), pp. 179-183, Moundizzi Editore, Bologna(1993)
27) Blalock, J. E.: The immune system as a sensory organ. *J. Immunol.*, **132**, 1067 (1984)

7. 生殖と免疫

7.1 母体・胎児間の免疫反応

 ヒトをはじめ雑種動物において，胎児や胎盤は母親のみならず父親の遺伝子も継承しているため，移植免疫学的には母体にとって"semiallograft"の状態にあるといえる．また体外受精・胚移植に代表される最近の生殖医療技術の進歩により，諸外国では卵子提供（ovum donation）や代理母（surrogate mother）が行われるようになったが，この場合母体（子宮の所有者）とは遺伝的に全く異なり，allograftともいえる胎児が母体子宮内で生育することになる．このように胎児・胎盤は母体にとって一種の移植臓器であるにもかかわらず，通常拒絶反応は起こらない．したがって妊娠は自然がもたらした臓器移植の成功例ということができる．

 胎児がallograftであり，母体がこれを認識していることは，妊娠6週頃から妊婦血中に胎児のHLAに対する抗体が出現することから証明されている．妊娠が維持されるためにはallograftたる胎児・胎盤を拒絶しない機構すなわち免疫学的妊娠維持機構が必要である．免疫学的妊娠維持機構は全身性と局所性に大別できるが，主たる機構は母児の接点である胎盤を中心とした子宮内に存在すると考えられる[1]．

 免疫学的妊娠維持機構の全容はいまだ解明されていないが，いくつかの説が提唱されている．すなわち①母体細胞性免疫能の低下，②父方HLAに対する遮断抗体の産生，③父方HLAに対する抗イディオタイプ抗体の産生，④絨毛細胞の免疫原性の弱さ，⑤胎盤に存在するFcレセプターによる細胞傷害性抗体の吸着，⑥細胞傷害性免疫担当細胞に対する胎盤絨毛細胞の抵抗性，⑦絨毛細胞ならびに脱落膜細胞の産生する局所免疫抑制因子，⑧脱落膜組織に浸潤する母体サプレッサー細胞，などである．本節では母体・胎児間の免疫反応の起こる場として子宮に焦点を当て，まず①胎盤絨毛におけるHLA発現の特異性，②胎盤絨毛に発現する補体制御因子，③胎盤・脱落膜から産生される免疫制御因子，さらに④脱落膜に誘導される免疫担当細胞について述べる（図II.79）．

（1） 胎盤絨毛におけるHLA発現の特異性

 胎盤の最外層を形成し，胎児と母体の接点となる絨毛組織は，絨毛間腔で母体血と接するvillous trophoblastと直接子宮脱落膜組織に接するextravillous trophoblastに大別できる．villous trophoblastはさらに絨毛間腔で直接母体血と接するsyncytiotrophoblastとその内側に存在するcytotrophoblastの2層構造をとる．ヒトではほとんどすべての有核細胞にHLAクラスI抗原が発現しているが，絨毛組織では極めて特徴的なHLA抗原の発現パターンを示す．すなわちvillous trophoblastのうちsyncytiotrophoblastにはHLA抗原が発現せず，extravillous trophoblastのcytotrophoblastにHLAクラスI抗原のみの発現がみられる．しかもこのクラスI抗原の大部分が，他の体細胞でみられる古典的MHCクラスI抗原であるHLA-A, B, C抗原とは異なったHLA-G抗原である（表II.51）．

 HLA-GはHLA-E，HLA-Fと共に同定された新しいHLA座であり，ヒトではextravillous cytotrophoblast以外に胎児眼組織に限局して発現することが示されている．HLA-Gは他の体細胞でみられるクラスI抗原同様 β_2 ミクログロブリ

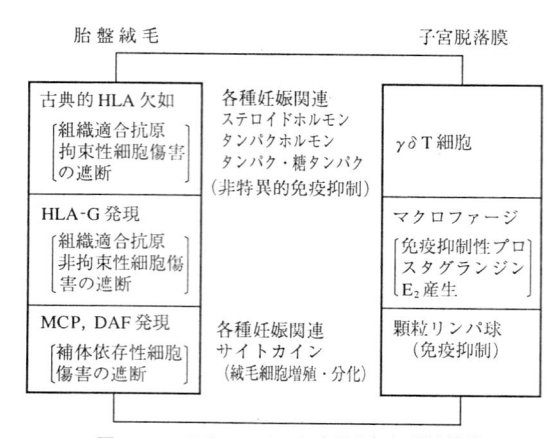

図 II.79 子宮における免疫学的妊娠維持機構

表 II.51 胎盤絨毛細胞における HLA クラス I と補体調節タンパクの発現

	HLA クラス I		補体調節タンパク	
	W 6/32 認識タンパク	HLA-G mRNA	CD 46 (MCP)	CD 55 (DAF)
syncytiotrophoblast				
term	−	+/−	+++	+++
first trimester	−	+/−	++	++
extravillous cyto-trophoblast				
term	+	+	++	++++
first trimester	+	+	+++/+	++++
villous cytotrophoblast	−	+	++++	++

ン(β_2m)と結合した二重鎖構造をとるが，H 鎖の分子量が 39〜40kD であり，古典的 HLA クラス I H 鎖（分子量 43〜46kD）とは異なる．HLA-G は HLA-E, HLA-F 同様，塩基配列においても古典的クラス I 遺伝子と高い相同性を有し，そのタンパク産物はいずれも HLA クラス I 抗原の monomorphic な部分を認識するモノクローナル抗体 W 6/32 と結合する．HLA-G 遺伝子産物の特徴は膜貫通領域に特異的な配列と細胞膜領域の切断にあり，これらは細胞膜ドメインの始まりにあたるエクソン 6 に転写終止コドンが存在し，エクソン 7, エクソン 8 が転写されないことに起因する．また HLA-G 遺伝子のプロモーター領域に関しては HLA-A および B のプロモーター領域と類似するものの，マウスのクラス I Qa 遺伝子のプロモーターに近似するなどの特徴を有する．マウス Qa 遺伝子は遺伝的多型性を欠くが，HLA-G の遺伝子産物においても多型性が欠如しており，古典的クラス I とは異なるユニークな特徴を現している[2,3]．

絨毛における HLA-G の生物学的意義についてはいまだ解明できていないが，いくつかの仮説がたてられている．HLA-G が遺伝的多型性を欠くことから，この遺伝子産物が絨毛細胞の子宮内膜への増殖・浸潤に関与する細胞内接着因子あるいは認識因子として働いている可能性がある．事実，子宮内膜や筋層への浸潤が著しい侵入奇胎の絨毛では HLA-A, B が欠如し，HLA-G の強い発現がみられる．HLA-G が遺伝的多型性を欠如し，しかも胎盤絨毛に局在することから，胎児・胎盤系を母体の免疫学的攻撃から防御する機構の一端を担っている可能性もある．すなわち胎盤絨毛細胞における古典的 HLA の欠如が組織適合抗原拘束性の細胞傷害から胎盤絨毛を保護する一方で，HLA-G の発現は組織適合抗原非拘束性の細胞傷害から胎盤を保護していると考えられる．なぜなら HLA-G を発現するように遺伝子を組み込まれた細胞は，HLA-A, B, C 遺伝子を組み込

まれた細胞に比べてNK細胞感受性が低いとされている．実際に正常胎盤から分離した絨毛細胞を用いた in vitro の実験でもNK細胞に対する感受性が低いことが証明されている．したがって絨毛細胞上のHLA-Gタンパクに突然変異が起こったような場合は，母体T細胞に認識されたり，母体NK細胞に対する感受性が増強して，流産を誘起することも考えられる．

（2）胎盤絨毛に発現する補体制御因子

妊娠中あるいは分娩時に胎児の有する父方組織適合抗原によって母体が感作されることはすでに述べた．感作の頻度を父方HLAに対する細胞傷害性抗体の産生でみると，初妊婦で16〜20％，3回経産婦で60〜80％である．妊婦に産生された父方HLAに対する細胞傷害性抗体から胎児・胎盤を保護する機構として，胎盤絨毛に存在する2種の補体調節タンパク（complement regulatory proteins）すなわちCD46（membrane cofactor protein；MCP）とCD55（decay accelerating factor；DAF）の存在がある（表II.51）[4]．

CD46遺伝子は第一染色体長腕の補体活性化遺伝子調節遺伝子領域に存在する．CD46は分子量59〜68kDと50〜58kDの2種のイソフォームを持ち，これら2種のイソフォームの発現比率に個体差がみられる．CD46はそれ自体ではタンパク分解活性を示さないが，ファクターI依存性のC3b分解にコファクター活性を示し，細胞表面上で補体活性化をダウンレギュレーションする．なおCD46は syncytiotrophoblast と cytotrophoblast の区別なくすべての絨毛細胞上に発現しているが特に villous cytotrophoblast に顕著な発現がみられる．

CD55遺伝子もCD46遺伝子同様第一染色体長腕領域に位置する．CD55はC3転換酵素の合成阻害と解離促進に作用するので，CD46とCD55は相補的に補体の不活性化に作用することになる．CD55も syncytiotrophoblast にも cytotrophoblast にも発現しているが，特に妊娠初期の急速に増殖する extravillous cytotrophoblast に著明に発現する．いずれにしろこれらの補体調節タンパクの存在により補体系が不活化され，母体に産生された父方組織適合抗原に対する細胞傷害性抗体による胎盤への傷害が阻止されていると考えられる．

（3）胎盤・脱落膜から産生される免疫制御因子

母体と胎児の接点である胎盤と子宮脱落膜からは種々の可溶性免疫制御因子の存在が報告されている．これらの免疫制御因子のなかには免疫抑制作用を持つものと免疫刺激作用を有するものとがある[5]．

胎盤由来の免疫抑制因子として各種ホルモンやタンパク・糖タンパクが挙げられている（表II.52）．すなわちコーチゾル，プロゲステロン，エストロゲンなどのステロイドホルモン，hCG, hPLなどの糖タンパクホルモン，妊娠関連の α_2 糖タンパク（α_2-PAG, PAG, PZP, SP-3, PAM），妊娠特異的 β_1 糖タンパク（PSβ_1G, SP1, PAPP-C, TBG），妊娠関連血漿タンパクA（PAPP-A），transforming growth factor-β（TGF-β），胎盤タンパク14（PP14）などのタンパク・糖タンパクである．これらの免疫抑制物質は母児接点である絨毛間腔に高濃度に存在し，種々の免疫反応を遮断していると考えられる．

胎盤から産生される代表的ステロイドホルモンの1つであるプロゲステロンは，アロ抗原やIL-

表 II.52 妊娠に関連する可溶性免疫抑制因子

産生部位	免疫抑制因子
胎　盤	コーチゾル プロゲステロン エストロゲン ヒト絨毛性ゴナドトロピン（hCG） ヒト絨毛性ソマトマンモトロピン（hCS, hPL） 妊娠関連 α_2 糖タンパク（α_2-PAG, PAG, PZP, SP-3, PAM） 妊娠特異的 β_1 糖タンパク（PSβ_1G, SP1, PAPP-C, TBG） 妊娠関連血漿タンパクA（PAPP-A） transforming growth factor-β（TGF-β） 胎盤タンパク14（PP14）
脱落膜	プロラクチン（PRL） ウテログロブリン transforming growth factor-β（TGF-β） 胎盤タンパク14（PP14）

1によるT細胞増殖反応を in vitro で抑制する．プロゲステロンはまたプロラクチン，ウテログロブリン，PAPP-A などを分泌誘導するが，これらの物質はいずれも免疫抑制活性を持つ．さらにプロゲステロンはサプレッサー細胞を質量ともに増加させる作用も持っている．

PP14 もアロ抗原やマイトジェンで刺激された末梢血リンパ球の増殖反応を抑える．その主たる免疫抑制作用は IL-1 分泌抑制を介して行われているものと考えられる．

TGF-β は腫瘍細胞や造血幹細胞から見出された腫瘍化増殖因子であるが，発生・分化・増殖の調節以外にも種々の生物作用を有し，その1つに免疫抑制作用がある．免疫系に対して TGF-β は IL-1 依存性T細胞のマイトジェンによる芽球化を阻害するが，この作用は IL-2 レセプターの発現や IL-2 合成のレベルには働かず，リンパ球活性化相以降に働く[6]．TGF-β は胎盤のみならず脱落膜からも産生されている．脱落膜からは，TGF-β のほかプロラクチン，ウテログロブリンなどの免疫抑制因子が産生される．これらは前述のごとくプロゲステロンによって誘導される．

妊娠に関連して免疫抑制因子以外に免疫系を活性化する可溶性因子の存在もある（表Ⅱ.53）．これらのなかには胎児・胎盤抗原に反応して活性化されたマクロファージやT細胞から産生されたインターロイキンやコロニー刺激因子などのサイトカインも含まれるが，このような免疫刺激因子でも妊娠維持に有益に作用するものもある．

マクロファージコロニー刺激因子（M-CSF），顆粒球マクロファージコロニー刺激因子（GM-CSF），インターロイキン3（IL-3）などは絨毛細胞の増殖を促進する成長因子として働く．M-CSF は性ステロイドの作用で子宮内膜上皮からも産生され，子宮脱落膜や胎盤絨毛に発現するレセプター（c-*fms* 癌遺伝子産物）を介して，それぞれの細胞の増殖，分化に関与する[7]．また子宮内膜に発現する白血病抑制因子（LIF）は受精卵の着床に必須である．LIF 遺伝子を欠損させたマウスでは受精は起こっても着床が障害され妊娠が成立しない[8]．

インターロイキン1（IL-1），インターロイキン6（IL-6），腫瘍壊死因子（TNF-α）など複数の生物活性を持つサイトカインは胎盤絨毛細胞からのヒト絨毛性ゴナドトロピン（hCG）分泌に関与している[9]．IL-1 や TNF-α は絨毛細胞から産生分泌される IL-6 を増加させ，IL-6 は絨毛細胞表面の IL-6 レセプターと結合して hCG を分泌させる．胎盤絨毛細胞における IL-6 とそのレセプター系を介した hCG 分泌はゴナドトロピン放出ホルモン（GnRH）とそのレセプター系を介した hCG 分泌機構とは全く独立して作動している．

（4） 脱落膜に誘導される母体免疫相当細胞

絨毛細胞などから産生されたサプレッサー誘導因子により子宮脱落膜に多数のサプレッサー細胞が誘導される．妊娠初期に脱落膜に出現する白血球は脱落膜間質細胞の 30% になるが，これらの白血球はT細胞，マクロファージ，顆粒リンパ球の3種に大別される．Bリンパ球は妊娠初期の脱落膜にはほとんどみられず，CD16 陽性 NK/K 細胞は妊娠全期間を通じて脱落膜には現れない．また顆粒リンパ球は妊娠初期脱落膜に特徴的に出現し，妊娠後期脱落膜では著明に減少する（表Ⅱ.54）．

妊娠初期脱落膜白血球のうちTリンパ球は約 20% を占めるにすぎず，間質内だけでなく上皮にも存在する．そのT細胞レセプター（TCR）は γ 鎖 δ 鎖のヘテロダイマーからなるものが多く，α 鎖 β 鎖のヘテロダイマーを有するTリンパ球は少ない．妊娠時，非妊娠時にかかわらず末梢血リンパ球では $\alpha\beta$ 鎖を有するTリンパ球（$\alpha\beta$ T 細

表 Ⅱ.53　妊娠に関連する免疫系刺激因子

免疫系活性化因子	妊娠維持に関連する作用
顆粒球マクロファージコロニー刺激因子（GM-CSF）	絨毛細胞増殖
マクロファージコロニー刺激因子（M-CSF）	絨毛細胞増殖
インターロイキン1（IL-1）	IL-6 と協調し hCG 分泌
インターロイキン3（IL-3）	絨毛細胞増殖
インターロイキン6（IL-6）	hCG 分泌
腫瘍壊死因子 α（TNF-α）	IL-6 と協調し hCG 分泌
インターフェロン α（IFN-α）	胎盤の細胞傷害抵抗性誘導　周産期感染への抵抗性誘導
白血病抑制因子（LIF）	受精卵の着床

表 II.54 脱落膜にみられる白血球細胞

白血球細胞	妊娠初期	妊娠後期
Tリンパ球	+	+
Bリンパ球	−	+/−
マクロファージ	++	++
顆粒リンパ球	+++	+/−
CD 16 陽性 NK/K 細胞	−	−

表 II.55 妊娠初期脱落膜白血球と妊娠・非妊娠時の末梢血白血球の細胞表面抗原

表面抗原	初期脱落膜（妊娠8〜10週）	末梢血 妊娠時	末梢血 非妊娠時
CD 45	67±16a	78±10	80±13
CD 2	30±14	54b	63±15
CD 3	23±11	58±14	56±12
CD 4	16±11	38±11	40±10
CD 8	20±8	28±4	24±6
TCR $\alpha\beta$	15±10	54±13	50±13
TCR $\gamma\delta$	27±19	4±2	5±3
CD 56	39±10	11b	5±2
CD 20	9±5	9±4	9±3
CD 14	13±5	6±2	9±4
HML-1	20±12	2±1	3±2
TCR $\alpha\beta^+$/TCR $\gamma\delta^+$cells	0.8±0.5	15±5	13±7

a: mean percent±1SD, b: $n=1$.

胞）の占める比率が $\gamma\delta$ 鎖を有する T リンパ球（$\gamma\delta$ T 細胞）の比率に比べてはるかに高く, この点で脱落膜に浸潤する $\gamma\delta$ T 細胞の優位性は特徴的である（表 II.55）[10,11]. この優位性は, 妊娠初期のみならず後期まで妊娠全期間を通じて持続する. $\gamma\delta$ T 細胞の機能は, ① NK 細胞のように直ちに標的細胞と反応してこれを傷害するような MHC 非依存性の非特異的細胞傷害活性, ② 結核菌などの感染では菌体成分抗原を自己の MHC と共に認識して, 従来のキラーT細胞に分化する機能, ③ 従来の MHC クラス I 分子やクラス II 分子以外の MHC 分子を認識してキラー T 細胞に分化することができる機能である. 特に第三の機能に関連して胎盤絨毛に多量に発現する HLA-G との免疫学的相互作用が妊娠維持に何らかの貢献をしている可能性がある.

脱落膜マクロファージは脱落膜白血球細胞中約 35% を占める. これらマクロファージはその細胞表面に HLA クラス II 抗原と CD 14 を発現している. 免疫学的妊娠維持に関与する機能としてマクロファージの産生するプロスタグランジン E_2 を介した免疫抑制が挙げられる. また, IL-1 や TNF-α などのサイトカインを産生したり, 抗原提示機能を有し, これらも妊娠維持に有利に働いている可能性がある.

妊娠初期脱落膜間質中白血球の 75% を占め最も特徴的な細胞群が顆粒リンパ球である. この細胞群は細胞質内にアズール顆粒を有し, CD 56 強陽性を示すが他の細胞表面マーカー CD 16, CD 3, CD 8 はいずれも陰性である. CD 56 強陽性細胞群は CD 38 も同時に発現し, またその一部には CD 2 陽性細胞もある. 妊娠初期脱落膜から分離した CD 56 陽性顆粒リンパ球は弱いながらも NK 活性を有し絨毛の脱落膜への侵入を制御している可能性がある. また他の細胞群と協調して免疫抑制に関与したり, 胎盤絨毛の増殖に有利なサイトカインを放出している可能性もある.

おわりに

① 母体にとって胎児・胎盤は一種の移植臓器であり, 妊娠は臓器移植の成功例といえる.

② 胎盤絨毛細胞では古典的 HLA クラス I 抗原の欠如ならびに遺伝的多型性を欠くユニークなクラス I 抗原である HLA-G の発現が, 母体の胎児に対する免疫反応を妨げている.

③ 絨毛細胞上には membrane cofactor protein (MCP) や decay accelarating factor (DAF) などの補体調節タンパクが存在し, これらの補体活性抑制作用により補体依存性細胞傷害から絨毛細胞が保護される.

④ 主として胎盤や脱落膜から産生分泌される非特異的免疫抑制因子が母児間免疫反応を抑制する一方で, 免疫賦活作用を有するサイトカインも産生され, これらはむしろ胎盤の増殖・分化などに貢献している.

⑤ 子宮脱落膜間質には末梢血中とは異なった比率で T 細胞, マクロファージ, 顆粒リンパ球が特徴的に出現し, いずれも妊娠維持に有利に働くと考えられる.

〔佐治文隆〕

文 献

1) Saji, F., Matsuzaki, N., Azuma, C. et al.: The Fetus as an allograft; Immunologic role of human trophoblasts for fetal survival. Am. J. Obstet. Gynecol., 167, 251 (1992)
2) Ellis, S. A.: HLA-G; At the interface. Am. J. Reprod. Immunol., 23, 84 (1990)
3) Kovatts, S., Librach, C., Fisch, P. et al.: The role of nonclassical MHC class I on human trophoblast. Biologie Cellulaire et Moleculaire de la Relation Materno Fetale (Chaouat, G. and Mowbray, J. eds.), p.13, Editions Inserm, John Libbey, Paris (1991)
4) Hsi, B. B. L., Fenichel, P., Milesi-Fluet, C. et al.: Expression of complement regulatory proteins on human gametes and trophoblast. Biologie Cellulaire et Moleculaire de la Relation Materno Fetale (Chaouat, G. and Mowbray, J. eds.), p.3, Editions Inserm, John Libbey, Paris (1991)
5) Saji, F.: Late trophoblast immunoregulatory factors. Immunology of Pregnancy (Chaouat, G. ed.), p.125, CRC Press, Boca Raton (1993)
6) Wahl, S. M., Hunt, D. A., Wong, H. L. et al.: Transforming growth factor-β is a potent immunosuppressive agent that inhibit IL-1 dependent lymphocyte proliferation. J. Immunol., 140, 3026 (1988)
7) Azuma, C., Saji, F., Kimura, T. et al.: Steroid hormones induce macrophage colony stimulating factor (MCSF) and MCSF receptor mRNAs in the human endometrium. J. Molecular Endocrinol., 5, 103 (1990)
8) Stewart, C. L., Kaspar, P., Brunet, L. J. et al.: Blastocyst implantation depends on maternal expression of leukaemia inhibitory factor. Nature, 359, 76 (1992)
9) Masuhiro, K., Matsuzaki, N., Nishino, E. et al.: Trophoblast-derived IL-1 stimulates the release of human chorionic gonadotropin by activating IL-6 and IL-6-receptor system in first trimester human trophoblasts. J. Clin. Endocrinol. Metab., 72, 596 (1991)
10) Ditzian-Kadanoff, R., Garon, J., Verp, M. S. et al.: $\gamma\delta$ T cells in human decidua. Am. J. Obstet. Gynecol., 168, 831 (1993)
11) Mincheva-Nilsson, L., Hammarstrom, S. and Hammarstrom, M.: Human decidual leukocytes from early pregnancy contain high numbers of $\gamma\delta^+$ cells and show selective down-regulation of allo-reactivity. J. Immunol., 149, 2203 (1992)

7.2 不妊症と流産の免疫

(1) 不妊と免疫

免疫学的異常が引き起こす不妊症として,抗精子抗体による不妊症が挙げられる.抗精子抗体には男性体内で産生される自己抗体と,女性体内に産生される同種抗体とが存在するが,臨床では女性の抗精子抗体が問題になる場合が多い.

a) 抗精子抗体による不妊症の発症機序

まず第一には,自己のあるいは女性血中より頸管粘液に移行した抗精子抗体が精子の運動を障害し,精子の頸管内への進入が阻まれていることが挙げられる.さらに子宮内においても抗精子抗体が精子に作用して,精子の運動を障害している可能性がある.また第二には,精子のcapacitation,精子の先体反応あるいは卵への結合反応を障害しているとも考えられている.また第三には,受精卵中に移行した精子抗原に抗精子抗体が作用して,着床障害や早期流産を起こす可能性があるともいわれている.しかし,体外受精-胚移植(IVF-ET)において,抗精子抗体陽性者でも一度受精してしまえば,その後の経過はよいことが多く,この点については検討の余地がある.

b) 抗精子抗体の検査法

抗精子抗体の検出法には,生物学的活性を検出する方法,精子に結合している抗体を検出する方法,そして精子抗原に反応する抗体を検出する方法がある.第一の生物学的活性をみる方法では,精子凝集試験,精子不動化試験,受精阻害試験がある.このうち,精子不動化試験は,抗精子抗体の補体依存性精子運動障害作用をみるもので,不妊症との相関が高い[1].第二の精子に結合した抗体を検出する方法には,immunobeads test, mixed antiglobulin test, 間接蛍光抗体法がある.immunobeads testは運動精子の表面に付着する抗体を可視化する方法であり[2],よく利用されている.第三の精子抗原に反応する抗体を検出する方法としては,ELISA法や精子抗原感作血球凝集反応があるが,日常診療における有用性は低い.

c) 抗精子抗体陽性不妊症患者の治療

i) コンドーム療法，長期禁欲法 女性が産生する抗精子抗体に対する治療法であり，精子抗原による女性の感作を避けることにより，抗体価の低下を期待する方法である．しかし，実際には抗体価の自然変動が大きく，この治療法による明らかな抗体価の低下は認められていない．

ii) ステロイド療法 男性，女性双方が産生する抗精子抗体に対する治療法で，ステロイドホルモンの投与により，抗体価の低下を図る方法である[3]．しかし，女性に対しては排卵障害を引き起こす可能性もあるので，慎重な治療が必要である．

iii) IVF-ET 女性が産生する抗精子抗体による不妊症の治療としては最も確実なもので，抗精子抗体の存在しない状況で受精を行い，その後子宮内に胚を移植する方法である．実際には，卵周囲の卵丘細胞付近にも抗精子抗体が存在している可能性があり，卵の洗浄などの処置が必要である．

iv) 顕微授精法 男性が産生する抗精子抗体が，精子に強く付着し，その機能を障害している場合の最後の手段ともいうべき方法で，精子を顕微鏡下に直接卵細胞に授精させる方法である．しかし，設備などの問題でまだすべての施設で可能な治療法とはいえない．

(2) 習慣流産と免疫

習慣流産は日本産科婦人科学会の定義により，連続して3回以上流産を繰り返すことと定義され，いくつかの異なった原因による疾患の集合である（表Ⅱ.56）．このなかで免疫が関与するものとして，自己免疫異常によるものと同種免疫異常によるものとが考えられている．

表Ⅱ.56 習慣流産の原因

1) 夫婦染色体異常	3) 子宮形態異常
2) 内分泌異常	4) 自己免疫異常
・甲状腺機能異常	・抗リン脂質抗体症候群
・高プロラクチン血症	5) 子宮感染症
・子宮内膜発育障害	6) 同種免疫異常

a) 同種免疫異常による習慣流産

同種移植片である胎児や胎盤が母体から拒絶されずに発育する妊娠現象は移植免疫学的にみて極めて異常な現象である．この機構はいまだ解明されていないが，現在では母体免疫系が胎児や胎盤を認識し，積極的に反応して胎児や胎盤の発育を促すというイムノトロピズム[4]の考え方（図Ⅱ.80）と，胎児に対する母体の移植免疫反応が抑制されているという2つの考え方（図Ⅱ.81）が有力である．イムノトロピズムは，絨毛細胞からの

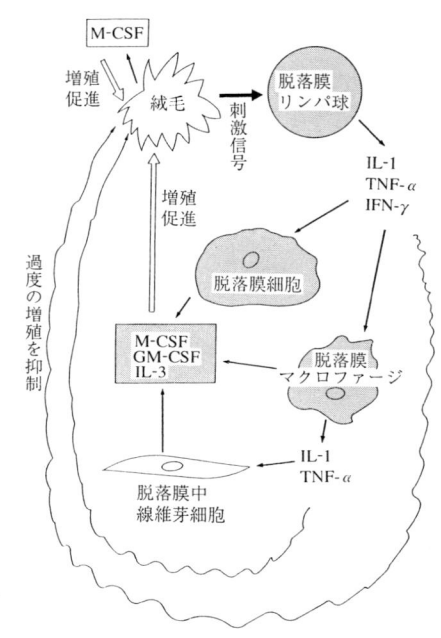

図Ⅱ.80 子宮局所におけるイムノトロピズム

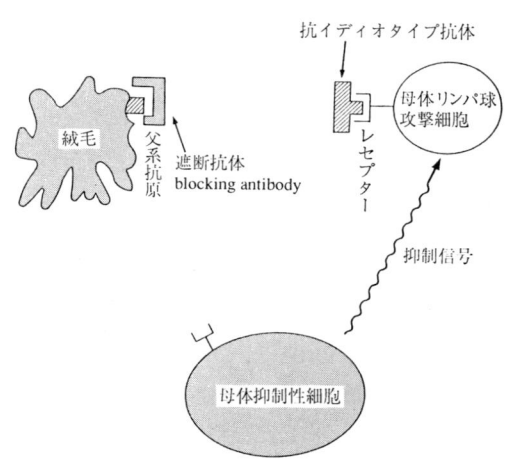

図Ⅱ.81 妊娠における母体免疫抑制説

何らかの信号を受けた脱落膜内の免疫細胞が種々のサイトカインを分泌し，これをきっかけとして子宮局所のサイトカインネットワークが形成され，その作用を介して絨毛細胞の発育を促進，あるいは制御しているという考え方である．絨毛細胞からの信号が弱いか，あるいはこれに対する母体免疫系の反応が弱いかして，サイトカインネットワークのバランスが崩れると，絨毛細胞の発育がうまくいかず流産すると考えられる．一方，胎児に対する移植免疫反応が抑制されているという考え方においては，胎児の父系抗原に結合して，T細胞のレセプターと反応できないようにする遮断抗体[5]や，逆にT細胞のレセプターに結合してT細胞が胎児を認識できないようにする抗イディオタイプ抗体[6]といった液性免疫の存在，そして抑制性免疫細胞[7]の存在などが報告されている．こうしたシステムがうまく働かないと，胎児に対する拒絶反応が起こり，流産に至ると考えられる．

こうした同種免疫異常による習慣流産に対する治療法として，第三者の白血球輸血療法あるいは夫単核球皮内免疫療法が行われている．どのような習慣流産が同種免疫異常によるのかいまだわかっていないため，免疫療法は原因不明習慣流産に対して行われている．免疫療法の作用機序として，夫抗原に対する遮断抗体の産生や抑制性細胞の誘導，またM-CSFなどの絨毛発育促進性サイトカインの産生促進などが考えられている．免疫療法として，第三者白血球輸血療法は感染の危険もあり，今日ではあまり実施されなくなっている．現在の免疫療法の主流は夫単核球皮内免疫療法である．これは夫の末梢血単核球を分離し，放射線照射後患者の皮内に注射するという方法である．表Ⅱ.57に東京大学病院で実施されている夫単核球皮内免疫療法の概要を示す．この治療法は妊娠前にのみ実施する方法と，妊娠してから実施する方法，それに両者の併用の3つが存在するが，いずれの方法でも治療後妊娠成効率は80%前後と極めて良好である．

b) 自己免疫異常による習慣流産

従来，SLEなどの自己免疫疾患では流産率が高いことが知られてきた．この原因として，血小板

表 Ⅱ.57 夫リンパ球（単核球）皮内免疫療法（東京大学産婦人科）

Ⅰ．適応
　妊娠12週未満の流産のみを3回以上連続した原因不明原発性習慣流産（夫婦間HLA共有性を考慮せず）
Ⅱ．方法
　1．夫末梢静脈血30 mlを採取
　2．Ficoll-Hypaque法によりリンパ球（単核球）を分離
　3．リンパ球（単核球）を生理食塩水で3回洗浄後，生理食塩水 0.9 ml 中に浮遊（リンパ球濃度 2～4×10^7個/0.9 ml）
　4．25 Gy X線照射
　5．夫リンパ球浮遊液を患者前腕屈側皮内3カ所に0.3 mlずつ皮内注射

以上を1クールとして，2週間ごとに4クール実施後，皮膚反応が縮小していれば妊娠を許可し，縮小していなければ縮小するまで追加免疫し，その後妊娠を許可

などの細胞膜構成成分であるリン脂質に対する抗体の存在が指摘されてきた．この抗体は in vitro では凝固時間を延長させるが，in vivo では逆に血栓を誘発し，SLEと関連があるということから，lupus anticoagulant（LAC）とも呼ばれている．このLACの本体として，最近，リン脂質に反応する血中タンパクであるコファクター（β_2-glycoprotein I）とリン脂質との結合体に対する抗体（β_2-GPI依存性抗リン脂質抗体）が注目されている．β_2-GPIは血管壁に吸着した血小板表面のリン脂質に結合してその機能を抑制し，血管内でのそれ以上の血小板凝集を防ぐタンパクである[8~10]．しかし，この結合体に対する抗体が存在するとコファクターの作用が抑制されるため，血小板の凝集が進んで血栓が生じてしまうのである．したがってこの抗体を有している患者は種々の血栓症の既往歴を有することが多く，この抗体の陽性者が妊娠すると，胎盤内の微小血管に血栓が生じ，胎盤の機能が低下するため，流産すると考えられている．しかしながら，β_2-GPI依存性抗リン脂質抗体の陽性者の頻度は，習慣流産患者のなかで，必ずしも高くなく（図Ⅱ.82），また，β_2-GPI依存性抗リン脂質抗体が陰性なのに，LACが存在する症例も存在しており，この抗体と習慣流産の直接の関係を疑問視するむきもある．

抗リン脂質抗体による習慣流産は主として胎盤形成後の妊娠中期に起こると考えられ，治療として，この抗体の産生を抑制することと，血栓の形

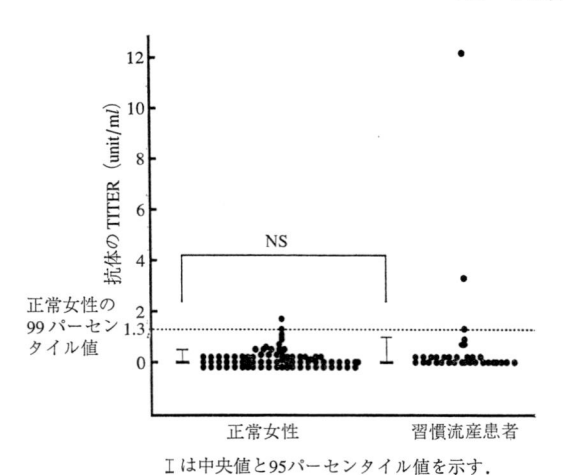

図 II.82 正常女性および習慣流産患者における β_2-GPI 依存性抗カルジオリピン抗体

成を抑制することを目的とし，プレドニゾロンを 15～60 mg/日と，血小板凝集を抑制する少量のアスピリン 40～100 mg/日の投与を妊娠初期から開始し，分娩まで続けるということが行われる．血栓予防がこれでも不十分な場合はヘパリンを使用することも考える．こうした治療により，抗リン脂質抗体陽性者でも生児を得られるようになったが，妊娠 30 週頃になると抗体のコントロールができなくなることが多く，早産になることが多い．今後の課題といえる．　〔藤井知行〕

文　献

1) Isojima, S., Li, T. S. and Ashitaka, Y. : Immunologic analysis of sperm-immobilizing factor found in sera of women with unexplained sterility. *Am. J. Obstet. Gynecol.*, **101**, 677 (1968)
2) Bronson, R., Cooper, G. and Rosenfeld, D. : Sperm antibodies ; Their role in infertility. *Fertil. Steril.*, **42**, 171 (1984)
3) Shulman, S., Harlin, B., Davis, P. et al. : Immune infertility and new aproaches to treatment. *Fertil. Steril.*, **29**, 309 (1978)
4) Chaouat, G., Menu, E., Athanassakis, I. et al. : Maternal T cells regulate placental size and fetal survival. *Regional Immunology*, **1**, 143 (1988)
5) Rocklin, R. E., Kitzmiller, J. L., Carpenter, C. B. et al. : Maternal-fetal relation ; Absence of immunological blocking factor from the serum of women with chronic abortions. *N. Eng. J. Med.*, **295**, 1209 (1976)
6) Suciu-Foca, N., Reed, E., Rohowsky, C. et al. : Anti-idiotypic antibodies to anti-HLA receptors induced by pregnancy. *Proc. Natl. Acad. Sci. USA*, **80**, 830 (1983)
7) Kovithavongs, T. and Dossetor, J. B. : Suppressor cells in human pregnancy. *Transplantation Proceedings*, **10**, 911 (1978)
8) Matsuura, E., Igarashi, Y., Fujimoto, M. et al. : Anticardiolipin cofactor(s) and differential diagnosis of autoimmune disease. *Lancet*, **7**, 177 (1990)
9) McNeil, H. P., Simpson, R. J., Chesterman, C. N. et al. : Antiphospholipid antibodies are directed against a complex antigen that includes a lipid binding inhibitor of coagulation ; β_2-glycoprotein I (apolipoprotein H). *Proc. Natl. Acad. Sci. USA*, **87**, 4120 (1990)
10) Koike, T. and Matsuura, E. : What is the "true" antigen for anticardiolipin antibodies ? *Lancet*, **16**, 671 (1991)

8. 免疫不全

8.1 免疫不全の定義と分類

(1) 免疫不全の定義

免疫系のいずれかの部に欠陥があり，そのため生体防御不全を生じている状態を免疫不全という．この場合，問題にされている免疫系とは，抗体産生系，細胞性免疫系（T細胞，NK 細胞），食細胞系（好中球，マクロファージ），補体系である．表皮も微生物の侵入を阻止するのに重要な働きをしているが，その損傷によって感染を受けやすいようになっていても免疫不全とはいわない．リゾチームやラクトフェリンのように抗菌作用を示す物質があるが，そのようなものの欠損は知られておらず，今のところ，上記の免疫系以外の欠陥で免疫不全とされているものはない．生体防御不全とは，not self の排除機構の欠陥を指すが，主に問題とされるのは感染防御不全である．抗腫瘍作用の不全も問題になる．免疫複合体の処理能の低下が免疫複合体病を起こすこともある．免疫系の欠陥に付随する免疫系の制御不全が，自己免疫病やアレルギーの合併が多いことに関係している可能性がある．

B細胞-抗体とT細胞とは抗原と1対1の対応性を持った反応，すなわち特異的な反応をする．一方，食細胞や補体にはそのような特異性がない．そこで前者は特異免疫系，後者は非特異免疫系と呼ばれることがある．それぞれの欠陥は特異免疫不全，非特異免疫不全とされる．

免疫系そのものに欠陥があって，その結果生じている免疫不全を原発性免疫不全症（primary immunodeficiency）といい，もともとは正常であった免疫系が何らかの原因で二次的に障害されて発生した免疫不全を続発性免疫不全症あるいは二次性免疫不全症（secondary immunodeficiency）という．続発性免疫不全症の原因には，薬物，ウイルス感染，栄養障害，悪性腫瘍などがある．先天性免疫不全症（congenital immunodeficiency）は原発性免疫不全症と，獲得性免疫不全症（acquired immunodeficiency）は続発性免疫不全症とほぼ同義語のように使われるが，先天性は生来発症しているようなものを，獲得性は一定年齢に達してから発症するようなものを指すニュアンスもある．原発性獲得性低γグロブリン血症という病名がつけられたことがあるが（現在そのような疾患は common variable immunodeficiency に分類される），素因による免疫系そのものの欠陥によるが，生来健康であったものが一定年齢から発症してきたような症例に対するものであった．後天性免疫不全症候群（acquired immunodeficiency syndrome；AIDS）はいうまでもなくヒト免疫不全ウイルス（HIV）による特定の疾患のことであって，続発性免疫不全症の一つである．

(2) 免疫不全の分類

免疫不全症は前記のように原発性免疫不全症と続発性免疫不全症とに成因に基づいて大別されるが，原発性免疫不全症は，まず免疫系のどこの欠陥か，すなわち，抗体産生系，細胞性免疫系，食細胞系，補体系のいずれに欠陥が存在するかを基本として，遺伝形式を加味して分類されている．そのうち，成因の明らかにされているもの（adenosine deaminase の欠損，purine nucleoside phosphorylase の欠損，HLA クラスⅡの表出不全，CD3 分子の表出不全など）や，特徴的な臨床症状・所見を伴っていて疾患単位として明確なウィスコット-オールドリック症候群（血小板減

8.1 免疫不全の定義と分類

表 II.58 免疫不全症の分類

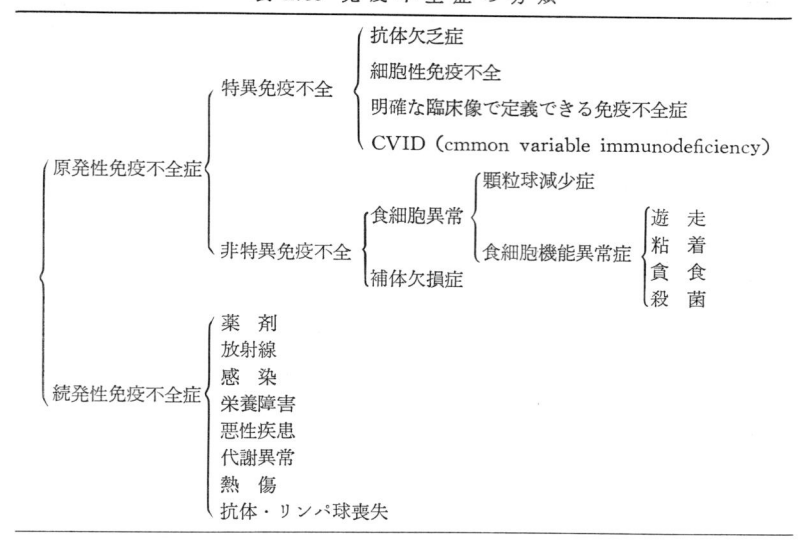

```
                    ┌─ 特異免疫不全 ┬─ 抗体欠乏症
                    │              ├─ 細胞性免疫不全
                    │              ├─ 明確な臨床像で定義できる免疫不全症
  原発性免疫不全症 ┤              └─ CVID (cmmon variable immunodeficiency)
                    │                            ┌─ 顆粒球減少症              ┌─ 遊 走
                    └─ 非特異免疫不全 ┬─ 食細胞異常 ┤                            ├─ 粘 着
                                     │            └─ 食細胞機能異常症 ───────┤
                                     └─ 補体欠損症                              ├─ 貪 食
                                                                                └─ 殺 菌

                    ┌─ 薬 剤
                    ├─ 放射線
                    ├─ 感 染
  続発性免疫不全症 ┤─ 栄養障害
                    ├─ 悪性疾患
                    ├─ 代謝異常
                    ├─ 熱 傷
                    └─ 抗体・リンパ球喪失
```

少症, アトピー性湿疹を合併), ataxia telangiectasia（小脳性運動失調症と毛細血管拡張症を合併), ディジョージ症候群（胸腺欠損に副甲状腺欠損によるテタニー, 心奇形, 顔面異常などを合併), チェディアック-東症候群（白血球細胞質の巨大顆粒, 皮膚・毛髪の色素脱失を合併）などは独立した疾患として扱われる.

抗体欠乏症はどのクラスの免疫グロブリンの産生不全があるかが, 分類上の1つの基準になる. すなわち, IgM, IgG, IgA のいずれもが欠損しているもの, IgM は産生するが IgG, IgA が欠損するもの, IgA のみが欠損するもの, IgM のみが欠損するもの, 全 IgG は正常だが一部の IgG サブクラス（IgG 2 など）が欠損するものなどがある.

T 細胞は抗体産生において B 細胞を補助する重要な働きをしているので, その欠損は必然的に抗体産生不全を伴う. したがって, 複合免疫不全として扱われる. T細胞の発生障害があり, 血清免疫グロブリンが高度の低値を示す疾患は, 前記の酵素欠損など成因が明確なものを除き, 重症複合免疫不全症 (severe combined immunodeficiency; SCID) として分類される. 常染色体性劣性遺伝のものと X 染色体連鎖遺伝のものとがある. 前者では B 細胞も欠損しているが, 後者では B 細胞が存在し, IgM は産生される. リンパ球の発生障害に加えて好中球の発生も障害されているものは細網異形成症 (reticular dysgenesia) とされる.

低 γ グロブリン血症を主体とするが細胞性免疫不全の合併はさまざまで遺伝性も一定せず, いずれの病型にも帰属しえないようなものは common variable immunodeficiency (CVID) としてまとめられている. 一定年齢に達してから発症するもの, 免疫機能不全が進行するものなどもある.

好中球の機能には, 遊走, 貪食, 殺菌の段階があり, 遊走不全, 貪食不全, 殺菌不全それぞれの疾患がある. 白血球粘着不全症は接着分子である LFA-1 ないしシアリル Lewis^x の欠損により, 白血球の血管外への遊出障害がある. 慢性肉芽腫症は化膿菌感染を反復し, 膿瘍, 肉芽腫を形成するところからその名があるが, 殺菌に重要な O_2^- 生成にかかわるチトクローム b558 ないしそれに共同する細胞質因子いずれかの欠損による. 殺菌に関与する酵素 (peroxidase, glucose-6-P dehydrogenese, pyruvate kinase など), それぞれの欠損による好中球機能不全はそれぞれ独立した疾患とする.

好中球減少症は常染色体性劣性の遺伝をし, 高度の好中球減少を示すものを遺伝性顆粒球減少症（コストマン）とし, 家族性であるが軽度のものを家族性良性好中球減少症とする. 周期的に一過

性の好中球減少が起きるものは周期性好中球減少症である．

補体欠損症はどの補体成分の欠損かによって疾患単位とされる．易感染性をみやすいのはC3, C5～C9の欠損症である．膠原病の症状で発見されるものもある．

続発性免疫不全症では単独の免疫系のみが侵されることは少なく，同時にいくつかの免疫系が障害されるので欠陥部位の方から分類整理されることはあまりされない．

原因としてはさまざまのものがある．免疫抑制薬の使用は当然免疫不全をもたらす．シクロスポリンAやFK506はサイトカインの遺伝子発現などを核内因子を阻害することによって抑え，主としてT細胞の機能を低下させる．アザチオプリンはT細胞をシクロホスファミドは抗体産生をより強く抑えるようである．副腎皮質ステロイド薬は循環T細胞を減少させ，マクロファージの遊走を抑えて細胞性免疫を抑えるが，抗体産生も低下する．抗癌薬の多くは細胞毒で，顆粒球減少をもたらすが，T細胞の機能・抗体産生も影響をうける．

ウイルス感染も多かれ少なかれ免疫抑制作用がある．細胞性免疫を抑制するものが多い．HIVはその代表的なものである．麻疹により細胞性免疫が低下し，ツベルクリン反応惹起能が消失したり結核が重症化することは古くから知られていた．重症の結核，真菌，原虫感染でも細胞性免疫が低下する．

栄養障害も免疫不全の原因となる．タンパクカロリー栄養障害では主として細胞性免疫が低下し，結核や麻疹が重症になることが知られている．亜鉛欠乏症ではT細胞機能と抗体産生能との両方が障害される．ビタミン欠乏症にも一部の免疫機能を低下させるものがある．

悪性疾患患者でも免疫機能低下がみられる．免疫抑制物質の産生，免疫抑制作用を持つT細胞やマクロファージの出現が関係しているようである．抗癌薬の使用，放射線照射，栄養低下の影響も加わってくる．

タンパク漏出性腸症，腸管リンパ管拡張症では，抗体やリンパ球が腸内に漏出し失われることによって抗体欠乏，T細胞不全がもたらされる．ネフローゼ症候群で尿中にIgGが大量に失われる症例では低γグロブリン血症が起きる．広範な滲出性皮膚病変（熱傷など）で抗体が皮膚から失われることもある．

糖尿病では化膿菌，真菌，ウイルスの感染が重症化しやすい．代謝異常により好中球やT細胞の機能が低下するためと考えられる．

慢性腎不全では蓄積物質の免疫抑制作用によると考えられるT細胞機能不全がみられる．透析により回復するようである．

クッシング症候群では副腎皮質ステロイドが増加するので，その作用による免疫抑制が合併する．外科手術により一過性に細胞性免疫が低下するのも，ストレスによる副腎皮質ステロイドの増加が関係しているものと考えられる．

熱傷時も細胞性免疫が低下するが，それには炎症反応に伴って生じるプロスタグランジンなどの物質が，リンパ球やマクロファージの機能を抑制することによると予想される．

疾患ではないが，高齢者ではしだいに細胞性免疫機能が低下し，特異抗原に対する抗体産生能も低下してくる．一方，自己抗体の産生はむしろ多くなってくる．免疫調節機能の破綻によるものであろう．

妊娠中に免疫機能が低下する．これはプロゲステロンやゴナドトロピンといった免疫抑制作用を持つホルモンが増加することや妊娠に関連した免疫抑制物質の出現が原因となっているようである．

〔矢田純一〕

8.2 原発性免疫不全症

（1） 抗体欠乏を主とする主な原発性特異免疫不全症

a） 伴性劣性無γグロブリン血症（X-linked agammaglobulinemia；XLA）

患児は，乳児期後半より肺炎，気管支炎，膿皮症，骨髄炎，髄膜炎，敗血症などの細菌感染症に頻回に罹患する．起因菌は黄色ブドウ球菌，肺炎球菌，インフルエンザ桿菌などが主体で，ウイルス感染はエンテロウイルスが多く，ポリオワクチンによるポリオ様麻痺，エコーウイルスによる慢性脳炎，ロタウイルスによる慢性下痢症などが難治化する．

すべての免疫グロブリン（Ig）アイソタイプの著減を基調とし，特異抗体産生能は欠損，同種血球凝集素は出現しない．末梢血中のB細胞数は正常の5/1000以下でリンパ節・骨髄に形質細胞は欠損するが，骨髄中のpre B細胞数は正常下限域に存在する．

*XLA*遺伝子はX染色体長腕（Xq21.3-22）にあってB細胞に特異的な非レセプター型チロシンキナーゼ（btk）をコードしている．*btk*遺伝子の解析によるXLAの診断の結果，同じ家系内でも臨床像が異なるなど，予想されていた以上に多彩であることが明らかとなっているので，抗体欠乏を主徴とする男性患者には*btk*遺伝子解析が必須である[1,2]．

治療は静注用Ig製剤（IVIG）による，個々の患者のtrough levelを設定した置換療法が適応となる．

b） IgM高値を伴うIg欠乏症〔Ig deficiency with increased or normal IgM（hyper-IgM syndrome）〕

IgM高値，IgG・IgA欠乏を主病態とする原発性免疫不全症でIgMを産生するB細胞からIgG，IgA産生B細胞へIgクラス変換が起きないことが病態と考えられる．2～3歳頃より発症し，口内炎，口腔内潰瘍，中耳炎・扁桃腺炎・肺炎・髄膜炎などの細菌感染症，難治性真菌・クリプトコッカス感染症，カリニ肺炎などに易感染性を呈する．自己免疫性好中球減少症，血小板減少症，溶血性貧血などの自己免疫疾患が好発することも特徴である．

遺伝形式は伴性劣性遺伝型がほぼ70％を占め，その疾患遺伝子はXq26に座位しており，CD40のリガンドで活性化T細胞に発現されるgp39（CD40L）をコードしている．患者ではCD40L遺伝子の異常によってCD40Lを欠損するか，その機能異常を認める[3]．IVIGによる置換療法が適応となる．

c） IgGサブクラス欠乏症（selecitive deficiency of IgG subclasses）

IgG値は正常でIgGサブクラスの1～2を欠乏するもので，時にIgA欠乏を伴い，乳幼児期にはIgG2欠乏症の頻度が高く，成人ではIgG3欠乏症が多い．IgG2欠乏症では多糖体抗原に対する抗体反応が欠乏し，肺炎球菌，インフルエンザ桿菌による中耳炎・気管支炎・肺炎・髄膜炎などの反復が主な臨床像である[4]．IVIGによる置換療法が適応となる．

d） common variable immunodeficiency（CVID）

主としてB細胞の欠陥によってすべてのIgアイソタイプの低値もしくは欠乏と特異抗体欠乏を主徴とする抗体欠乏症である．中耳炎，副鼻腔炎，気管支炎，肺炎などの気道感染症の反復と慢性下痢，脂肪便，吸収不全などの消化器症状を主症状とする．一部にT細胞機能不全が病因となっている症例もある．本症は除外診断が重要で，XLA，Hyper-IgM syndromeとの鑑別診断は必須である．IVIGによる置換療法が適応となる．

（2） 複合免疫不全症

a） 重症複合免疫不全症（severe combined immunodeficiency；SCID）

重篤なリンパ球減少，低γグロブリン血症，易感染性を主訴とし，免疫機能が再建されなければ，大多数の症例が生後1歳前後までに致死的となる重篤な原発性免疫不全症である．生後まもな

くより発症する皮膚・粘膜のカンジダ症，肺炎，敗血症，間質性肺炎などを主徴とする．感染因子としては黄色ブドウ球菌，大腸菌，緑膿菌などの細菌，サイトメガロウイルス，アデノウイルス，水痘，麻疹，ヘルペスウイルスなどのウイルス，BCG 菌，真菌，ニューモシスチス・カリニなどが中心となる．

末梢血リンパ球数は著減し，T 細胞は減少，B 細胞は正常〜減少，血清免疫グロブリン値はすべての Ig クラスとも欠乏，特異抗体活性は完全に欠如する．遅延型過敏反応，T 細胞のレクチン・特異抗原などによる増殖反応，サイトカイン産生能，キラー T 細胞誘導などのすべての T 細胞機能の欠如を認める．

伴性劣性型では B 細胞は正常で，その病因はインターロイキン-2 4,7,9,15 レセプターに共有のγ 鎖（$\varepsilon\gamma$）遺伝子（Xq13.1〜13.3）の異常によることが明らかとなっている[5]．常染色体劣性型では B 細胞は減少し，その疾患遺伝子は *RAG-1*，*RAG-2* と *Jak-3* が見いだされている．

ヒト組織適合抗原（HLA）が一致する同胞からの骨髄移植（BMT）によって免疫機構を再建し，治癒を得ることができる．

b） アデノシンデアミナーゼ（adenosine diaminase；ADA）欠乏症

ADA は主としてデオキシアデノシンをデオキシイノシンに変換するプリン代謝系酵素で，その欠損は細胞・体液中のデオキシアデノシン，デオキシアデノシン三リン酸（dAXP）の蓄積を引き起こす．dAXP の細胞内蓄積は特に胸腺 T 細胞で強い細胞傷害性を示し，その増殖を抑制することが知られている．*ADA* 遺伝子は 20 番染色体 q13 にあり，この *ADA* 遺伝子の主として点突然変異によって ADA 酵素の欠陥が引き起こされる[6]．

HLA 一致ドナーが存在する時には骨髄移植（BMT）が第一選択の治療法である．HLA のハプロタイプが一致する両親いずれからかの BMT は ADA 陽性 SCID に比して生着率が低く，移植の繰り返しを必要とすることが多い．ウシ由来の PEG-ADA，1〜2 回/週の筋注投与による酵素補充治療が BMT に次いで有用である[7]．また PEG-ADA による酵素補充治療下に末梢血 T 細胞あるいは臍帯血 CD34 陽性細胞を標的細胞とし，レトロウイルスベクターを用いた遺伝子治療が試行されている．

c） プリンヌクレオチドホスホリレース（purine uncleotide phosphorylase；PNP）欠損症

PNP 欠損は重症の T 細胞機能不全で，B 細胞系は正常に機能もしくは亢進している．患者は乳児期より反復するカンジダ症，重篤なウイルス感染症，輸血による GVH 反応，巨細胞性肺炎，体重増加不良などを発症し，進行性の T 細胞機能不全を主病態とする．*PNP* 遺伝子は第 9 番染色体上にあり，PNP 欠損症は常染色体劣性遺伝である．

d） CD3 欠乏症

ヒト T 細胞抗原レセプター（T cell antigen receptor；TCR）/CD3 複合体を構成する分子には TCRα 鎖，β 鎖，γ 鎖，δ 鎖と CD3γ 鎖，δ 鎖，ε 鎖，ζ 鎖の 4 分子が同定されている（図 II.83）．

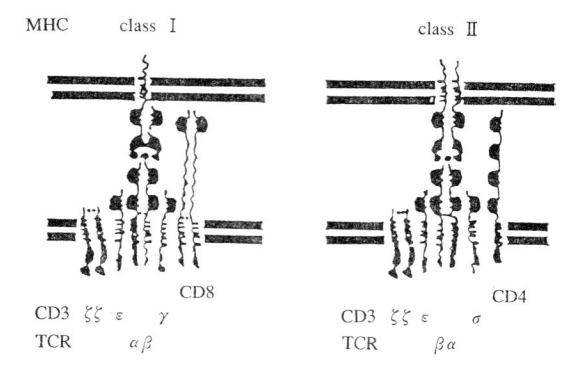

図 II.83 ヒト TCR/CD3 複合体の構成分子

CD3ε 鎖遺伝子，ζ 鎖遺伝子の異常は TCR/CD3 複合体の低発現をきたして複合免疫不全症の臨床像を呈する[8]．また CD3γ 鎖遺伝子の異常は TCR/CD3 複合体の発現は正常であるが CD8 T 細胞の減少と機能不全をきたす．

e） CD8 欠損症

T 細胞レセプターを介した細胞内シグナル伝達に関わるチロシンキナーゼ，ZAP-70 をコードする遺伝子（2q12）の変異によって発症する常染色体劣性遺伝の疾患である．CD4 T 細胞は正常もしくは増加しているがその機能は欠損する．

(3) その他の原発性特異免疫不全症

a) ウィスコット-オールドリッチ症候群（Wiskott-Aldrich syndrome；WAS）

血小板減少，難治性湿疹，易感染を主徴とし進行性のT細胞機能不全を伴う伴性劣性遺伝の原発性免疫不全症である．初発症状は乳児期の血便，吐血などの出血傾向で，次いで難治性の湿疹，易感染性を認める．死亡原因は乳幼児期には頭蓋内出血，重症感染症がほとんどで，学童期以降は自己免疫疾患，リンパ網内系の悪性腫瘍の合併症が主となる．

白血球と血小板における CD 43 と gp 1b 分子の発現が次第に不安定となり，T細胞における CD 43 の欠乏は細胞内シグナル伝達に欠陥をきたしてT細胞機能異常の要因となり，血小板 gp 1b の欠損はその容積を減少させると推察されている．血小板容積と数の減少，走査電顕によるリンパ球表面の microvili の減少はいずれも診断に有用な所見である．血清 IgM 値，末梢血リンパ球数は年齢と共に減少し，T細胞機能不全を呈する．IgE 値，IgE 特異抗体価は乳児期より高値・陽性を呈し，多糖体抗原に対する抗体産生に欠陥を有するために同種血球凝集素価，肺炎球菌抗体価は低値である．

WAS の欠陥遺伝子（WASP）は X 染色体短腕（Xp 11.22）に存在してプロリンに富んだタンパク質をコードしている[9,10]．X 染色体不活性化パターンを利用して保因者診断，WASP を用いた遺伝子診断が可能である．根治的な治療は HLA の一致した同胞からの BMT である．摘脾は出血傾向のコントロールとして有効で，血小板数の上昇を認める．

b) 毛細血管拡張性運動失調症（ataxia-telangiectasia；AT）

小脳性運動失調症，錐体外路症状，毛細血管拡張ならびに気道感染の反復を主症状とする常染色体劣性の遺伝疾患である．感染因子は肺炎球菌，インフルエンザ桿菌，緑膿菌などの細菌とヘルペス群を中心とするウイルスが主である．血清 α-フェトプロテインの上昇，線維芽細胞とリンパ球の放射線照射による DNA 修復障害，末梢血T細胞数の減少と機能低下，血清 IgA, IgE，ときに IgG 2, IgG 4 の欠如を認める．免疫不全は少なくとも症例の 70% には見いだされるが，そのタイプは一定ではない．また DNA のプロセッシングや修復酵素の障害があり，染色体切断や転座が高頻度に認められることより染色体切断症候群とされて，リンパ系細胞の悪性腫瘍を高頻度に合併する要因となっている．疾患遺伝子 ATM がクローニングされて遺伝子診断が可能である．

c) ディジョージ症候群

本症は第三，四鰓嚢から発生する甲状腺，副甲状腺を主体の胎生期における胚形成障害で特異な顔貌と心血管系の異常を高頻度に伴う．低カルシウム血症による生後 1 週以内の新生児テタニーを初発症状とし，心雑音あるいはチアノーゼ，心不全などを見いだすことが多い．T細胞数の減少とその機能低下は 20% の症例に認められるにすぎない．80〜90% の症例で染色体 22 q 11-pter に欠失を認め，CATCH 22 (cardiac abnormalities, abnormal facies, thymic hypoplasia, cleft palate and hypocalcaemia) とも呼ばれている．

(4) 食細胞機能不全症

a) 慢性肉芽腫症（chronic graunlomatous disease；CGD）

食細胞の殺菌作用の主体である活性酸素の産生に欠陥を有することにより細胞内殺菌機構に障害をきたして主としてカタラーゼ陽性・H_2O_2 非産生菌による反復・遷延感染症を主徴とする．

初発症状は肛門周囲膿瘍，リンパ節炎，肺炎などの頻度が高く，腸炎，敗血症，肝膿瘍，脾膿瘍も好発する．時に食胞内に生存する細菌による炎症反応により肉芽腫形成を肺，消化管などに認め，消化管では通過障害の原因となることもある．

診断には，末梢血白血球を用いた細胞内殺菌試験，nitroblue tetrazolium 色素還元試験，ケモルミネッセンスなどが有用である．活性酸素のなかでも要となる O_2^- は食胞内で NADPH オキシダーゼから生成され，NADPH オキシダーゼは膜分画のチトクローム b 558 (cytb) を構成する gp 91-phox, p 22-phox と細胞質分画の p 67-phox, p 47-

phox との少なくとも4つのタンパクから構成される．CGD ではこれらの NADPH オキシダーゼを構成するタンパクをコードする遺伝子の異常によってそのいずれかの発現に欠陥を認める[11]．

わが国では gp91-phox の欠陥が全病型のおよそ80％を占め，X-CGD 家系の gp91-phox 遺伝子解析ではいずれも異なる点突然変異が報告されている．遺伝子異常が見いだされた家系ではこれを用いて保因者診断，胎児診断が可能である．IFN-γ の皮下投与による重症感染症の予防療法が TMP-SMX 合剤に併用して有用である．

b）白血球粘着不全症（leukocyte adhesion defect; LAD）

白血球膜に存在する細胞接着性膜タンパクが欠損または減少することにより好中球，リンパ球，NK 細胞などでその機能が障害されて易感染性を呈する常染色体劣性遺伝の疾患である．主な症状は臍帯脱落遅延，非膿瘍形成の細菌性皮膚感染・歯肉炎，創傷治癒の遅延，などである．末梢血白血球・好中球数の高値，好中球機能（粘着能，遊走能，貪食能）の低下，細胞傷害T細胞活性・NK 細胞活性の低下を認める．白血球には LFA-1（CD11a），MAC1（CD11b），p150，95（CD11c）の3種類の細胞接着性膜タンパクがあり，これらの膜タンパクは α 鎖と β 鎖のサブユニットからなり，β 鎖（CD18）はすべてに共通している．LAD1 は β 鎖の欠陥により CD11/18 が欠乏または減少することによって発症する．CD18 遺伝子は 21 番染色体 q22.1-qter に存在し，患児ではいくつかの突然変異が認められている．BMT が適応となる．

（5）原発性補体異常症

補体成分（C1～C9）あるいは補体制御タンパクの欠損や機能異常は多種類が報告されている．遺伝形式は伴性劣性遺伝のプロパージン欠損症，常染色体優性遺伝の C1 inhibitor 欠損症以外は常染色体劣性遺伝を呈する．古典経路に関与する C1q，C1r（大部分が C1s 欠損を合併），C4，C2，C3 などの欠損症は免疫複合体病，C3，factor H，factor I の欠損はオプソニン活性の低下をきたして易感染性を示す．また C5，C6，C7，C8，プロパージン，factor D の欠損は反復するナイセリア感染を呈する．C9 欠損症のわが国での頻度は非常に高いことが知られている．

（6）免疫不全症を合併する先天性・遺伝性疾患

a）高 IgE 症候群（hyper-IgE syndrome）

Job 症候群ともいわれ，血中 IgE 値の異常高値，好酸球増多，黄色ブドウ球菌，カンジダを主因とする皮膚冷膿疱，口内炎，肺炎，慢性皮膚炎などの反復感染症を主訴とし，一部に好中球機能異常，T細胞機能不全，多糖体抗原に対する抗体反応の異常などを伴う極めて多彩な原発性免疫不全症である．皮膚症状は定型的なアトピー性皮膚炎とは異なり気道のアレルギー症状も通常認められない．年長児には反復骨折も主徴候である．

b）チェディアック-東症候群

メラノソームの成熟異常による白子症を特徴とする常染色体劣性遺伝の疾患である．白血球その他の多くの体細胞の原形質に巨大顆粒が存在し，好中球機能不全症（粘着能，走化能，殺菌能の低下）と NK 細胞活性低下を認める．易感染性，神経症状などを主徴とし，発熱，黄疸，リンパ節腫脹，肝脾腫，汎血球減少，凝固異常などの増悪期を伴う．

〔崎山幸雄〕

文献

1) Rosen, R. S., Wedgwood, R. J., Eibl, M. et al.: Primary immunodeficiency diseases. Report of a WHO scientific group. *Clin. Exp. Immunol.*, **99** (Suppl), 1 (1995)

2) Tsukada, S., Saffran, D. C., Rawlings, D. J. et al.: Deficient expression of a B cell cytoplasmic tyrosine kinase in human X-linked agammaglobulinemia. *Cell*, **72**, 279 (1993)

3) Aruffo, A., Farington, M., Hollenbaugh, D. et al.: The CD40 ligand, gp39, is defective in activated T cells from patient swith X-linked hyper-IgM syndrome. *Cell*, **72**, 291 (1993)

4) 崎山幸雄：IgG サブクラス欠損症．小児内科，**22**，687（1990）

5) Noguchi, M., Yi, H., Rosenblatt, H. M. et al.: Interleukin-2 receptor γ chain mutation results in X-linked severe combined immunodeficiency

in humans. *Cell*, **73**, 147 (1993)
6) Hirschhorn, R.: Adenosine deaminase deficiency. *Immunodeficiency Rev.*, **2**, 175 (1990)
7) Weinberg, K., Hershfield, M. S., Bastian, J. et al.: T lymphocyte ontogeny in adenosine deaminase-deficient severe combined immune deficiency after treatment with polyethylene glycol-modified adenosine adeaminase. *J. Clin. In. Vest.*, **92**, 596 (1993)
8) 崎山幸雄: SCID の新しい分類. Annual Review 免疫 1992 (菊地浩吉, 矢田純一, 奥村　康編), p.278, 中外医学社, 東京 (1992)
9) Derry, J. M. J., Ochs, H. D. and Francke, U.: Isolation of a noval gene mutated in Wiskott-Aldrich syndrome. *Cell*, **78**, 635 (1994)
10) Villa, A., Notarangelo, L., Macchi, P. et al.: X-linked thrombocytopenia and Wiskott-Aldrich syndrome are allelic diseases with mutations in the WASP gene. *Nature Genet*, **9**, 414 (1995)
11) Hopkins, P. J., Bemiller, L. S. and Curnutte, J. T.: Chronic granulomatous disease; Diagnosis and classification at the molecular level. *Laboratory Immunol.*, **2**, 277 (1992)

8.3　後天性免疫不全症候群

ヒト免疫不全ウイルス (human immunodeficiency virus; HIV) 感染症である, 後天性免疫不全症候群 (acquired immunodeficiency syndrome; AIDS) に関してはウイルス学と免疫学の双方からの研究がその深化の度合いを深めている. 病態の解析からすべての感染者が必ず発症する疾患ではなく, 感染後15年以上経過しながらも, 発症の傾向を示さない long term survivor が存在することが判明した. さらにその群には CD 4 細胞数が減少しない nonprogressor が存在する. まれではあるがハイリスクグループには感染の機会のあった徴候はあるが, 感染を免れた個体がいることも明らかになった. ウイルス学的には感染者の個体には quasispieces とも呼ばれる多種類のウイルスが存在する. 合胞体形成能や標的細胞特異性により大別できる. これらの検索から他の個体への感染はマクロファージ好性の NSI タイプであることが判明した. また感染個体中のウイルス量は末梢血では低いが, *in situ* PCR を行うとリンパ節にはかなりの量のウイルスが無症候性キャリアーの臨床病期においても存在することが明らかになった. 一方で, 具体的な予防・治療面では, 以前から予定されていた gp 120 あるいは gp 160 を用いた大規模なワクチン治験は目止がたたない状況である. その最大の理由はワクチン投与者に, 末梢血リンパ球で増殖する,野生の HIV 株による感染を阻止できる中和活性が認められなかったからである[1]. 薬物治療では併用療法により血中ウイルス量の減少～消失が1年間近く継続してみら

れるようになった. 制御遺伝子研究からは REV mutant を用いた遺伝子治療をめざした研究の基礎実験が進み臨床治験がすでに開始されている. 種々の難治疾患のなかでも遺伝子治療は AIDS が先行して試みられることが予測される. このような現状を踏まえ AIDS に係わる最近の知見を概説する.

(1)　gp 120 と gp 160
a) gp 120 の構造と免疫原性

いったん HIV に感染すると, その治療が極めて困難な現在, 感染の最初にステップを規定する gp 120 の研究は極めて重要である. gp 120 は gp 160 を前駆体とし, 成熟と共に, furin などの細胞側プロテアーゼより限定分解を受け, 膜貫通ドメインである gp 41 と gp 120 に成熟する[1]. gp 41 と gp 120 は共有結合で細胞膜上に存在する. 種種の HIV-1 亜株を解析することにより gp 120 は V1～V5 の5つの変異領域と C1～C4 の4つの

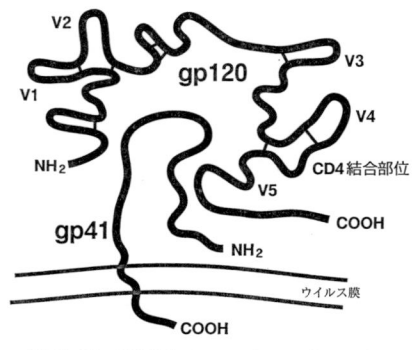

図 II.84　HIV-1 のエンベロープタンパク

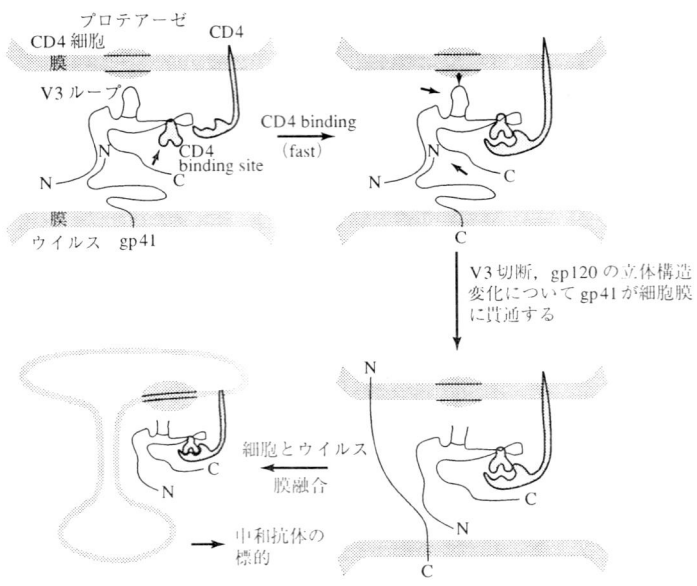

図 II.85 HIV 感染に伴う gp 120 と gp 41 の機能（Trends in Biochemical Sciences, 17-May, p.191, 1992）
gp 120 が細胞の CD 4 分子に結合した後に V 3 ループが切断され, gp 120 に立体構造変化を生ずる．結果として gp 41 の N 端が細胞膜に貫通し, 融合が生ずる．

保存領域よりなることが明らかにされた（図 II. 84）．C 1 領域は感染者の血清により認識され，その一部に中和活性が認められる．V 1, V 2 領域の変異は V 3 領域に変化をもたらすために中和エピトープとなることが明らかになった[2]．本エピトープに変異をもたらしたウイルスは可溶性 CD 4 タンパクにより抵抗性になることや，V 1/V 2 領域は V 3 領域と反応することが示された．C 2 領域にも抗体結合部位が証明されてはいるが，強い中和活性は報告されていない．V 3 領域は最も強いタイプ特異的な中和抗体誘導領域である．本領域は両端のシステイン残基が S-S 結合し, ループを形成している．本エピトープに対する抗体は gp 120 が CD 4 分子と結合後に作用して中和能を持つ．一方で V 3 領域に対するモノクローナル抗体が脳の細胞に反応することも報告され，molecular mimicry に注意が喚起されている．感染の tropism にも大きな役割を持ち, マクロファージ好性は本エピトープにより規定されているともいわれる．可変領域ではあるが，両端のシステイン残基周辺と中央の配列はかなり保存されている．中央の保存領域はクニッツ型のプロテアーゼイン
ヒビターと相同性を有しているので，感染に際し細胞のプロテアーゼにより切断される．二次的にもたらされた立体構造変化により gp 41 が分子上に現れる（図 II.85）．本エピトープが結合する細胞側の因子として，V 3 binding protein, TL-2, CD 26 が知られるが，これらのタンパクの機能と異同は今後の検討課題である[3]．最近 HIV の補受容体としてキモカインレセプターが報告されている．標的細胞を異にするウイルスは異なったキモカインレセプターを使用していることが明らかになった．C 4 領域はもともと CD 4 結合領域と考えられていたが，その後の検索で CD 4 結合に関与する領域は不連続エピトープから構成されていることが明らかになった．この不連続の立体エピトープに対する抗体が作製され，ほとんどの HIV-1 を中和すると報告されているが, その限界性もまた示されている．

b） ワクチンとしての gp 120

十分な期間を経て観察された gp 120 あるいは gp 160 を用いたワクチン治験の結果をみると, ワクチン投与者に，末梢血リンパ球で増殖する野生の HIV 株による感染を阻止できる中和活性が認

められなかったという．野生株が株化ウイルスとは異なる所見を呈する現象は可溶性 CD4 の臨床応用の時にすでに明らかにされていたが，今回も同様の結果となった．これらの大きな差をもたらす原因としては，野生株の Env タンパクが株化ウイルスとは異なる構造を有し，株化ウイルスの Env タンパクで観察される感染機構が野生株のウイルスでは機能的にも異なっている可能性がある．HIV は，主たる感染標的細胞が，性器の粘膜にあるマクロファージであることが推測される．これらの標的細胞への1個のウイルスの侵入を許さない高力価の免疫能の誘導は極めてむずかしいことが予測される．

前述した long term survivor においては CD8 細胞の抗 HIV 免疫応答が極めて高いことが予測される．このような個体から時期を違えて末梢血から樹立された gp41 をエピトープとする10個の CTL クローンのT細胞レセプターを解析すると，すべてのクローンが同じ Vβ と Vα を使用し，またそのうち9個は核酸レベルでも同じ配列を示した[5]．これらのことは免疫応答の認識能のスペクトラムが狭く，エスケープウイルスの出現には抵抗しにくいことを示している．一方で gp120 あるいは gp160 ワクチンを投与された volunteer に検出される CTL は MHC クラス II に拘束された CD4 細胞が主であることが判明してきた．これらの $CD4^+CTL$ は従来報告されている $CD8^+CTL$ と同様に迅速にまた効率よく標的細胞を殺傷する機能を備えている[6]．

c) gp120 の生物活性

gp120 が血中に可溶性の状態でも存在することが判明して以来本糖タンパクの生物活性が次々と明らかにされている．破傷風毒素特異的な抗原刺激，OKT3 によるT細胞増殖反応や IL-2 mRNA の発現などの抑制能を gp120 が持つこと，さらに gp120 が非感染の $CD4^+T$ 細胞に結合して細胞表面でクロスリンクするとアポトーシスが生ずることなど，いずれも免疫不全と密接に関わる現象が明らかにされた[7]．そのうえ，中枢神経系や血液幹細胞にも，直接あるいはサイトカインを介して間接に作用することも明らかになり，本タンパクによる病態学を常に念頭に置く必要がある．

d) gp120 の変異

感染個体中の HIV-1 の遺伝子解析により，個体中には多様なウイルスが存在することが明らかになってきた．この多様性を端的に quasispecies と表現する．末梢血のウイルスが3日後には異なること，一感染個体の臓器ごとに異なっていること，一臓器内でも異なっていることが明らかになってきた．また脾臓の白質を顕微鏡的に単離し，感染ウイルスの遺伝子型と浸潤T細胞の性状が検索された．個々の白質に異なった親株とそれに対応する子株が系統的に存在し，局所のウイルスが血液から由来するのではなく病変局所で増殖していると思われる．また浸潤しているT細胞も白質により異なっており，病巣単位での独立した免疫応答が生じている可能性も示唆された[8]．

（2） 感染個体のウイルスの性状

感染個体におけるウイルスが quasispecies であることは上述した．時間，個体，場所のいずれにおいても多型性が認められる．病態と感染パターンの重要性からこれらのウイルスを2つのパラメーターで分類する試みが盛んである．第一はT細胞に特異的かマクロファージに特異的かである．第二は合胞体を形成する（SI）かしないか（NSI）である．急性感染期の患者のウイルスの性状を検索すると多型性がほとんどなくマクロファージに指向性のある NSI タイプであることが明らかになった．マクロファージ指向性ウイルスは V3 領域のアミノ酸に陽性電荷が少ないことが大きな特徴である．感染初期のマクロファージ指向性ウイルスは徐々に変化し，T細胞に指向性でなおかつ SI タイプのウイルスが現れる．性行為による感染の原因となった個体が同定された被感染者のウイルスを比較検討すると，donor に存在する多様なウイルスでもマクロファージ指向性の NSI ウイルスが recipient に移行したことが明らかで（図 II. 86），感染防御法を考案するうえで極めて貴重な知見である[9]．

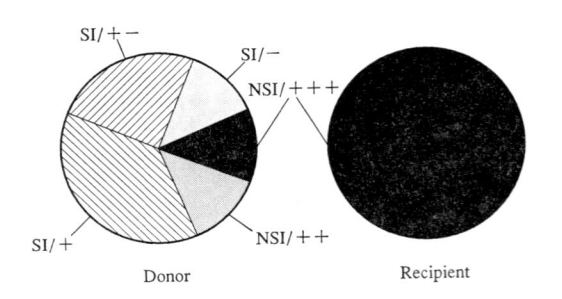

図 II.86 ウイルス感染における donor と recipient のウイルスの特性(Immuno. Review, **140**, 37, 1994)
＋はマクロファージ標的指向性を示す．

(3) HIV 感染者の免疫機能不全

HIV 感染者における免疫機能不全には，T，B細胞および単球の異常が報告されているが，T細胞の機能不全が第一義的な現象であることは論を待たない．ここではそのなかでも CD4 細胞の減少に関してまとめてみたい．

a) CD4 細胞の消滅機構

感染個体の CD4 細胞は年数十個の率で持続的に減少する．この減少がウイルスによる直接の傷害作用や免疫担当細胞同士の作用であるとすると，病期により減少度が早くなったり，またある時期に突然 CD4 細胞の減少がみられたりする．しかしながら，HIV 感染症では一般に感染症などを併発しない限り持続的な減少が続く(図 II.87)．

i) 供給低下　この低下傾向をみると，新たな CD4 細胞の供給が断たれていると解釈するのが最も妥当だという．その原因は仮説の域を出ないが，gp 120 が CD4 に結合すると gp 120 に対する抗体は，抗 CD4 抗体活性を持つことが推測される．T細胞が胸腺内で MHC クラスII抗原と CD4 分子の相互作用(interaction)により成熟をすると仮定すると，抗 CD4 抗体の存在はその成熟を妨げるのではないかと思われる．すなわち，CD4 細胞の成熟障害が T4 細胞減少の根底にあるのではないかとしている[10]．ここで重要なことは gp 120 が HLA-DR と同様に CD4 分子と結合するという，極めて免疫に密接した分子であるということである．gp 120 とクラスII分子が CD4 分子と全く同じ箇所に結合するか否かは，いまだに結論が出ていない[11]．

ii) ウイルス感染による細胞死　HIV 感染による培養細胞の試験官内所見の観察は HIV 発見時の観察である．その後，感染個体中のウイルス感染細胞が非常に少ないこと，あるいは合胞体形成をしている体内での所見がほとんどみつからないことなどから，生体内での，本所見の重要性に関しては一定の見解が得られなかった．しかしながら，患者の野生株を解析すると，SI タイプと NSI タイプに分かれる．無症候性キャリアーの時期には NSI が多く，病期の進行と共に，例えば CD4 数が 500 以下になると SI 型が優勢になってくることが明らかになってきている．また近年，急性感染時期の感染性ウイルスの性格を SI と NSI に分類して，CD4 細胞の数をモニターした結果が報告された(図 II.88)[12]．これらによると，SI 型に感染した個体の免疫不全の進行度は NSI 型に比較して早い．しかしながら，一部の無症候性キャリアーも SI 型を持つこと，また末期の AIDS 患者においても，SI タイプが分離される

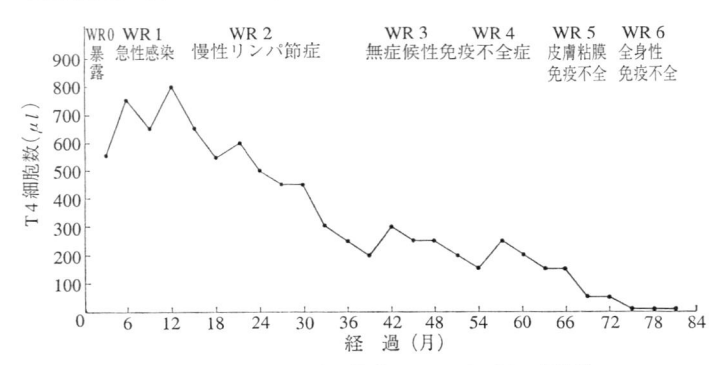

図 II.87　HIV 感染者の臨床ステージと CD4 細胞数
典型的な臨床コースをたどった若い男性の CD4 細胞数．

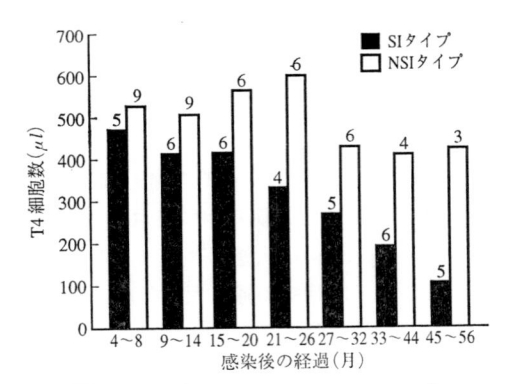

図 II.88　初期のウイルスタイプと CD4 数
6 例の SI タイプと 11 例の NSI タイプの CD4 数.

率は半数である．さらに，患者の体内には HIV が多種多様の状態で存在し，また NSI から SI が派生することも知られているので，ことは簡単ではない．動物実験では SCID マウスを用い，ヒトの胸腺を移植した後に HIV を感染させると，著明な CD4 細胞の減少がもたらされ，その死滅はアポトーシスの様式をとっていることが明らかにされているが，ウイルス感染による直接の細胞死か，胸腺のマクロファージなどの細胞への感染による間接的な現象かは未解決である[13]．

iii） **自己抗体**　非感染 CD4 細胞の消失機構は，特に可溶性の gp120 が結合した非感染細胞が，抗体や細胞傷害性 T 細胞に攻撃を受ける可能性が指摘された．しかしこれは後述するアポトーシスによる細胞死と密接に絡む現象である．また T 細胞あるいは活性化 T 細胞に対する自己抗体の存在はかなり古くから知られているが，その実体は不明な点が多かった．最近，自己抗体価の高い HIV 感染者から自己抗原を認識するモノクローナル抗体が単離された．認識される抗原は MHC クラス II，2 本鎖 DNA などであったが，典型的な自己免疫疾患の患者から由来する自己抗体に比べて，抗原に対する親和性が低く，また多種類の抗原に反応する交差反応性が高いことが明らかになった[14]．また V3 領域に対する抗体が T 細胞レセプターの β 鎖と相同性を有し，それぞれに対する抗体の交差反応性も認められた[15]．

iv） **アポトーシス**　HIV 感染 T 細胞の死滅機構に，ウイルス感染によるアポトーシスが関与

している可能性が強く示唆された．H9, CEM に 2 種類のウイルス株（NY-5, RF）を感染させると，H9 でのアポトーシスの誘導がみられたが，CEM ではみられなかった．H9 と CEM のウイルス産生量を比較すると，H9 がはるかに高いウイルスを産生することが明らかになった．ゆえに，ウイルス産生量とアポトーシス誘導は正の相関がみられる[16]．また PHA 芽球でも同様なアポトーシスの誘導が観察されるが，以前から報告されている gp120 と抗 gp120 抗体，および T 細胞レセプターの刺激によっては，アポトーシスは誘導できなかったとしている．

一方で，感染者の末梢血を培養すると，アポトーシスが観察でき，刺激によりそのアポトーシスする細胞は増加すること，また全末梢血単核球分画を用いると，CD4 分子の架橋により，正常者のリンパ球のアポトーシスも誘導できることが明らかにされた[7]．さらに，最近では感染者の CD8 細胞も培養によりアポトーシスを誘導できること，そして CD4 のそれと異なり，IL-2 添加により，アポトーシスを阻止できることなどが明らかになった[17]．しかしながら，これらの実験データと異なり，さまざまなステージの患者のリンパ球のアポトーシスの程度を観察すると，病期間に差はなく，gp120 の結合や，単純ウイルス感染によるという説明はしにくく，むしろ病期を通じて存在する，免疫活性化がその原因と示唆されている[18]．

v） **慢性炎症説**　感染者末梢血では感染細胞数は通常 0.5% 以下である．しかしながら無症候性のキャリアーにおいても，リンパ節や脾臓には FDC を中心にして多数のウイルス遺伝子が検出される．抗 HIV 免疫能を有した CD8 細胞の存在も証明され，これらのリンパ臓器は戦場と化す．漸進性のリンパ節腫大に引き続いてリンパ節は線維化し脂肪変性をきたし免疫系は崩壊する．

（4）**サイトカイン異常**

HIV 感染者においては，さまざまなサイトカインの産生異常が観察される．特に，TNF や IL-6 の産生過剰が報告され病態への少なからぬ影響

がある．T細胞のサイトカイン産生からみた分類では，マウスの免疫学から発した，Th1とTh2分類がある．前者はIL-2とIFN-γの産生を，後者はIL-4とIL-10の産生が主となる．感染者のサイトカイン産生能を種々の病期で観察すると，病期が進むにつれ，Th2優位となる（図Ⅱ.89)[19]．なかでもIL-10はTh1のサイトカイン産生を抑制する作用があるので，HIV感染者と

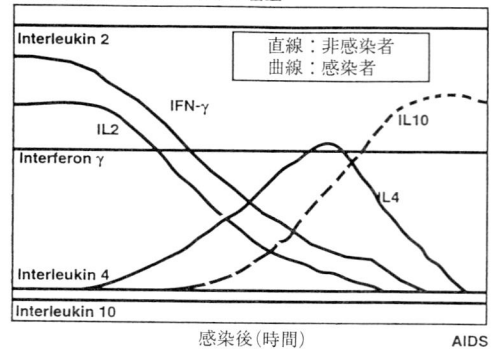

図Ⅱ.89 HIV感染の臨床病期とサイトカイン産生パターン

非感染者のIL-10産生能が検索された[20]．両群におけるIL-10産生能には著しい差がみられなかったが，感染者のIL-10産生能が若干高いことが報告された．また感染者において，障害のみられる抗原特異的な増殖反応は，抗IL-10抗体で回復するという．最近明らかになったIL-12はIL-10とは逆にTh1細胞を誘導し，Th2細胞の産生を抑制する．同様な比較をすると，IL-1β，TNF-αの産生には差がなく，IL-6は感染者の産生が高い．しかし，IL-10の産生には差がなく，IL-12の産生は感染者で1/10になっていることが報告された．またこの減少は，CD4細胞が500以上の感染者ですでに認められている．さらに産生低下は単球へのHIV感染による，直接的な現象であることも見いだされた[21]．

(5) 変異と免疫

抗HIVの主たる免疫応答である細胞性免疫を担う，CTLの立場からHIVの変異の意義について，いくつかの新所見が見いだされた．すでに，gag領域に対するCTLの存在は知られている．gagのp17あるいは，p24に対するCTLを樹立しエピトープを決定した．それらの標的ペプチドにアミノ酸配列が1～2カ所しか異ならない，また現実に存在することが知られている，ペプチド配列を合成し，CTLアッセイに加えると，CTL活性を抑制することが明らかにされた．HIVは体内でquasispeciesな状態で存在することが知られているので，同時に似通ったウイルスがいることにより，有効な免疫反応を抑制することができると思われる（図Ⅱ.10参照)[22]．

(6) 制御遺伝子

*tat*遺伝子はHIVの転写に不可欠である．TatタンパクはLTR-RNA上のTARを認識し，ウイルス転写に促進的に作用する[9]．その他TNF，IL-6の産生も高め，病態に直接関与する．TFIIDとも反応することも明らかになったが，その意義に関しては不明なことも多い．また，このタンパクは免疫抑制作用を含む多様な生物活性を有する．

*In vivo*においてはNef遺伝子が，ウイルスの発病性と関連することが明らかになっているが，その機構には不明なことが多い．近年，リンパ球や単球を用いた感染実験で，Nefがウイルスの増殖に必須の遺伝子であることが明らかになった[10]．Nefは試験管内において，ウイルスの転写，複製，感染性，細胞のキナーゼ，gp120の蓄積，CD4抗原の発現低下に影響することが知られている．

Revは感染性HIV粒子の産生に必須なタンパクである．特に4-kbと9-kbの大きさのRNAが核から胞体内に輸送される際に重要な役割を果たす．その際，Revはenv由来配列のRRE（REV response element）に結合し，輸送を促進するといわれている．これらの機構発現にはsplicing factorへの結合が必要と思われる．

おわりに

HIV感染症における最近の知見を記した．免疫，ウイルスを統合した病態の理解には定見が少なく，百家争鳴の観がする現状であるが，本疾患

の持つ多面性が反映されていると理解するのが妥当で，より重層的な研究が望まれる．

〔服部俊夫〕

文　献

1) Decroyl, E., Vandenbranden, M., Ruysschaert, J-M. et al.: The convertases furin and PC1 can both cleave the human immunodeficiency virus(HIV)-1 envelop glycoprotein gp 160 into gp 120 (HIV-1 SU) and gp 41 (HJV-1 TM). J. Biol. Chem., 269, 12240-12247 (1994)
2) Koito, A. et al.: functional role of the V1/V2 region of human immunodeficiency virus type 1 envelop glycopotein gp 120 in infection of primary macrophages and soluble CD 4 neutralization. J. Virol., 68, 2253-2259 (1994)
3) Murakami, T., Matsushita, S., Maeda, Y. et al.: Applications of biotinylated V 3 loop peptides of human immunodeficient virus type 1 to flow cytometric analyses and chromatographic techniques. Acta. Biochim. Biophys., 1181, 155-162 (1993)
4) Matthews, T. J.: Dilemma of neutralization resistance of HIV-1 field isolates and vaccine development. AIDS Res. Hum. Rertroviruses, 10, 631-632 (1994)
5) Kalama, S. A., Jonson, P., Trocha, A. K. et al.: Longitudinal analysis of T cell receptor (TCR) gene usage by human immunodeficiency virus 1 envelop-specific cytotoxic T lymphocyte clones reveals a limited TCR repertoire. J. Exp. Med., 179, 1261-1271 (1994)
6) Miskovsky, E. P. et al.: Studies of the mechanism of cytolysis by HIV-1-specific CD 4$^+$ human CTL clones induced by candidate AIDS vaccines. J. Immunol., 153, 2787-299 (1994)
7) Oyaizu, N., McCloskey, T. W., Conesi, M. et al.: Accelerated apoptosis in peripheral blood mononuclear cells (PBMNc) from human immunodeficiency virus type-1 infected patients and in CD 4 cross-linked PBMCs from normal individuals. Blood, 82, 3392-3400 (1993)
8) Cheynier, R. et al.: HIV and T cell expansion in splenic white pulps is accompanied by infiltration of HIV-specific cytotoxic T lymphocytes. Cell, 78, 373-387 (1994)
9) Van't Wout, A. B., Koostra, N. A., Mulder-Kampinga, G. A. et al.: Macrophage-tropic variants initiate human immunodeficiency virus type 1 infection after sexual, parental, and vertical transmission. J. Clin. Invest., 94, 2060-2067 (1994)
10) Micali, S.: Mechanism for the T 4 lymphopenia of AIDS. Proc. Natl. Acad. Sci. USA, 90, 10982-10983 (1993)
11) Houlgatte, R., Scarmato, P., Marhomy, S. E. L, et al.: HLA class II antigens and the HIV envelope glycoprotein gp 120 bind to th same face of CD 4. J. Immunol., 152, 4475-4488(1994)
12) Nielson, C., Pedersen, C., Lundgren, J. D. et al.: Biological properties of HIV isolates in primary HIV infection; Consequences for the subsequent course of infection. AIDS, 7, 1035-1040 (1993)
13) Boyhadl, M. L., Rabin, L., Sallml, S. et al.: HIV induces thymus depletion in vivo. Nature, 363, 728-732 (1993)
14) Ditzel, H. J., Barbas, S. M., Barbas, C. F. et al.: The nature of the autoimmune antibody reportoire in human immunodeficiency virus type 1 infection. Proc. Natl. Acad. Sci. USA, 91, 3710-3714 (1994)
15) Lake, D. F., Shulter, S. F., Wang, E. et al.: Autoantibodies to the α/β T cell receptors in human immunodeficiency virus infection; Dysregulation and mimicry. Proc. Natl. Acad. Sci. USA, 91, 10849-10853 (1994)
16) Martin, S. J., Matear, P. M. and Vyakarnam, A.: HIV-1 infection of human CD 4$^+$ T cells in vitro. Differential induction of apoptosis in these cells. J. Immunol., 152, 330-342 (1994)
17) Lewis, D. E., Ng Tang, D. S., Adu-Oppong, A. et al.: Anergy and apoptosis in CD 8$^+$ T cell from HIV-infected persons. J. Immunol., 153, 412-420 (1994)
18) Meyaard, L., Otto, S. A., Keer, I. P. M. et al.: Programmed death of T cells in human immunodeficiency virus infection no correlation with progress to disease. J. Clin. Invest., 93, 982-988 (1994)
19) Clerici, M. and Sheare, G. M.: A TH 1→TH 2 switch in a critical step in the etiology of HIV infection. Immunol. Today, 14, 107-111 (1993)
20) Clerici, M., Wynn, T. A., Bezrofsky, J. A. et al.: Role of interleukin-10 in T helper cell dysfunction in asymptomatic individuals infected with the human immunodeficiency virus. J. Clin. Invets., 93, 768-775 (1994)
21) Chehimi, J., Starr, S. E., Frank, I. et al.: Impaired interleukin 12 production in human immunodeficiency virus-infected patients. J. Exp. Med., 179, 1361-1366 (1994)
22) Klenerman, P., Rowland-Jones, S., McAdam, S. et al.: Cytotoxici T-cell activity antagonized by naturally occcurringn HIV-1 gag variants. Nature, 369, 403-407 (1994)
23) Gutheil, W. G., Subramanyan, M., Flentke, G. R. et al.: Human immunodeficiency virus 1 tat

binds to dipeptidyl amino peptidase IV (CD 26); A possible mechanism for Tat's immunosuppressive activity. *Proc. Natl. Acad. Sci. USA*, **91**, 6594-6598 (1994)
24) Miller, M. D., Warmerdam, M. T., Gaston, I. *et al.*: The human immunodeficiency virus-1 nef gene product; A positive factor for viral infection and replication in primary lymphocytes and macrophages. *J. Exp. Med.*, **179**, 101-113 (1994)
25) Malim, M. H. *et al.*: Stable expression of transdominant REV protein in human T cells inhibits human immunodeficiency virus replication. *J. Exp. Med.*, **176**, 1197-1201 (1992)
26) Furuta, R. A. *et al.*: The use of a human immunodeficiency virus type 1 Rev mutant without nucleolar dysfunction as a candidate for potential AIDS therapy. *J. Virol.*, **69**, 1591-1599 (1995)
27) Woffendin, C. *et al.*: Nonviral and viral delivery of a human immunodeficiency virus protective gene into primay human T cells. *Proc. Natl. Acad. Sci. USA*, **91**, 11581-11585 (1994)

III. 免疫学的検査

1. 免疫グロブリン

　免疫グロブリンの量的あるいは質的変動をきたす病態を免疫グロブリン異常症（immunoglobulin abnormalities）と呼ぶ．それらを見いだすために日常行われている分析法は，電気泳動によるタンパク分画，免疫電気泳動および免疫グロブリン（IgG, IgA, IgM, IgD および IgE）の定量である．その他に免疫グロブリン異常症に関連する検査としては，クリオグロブリン，Bence Jones タンパク，IgG オリゴクローナルバンドなどが挙げられる．ここではそれらの検査の目的，測定原理，ならびに臨床的意義を中心に述べることとする．

（1）タンパク分画（γ分画）

　目的　タンパク分画パターンからγ分画の異常は3つに大別される．

　① 多クローン性高γグロブリン型（polyclonal hyper-γ または broad γ 型）：γ分画が幅広くなだらかな丘状のピーク（図Ⅲ.1），または幅広い染色縞を示す．無数の免疫グロブリンが産生されている状態で，数多くの抗体産生細胞（多クローン，polyclone）が非特異的な抗原刺激（組織の破壊産物など）を受けて増殖し，各種の抗体がつくられる．

　② 単一クローン性γ型（monoclonal γ）またはMタンパク型：γ分画が尖鋭なピーク（図Ⅲ.1），または幅狭いバンドとして認められる．特定の抗体産生細胞（単一クローン，monoclone）の増殖によって産生される免疫グロブリンは，単一または均一であって，これは monoclonal の頭文字をとってMタンパクと呼ぶ．

　③ 低ないし無γ型．

　測定原理　血清タンパクは，セルロースアセテート膜を支持体とする電気泳動により5つの分画に分離される．すなわち，陽極側よりアルブミン Alb, $\alpha_1, \alpha_2, \beta$ および γ グロブリンである．

　基準値　血清γ分画は，健康成人では10.3〜18.7％，1.07±0.31（2σ）g/dl で，ほとんどはIgGで占められる．したがって，血清γ分画はIgGの変動に左右される．

　γ分画は，生下時では母親よりもやや高値を示すが，新生児では一般に成人値に近く，以後急激に低下し，生後2〜4カ月頃に最低値となる．その後増加し思春期には成人値に達する．

　臨床的意義　血清総タンパク量とタンパク分画（％）からγ分画値が求められる．また，泳動パターンからγ分画の形状（polyclonal か monoclonal

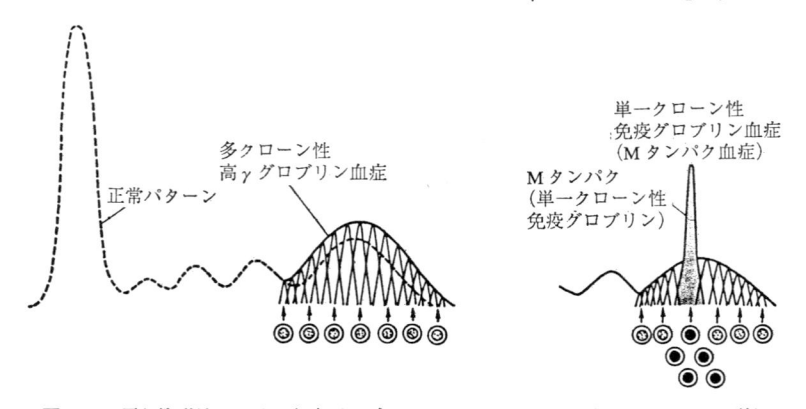

図Ⅲ.1　電気泳動法における免疫グロブリンの polyclonal および monoclonal の増加

か）を観察することも大切である．

a） 多クローン性高γグロブリン血症

免疫グロブリンの非特異的な増加であるが，その背景には免疫反応の異常の存在することを示唆し，また病態を表す一つの指標として疾患の診断への手がかりを与えるのに役立つ．

polyclonal hyper-γ 型は，α 分画の増減により次の2つのパターンが区別される．

i） polyclonal hyper-γ・高 α 型―慢性炎症・膠原病型― 慢性炎症：特に感染症が遷延化すると，しばしば高γグロブリン状態（status hypergammaglobulinemicus）をきたし，抗体産生細胞も過敏状態となって自己抗体も出現するようになる．

膠原病：自己免疫疾患である膠原病も polyclonal の免疫グロブリン増加が特徴の1つである．

その他，癌，サルコイドーシスなど諸種疾患にみられる．

ii） polyclonal hyper-γ・低 α 型―肝疾患―
肝内の網内系細胞の機能が低下するために，抗原の除去能が低下し，抗原刺激を受けて抗体産生細胞が免疫グロブリンの産生を亢進する．

polyclonal hyper-γ・低 α 型に β～γ bridging（IgG や IgA の著増に伴って β と γ 分画の谷が消失し，β と γ の分離が不明瞭となる）が加わったパターンを肝硬変型 cirrhotic pattern と呼び，本症に特徴的なものである．

なお，γ 分画が著増し，血清総タンパク量の約50％以上を占める病態は，病理組織学的にリンパ球，形質細胞，細網細胞など免疫反応に関与する細胞系が著明に増殖している．反応性の病変としては形質細胞増多症（plasmacytosis），リンパ節腫大を伴う細網症（reticulosis, immunoblastic lymphadenopathy），アジュバンド病などが挙げられる．また，腫瘍性病変はホジキン病や immunoblastic sarcoma などにみられることがある．

b） monoclonal γ-型（M タンパク型）

M タンパクが認められた場合，次の2つの病態を考え，診断を進める（表 III.1）．他方，免疫電気泳動により M タンパクの種類を同定する必要がある．

表 III.1 M タンパク血症の分類

A．悪性 M タンパク血症（B 細胞系の悪性腫瘍）
 1. 形質細胞腫（多発性骨髄腫）
 2. 原発性マクログロブリン血症（Waldenström）
 3. B 細胞系のリンパ肉腫，慢性リンパ性白血病
B．本態性（または良性）M タンパク血症
 1. 炎症性または非網内系腫瘍性の疾患
   慢性炎症疾患，膠原病，肝胆道疾患，慢性腎疾患，癌，アミロイドーシス，その他多くの疾患
 2. リンパ網内系反応性疾患（免疫組織の異常）
 3. 健康者にみられるもの
   高齢者，家族性のもの，その他
C．不完全分子 M タンパク血症
 1. H 鎖病
 2. 7SIgM 病（ソロモン-クンケル病）
 3. IgG または IgA 半分子血症
 4. その他の免疫グロブリン・フラグメント血症

i） 悪性 M タンパク血症（malignant M-proteinemia） 血中に出現する M タンパクが B 細胞系の悪性細胞によって産生される場合で，多発性骨髄腫（形質細胞腫）と原発性マクログロブリン血症が代表的疾患である．

ii） 本態性または良性 M タンパク血症（essential or benign M-proteinemia） 良性の抗体産生細胞によって M タンパクがつくられる場合をいう．タンパク分画法により悪性のものと良性 M タンパク血症を鑑別することは難しいが，一般に前者は，① M タンパク量が多い（ことに M タンパクのピークがアルブミンと同程度の場合はほとんど悪性 M タンパク血症である），② 正常の免疫グロブリンの著減を伴う．他方，良性 M タンパク血症では M タンパクの量が比較的少なく，正常の免疫グロブリンは一般に正常か増加していることが多い．

c） 免疫グロブリン欠乏症（低ないし無γ型）

γ 分画の低下ないし欠如する体液性免疫不全症は，原因不明の原発性のものと，基礎疾患があって二次的に起こる続発性のものとがある．前者は先天的な要因によって起こり，まれである．後者は，その機序により2つに大別される．

① 抗体産生細胞の傷害による免疫グロブリンの合成低下：代表的病態はリンパ組織の腫瘍性病変（リンパ肉腫，慢性リンパ性白血病など）や悪性 M タンパク血症（特に Bence-Jones タンパク型の多発性骨髄腫），ならびに人為的な免疫抑制剤の投与・放射線照射などである．

② 免疫グロブリンの体外喪失：ネフローゼ症候群，タンパク漏出性胃腸症などでは著減する．

（2） 免疫電気泳動

目的 臨床的に役立つ情報は，① Mタンパクを同定すること，② 免疫グロブリン IgG, IgA および IgM の増減，特に欠乏の有無を見いだすことである．

原理 本法は2つの物理化学的な原理の組合せからなる．すなわち，① 電気泳動と ② ゲル内の抗原抗体反応である．まず，寒天電気泳動により血清タンパクは5つの分画に分離される（図 III.2，上部）．次に，泳動後泳動軸に平行した溝をつくり，その中に血清タンパクに対する抗血清（抗ヒト全血清）を入れると，抗血清と分画されたタンパク成分が寒天内を拡散し，抗原抗体反応の結果彎曲した沈降線が形成される（図 III.2）．

Mタンパクの種類 免疫グロブリンの構造に関連して約20種類のMタンパクが知られている（図 III.4 参照）．

免疫グロブリンの基礎的知識：免疫グロブリンの基本構造は，1対のH鎖（H chain, heavy chain）と1対のL鎖（L chain, light chain）から構成され，互いに S-S 結合している（図 III.3）．

分子量はそれぞれ約53000，約25000である．この構造がすべての免疫グロブリンの基本単位になっている．IgG, IgD および IgE は1つの基本単位からなるが，IgM は5つの基本単位から構成され，五量体になっているので，分子量の大きさは約5倍である（15万×5）．IgA は一般に1つの基本単位からなるが，重合しやすく一部は二量体，あるいは三量体として存在する．

H鎖は抗原性の違い（アミノ酸配列の違い）によって，5つのクラスが区別される．すなわち，IgG, IgA, IgM, IgD および IgE である．それぞれのH鎖は γ (gamma), α (alpha), μ (mu), δ (delta) および ε (epsilon) と呼ばれる．一方，L鎖は2種類のタイプ，すなわち κ 型と λ 型に区別され，それぞれ κ (kappa) 鎖，λ (lambda) 鎖を持っている．Ig の同じ分子内に κ 鎖か λ 鎖の一方のみを持ち，両方を同時に持つことはない．したがって，免疫グロブリンは5つのクラスと2つのタイプがあるので，計10種類存在することになる．

IgG はパパインで酵素分解すると，2つの Fab (antigen binding) と1つの Fc (crystallizable)

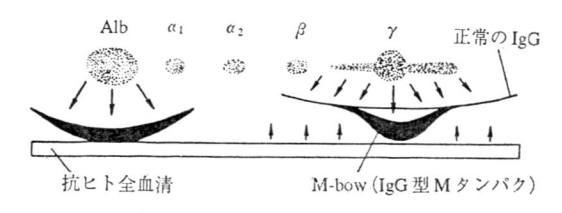

図 III.2 免疫電気泳動の原理

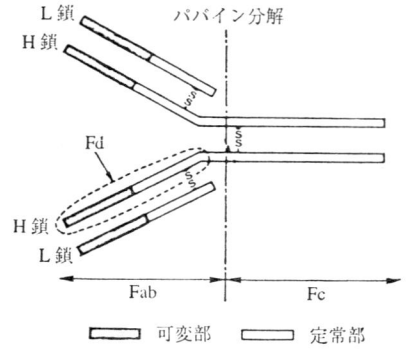

図 III.3 免疫グロブリンの基本構造

図 III.4 主なMタンパクとその同定
完全分子Mタンパクは κ 型のみ示す．(+)は抗H，または抗L鎖血清のそれぞれいずれか1つに反応し，異常の沈降線(Mタンパクの沈降線)が形成されることを示す．

とに分けられるが，上述の5つのクラスはH鎖のFcの違いによって区別されるのである．Fc部分が血中に増加する病態はH鎖病とよばれる．

主なMタンパクの種類：免疫グロブリンの1種類が増加したMタンパクは，1対のH鎖と1対のL鎖を持つ，いわゆる完全分子性のMタンパクは正常の免疫グロブリン同様10種類存在する（図Ⅲ.4）．その他に免疫グロブリンのフラグメントがMタンパクとして血中や尿中に増加してくることがある．H鎖（Fc）のみからなるH鎖病タンパク（γ, α, μ および δ 鎖病タンパク），L鎖のみからなる Bence-Jones タンパク（BJP-κ および BJP-λ），1つのH鎖と1つのL鎖からなる半分子性Mタンパクなどである．

Mタンパクの同定 H鎖に対する抗血清（抗γ, 抗α, 抗μ, 抗δ および抗ε 血清），ならびにL鎖に対する抗血清（抗κ および抗λ 血清）が用いられる．完全分子性のMタンパクは抗H鎖血清および抗L鎖血清のそれぞれ1つに反応し，異常の沈降線（M-bow）（図Ⅲ.2）を形成することにより区別される．

Mタンパクはそれらの抗血清による反応の仕方によって3つのグループに大別される（図Ⅲ.4）．

① 抗H鎖血清の1つに反応してM-bowを形成し，抗L鎖血清の1つに反応する場合：免疫グロブリン完全分子のMタンパクを考えてよい．例外として非常にまれに半分子性のMタンパクがみられることがあり，この場合には分子量の大きさを調べる必要がある．

② 抗H鎖血清に反応せず，抗L鎖血清のいずれかに反応する場合：一応 Bence Jones タンパク（BJP）といってよい．この場合尿中のBJPの存在をチェックすることが大切である（BJPは分子量が小さいので，尿中に排泄されやすい）．

③ 抗H鎖血清の1つに反応し，抗L鎖血清に反応しない場合：H鎖病タンパクが最も考えられる．IgA型Mタンパクで抗L鎖血清に反応しないことがあるので注意する．

臨床的意義 Mタンパク血症の診断，ならびに免疫グロブリン（IgG，IgA および IgA）の欠乏症のスクリーニングに有用である．

a) Mタンパク血症

① 完全分子性Mタンパク陽性の場合：IgG型，または IgA 型Mタンパク陽性の場合形質細胞腫（多発性骨髄腫）と本態性のものとの鑑別は必ずしも容易とはいえない．Mタンパクが血清総タンパク量の約半分を占める場合は前者の可能性が大きい．確定診断には骨髄穿刺，骨X線検査などを行い総合的に判断する．IgD型Mタンパクはほとんどすべては形質細胞腫（主に多発性骨髄腫）である．IgE型Mタンパクはすべて多発性骨髄腫である．IgM型Mタンパクの場合，血中 IgM 1 g/dl 以上であれば原発性マクログロブリン血症が疑われるが，骨髄穿刺によるリンパ球様異常細胞の増加（10～50％以上），基礎疾患がないなど総合的に診断しなければならない．

② 免疫グロブリン・フラグメント陽性の場合：ⓐ 単一クローン性L鎖（BJP）陽性は，B細胞系の悪性腫瘍を考える．すなわち，形質細胞腫，特に多発性骨髄腫（約30％陽性），原発性マクログロブリン血症（約20％），リンパ節腫瘍（B細胞性肉腫・慢性リンパ性白血病，約1％以下）である．本態性Mタンパク血症では原発性アミロイドーシスなどがある．ⓑ IgG型，IgA型MタンパクにBJPを伴っている，いわゆるL鎖過剰産生型はほとんど多発性骨髄腫で，アミロイドーシスの一部にも認められる．ⓒ H鎖病タンパク：H鎖のフラグメント（主にFc）が検出された場合にはH鎖病と診断されるので，本症の診断に重要な所見である．γ鎖病は通常悪性リンパ腫の臨床像を示すが，慢性関節リウマチなどにみられることもある．α鎖病は下痢を伴う消化器の悪性リンパ腫の像を呈する．μ鎖病は慢性リンパ性白血病の像に類似する．

b) 免疫グロブリン欠乏症

IgG，IgA および IgM の沈降線の濃淡よりそれらの増減を判定することが可能である（定量の項参照）．

（3） 免疫グロブリン定量

目的 IgG，IgA および IgM の major immunoglobulins は，免疫グロブリン増多症の病態診

断，あるいは欠乏症ないし欠損症では体液性免疫不全症の鑑別診断に有用である．一方，IgE 定量はⅠ型アレルギーの診断に利用されている．IgD 定量は M タンパクとして増量する形質細胞腫，主に IgD 型骨髄腫の診断に用いられるが，臨床的意義はなお十分に明らかにされていない．

測定法 血中濃度 mg/dl レベルの免疫グロブリン IgG, IgA, IgM および IgD は，免疫比濁法（turbid immunoassay），比ろう法（nephelometry），一元放射免疫拡散法（SRID）などが用いられる．血中濃度 ng/ml レベルの IgE は，ラテックス免疫比濁法，酵素免疫測定法（EIA），放射免疫測定法（RIA）などが利用される．

基準値 免疫グロブリン IgG, IgA および IgM の血中濃度は，年齢により著しく異なるので，年齢における基準値を基準としてその増減を判断しなければならない（図Ⅲ.5）．健康成人値は，IgG 1200±370 mg/dl, IgA 220±80 mg/dl, IgM 120±45 mg/dl で，IgD は 0～15 mg/dl とされる．

血清 IgE の基準値は，通常国際単位（international unit; U）で示され，1U は 2.4ng に相当する．成人基準値は，測定法により異なるが，一般に 300 U/ml 以下である．新生児では非常に低く，加齢と共に上昇して 10 歳頃ピークに達し，その後少しずつ低下するという．

臨床的意義
a）免疫グロブリン（IgG, IgA, IgM）の増加
ⅰ）polyclonal の増加（表Ⅲ.2）

表 Ⅲ.2 諸種病態における免疫グロブリンの変動

疾　　患	免疫グロブリン		
	IgG	IgA	IgM
炎症性疾患			
肺結核	↑～↑↑	N～↑	N
癩	↑～↑↑	N	↑
亜急性細菌性心内膜炎	↑～↑↑	N	↑～↑↑
マラリア	↓～↑	N	↑～↑↑
伝染性単核症	↑～↑↑	N～↑	N～↑↑
膠原病			
SLE	↑～↑↑	N～↑	N～↑↑
慢性関節リウマチ	N～↑	↑～↑	N～↑
強皮症	N～↑	N	↑
シェーグレン症候群	N～↑	N～↑	↓～↑↑
肝疾患			
急性肝炎	N～↑	N	N～↑↑
肝硬変 ｛門脈性	↑～↑	↑	N～↑↑
胆汁性	N	N	N～↑↑
ルポイド肝炎	↑	↑	N～↑
劇症肝炎	↑～↑	↑～↑	N～↑
その他			
サルコイドーシス	N～↑↑	N～↑	N～↑
ホジキン病	↓～↑↑	↓～↑	↓～↑
転移性癌（胃癌原発）	N～↑↑	N～↑	N～↑
悪性Mタンパク血症			
IgG 型骨髄腫	↑↑～↑	↓↓～↓	↓↓～↓
IgA 型骨髄腫	↓↓～↓	↑	↓↓～↓
IgD 型骨髄腫	↓～↓	↓～↓	↓～↓
原発性マクログロブリン血症	↓～↓↓	↓～↓↓	↑↑～↑

↑：著変，↑↑または↓↓：中等度，↓または↑：軽度，N：正常範囲．

① 肝疾患：IgG の著増は，慢性肝炎や肝硬変によく認められる．IgA の増加は，アルコール性肝硬変にしばしばみられ，これは腸管粘膜下リンパ組織の刺激によるものと考えられる．IgM および TTT の異常高値は，急性 A 型肝炎に高率にみられる．急性肝炎でも 1 カ月以上経過すると IgG の増加を伴う．

② 感染症：急性感染症では一般に初期に IgM が増加し，ついで IgG, IgA が増加する．慢性化ないし慢性感染症では主に IgG と IgA が増加する．

③ 膠原病：SLE，慢性関節リウマチなどでは IgG, IgA の増加がみられる．

④ その他：良性のリンパ増殖性疾患，サルコイドーシス，癌など諸種疾患において IgG, IgA の増加がみられる．

ⅱ）monoclonal の増加（1クラスの免疫グロブリン異常高値と他の免疫グロブリンの低下）（表Ⅲ.2） B細胞系の悪性腫瘍やH鎖病のと

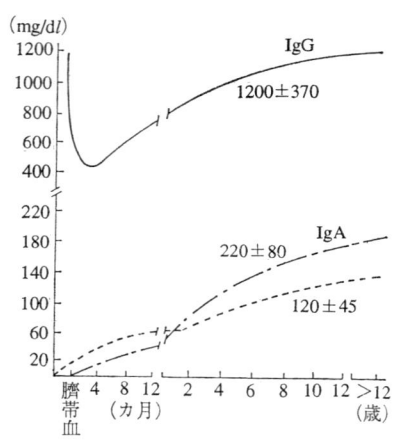

図 Ⅲ.5 正常血清における免疫グロブリン濃度の年齢別推移

きに認められる特徴的な変動といえる．

① 多発性骨髄腫：IgG または IgA のみの著増は，多発性骨髄腫が最も考えられる．まれに H 鎖病である γ 鎖病や α 鎖病などにみられる．

② 原発性マクログロブリン血症：IgM のみの著増，特に 1 g/dl 以上ある場合，本症が疑われる．時に IgG の増加を伴うことがある．非常にまれに μ 鎖病にも認められる．

b） 免疫グロブリン（IgG, IgA, IgM）の低下

i） **IgG, IgA および IgM 著減ないし欠如（無 γ グロブリン血症）** 免疫グロブリンがすべて全く認められない症例は，実際にはほとんどない．IgG 200 mg/dl 以下（年齢半年以下では 100 mg/dl 以下），IgA 痕跡程度，IgM 20 mg/dl 以下では無 γ グロブリン血症と判定される．

無 γ グロブリン血症は続発性免疫不全症にみられることはほとんどない．原発性のもので代表的な病型としては，ブルトン型無 γ グロブリン血症，重症複合免疫不全症の一部，伴性遺伝を示さない原発性後天性無 γ グロブリン血症などが挙げられる．

ii） **IgG, IgA および IgM の低下（低 γ グロブリン血症）** タンパク分画の項（上述）参照．

iii） **IgG, IgA, IgM のうち 1～2 の減少ないし欠如（異 γ グロブリン血症）** IgA 単独欠損症：実際には血中 IgA 濃度は 5 mg/dl 以下で，本症は免疫不全症のなかでは最も頻度が高い．健康者にも認められるが，自己免疫疾患では続発的に IgA 欠損症を伴う頻度が高い．すなわち，慢性関節リウマチ（約 30％），SLE（10％），甲状腺炎，シェーグレン症候群，皮膚筋炎，悪性貧血，自己免疫性溶血性貧血などがある．薬剤（フェニトイン，ペニシラミンなど）の投与により IgA 欠損症はしばしば起こる．原発性のものでは血管拡張性運動失調症（ataxia telangiectasia）がある．

IgA 欠損症では細菌やウイルスなどによる気道感染を反復する症例が最も多い．また，アレルギー性疾患をしばしば伴う．

IgG および IgA 異常低下：type I dysgammaglobulinemia．

IgA および IgM 異常低下：type II dysgammaglobulinemia．

IgM のみ異常低下：ウィスコット-オールドリッチ症候群などがある．

c） IgE 値の増加

血清 IgE 値の増加する代表的な疾患は，アトピー性疾患と寄生虫感染症であるが，それらの疾患で低値を示すことも少なくない．

i） **アトピー性疾患** アトピー性気管支喘息，アレルギー性鼻炎，アトピー性皮膚炎，枯草熱などの即時型アレルギー反応を起こす病態では IgE は中等度に上昇することが多い．

ii） **寄生虫感染** しばしば高値（2000 U/ml 以上）を示す．寄生虫感染に対する防御機構の現れと考えられている．

iii） **T 細胞機能不全症** ウィスコット-オールドリッチ症候群，ディジョージ症候群，重症複合免疫不全症などで IgE の異常高値がみられる．健常者における IgE の産生はサプレッサー T 細胞により抑制されているが，T 細胞機能不全症の場合にはその抑制効果が低下するため，IgE 産生が亢進するものと考えられる．

iv） **その他** ホジキン病，肝疾患（肝硬変など），慢性感染症，ネフローゼ症候群，アレルギー性肺アスペルギルス症（I 型および III 型アレルギーに属する）では異常高値を示すことがある．

i）～iv）は polyclonal IgE の増加である．

v） **monoclonal IgE の増加** IgE 型骨髄腫で mg/dl レベルに著増する．

（4） クリオグロブリン

特徴 クリオグロブリン（cryoglobulin）とは，血清を低温（4℃）に保存すると白色沈殿またはゲル化し，37℃ に温めると再溶解する病的免疫グロブリン（M タンパク），あるいは免疫複合体の一種である．

目的 寒冷過敏，レイノー現象など血液循環障害に基づく諸症状がみられる場合や，膠原病など，いわゆる免疫複合体病（immune complex disease）に属する病態，あるいは血管炎や腎障害を伴う本態性クリオグロブリン血症などを対象として検査が行われる．

表 III.3　クリオグロブリン陽性を示す主な疾患

	タイプI 単一型（Mタンパク型）	タイプII 単一クローン性混合型	タイプIII 多クローン性混合型
多発性骨髄腫	●	●	
原発性マクログロブリン血症	●	●	
慢性リンパ性白血病，リンパ肉腫		●	●
SLE			●
結節性多発動脈炎（PN）			●
シェーグレン症候群		●	●
慢性関節リウマチ（RA）		●	●
リウマチ熱		●	●
亜急性細菌性心内膜炎		●	●
C型肝炎		●	●
本態性クリオグロブリン血症	●	●	●

●比較的高頻度，•低頻度.

測定法　通常血清を冷蔵庫に24時間放置し，白濁またはゲル化し，37℃に温めると再溶解する場合にクリオグロブリン陽性と判定する．判定が不明の場合には48時間の低温放置で判定される．血清を用いることが大切である（血漿に含まれるクリオフィブリノーゲンは簡単に区別できない）．また，採血ならびに血清分離は約37℃で行うと，微量のクリオグロブリンの検出が可能である．

クリオグロブリン組成の同定：上述の方法で陽性の場合は，容易に単離しうるので，その組成は免疫電気泳動や寒天ゲル内二重拡散法（Ouchterlony法）などにより同定される．その組成により3つのタイプに大別される．すなわち，①タイプI：単一型または単一クローン性免疫グロブリン（Mタンパク型），②タイプII：Mタンパクと免疫グロブリンの混合型（monoclonal mixed type）であり，主にIgM型Mタンパクと多クローン性IgGの混合型で，IgMはIgGに対する抗体であってリウマトイド因子である．③タイプIII：Mタンパクの認められない多クローン性混合型（polyclonal mixed type）で，その頻度が最も高く，クリオグロブリン量は微量のことが多い．一般にIgM-IgGの結合型でIgMはIgGに対する抗体である．

臨床的意義

① タイプI（単一型）：表III.3に示すように，特に多発性骨髄腫（IgG型またはIgA型Mタンパク），原発性マクログロブリン血症（IgM型Mタンパク）などのB細胞系悪性腫瘍にみられ，通常クリオグロブリンが大量に認められる．

② タイプII（単一クローン性混合型）：原発性マクログロブリン血症や慢性リンパ性白血病・リンパ肉腫などのリンパ球増殖性疾患，シェーグレン症候群，慢性関節リウマチなどにみられる．特にC型肝炎では陽性率が非常に高い．

③ タイプIII（多クローン性混合型）：SLE，結節性多発動脈炎，シェーグレン症候群，慢性関節リウマチなどの自己免疫疾患，自己抗体による溶血性貧血や血小板減少症，ウイルス・細菌などによる感染症などに見いだされることが多い．本態性クリオグロブリン血症も主にタイプIIIにみられる．本症はクリオグロブリンを伴う基礎疾患が否定され，除外診断による．クリオグロブリン量は比較的多く，寒冷過敏，レイノー現象，血管炎，腎障害などの合併がしばしばみられる．

タイプIIおよびIIIは，免疫複合体であって，しばしば血管炎や糸球体腎炎を伴う．約半数以上に腎障害が惹起されるといわれる．

（5）尿中 Bence Jones タンパク（BJP）

特徴　免疫グロブリンのフラグメントであるBJPは，最も歴史の古い腫瘍マーカー（1848）で，BJPが見いだされる病態は特定の疾患に限られるので，その臨床的意義は大きい．BJPは単一のL鎖からなるので，単一クローン性L鎖（monoclonal light chain）とも呼ばれ，BJP-κとBJP-λの2種類がある（免疫電気泳動の項参照）．

BJPは分子量が通常44000と小さいため腎糸球体から容易に濾過され尿中に排泄される．したがって，一般にBJPは血清よりも尿の方が証明しやすい．

検出法

① 尿の加熱法：BJPは50～60°Cに加熱すると白濁沈殿し，100°Cで再溶解する特性を持ち，この場合にBJP陽性と判定される．ただ，検出感度が低いため少量のBJPを検出できない欠点がある．

② 免疫電気泳動：BJPの正確な同定法は，免疫電気泳動を用いてBJP-κかBJP-λかを決定することである（免疫電気泳動の項参照）．

本法ではBJPと多クローン性L鎖(polyclonal light chain)との鑑別が問題となる．前者は単一なL鎖であるが，後者は多少構造の異なる数多くのL鎖（可変部の異なるL鎖）が混在しており，一般にκ型とλ型が混在している．

免疫電気泳動によるBJPの同定には次の2つの条件が必要である．すなわち，① 抗κ鎖，または抗λ鎖のいずれかに反応する（図Ⅲ.6a）．② その沈降線は曲率半径が小さく，アルブミンのように彎曲している（M-bowの形成）（図Ⅲ.6a）．ときには2つの沈降線が融合してtwo-hump（ラクダの背中）を形成する（図Ⅲ.6d）．①のように抗κ鎖または抗λ鎖血清のいずれかに反応し，沈降線の彎曲が弱く，なだらかな場合，多クローン性L鎖と判定する（図Ⅲ.6c）．多クローン性L鎖は通常抗κおよびλ鎖血清の両方に反応して沈降線が形成されることが多い（図Ⅲ.6b）．

なお，BJPの検出感度は，原尿では20mg/dl程度で，通常濃縮尿を用いる．

臨床的意義 免疫電気泳動の項参照．なお，まれに原因不明(idiopathic)のBJP尿がみられることがある，この場合には多クローン性L鎖との鑑別が重要である．

（6）IgGオリゴクローナルバンド

特徴 電気泳動で髄液中にMタンパクのバンドが2個以上認められる場合，オリゴクローナルバンド(oligoclonal bands；OB)と呼ぶ．このものは主にIgGからなり，中枢神経系内で刺激を受けた2種以上の形質細胞によって産生され，局所の免疫反応を示唆する所見である．IgG OBは諸種疾患に認められ，特異性は低いが，正常髄液中にはみられない．

目的 多発性硬化症(multiple sclerosis；MS)，亜急性硬化性全脳炎(subacute sclerosing panencephalitis；SSPE)，単純ヘルペス脳炎（herpes simplex encephalitis；HSE)などIgG OBの出現する頻度の高い疾患では，IgG OBの証明は診断を支持する指標として利用しうる．

測定法 通常アガロース電気泳動法によって同定される．

臨床的意義

i) 多発性硬化症 本症の診断にはIgG定量よりもIgG OBの証明のほうが有用であり，陽性率が高い（わが国では約50%）ことから本症の補助診断として利用されている．

ii) ウイルス性神経疾患 SSPEは麻疹ウイルスが脳内に長期間潜伏（平均6年）して起こるが，髄液にIgG OBがほとんどの例にみられ，麻疹ウイルス抗体であるとされる．HSEや風疹ウイルスによる進行性全脳炎などもIgG OBが高頻度に出現し，それぞれのウイルスに対する抗体とみなされる．

なお，遅発性ウイルス感染症の1つと考えられているクロイツフェルト-ヤコブ病ではほとんど認められない．

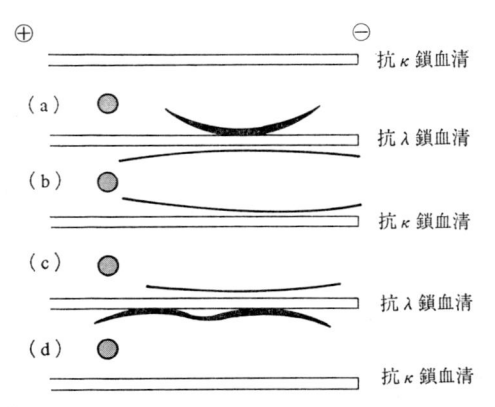

図Ⅲ.6 Bence-JonesタンパクBJP)および多クローン性L鎖の沈降線の特徴

a: BJP-λ, b: 多クローン性L鎖 (κおよびλ), c: 多クローン性λ, d: BJP-λ (two-hump).

iii) その他炎症性神経疾患　神経梅毒,ギラン-バレー症候群,細菌性・真菌性髄膜炎などにおいても陽性率が比較的高い.〔**大 谷 英 樹**〕

文　　献

1) 大谷英樹: IgG・IgA・IgM, M蛋白, 免疫電気泳動, IgE. 臨床病理学レクチュア, 第2版(大谷英樹, 安藤泰彦編), pp. 1-19, 朝倉書店, 東京(1992)
2) Keren, D. F. and Waren, J. S.: Monoclonal gammopathies, oligoclonal band. Diagnostic Immunology, pp. 194-204, pp. 263-269, Williams & Wilkins, Baltimore (1992)
3) 大谷英樹, 河合　忠: 免疫電気泳動法, 第2版, 医学書院, 東京(1977)
4) 櫻林郁之介・河合　忠: 免疫グロブリンGおよびA. 日本臨床(増刊号), 226-231 (1990)
5) 石井周一, 他: 免疫グロブリンE (IgE). 日本臨床(増刊号), 235-237 (1990)
6) 大谷英樹: ベンスジョーンズ蛋白. 検査と技術(増刊号), **20**, 82-83 (1992)
7) 岩下　宏, 佐藤　宏: Oligoclonal band. 免疫と疾患, **7**, 303-307 (1984)

2. リンパ球機能検査

（1） リンパ球サブセット

リンパ球の細胞膜表面，細胞質，核などにはそれぞれ抗原が存在する．これら抗原を目安にしてリンパ球の種類を同定することが可能である．とりわけ，リンパ球膜表面に存在する各種抗原は，モノクローナル抗体の出現により，リンパ球機能と結びついた解析ができるようになった．例えば，ヘルパーTリンパ球，サプレッサーTリンパ球，Bリンパ球などで，それぞれの細胞上には，そのリンパ球特有の抗原が膜を貫通するような形で存在している．

a） 蛍光抗体法

i） 直接法と間接法 これらの抗原の同定には，一般的には抗原にモノクローナル抗体を反応させ，反応した抗体を蛍光で光らせて陽性細胞を判定する"蛍光抗体法"が用いられる．抗体に直接蛍光色素を標識する直接法と，抗体に対する二次抗体（例えば，抗マウス免疫グロブリン抗体など）に蛍光色素を標識する間接法とがある．直接法は，染色操作が簡単であり，非特異反応が入り込む可能性が少ない反面，蛍光強度が暗いという欠点がある．一方，間接法は染色操作が二度手間になり，その分，非特異的な反応が入り込む余地があるという欠点もあるが，蛍光強度が強く明るいという長所も存在する．

ii） モノクローナル抗体 現在では，リンパ球サブセットの検索には，ほとんどモノクローナル抗体が使われる．モノクローナル抗体は，それまでの動物を用いてつくられたポリクローナル抗体に比べ，非常に純粋であることや，理論上は無尽蔵につくることが可能であることなど，多くの長所を有している．最も特筆すべきは，抗原上の細かい部分に対する抗体作製が可能になったことより，リンパ球の機能と結びついた抗体産生ができるようになったことである．

ヒトの血球に対するモノクローナル抗体には，国際ワークショップで認められたものに対しては，CD番号が付され，整理されている．CDとは clusters of differentiation の略で，血球の分化を念頭において分類されたものであり，正式に公認されていないものまで含めると，現在CD130まで存在する．実際の分析に用いるものは，そのなかのごく一部であり，基本的なものは覚えておくと便利である．ヒト血球に対する主なモノクローナル抗体の種類と特徴を表Ⅲ.4に記載する．

iii） フローサイトメトリー[1,2)] 蛍光抗体法により染色された陽性細胞は，以前は蛍光顕微鏡により判定されることが多かったが，最近ではそれに変わるものとして，フローサイトメトリーが開発，導入された．蛍光顕微鏡は今でも重要な機器であり，個々の細胞の観察にはなくてはならぬものであるが，判読に時間がかかることや，検者の主観が入りやすいなど，いくつかの欠点があることも事実である．そうした欠点を補うために開発されたのがフローサイトメーターである（フローサイトメトリーは手技の名前であり，そのために使用する機器をフローサイトメーターという）．

フローサイトメトリーの原理を簡単に述べると，蛍光色素で染色した細胞を試験管の中に浮遊させ，そこに一定の圧力をかけて小径の噴出孔を有するノズルの先端からシース液に包まれるようなかたちで，浮遊細胞が一列になって噴き出される．ノズルから噴出された直後，アルゴンイオンレーザー光などで細胞がヒットされるように調整されている．正面および90度散乱光の情報により，細胞の大きさや性状から，サイトグラム上でリンパ球，単球，好中球などの同定が可能となる．

表 III.4 ヒト血球に対する主なモノクローナル抗体一覧

CD番号	特異性，機能，その他	抗原分布，反応細胞	Becton-Dickinson	Coulter	Ortho	ニチレイ	その他
CD1a		胸腺細胞，Langerhans細胞	Leu-6	T6	OKT-6	NU-T1	NA1/34
CD2	SRBCレセプター，LFA-2, LFA-3 ligand	T全般，NK細胞	Leu-5b	T11	OKT-11	NU-T_ER	MT 910, 6F10-3, 39C1-5
CD3	TCRシグナル伝達	T全般	Leu-4	T3, CD3 (HIT 3A)	OKT-3	NU-T3	UCHT-1, X35-3, SPVT3b
CD4	HIV/MHCクラスIIレセプター	ヘルパー／インデューサーT	Leu-3a, Leu-3b	T4	OKT-4, OKT-4A	NU-TH/I	MT 310, BL 4, 13B8.2
CD5	CD72のレセプター	T全般，B-CLL細胞	Leu-1	T1	SL-1	NU-TPAN	DK 23, 10.2, BL 1a
CD7	Fcμレセプター？	T全般，AML・ALLの一部	Leu-9	3A1	CD7	T55	DK 24, 8H8-1
CD8	MHCクラスIレセプター	サプレッサー/サイトトキシックT, NK細胞	Leu-2a, Leu-2b	T8	OKT8	NU-Ts,c	DK 25, B9-2, B9-11
CD9	シグナル伝達？，接着？	non-T・non-B ALL, 血小板，好塩基球，好酸球			TP82		BA-2, ALB6
CD10	common ALL抗原, endopeptidase	リンパ球前駆細胞	anti-CALLA	J5	OKB-cALLa	NU-N1	W8E7, ALB1, ALB2
CD11b	Mac-1α鎖, CR3 (C3bi レセプター)	骨髄球，サプレッサーT, NK, 胸腔Mφ	Leu-15	Mo1	OKM1	Bear-1	2LPM19c
CD13	aminopeptidase N	骨髄球，単球，尿細管上皮	Leu-M7	MY7	OKM13	MCS-2	WM-47, SJ/D1
CD14	LPS+LBP複合体レセプター，GPIアンカー	骨髄球，単球	Leu-M3	MY4, Mo2	OKM14	CLB-Mon/1	TUK 4, RMO 52
CD16a	低親和性Fcγレセプター	NK，顆粒球，マクロファージ	Leu-11a, Leu-11b, Leu-11c	CD16(3G8)	OKNK	MG 38	
CD19	CD21/TAPA-1/R2と結合	B全般	Leu-12	B4	OKB19A	CLB-CD19	HD37, BC3
CD20	B細胞活性化	プレB～成熟B	Leu-16	B1	OKB20	NU-B2	EB6
CD21	CR2 (C3dレセプター), EBVレセプター	成熟B	CR2	B2	OKB7		BL13
CD25	IL-2レセプターα鎖	活性化T，活性化B，単球	IL-2R	IL-2R1	OKT 26a		2A3, ACT-1, 33B3-1
CD30	Ki-1, NGFR-SF	活性化リンパ球，Hodgkin細胞					Ki-1, Ber-H2
CD33		myeloid progenitor	Leu-M9 (HPCA-1)	MY9	CD 33		WM-54, L4F3
CD34	幹細胞関連抗原	造血幹細胞	HPCA-2	MY10		NU-4A1	TUK 3
CD41a	血小板gp IIb/IIIa, フィブリノゲン・レセプター	Bernard-Soulier血小板，巨核球	PLT-1			J15, P2	
CD41b	血小板gp IIb (132+22 KD)	血小板 (Glanzmann), 巨核球				TP 80	SZ22
CD45	T 200/白血球共通抗原	白血球全般	HLe-1	KC56	OKB19A	NU-LPAN	BJ 45, J-33, T 2/48
CD45RA	virgin T	virgin T細胞，B細胞	Leu-18	2H4			F8, F11, F13, ALB11
CD45RO	memory T	memory T	Leu-45 RO			OPD4	UCHL1
CD56	NCAM, NKH-1抗原	NK，神経芽細胞腫	Leu-19				L 185, BA 3
CD57	HNK-1抗原	NK, T・Bサブセット，単球	Leu-7				LN 7, NC1
CD61	血小板gp IIIa, ビトロネクチン・レセプターβ鎖	血小板，巨核球	CD61		OKPLT		Y 2/51, SZ21
CD62P	P-selectin, PADGEM	活性化血小板，巨核球，血管内皮	CD62				C2, RUU-SP1
CD62E	E-selectin, ELAM-1	血管内皮					3B7, 7A9
CD62L	L-selectin, LAM-1	白血球，サプレッサー/インデューサーT	Leu-8			ENA1	CL-2, FMC46
CD71	トランスフェリン・レセプター	活性化リンパ球，活性化マクロファージ，網状赤血球，白血球	anti-Tf-R	T9	OKT9	NU-TfR1, NU-TfR2	Lo1.1, YDJ-122, Ber-T9
HLA-DR抗原		B全般，活性化T，マクロファージ	anti-HLA-DR	I2, I3	OKIa1, OKDR	NU-Ia, LN-3	DK 22, L243, BL 2

また，蛍光陽性細胞の比率や蛍光の強度などの情報も別の感受器に送られ，付属のコンピュータで解析されて，ヒストグラム上に描出される．それにより，対象とする細胞の中の蛍光陽性細胞が自動的に算定される仕組みである．このフローサイトメトリー法により，分析できる細胞の数が1秒間に5000〜10000個と，蛍光顕微鏡に比較して圧倒的に多くの細胞を分析することが可能になり，また検者の主観によらず，客観的なデータが得られるという点で，まさに画期的な機器である．また，蛍光顕微鏡では細胞1個あたり100000個以上の蛍光分子がないと分析できないといわれているが，フローサイトメトリーでは細胞1個あたり3000〜5000個の蛍光分子があれば分析可能である．このことから，フローサイトメトリーがいかに感度が良いかがわかる．

さらに近年，いくつかの蛍光物質の開発により，一層詳細な解析が可能になった．すなわち，アルゴンイオンレーザー単独の488 nm の励起だけで，3種類の異なる蛍光波長を検出できる蛍光色素が開発された．500〜537 nm の緑色の蛍光波長を有する fluorescein isothiocyanate (FITC)，橙色の phycoerythrin (PE)，赤色の peridinin chlorophyll protein (PerCP) がそれである．これらの蛍光色素を同時に用いることによって，二重染色，三重染色などの検討が可能となり，従来よりさらに詳細な解析ができるようになった[3]．

iv) 臨床応用 リンパ球サブセット検査が臨床で最も威力を発揮するのは，白血病[4]や悪性リンパ腫[5]などの造血器腫瘍の診断であり，従来の形態学的診断に加えて，今ではこの細胞表面マーカー診断は必須のものとなっている．モノクローナル抗体とフローサイトメトリーにより分析された結果をパネルにあてはめることにより，免疫学的診断が可能であり，表Ⅲ.5に白血病の診断のためのパネルを掲げる．

b) 酵素抗体法

リンパ球サブセットの検索方法として，蛍光抗体法以外に，酵素抗体法がある．これは，抗体陽性細胞を検出するために，蛍光色素の代わりにペルオキシダーゼなどの酵素を用いる方法で，浮遊細胞ではなくて，主に組織切片などでの検討に使用される．

（2） リンパ球幼若化試験

リンパ球を抗原と培養すると，3〜4日後にはリンパ球は大型化（幼若化）し，その際DNA合成が起こる．大型幼若化したリンパ球を固定染色標

表Ⅲ.5 モノクローナル抗体を用いた白血病の分析パターン

	ANLL (M1, M2, M4, M5)	promyelo-cytic (M3)	common ALL	B-ALL	B-CLL	B-cell lymphoma	hairy cell leukemia	T-ALL	T-CLL またはT-cell lymphoma	ATL
CD13/CD33	+	+	−	−	−	−	−	−	−	−
抗HLA-DR	+	−/+R	+	+	+	+	+	−/+R	+/−	+
CD7	+/−	−	−	−	−	−	−	+	−/+R	−/+R
CD5	−	−	−	−	+Dim	−/+R	−	+	+/−R	+
CD2	−	−	−	−	−	−	−	+/−R	+	+
CD1a	−	/	−	−	−	−	/	+/−R	−	/
CD3	−	−	−	−	−	−	−	−/+R	+/−R	+
CD4	−	−	−	−	−	−	−	+/−	+/−	+
CD8	−	−	−	−	−	−	−	+/−	−/+R	−
CD25	−	/	−	/	+/−	/	−/+R	/	−	+/−R
TdT	−/+R	−	+	+	−	−	−	+	−	−
CD10	−	−	+	+	−	+/−	−	−	−	−
CD19	−	−	+	+	+	+	+	−	−	−
CD20	−	−	−/+R	+	+Dim	+	+	−	−	−
SIg	−	−	−	+	+Dim	+/−	+Dim	−	−	−
CD11c	/	/	/	/	−/+R	/	+	/	/	/

ANLL: 急性非リンパ性白血病，M1: 未分化型急性骨髄性白血病，M2: 分化型急性骨髄性白血病，M3: 急性前骨髄球性白血病，M4: 急性骨髄単球性白血病，M5: 急性単球性白血病，ALL: 急性リンパ性白血病，CLL: 慢性リンパ性白血病，ATL: 成人T細胞白血病，R: rare（まれにみられる），Dim: 染色が暗い．

本上でカウントしたり，アイソトープ標識核酸前駆物質（^3Hサイミジンなど）を培養液の中に加えておき，核内DNAへの取り込みを測定する方法，あるいは分泌されるサイトカインを測定したりする方法があるが，アイソトープ標識核酸前駆物質を使用する方法が最も客観性があり，一般的である．

刺激する物質の種類により，非特異的なものと特異的なものに分けられる．非特異的物質（マイトジェン）としては植物由来の phytohemagglutinin (PHA), concanavalin A (ConA), pokeweed mitogen(PWM)や微生物由来の Staphylococcus aureus Cowan I (SAC), さらに lipopolysaccharide (LPS) が使用される．PHAやConAは主としてTリンパ球を，SACやLPSは主にBリンパ球を，そしてPWMはTリンパ球とBリンパ球の両者を刺激するといわれている．

特異的抗原としては，薬物アレルギー判定の時などに対象となる，感作リンパ球に対応する抗原などが挙げられる．

a) リンパ球幼若化の形態変化

抗原刺激によって形態的に幼若化したリンパ球は，塗抹標本上，細胞径が 12～15 μm で，核はクロマチン構造が鮮明となり，複数の核小体を有し，細胞質は好塩基性で，空胞形成を認める．ただし，形態的には幼若化してみえるが，これは抗原の刺激によってそのような形態をとるのがリンパ球の特徴であり，いわゆるリンパ芽球とは意味が異なるので注意が必要である．

このような塗抹標本からの判定は，典型的な幼若球と正常リンパ球の間に移行形を認めることや，幼若化したリンパ球は壊れやすいなどの理由で，客観的な定量がむずかしく，最近ではほとんど用いられなくなっている．

b) アイソトープ標識核酸前駆物質の取り込みを利用する方法

リンパ球を比重遠心法で分離後，マイクロプレートに1ウェルあたり通常 $1\times10^6/ml$ の細胞浮遊液を 100 μl 加え，至適濃度のマイトジェンもしくは抗原を添加し，37°C，5% CO_2 インキュベーター中で72時間培養する．培養終了3時間前に ^3H サイミジンを添加し，そのDNAへの取り込みを液体シンチレーションカウンターを用いて計測する．現在ではこの方法が通常使用される．

c) リンパ球混合培養法

機能を測定したいリンパ球（反応細胞）と，抗原として刺激に用いるリンパ球（刺激細胞）を混合して培養する．その際，刺激細胞はマイトマイシンCもしくは一定量の放射線を照射して，抗原としての刺激作用はあるが，反応細胞として活性化しないようにその機能は抑制しておく．この方法を one-way のリンパ球混合培養法 といい，一般的に使われる方法である．こうして反応細胞と刺激細胞をマイクロプレートあるいはマイクロチューブで一定時間培養すると，もし刺激細胞が反応細胞に対して異物すなわち抗原として認識されると，反応細胞は幼若化する．これをマイトジェン刺激の場合と同様に，^3H サイミジンの取り込みで測定する．

d) 臨床的意義

正常対照と比較して，反応が低下する場合と，亢進する場合がある．原発性免疫不全症，後天性免疫不全症候群 (acquired immunodeficiency syndrome ; AIDS)など免疫能が低下する疾患ではリンパ球幼若化反応も低下する．一方，薬物アレルギーの起因薬剤の検索においては，その薬剤に対する反応が亢進する．また，臓器移植のドナー選択時の HLA-D 抗原の同定には，リンパ球混合培養法が用いられる．混合培養により反応が認められなければ適合，認められれば不適合と判定する．

(3) 細胞傷害試験 (cytotoxic test)

リンパ球が標的細胞を破壊するのを測定する検査で，effector cell としてのリンパ球を target cell（標的細胞）と一定時間反応させた後，target cell の傷害された程度を観察する．傷害の測定方法として，死細胞を trypan blue で染色して肉眼的に判定する方法や，target cell を ^{51}Cr などのラジオアイソトープで標識しておき，傷害された細胞から漏出する培養上清中のアイソトープの量

をカウントする方法などがあるが，後者の方が定量性にすぐれ，より客観性がある．

細胞傷害作用を示す細胞をキラー細胞と呼び，キラー細胞には大きく分けて3種類の細胞がある．すなわち，①細胞傷害性Tリンパ球（キラーTリンパ球），②NK（natural killer）細胞，③K細胞である．

a) 細胞傷害性Tリンパ球（キラーTリンパ球）

細胞傷害性Tリンパ球は$CD8^+$のTリンパ球で，主要組織適合遺伝子複合体（major histocompatibility complex；MHC）クラスI拘束性のキラー活性を示す．抗原によって感作・誘導されたTリンパ球（effector cell）を標的細胞と一定時間反応させ，感作Tリンパ球が標的細胞を破壊するのを観察する．

b) NK細胞

NK細胞は細胞傷害性Tリンパ球と異なり，抗原による感作を必要とせず，腫瘍細胞やウイルス感染細胞などを傷害するリンパ球で，MHCにも拘束されない．標的細胞として，慢性骨髄性白血病由来の培養細胞株であるK562や急性リンパ性白血病由来のMolt-3，Molt-4を使用し，リンパ球と培養することによりNK活性を測定することができる．

c) K細胞

標的細胞上の抗原に抗体が結合し，抗体のFc部分を認識することで細胞傷害作用を示す細胞をK細胞と呼び，そのような働きを抗体依存性細胞媒介性細胞傷害（antibody-dependent cell mediated cytotoxicity；ADCC）活性という．K細胞の多くはNK細胞と重複する細胞といわれている．ADCC活性の測定には，NK抵抗性の細胞（Raji細胞など）を用い，それに適当な抗体をつけて細胞傷害試験を行う．

d) LAK細胞

正常あるいは担癌個体のリンパ球をIL-2を含むサイトカインで刺激することによって誘導される細胞をlymphokine-activated killer（LAK）細胞という．自己の癌細胞のみならず，広く同種癌細胞に対しても細胞傷害性を示す．

(4) マクロファージ遊走阻止試験（macrophage migration inhibition test；MIT）

感作リンパ球が抗原と接触することによりマクロファージ遊走阻止因子（macrophage migration inhibitory factor；MIF）を産生し，MIFはマクロファージと非特異的に作用して遊走阻止を惹起する．感作リンパ球，抗原，マクロファージを同一の系で反応させる直接法と，感作リンパ球をあらかじめ抗原と培養し，上清中に産生されたMIFをマクロファージに加えて遊走阻止をみる間接法がある．実際の臨床検査では，モルモットのマクロファージを使う間接法が用いられる．

(5) 白血球遊走阻止試験（leukocyte migration inhibition test；LMIT あるいは LMT）

基本的にはMITと同様であるが，マクロファージの代わりに多核白血球を用いる．MITと同じく直接法と間接法がある．

(6) 生体（*in vivo*）を使って行う試験―遅延型皮膚反応―

細胞性免疫の機能を*in vivo*で検索する方法である．一次遅延型皮膚反応と二次遅延型皮膚反応があり，前者は生後初めて遭遇したと考えられる抗原に対する反応であり，後者はすでに自然に感染していると思われる抗原（recall antigen）に対して反応をみる方法である．一次遅延型皮膚反応としては，dinitrochlorobenzene（DNCB）貼付試験，keyhole limpet hemocyanin（KLH）皮膚反応試験があり，抗原を感作したのち一定時間後に再度抗原を作用させ，局所の反応の有無で細胞性免疫機能を判定する．二次遅延型皮膚反応には，ツベルクリン反応，streptokinase-streptodornase（SK-SD）遅延型皮膚反応，カンジダ抗原遅延型皮膚反応などがあり，局所皮内反応によって細胞性免疫の程度を判定する．

(7) T細胞レセプター

Tリンパ球が抗原を認識する場合に，Tリンパ球上で抗原と結合するのがT細胞レセプター（T cell receptor；TCR）である．抗原との結合によ

ってTCRを介してシグナルが細胞内へと伝達され，リンパ球が活性化される．細胞表面上では，TCRは細胞表面抗原CD3分子と非共有結合性に会合したTCR複合体の形で存在し，CD3にはγ, δ, ε, ζ, η鎖の5種類のペプチドが同定されている．TCRには，α鎖とβ鎖からなるヘテロダイマーと，γ鎖とδ鎖からなるヘテロダイマーの2種類があり，一般的には抗原は$\alpha\beta$型TCRにより認識される．

外界に存在するおびただしい数の抗原を特異的に認識するために，TCRは多様性を有している．これはBリンパ球上の抗原レセプターとしての免疫グロブリンが多様性を有しているのと同様である．TCRの多様性もBリンパ球と同様，遺伝子の再構成により形成される．この再構成は，各鎖の可変部（V領域）をコードする遺伝子，すなわちV, (D), J各領域から遺伝子が選択・接合されることにより完成される．現在広く行われている臨床検査には，TCRの機能に関するものはほとんどなく，TCRの遺伝子再構成による多様性の特徴を応用した検査が主として行われている．

a）TCRの造血器腫瘍診断への応用

本章の(1)においてリンパ球サブセット検査の臨床応用における造血器腫瘍診断への有用性について述べたが，これら正常細胞にも存在する分化抗原を使用する場合には，時として増殖している細胞が腫瘍性の増殖なのか，反応性の非腫瘍性の増殖なのかが分析不可能なことがある．このような時，TCRの再構成を利用することによって，腫瘍性増殖であるモノクローナリティを証明することができる．

腫瘍性増殖の場合には，1つのクローンすなわち1種類のTCR遺伝子構造をもつ細胞が増殖しており，この遺伝子構造の解析にはサザンブロット法が用いられる．すなわちサンプルからDNAを抽出して，これを制限酵素で切断し，電気泳動後その遺伝子の一部に相補的なプローブとハイブリダイズさせ，目標となるDNA断片の大きさを検出する．制限酵素はおのおの固有の塩基配列を認識して切断し，同じ分子量のDNA断片は電気泳動上同じ距離だけ移動するため，その部位に沈降線をつくる．

遺伝子の再構成を生じていない場合，DNA断片の泳動位置は制限酵素によって決定される（胚細胞型）．しかし腫瘍細胞の場合，腫瘍細胞独自のTCR遺伝子構造を反映した，胚細胞型とは異なった大きさのDNA断片が検出される．これによってモノクローナリティが証明されることになる．このような遺伝子再構成を利用した方法は，造血器腫瘍の細胞の帰属を決定できることから診断に応用されるのみならず，治療効果や残存白血病細胞の検索に威力を発揮する．〔中原一彦〕

文献

1) 太田和雄，野村和弘編：フローサイトメトリー—手技と実際—，改定第2版，蟹書房，東京 (1988)
2) 日本サイトメトリー学会編：フローサイトメトリー入門，トプコ，東京 (1993)
3) 中原一彦：リンパ球表面マーカー—two-color, three-color を中心に—. *Medicina*, **31**, 654 (1994)
4) 中原一彦：白血病細胞のマーカー診断．臨床病理，**41**, 1296 (1993)
5) 中原一彦：悪性リンパ腫の診断，免疫学的マーカー診断．内科，**74**, 229 (1994)

3. HLA 検 査

（1） HLA 抗原の多型

HLA（human leukocyte antigen）遺伝子群は，ヒト第6染色体の短腕上に動原体側からクラスⅡの HLA-DP, DQ, DR 遺伝子座（locus），クラスⅠの HLA-B, C, A 遺伝子座が順に並んでいる（図Ⅲ.7）．各遺伝子座には多くの対立遺伝子（allele）が知られており，最も多い DRB1 では 100 個にもおよぶ数の対立遺伝子が見つかっている[1]．

この翻訳産物である HLA 抗原の多型箇所の多くは，抗原ペプチドが結合する領域，および HLA 分子が抗原ペプチドと結合した状態でT細胞に認識される領域にある．すなわち，HLA クラスⅠ分子ではα鎖のα1およびα2ドメイン（HLA-A, B, C 遺伝子のエクソン2およびエクソン3にコードされている），クラスⅡ分子ではα鎖のα1ドメインおよびβ鎖のβ1ドメイン（HLA-DR, DQ, DP のA遺伝子のエクソン2および各B遺伝子のエクソン2にコードされている）に変異が集中している（Ⅰ.8章参照）．HLA 抗原のタイピングでは，これらのドメインに存在するアミノ酸配列の変異を血清学的手法，細胞学的手法を用いて識別し，一方 HLA 対立遺伝子の DNA タイピングではこれらのエクソンの塩基配列の変異を解析する．近年遺伝子レベルの解析が進むにつれて，血清学的・細胞学的手法では区別できないが，その遺伝子の DNA 塩基配列では異なっている抗原，つまり異なる対立遺伝子にコードされている抗原が見つかってきた．そこで，HLA タイプは抗原名ではなく対立遺伝子名で示すこととなった．HLA 対立遺伝子名と抗原名との対応については文献1）に，また各対立遺伝子の DNA 塩基配列については文献2），3）に記載されている．

HLA は高度な多型性を示しているが，実際のタイピングにおいてはこれらの多型のすべてに出会うわけではない．その理由は記載された多型には非常にまれなものが含まれていること，人種によって多型の種類やその頻度に偏りがある[4,5]か

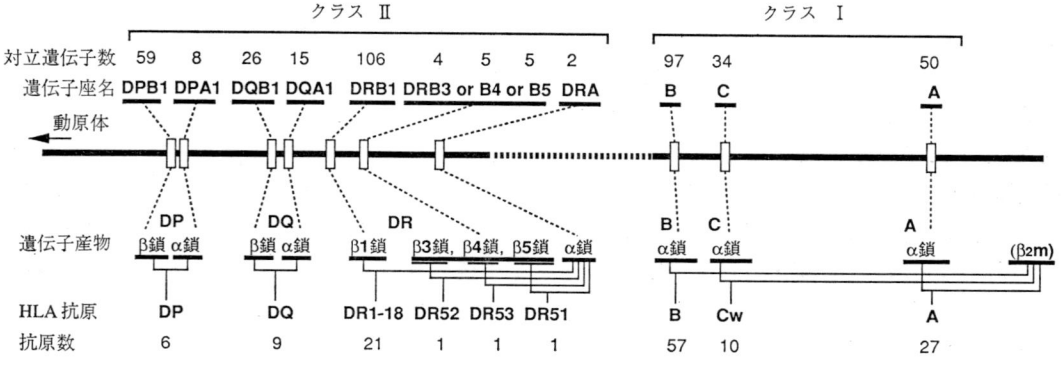

	クラス Ⅱ							クラス Ⅰ		
対立遺伝子数	59　8	26　15	106	4　5　5	2			97	34	50
遺伝子座名	DPB1 DPA1	DQB1 DQA1	DRB1	DRB3 or B4 or B5	DRA			B	C	A
遺伝子産物	DP β鎖 α鎖	DQ β鎖 α鎖	DR β1鎖	β3鎖, β4鎖, β5鎖	α鎖			B α鎖	C α鎖	A α鎖 (β2m)
HLA 抗原	DP	DQ	DR1-18	DR52 DR53 DR51				B	Cw	A
抗原数	6	9	21	1　1　1				57	10	27

図 Ⅲ.7　HLA 遺伝子群とその遺伝子産物[1]

偽遺伝子は除外した．DRB 3, 4, 5 遺伝子の有無は DRB1 の特定の対立遺伝子型と関連している．クラスⅠ抗原はα鎖とβ2m（β2 ミクログロブリン；多型はなく，第15染色体上の遺伝子にコードされている）のヘテロダイマーであり，クラスⅡ抗原は各α鎖とβ鎖のヘテロダイマーである．抗原数に比べ対立遺伝子数の多い理由は，異なる対立遺伝子にコードされているが，通常の血清学的・細胞学的手法では区別できないものが含まれているためである．これらの対立遺伝子間の違いには，同義置換（synonymous substitution；塩基配列は異なるが同一のアミノ酸に翻訳される変異）のものもあるが，非同義置換（nonsynonymous substitution）すなわち翻訳産物にアミノ酸の置換が生じ，その抗原の性質を詳しく調べると特異的抗体やT細胞との反応性に差がみられるものが多い．

らである.

一方,一個体について考えると6つの遺伝子座のおのおのについて,数多くの対立遺伝子の中から1個の対立遺伝子を選び持った染色体を2本持っている.これらは,父親,母親から1本ずつ譲り受けたものである.1本の6番染色体上のHLA遺伝子の組合せは,各遺伝子座の対立遺伝子の頻度に依存してランダムに組み合わされた場合に予想されるものではなく,特定の対立遺伝子のセットのものが多くみられる(各遺伝子座の対立遺伝子が連鎖不平衡の状態にある).例えば,日本人では,HLA-A24-Cw blank-B52-DR2-DQ1, A24-Cw7-B7-DR1-DQ1, A33-Cw blank-B44-DR13-DQ1などのハプロタイプが特徴的に見いだされる[4〜6].このようなHLAタイプの人種的特徴に関する知見は,タイピングを行う場合や,さらに移植のHLA適合性を考えるうえで大いに参考となる.

(2) HLA抗原のタイピング

HLA抗原の同定には血清学的・細胞学的タイピングが用いられている.HLAクラスI-A, B, Cおよびクラス II-DR, DQ抗原については微量細胞傷害性試験[7]でタイピングされる.この方法はHLAのルーチン検査法として汎用されている.HLA抗原の各タイプに特異的な抗血清を用意して,全血より分離したT, Bリンパ球に加える.これに補体を作用させリンパ球を傷害した抗血清の特異性を検体のタイプと判定する.HLA-DRとDQ抗原はT細胞には発現されないのでB細胞を用いる.近年,全血からのT, Bリンパ球の分離に免疫磁気ビーズ法が開発されたこと,また細胞傷害活性測定やタイプ判定用の自動装置が開発されたことにより簡便化が進んだ[8].

HLA-D抗原はT細胞の反応によって定義されており,リンパ球混合培養反応(mixed lymphocyte culture reaction ; MLR)で同定される[9].HLA-D抗原既知のホモ接合体のリンパ球(ホモ接合体タイピング細胞)を刺激細胞として被検者のT細胞と混合培養し,被検者T細胞が増殖しなければタイピング細胞と同じタイプと判定する.このHLA-D特異性は主としてDR抗原の違いにより決定されるが,一部はDQ, DP抗原の違いを反映している.

HLA-DP抗原のタイピングは感作リンパ球テスト(primed lymphocyte test)による[9].各DP抗原タイプ特異的に感作したT細胞に対し,被検者のリンパ球を抗原提示細胞として混合培養する.増殖した感作T細胞のタイプを被検者のタイプと判定する.

これら血清学的・細胞学的検査には数十mlの新鮮な血液が検体として必要である.また,抗血清やT細胞の特異性や反応性の善し悪しがタイピングの精度を大きく左右する.最近,クラスII抗原に対する良質の抗血清が不足しがちであることも一つの問題である.

(3) HLA対立遺伝子のDNAタイピング

DNAタイピングでは,まず細胞からゲノムDNAを抽出する.全血(室温で数日保存したものや長期間凍結保存したものでもよい)ならば1mlで十分な量のDNAが得られる.新鮮血からmRNAを抽出しcDNAとして用いれば,遺伝子のイントロン部分や偽遺伝子が含まれないのでタイピングはしやすい.しかし,小量の保存血や組織片でタイピングできるという長所を生かすために,多くの場合ゲノムDNAが用いられる.

抽出したDNAを鋳型として,目的とする遺伝子座または対立遺伝子グループ特異的に増幅するプライマーを用いてPCR(polymerase chain reaction)を行う.クラスIでは主としてエクソン2と3,クラスIIでは各A, B遺伝子のエクソン2について多型を解析し対立遺伝子のタイピングを行う.ただしDRについては,DRAは多型性が低いのでDRB遺伝子のエクソン2の解析のみでタイピングを行える.近年主としてクラスII遺伝子を対象とし,多くのDNAタイピング法が開発されてきた.以下に主なタイピング法を紹介する.

a) 配列特異的プライマーを用いたPCR法によるタイピング

PCR-SSP(sequence-specific primer)法[10,11],

PCR-ARMS（amplification refractory mutation system）法[12]などの方法がある．これらの方法はDNA配列の変異部位にPCRのプライマーを設定し，この特異的なプライマーを組み合わせてPCRを行う．PCR後，増幅の有無を電気泳動でチェックしてタイプを判定する．判定までの所要時間が短い（2～4時間）のが長所であるが，1検体あたりのPCR数が多いため多数検体用には不向きである．小数検体（5～10検体）で緊急を要する場合，例えば死体腎移植時のHLAタイピングなどに適している．

b) 配列特異的プローブを用いたハイブリダイゼーション法によるタイピング

PCR-SSOP法は最初に考案されたHLA対立遺伝子のタイピング法である[13]．DNAの多型部位に特異的なオリゴヌクレオチドプローブ（sequence specific oligonucleotide probe；SSOP）を設定し，これと相補的な配列が検体DNAにあるか否かをハイブリダイゼーションにより検出してタイプを決定する．通常，特定の遺伝子座のみPCR増幅して検体DNAとして用いる．

PCR-SSOP法のレギュラードット法[14～16]では検体の増幅DNA断片をナイロン膜上に固定する．ここに標識したSSOPをハイブリダイズし，特異的に結合したプローブを標識に応じた方法で検出する．プローブの標識には，ラジオアイソトープやビオチン，あるいはジゴキシゲニンが用いられ，オートラジオグラフィや発色，あるいは蛍光発光により検出できる．この方法では十～数十種類のSSOPを設定し，その数に応じた枚数のナイロン膜を用意してハイブリダイズを行うので，多数検体（50～100検体）処理には適しているが，小数検体には大変効率が悪い．

この変法としてリバースドット法[17,18]がある．この方法は多種類のSSOPを1枚のナイロン膜へ固定しておき，そこに標識した増幅DNA断片（標識したプライマーで検体DNAをPCR増幅したもの）を加えてハイブリダイズする．これは1検体あたり1枚の膜を処理すればよく，小数検体の同定にも適しているが，異なるプローブを同一の条件で処理するための調整がむずかしい．また，SSOPをマイクロタイタープレートに固定し，洗浄・発色操作を自動化して大量検体処理（1人で100検体まで可能）を容易にしたPCR-MPH（microtiter-plate hybridization）法[19]もある．同じくマイクロタイタープレートを用いる方法にTMA-HPA（transcription mediated amplification-hybridization protection assay）法がある[20]．PCR-SSOP法は判定までに1～2日かかるので，時間的余裕はあるが大量検体を処理する場合，例えば骨髄バンクのタイピングなどに用いられている．

c) 制限酵素断片長の解析によるタイピング

PCR-RFLP（restriction fragment length polymorphism）法[21]では，特定遺伝子座の対立遺伝子グループ特異的なPCRを行い，PCR増幅の有無で大まかなグループを判定した後，増幅された産物を変異部分に特異性のある制限酵素で切断し，その電気泳動パターンからDNA断片長を算出して対立遺伝子を同定する．数組の特異的プライマーと数種の制限酵素を用意すれば，各対立遺伝子の塩基配列を基に泳動パターンを予測することができ，標準検体がなくとも正確なタイピングが行える．しかし，多数検体には不向きである．

d) DNA一本鎖の立体構造の違いによるタイピング

PCR-SSCP（single strand conformation polymorphism）法[22,23]では，グループ特異的PCRを行った後，PCR産物を熱変性して一本鎖とし，非変性アクリルアミドゲルで泳動する．塩基配列の変異に応じて一本鎖DNAの立体構造が変化し易動度が異なることを利用してタイピングする．ゲルのアクリルアミドおよびグリセロールの濃度，泳動温度などを変えて適当な条件を設定すれば，300塩基中の1塩基の違いも識別できる．標準検体が必須である．上記a)～c)の方法と原理も異なり，またエクソン全体に存在する変異をまとめて評価できるので，a)～c)の方法でタイピングされた，臓器移植のドナー・レシピエントペアーの最終マッチングに，あるいは未知の対立遺伝子の検索にも有用と思われる．

e） 直接塩基配列決定によるタイピング

PCR-SBT (sequence based typing) 法[24,25]は，特定のグループのみ PCR 増幅し，PCR 産物を直接塩基配列決定することにより対立遺伝子を同定する．今のところ特定の対立遺伝子で試みられ，研究室レベルでは成果が上がっているが，日常検査の場で常用されるためにはコストや簡便性の面においてさらに開発の余地のある方法である．

以上紹介した方法は，HLA クラス I 遺伝子に関しては，研究室レベルで行われているものであり，日常検査に用いうる対立遺伝子タイピング法はなお開発中である．しかし，HLA クラス II 遺伝子については，ルーチンタイピング法として用いられているものも多い[10,11,17,19~21]．いずれにせよ，それぞれの方法には一長一短があるので目的にあった方法を選択することが必要である．

〔小川篤子・徳永勝士〕

文　献

1) Bodmer, J. G., March, S. G. E., Albert, E. D. et al.: Nomenclature for factors of the HLA system, 1995. *Human Immunol.*, **43**, 149 (1995)
2) Arnett, K. L. and Parham, P.: HLA class I nucleotide sequences, 1955. *Tissue Antigens*, **45**, 217 (1995)
3) Marsh, S. G. E. and Bodmer, J. G.: HLA class II nucleotide sequences, 1995. *Tissue Antigens*, **45**, 258 (1995)
4) Imanishi, T., Akaza, T., Kimura, A. et al.: Allele and haplotype frequencies for HLA and complement loci in various ethnic groups, HLA 1991 (Proceedings of the eleventh international histocompatibility workshop and conference) (Tsuji, K., Aizawa, M. and Sasazuki, T. eds.), Vol. 1, p. 1065, Oxford University Press, New York (1992)
5) 徳永勝士，十字猛夫：日本人の HLA 分布．日本臨床，**48**（増刊号，臨床免疫，上巻），489 (1990)
6) 今西　規，徳永勝士，赤座達也，他：日本人集団における HLA 遺伝子の対立遺伝子頻度とハプロタイプ頻度．今日の移植，**4**（別冊2, 日本人の HLA），147 (1991)
7) Terasaki, P. I. and McClelland, J. D.: Microdroplet assay of human serum cytotoxins. *Nature*, **204**, 998 (1964)
8) 宮本正樹，十字猛夫：HLA 検査（抗白血球抗体を含む）．検査と技術，**22**, 335 (1994)
9) 辻　公美：MLR と PLT．新生化学実験講座，分子免疫学II（日本生化学会編），p. 162, 東京化学同人，東京 (1991)
10) 佐田正晴，辻　隆之，Olerup, O.: PCR-SSP 法を用いた HLA class II 遺伝子の解析．今日の移植，**7**（別冊，日本人の HLA），71 (1994)
11) Olerup, O. and Zetterquist, H.: HLA-DR typing by PCR amplification with sequence-specific primers (PCR-SSP) in 2 hours; An alternative to serological DR typing in clinical practice including donor-recipient matching in cadaveric transplantations. *Tissue Antigens*, **39**, 225 (1992)
12) Sadler, A. M., Petronzelli, F., Krausa, P. et al.: Low-resolution DNA typing for HLA-B using sequence-specific primers in allele- or group-specific ARMS/PCR. *Tissue Antigens*, **44**, 148 (1994)
13) Saiki, R. K., Bugawan, T. L., Horn, G. T. et al.: Analysis of enzymatically amplified β-globin and HLA-DQα DNA with allele-specific oligonucleotide probes. *Nature*, **324**, 163 (1986)
14) 小幡文弥：PCR-SSO 法による HLA タイピング．新生化学実験講座，分子免疫学II（日本生化学会編），p. 210, 東京化学同人，東京 (1991)
15) Kimura, A. and Sasazuki, T.: Eleventh International Histocompatibility Workshop reference protocol for the HLA DNA-typing technique, HLA 1991 (Proceedings of the eleventh international histocompatibility workshop and conference) (Tsuji, K., Aizawa, M. and Sasazuki, T. eds.), Vol. 1, p. 397, Oxford University Press, New York (1992)
16) Gao, X., Jakobsen, I. B. and Serjeantson, W.: Characterization of the HLA-A polymorphisms by locus-specific polymerase chain reaction amplification and oligonucleotide hybridization. *Human Immunol.*, **41**, 267 (1994)
17) Erlich, H. A., Bugawan, T., Begovich, T. et al.: HLA-DR, DQ & DP typing using PCR amplification and immobilized probes. *Eur. J. Immunogenetics*, **18**, 33 (1991)
18) Bugawan, T. L., Apple, R. and Erlich, H. A.: A method for typing polymorphism at the HLA-A locus using PCR amplification and immobilized oligonucleotide probes. *Tissue Antigens*, **44**, 137 (1994)
19) 川井信太郎，前川尻真司，山根明男，他：PCR-MPH 法による HLA-DRB 遺伝子のタイピング．今日の移植，**7**（別冊，日本人の HLA），50 (1994)
20) 松原享一，小林　明，武田さおり，他：TMA-HPA 法による HLA-DR, DQ, DP のタイピング．今日の移植，**7**（別冊，日本人の HLA），42 (1994)

21) Ota, M., Seki, T., Fukushima, H., et al.: HLA-DRB 1 genotyping by modifed PCR-RFLP method combined with group specific primers. *Tissue Antigens*, **39**, 187 (1992)
22) Yoshida, M., Kimura, A., Numano, F. et al.: polymerase-chain-reactionbased analysis of polymorphism in the HLA-B gene. *Human Immunol.*, **34**, 257 (1992)
23) Bannai, M., Tokunaga, K., Lin, L. et al.: Discrimination of human HLA-DRB 1 alleles by PCR-SSCP (single-strand conformation polymorphism)method. *European J. Immunogenetics*, **21**, 1 (1994)
24) Ishikawa, Y., Tokunaga, K., Kashiwase, K. et al.: Sequence-based typing of HLA-A 2 alleles using a primer with an extra base mismatch. *Human Immunol.*, **42**, 315 (1995)
25) Santamaria, P., Boyce-Jacino, M. T., Lindstrom, A. L. et al.: HLA Class II "Typing"; Direct sequencing of DRB, DQB, and DQA genes. *Human Immunol.*, **33**, 69 (1992)

4. サイトカイン

　サイトカイン (cytokine) は種々の細胞から分泌される高分子の糖タンパクで，生体内において細胞性免疫反応，抗体産生，炎症反応，細胞分化など幅広い生物活性を有し，生体の恒常性維持に重要な役割を担っている．サイトカインとしてはインターロイキン（IL）として番号のついた IL-1〜IL-18（1996.12 現在）までのほか，TNF-α/β, IFN-$\alpha/\beta/\gamma$, G-, GM-, M-CSF, FGF, TGF, α/β, HGF など現在数十種類が同定，クローニングされている．これらのサイトカインは平常時はほとんど産生されず，感染や炎症などにより一過性に産生が誘導され，かつ局所で働くため血液中で有意のレベルの検出が困難なことが多い．

　サイトカインの作用の特徴として，各サイトカインが多様な作用を示す一方，複数のサイトカインが同一の作用を示したりするため，病態の解析のためには1つのサイトカインの変動を追跡するだけでは不十分である．また，最近種々のサイトカインに対する可溶性サイトカインレセプター（sCR）やレセプターアンタゴニスト（Ra）などサイトカイン結合性物質が血液中には高濃度で存在することが明らかとなり[3]，サイトカインのレベルだけでなく，併せてこれらの結合性物質の動態を解析することが重要となってきている．

（1）サイトカインの測定法とその原理

　体液中のサイトカインは種々の疾患との関連で測定されており，その測定方法として，バイオアッセイ法とイムノアッセイ法がある．バイオアッセイ法はサイトカインの多くが *in vitro* で細胞増殖活性を有していることを利用し，それぞれのサイトカインに感受性の細胞あるいは細胞株を用いて活性を測定する方法である．この方法は一般に感度が高く（1 pg/ml 以下の測定も可能である），サイトカイン本来の生物活性を測定する利点があるものの，特異性の問題（例えば IL-1 のアッセイに用いられる胸腺細胞の comitogen アッセイは IL-1, IL-2, IL-4, IL-6, IL-7 なども検出してしまうし，IL-1α/β サブタイプ識別できない），あるいはサイトカイン依存性細胞株の培養維持の煩雑さなどの問題があり，検査室でのルーチンアッセイには不向きである．

　イムノアッセイ法としては，リコンビナントサイトカインに対する特異的な抗体を用いたラジオイムノアッセイ（RIA）および酵素免疫測定法（ELISA）がある．いずれも特異性および感度はほぼ同等であるが，現在 RI を使用しない ELISA の方が簡便であり，主流となっている．サイトカイン測定用の ELISA, RIA キットは各社より多数市販されている．代表的なサイトカイン測定キットの測定感度と入手先を（表Ⅲ.6）にまとめてあるが，詳細は「免疫実験便覧（7）」（日本免疫学会標準化委員会編，1995年版，pp. 541-549）に最新の情報が掲載されている．なお，個々のサイトカインのバイオアッセイおよびイムノアッセイ法の詳細についてはすでに多くの実験法や解説書があり，本書では触れないので他書[1,2]などを参照されたい．

（2）サイトカイン測定上の注意と問題点

　これだけ多くのサイトカインが報告され，その測定キットも市販されているが，検査室での日常検査項目に採用されているものはまだほとんどない．その理由の一つはサイトカイン測定の病態検査学的意義が必ずしも確立していないこと，第二に測定系の感度の問題である．すなわち，感度がよいとされる ELISA 系でも高々 10 pg/ml 程度（ただし，IL-6 はさらに高感度測定系がある）ま

表 III.6 代表的なヒトサイトカイン測定キットとその測定感度

	測定原理	測定範囲	入手先など
IL-1α	ELISA, RIA	7.8〜250 pg/ml	大塚/RSD
IL-1β	ELISA, RIA	15.6〜500 pg/ml	Amersham 他
IL-2	ELISA	5〜1000 pg/ml	CAY/B-M
			MED(TFB)/RSD
IL-3	ELISA (Quantikine)	31〜2000 pg/ml	MED/RSD/Amersham
IL-4	ELISA	25〜1500 pg/ml	GZM/MED/RSD
IL-5	ELISA (Quantikine)	1 pg/ml	RSD
IL-6	ELISA	10〜600 pg/ml	TFB/RSD/END
IL-8	ELISA	31〜2000 pg/ml	RSD/TFB/Amerham
IL-10	ELISA	3 pg/ml	END
TNF-α	ELISA	2〜1500 pg/ml	GZM/NEN/第一
	IRMA (チューブ)		MED
IFN-γ	ELISA	20〜5000 pg/ml	MED/GIBCO/BRL
IL-1Ra	ELISA	31〜2000 pg/ml	Amersham/RSD
sIL-2R	ELISA	5 fmol/ml	B-M
sIL-6R	ELISA	31〜2000 pg/ml	Amersham/RSD
sTNF-RI	ELISA	7.8〜500 pg/ml	Amersham/RSD
sTNF-RII	ELISA	7.8〜500 pg/ml	Amersham/RSD

日本免疫学会標準化委員会編:サイトカイン用市販キット一覧表,免疫実験便覧(7),p.541,1995 より抜粋した。

でしか測定できず,多くのサイトカインの血中レベルの追跡には不十分であるからである。したがって,個々のサイトカインの正常値(基準値)と異常値の設定はなされていないのが現状である。第二の問題としては血中のインヒビターや結合性物質の存在である〔これについては(4)項で触れる〕。

(3) サイトカイン測定とその臨床的意義

上記のような問題点はあるが,これまで種々の疾患におけるサイトカイン濃度(特に IL-1, 2, 4, 5, 6, 8, 10, 12, TNF-α, IFN-α/β/γ, G-, GM-, M-CSF など)が血液(血清),尿,髄液,胸腹水,気管支洗浄液,関節液,羊水などの体液中で測定されている。一般に血液中でのサイトカインレベルはエンドトキシンショックや敗血症など全身性の疾患を除き,明白な亢進を認めることは少ないが,局所の体液中では明らかに産生,分泌が亢進しているケースが観察されており,感染や炎症の存在のよい指標となりうる。実際,エンドトキシンショックでは IL-1, IL-6, TNF-α などの産生がみられるが,なかでも TNF-α のレベルが重要であることは抗 TNF 抗体や sTNF-R の投与によりショックが軽減されることからも明

らかである[1,3,4]。ところで,炎症反応の発現や調節に関わる proinflammatory サイトカインとして IL-1α/β, TNF-α の役割が重要視されてきたが,これらのサイトカインレベルは全身性のショックのようなケースを除き,通常 pg/ml のオーダーで,必ずしも大きな変動を示さないケースが多い。むしろ IL-1 や TNF-α によって産生誘導される IL-6, IL-8 の方が大きな変動を示す。ここでは IL-8 の測定例を自験例からいくつか紹介する。IL-8 は正常人の体液中では検出感度以下(<10 pg/ml)であるが,慢性関節リウマチ(RA)患者(32例)の関節液中の IL-8 は 28例(87.5%)で検出可能で,その平均は 13.2 ng/ml であった。一方,変形性関節症(osteoarthritis)の患者では 14例中 8例では IL-8 の増加(平均 5.3 ng/ml)であり,いずれも関節液に浸潤していた好中球数と IL-8 濃度が相関していた。また,高らは尿路感染症患者 113例で尿中の IL-1, TNF-α, IL-6, IL-8 を測定したところ,表III.7 に示すように IL-6 および IL-8 のみが正常人に比べて有意に増加し,特に IL-8 のレベルは尿中多核白血球数とよい相関があること[5]を示した。同様に腹膜炎を併発した腹膜透析患者の透析液では特異的に IL-8 濃度が増加していることを得ている[6]。こ

表 III.7 尿路感染症患者尿中および持続腹膜透析（CAPD）液中のサイトカインの測定例（Ko ら，文献 5, 6 より作成）

		IL-1β	TNF-α	IL-6	IL-8
正常人	$n=20$	115.1+10.7	14.9+4.7	92.5+43.3	1078+181
尿路感染症患者（UTI）	$n=113$	161.9+49.8	9.3+1.7	<5.0	<16
CAPD 腹膜炎（−）	$n=33$	317 (180〜392)*	<5	15.5 (0〜52)	<16
CAPD 腹膜炎（＋）	$n=12$	152 (48〜256)	<5	1120 (90〜10600)	147 (20〜2273)

*：括弧内は range を示す．単位はすべて pg/ml．

表 III.8 可溶性サイトカインレセプター（sCR）が高値を示す疾患の例[*1]

	疾 患 例	コ メ ン ト
IL-1Ra；sIL-1R	エンドトキシンショック	IL-1, TNF, sTNF-R も同時に産生される
	敗血症	
	急性心筋梗塞	TNF, sTNF-R も検出される
	癌患者への IL-6 投与（第 I，II 相試験）	sTNF-Rp55 も検出される
	癌患者での高 IL-2 療法	sTNF-Rp55 も検出される
sIL-2R	原虫感染（リューシクマニア・ドノバニ，マラリア）	感染直後，最も高値
	血友病，ARC/AIDS	AIDS への進行度および TNF-α レベルとよく相関する
	悪性腫瘍（卵巣癌，乳癌，HCL，ホジキン（HD），非 HD リンパ腫など）	良性腫瘍では増加しない
	IgA 腎症	特に血尿と相関あり
	火傷	in vitro 産生は逆に低値を示す
	クローン病，潰瘍性大腸炎	健常人の 2〜3 倍上昇する
	多発性硬化症（MS）	（髄腔内）[*2]
	慢性関節リウマチ（RA）	
	血小板減少性紫斑病，川崎病，GM-CSF 投与時（非 HD 患者）	
sIL-6R	多発性骨髄腫	
	HIV 感染（AIDS）	AIDS の進行度を反映する
	骨髄移植時	IL-6 と複合体を形成している
	くも膜下出血（SAH）	（特に髄腔内）[*2]；sIL-2R も上昇
	G-CSF 投与時	
	若年性関節リウマチ（JRA）	
sTNF-R (p55/p75)	エンドトキシンショック，敗血症	IL-1Ra も産生あり
	髄膜炎菌による髄膜炎	重症例では TNF-α/sTNF-R 比が大きい
	原虫感染（マラリア）	抗マラリア剤投与で減少する
	悪性腫瘍（HCL，B-CLL）	B 細胞腫瘍で高値；良性腫瘍では亢進なし
	発熱患者	（血清，尿で）[*2]
	RA，シェーグレン症候群	2.5ng/ml (p55)；4.5ng/ml (p75)
	骨髄炎	RA の重症度と相関する
	妊婦および新生児尿，羊水	IL-1, IL-6, IL-8 などの産生もあり

[*1]：MEDLINE 1992〜94 の検索より抜粋した．
[*2]：印のないものはいずれも血清中のレベルが高値を示す例として挙げた．

れ以外にも好中球の増多および組織浸潤を伴う表に示すような疾患において体液中での IL-8 濃度の上昇が報告されており，そのレベルは 100 pg〜10 ng/ml にも達する．IL-8 の上昇は比較的速やかに起こるため IL-6 と共に感染や炎症反応の存在のよい指標となりうる．

（4）可溶性サイトカインレセプターについて

体液中でサイトカインの測定において注意すべきことは，(3)項で述べたようにサイトカインの活

性や濃度に影響を及ぼす可溶性レセプター（sCR）や IL-1Ra のようなサイトカイン結合タンパクの存在である[3,7]．サイトカインレセプターはケモカインレセプターを除き，基本的に膜を1回貫通するタイプのレセプターであるが，細胞外ドメインが切られて可溶性となった分子が血中に存在する．sCR としてはこれまで sIL-1R, sIL-2R, sIL-4R, sIL-6R, sTNF-R (p55, タイプI；p75, タイプII) などが見いだされている．これらの sCR はいずれもそれぞれのサイトカインに抑制的に働くものと考えられる．しかしながら，シャペロン的な作用を持つ sIL-6R では IL-6 との結合により gp130 レセプターには正のシグナルを与えるし，sTNF-R の場合のように低濃度の TNF-α に対しては結合することにより分解を防ぎ，血中での安定化に寄与するとも考えられる．

sCR の測定も主として ELISA 法により行われており，sTNF-Rp55, p75 とも悪性腫瘍，髄膜炎，RA などで，IL-2R は血液系の悪性腫瘍や自己免疫疾患，アレルギー性疾患で，また sIL-6R では，多発性骨髄腫，AIDS などで増加が報告されている（表III.8）．注目すべきことは血流中においてはサイトカイン自身の濃度よりはるかに高い濃度の sCR が検出されることであり，血中サイトカインの評価にはこれら結合性物質の存在意義を考慮することが肝要である．

〔笠原　忠・森田光哉〕

文　献

1) 笠原　忠：サイトカイン測定法とその臨床的意義．サイトカイン（笠倉新平編），p. 177, 日本医学館，東京（1991）；サイトカインと疾病，同，p. 179（1992）
2) 笠原　忠，他：サイトカインの誘導とアッセイ法およびサイトカインレセプターの検出法．リンパ球機能検索法（矢田純一，藤原道夫編），p. 608, 中外医学社，東京（1994）
3) Fernandez-Botran, R.: Soluble cytokine receptors; Their role in immunoregulation. *FASEB J.*, **5**, 2567 (1991)
4) Tracey, K. J. and Cerami, A.: Tumor necrosis factor; An updated review of its biology. *Crit. Care. Med.*, **21**, S415 (1993)
5) Ko, Y.-C. et al.: Elevated IL-8 levels in the urine of patients with urinary tract infections. *Infect. Immun.*, **61**, 1307 (1993)
6) Ko, Y.-C. et al.: Specific elevation of IL-8 levels in peritoneal dialysate of patients on continuous ambulatory peritoneal dialysis (CAPD) with peritonitis. *J. Clin. Pathol.*, **48**, 115 (1995)
7) Arend, W.: IL-1 receptor antagonist. *Adv. Immunol.*, **4**, 167 (1993)

5. 補体・免疫複合体

(1) 補体の検査

血清中に殺菌力を有し 56°C 加温で失活する易熱性因子が見いだされ (Nuttal, 1888), 後年, それは補体 (complement) と命名された. その溶血活性を利用し, 抗原抗体反応を間接的に測定する補体結合反応が開発され (Bordet, 1901), 梅毒血清反応では, 緒方法も含め中心的役割を果たしてきた. その他, 細菌, ウイルス, リケッチァなどの抗体検査などに利用されてきた. その後, 方法の煩雑さなどから凝集法, 比濁法, 比ろう法, 酵素抗体法 (EIA) などに代わってきている. 一方, 血清溶血活性 (CH50) は全身性エリテマトーデス (systemic lupus erythematosus; SLE) の診断や経過観察に重要な検査の一つとして定着し, 繁用され, C3, C4 の定量共々, 日常診療に利用されている. その他の補体成分や分解産物の定量も行われる.

補体結合の測定には, 補体の溶血活性以外, 補体成分に対する抗体を用いる方法や免疫粘着凝集反応がある. 前者では抗補体血清によるクームス試験や蛍光色素標識抗補体抗体を用いる間接蛍光抗体法, さらに抗 C1q 抗体や抗 C3d 抗体を用いての免疫複合体測定法がある.

(2) 補体溶血活性 (CH50)

a) 測定法

補体系全体の活性を示す指標となる. Mayer は「至適イオン強度下で 7.5 ml の反応液中に含まれる $5×10^8$ 個の感作赤血球の 50% を 37°C, 60 分間に溶血させるのに必要な補体量を 1 単位 (1 CH50)」と規定した. Mayer 原法は量が多く, 1/2.5 法での測定が行われてきた. 感作赤血球はヒツジ赤血球にウサギ抗ヒツジ赤血球抗体を感作させたもので, これに C1q から C9 まで反応が進むと溶血し, ヘモグロビンを放出する. この濃度を 541nm で測定する. 補体量 (X) と溶血率 (Y) との間には $X=K(Y/1-Y)^{1/n}$ が成り立ち, S字状曲線となり, 50%溶血率で求める. Mayer 原法, 1/2.5 法のほか, マイクロタイター法, 寒天内溶血法も試みられた. これらの方法は自動機器での測定ができず, 利用にも限度があった.

今日, わが国では溶血で生成される赤血球膜成分などによる濁度測定が自動機器を用いてなされており, 多数検体を短時間で測定することが可能となった. 図Ⅲ.8 に Hb 量 (Mayer 法による 50 %溶血率) と Cobas mira による濁度との関連を示した[1]. 高い相関が得られ, 臨床応用がされるようになった.

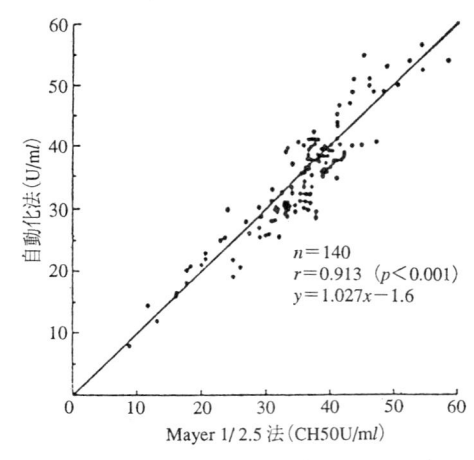

図 Ⅲ.8 自動化法 (Cobas mira) と Mayer 1/2.5 法とによる CH50 値[1]

b) 臨床的意義

補体測定について, 臨床応用で最も有用なものは SLE での CH50 値である. SLE 患者の経過観察中, 低下傾向がみられた場合, 副腎皮質ステロイド薬の増量投与を行うことにより増悪が防げる. CH50 値上昇または低下をきたす疾患を表

5. 補体・免疫複合体

表 Ⅲ.9 補体プロフィルと疾患

補体プロフィル			疾　　　　　患
CH50	C4	C3	
上　昇	正	上　昇	炎症性疾患（感染症，慢性関節リウマチ，結節性多発動脈炎），悪性腫瘍
低　下	正	正	cold activation（血清・血漿補体解離），C3, C4 以外の補体成分欠損
	正	低　下	急性糸球体腎炎，膜性増殖性糸球体腎炎，エンドトキシンショック，C3 欠損症
	低　下	正	遺伝性または後天性血管神経性浮腫，C4 欠損症
	低　下	低　下	SLE, 悪性関節リウマチ，慢性肝疾患，劇症肝炎，DIC

Ⅲ.9 に示す．炎症性疾患では CH50 値上昇をみるが，非特異的急性期反応の 1 つと考えられている．悪性腫瘍でも上昇する．炎症での上昇と同様の機序が推定されるが詳細は不明である．

CH50 の低下は慢性肝疾患で最も頻度が高い．これは，肝での補体成分産生低下のみならず，*in vitro* での低下も含まれる．特に C 型肝炎患者血清の 30～40% は冷所保存により著明な CH50 値低下をきたす[2]．その原因は明らかでなく，classical pathway 活性化によるものとされるが，C1q は関与しない．classical pathway 活性化による CH50 値低下は immune complex などに C1q が結合することにより引き起こされ，SLE や血管炎，血清病などでみられる．alternative pathway 活性化による低下はエンドトキシンショックや膜性増殖性腎炎（membranoproliferative glomerulonephritis; MPGN）などの腎炎などでみられる．さらに，補体成分の先天性欠損や肝硬変や劇症肝炎などでの肝での補体成分の産生低下などにより CH50 値の著明な低値がみられる．

(3) 補体成分

補体各成分の中で血清中濃度の高い C3 と C4 の測定が日常検査で行われている．

a) C3（$\beta 1C/\beta 1A$ グロブリン）

補体成分のなかで，C3 の血清濃度は約 1200 μg/ml と最も高い．C3 は分子量が 190000 で，2 本のポリペプチド鎖からなる糖タンパクであり，補体系の中心的存在である．産生は肝が主で，他にマクロファージも産生する．慢性肝炎や肝硬変では C3 産生低下による血中値低下がみられる．

C3 タンパク量の測定は，一元免疫拡散法から始まり，今日では比濁法，比ろう法やラテックス凝集法を原理とした自動機器による測定が行われている．C3 溶血活性の測定は特定の研究室で可能である．血中 C3 値低下は肝での産生低下や classical または alternative pathway 活性化が原因となり引き起こされる．頻度からすると，慢性肝炎，肝硬変例が最も多く，前者の機序による．MPGN や脂肪異栄養症では C3 nephritic factor（C3NeF）が見いだされ，C3bBb との反応により alternative pathway 活性化が進み，C3 は低下する．まれなものだが，C3b inactivator 欠損症でも C3 は低下する．

b) C3 分解産物

C3 は C3 convertase により C3a と C3b に分解され，C3b は C3bINA と $\beta 1H$ とにより iC3b となる．これは，さらに C3c と C3d（C3dg）とに分解される．C3b に対するレセプター（CR1）はヒト赤血球，B リンパ球など種々の細胞に存在し，抗原・抗体・補体結合物は C3b を介し，これらの細胞と結合する（免疫粘着現象）．C3a は血管透過性亢進，平滑筋収縮作用などの生物活性を有し，アナフィラトキシンの 1 つである．血中 C3a と iC3b 値の上昇は C3 活性化により引き起こされ，膠原病，腎炎などでみられる．

C3 分解産物の測定としては免疫電気泳動などによる $\beta 1C$ から $\beta 1A$ の転換の有無や RIA や EIA 法による C3a, iC3b タンパク量測定がなされる．これら分解産物の増加は補体活性化の示標ともなる．

c) C4（$\beta 1E$ グロブリン）

C4 の血中濃度は約 400 μg/ml と，C3 に次ぐ．C4 は classical pathway の初期反応成分（C1, C4, C2）の 1 つで，抗原抗体結合物などとの結合による活性化の結果，低下する．C4 は C1 エス

テラーゼ esterase（C1s）により C4a と C4b とに分解され，C4a はアナフィラトキシンとしての活性を示す．C4b はさらに C4c と C4d とに分解される．

C4 値低下は classical pathway 活性化や肝での産生低下にてみられる．遺伝性血管神経性浮腫（hereditary angioneurotic edema；HANE）は C1 INH の先天性欠損により一過性の限局性浮腫が出現する疾患であり，C1s により C4, C2 が不活性化される．そのため，CH50, C4 と C2 値の低下をみる．

C4 測定は単独でなされることは少なく，通常，C3 と共に測定される．これらの抗原量値と溶血活性である CH50 値の3者の情報により補体系のおよその評価が可能となる．表Ⅲ.9に CH50 と C3 および C4 の高～低とそれらに対応する疾患について示した．

d）C1q

C1 は3つの亜成分，C1q, C1r, C1s からなる．C1q は免疫複合体や変性 IgG の Fc と結合し，classical pathway 活性化の引き金となる．

C1q の構造は6個のチューリップの花（globular portion）と1本の柄（stalk）にたとえられ，前者が IgG-Fc に結合し，後者にはコラーゲン様構造が存在する．C1q が IgG-Fc と結合することにより，後者に新たな抗原性を持つ部分が出現する．C1q はマクロファージなどで生成され肝では生成されない．

血中 C1q は5～40歳までは $132.3±2.6\,\mu g/ml$ で，5歳以下はより低めで，40歳以上はより高めとなる[3]．血中 C1q 値の上昇はリウマチ性疾患では慢性関節リウマチ，全身性進行性硬化症，痛風，骨髄炎，アナフィラキシー性紫斑病，水疱性皮膚疾患などでみられ，低値は混合型結合組織病などでみられた[4]．慢性肝疾患では上昇する．

C1q の測定は SRID, ELISA や比ろう法によってなされる．保険診療には適用されておらず，特定の研究室で測定される．

（4）免疫複合体

1905 年，von Pirquet はマウス血清注入後，10日前後に発現した発熱，発疹，リンパ節腫脹，関節炎，尿タンパク陽性などの病態に対し血清病と名づけた．その約50年後，それらの病像は形成された免疫複合体（immune complex；IC）により引き起こされたものであることが証明され，免疫複合体の概念が確立した．代表的疾患としては血清病のほか，A群 β 溶連菌感染後糸球体腎炎，ループス腎炎などがある．

IC 測定が 1970 年代に活発になされ，その評価が 1981 年 WHO より報告された[5]．有用性の認められたのは，C1q 法（固相法または液相 binding test），conglutinin 法，ヒト monoclonal（m）RF binding test と Raji 細胞法の4法のみである．今日，わが国で用いられている方法は C1q 固相法とマウス m-Ab を用いる方法（抗 C3d 法，mRF 法）である．

血中 IC 測定が有用なものは，前述の WHO 評価では，SLE と RA の活動性評価と経過観察の補助手段，さらに急性白血病など悪性腫瘍の予後推定，さらに血漿交換療法の効果判定とされた．疾患活動性と血中 IC 値が相関するのは腎症を有する活動性 SLE が典型例といえよう．

IC の疾患での検出頻度は測定法により異なる．SLE では C1q や C3 など補体成分に関連した方法が高頻度に陽性となり，m-RF を用いる方法では RA で陽性率が高い．このように疾患で使い分けする必要があろう．

今日，わが国で用いられている測定法はいずれも EIA 法である．C1q を固相化する方法，抗 C3d 抗体または m-RF を固相化する方法の3法が利用されている．いずれもほぼ安定した製品として供給され，日常臨床検査に用いられている．

〔吉田　浩〕

文　献

1) 三浦隆雄，他：免疫溶血濁度測定法による血清補体価（CH50）．臨床検査，**32**, 1537-1540（1988）
2) Nagai, T. et al.: Cold complement activation and serum storage conditions. QC in Clin. Lab. '95 (Ohba, Y. et al. eds.), pp. 163-169, Excerpta Medica (1995)
3) 佐々木雅子，米増国雄：C1q. 日本臨床，**48**（増刊号），637-640（1990）

4) Ochi, T. et al.: Immunochemical quantitation of complement components of C1q and C3 in sera and synovial fluids of patients with bone and joint diseases. *Ann. Rheum. Dis.*, **39**, 235 (1980)

5) Report of an IUIS/WHO working group: Use and abuse of laboratory tests in clinical immunology; Critical considerations of eight widely used diagnostic procedures. *Clin. exp. Immunol.*, **46**, 662 (1981)

6. 自 己 抗 体

6.1 リウマトイド因子

1960年代の rheumatoid factor；リウマトイド因子（RF）研究の主眼は，マクログロブリンと可溶性免疫複合体の化学的解明であり，慢性関節リウマチ（rheumatoid arthritis；RA）病因との関わりの解明であった．その成果は22SタンパクがIgMクラスリウマトイド因子（IgM-RF）と5つのIgG分子の結合体であることが解明されたことである[1]．その後に続く研究は，数こそ多いが，根気と疑問の宝庫のような状態であった．RAの病態にRFが密接に関わっていることは明らかであるが，RFが関節炎を惹起しているのかどうかについて，現在では疑問視する研究者が多くなっている．例えば，RFを関節腔内に注入しても少し炎症が生じる程度であり，RAにみられる持続した関節炎は発生しない．現在では，RF以外の多くの物質が複雑に関与することによりRAの関節炎が発症すると信じられるようになってきている．

（1） RFの測定

RFを測定する際の最も一般的な方法はRAテストである．よく知られているようにこのテストでは，ヒトIgGを被覆したラテックス粒子を用いてRFの凝集力を測定している．変法としてわが国では，ウサギIgGを被覆したゼラチン粒子の凝集をみる方法が普及しており，これはRAPAテストと呼ばれている．もちろんEIA法によるIgM-RF，IgG-RF，IgA-RFなども研究室で測定されているが，一般検査として普及していない．最近ようやく，IgG-RFが臨床に利用できるようになった（表Ⅲ.10）．これらEIA法によるRFの測定では他の多くの抗体と同様にRFの濃度に依存した測定値が得られるので，RAテストで測定した凝集力とは性格上異なる検査である．

（2） RFの定義

今日多くの研究者に用いられるRFの定義は表Ⅲ.11に掲げるようなものである．自己抗体であること（定義1. autoantibody），交差反応性を持つこと（定義2. cross reactivity），RAに高頻度で現われること（定義3. related to arthritis），RAに現れる場合IgM-RFが優位であること（定義4. dominant IgM-RF），RAに対する特異性が低いこと（定義5. low specificity to RA），

表Ⅲ.10 リウマトイド因子検査法とその解釈

検査法	原理	異常値をきたす疾患	偽陽性をきたす要因
RAテスト	ヒトIgG被覆ラテックス凝集を肉眼判定もしくは比濁測定	慢性関節リウマチ，慢性炎症性疾患感染症，高齢者	リウマトイド因子以外の抗ヒトIgG抗体を生じる病態（輸血，妊娠など）
RAPA法	ウサギIgG被覆ゼラチン粒子の凝集を肉眼判定する	同上	抗コラーゲン抗体が担体であるゼラチンと結合する可能性がある
IgG-RF	ヒトIgG-Fcをポリスチロールカップに被覆，抗ヒトIgG-Fd抗体にて定量する	活動期慢性関節リウマチ，膠原病，高齢者	RAテストの場合と同じ

6.1 リウマトイド因子

表 Ⅲ.11 リウマトイド因子の定義

1. 抗ヒト IgG(Fc)抗体である (autoantibody to IgG-Fc)
   (a) IgG 上の CH_2-CH_3 interface (hinge region) に結合する
   (b) IgG_3 と反応しない（関節液中の RF は IgG_3 と反応する？）
   (c) 自己抗体である？
   (d) 外来抗原に反応して産生されたが IgG(Fc)に cross reactive である？
2. 種を越えた類似抗原に結合できる (cross reactivity)
   (a) ウサギ，ウマ，ヒツジ，サル，ニワトリ，モルモット，マウスなど多くの動物の IgG に結合する
   (b) molecular mimicry：細菌細胞壁多糖体，DNA，コラーゲンなど IgG(Fc) 類似抗原による刺激，およびウイルス，細菌が持つ外来性 Fc レセプターが抗原となった場合，その抗体は IgG(Fc)に似た構造となり，この抗体のイディオタイプ抗体は Fc レセプター類似構造すなわちリウマトイド因子活性を持つ (idiotypic mimicry)
3. 慢性関節リウマチに高頻度（70～90％）で現れる (related to arthritis)
   (a) adjuvant arthritis：LPS 刺激による関節炎．RF(-) である
   (b) type Ⅱ collagen-induced arthritis：軟骨，水晶体に存在するタイプⅡ型コラーゲンで免疫してつくる関節炎．RF(-) である
   (c) MRL *lpr/lpr* mouse：関節炎自然発症マウスで RF(+) である
4. RA では IgM-RF 優位である．IgG-RF は極少量しか現れない (dominant IgM class in serum)
   (a) IgG-RF は self-association するという特異性をもつ
   (b) 関節滑膜浸潤リンパ球は 90％ 以上 IgG-RF を産生している
   (c) 関節腔内の免疫グロブリンは，IgG_3 subclass が優位であり，関節内で除かれている？
5. RA 以外のいろいろな病態に出現する (low specificity to RA)
   (a) seropositive person の 40％ のみが RA である
   (b) 肝硬変，慢性感染症，加齢に多い
   (c) EB virus infection, hyperimmunization, LPS stimulation により正常人のリンパ球にリウマトイド因子を産生させることができる
   (d) Waldenstöm macroglobulinemia, cryoglobulinemia に monoclonal IgM-RF を認めることが多く，これらの症例は関節炎を持たない

などが RF の特徴として定義にもられている．

(3) 今日の RF についての疑問

① 結局 22S タンパク複合物とは何をしているのか．

② RA テストで分類される seropositive と seronegative というものはどのような意味があるのか．

③ RF のアイソタイプ（isotype）はどのように臨床に役立つのか．

④ RF はなにが刺激となって産生されたものなのか．

⑤ どうしてそんなに大量の RF をヒトは産生するのか．

⑥ RF の広い交差反応性はいかなる生物学的意味を持っているのか．

現在の臨床上の経験からは，RA テストは確かに RA の診療に必要であり，特にその感受性には満足する医師が多いと思われる．RA テストの診療上の問題は特異性にあり，この点は新しく普及が始まった定量測定や，EIA 法による RF のアイソタイプ測定が解決してくれるものと期待している．

最近の分子生物学研究の進展により，RF のもっと詳細な分子生物学上の疑問も生じてきている．これらの疑問を列挙すると，

⑦ 細胞表面での RF の働き，生物学的役割．

⑧ RF の免疫化学的な広い heterogeneity および抗体活性の広いバラエティがいかなる利害を宿主に与えているのか．

⑨ RF の悪い働きとは唯一関節滑膜に対する炎症惹起だけであるのか．

⑩ RF が RA という病気をつくっているかどうかについて，実験的に確かめる方法はないものか．

⑪ IgG-RF, IgA-RF は報告されたデータでは IgM-RF よりも宿主に悪く働くと考えられるにもかかわらず，多くの臨床家が IgG-RF を測定するようにならないのはなぜなのか．

⑫ RF 抗体活性の顕著な交差反応性は，対応する抗原が IgG であるということよりも RA の発症に関して意味のあることなのか．

⑬ CD5⁺Bリンパ球について、誰もがなぜ大量にこの細胞を持っているのか。報告されたデータでは、一般の抗体産生Bリンパ球の1000倍にも達するCD5⁺Bリンパ球があることになり、あまりにも不自然である。

⑭ 最近の分子生物学研究はRFの由来についてH鎖およびL鎖の超可変領域が特別な遺伝子の断片から由来していることを示している。しかし、この遺伝子上の限定された領域がどの程度の制限を持って限定されているかについては議論がある[2]。

⑮ RFは生物学的な他の活性を持っている。抗原の取込みを促進して、抗原提示を促進している。このような免疫系全体への調節作用についてはまだほとんど解明されていない[3]。

以上のようなよく遭遇する疑問のほかにもたくさんのRFについての疑問がある。RAという病気が難解で、人知を超えた生物学の原理から発しているのではないかと推測される由縁である。

（4） IgM-RFはリンパ芽球の持つ免疫グロブリン遺伝子の断片から直接由来するものであり、somatic mutationはRF合成に関与しない

免疫グロブリン合成過程についての遺伝子からタンパクに至る過程は、利根川による先見的仕事から、リンパ球の分化増殖と密接に結びついた遺伝子再構成を伴う現象として理解されるようになった。一般の免疫グロブリンとRFがこの過程で何らかの相違があるものかどうかについて議論があった。この点に関し、最近の分子生物学研究はまだIgM-RFについてのみではあるが、RFが一般の免疫グロブリンと何ら変わることのない過程を経て遺伝子から合成されてくることを証明している。

現在までのところ、得られたIgM-RFはクリオグロブリン血症やIgM骨髄腫や一部のRA、SLEなどに限られている。これらの患者からIgM-RF産生細胞を取り出してハイブリドーマをつくり、その産生するモノクローナルIgM-RFについて抗イディオタイプ抗体を作成する。この抗イディオタイプ抗体が知られているIgMイディオタイプと反応するかどうかを検証して、オリジナルのモノクローナルIgM-RFのイディオタイプを決定するという研究である。一部のIgM-RFについては、可変領域のアミノ酸配列を調査して、H鎖やL鎖の知られているイディオタイプとのhomologyを検討している。この時、体細胞変異（somatic mutation）の有無が判明する。

まず、抗イディオタイプ抗体による検討からは、オリジナルのIgM-RFがかなり広いさまざまなイディオタイプを持つことがわかり、RF以外の自己抗体や一般のIgMにみられるのと何ら相違を見いだせない。オリジナルのIgM-RFがpolyreactive antibodyの特徴を有する場合には、より限られたイディオタイプが認められる。H鎖およびL鎖の可変領域のアミノ酸配列を検討すると、知られているイディオタイプのそれとほとんど100％に近いhomologyがみられた。これは、H鎖においてもL鎖においても同じであった。このことは、リンパ芽球の遺伝子がsomatic mutationなしにそのまま発現したものとしてこれらのIgM-RFが存在していることを物語っている。知られているリンパ芽球の遺伝子と比べて100％でないhomologyを持つIgM-RFも存在するが、DNAの塩基配列において1ないし2個の塩基が異なっている程度であり、われわれにとってアミノ酸配列が既知であるイディオタイプが少ないことを考慮すると、これらのIgM-RFがリンパ芽球の遺伝子から直接由来した産物であると考える方が合理的である。免疫グロブリンをコードしている遺伝子のV, D, J領域がIgM-RFをつくる場合に、その他の一般の免疫グロブリンの場合と同様、非常に幅の広い一見ランダムに見える組合せで使われている[2~5]。以上の事実はIgM-RFが外来抗原に対する一般の免疫グロブリンと同様の過程で遺伝子から合成されてくることを示唆しており、この意味でantigen driven immune responseの一貫であると考えられる。特定のクローンが自己抗体をつくるという仮説は、このような事実からは否定的である。しかし、先にも述べたとおり、現在の研究はIgM-RF

に関するデータだけであり，IgG-RF や IgA-RF はもう少し限定したクローンから由来する可能性を否定できない．また，自己抗体のアミノ酸配列がリンパ芽球の遺伝子から直接由来するという事実は，正常者のBリンパ球においても，少なくとも分化の初期において同じような遺伝子が存在する可能性を示唆している．RF やその他の自己抗体についてのこのような分子生物学的研究はその端緒にあるにすぎず，今後いろいろな病態にある患者を対象とすることにより，さらに自己抗体産生のメカニズムを解析することが可能である．

（5） RF が anti-anti-Fc receptor である可能性について

RF が RA 以外の多くの疾患にも現れることは以前からよく知られた事実である．慢性に経過する感染症にとりわけそのようなケースが多いようである．梅毒，癩，結核，心内膜炎，寄生虫病，サルコイドーシス，マラリア，慢性肝炎など，数えあげるときりがない多くの疾患について RF が検出される．この現象について，今までは，これら外来抗原とその抗体とが反応してできた免疫複合体が抗原となって RF を産生するに至ると説明されていた．言い換えると，免疫複合体のなかの変性 IgG が，antigen driven immune response を引き起こし，その結果 RF が出現すると説明するわけで，この場合，RF が産生されるかどうかはもっぱら宿主の免疫応答の遺伝的背景に依存していると考えていた．この歴史的な仮説とは別に，最近，外来微生物が持つ Fc receptor に着目した考え方が登場した．すなわち，外来微生物が普遍的に持つ Fc receptor が引き金となり，その抗体である anti-Fc receptor がまず宿主の体内で合成される．多くの一般の抗体と同様に，宿主の免疫調節作用により，この抗体にもイディオタイプ抗体が合成され，それは anti-anti-Fc receptor であり，これが RF そのものであるとする仮説である[6,7]．この仮説において注目すべきは，胎児のリンパ球でも適切な外来抗原の刺激により RF 産生が生じるという事実である[7,8]．RF が antigen driven 原則に従うといえども，リンパ芽球の遺伝子から RF が誘導されるメカニズムについては，他の一般の免疫グロブリンと異なる部分がある可能性を推察させる．また逆に，高齢者で高頻度に RF が検出される事実も，単純な antigen driven の原則とは合わない．高齢者は免疫全体の反応が落ちているし，外来抗原による刺激も若年者よりは少ないと考えられるからである．さらにつけ加えて考えなければならない事実が過去に報告されている．RF の抗体活性についての精密な実験は 1960 年代の仕事である[9]．それによると，RF の抗体活性に対応する抗原はヒト IgG アロタイプ (allotype) 抗原が多く，Gm 抗原がほとんどである．特に，自己に存在しない Gm 抗原が対応抗原であるという．このことは，RF の自己抗体としての性格に疑問をはさむこととなり，この過去のデータをいかに解釈するのか我々は答えなければならない．

（6） RA 患者の IgG 糖鎖の異常

RF 産生の引き金になる変性 IgG については，実際のケースで証明されたものはまだない．一つの魅力的な仮説として，RA 患者にかぎって IgG 分子構造の異常が報告されている．正常の IgG 分子では，CH2 ドメイン部分に若干の糖鎖があり，この糖鎖の成分を調べた研究では，RA 患者でガラクトース欠損糖鎖が有意に多いというものである[10]．その後の研究では，RA のみならず，結核やサルコイドーシスにおいてもガラクトース欠損 IgG が増えているという指摘もなされている．この糖鎖異常を持つ IgG が RF の真のリアクタントであるかどうかは，今後の検討に待つとして，素朴な疑問は，RA 患者の IgG を RF 活性のあるものとないものに分類した場合，どちらの IgG に糖鎖異常が多くみられるのかというものである．この疑問に答えるデータは報告されていないが，IgG-RF に糖鎖異常が多い場合と non-RF の IgG に糖鎖異常が多い場合とでは，仮説に差が出ると思われる．RF 産生刺激をこの糖鎖異常の IgG が引き起こしているものならば，むしろ，non-RF の IgG に糖鎖異常が多い結果が出ると予想される．今後の研究進展を期待し

たい.

おわりに

この節で述べるべき他の報告として，IgG サブクラスの問題，self-associated IgG-RF の問題，補体の問題などがあるが，これらについては，他書を参考されるよう希望する． 〔吉野谷定美〕

文　献

1) Kunkel, H. G., Muller-Eberhard, H. J., Fudenberg, H. H. et al.: Gamma globulin complexes in rheumatoid arthritis and certain other conditions. J. Clin. Invest., 40, 117-129 (1961)
2) Vivtor, K. K., Randen, I., Thompson, K. et al.: Rheumatoid factors isolated from patients with autoimmune disorders are derived from germline genes distinct from base encoding cross reacting idiotypes. J. Clin. Invest., 87, 1603-1613 (1991)
3) Carson, D. A., Cha, P. P. and Kipps, T. J.: New roles for rheumatoid factors. J. Clin. Invest., 87, 379-390 (1991)
4) Pascual, V. and Capra, J. D.: Human immunoglobulin heavy chain variable region genes; Organization, polymorphism, and expression. Advances in Immunology (Dixon, F. J. ed.), pp. 1-74, Academic Press, New York (1991)
5) Thompson, K., Randen, I., Natvig, J. B. et al.: Human monoclonal rheumatoid factors derived from the polyclonal repertoire of rheumatic synovial tissue; Incidence of cross-reactive idiotypes. Eur. J. Immunol., 20, 863-868 (1990)
6) Tsuchiya, N., Williams, R. C. Jr. and Hutt-Fletcher, L. M.: Rheumatoid factors may bear the internal image of the Fcγ-binding protein of herpes simplex virus type I. J. Immunol., 144, 4742-4748 (1990)
7) Williams, R. C. Jr.: Hypothesis; Rheumatoid factors are anti-idiotypes related to bacterial or viral Fc receptors. Arthritis Rheum., 31, 1204-1207 (1988)
8) Levinson, A. I., Dalal, N. F., Haidar, M. et al.: Prominent IgM rheumatoid factor production by human cord blood lymphocytes stimulated in vitro with Staphylococcus aureus Cowan I. J. Immunol., 139, 2237-2241 (1987)
9) Fudenberg, H. H. and Kunkel, H. G.: Specificity of the reaction between rheumatoid factors and gamma globulin. J. Exp. Med., 114, 257-278 (1961)
10) Parekh, R. B., Mizuochi, T. et al.: Association of rheumatoid arthritis and primary osteoarthritis with changes in the glycosylation pattern of total serum IgG. Nature, 316(1), 452-457 (1985)

6.2　抗　核　抗　体

6.2.1　抗核抗体法（蛍光抗体法）

膠原病患者血清中の自己抗体の中心となるものは，細胞の核や細胞質の構成成分に対する抗体群である[1]．これらは抗核抗体と抗細胞質抗体に大別される．抗核抗体とは，細胞核内の抗原性物質に対する抗体群の総称である．核内の抗原は多数あり，生理的な溶液には不溶性のものもある．このため溶液内反応のみでは，抗体の一部しか検出できない．そこで抗核抗体群のすべてを一括する第一次スクリーニング検査法として，蛍光抗体間接法による抗体検査が広く用いられる．

通常，抗核抗体陽性という場合は，蛍光抗体法による抗核抗体の陽性を指している．欧米では fluorescent antinuclear antibody と表現し，FA-NA 陽性と略している．

（1）蛍光抗体法による抗核抗体の測定原理

細胞核内の抗原のすべてをなるべく変性しない状態でスライドグラス上に固定して，患者血清中の自己抗体と反応させる．核抗原と反応した抗体は，蛍光標識された第2抗体（すなわちヒト免疫グロブリンに対するヤギまたは家兎の免疫抗体）と反応して，可視化される．細胞を蛍光顕微鏡下で観察し，核に特異蛍光染色が認められれば，患者血清中に抗核抗体が存在していた証拠となる．

検体は血清が主であるが，時に胸水，腹水，尿などを濃縮して試料とすることもある．

核材としては各種の培養単層細胞が使われる．抗体と核材との反応性は，細胞の種類により若干異なる．これは核内の特定の抗原性物質の濃度に，種族差や臓器差があるためである．自己抗体

6.2 抗核抗体

表 III.12 蛍光抗体法による抗核抗体（FANA）陽性疾患と陽性率

FANA 陽 性 疾 患	陽性率
1. 全身性エリテマトーデス（SLE） SLE での完全陰性は例外的である．薬剤誘発性ループスは抗核抗体陽性が診断根拠となるため100％陽性	99％以上
2. 全身性硬化症（SSc）	95％以上
3. overlap 症候群/混合性結合組織病（MCTD） SLE, SSc を含む overlap 症候群は 95％ 以上の陽性率となる．MCTD は抗 U 1-RNP 抗体陽性が診断根拠となるため100％陽性	80％以上
4. 多発性筋炎・皮膚筋炎（PM/DM） 疾患標識抗体であるアミノアシル tRNA 合成酵素抗体（抗 Jo-1 抗体など）は，抗核抗体ではなく抗細胞質抗体に分類される．しかし PM/DM は膠原病や悪性腫瘍との重複例も多く，抗核抗体陽性率が高い．これらを含めた蛍光抗体陽性率はさらに高率となる	70％以上
5. シェーグレン症候群（SS） 抗 SS-A 抗体（抗 Ro 抗体）をも含めた陽性率を指す．同抗体は抗核抗体に分類されているが対応抗原の核内分布量は少なく，抗細胞質抗体でもある．このため通常の蛍光抗体法では抗核抗体陰性として報告されることが多く要注意．SS での抗核抗体陰性率は一次性 SS で高く，二次性 SS では RA 以外の膠原病合併例で高い	60％以上
6. 亜急性皮膚ループス（SCLE）および汎発性円板状ループス	
7. 慢性関節リウマチ（RA） 悪性 RA，多関節炎型の若年性 RA での陽性率が高い．経過の長い RA 患者での抗体陽性例は，二次性 SS についての精査を要する．フェルティ症候群はまれな疾患ではあるが，ほぼ全例に（顆粒球特異的）抗核抗体が陽性となる	50％以上 30％以上
8. 限局性強皮症	
9. 自己免疫性肝炎，特にルポイド肝炎	
10. その他，橋本甲状腺炎，重症筋無力症，EB ウイルス感染症，悪性リンパ腫など	

の検出の観点からヒト細胞が好まれ，HEp II 細胞の使用頻度が高い．

（2） 抗核抗体の正常値

正常ヒト血清は血清希釈 20 倍で特異蛍光を認めず，陰性域値は 20 倍以下となる．しかし域値は用いる核材や試薬によって若干異なり，40 倍とすることもある．これは正常ヒト血清が陰性となる血清希釈の 2-3 SD をカットオフ点とするためである．希釈してはじめて陽性となるプロゾーン現象は，患者血清ではほとんどみられない．

（3） 抗核抗体陽性疾患（表 III.12）

膠原病とその関連疾患での抗核抗体陽性率は高く，抗体価も明らかな高値を示す[2~4]．表 III.12 に主な陽性疾患と陽性率を示した．膠原病における例外は全身性血管炎症候群，リウマチ熱，脊椎炎などである．

全身性エリテマトーデス（SLE）での陽性率は，活動期には 100％ に近い．したがって急性活動期の SLE を疑った場合に抗核抗体が陰性であれば，診断は懐疑的となる．かつて抗核抗体陰性 SLE と呼ばれたものの多くは，抗 SS-A 抗体（抗 Ro 抗体とも呼ぶ）陽性であったことが知られている[5]．

（4） 抗核抗体価の臨床的意味

膠原病では明らかに高い抗体価で陽性となる．ただし抗体価は血中の免疫グロブリン量でも規制される．このためネフローゼ症候群，大量の副腎皮質ステロイド薬，免疫抑制薬の使用時の抗体価の低下は当然である．

定性反応で偽陽性，あるいは判定留保とする報告を受けることがある．この場合は単に検査日を改めて定性法を再検査しても，類似の結果となりやすい．このため可能なら抗体価を依頼する方がよい．陰性域値に近い低抗体価の陽性結果は，臨床的な意味が少ない．

抗体価は一般に疾患活動期に高く，寛解期に低くなる．しかし抗核抗体価は，各種抗体群の総和である．このため抗体価と疾患活動性とを直接に結びつけることはむずかしい．また確実な陽性血

表 Ⅲ.13 蛍光抗体法による抗核抗体（FANA）の染色型とその対応する特異抗核抗体

FANA 染色型	染色型の特徴とその判定点	対応する特異抗核抗体
均質(homogeneous)型 びまん性(diffuse)型	核全体がびまん性に均質に染色されて特定の紋様はない．ただし高い抗体価の FANA は他の染色型であっても，希釈倍数の低い血清との反応では均質型と誤りやすい．しかしその場合は分裂期の核染色が棒状にならない点で区別される．血清中に斑文などの他の抗体が混在していても，これらは低い血清希釈ではマスクされる．血清希釈が進むと他の染色型が現れることが多い．このため均質型の場合は血清を希釈して染色型が単一か否かを確かめる必要がある	抗ヒストン抗体（LE 因子）
シャギー(shaggy)型 辺縁(peripheral)型 膜(membranous)型	核膜に近い核辺縁部が強く染色されて中心部は暗い．時に流出した抗原（DNA）と反応して，シャギー（粗毛）様の染色型を示すことがこの命名の由来となった	抗二本鎖 DNA 抗体．ただしこの染色型を認めたからといってただちに抗 DNA 抗体陽性とはいえない 抗 Lamin B 抗体や nuclear core complex に対する抗体も同様な染色型となる
斑文(speckled)型	核内に広く散布する大小さまざまな斑文状の染色を示す．この斑文型も詳細に観察すれば粒子の均一性や大きさ，密度などによる特徴がある．また斑文が小さいため均質型とまぎらわしい特異抗体もある．しかし抗原濃度は細胞周期によっても変化するために，あまり厳密な分類は意味がない．むしろ大まかに斑文型として把握して，次の検索に進むべきである	可溶性核抗原（ENA）あるいは，酸性核タンパク抗原（NAPA）と呼ばれている非ヒストン核タンパク抗原に対する抗体の多くはこの染色型を示す．核質内には約 500 種の非ヒストン核タンパクが散布し，そのなかの特定の抗原が反応するために生じる紋様である．抗 U 1-RNP 抗体，抗 Sm 抗体，抗 SS-B 抗体，抗 Ki 抗体など多数の抗体が含まれる
核小体（nucleolar）型	核小体のみが染色される．この染色パターンも詳細にみると，対応抗体によって形態学的な差のあることが指摘されている．しかし逆にその染色の特徴から，特定の抗核小体抗体を推測することはむずかしい．また蛍光抗体法のみで抗核小体抗体を検出する場合は，以下の問題点がある．① 均質型抗体と混在する血清では，抗核小体染色型はマスクされる．② 斑文型の抗体のなかには核小体染色を示すものがある	核小体中の抗原に対する抗体としては核リボソームに対する抗体，抗 U3-RNP 抗体，RNP ポリメラーゼに対する抗体，抗 PM-Scl 抗体，抗 7-2RNP(To/Th)抗体，その他の未同定抗原に対する抗体，などがある
散在斑点（discrete speckled）型	比較的大粒の斑点が均等に散在する特異な染色型である．クリオスタット肝切片では陰性で，培養細胞を核材としてはじめて検出可能となる．抗セントロメア抗体による散在斑点型では，斑点数が染色体数を超えない．しかし染色体数は細胞により異なる．散在斑点型を示す他の抗体もある．抗セントロメア抗体では，①分裂前期核での輪状染色像，②分裂中期核での棒状染色像あるいはその分裂像が観察される．抗セントロメア抗体の確認には，細胞を同調培養し染色体塗抹標本を作製して，これに対する染色パターンを観察する．その結果，セントロメア部分にのみ特異染色が観察される．この方法で他の染色型抗体の混在する血清でも本抗体が識別でき，ethidium bromide で対比染色すると判別しやすい	抗セントロメア抗体がこの特異な染色型を示す．ただし散在斑点型を示す他の抗体の報告もあるため，疑わしい場合は染色体塗抹標本で確認しておく
PCNA (proliferating cell nuclear antigen) 型	細胞生活周期の早い培養細胞を核材とする時，特定の核のみが明瞭な斑文型染色陽性となり周囲の核が陰性となる特異な染色型が観察される．肝切片では間質細胞のみが反応し，肝細胞核は陰性となる	抗 PCNA 抗体がこの特異な染色型を示す．ただしこの染色型を示す他の抗体の報告もあるため，染色型のみでの同定はできない

清が，経過により完全に陰転化することもまれである．

（5）抗核抗体の染色型とその対応抗体（表 Ⅲ.13）

抗核抗体の陽性が確認された場合は，次に抗核抗体の染色型（staining pattern）の報告を求める必要がある．染色体とは血清中の抗体が反応し

た核抗原が，核内にどのように分布しているかによって描かれる紋様である．この染色パターンからおおよそその対応抗体が推測でき，抗核抗体の種類が示唆される[6]．

染色型が分類されても，これのみでは特異抗体の確認はできない．SLE血清などでは複数の抗体が共存している場合が多く，染色型は複雑なものとなる．また複数の抗体が類似のパターンを示す場合も多い．したがって特異抗核抗体の確認のためには，疑われた抗体についての特異的な検査を進める必要がある．

染色型のみで判別可能な抗体は，抗セントロメア抗体である．ただし，染色型のほかに分裂前期核での輪状染色像と，分裂中期核での棒状染色像を認める必要がある．さらに確認のためには，染色体塗抹標本での染色を要する．しかし最近はこの抗体も含めて主要な抗核抗体の特異的な検査法が確立しつつある．これにはリコンビナントタンパクを抗原に利用した酵素免疫測定法（ELISA）が用いられる． 〔東條　毅〕

文　献

1) Tan, E. M.: Antinuclear antibodies; Diagnostic markers for autoimmune diseases and probes for cell biology. *Adv. Immunol.*, **44**, 93(1989)
2) 東條　毅：抗核抗体．日本臨床（増刊号，広範囲血液・尿化学検査，免疫学的検査―その数値をどう読むか，下巻），**53**, 372 (1995)
3) 東條　毅：抗核抗体（蛍光法），LE細胞．日医会誌，**112**（6．臨床検査のABC），275 (1995)
4) Reichlin, M. and Arnett, F.C.: Multiplicity of antibodies in myositis sera. *Arhtritis Rheum.*, **27**, 1150 (1984)
5) Harmon, C.E. et al.: The importance of tissue substrate in the SS-A/Ro antigen-antibody system. *Arthritis Rheum.*, **27**, 166 (1984)
6) 東條　毅：蛍光抗体法による抗核抗体の測定．臨床検査，**30**, 683 (1986)

6.2.2　抗核抗体の対応抗原の分子生物学と臨床的意義

自己免疫疾患ではいくつかの自己抗体が産生されることが特徴である．臓器特異的自己免疫疾患では，特定の標的臓器に特異的な自己抗原に対する自己抗体が産生されるが，全身性自己免疫疾患（膠原病）では，特定の臓器に限定されない細胞内の抗原，特に核内の抗原に対する自己抗体（抗核抗体）の出現が特徴的である．このような抗核抗体の多くは，特定の疾患または臨床症状と密接な関係を示すことが知られており，膠原病の診断，病型の分類，治療方針などの決定に有用なだけでなく，膠原病の発症機序，病態形成のメカニズムなどを研究する糸口を与えてくれるものと考えられている．さらにこれらの抗核抗体の対応抗原は，生物学的に重要な働きをしていることが多く，膠原病の抗核抗体自体を用いてこれらの分子の機能をより詳細に分析したり，その分子を規定する遺伝子をクローニングしたり，さらに未知の核内分子を同定するなどの研究が行われている．すなわち抗核抗体の細胞生物学の分野への貢献と，逆に細胞生物学からの情報が自己免疫疾患の理解に役立つなど，多くの学際的な交流が生まれている領域でもある．

膠原病の場合の自己抗体は，対応抗原の主なものが核内に存在することから，抗核抗体と一括されているが，そのほかにこれを検出するための蛍光抗体法や二重免疫拡散法にて，抗核小体抗体，抗細胞質抗体なども検出されることから，ここではそれらを含めて解説する．

（1）抗核抗体と疾患特異性

蛍光抗体法による抗核抗体のパターン分類に続いて，より細かな特異性を決定する二重免疫拡散法，さらに生化学的な核抗原の分離，精製などにより，抗核抗体はその対応抗原により多くの種類に分類されている（表Ⅲ.14）．これらの成果から，抗核抗体の特異性と臨床像との関係が一層明確なものになっている．ある種の抗核抗体は特定の疾患のみに検出され，疾患標識抗体またはマーカー抗体と呼ばれている．例えば抗二本鎖DNA抗体と抗Sm抗体は，全身性エリテマトーデス（systemic lupus erythematosus; SLE）に特徴的であり，その診断基準のなかにも入っている．また抗トポイソメラーゼⅠ抗体は強皮症，抗Jo-1抗体は多発性筋炎，抗SS-B/La抗体はシェーグレン症候群の標識抗体である．さらに疾患標識

6. 自己抗体

表 III.14 主な自己抗原とその機能，対応抗体の出現する疾患

自己抗原	機能	疾患
核酸		
dsDNA		SLE
ssDNA		
ポリ ADP リボース		SLE
ヒストン		
H1, H2A, H2B, H3, H4	二本鎖 DNA のクロマチンへの収納	SLE
		薬剤誘発性ルーブス
非ヒストン核タンパク		
DNA トポイソメラーゼ I	DNA の超らせん構造を巻き戻す	強皮症
(Scl-70)		
セントロメア	動原体を構成	強皮症（CREST）
PCNA	DNA ポリメラーゼδの補助因子	SLE
Ku(p70/p80)	二本鎖 DNA 末端結合タンパク	overlap 症候群，SLE
HMG	DNA―ヒストンに付着，転写に関与	SLE, JRA
RNA タンパク複合体		
U1 snRNP	mRNA のスプライシング	MCTD, SLE
U2 snRNP	mRNA のスプライシング	overlap 症候群
Sm	U1, U2, U4, U5, U6 上のコアタンパク	SLE
SS-B/La	RNA ポリメラーゼ III 転写終結因子	シェーグレン症候群
核小体タンパク		
U3 snRNP (fibrillarin)	rRNA のプロセッシング	強皮症
Th/To	RNase P, MRPRNP と同一	強皮症
RNA ポリメラーゼ I	リボソーム RNA の転写	強皮症
PM/Scl	プレリボソーム粒子の合成	overlap 症候群 (PM-PSS)
細胞質抗原		
SS-A/Ro	不明	シェーグレン症候群
		SLE, SCLE
		新生児ルーブス
アミノアシル合成酵素	アミノ酸を tRNA に結合させる	多発性筋炎
(Jo-1 など)		
リボソーム	mRNA からのタンパク合成	SLE（CNS ルーブス）
シグナル認識粒子	分泌タンパク，膜タンパクの小胞体通過	多発性筋炎

抗体とまではいえないが，特定の疾患に高率に認められたり，その抗体が陽性の患者と陰性の患者で臨床像に違いが認められることについては多くの報告がある．例えば抗 U1-RNP 抗体はいくつかの膠原病に出現するが，これが単独で高値の場合は混合性結合組織病（mixed connective tissue disease; MCTD）といえるし，SLE でも 30〜40 % に陽性であるが，これが陽性の SLE はレイノー現象を認めることが多い．すなわち，特定の抗核抗体の検出は膠原病の診断に有用であることが示されている．ただし，疾患標識抗体と呼ばれる抗核抗体でも，その疾患における抗体陽性率は100％ではなく，多くは30〜40％にすぎない．

(2) 抗核抗体とその対応抗原
a) 核 酸

DNA, RNA, ポリ ADP リボースなどが自己抗体の標的となる．DNA は SLE における重要な自己抗原である．一本鎖 DNA に対する自己抗体の陽性率は約70％と高いが，SLE に対する特異性は高くない．それに対して二本鎖 DNA に対する自己抗体の陽性率は40％程度でそれほどではないが，SLE に対する特異性は高く，診断上も重要である．通常，抗二本鎖 DNA 抗体はリン酸デオキシリボースのいわゆる DNA の骨格を認識するため，一本鎖 DNA とも反応する．抗 DNA 抗体は血中の DNA と免疫複合体を形成し，それが腎糸球体に沈着して腎炎を引き起こすなどのメカニズムが考えられており，直接病態形成に関与する

可能性のある抗核抗体の1つである．

b) DNAタンパク複合物

クロマチン（染色質）を構成するタンパクは大きくヒストンと非ヒストン核タンパクに分けられる．

ヒストンはクロマチンの基本単位であるヌクレオソームを構成するタンパクであり，H1, H2A, H2B, H3, H4の5種類のサブセットから構成されている．H1以外の分子はそれぞれ2分子ずつが結合したヒストンオクタマーを形成し，その周囲にDNAが巻きついてヌクレオソームを形成している．H1分子はヌクレオソーム同士の結合とクロマチンの高次の構造に関与している．抗ヒストン抗体はSLEの約35％に陽性であるが，薬剤誘発性ループス（drug-induced lupus erythematosus; DLE）では95％以上の高率で検出される．また誘発する薬剤によってもその特異性に違いがみられ，プロカインアミド誘発DLEでは，H2A-H2B複合体と強く反応するが，ヒドララジン誘発DLEでは，これ以外にH3-H4複合体とも反応する．これに対してSLEでは主にH1とH2Bに反応するといわれている．これらの違いはそれぞれの疾患で，抗ヒストン抗体を誘発する抗原構造が違う可能性を示しているものと考えられている．抗ヒストン抗体はSLEやDLEだけでなく，慢性関節リウマチなどの他の膠原病や一部の悪性腫瘍にも検出されるが，一般にその抗体価は低い．

非ヒストン核タンパクに対する抗核抗体としては，抗Scl-70抗体（トポイソメラーゼI抗体），抗セントロメア抗体，抗PCNA抗体，抗Ku抗体，抗ポリADPリボース抗体，抗HMGタンパク抗体，抗Ki抗体などがある．

抗Scl-70抗体は強皮症患者に特異的に認められる分子量70 kDaのタンパクであることからこのように呼ばれるが，本来は分子量100 kDaタンパクが分解されたものをみていたことが判明し，さらに，その抗原はDNAトポイソメラーゼIであることがわかっている．このトポイソメラーゼIはDNAの複製や転写に関係し，DNAの超らせん構造を巻き戻す作用がある．抗Scl-70抗体は強皮症患者の約30～40％に検出され，もしこの自己抗体が陽性の場合は間違いなく強皮症といってよいほど疾患特異性は高い．皮膚の硬化が強く肺線維症などの内臓病変が高度の，いわゆるdiffuse scleroderma にこの自己抗体が多いとされる．

抗セントロメア抗体は染色体の上のセントロメア（動原体）を認識する自己抗体であり，分裂中期の染色体を基質として蛍光抗体法を行うときれいに同定できる．非分裂期の細胞は斑文状に染色されるが，斑文の数は染色体の数を超えない，いわゆるdiscrete speckled タイプとして検出される．抗セントロメア抗体が反応する標的抗原はCENP-A, B, Cといわれる17, 80, 140 kDaのタンパクであろうとされている．セントロメアの領域にはalphoid DNA と呼ばれる300塩基対ほどの繰り返し配列があり，CENP-Bタンパクがこれと複合体を形成していると考えられている．抗セントロメア抗体は強皮症の軽症型であるCREST症候群に特異性が高いとされているが，原発性胆汁性肝硬変やレイノー病などの強皮症以外の疾患でも出現する．

抗PCNA抗体は，はじめSLE患者の血清中に特定の細胞周期にある細胞の核を染色する抗体として同定され，分裂増殖を繰り返す細胞に抗原量が多いことから，抗原が proliferating cell nuclear antigen（PCNA）と命名された．この分子はその後の研究でS期の直前にその合成が増加し，DNAの複製に関連するDNAポリメラーゼδの活性発現に必要な補助タンパクであることが判明した．抗PCNA抗体はSLEに特異的に出現するが，その頻度は1～2％と低い．

抗Ku抗体は，わが国では強皮症，多発性筋炎の重複症候群に特異的に検出されているが，欧米ではSLEにむしろ出現頻度が高いとの報告もある．対応抗原は分子量70 kDaと80 kDaのタンパクのヘテロダイマーからなり，70 kDaタンパクは二本鎖DNAの末端部分に結合する性質であることが知られている．Ku抗原タンパクが転写調節因子である可能性も報告されている．

ポリADPリボースはNADを前駆体として合

成される核酸様の高分子で，ヒストンや非ヒストンタンパクと結合し，傷害 DNA の修復に重要な働きをするのみでなく，クロマチンの高次構造，細胞の分化，癌化などにも関与するのではないかと考えられている．この分子に対する自己抗体が SLE 患者に高頻度に見いだされるだけでなく，強皮症や薬剤起因性ループスにも検出される．SLE の活動性とも相関し，さらに妊娠での流早産とも関連していることが報告されている．一方，このポリ ADP リボースを合成する poly-ADP ribose polymerase に対する自己抗体もまれであるが検出される．臨床的な意義は今のところ明らかではない．

high mobility group（HMG）タンパクは，電気泳動でヒストンより速く泳動されるクロマチン構成タンパクである．HMG-H1, 2, 14, 17 などが同定されている．HMG-14 と HMG-17 は，mRNA の転写が盛んに行われているクロマチンの部位に多く含まれ，転写を調節する役割があると考えられている．SLE の約 35% がこの HMG-17 に対する自己抗体を持っていることが報告されているが，さらに若年性関節リウマチにも高頻度で検出される．他の HMG に対する自己抗体は低頻度である．

c）RNA タンパク複合物，リボ核タンパク

真核細胞には，100〜300 ヌクレオチドの低分子 RNA が比較的大量に存在しており，これらの RNA は，タンパクと結合した small RNP（ribonucleoprotein）として存在する．これらは細胞内の局在から small nuclear RNP（snRNP），small cytoplasmic RNP（scRNP）などに分類される．これらの多くが自己抗体に認識されることが明らかとなっている．

抗 RNP 抗体と抗 Sm 抗体は，まず二重免疫拡散法で沈降線を形成することで同定された自己抗体で，その抗原がリン酸緩衝液で抽出可能な可溶性核成分に含まれていることから，抗 extractable nuclear antigen（ENA）抗体と呼ばれていた．ENA をヒツジ赤血球に結合させる，いわゆる受身血球凝集法で自己抗体を検出する際に，この抗原成分を RNase で処理すると抗 RNP 抗体は反応しなくなることから，この抗体を RNase 感受性抗 ENA 抗体と，一方抗 Sm 抗体は反応性を有していることから，RNase 抵抗性抗 ENA 抗体と呼ばれていた．その後，細胞の核酸を ^{32}P で標識し，自己抗体で免疫沈降させた沈降物の RNA 分析をすると，抗 RNP 抗体は U1 snRNA を，抗 Sm 抗体は U1 だけでなく U2, U4, U5, U6 と呼ばれる 5 つの snRNA を沈降させることが判明した．ここで U とは uridine に富むという意味で，核内に大量に存在する RNA のことである．

U1 snRNP 分子は，U1 RNA 1 分子に 68 K（68 kDa，70 K ともいわれる），A（34 kDa），B/B'（28/29 kDa），C（20 kDa），D（16 kDa），E（12 kDa）F（11 kDa），G（9 kDa）の 9 種のタンパクが結合して構成される．一方，U2 snRNP 分子は，U2 snRNA に U1 snRNP と共通の D-G タンパク分子がつくだけでなく，U2 snRNP 固有の A'（32 kDa）タンパクと B''（28.5 kDa）タンパクが結合して構成されており，U4-U6 snRNP 分子にも共通の D-G タンパクが結合していることが判明している．これらの U1 snRNP などの細胞内での役割の詳細は不明であるが，核内の遺伝子から転写された mRNA の前駆体から，タンパクをコードしないイントロンを除くスプライシングという現象に深く関わっていることが明らかとされつつある．スプライシングは巨大なスプライシング複合体（splicosome）を形成して進行するが，そのなかでも U1 snRNP は 5' splice site に，U2 snRNP は branch point に，U5 snRNP は 3' splice site にそれぞれ特異的に結合するとされている．

免疫沈降およびイムノブロットの検討などから，抗 RNP 抗体（抗 U1 snRNP 抗体）は U1 snRNP 分子に固有の 68 K, A, C および B/B' タンパクに反応し，抗 Sm 抗体は B/B' および D タンパクに反応することが明らかとなっている．抗 U2 snRNP 抗体も存在し，それは U2 snRNP 固有の A' タンパクまたは B'' を認識する．

抗 U1 snRNP 抗体は，SLE（特に腎症を持たない SLE），強皮症，未分類膠原病などいろいろな膠原病で検出されるが，特に抗 U1 snRNP 抗体が単独で高力価の場合は，混合性結合組織病

（MCTD）が強く疑われる．一方，抗Sm抗体は，SLEに特異的な自己抗体であるが，その頻度はSLEの20～30％程度である．おもしろいことに抗Sm抗体陽性の患者はほとんど抗U1 snRNP抗体が陽性であり，このことは，患者にとってU1 snRNPの複合体全体が免疫されていることを示すのではないかと考えられている．

SS-B/La抗原タンパクは分子量約50 kDaの核内タンパクで，tRNA, 7s-RNA, Y1-Y5 RNAなどの低分子RNAや，ウイルス感染細胞でのウイルス由来低分子RNAなどに結合する．これらのRNAはRNAポリメラーゼⅢの転写産物であり，SS-B/La分子は転写直後のRNAに結合し，ポリメラーゼ反応を終結させ転写効率を高める転写終結因子であるとされる．抗SS-B/La抗体はシェーグレン症候群に特異的に検出される自己抗体で，本抗体を持つ患者血清はいつも後述する抗SS-A/Ro抗体を持っている．

d）核小体抗原

U3-RNPは核小体に存在する複合体で，リボソームRNAのプロセシングに関与している．この複合体の34 kDaタンパク分子に対する自己抗体が強皮症の10％くらいに見いだされ，特に肺線維症を持たない症例に多いとされる．抗原は核小体のfibrillar regionに局在することからfibrillarinと呼ばれている．

Th/To抗原は7S-RNAと結合するタンパクで，RNase Pに関係する分子である．これに対する抗Th/To抗体は強皮症の10％弱に検出され，特に皮膚硬化が限局している患者に多く，病期のかなり早期から見いだされるとされている．

RNAポリメラーゼⅠはリボソームRNAの転写に関わる分子で，核小体に存在する．この分子に対する自己抗体は，強皮症の数％に見いだされ，特に重篤な内臓病変を伴う予後不良の症例に多い．ただし，自己抗体が実際に認識する抗原分子は，RNAポリメラーゼⅠだけでなくⅡやⅢにも共通な成分ではないかと考えられている．

プレリボソーム粒子の合成に関与すると考えられている抗原と反応するのが抗PM-Scl抗体で，多発性筋炎，強皮症の重複症候群に特異的に出現するとされている．以上のように核小体に存在する抗原に対する自己抗体は，ほとんどが強皮症患者に見いだされることは非常に興味深く，その病因との関係が推測されている．

e）細胞質抗原

SS-A/Ro抗原は主として細胞質に局在する分子であるが，核内にも存在するのではないかと考えられている．この分子に対する自己抗体はシェーグレン症候群やSLEに見いだされ，特にSLEの一病型である亜急性皮膚ループス（subacute cutaneous lupus erythematosus; SCLE）や新生児ループス，新生児の心ブロックとの関連が注目されている．抗原性は60 kDaタンパク上にあるとされていたが，最近52 kDaタンパク分子にもあり，特に後者は新生児ループスと深く関係があるのではないかとされている．これらのタンパクはヒトでhY1-hY5という低分子RNAと結合しており，これはRNAポリメラーゼⅢの転写産物なので，少なくとも一部のSS-B/La分子とSS-A/Ro分子はこのRNAを介して同一分子上に存在することが推定されている．すなわちこの両者に対する自己抗体が同一患者に検出されるのは，このような複合体が患者に免疫されているからではないかと考えられている．SS-A/Ro分子の細胞内での機能はよくわかっていないが，リボソームにおけるタンパク合成の調節因子の1つである可能性が指摘されている．最近，粗面小胞体のカルシウム結合タンパクであるカルレチクリンがSS-A/Ro関連抗原として注目され，実際に抗SS-A/Ro抗体陽性血清は高頻度でカルレチクリンと反応するが，両者の関係はいまだ不明である．

抗Jo-1抗体は多発性筋炎の約30％に検出される，疾患特異的な自己抗体である．特に，肺線維症を伴う症例に特異的であるとされ，さらに多発関節炎を高頻度で合併する．本自己抗体は分子量50 kDaのヒスチジルtRNA合成酵素であることが明らかになっている．さらにこれより頻度は低いが，多発性筋炎では他のスレオニン，アラニン，グリシン，イソロイシンに対するtRNA合成酵素に対する自己抗体も検出される．これらのアミノアシルtRNA合成酵素は，それぞれのア

ミノ酸を対応する tRNA に結合させる反応を触媒する酵素である．これらのアミノアシル合成酵素に対する自己抗体は，抗 Jo-1 抗体と同様に，肺線維症と多発関節炎を合併する多発性筋炎に見いだされることが多い．

抗リボソーム抗体は SLE の約 10% に認められる．60S リボソームサブユニットの P0(38kDa)，P1(19kDa)，P2(17kDa) の3つのリン酸化タンパクに共通のエピトープを認識するとされる．比較的 SLE に特異性が高く，特に CNS ループスに高頻度で検出される．

シグナル認識粒子（signal recognition particle；SRP）は分泌性タンパクや膜タンパクのシグナル配列を認識して，そのタンパクの合成および粗面小胞体膜の通過と腔内への分泌を進行させるリボソームの亜分子である．この SRP に対する自己抗体が多発性筋炎で見いだされている．頻度は筋炎の5〜10% で，肺線維症の合併はないが治療に抵抗性の重症症例に多いとされている．

(3) 抗核抗体の産生機序

現在，自己抗体の産生機序として考えられているものの主なものは polyclonal B cell activation, molecular mimicry, antigen driven などである．polyclonal B cell activation は，多くの B 細胞クローンが活性化され，その結果たまたま自己反応性の抗体ができるというものである．実際にこのような機序で自己抗体が産生されることは明らかであろうと思われる．すなわち，正常人でも自己に対する抗体を産生する B 細胞が存在することは確かめられている．したがって，B 細胞が非特異的に活性，増殖，分化をするような状況におかれれば，これらの細胞から自己抗体が産生されるであろうことは容易に想像がつくわけである．

例えば，B 細胞の分化を促す IL-6 が過剰に産生されている心房内粘液腫の患者では，自己抗体が高頻度に検出され，その腫瘍を摘出すると自己抗体も消失することが知られている．しかし，これらの自己抗体は実際にはポリスペシフィックであったり，アフィニティーの低いものがほとんどである．これに対して，上述したような核内タンパク抗原などに対する自己抗体で，疾患特異性が高くかつ IgG クラスの自己抗体は，このような polyclonal B cell activation だけでは説明がつかないものとされている．

molecular mimicry とは，自己抗原上のエピトープと外来のウイルスや細菌など微生物の抗原に相同性がある場合で，外来微生物に向けられた抗体が自己抗原と交差反応する場合をいう．実際にいくつかの自己抗原について，そのタンパク上のアミノ酸配列と外来ウイルスとの相同性が報告されている．しかし，これらが実際に自己抗体の引き金になっているか否かは，疫学調査，動物でのシュミレーション実験を含めた今後の検索を待たなければならない．

antigen driven とは，その自己抗原全体が患者にとって免疫原となっている場合を指す．当然この自己抗原を認識する T 細胞が存在すると考えられ，その結果自己抗原分子上には自己抗体が認識する複数個のエピトープが存在し，なおかつそれらと反応するアフィニティーと特異性の高い自己抗体が存在しなければならないはずである．実際，抗 RNP 抗体，抗 SS-B/La 抗体，抗 Scl-70 抗体などのエピトープの検索を行うと，1人の患者が同一分子上の複数個のエピトープと，それぞれ強く特異性を持って反応することが判明している．また，これらの自己抗原を認識する T 細胞の存在も明らかとなりつつある．したがって，自己免疫疾患患者はこのような自己抗原に対して積極的に免疫反応をしている，すなわち antigen driven の状況であろうというのが現在の一般的な考え方である．

さらに上述したように，抗 Sm 抗体はほとんどが抗 RNP 抗体と共に，抗 SS-B/La 抗体は抗 SS-A/Ro 抗体と共に出現することが知られている．生体内では Sm 抗原分子と nRNP 抗原分子，SS-B/La 分子と SS-A/Ro 分子はそれぞれ複合体を形成しているので，上記の相関は，これら複合体全体が患者に対して免疫されていると考えれば理解しやすい．すなわち，これらも antigen driven を示唆する所見である．しかし，それではどうして自己の核内分子がその生体にとって免

疫された状態になっているのかという点については，いまだによくわかっていない．

おわりに

抗核抗体を中心に，いわゆる全身性自己免疫疾患（膠原病）にみられる自己抗体とその対応抗原を概説した．臨床上の重要性はすでに確立しているものの，その産生のメカニズムと病態形成における役割はいまだ不明の点が多い．今後さらにより深い免疫学的，分子生物学的なアプローチを通じてこれらを解析していく必要があると思われる．

〔山本一彦〕

文　献

1) Tan, E. M.: Antinuclear antibodies; Diagnostic markers for autoimmune disease and probes for cell biology. *Adv. Immunol.*, **44**, 93 (1989)

6.3　抗リン脂質抗体

多臓器の障害と多彩な自己抗体の出現を特徴とする自己免疫疾患，全身性エリテマトーデス（SLE）において，特に，血栓症，習慣流産，血小板減少などの病態と関連して，抗カルジオリピン抗体やループスアンチコアグラントなどの抗リン脂質抗体が出現することが知られている．一方，これらの病態を有する抗体陽性患者であるにもかかわらずSLEとしての診断基準が満たされないケースも認められ，また，若年発症の脳梗塞，心筋梗塞，肺血栓塞栓症や習慣流産の患者に一定の頻度で抗リン脂質抗体が認められることより，"抗リン脂質抗体症候群"という新たな自己免疫疾患の疾患概念が提唱された[1]．

抗リン脂質抗体症候群に関わる基礎的・臨床的研究が進むにつれて，従来，リン脂質に対する抗体と考えられていた一連の自己抗体の反応に種々の血液凝固反応を調節するタンパクが関与していることや，それらのタンパクそのものが抗体の標的であることも示されている．

(1) 抗リン脂質抗体の対応抗原

リン脂質を抗原とする免疫反応として，まず最初に思い浮かぶのがワッセルマン反応（梅毒血清反応）である．Wassermannらによって，この反応が梅毒病原体由来の成分とそれに対する特異抗体との間で起こる反応であると報告され[2]，のちにカルジオリピンがこれらの抗体の対応抗原であることが明らかにされた．カルジオリピンとは，図Ⅲ.9に示すとおり，1,3位に2個のホスファチジン酸が結合した酸性グリセロリン脂質である．

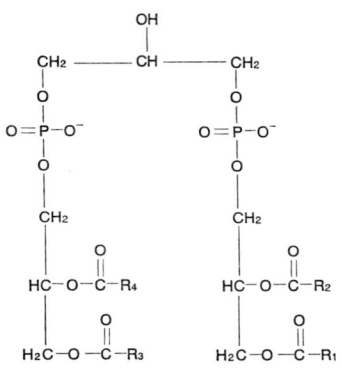

図Ⅲ.9　カルジオリピンの構造
$R_1〜R_4$は脂肪鎖．

1950年代初頭には，MooreおよびMohrによって，この抗カルジオリピン抗体の生物学的偽陽性が，細菌感染患者や非感染性の自己免疫疾患（特にSLE）患者で検出されることが示された[3]．1980年代には，カルジオリピン固相化プレートを用いる抗カルジオリピン抗体の免疫化学的測定法がHarrisら[4]およびKoikeら[5]によって確立され，自己免疫疾患に由来する抗カルジオリピン抗体の研究が飛躍的に進展した．

一方，ループスアンチコアグラントについては，1951年にMuellerら[6]，1952年にConleyおよびHartmann[7]により，慢性的に梅毒の生物学的偽陽性を示す患者血漿中に存在する全血液凝固時間およびプロトロンビン時間を延長する凝固抑制因子としてはじめて報告された．のちに，この因子の本体が免疫グロブリンであることが明らかにされ，また，SLE患者で最も多く検出されることから，1972年にFeinsteinおよびRapaportにより"ループスアンチコアグラント"と呼称さ

れた[8]．

ところが，1990年にこれらの抗リン脂質抗体のうち，抗カルジオリピン抗体については，固相化リン脂質に対する抗体結合に血漿アポリポタンパクである β_2-グリコプロテインIが関与していることが相次いで報告された[9~11]．ごく最近では，抗カルジオリピン抗体は，カルジオリピンそのものではなく，カルジオリピンなどの陰性荷電を有するリン脂質を含む脂質膜（あるいは疎水性固相）と相互作用することで構造変化を起こした β_2-グリコプロテインIを認識していると考えられている[12]（図III.10）．さらに，抗カルジオリピン抗体（すなわち，リン脂質依存的抗 β_2-グリコプロテインI抗体）のなかにループスアンチコアグラント活性を有するものがあることも報告されている[13]．

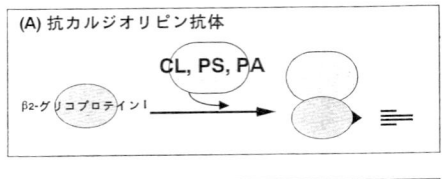

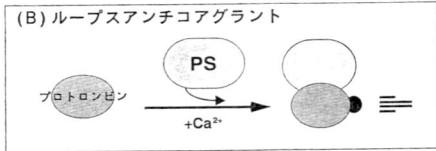

図III.10 リン脂質依存性抗体（抗リン脂質抗体）の対応抗原
CL：カルジオリピン，PS：ホスファチジルセリン，PA：ホスファジン酸．

ループスアンチコアグラントについても同様に，リン脂質（ホスファチジルセリン）とプロトロンビンの複合体（図III.10）や，リン脂質とプロテインSやプロテインCの複合体と結合することが示されている[14,15]．

（2）抗カルジオリピン抗体（すなわち，抗 β_2-グリコプロテインI抗体）の測定法

抗リン脂質抗体症候群患者の血中に出現する抗カルジオリピン抗体（すなわち，抗 β_2-グリコプロテインI抗体）を，2種類の酵素免疫測定法（ELISA）で測定することができる．測定法の概要を以下に示す．

a） 方法1：リン脂質固相化プレートを用いるELISA法（図III.11）[16]

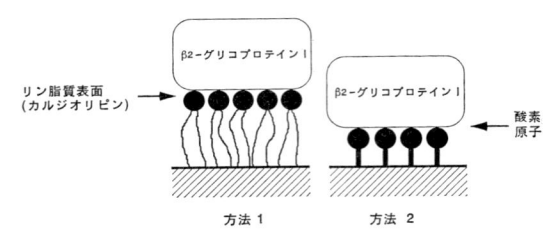

図III.11 抗カルジオリピン抗体（すなわち，抗 β_2-グリコプロテインI抗体）を測定するための固相化抗原

i） 抗原の固相化 酸化処理を施していない市販のポリスチレンプレート〔例えば，Dynatech社製のImmulon-1もしくは-3，あるいは住友ベークライト社製のELISA用プレート（Sタイプ）など〕の各ウェルにカルジオリピンのエタノール溶液（50 μg/ml）を50 μl ずつ入れ減圧乾燥する．完全に乾燥させたあと，1％ウシ血清アルブミン含有リン酸緩衝生理食塩水（PBS-BSA）を50 μl ずつ入れ，室温で1時間放置し，0.05％Tween 20含有PBS（PBS-Tween）200 μl で3回洗浄する．精製ヒト β_2-グリコプロテインI（30 μg/ml）を50 μl ずつ入れ，室温で10分間放置する．β_2-グリコプロテインI依存性を判定するために，対照のウェルには，0.3％ウシ血清アルブミン含有10 mM Hepes，150 mM NaCl，pH 7.4（Hepes-BSA）を50 μl ずつ入れる．

ii） 1次反応 Hepes-BSAで101倍に希釈した血清あるいは血漿サンプル50 μl を各ウェルに入れ，室温で30分間放置する．

iii） 2次反応 ウェルをPBS-Tween 200 μl で3回洗浄後，ペルオキシダーゼを標識した抗ヒトIgG抗体あるいは抗ヒトIgM抗体 100 μl を各ウェルに入れ，さらに室温で30分間放置する．

iv） 発色反応 ウェルをPBS-Tween 200 μl で3回洗浄後，0.3 mMテトラメチルベンジジン（TMBZ），0.003％過酸化水素水（H_2O_2）を入れ，室温で10分間放置する．2N硫酸100 μl を各ウェルに加えることで発色反応を停止し，450

nm の吸光度を測定する．

b） 方法2：酸素原子を導入したポリスチレンプレートを用いる ELISA 法[12]

i） 抗原の固相化　市販のポリスチレンプレート〔例えば，Dynatech 社製の Immulon-1，もしくは -3，あるいは住友ベークライト社製のELISA 用プレート（Sタイプ）など〕に酸素存在下で電子線（50 kGy）あるいは γ 線（50〜100 kGy）を照射し，光電子分光分析（ESCA）で測定したときのポリスチレン表面の酸素原子濃度が 8〜20 mol％ のものを用いる．市販のプレートでも同様の品質を有しているもの〔例えば，住友ベークライト社製の ELISA 用プレート（Cタイプ）など〕があり，これらを代用することも可能である．これら酸化プレートに精製ヒト β_2-グリコプロテイン I（40 μg/ml）を 50 μl ずつ入れ，低温（約 4℃）で一晩放置する．非特異的な抗体価を差し引くために，対照ウェルには，10 mM Hepes，150 mM NaCl，pH 7.4 を 50 μl ずつ入れる，放置後，PBS-Tween で 3 回洗浄し，3％ ゼラチン溶液 200 μl を入れ，さらに室温で 1 時間放置したあと，PBS-Tween で 3 回洗浄する．

ii） 1 次反応　0.3％ ウシ血清アルブミン含有 10 mM Hepes，150 mM NaCl，pH 7.4（Hepes-BSA）で 101 倍に希釈した血清あるいは血漿サンプル 50 μl を各ウェルに入れ，室温で 1 時間放置する．

iii） 2 次反応および発色反応　2 次反応および発色反応については上記と同様の方法で行う．

抗リン脂質抗体症候群患者 40 例の血清中抗カルジオリピン抗体（抗 β_2-グリコプロテイン I 抗体）を a）および b）法で測定した結果を図 III.12 に示した．両法による測定値の間には良好な相関性が認められ，これらいずれの方法でも本疾患をとらえることができる．

（3） ループスアンチコアグラントの測定法

現在，ループスアンチコアグラントとは，「個々の凝固因子の活性を抑制することなしにリン脂質依存性の血液凝固反応を阻害する免疫グロブリ

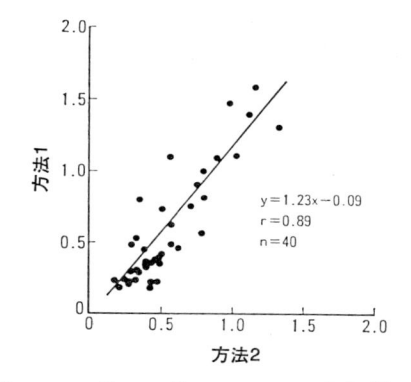

図 III.12　2 法による抗カルジオリピン抗体（抗 β_2-グリコプロテイン I 抗体）価の相関

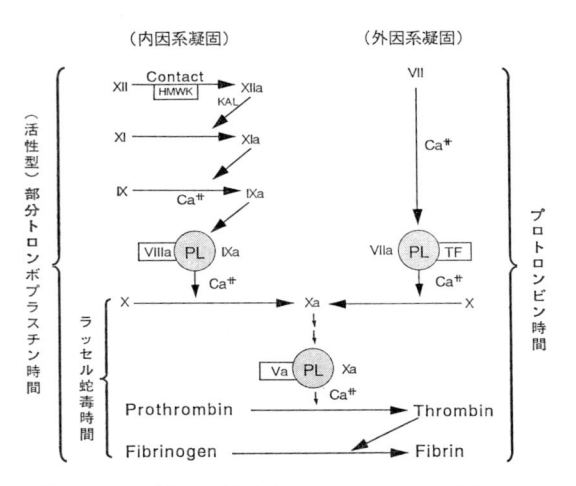

図 III.13　血液凝固の概要（Triplett, 1992 より改変）[17]
PL：リン脂質，HMWK：高分子キニノーゲン，KAL：カリクレイン，TF：組織因子．

ン」と定義されている．ループスアンチコアグラントの測定法の標準化と診断基準については，ほぼ毎年，新たな知見を交えて国際止血血栓学会（ISTH）あるいはその標準化分科会で議論されている．以下に，現在繁用されているループスアンチコアグラントの測定法の特徴を示す．

i） 組織トロンボプラスチン抑制試験（tissue thromboplastin inhibition test；TTI）[18]　被検血漿に希釈したトロンボプラスチン（$10^{-1} \sim 10^{-4}$）と $CaCl_2$ を加え，凝固時間を測定する．リン脂質濃度を下げてループスアンチコアグラントとその他の凝固異常を鑑別することができる．

ii） カオリン凝固試験（kaolin clotting time；

KCT)[19]　被検血漿とカオリンおよび $CaCl_2$ を加え，凝固時間を測定する．感度は高いが血漿中の残存血小板の影響および凝固因子減少の影響を受ける．

iii) **希釈ラッセル蛇毒時間**（diluted Russell's viper venom time; DRVVT)[20]　被検血漿に希釈ラッセル蛇毒，低濃度のリン脂質，および $CaCl_2$ を加え凝固時間を測定する．蛇毒と Ca^{2+} によって第X因子が活性化され，プロトロンビン複合体（活性化第X因子，第V因子，リン脂質，および Ca^{2+} による複合体）が形成される反応に対する抑制活性を測定することができる．

iv) **希釈 APTT による混合補正試験**（cross mixing test by diluted APTT)[21]　被検血漿と正常血漿を等量混合し，さらに希釈した APTT 試薬を加え，凝固時間を測定する．凝固時間の延長が抑制因子によるものである場合の混合補正試験である．

これらのほかに，血小板中和試験（platelet neutralization procedure; PNP）や Hexagonal (II) リン脂質による中和試験などもある．一方，プロトロンビンを固相化抗原とする ELISA 法の開発も試みられている．

おわりに

このように抗リン脂質抗体症候群は，血栓症や習慣流産を伴う重篤な自己免疫異常であるが，危険因子である抗リン脂質抗体を的確に検出することができれば，有効な予防あるいは治療を施すことが可能になる疾患であろう．

〔松浦栄次・小池隆夫〕

文　献

1) Hughes, G. R. V., Harris, E. N. and Gharavi, A. E.: The anticardiolipin syndrome. *J. Rheumatol.*, **13**, 486 (1986)
2) Wassermann, A., Neisser, A. and Bruck, C.: Eine serodiagnostische reaktion bei syphilis. *Dtsch. Med. Wochenshr.*, **19**, 619 (1906)
3) Moore, J. E. and Mohr, C. F.: Biologically false positive serologic tests for syphilis; Type, incidence and cause. *J. Am. Med. Assoc.*, **150**, 467 (1952)
4) Harris, E. N., Gharavi, A. E., Boey, M. L. et al.: Anticardiolipin antibodies; Detection by radioimmunoassay and association with thrombosis in systemic lupus erythematosus. *Lancet*, **2**, 1211 (1983)
5) Koike, T., Sueishi, M., Funaki, H. et al.: Antiphospholipid antibodies and biological false positive serological test for syphilis in patients with systemic lupus erythematosus. *Clin. Exp. Immunol.*, **56**, 193 (1984)
6) Mueller, J. F., Ratnoff, O. and Heinle, R. W.: Observations on the characteristics of an unusual circulating anticoagulant. *J. Lab. Clin. Med.*, **38**, 254 (1951)
7) Conley, C. L. and Hartmann, R. C.: Haemorrhagic disorder caused by circulating anticoagulant in patients with disseminated lupus erythematosus. *J. Clin. Invest.*, **150**, 621 (1952)
8) Feinstein, D. I. and Rapaport, S. I.: Acquired inhibitors of blood coagulation. *Prog. Hemost. Thromb.*, **1**, 75 (1972)
9) McNeil, H. P., Simpson, R. J., Chesterman, C. N. et al.: Anti-phospholipid antibodies directed against a complex antigen that includes a lipid-binding inhibitor of coagulation; β_2-glycoprotein I (apolipoprotein H). *Proc. Natl. Acad. Sci. USA*, **87**, 4120 (1990)
10) Galli, M., Comfurius, P., Maassen, C. et al.: Anticardiolipin antibodies (ACA) directed not to cariolipin but to a plasma protein cofactor. *Lancet*, **335**, 1544 (1990)
11) Matsuura, E., Igarashi, Y., Fujimoto, M. et al.: Anticardiolipin cofactor(s) and differential diagnosis of autoimmune disease. *Lancet*, **336**, 177 (1990)
12) Matsuura, E., Igarashi, Y., Yasuda, T. et al.: Anticardiolipin antibodies recognize β_2-glycoprotein I structure altered by interacting with an oxygen modified solid phase surface. *J. Exp. Med.*, **179**, 457 (1994)
13) Galli, M., Bevers, E. M., Comfurius, P. et al.: Effect of antiphospholipid antibodies on procoagulant activity of activated platelets and platelet-derived microvesicles. *Br. J. Haematol.*, **83**, 466 (1993)
14) Bevers, E. M., Barbui, T., Comfurius, P. et al.: Lupus anticoagulant IgG's (LA) are not directed to phospholipids only, but to a complex of lipid-bound human prothrombin. *Thromb. Haemost.*, **66**, 629 (1991)
15) Oosting, J. D., Derksen, R. H. W. M., Bobbink, I. W. G. et al.: Antiphospholipid antibodies directed against a combination of phospholipids with prothrombin, protein C, or protein S-an explanation for their pathogenic mechanism? *Thromb. Haemost.* (Abstr.), **69**, 1012 (1993)

16) Matsuura, E., Igarashi, Y., Fujimoto, M. et al.: Heterogeneity of anticardiolipin antibodies defined by the anticardiolipin cofactor. *J. Immunol.*, **148**, 3885 (1992)
17) Triplett, D. A.: Coagulation assays for the lupus anticoagulant; Review and critique of current methodology. *Stroke*, **23**, 11 (1992)
18) Schleider, M. A., Nachman, R. L., Jaffe, E. A. et al.: A clinical study of the lupus anticoagulant. *Blood*, **48**, 499 (1976)
19) Exner, T., Rickard, K. A. and Kronenberg, H.: A sensitive test demonstrating lupus anticoagulant and its behavioural patterns. *Br. J. Haematol.*, **40**, 143 (1978)
20) Thiagarajan, P., Pengo, V. and Shapiro, S. S.: The use of the dilute Russell viper venom time for the diagnosis of lupus anticoagulant. *Blood*, **68**, 869 (1986)
21) Colaco, C. B. and Elkon, K. B.: The lupus anticoagulant. A disease marker in antinuclear antibody negative lupus that is cross-reactive with autoantibodies to double-stranded DNA. *Arthritis Rheumatol.*, **28**, 67 (1985)

6.4 抗ミトコンドリア抗体,抗平滑筋抗体

(1) 抗ミトコンドリア抗体

抗ミトコンドリア抗体(anti-mitochondrial antibodies; AMAs)は1965年,Walkerらにより原発性胆汁性肝硬変に特異的な自己抗体として報告された.AMAsは種および臓器特異性を欠く.また,AMAsは80～95%の原発性胆汁性肝硬変患者血清中に検出され,その診断的価値は高い.近年,抗ミトコンドリア抗体の主たる対応抗原がピルビン酸脱水素酵素複合体のE_2サブユニットであることが判明し,抗ミトコンドリア抗体の解析が急速に進展した.

a) 抗ミトコンドリア抗体の分類

Bergらは原発性胆汁性肝硬変以外の疾患でもAMAsが出現することを報告し,AMAsの対応抗原をM_1～M_9に分類した.これらの抗原の生化学的特徴についてはM_2以外は不明な点が多く,今後の検討が望まれる.抗M_1抗体～抗M_9抗体の出現と疾患の関係を表III.15に示す.原発性胆汁性肝硬変に関連する抗体は,抗M_2[1]抗体,抗M_4[2]抗体,抗M_8抗体,抗M_9[3]抗体であるとされている.特に抗M_2抗体は原発性胆汁性肝硬変に高率に,かつ特異的に見いだされる.以下は主に抗M_2抗体について述べる.

b) AMAs(抗M_2抗体)の対応抗原

AMAsの対応抗原はミトコンドリアの内膜に存在することが知られていた.また,後述のImmunoblot法を用いると,AMAsは70～74kDのタンパクに強く反応して,太いバンドを示す.また,より分子量の小さな数本のバンドが陽性となることが知られていた[4,5].ただし,これらが70～74kDのタンパクの分解産物か全く別のタンパクかは不明であった.1987年,Gershwinら[6]はラット肝のcDNAライブラリーより,AMAs陽性血清をプローブとして用いAMAs対応抗原のクローニングに成功した.Yeamanら[7]により,そのDNA塩基配列はピルビン酸脱水素酵素複合

表III.15 抗ミトコンドリア抗体亜型(Bergらの表を一部改変)

疾患	診断	AMA亜型	局在	トリプシン感受性	特徴
肝疾患	原発性胆汁性肝硬変	anti-M_2	内膜	有	AMAsの主体
		anti-M_4	外膜	無	PBC-AIH mixed typeに出現
		anti-M_8	外膜	有	PBCの病態進行に関連性あり
		anti-M_9	外膜(?)	無	
非肝疾患	梅毒	anti-M_1	内膜	無	
	膠原病の一種	anti-M_5	外膜	無	一部は抗分枝鎖ケト酸脱水素酵素複合体抗体(?)
	心筋症	anti-M_7	内膜	有	
薬剤性障害	Venocurunによるpseudolupus syndrome	anti-M_3	外膜	無	
	Iproniazidによる肝障害	anti-M_6	外膜	無	

体の E_2 サブユニット，dihydrolipoamide acetyltransferase（EC 2, 3, 1, 12）の一部と相同であることが確認された．

ピルビン酸脱水素酵素複合体は，おのおの60個の $E_{1\alpha}$，$E_{1\beta}$（pyruvate dehydrogenase），60個の E_2，12個の E_3（dihydrolipoamide dehydrogenase）および8〜12個の protein X より形成される巨大な複合体であり，E_2 サブユニットはその中核をなす[8]．AMAs の対応抗原は E_2 サブユニットのほかに，protein X，$E_{1\alpha}$，$E_{1\beta}$ にも存在することが判明した．

ミトコンドリア脱水素酵素ファミリーの分枝鎖ケト酸脱水素酵素複合体の E_2 サブユニットと α ケトグルタール酸脱水素酵素複合体の E_2 サブユニットにも AMAs の対応抗原が存在することが証明された[9,10]．

van de Water らは AMAs のエピトープマッピングを行い，ピルビン酸脱水素酵素複合体の E_2 サブユニットの内側リポ酸結合部位にエピトープを見いだした．この部位のアミノ酸一次配列は E. coli から哺乳類まで比較的相同性が保たれており，AMAs の特性である非種特異性の説明が可能である．

c） AMAs の検査法

i） 間接蛍光抗体法（indirect fluorescence 法）
凍結腎切片を基質とし希釈血清（20倍以上）を反応させ，さらに蛍光色素をラベルした二次抗体を反応させ蛍光顕微鏡で尿細管の蛍光発色の有無を判定する方法である．簡便であるが，その判定には経験を要する．

ii） 免疫ブロット法（immunoblot または western-blot 法） 抗原（ミトコンドリア分画，精製脱水素酵素など）を SDS-PAGE で電気泳動し，ゲル上のタンパクをニトロセルロース膜などの支持体に移す．希釈血清を泳動させた抗原と反応させる．ラベルした二次抗体を反応させ，発色させる．発色したバンドの分子量を計測する．この方法は鋭敏で抗体の有無を検討するのに適しているが，操作が煩雑である．また，未精製の材料を抗原として用いた場合には AMAs 以外の抗体を検出する危険性がある．

iii） ELISA 法，EIA 法（enzyme linked immunosorbent assay） 精製ケト酸脱水素酵素複合体を，96穴ポリスチレンプレートまたはビーズに固相化させ，希釈血清を反応させる．酵素でラベルした二次抗体を反応させ，基質を加えて発色させ，吸光度を測定する．この方法は多数の検体を処理するのに優れ，また定量化も可能である．

d） AMAs の出現頻度

原発性胆汁性肝硬変における AMAs の陽性率は検査法により異なる．筆者らの検討した結果を表 Ⅲ.16 に示す．市販の ELISA 法は抗原としてピルビン酸脱水素酵素複合体のみを用い，二次抗体に抗ヒト IgG または抗ヒト IgM を用いており，また false positive を避けるために cut off 値を高く設定している．このために陽性率は若干低下する．筆者らの開発した ELISA 法はピルビン酸脱水素酵素複合体，分枝鎖ケト酸脱水素酵素複合体，α ケトグルタール酸脱水素酵素を抗原としたもので，その三者の抗体を個別に測定することが可能である．個々の陽性率はさほど高くないが，原発性胆汁性肝硬変の95％はいずれかが陽性となる．

表 Ⅲ.16 PBC 症例における各種測定法による陽性率

AMA(IF)[*1]	87/108 (80.6％) [*7]	
anti-PDH[*2]	86/108 (79.6％)	
anti-BCKD[*3]	80/108 (74.1％)	103/108[*8]
anti-KGD[*4]	21/108 (19.4％)	(95.4％)
anti-M_2 IgG[*5]	50/85 (58.8％)	68/85
anti-M_2 IgM[*6]	68/85 (80.0％)	(80.0％)

[*1]：間接蛍光抗体法，[*2]：抗ピルビン酸脱水素酵素複合体抗体（ELISA 法），[*3]：抗分枝鎖ケト酸脱水素酵素複合体抗体（ELISA 法），[*4]：抗 α ケトグルタール酸脱水素酵素複合体抗体（ELISA 法），[*5]：抗ピルビン酸脱水素酵素複合体抗体，IgG（市販 ELISA キット），[*6]：抗ピルビン酸脱水素酵素複合体抗体，IgM（市販 ELISA キット），[*7]：陽性例/検査例数（陽性率），[*8]：いずれかの抗体が陽性の例数/検査例数（陽性率）．

e） 抗体価の変動

図 Ⅲ.14 は筆者らが原発性胆汁性肝硬変22症例のシリアル血清の抗体価を経時的に検討したものであり，抗体価はほぼ一定であることがわかる．原発性胆汁性肝硬変の臨床病期の進行と抗体価との間に関連性はない．

f） AMAs のケト酸脱水素酵素阻害作用

AMAs の対応抗原上のリポ酸結合部位はケト

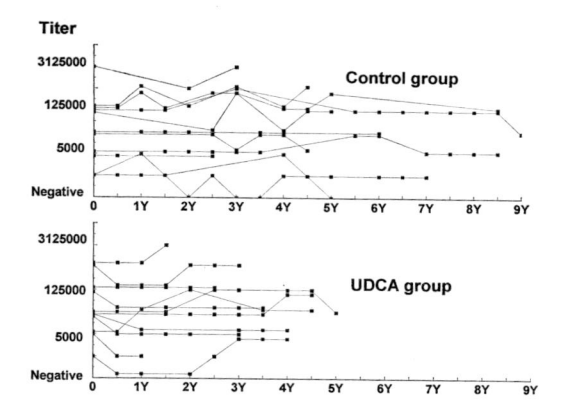

図Ⅲ.14 抗ピルビン酸脱水素酵素複合抗体の経時的推移
上段のグラフは，自然経過観察群の原発性胆汁性肝硬変11例の抗体価を最長9年間観察したもので，抗体価にほとんど変動はない．下段のグラフは，ウルソデオキシコール酸（600 mg/日）を内服した原発性胆汁性肝硬変11例の抗体価を示す．内服後6カ月で一時的に抗体価の低下する例が半数に認められるが，その後の変動は一定していない．

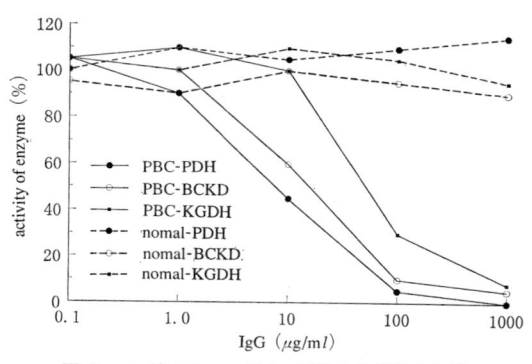

図Ⅲ.15 抗ミトコンドリア抗体の酵素阻害作用
抗ミトコンドリア抗体陽性の原発性胆汁性肝硬変（PBC）血清および健常者（同抗体陰性）血清よりIgGを精製し，各ケト酸脱水素酵素複合体の酵素活性測定系に添加し，酵素活性の変動を検討した．健常者由来のIgGは（点線）は1 mg/mlの高濃度添加でも酵素活性に影響を与えないが，原発性胆汁性肝硬変患者由来のIgG（実線）は濃度依存的に3種のケト酸脱水素酵素複合体の酵素活性を阻害した．●：ピルビン酸脱水素酵素複合体の比活性（IgG無添加を100％とする），○：分枝鎖ケト酸脱水素酵素複合体の比活性，■：αケトグルタール酸脱水素酵素複合体の比活性．

酸脱水素酵素の酵素活性中心であり，in vitroでは図Ⅲ.15のとおり酵素活性を阻害する[11]．高力価のAMAs陽性血清では1000倍希釈でさえ100％の阻害作用を示す．3種のケト酸脱水素酵素は解糖系，TCAサイクル，およびアミノ酸代謝における重要な酵素である．生体内でこれらの酵素活性が阻害されると重大な代謝障害を呈する．しかし，原発性胆汁性肝硬変の症例では代謝障害の報告はない．これらのケト酸脱水素酵素の局在がミトコンドリア内膜であり，血清中のAMAsと直接接触することがないためと考えられる．

（2） 抗平滑筋抗体

抗平滑筋抗体（anti-smooth muscle antibody）は1965年Johnsonらによって報告された自己抗体で，自己免疫性肝炎の患者血清より発見された．その後，自己免疫性肝炎以外にも，ウイルス性の慢性肝炎，原発性胆汁性肝硬変，慢性関節リウマチ，サイトメガロウイルス感染，悪性腫瘍などでも陽性を示すことが明らかとなった．検出方法は間接蛍光抗体法が一般的である．対応抗原はアクチンとされている．疾患特異性は低いものの，640倍以上の高力価陽性の場合には自己免疫性肝炎を鑑別診断の1つに加えるべきである．

〔吉田俊明・上村朝輝〕

文　献

1) Berg, P. A., Klein, R., Lindenborn-Fotinos, J. et al.: ATP ase-associated antigen (M_2); Marker antigen for serological diagnosis of primary biliary cirrhosis. Lancet, **2**, 1423-1426 (1982)
2) Berg, P. A., Wiedmann, K. H., Sayers, T. et al.: Serological classification of chronic cholestatic liver disease by the use of two different types of antimitochondrial antibodies. Lancet, **2**, 1329-1332 (1080)
3) Klein, R. and Berg, P. A.: Chracterization of a new mitochondrial antigen-antibody system (M_9/anti-M_9) in patients with anti-M_2 positive and anti-M_2 negative primary biliary cirrhosis. Clin. Exp. Immunol., **74**, 68-74 (1988)
4) 本田一典：原発性胆汁性肝硬変における抗糸粒体抗体亜型に関する研究．肝臓，**29**, 207-214 (1988)
5) Ishii, H., Saifuku, K. and Namihisa, T.: Reactivities and clinical relevance of antimitochondrial antibodies to four mitochondrial inner membrane proteins in sera of patients with primary biliary cirrhosis. Hepatology, **7**, 134-136 (1987)
6) Gershwin, M. E., Mackay, I. R., Sturgess, A. et al.: Identification and specificity of a cDNA encoding the 70 kD mitochondrial antigen recognized in primary biliary cirrhosis. J. Immunol., **138**, 3525-3531 (1987)
7) Yeaman, S. J., Fussey, S. P. M., Danner, D. J. et al.: Primary biliary cirrhosis; Identification of two major M_2 mitochondrial autoantigens.

Lancet, **1**, 1067-1070 (1988)
8) Yeamann, S. J.: The mannalian 2-oxoacid dehydrogenases; A complex family. *TIBS*, **11**, 293-296 (1986)
9) Surh, C. D., Danner, D. J., Ahmed, A. *et al.*: Reactivity of primary biliary cirrhosis sera with a human fetal liver cDNA clone of branlced-chain α-keto acid dehydrogenase dihydroipoamide acyltransferase, the 52 kD mitochondrial autoantigen. *Hepatology*, **9**, 63-68(1989)
10) Fregeau, D. R., Prindiville, T., Coppel, R. L. *et al.*: Inhibition of α ketoglutarate dehydrogenase activity by a distinct population of autoantibodies recognizing dihydrolipoamide succinyltransferase in primary biliary cirrhosis. *Hepatology*, **11**, 975-981 (1990)
11) Yoshida, T., Bonkovsky, H., Ansari, A. *et al.*: Antibodies against mitochondrial dehydrogenase complexes in primary biliary cirrhosis. *Gastroenterology*, **99**, 187-194 (1990)

6.5 抗サイログロブリン抗体，抗ミクロソーム抗体，抗 TSH レセプター抗体

これらは自己免疫性甲状腺疾患でみられる主要な自己抗体（表Ⅲ.17）で，甲状腺に特異的に発現したタンパクに対する抗体である．

（1）抗サイログロブリン抗体（anti-thyroglobulin antibody）

a）サイログロブリン

サイログロブリンは（二量体で）分子量約65万の可溶性糖タンパクで，甲状腺濾胞コロイド中に分泌されて甲状腺ホルモン合成の場となるが，血液中にも 10～40 ng/m*l* の濃度で検出される．ヒトサイログロブリン（2748アミノ酸）のアミノ末側約2/3は3種のモチーフの繰り返し構造になっていて，その一つは MHC クラスⅡ抗原と類似性がある．カルボキシル末端の 570 アミノ酸はエラスターゼ・スーパーファミリーと類似している．サイログロブリンの発現調節は主に TSH により cAMP を介してなされるが，ほかの多くの遺伝子における cAMP 依存性の転写と異なり，サイログロブリン遺伝子の調節領域には CRE（cAMP responsive element）は存在せず，タンパク合成を必要とするゆっくりとした転写誘導が起こる．転写因子としては，thyroid transcription factor 1（TTF 1）または Pax-8 が関与しているのであろう．

サイログロブリンの抗原決定基は多数あってさまざまに報告されている．異種抗体を用いた研究によれば，ヒトサイログロブリンには抗原性を示す領域が少なくとも7クラスターあるが，自己抗体の認識するのはそのうち特定のクラスターのみである．短いペプチドからなるエピトープは，患者血清中の自己抗体にはほとんど認識されず，自己抗体の反応するエピトープは高次構造を含むものと考えられる．一方，自己反応性の T 細胞の

表 Ⅲ.17 自己免疫性甲状腺疾患においてみられる自己抗体

抗原	自己抗体	備考
甲状腺濾胞成分	抗サイログロブリン抗体 抗コロイド第二抗原抗体	固定した甲状腺組織に対する間接蛍光抗体法で報告された．その存在が完全に認められているわけではない
甲状腺上皮細胞成分	抗 TSH レセプター抗体 抗細胞膜抗体 抗ミクロソーム抗体	甲状腺組織に対する間接蛍光抗体法で検出された
	甲状腺増殖刺激性抗体（thyroid growth-stimulating immunoglobulin）	甲状腺細胞を増殖をみるバイオアッセイで報告されたが，その存在が完全に認められているわけではない．抗原の本体はいまだわかっていない
	抗核抗体	
甲状腺ホルモン	抗 T₄ 抗体 抗 T₃ 抗体	これらが実際の甲状腺機能に影響することは少ない．各ホルモンの測定に影響を与える
TSH	抗 TSH 抗体	
眼窩組織	抗 64 kd タンパク抗体	このほかにも眼窩組織，前脛骨皮下組織の自己抗原が精力的に調べられている

認識するエピトープは，ペプチド断片の大きさや変性の有無に左右されず，短いペプチドの配列で決まるものと考えられる．

b）測定法

広く用いられているのは受身凝集法で，当初サイログロブリンで被覆したタンニン酸処理赤血球（TRC）を用いたので TRC と呼ばれていたが，ほかの抗体測定法にも TRC 法が用いられるようになり，TGHA（thyroglobulin hemagglutination antibody）と呼ぶようになった．現在は人工のゼラチン粒子を用いている（thyroglobulin particle aggregation antibody；TGPA）．橋本病の59%，バセドウ病の29%がこの方法で陽性である．近年はより高感度化されたラジオイムノアッセイ（RIA）やエンザイムイムノアッセイ（EIA）が開発されており，RIA 法での陽性率は橋本病で81%，バセドウ病で61%である．

c）抗サイログロブリン自己抗体

ヒトサイログロブリンをマウスに免疫すると橋本病類似の組織像を持つ甲状腺炎を惹起できる．しかしながら，自己免疫性甲状腺炎においては，患者血清中の抗サイログロブリン自己抗体（ポリクローナルな IgG が主体である）は補体結合性がごく弱く細胞傷害性はないとされ，病因論的意義はほとんどないものと考えられる．

抗サイログロブリン抗体の測定は，抗ミクロソーム抗体と共に自己免疫性甲状腺疾患の存在の診断のために用いられる．陽性であれば，自己免疫性甲状腺疾患が存在すると診断してよい．甲状腺機能正常で明らかな甲状腺腫を認めない症例でも抗体陽性ならば少なくとも組織上 focal thyroiditis が存在することが確認されているからである（このような例は潜在性自己免疫性甲状腺炎と呼ぶ）．各種甲状腺疾患における TGHA を図Ⅲ.16に示した．甲状腺腫瘍においても一部陽性であるが，これは自己免疫性甲状腺炎の合併であると考える．また，一過性の抗体陽性は亜急性甲状腺炎などの甲状腺破壊のあとで起こることがある．

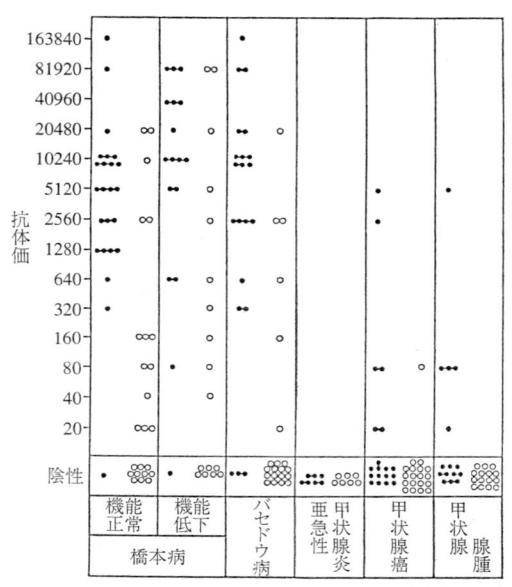

図Ⅲ.16 各種甲状腺疾患におけるサイログロブリン抗体および抗ミクロソーム検出率（筆者ら）
○ サイログロブリン抗体（TGHA）
● ミクロソーム抗体（MCHA）

（2）抗ミクロソーム抗体（anti-thyroid microsomal antibody）

甲状腺ミクロソーム分画に反応する自己抗体であるが，主要な抗原は甲状腺ペルオキシダーゼ（thyroid peroxidase；TPO）であることが明らかになり，現在は定義として抗 TPO 自己抗体と同義に用いられる．

a）甲状腺ミクロソーム分画と甲状腺ペルオキシダーゼ

ミクロソームは細胞分画操作によって定義される不均一な細胞成分で，小胞体の破片が主体であるが，ゴルジ体，ミトコンドリア，細胞膜の断片も混入している．サイログロブリンも少量含まれる．

甲状腺ペルオキシダーゼは，分子量約10万の膜酵素で，甲状腺ホルモンの合成過程で，濾胞腔側の細胞膜上でサイログロブリンのチロシン残基のヨード化およびヨードチロシンのカップリングに働く．輸送過程の小胞体，分泌小胞の内腔側にも見いだされる．ヒト TPO の mRNA は，シグナルペプチドとカルボキシル末端の膜結合に関与する25アミノ酸を含む933アミノ酸をコードし

ているが，57アミノ酸残基分を欠くものも知られている．発現の調節は主に TSH により cAMP を介してなされ，サイログロブリンと異なりタンパク合成を必要としない早い転写促進が起こる．しかし，CRE は存在しない．TTF1 の結合部位が，転写開始部位の 5.5kb 上流にあり，転写に関与しているであろうと考えられている．

TPO の抗原決定基も報告はさまざまである．一次構造によって決まるエピトープはチロシン残基への結合部位周辺に多く，それを認識する抗体は TPO の阻害活性を持つものがある．抗サイログロブリン抗体のうち TPO とも交差反応するものがあり，両者に共通の抗原決定基が存在するらしい．また，高次構造を認識する自己抗体，変性 TPO を認識する自己抗体が報告されている．

b） 測定法

広く用いられているのは，甲状腺ミクロソーム分画を抗原とする受身凝集法で，MCHA（microsomal hemagglutination antibody）または MCPA（microsomal particle aggregation antibody）と呼ぶ．橋本病の 95%，バセドウ病の 85% がこの方法で陽性である．ミクロソーム分画にサイログロブリンが混入しているので，少なくとも TGHA が 160× 以上の検体では陽性に出てしまう．近年は精製純化された TPO を抗原にした RIA，EIA が開発されている．RIA 法での陽性率は橋本病で 90%，バセドウ病で 90% である．

c） 抗ミクロソーム自己抗体

患者血清中の抗ミクロソーム自己抗体は，ポリクローナルな IgG が主体である．*in vitro* で補体依存性の細胞傷害活性を示すこと，橋本病患者の抗ミクロソーム自己抗体の titer と組織炎症の程度に相関があることから組織傷害の原因になる可能性が，また TPO の活性を阻害する自己抗体があることからホルモン合成に影響を及ぼす可能性が考えられたが，橋本病妊婦で胎盤を通過した母体の抗ミクロソーム抗体は，児の甲状腺に傷害を及ぼさないので，*in vivo* で実際に病因論的意義があるとはいえない．ただし，リンパ球と共に作用する ADCC 機作に関与する可能性は否定できない．

抗ミクロソーム抗体の測定は，臨床上は自己免疫性甲状腺疾患の存在の診断のために用いられ，陽性であれば自己免疫性甲状腺疾患と診断してよい．臨床的意義は抗サイログロブリン抗体と同様であるが，陽性率が高いのでより有用である．抗ミクロソーム抗体は一般女性の 8.5%，一般男性の 4.2% で検出され，潜在性自己免疫性甲状腺炎の存在が診断される．各種甲状腺疾患における MCHA を図Ⅲ.16 に示した．

（3） 抗 TSH レセプター抗体（anti-TSH receptor antibody）

TSH レセプターに対する自己抗体は，はじめマウスに注射すると TSH よりも長く甲状腺を刺激する血中物質（long-acting thyroid stimulator；LATS）として発見された．

a） TSH レセプター

TSH レセプター（744 アミノ酸）は GTP 結合タンパクと相互作用するレセプターに共通の細胞膜を 7 回貫通する構造を持ち，主に cAMP→A キナーゼ活性化を起こす．ヒト TSH レセプターの細胞外ドメインは LH/CG, FSH レセプターとアミノ酸で 40%，膜・細胞内ドメインは 70% の相同性がある．細胞外ドメインに 6 カ所の糖鎖結合部位があり作用を修飾している．TSH レセプターは甲状腺細胞あたり約 1000 個存在すると推定されている．

TSH レセプターの抗原構造については site-directed mutagenesis や合成ペプチドを用いた方法によって解析されているが，報告によって異なった部位が部分的に活性を示すのみで，結論は出ていない．ペプチドの不連続な領域を立体構造として認識しているのは確からしい．

b） 測定法

臨床で広く行われているのは甲状腺膜への TSH の結合を阻害する活性として測定する方法（ラジオレセプターアッセイ）で TBII（TSH binding inhibitory immunoglobulin），または TRAb（TSH-receptor antibody）と呼ばれる．未治療バセドウ病患者の約 90% で陽性となる（図Ⅲ.17）．

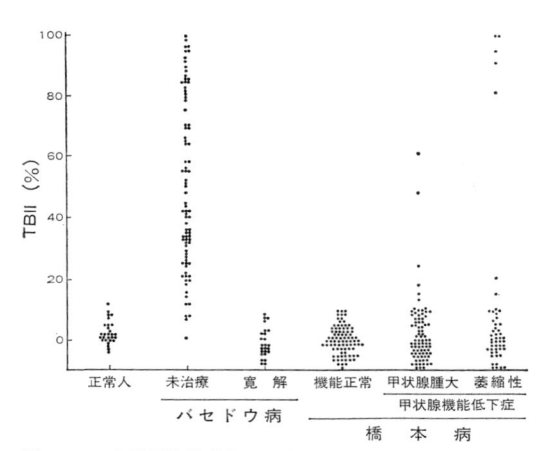

図 III.17 各種甲状腺疾患における TSH binding inhibitory immunoglobulin（TBII）

レセプター刺激活性を持つ抗体（thyroid stimulating antibody; TSAb）は，甲状腺細胞において cAMP の増加を引き起こす活性としてバイオアッセイで測定される．使用される細胞はラットの甲状腺細胞株 FRTL-5 やブタの甲状腺細胞などであるが，最近はヒト TSH レセプター遺伝子を発現させた CHO 細胞も用いられる．未治療バセドウ病患者のほとんどすべてに検出される．

TSH の刺激作用を阻害する抗体（thyroid stimulatuion blocking antibody; TSBAb）は，上記のバイオアッセイを TSH の存在下に行って，TSH による cAMP の増加をどれだけ阻害するかによって測定される．

なお，検体中に多量の TSH，hCG が含まれる検体では，偽陽性を避けるために除去処理が必要になる．

c）抗 TSH レセプター自己抗体

一般に自己免疫性甲状腺疾患患者の血清中にみられる抗 TSH レセプター自己抗体はポリクローナルな IgG で刺激活性を持つものと阻害活性を持つものが混在している．上記の各測定法で知ることができるのは，血清全体として示す活性である．同一患者でも経過中にこれらの活性が変化して甲状腺機能亢進と機能低下の間で移行する例もある．

甲状腺刺激抗体 TSAb は，バセドウ病で甲状腺機能亢進を引き起こす原因であると考えられている．バセドウ病の診断，および寛解の指標に用いられる．眼窩後部組織に TSH レセプターの mRNA 発現を検出して，眼症の原因を TSAb に求める意見もあるが，いまだ決着はついていない．しかし，甲状腺機能正常のバセドウ眼症（euthyroid Graves' ophthalmopathy）の診断のためには有用である．

阻害型の抗体 TSBAb が強陽性であると TSH の作用がブロックされるために，原発性萎縮性甲状腺機能低下症の原因となる．本症は，甲状腺が全く触れない甲状腺機能低下症であり，その出現頻度は原発性萎縮性甲状腺機能低下症の約 10％ である．

抗体（IgG）は胎盤を通過するので，母体が強い TSAb または TSBAb 活性を持つ時には，胎児に移行して，胎児・新生児にそれぞれ一過性の甲状腺機能亢進または機能低下症を生じさせる．

〔網野信行・多田尚人・矢頃　綾〕

文　献

1) DeGroot, L. J. and Quintans, J.: The causes of autoimmune thyroid disease. *Endcr. Rev.*, **10**, 537-562 (1989)
2) Amino, N.: Antithyroid antibodies (Chapter 24). The Thyroid, 5 th ed. (Ingbar, S. H. and Braverman L. E. eds.), pp. 546-559, JB Lippincott, Philadelphia (1986)
3) Martin, A. and Davies, T.F.: T cell and human autoimmune thyroid disease; Emerging data show lack of need to invoke suppressor T cell problems. *Thyroid*, **2**, 247-261 (1992)
4) Amino, N. and Tada, H.: Autoimmune thyroid disease/Thyroiditis (Chapter 43). Endocrinology, 3rd ed. (DeGroot, L. J. ed.), pp. 726-741, W. B. Saunders Company, Philadelphia (1995)

6.6 抗赤血球抗体，抗リンパ球抗体，抗血小板抗体検査法

（1）抗赤血球抗体検査，血液型検査[1]

赤血球と抗赤血球抗体の反応は，通常，凝集反応でみる．抗原抗体比を至適にするよう，赤血球は生理食塩水（以下，生食水と略す）などに希釈して反応を行う．まず，希釈液ごとに検査法を述べる．

a）検査法の種類

i）生食水中の反応 生食水中に浮遊している赤血球同士は，血球間に働いている反発力（zeta potential；ゼータ電位）のため，ある一定以上の距離を保っている．赤血球が凝集するためには，抗体が，①赤血球膜表面の対応抗原決定基と結合し，②赤血球と赤血球を結合する橋渡し役を果たすことが条件となる．

分子が大きいIgM抗体が，最も効率よく凝集を起こす．生食水中で赤血球を凝集させる主な抗体はこのタイプのもので，完全抗体（complete antibody）と呼ばれる．例えば，抗-A抗体，抗-B抗体，抗-Lewis（-Le^a, -Le^b）抗体のかなりのもの，抗-P^{1}抗体などがこれに含まれる．他方，分子が小さいIgG抗体は，赤血球と結合しても，赤血球同士を橋渡しすることができにくいため，多くは凝集に至らない．不完全抗体（incomplete antibody）と呼ばれるゆえんである．したがって，主にIgG抗体を検出するために，以下に述べる生食水法以外の検査法が必要になる．

ii）タンパク分解酵素を利用した反応 赤血球表面に存在する糖ペプチドには，マイナスに荷電しているシアル酸が含まれており，前述のようにこの荷電が赤血球凝集の妨げになっている．酵素法は，この糖ペプチドを，ブロメリン（bromelin），フィシン（ficin），パパイン（papain），トリプシン（trypsin）などの酵素により遊離させ，ゼータ電位を減少させる方法である．

特に抗-Rh抗体検出に関しては，他のどの方法よりも感度がよい．反面，偽陽性反応を起こしやすい．また，M, N, S, Fy^a, Xg^{a}などの抗原を不活化したり，あるいは弱めてしまうため，これらの抗原に対する抗体は検出されにくくなる．タンパク分解酵素のうち，わが国ではブロメリンが最も広く用いられている．

酵素の使い方に次の2つの方式がある．

①先ず血球を酵素で処理してから，被検血清と反応させる方法（二段法）と，②赤血球浮遊液，被検血清，酵素を同時に混ぜて反応させる方法（一段法）である．

感度は①の方がよく，不規則性抗体スクリーニングや，抗体の特異性を調べる時に用いられる．他方，②の方法は交差適合試験などに用いられる．

iii）高濃度タンパク液を用いた反応 22％ウシアルブミン液が一般に用いられる．ウシアルブミン液はゼータ電位を下げ血球間の距離が短くなるといわれる．特に，IgG抗-Rh抗体の反応を強める作用がある．ウシアルブミン液は赤血球への抗体の結合を促進するため，一般に間接抗グロブリン試験の前段階として用いられる．

iv）抗グロブリン試験 前述のごとく，臨床的に重要なIgG抗体の多くは，赤血球に結合しても，赤血球凝集には至らない．しかし，免疫グロブリン（IgG）に対する第二の抗体を加えると，肉眼的凝集が認められるようになる．この第二の抗体が，抗グロブリン血清（クームス血清）である．

抗グロブリン試験には，体内で赤血球にすでに結合した抗体を検出する直接抗グロブリン試験と，該当抗原を有する赤血球を試験管内で加えて抗体を検出する間接抗グロブリン試験がある．抗IgGや抗-補体成分（抗-C3あるいは抗-C4）抗体活性が特異的な血清もあるが，主としてpolyspecificな（あるいはbroad spectrumの）血清が，交差適合試験や抗体の検出には用いられる．すなわち，間接抗グロブリン試験には，主に抗IgG活性と抗-補体成分（抗-C3と抗-C4）活性とを合わせ持つ血清が用いられる．抗-Fy^{a}抗体，抗-Jk^{a}抗体，抗-Jk^{b}抗体，抗-K抗体，抗-Xg^{a}抗体などの補体結合抗体のあるものは，抗-IgG抗体のほかに抗-C3抗体，抗-C4抗体が存在する

と凝集が強められるという．またほとんどの抗-Lewis（-Le^a, -Le^b）抗体は補体と結合するため，polyspecific な抗グロブリン血清中にある抗-C3抗体，抗-C4抗体により容易に検出できる．

b） 反応条件

ⅰ） 血清と血球の割合 Mollisonによると，血清対血球の至適比は，血清20滴に2％血球浮遊液1滴，血清対血球比は1000：1の比率である．しかし，特殊な場合を除き，血清2滴に2％血球浮遊液1滴（血清対血球の比率は100：1）で十分な反応がみられる．2％血球浮遊液を何回か自分でつくり，その濃さ（色調）を自分の目で記憶することが実際的である．血球浮遊液の濃度は，濃すぎても薄すぎてもいけない．いずれの場合も凝集の判定を困難にするし，また偽陽性，偽陰性となりやすい．肉眼的に色調を確認する上記の方法で，十分な結果が得られる．

ⅱ） 反応時間 赤血球に結合する抗体の量が最大に達するには，普通かなり時間がかかる．しかし，抗体の大部分は比較的短時間内に結合するため，一般の検査の反応時間は，15分から1時間が適当である．酵素法（一段法）では，酵素により抗体が受ける障害の影響を避けるため，15分間くらいが適当である．

ⅲ） 反応温度 反応至適温度が37℃前後の抗体と，4℃前後の反応至適温度を持つ抗体がある．前者を温式抗体（warm antibody），後者を冷式抗体（cold antibody）という．

なかには広い反応温度領域を持つ抗体もある．例えば，至適温度は4℃であるが，37℃でも反応する抗体もある．臨床的に重要な抗体は一般に37℃で反応する抗体が多く，冷式抗体でも37℃でも反応する抗体は重要である．

ⅳ） 遠　心 判定用の遠心は凝集を強めるために行う．以下の①〜③が条件である．

① 血清が血球ときれいに分離されている．
② 血球が試験管の底にはっきりとボタン状に集まっている．
③ 容易に血球を再浮遊できる．

通常，1000×g（3000 rpm）で15秒間，あるいは135×g（1000 rpm）で1分間の遠心を行う．

ⅴ） 凝集の読み方（試験管法を用いた場合）

一般に4+（最も凝集の強いもの）から1+（弱い凝集を示すもの）までいくつかの段階をつける．

c） 血液型判定の誤り

以上の抗赤血球抗体関連の検査で，臨床的に最も重要なものは，輸血前の検査として行われる，ABO式血液型検査，交差適合試験である．ABO式血液型の検査判定は誤りなく実施されていると一般的に思われているが，遠山によると不慣れな医師による判定は，0.93％〜1.18％ の technical or clerical error を生むという[2]．clerical error は記載ミスなどの事務的なもので，technical error は文字通り検査判定の技術の誤りである．1968年4月〜1973年4月の調査では両者同数みられたという．いささか古い資料であるが，① 医学教育における輸血関連の講義・実習時間の少なさ，② 時間外の緊急時の輸血の際，研修医などの若手医師が血液型判定，交差適合試験を実施する大病院の体制，などから考えると，現在も多くの危険を内包している検査といえる．

直接的に過誤に結びつくミスであり，それを防ぐための努力が必要と思われる．

（2） 抗リンパ球抗体検査

a） 抗リンパ球抗体検査の意義と原理

抗リンパ球抗体は，ヒト白血球型抗原（human leukocyte antigen；HLA）に対する抗体（抗HLA抗体）で，血小板輸血や臓器移植に関連して臨床的に重要である．HLA抗原は，腎移植，骨髄移植で重要だが，その型決めの検査（タイピング検査）として，リンパ球細胞毒試験（LCT）が行われる．被検リンパ球と抗体特異性の明らかな抗血清（主として妊産婦，経産婦より得られる）を反応させ，補体添加によるリンパ球の傷害の有無をみるという方法である．HLA抗原の多様性はよく知られるところで，移植免疫学の中心的研究分野といえる（表Ⅲ.18）[3]．

HLAタイピング検査とは逆に，抗HLA抗体検査は，HLA抗原既知のリンパ球を被検血清に加え，LCT法で抗体の有無とタイプを判定する．補体と結合しない抗体や力価の低い抗体を検

表 III.18 HLA抗原（1991年国際組織適合性ワークショップ）

クラス I								クラス II					
Aローカス	GF	Bローカス	GF	Bローカス	GF	Cローカス	GF	DRローカス	GF	DQローカス	GF	DPローカス	GF
A1	1>	B5		B18		Cw1	17	DR1	6	DQ1	43	DPw1	
A2	24	B51	7	B21		Cw2		DR2		DQ5		DPw2	28
A203		B5102	1>	B49		Cw3		DR15	17	DQ6		DPw3	6
A210		B5103		B50		Cw9	13	DR16	1>	DQ2	1>	DPw4	11
A3	1>	B52	11	B4005		Cw10	11	DR3	1>	DQ3	22	DPw5	41
A9		B53		B22		Cw4	4	DR17		DQ7	12	DPw6	1
A23		B7	7	B54	7	Cw5	1>	DR18		DQ8			
A24	38	B703		B55	3	Cw6	1	DR4	23	DQ9			
A2403		B8		B56	1	Cw7	15	DR5		DQ4	14		
A10		B12		B27	1>	Cw8	1>	DR11	2				
A25		B44	7	B35	7			DR12	6				
A26	12	B45		B37	1>			DR6					
A34		B13	2	B40				DR13	6				
A66		B14	1>	B60	5			DR14	5				
A11	10	B64		B61	12			DR7	1>				
A19		B65		B41				DR8	11				
A29		B15		B42				DR9	15				
A30	1>	B62	8	B46	5			DR10	1>				
A31	7	B63		B47									
A32		B75	1	B48	3								
A33	7	B76		B59	2								
A74		B77		B67	2								
A28		B16		B70	1								
A68		B38	1>	B71									
A69		B39	4	B72									
A36		B3901		B73									
A43		B3902		B7801									
		B17											
		B57		Bw4									
		B58	1>	Bw6									

GF：日本人におけるHLA抗原のおおよその遺伝子頻度（％），未記入の抗原は日本人にほとんどない．

出するために，通常のLCTに抗ヒトグロブリン（antihuman globulin；AHG）血清を加え，感度を2～4倍高めたAHG-LCTが応用されている．AHGを用いると，リンパ球表面の抗原が凝集し（キャッピング現象），逆に感度が悪くなる場合もあるので，LCTと併用する．

抗HLA抗体検査には，種々のHLAタイプのリンパ球を確保する必要があり，日ごろから検査室の職員，血小板献血登録者，低頻度HLA抗原のリンパ球をできるだけ凍結保存（液体窒素）しておく必要がある．

b）方法・判定[3]

i）方　法

① 60穴のテラサキトレイを用いる．内容量が微量なので，以下の操作は必ずトレイシールをはり，乾操を防ぐ．通常，5～10例のリンパ球を用いて，被検血清と反応させる．

② 陽性コントロール，陰性コントロール，被検血清をそれぞれの位置に2 μl ずつ横列に分注する．

③ HLA既知のリンパ球を，それぞれ縦1列に1 μl ずつ加え，室温で30分間インキュベートする．

④ 生食水をトレイの隅から静かに流し込み，ウェル内の抗血清を洗い流す．3分間静置後，トレイを静かに傾けて，洗い流す．この操作を計3回繰り返す．

⑤ トレイの大きさに切った濾紙をかぶせ，残っている生食水を吸い取る．

⑥ 陽性および陰性コントロール血清に，PBS

（AHG のコントロールとして使用）を 2 μl ずつ，また被検血清に AHG-L 鎖の κ 型血清（AHG-κ），または λ 型血清（AHG-λ）を横列に 2 μl ずつ加え，室温で 30 分間インキュベートさせる．

⑦ クラス I タイピング用ウサギ補体を，5 μl ずつ加え，室温で 60 分間インキュベートする．

ii) 判　定　LCT 法と同様に，各ウェルの反応スコアを判定する．

　c) 臨床的な意義
　i) 血小板輸血不応状態と HLA 適合血小板

急性白血病や再生不良性貧血など，長期間にわたり頻回大量の血小板輸血を繰り返していると，抗血小板抗体が産生され，血小板輸血が無効になる例が少なくない（血小板輸血不応状態）．すなわち，抗血小板抗体保有患者では輸血後も血小板数増加がみられず，血小板輸血の効果が十分得られない．このような抗血小板抗体の 80～90％ は，血小板上にある HLA クラス I 抗原に対する抗体（抗 HLA 抗体）である．患者自身（original）の HLA とは，異なる HLA（を有する供血者）の血液を輸血された結果，抗 HLA 抗体が産生されてくる．

抗血小板抗体産生による血小板輸血不応に対する予防対策としては，① 供血者の数を少なくすること，② 白血球除去フィルターにより輸血液中の白血球を減らすこと，③ 紫外線照射の血小板を使用すること，などが考えられている．

その他，抗体をすでに産生した症例には，HLA 適合血小板輸血が有効である．すなわち，原因となる同種抗体の多くは抗 HLA 抗体であるので，患者と HLA 型が適合する供血者由来の血小板を輸血するとよい．

HLA クラス I 抗原をあらかじめ検査・登録している血小板献血予定者のなかで，当該患者と HLA が適合する人を選び，その血小板を体外循環（アフェレーシス）で採取し，輸血する．

ii) HLA 適合血小板適合供血者の選択　実際に適合供血者を選択する際に，HLA の近似性のみならず，患者の有する抗体と供血者の血小板が反応しないことを確認したうえで，適合供血者が選ばれる．すなわち，患者血清に対し，供血者リンパ球が反応しないことを，輸血前に AHG-LCT，LCT 法，および混合受身凝集法（血小板の項で詳述する mixed passive haemagglutination; MPHA 法）で調べている．全検査で陰性の場合，約 8 割の確率で十分な効果が得られる．

現在，全国で数万〜10 万人以上の HLA 検査済みの供血予定者が登録されていて，臨床的な有用性も確立している．白血病に対して従来より強力な化学療法が一般的になってきたのも，血小板減少・血小板輸血不応に対応しうるこうしたシステムが確立しているからである．

iii) 腎移植の際のダイレクトクロスマッチ

HLA 適合血小板輸血のほか，腎移植の際にも患者血清中の抗体とドナー HLA の抗原が反応しないことを，LCT 法により確認している．例えば，死体腎移植の場合は，まずドナー HLA のタイピング実施後，すでに検査・登録済みの患者 HLA と照合する．照合の結果，候補として選ばれた患者の血清とドナーのリンパ球との反応性を LCT 法で確認する方式である．

d) DNA による HLA 検査と抗 HLA 抗体検査

本題とそれるが，DNA による HLA 検査法について少し触れたい．骨髄バンクの検査などで，HLA 検査件数が近年飛躍的に増大し，HLA 検査に必要な抗血清の収集と確保が年々困難になってきている．

その解決策として，また，LCT 法の限界を超える方式として，遺伝子増幅反応（polymerase chain reaction; PCR）法による HLA クラス II の DNA タイピングが実施され始めている．正確で確実な日常検査として普及する日も近い．一方，HLA クラス I 検査は抗原数も多く，特異的な PCR の増幅もむずかしいとされてきたが，近年，徳永らが一般にも汎用しうる方法を開発し，注目される[4]．ただし，抗 HLA 抗体検査と腎移植前のダイレクトクロスマッチ，血小板輸血前の上記の AHG-LCT は，これまでどおり血清学的検査によらねばならない．

(3) 抗血小板抗体[5]

a) 抗血小板抗体の意義と検査法

i) 抗血小板抗体の検査法の種類　血小板輸血不応状態や新生児血小板減少性紫斑病の解析に重要であり，20種類以上の検査法が考案されている．当初，ラジオイムノアッセイ法[6]なども用いられたが，現在行われている方法は，混合受身凝集法（MPHA法）および MAIPA 法[7]である（表Ⅲ.19）．ここでは，抗血小板抗体の検出法として，特に有用性の高い MPHA 法に関して，プレート作成などの検査の実際について述べる．

ii) 抗血小板抗体の臨床的意義　現在，血小板減少症あるいは血小板機能障害に基づく出血傾向に対して，血小板輸血療法が広く行われ，その止血および出血予防効果は大半の例で認められる．他方，残りの2割にあたる HLA 適合血小板無効症例では，血小板特異抗体の関与が考えられており，すでに Sib^a 型[8]や Nak^a 型[9]に対する抗体が，このような血小板輸血患者からわが国で発見されている．

また，母児間の赤血球型不適合による新生児溶血性疾患として Rho(D) や ABO 型の不適合症例がよく知られるが，同様の機序で母児間の血小板型不適合が新生児血小板減少性紫斑病の原因となる．重篤な場合には妊娠中に胎児が脳内出血を起こしたり，水頭症や穿孔脳症を招来することが判明している．

わが国でも，母児間における Yuk^a/Yuk^b に関する報告[10,12]や，Bak^a 型[13]不適合による症例が，すでに20症例報告されている．

iii) 血小板膜上の同種抗原系　血小板の表面膜上には，血小板にのみ存在する血小板特異抗原系（表Ⅲ.20）のほか，HLA 抗原系および赤血球系も同時に存在していることが知られている．

b) MPHA 法の原理

血小板の MPHA 法のもとになった混合凝集法は Coombs と Bedford (1955)，Hogman (1959)，Fagraeus と Epsmark (1961) らが開発したもので，細胞表面抗原ならびにその抗体の検出を意図したものである．1971年に十字らが，この混合凝集法を血小板に応用することを試みた．この十字らの方法[14]を，柴田[15]らが改良し，マイクロタイタープレート上で，受身赤血球凝集反応のパタ

表Ⅲ.19　主な抗血小板抗体検査法

検査法	特徴
凝集法	最初に行われた方法．$Zw^a(Pl^{a1})$，$Zw^b(Pl^{a2})$，Ko^a，Ko^b などを検出
蛍光抗体法	蛍光ラベル抗ヒト IgG を使用．血小板の交差試験では LCT よりも輸血効果との一致率が高く，90％以上予測可能．しかし，Br 系の検出が困難
混合受身凝集法	Coombs, Fagraus らが細胞表面抗原の検出に用い，さらに十字らが血小板に応用した混合凝集法と赤血球凝集反応を組み合わせた方法
MAIPA 法	血小板膜タンパクに特異的な単クローン抗体を用いる方法

表Ⅲ.20　血小板特異抗原系（日本血小板型ワークショップで確認された抗体の数）

新名称	旧名称	表現頻度 欧米人(%)	表現頻度 日本人(%)	患者	NAITP*	献血婦人または分娩血	報告者
HPA-1a	$Zw^a(Pl^{a1})$	97.9	99.9	0	0	0	van Loghem, et al (1959)[10]
-1b	$Zw^b(Pl^{a2})$	26.5	0.4	1	0	0	van der Weerdt, et al (1963)
HPA-2a	Ko^b	99.4	98.2	1	0	0	van der Weerdt, et al (1962)
-2b	$Ko^a(Sib^a)$	14.6	25.4	>40	0	8	Marcelli-Barge, et al (1973)
HPA-3a	Bak^a	86.7	78.9	2	2	1	von dem Borne, et al (1980)[11]
-3b	Bak^b	63.8	70.7	0	0	0	Kickler, T.S. et al (1988)[12]
HPA-4a	Yuk^b	>99.9	99.9	0	2	8	Friedman (1985)
-4b	Yuk^a	0	1.7	2	15	>300	Shibata, et al (1986)
HPA-5a	Br^b	99.2	99.9	0	0	6	Kiefel, V. et al (1989)[13]
-5b	Br^a	20.6	10.8	0	0	>400	
	Nak^a	不明	93.5	1	0	23	Ikeda, H. et al (1989)[5]

* NAITP：新生児血小板減少性紫斑．

ーンから判定する新しい方法を開発した．現在，MPHA 法は，最も高感度で簡便な方法として確立している．原理は，U 型マイクロプレートの底面に固定した血小板に，被検血清を感作して洗浄したあと，抗ヒト IgG 固定ヒツジ血球を加えて凝集を観察するというものである（図Ⅲ.18）．

c） 方法

図Ⅲ.19 に実際の方法について示し，いくつかのポイントを詳述する．

i） 血小板付着プレートの作成

① 使用する血小板採血時の注意：20G より太い注射針を用いて採血する．5％ EDTA-2Na-蒸留水を 1 に全血 9 の割合で採血する．採血後 1 日以上放置した血液を使用する場合は ACD または CPD 採血でよい（採血後 3〜4 日間は使用可能）．

② 血小板分離：$460 \times g$（中型遠心機で約 1600 rpm）で 10 分間遠心し，血小板濃厚血漿（platelet rich plasma；PRP）を得る．これを 2 本のプラスチック試験管に分注する．採血して 30 分以上放置して遠心すれば，赤血球の混入はほとんどない．血小板濃厚液（200 または 400 ml 由来）の場合，5 ml ずつ試験管に分注して軽く（$180 \times g$，約 1000 rpm，10 分間）遠心し，可及的に赤血球を除去する．白血球の混入が多いと非特異反応が多くなる．PRP 量の 15％ の ACD 液を加え，$1100 \times g$（中型遠心機で約 2500 rpm）で 10 分間遠心する．得られた濃厚血小板（platelet concen-

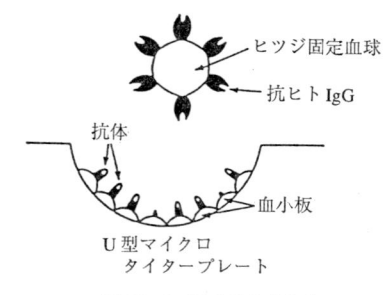

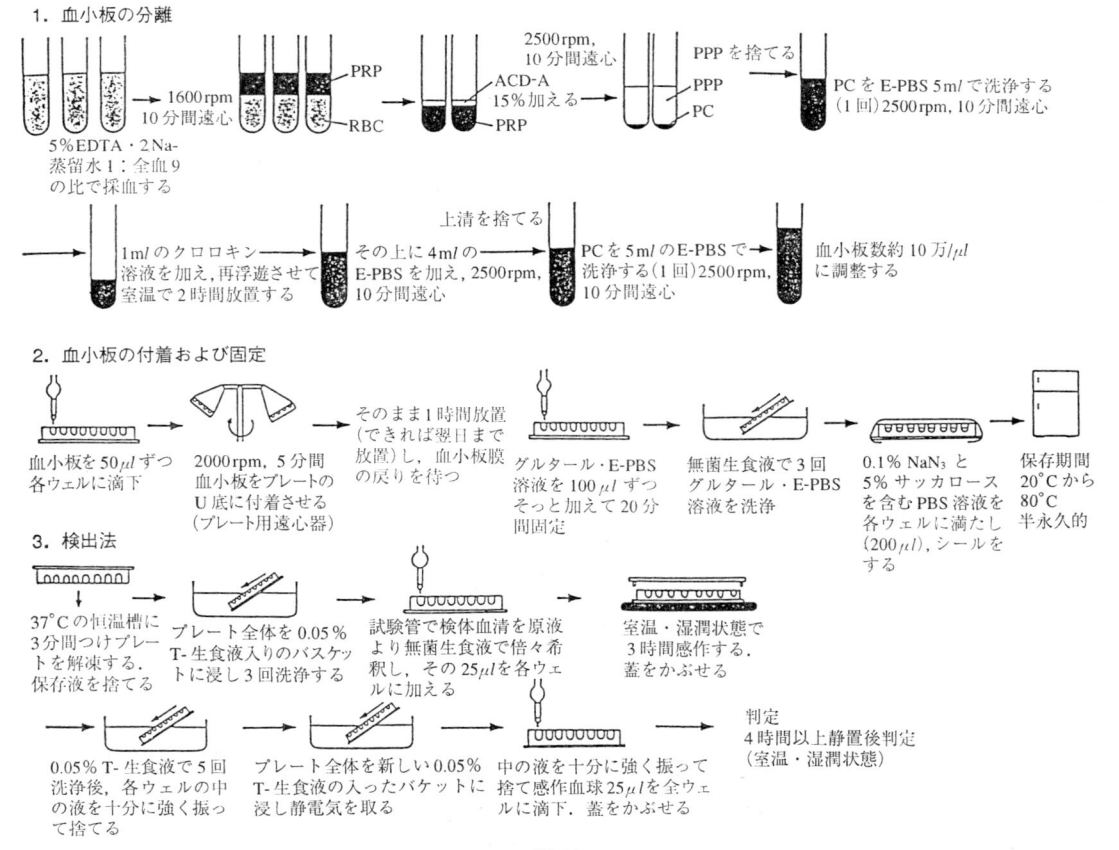

図Ⅲ.18 混合受身凝集法

図Ⅲ.19

trate；PC）を，10 mmol EDTA 入り pH 6.0 の phosphate buffered saline（PBS；和光純薬など；以下 E-PBS）で，1 回洗浄する．洗浄の遠心条件は，1100×g で 10 分間である．

③ クロロキン処理：次に，血小板の HLA 抗原を失活させて，血小板特異抗体のみを検出するため，クロロキンで処理する[16]．

E-PBS で 1 回洗浄剤みの PC 全量に 1 ml の下記処方のクロロキン溶液を加えて再浮遊し，室温で 2 時間放置する．

クロロキン溶液の作製：上記の PBS 100 ml にクロロキンジホスフェイト（Sigma 社 C 6628）41 g を加えて溶解し，5N NaOH を用いて pH 5.0 に調整する．

ii）血小板固定　クロロキン処理後 4 ml の E-PBS を加えて，1100×g（約 2500 rpm）で 10 分間遠心する．さらに，PC を 5 ml の E-PBS で再浮遊し，1 回洗浄する．PC に E-PBS を加えて，最終的に血小板数を約 100000/μl とし，当日血液なら 2 時間，採血後 1 日以上経過している血液なら 1 時間，血小板膜の戻りを待ってからマイクロプレート U 型高結合プレート（Nunc 社モジュールタイプ高結合；Maxisorp）に，50 μl ずつ滴下する．血小板浮遊液を滴下後，マイクロプレート用遠心機で，670×g（約 2000 rpm）で 5 分間遠心して，プレートの底面に付着させる．遠心後，最低 1 時間放置（できれば翌日まで放置）し血小板膜の戻りを待ってから，pH 6.0 に調整した 2000 倍希釈グルタール-PBS を各穴に 100 μl ずつそっと加え，20 分間放置して固定する．最後に 2000 倍希釈グルタール-PBS を捨て，無菌生食水で 3 回マイクロプレートを洗浄して，同液を除去する．保存は各穴に 0.1% NaN$_3$ と 5% サッカロースを含む PBS（pH 6.0 に調整）を 200 μl ずつ満たした後，プレートシールなどで覆い，冷凍庫に入れて凍結保存する（−20°C から −80°C）．

iii）検出方法

① 被検血清との反応：マイクロプレートを 37°C の恒温槽に 3 分間つけて（プレートは浮く）血小板固相プレートを解凍する．プレートの保存液を捨ててから，0.05% の Tween 20-生食水（以下 T-生食水と略す）で 3 回洗浄する．T-生食水は通常洗浄用に用いられるものと同一である．無菌生食水で希釈された血清を Fisher type の遠心機（10000 rpm，5 分間）または中型遠心機（3000 rpm，10 分間）で遠心し，デブリス（debris）やフィブリン（fibrin）塊などを沈降させる．上清の 25 μl ずつを各穴に滴下する．プレートに蓋をかぶせて，室温，湿潤で 3 時間以上反応させる．

② detector cell との反応：血清を十分に強く振って捨て，プレートを T-生食水で 5 回洗浄する．洗浄後，各穴の内液を十分に強く振って捨て，プレート全体を新しい T-生食水の入ったバケットに浸し，静電気を取る．内液を十分しきって捨て，抗ヒト IgG 固定ヒツジ血球を 25 μl ずつ滴下する．プレートに蓋をかぶせ，室温で湿潤した条件で 4 時間以上感作（静置）後，判定する．

iv）血清化処理　検体が血漿の場合，あるいは血清でも脱フィブリンが不十分である場合，MPHA 法では偽陽性（false positive）になりやすい．このような検体では血清化処理が必要になる．検体量 1 ml あたりトロンビン 2 単位と 1 M 塩化カルシウムを 20 μl 添加し，37°C，30 分間加温後，4°C で一夜放置する．

v）判　定　判定は肉眼で容易に可能である．すなわち，陽性の場合，抗ヒト IgG 固定ヒツジ血球が均一に広がり，陰性の場合は血球が中央に集まり小さなリングになる．

おわりに

本稿では，赤血球，リンパ球，血小板に対する抗体検査について述べた．このなか，抗赤血球抗体が最も多く実施される検査であり，臨床的に重要であるが，方法論はすでに一般化していると思われる．

抗リンパ球体についても，血液疾患の臨床医はその意義を十分理解していると思われるが，実際の検査法についてはあまり知られていないのが実状と思われる．

血小板型，あるいは抗血小板抗体に関しては，その存在，意義，検査法の実際など，まだ一部の研究者のみのものと考えている．頻度に関しても

不明なところがあるが，本稿で述べたように臨床的に重要な抗体であり，その検出法として極めて高感度簡便で，有用な方法が確立していることを最後に強調したい． 〔金　信子・高橋孝喜〕

文　献

1) 内川　誠，遠山　博：赤血球型不適合輸血の予防のための検査．外科 Mook, **13**, 23-33（1980）
2) 遠山　博：不適合輸血（ABO 式その他）の原因と頻度．輸血学，改訂第2版（遠山　博編），pp. 338-345（1989）
3) 宮本正樹，十字猛夫：HLA 検査（抗白血球抗体を含む）．検査と技術，**22**(5), 335-339（1994）
4) 光永滋樹，徳永勝士：HLA 抗原の DNA タイピング．Medical: technology, **7**, 665-673（1993）
5) 金　信子，高橋孝喜：抗血小板抗体検査法．検査と技術，**22**(5), 331-334（1994）
6) Soulier, J. P., Patereau, C. and Drouet, J.: Platelet indirect radioactive Coombs test its utilization for pl^{a1} grouping. Vox Sang., **29**, 253（1975）
7) Kiefel, V., Santoso, S., Weisheit, M. et al.: Monoclonal antibody-specific immobilization of antigen（MAIPA）; A new tool for the identification of platelet-reactive antibodies. Blood, **70**, 1722-1726（1987）
8) Saji, H., Maruya, E., Fujii, H. et al.: New platelet antigen, Sib^a, involved in platelet transfusion refractoriness in Japanese man. Vox Sang., **56**, 283-287（1989）
9) Ikeda, H., Mitani, T., Ohnuma, M. et al.: A new platelet antigen, Nak^a, involved in the refractoriness of HLA mached platelet transfusion. Vox Sang., **57**, 213-217（1989）
10) Shibata, Y., Miyaji T., Ichikawa, Y., Matsuda, T. et al.: A new platelet antigen system, Yuk^a/Yuk^b. Vox Sang., **51**, 334-336（1986）
11) Shibata, Y. and Mori, H.: A new platelet-specific alloantigen system, Yuk^a/Yuk^b, is located on platelet membrane glycoprotein IIIa. Proc. Jpn. Acad., **63**, 36（1987）
12) Shibata, Y., Matsuda, I., Miyaji, T. et al.: Yuk^a, a new platelet antigen involved in two cases of neonatal alloimmune thrombocytopenia. Vox Sang., **50**, 177-180（1986）
13) Okada, N., Oda, M., Sano, T. et al.: Intracranial hemorrhage in utero due fetomaternal Bak^a incompatibility. Acta. Haematol. Jap., **51**, 1086-1091（1988）
14) Juji, T., Kano, K., Milgrom, F. et al.: Mixed agglutination with platelets. Int. Arch. Allergy Appl. Immunol., **42**(3), 474-84（1972）
15) Shibata, Y. et al.: Detection of platelet antibodies by newly developed mixed agglutination with platelets. Vox Sang., **41**, 25（1980）
16) Nordhagen, R. and Flaathen, S. T.: Chloroquine removal of HLA antigens from platelets for the platelet immunofluorescence test. Vox Sang., **48**, 156（1985）

6.7　抗好中球細胞質抗体

抗好中球細胞質抗体（anti-neutrophil cytoplasmic antibody; ANCA）は，Davies（1982）らが急速進行性腎炎の症例で蛍光抗体法によりはじめて検出したヒト好中球細胞質に対する IgG 分画に属する自己抗体である．蛍光染色パターンにより C-ANCA と P-ANCA に分類される．その後，Woude（1985）らはウェゲナー肉芽腫症（Wegener granulomatosis; WG）に C-ANCA が，Falk（1988）らは壊死性半月体形成腎炎（NCGN）と顕微鏡的多発動脈炎（MPA）に P-ANCA が高率に陽性を呈することを明らかにした[1]．筆者らはわが国ではじめてこれら血管炎，腎疾患において ANCA が検出されることを報告した[2]．近年 ANCA に関する基礎的・臨床的研究が進み，WG, NCGN, MPA をはじめとする血管炎，膠原病，腎疾患の臨床で ANCA は極めて重要な自己抗体として注目されている．そこで，本稿では ANCA の基礎と実地臨床上の診断，治療への応用の実際について述べる．

（1）　ANCA の基礎

ANCA は表 III.21 に示すように蛍光抗体法によりスクリーニング的に検出し，固相法により好中球顆粒中に存在する対応抗原別にサブセットを検出することができる．

a ）　蛍光抗体間接法（IIF）

ANCA は健康人より分離した好中球の細胞質をアルコール固定したものを基質として用い，これに患者血清を加え抗ヒト IgG FITC 抗体を反応させ，蛍光顕微鏡下に判定する．好中球の細胞

6. 自己抗体

表 III.21 ANCA のサブタイプ, 対応抗原と疾患相関

サブタイプ	対応抗原	疾患
1. 古典的 C-ANCA	プロテイナーゼ (PR)-3	ウェゲナー肉芽腫症
2. P-ANCA	ミエロペルオキシダーゼ (MPO)	特発性半月体形成性腎炎 顕微鏡的多発動脈炎 アレルギー性肉芽腫性血管炎
3. 非定型 P-ANCA	ラクトフェリン (?) カテプシン-G (?)	潰瘍性大腸炎, クローン病, など

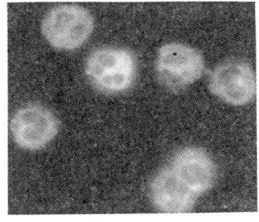

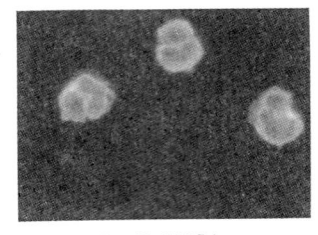

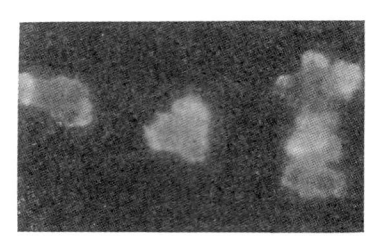

1. 古典的 C-ANCA　　2. P-ANCA　　3. 非定型 P-ANCA

質がびまん性顆粒状に染色される cytoplasmic ANCA (C-ANCA) と, 核の周辺が強く染色される perinuclear ANCA (P-ANCA) と, 両者の混在型, 非定型 P(X)ANCA に分けられる. 実際の IIF の測定法の手技は, Hagen らによる ANCA 国際標準法および拙論を参照されたい[2,3].

b) 酵素抗体法 (ELISA), ラジオイムノアッセイ (RIA)

好中球細胞質の精製抗原を用いた ELISA および RIA により, 定量的に ANCA が測定可能である. 好中球からの抗原の精製法により種々の方法があるが[3], わが国では C-ANCA の ELISA が WG に保険適応となりルーチンに測定可能となった. P-ANCA の対応抗原である myeloperoxidase (MPO), elastase, cathepsin G, lactoferrin ANCA ELISA が今後ルーチン化される予定である. これら ELISA による ANCA の測定は, IIF に比較し簡便で客観的かつ定量的に ANCA を検出可能であるため, 疾患の臨床経過の経時的変動を観察するうえの臨床的指標として有用である.

c) 基準値

IIF による ANCA の基準値は, 健常人で C-, P-ANCA とも 16 倍血清希釈以下で陰性である. ELISA による ANCA の基準値は, 50 例の健常人で C(PR-3), P(MPO)-ANCA でいずれも 10 E unit 以下である.

(2) ANCA の臨床

a) ANCA 陽性疾患の頻度と病態

ANCA 陽性を呈する諸疾患の ANCA サブタイプ, 対応抗原, 疾患相関については表 III.21 に示す. C-ANCA の対応抗原は好中球 α 顆粒中の 29 kD セリンプロテアーゼ (proteinase-3) で, WG に特異的に見いだされる (特異性 96%, 感度 90%). P-ANCA は主として MPO が対応抗原で, MPA, NCGN, アレルギー性肉芽腫性血管炎 (AGA) などの毛細血管および小血管の壊死性血管炎に高頻度に見いだされる (特異性 95.8%, 感度 60%). 非定型的 P-ANCA は, lactoferrin, cathepsin G を対応抗原とし潰瘍性大腸炎, クローン病などに低頻度に見いだされ病態との関連が検討されている. これらの ANCA のサブセットのなかで血管炎, 膠原病, 腎疾患の発生病理, 早期診断, 疾患活動性の指標として密接な関係があるのは PR-3 ANCA と MPO-ANCA である. WG および MPA, NCGN の病態に果たす ANCA の役割を図 III.20 に示す. ANCA-サイトカイン-sequence 説が現在のところ最も信憑性が高い[4]. すなわちインターロイキン-1 (IL-1), 腫瘍壊死因子 (tumor necrosis factor ; TNF-α) などの炎症性サイトカインによりまず好中球が活性化され, 血管内皮細胞に intercellular adhesion molecule (ICAM)-1, 好中球に leukocyte function associated molecule (LFA)-1 などの細胞接着分

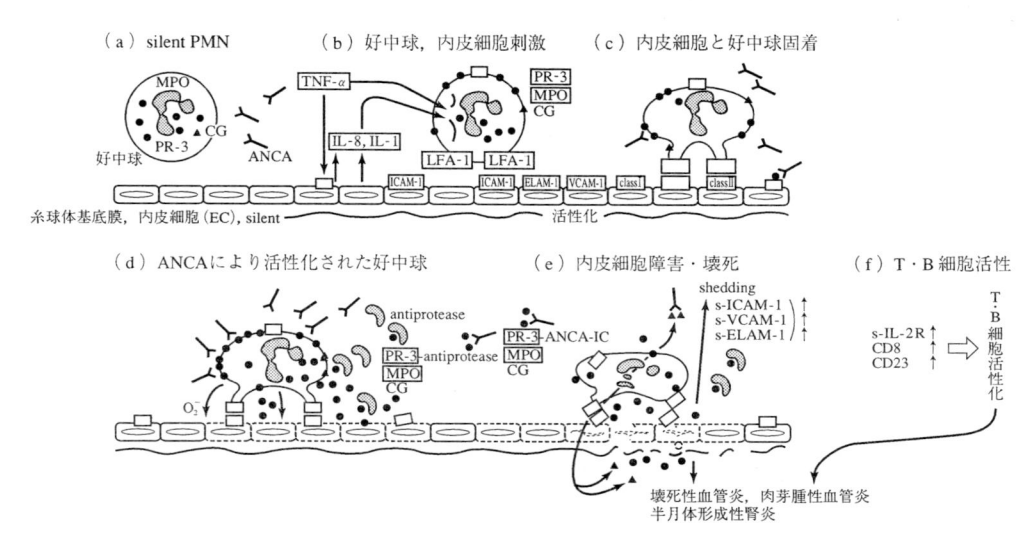

図 Ⅲ.29 ANCA関連血管炎，腎炎の病態生理―ANCA，炎症性サイトカイン，細胞接着因子，T・B細胞活性化仮説―

子が発現する．ANCAはsecond signalとして好中球に作用してα顆粒中のANCA対応抗原を細胞表面に表出させる．好中球と血管内皮細胞の接着が起こると，好中球の脱顆粒と活性酸素種，対応抗原の産生が起こり，内皮細胞を傷害するとの仮説である．in vitro では TNF-α や IL-1 と ANCA および好中球の相互作用については上述の仮説を支持する多くの成績がある．臨床的には，WG，MPA，NCGN の発症期ないし活動期の血清中に ICAM-1, TNF-α, IL-1 などが増加している[5]．

b） 臨床的有用性

PR-3 ANCA は WG の疾患標識抗体である．病変が上気道，肺に限局する限局型に比べて，NCGN を伴う全身型でその力価が高い．ステロイド薬とシクロホスファミドの併用療法で力価は数カ月で著明に低下し，陰性化する例が多い．また，PR-3 ANCA の経時的測定によりいったん寛解した WG の臨床的再発を，PR-3 ANCA 力価の上昇により予知できる可能性がある．一方，PR-3 ANCA に比べて MPO-ANCA が陽性を呈する血管炎，腎疾患の方が多い．MPO-ANCA 陽性疾患は臨床的に，急速進行性糸球体腎炎（rapidly progressive glomerulonephritis ; RPGN），病理組織学的に pauci-immune 型 NCGN を呈する例が最も多い．MPO-ANCA 力価は，糸球体毛細血管の壊死と管外性細胞増殖の著明な例ほど高値を示す．MPO-ANCA関連腎炎はNCGNのみを呈する型（Ⅰ型）と，NCGNと肺出血などを伴う（いわゆる肺腎症候群を呈する）型（Ⅱ型）と，NCGN に腎外症状として肺病変（肺出血，間質性肺炎，血痰），多発性単神経炎，紫斑，消化管出血，上強膜炎などの全身性血管炎を呈する型（Ⅲ型；MPA）に分けられる．MPO-ANCA が高値で，臨床的に RPGN，全身性血管炎症候を呈し組織学的に壊死性病変，細胞性炎症反応期を示す場合にはソルメドロールのパルス療法を含むステロイド大量投与とシクロホスファミドの経口投与を主体とする強力な免疫抑制療法の適応となる．一方，MPO-ANCA 関連血管炎・腎炎の再発時における免疫抑制療法の投与量は，MPO-ANCA 力価のみならず，CRP などの一般検査，血清中の炎症性サイトカイン，可溶性膜抗原分子の値など他のパラメーター，臨床，病理形態学的所見を総合的に判断して慎重に決定すべきと思われる．stage, site adapted immunosuppressive therapy（病変分布，病期に相応した至適免疫抑制療法）が ANCA 関連血管炎，腎炎に最もよい

治療法といえる． 〔吉田雅治〕

文献

1) Kallenberg, C. G. M. et al.: Anti-neutrophil cytoplasmic antibodies; Current diagnostic and pathophysiological potential. Kidney Int., 46, 1-15 (1994)
2) 吉田雅治：抗好中球細胞質抗体（ANCA）と血管炎．リウマチ，35, 934-942 (1995)
3) Hagen, E. C. et al.: The value of indirect immunofluorescence and solid phase techniques for ANCA detection. J. Immunol. Methods, 159, 1-16 (1993)
4) DeRemee, R. A. ed.: Proc 7th Int. ANCA Workshop. Sarcoidosis, 13, 205-285 (1996)
5) 吉田雅治，岩堀　徹，中林　巌：血管炎症候群における可溶性膜抗原の臨床的意義．日本臨床免疫会誌，17, 926-929 (1994)

6.8 抗 GBM 抗体

抗 GBM 抗体（anti glomerular basement membrane antibody）は自己抗体である．この抗体と基底膜が反応し，糸球体腎炎が発症する．この抗体によるヒトの抗 GBM 腎炎の多くは，急速進行性腎炎症候群を呈する．このなかに出血性肺臓炎を合併するグッドパスチャー症候群（Goodpasture syndrome）が含まれる．グッドパスチャー症候群の対応抗原（グッドパスチャー抗原）は糸球体基底膜の構成タンパクや構造の解明と平行して明らかにされてきている[1,2]．

(1) 抗 GBM 抗体腎炎モデル

抗 GBM 抗体腎炎モデルにより抗 GBM 抗体による腎炎の発症機序の検討が行われてきた．代表的なものに馬杉腎炎や Steblay 腎炎がある．また精製純化した抗原や，ポリクローナルやモノクローナル抗体を利用した腎炎モデルもある．

馬杉腎炎：馬杉により 1930 年代に発表された．原法ではラットの腎皮質を擦りつぶし（腎漿）ウサギに免疫し作製した抗血清をラットに投与し糸球体腎炎を起こすもので，腎糸球体に対する異種抗体（ネフロトキシン）によることがのちに明らかとなった．この腎炎は，第一相（heterologous phase）と第二相（autologous phase）に分けて理解されている．第一相は異種抗体が糸球体基底膜に結合し補体を活性化し基底膜を障害しタンパク尿が出現する．この時，ウサギ IgG が基底膜に線状に認められる．第二相は糸球体に結合した異種抗体（ウサギ IgG）に対してラットが抗体を産生して in situ でウサギ IgG と結合しさらに組織を障害する．

(2) 抗 GBM 抗体の検出法

腎生検組織の蛍光抗体法所見で糸球体基底膜に IgG や C3 が線状に認められる時，抗 GBM 抗体が関与している可能性がある．血中の検出では間接蛍光抗体法，定量的な方法としてラジオイムノアッセイによる液相法や固相法，また酵素免疫測定法（enzyme-linked immunosorbent assay; ELISA）による測定も行われている．これらは抗原として糸球体を分離，単離し，超音波処理やコラゲナーゼ消化して用いている．抗原としてウシ IV 型コラーゲンの α3 鎖の NC1 を用いて ELISA 法で行うものがある．また hemagglutination 試験，白血球遊走阻止試験による測定法もある．

(3) 臨床的意義

ヒト腎炎において抗 GBM 抗体が関与するものは欧米では約 5% とされているが，わが国ではこれより頻度は少ない．多くは形態学的に半月体形成性糸球体腎炎の像を呈し，臨床的には急速進行性腎炎症候群の経過をとる．約半数の症例が肺の基底膜と反応して肺胞内出血を伴うグッドパスチャー症候群である（表 III.22）．抗 GBM 抗体のレベルと臨床像の検討で血清クレアチニン値と正の相関を認める．治療で血漿交換療法と免疫抑制薬，ステロイド薬，抗凝固薬などを組み合わせた治療により抗 GBM 抗体の消失を認めた報告があり，早期に抗体の除去と産生抑制を行うことで腎障害の進行を防げる可能性がある．また，抗

表 III.22 主な抗GBM抗体腎炎報告例

報告者	例数 (グッドパスチャー症候群)	性別 男	性別 女	平均年齢
Wilson ら[3] (1973)	63 (32)	46	17	25.8
McPhaul ら[4] (1976)	45	39	6	28.8
Simpson ら[5] (1982)	20 (20)	16	4	24.6
Savage ら[6] (1986)	71 (25)	41	30	47.8

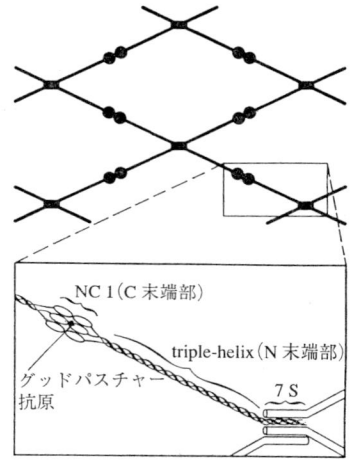

図 III.21 IV型コラーゲンの網目構造と
グッドパスチャー抗原の位置

GBM抗体はグッドパスチャー症候群の経過観察や治療のマーカーとなる．

(4) グッドパスチャー抗原[2]

基底膜は複数のタンパクで構成されており，それぞれの抗原に対する抗体によりどのような特徴のある腎炎が作製できるか検討されている．IV型コラーゲン，ヘパラン硫酸プロテオグリカン，ラミニン，エンタクチン，フィブロネクチンが主な成分であるが，このうちIV型コラーゲンのα3鎖のC末端にあるNC1領域にグッドパスチャー抗原のepitopeが存在している（図III.21）．またこの遺伝子がヒト第二染色体上に存在することやHLA-DR2との関連が考えられている．IV型コラーゲンの分子はN末端側の7Sドメインと中間の三重鎖部分（triple-helix），C末端側のNC1ドメインよりなっている．NC1ドメインはコラーゲン分子同士が二重体をつくり7Sドメインは四重体をつくり（会合）網目構造となっている．正常な状態ではepitopeはNC1とNC1の結合により隠された状態にあるが（hidden antigen），感染や環境，toxic agent，内因性の刺激などにより基底膜の障害が出現しepitopeが露出し抗体産生が起こると推測されている．〔大井洋之〕

文　献

1) Turner, N., Lockwood, C. M. and Rees, A. J.: Antiglomerular basement membrane antibody-mediated nephritis. Diseares of the Kidney, 5th ed. (Wshrier, R. and Gottschalk, C. W. eds.), Vol. II, pp. 1865-1894, Little Brown and company, Boston (1993)
2) Hudson, B. G., Wieslander, J., Wisdom, B. J. Jr. et al.: Biology of disease; Goodpasture syndrome; Molecular architecture and function of basement membrane antigen. *Lab. Invest.*, **61** (3), 256-269 (1989)
3) Wilson, C. B. and Dixon, F. J.: Anti-glomerular basement mambrane antibody-induced glomerulonephritis. *Kidney Int.*, **3**, 74-89 (1973)
4) McPhaul, J. J. and Mullins, J. D.: Glomerulonephritis mediated by antibody to glomerular basement membrane. *J. Clin. Invest.*, **57**, 351-361 (1976)
5) Simpson, I. J. et al.: Plasma exchange in Goodpasture's syndrome. *Am. J. Nephrol.*, **2**, 301-311 (1982)
6) Savage, C. O. S., Pusey, C. D., Bowman, C. et al.: Antiglomerular basement membrane antibody mediated disease in the British Isles 1980-4. *Br. Med. J. (Clin. Res.)*, **292**, 301 (1986)

6.9　抗アセチルコリンレセプター抗体

　重症筋無力症（myasthenia gravis；MG）は，臨床的に外眼筋，球筋，四肢筋などの易疲労性，筋力低下を特徴とし，外眼筋のみに障害のみられる最も軽症な眼筋型から，極めて強い四肢脱力や球症状を呈する全身型重症例まで多様な病型がある．本疾患は神経筋接合部の後シナプス膜に存在するアセチルコリンレセプター（AChR）を標的とする臓器特異的自己免疫疾患であり[1]，抗AChR

抗体（anti-acetylcholine receptor antibody）の測定が本症診断に必須であるだけでなく，治療成績の追跡にも有用である．

（1） 測定法

測定法の違いにより2種類の抗 AChR 抗体が検出可能である．1つは運動神経終末の後シナプス膜 AChR と特異的に結合する蛇毒神経毒である α-bungarotoxin（BuTx）と AChR との結合を阻害するタイプの抗体（阻害型抗 AChR 抗体）と，AChR-α-BuTx 複合物に結合するタイプの抗体（非阻害型抗 AChR 抗体）であり，前者は concanavalin A-sepharose 法（Con A 法），後者は immunoprecipitation 法（IP 法）で主に測定されている（測定原理については既報参照[2]）．

a） ^{125}I-α-BuTx および AChR 抗原の調製

タイワンアマガサヘビ粗毒より α-BuTx を精製し[3]，これをクロラミンT法により ^{125}I 標識 α-BuTx を得る（比活性は 500 cpm/fmol 以上）．AChR 抗原としてはラットやサルの除神経筋でも測定可能であるが，検出率はラットで60％，サルで70％であり，ヒト抗原の検出率が最も高い（80％以上）．AChR の調製法は，ヒト骨格筋に buffer I（0.05 M トリス塩酸，pH 7.4 に 0.1 M NaCl，1 mM PMSF，0.02％ NaN$_3$，トラジロール 250 U/ml を含む）を加え，ホモゲナイズしたのち，20000×g，30 分遠心し，組織中に含まれる血液，脂質などを洗い出したのち，湿重量あたり2倍量の buffer I を加え，再度ホモゲナイズする．これに最終濃度2％になるように Triton X-100 を加え，4℃，一晩撹拌し，AChR を可溶化したあと，100000×g，1 時間遠心した上清を抗原として用いる．IP 法では，前もって AChR-^{125}I-α-BuTx 複合物をゲル濾過法（Sephacryl S-300）により調製したものを抗原として用いる．

b） 測定手順

i） IP 法（抗ヒト IgG 法） AChR-^{125}I-α-BuTx 複合物 100 μl（50～100 fmol）と，buffer I で 100 倍に希釈した被検血清 50 μl，25 μl（100 倍希釈した正常血清を加えて，最終液量 50 μl にする）を，4℃，1晩インキュベーション後，ウサギ抗ヒト IgG 血清（50 μl）を加え，37℃，1 時間反応させる．生じた沈殿に生理食塩水 0.8 ml を加え，3000 rpm，10 分間遠心し，さらに1回洗浄後，沈殿の ^{125}I 放射活性を測定する．正常 10 例を用いた時の平均値をブランクとして差し引く．抗 AChR 抗体価は，α-BuTx の比活性をもとに表示する．なお，抗体価が高い検体（7～8 nM 以上）は適宜希釈して測定する必要がある．

ii） Con A 法 AChR 50 μl（30～50 fmol）と被検血清 20 μl を，37℃，1 時間プレインキュベーションした後，3～4倍量の ^{125}I-α-BuTx 50 μl を加え，さらに 37℃，1 時間反応させる．次に，Con A-sepharose 250 μl を加え，さらに，37℃，1 時間インキュベーションした後，樹脂を十分に洗浄し，樹脂に結合した放射活性を測定する．正常対照の平均値 +2SD（20％）を超えるものを陽性とする[4]．

（2） 抗体価と臨床型

a） 抗 AChR 抗体価

正常値は，IP 法では 0.3 nM 以下，Con A 法では阻害率として 15～20％ 程度である．MG 410 例について，IP 法，Con A 法の結果をそれぞれ図Ⅲ.22，23 に示した．なお MG 群は胸腺腫合併群，非合併群に大別した後，採血時の臨床像により眼筋型（ocular），全身型軽症群（mild），全身型中等症群（moderate）および全身型重症群（severe）に分類した．胸腺腫非合併群の眼筋型では，非阻害型，阻害型抗体共に陽性を示すものは少なく，または低力価であった．同群全身型では，両タイプの抗体が80％に検出された．一方，胸腺腫合併群では，阻害型抗体，非阻害型抗体ともに90％以上の陽性率を認めた．また，阻害型および非阻害型抗 AChR 抗体価間には有意な相関を認めた[4]．

b） MG 関連検査としての抗筋抗体

胸腺腫合併 MG の患者血中には，抗 AChR 抗体と共に抗筋（骨格筋，横紋筋）抗体が高率（91％）に検出される[5,6]．また，胸腺腫を持つ非 MG 患者のうち両抗体価陽性を示す症例の一部には，後に MG を発症する例がある．このため，抗

6.9 抗アセチルコリンレセプター抗体

AChR 抗体と共に抗筋抗体の測定は MG における胸腺腫の有無を判定する有力な検査である[7]．

(3) 臨床的応用

抗体価と MG 重症度とは必ずしも相関しない．ただし，症例ごとに病像の推移と抗体価の変動を長期観察すると，一定の相関関係がみられる．例えばステロイド療法を行った症例では，抗体価は投与初期から減少傾向を示し，それと並行して臨床的改善がみられる．また胸腺（腫）摘出術例でも同様の傾向があり，追跡マーカーとして有用である[8]．

おわりに

抗 AChR 抗体の測定は，MG の診断に必須な検査であるばかりでなく，病像の変動や治療経過を追跡するうえで有用なマーカーである．現在 MG における抗 AChR 抗体のルーチン検査としては，IP 法による非阻害型抗体の測定のみを行っている．しかし，自験例のごとく，ほとんどの MG 症例では非阻害型抗体と同時に阻害型抗体も検出され，なかには阻害型抗体価が非阻害型抗体価よりも臨床像とよく相関する症例や，まれに阻害型抗体のみを有する症例もあり，今後 MG の血清学的診断には両タイプの抗体価の測定が望まれる．

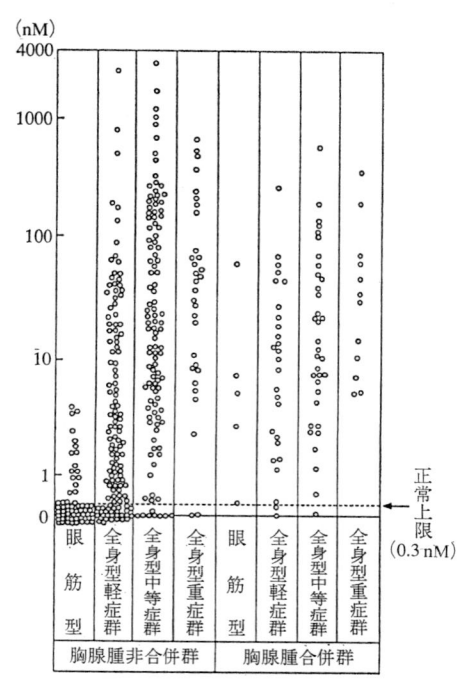

〔太田光熙・太田潔江〕

図 III.22 重症筋無力症患者の臨床型と非阻害型抗 AChR 抗体価
IP 法における MG 410 例の血中抗 AChR 抗体価（正常上限値 0.3 nM）．

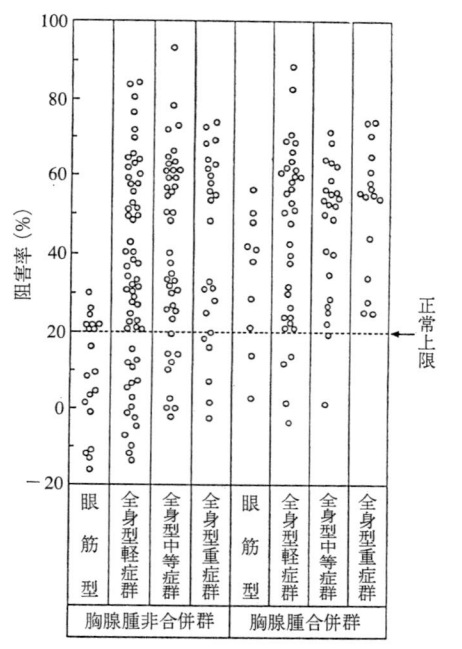

図 III.23 重症筋無力症患者の臨床型と阻害型抗 AChR 抗体価
Con A 法における MG 227 例の血中抗 AChR 抗体活性（正常上限値 20%）．

文　献

1) Lindstrom, J. M. *et al*.: Antibody to acetylcholine receptor in myasthenia gravis-prevalence, clinical correlates, and diagnostic value. *Neurology*, **26**, 1054-1059 (1976)
2) 太田光熙: 抗アセチルコリン受容体抗体．日本臨牀，**48**, 459-462 (1990)
3) 林　恭三, 太田光熙: Postsynaptic neurotoxin. 代謝，**15**, 209-220 (1976)
4) Hara, H. *et al*.: Detection and characterization of blocking-type anti-acetylcholine receptor antibodies in sera from patients with myasthenia gravis. *Clin. Chem.*, **39**, 2053-2057 (1993)
5) Ohta, M. *et al*.: Anti-skeletal muscle antibodies in sera from myasthenic patients with thymoma; Identification of anti-myosin, actomyosin, actin and α-actinin antibodies by a solid-phase radioimmunoassay and a Western blot-

ting analysis. *Clin. Chem. Acta.*, **187**, 255-264 (1990)

6) Hara, H. *et al.*: Enzyme immunoassay for measuring antibodies against skeletal muscle in patients with myasthenia gravis. *Clin. Chem.*, **36**, 1967-1969 (1990)

7) Ohta, M. *et al.*: Anti-skeletal muscle and anti-acetylcholine receptor antibodies in patients with thymoma without myasthenia gravis; Relation to the onset of myasthenia gravis. *Clin. Chem. Acta.*, **201**, 201-206 (1991)

8) Matsubara-Mori, F. *et al.*: Anti-acetylcholine receptor antibody in myasthenia gravis; Relation to disease severity and effect of thymectomy. *J. Clin. Biochem. Nutr.*, **265**, 275 (1987)

7. アレルギー検査

　気管支喘息やアレルギー性鼻炎などのアレルギー疾患は，好塩基球，肥満細胞の表面上に結合したIgE抗体とアレルゲンとの反応を介して，細胞から遊離される化学伝達物質の作用により症状発現の口火がきられる．ゆえにその病態生理上，IgE抗体が重要な役割を果たすことは明らかであり，IgE抗体を種々の方法にて検索することがその診断や治療に直結するといっても過言ではない．また，総IgEはおそらくはIgE抗体の集合体として把握すべきものと考えられ，その測定もまたアレルギー診断の助けとなる．本稿では，これらを中心にアレルギー検査に関して述べる．

（1）検査計画

　表Ⅲ.23にアレルギー検査法を示すが，問診，診察結果をふまえたうえでこれらのなかから適切な検査を組み合わせていって，最終的な診断に至る．総IgE値，皮膚反応，特異IgE抗体測定がこの過程で繁用されるが，これらは他項にて述べるので，本項ではそれら以外のものに触れる．

表Ⅲ.23　アレルギー検査法

1. アレルギーの補助検査
   a. 好酸球増多（末梢血，鼻汁，喀痰）
   b. 血清総IgE値
      RIST, CAP IgE RIA
      免疫比濁法
2. 原因アレルゲンの検索
   a. *in vivo* 検査
      皮膚反応，除去・誘発試験
   b. *in vitro* 検査
      血清特異IgE抗体（CAP RAST, MAST, Ala STATなど）
      血清特異IgG, IgG 4抗体
      ヒスタミン遊離試験
      リンパ球刺激試験
3. その他の検査
   血算，生化学検査，尿検査，胸部X線検査，心電図，呼吸機能検査，気道過敏性検査など

a） 好酸球増多

　アレルギー疾患では末梢血好酸球の増多（通常5％以上）がみられることが多い．一般的には症状が重いほど好酸球は増加する傾向にあり，その測定は治療効果をみるうえでも有用である．また，鼻汁や喀痰中にも好酸球を認めることが多い．

b） IgG, IgG 4抗体

　アレルギー疾患においては，血清中でIgE抗体以外にアレルゲン特異IgG抗体，ことにそのサブクラスの1つであるIgG 4抗体が増加することが多い[1]．根本療法の1つである減感作（免疫）療法や長期間アレルゲンに暴露された時に増加すると報告されている．

c） ヒスタミン遊離試験

　ヒスタミン遊離試験もまた *in vitro* での特異IgE抗体検出法である．肥満細胞，好塩基球のいずれを用いても本試験は可能であるが，検体採取の簡便性から好塩基球ヒスタミン遊離試験が通常行われる．従来は特定の研究室でのみ行われていたが，最近簡便な測定システムも開発された．

d） リンパ球刺激試験

　リンパ球刺激試験は，非特異的なマイトジェン（PHA, ConA）あるいは特異抗原としての薬物やアレルゲンにて末梢血リンパ球を刺激して，その増殖反応をみるものである．特異抗原による場合は，対照の2倍以上の値を陽性とする．なお，リンパ球幼若化検査とも呼ばれる．

e） その他の検査

　その他，通常は全身状態の把握や鑑別診断の目的にて血算，生化学検査，尿検査，胸部X線検査，心電図などが行われる．また，気管支喘息の際には呼吸機能検査や気道過敏性検査が，薬物アレルギーの際には貼付試験やリンパ球刺激試験

7. アレルギー検査

表 III.24 血清 IgE 値が異常を示す疾患

高値を示す疾患		低値を示す疾患
・アトピー性疾患 　アトピー性喘息 　アレルギー性鼻炎 　アトピー性皮膚炎 ・寄生虫感染症 ・アレルギー性肺アスペルギルス症 ・膠原病およびその類縁疾患 　全身性エリテマトーデス 　慢性関節リウマチ 　ベーチェット病	・肝疾患 　急性肝炎 　慢性肝炎 　肝硬変症 　原発性肝癌 ・IgE 骨髄腫 ・ネフローゼ症候群 ・その他 　高 IgE 症候群 　ウィスコット-オールドリッチ症候群 　胸腺形成不全症 　ホジキン病	多発性骨髄腫（IgE 骨髄腫を除く） 慢性リンパ性白血病 低γグロブリン血症 H鎖病 サルコイドーシス 原発性および続発性免疫不全症 珪肺症 石綿症

（リンパ球幼若化反応）などが行われる．

（2）総 IgE 値

血清中の総 IgE 値測定にあたっては，RIST やその改良法である CAP IgE RIA，免疫比濁法などが主に用いられている．IgE の成人正常値はほぼ 250 IU/m*l* 以下（1 IU≒2.4 ng）である．表 III.24 に血清 IgE 値が異常を示す疾患をまとめて示す．これらのうち，日常臨床でことに気をつけておくべきものはアレルギー疾患と寄生虫感染症である．

気管支喘息は種々の要因で発症すると考えられるが，IgE 高値を示せばアレルギーの関与が大きいアトピー型（外因性）気管支喘息であり，正常値であれば感染型（内因性）気管支喘息である可能性が高い．しかし，個々の症例によって異なっているわけで，その判断には慎重でなければならない．アレルギー性鼻炎では高値を示すものの正常範囲に入る症例も多々あり，ことにスギ花粉症のような季節性症状のみを有する症例では IgE 値は正常であることも多い．アトピー性皮膚炎では一般的に IgE は高値を示す．特に複数のアレルゲンによって感作されている症例にその傾向が強い．だが，急性蕁麻疹では I 型アレルギー反応の関与が推測される場合であっても IgE 値は正常範囲内であることが多い[2]．

（3）皮膚反応

続いて病因的抗原（アレルゲン）の検索が行われる．この目的のため皮膚反応と後述する IgE 抗体試験管内測定とが行われる．皮膚反応としては，プリックもしくはスクラッチ反応と皮内反応が多く用いられている．プリック反応の方が一度に多くの種類が実施できてスクリーニングには便利であるが，感度と定量性では皮内反応がまさる[3]．

a）プリック（スクラッチ）反応

少なくとも 8 時間以上服薬を中止させる．背部や前腕部をアルコール綿で消毒し，乾いたあとにアレルゲン液を 1 滴ずつ滴下し，それを通して消毒した木綿針を出血させない程度に斜めに軽く刺し少し持ち上げるようにする（プリック）か，少しひっかく（スクラッチ）．アレルゲンを含まない溶解液を対照液とする．

15～20 分後に判定し，膨疹 5 mm 以上，あるいは紅斑 15 mm 以上のいずれかを満足すれば陽性とする．対照液にも何らかの反応が出れば，対照の 2 倍以上の膨疹，あるいは紅斑のいずれかを満足すれば陽性とする．

b）皮内反応

アレルゲン液の 0.02 m*l* を皮内に注射し，15～20 分後に判定する．膨疹 9 mm，紅斑 20 mm のいずれかを示せば陽性とする（即時型反応）．その他，抗原によっては III，IV 型アレルギー反応に対応して 3～8 時間後および 24～48 時間後に発赤や硬結がみられることがある．

（4）IgE 抗体試験管内測定

アレルゲンに対する特異 IgE 抗体を *in vitro* （試験管内）にて検出するものである．従来はこ

表 Ⅲ.25 試験管内 IgE 抗体測定法の判定基準
(a) CAP RAST

クラス	判定	U_A/ml
6		$\geqq 100$
5		$50\sim100$
4	+	$17.5\sim50$
3		$3.5\sim17.5$
2		$0.7\sim3.5$
1	±	$0.35\sim0.7$
0	−	$\leqq 0.34$

U_A: arbitary unit.

(b) Ala STAT

クラス	判定	IU/ml
4		$\geqq 15$
3	+	$3.0\sim14.9$
2		$1.5\sim2.99$
1		$0.35\sim1.49$
0	−	$\leqq 0.34$

IU: international unit.

(c) MAST

クラス	判定	ルミカウント
3		$\geqq 20.1$
2	+	$11.3\sim20.0$
1		$4.41\sim11.2$
1/0	±	$1.01\sim4.40$
0	−	$\leqq 1.00$

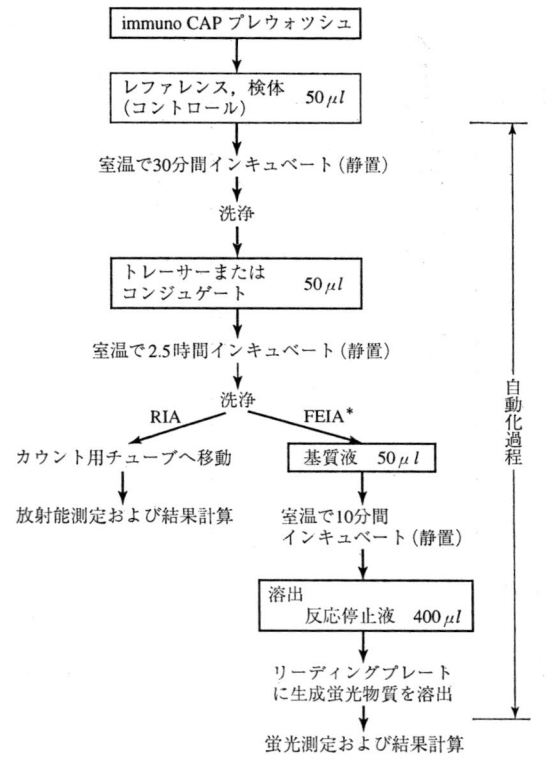

図 Ⅲ.24 CAP システムとその自動化過程
FEIA: 蛍光酵素抗体法.

の目的のため，ペーパーディスクを固相とする radioallergosorbent test (RAST) が用いられてきたが，最近その改良型である CAP RAST システムに変更になった．以下によく用いられる測定法を述べ，それらのうち代表的な方法による判定基準を表 Ⅲ.25 に示す．

a) CAP RAST

CAP RAST では，アレルゲンは多孔性のスポンジ状物質を内蔵したプラスチックカプセル (immuno CAP) に吸着されている[4]．immuno CAP は従来のペーパーディスクに比べて約3倍の抗原結合能を有しており，そのため感度 (sensitivity) は極めて上昇した．その基本原理は RIA もしくは蛍光酵素抗体法であり，自動測定も可能となっている（図 Ⅲ.24）．また，測定時間の短縮，非特異的 IgE の影響を受けないなどの長所があるが，感度が上がったことで逆に特異性 (specificity) が下がった感もあり，偽陽性を生じやすい危険性もある．なお，数種類の同系統のアレルゲンを1個の immuno CAP に吸着させたマルチアレルゲンや12種類の吸入性アレルゲンを吸着させたファディアトープも，スクリーニング用に供されている．

b) MAST

multiple antigen simultaneous test (MAST) 法は化学発光酵素抗体法を基本原理とする[5]．16種類のアレルゲンを結合したチャンバーを用いることで，多項目の特異 IgE 抗体を同時に測定できるという特徴を有して，アレルゲンスクリーニングに有用であり，従来行われてきた皮膚反応にある程度代用できる可能性がある．なお，現在吸入系アレルゲンと食物系アレルゲンの2種類のパネルが用いられている（表 Ⅲ.26）．

c) Ala STAT

Ala STAT はアレルゲンを可溶性ポリマーに結合させることにより抗原抗体反応を液相で施行する IgE 抗体測定法である[6]．それによりアレル

表 Ⅲ.26　MAST 測定項目

吸入系アレルゲン		食物系アレルゲン	
分類	項目	分類	項目
家塵ダニ	1. ハウスダストⅡ 2. コナヒョウヒダニ	家塵ダニ	1. ハウスダストⅡ 2. コナヒョウヒダニ
食物	3. 卵白 4. ダイズ	吸入	3. スギ 4. ネコ　上皮
吸入	5. ブタクサ混合物Ⅰ 6. ヨモギ 7. ハルガヤ 8. オオアワガエリ 9. スギ 10. ペニシリウム 11. クラドスポリウム 12. カンジダ 13. アルテルナリア 14. アスペルギルス 15. ネコ　上皮 16. イヌ　上皮	食物	5. 卵白 6. ミルク 7. チェダーチーズ 8. 牛肉 9. 鶏肉 10. エビ 11. カニ 12. マグロ 13. サケ 14. コムギ 15. コメ 16. ダイズ

ゲンとしてタンパク，多糖体のいずれでも結合可能であり，従来の RAST 法に比して 2〜3 倍の結合能を有して感度は極めて高いとされている．なお，酵素抗体法 (EIA) を基本原理とする．

d) QAS

QAS は Quidel Allergy Screen の略であり，その名のようにスクリーニング用に供される[7]．基本原理は EIA であり，1 本の dipstick にて 9 項目のアレルゲンが検索できる．現在，吸入系と食物系の 2 種類のものが用いられている．

e) FAST

fluorescence allergosorbent test (FAST) 法は microtiter plate を固相とする蛍光酵素抗体法をその基本原理とする[8]．本法は CAP システムと同じく数時間のうちに測定が可能であり，同一の測定機器を用いることで総 IgE や IgG4 抗体も検討できるという特徴を有する．

f) AAS

AAS は automated allergy system の略であり，磁性微粒子を用いた化学発光 EIA を基本原理とする．全過程が約 1 時間で終了するとされており，LUMIWARD という呼称で最近わが国に導入された．

g) 各測定法間の比較

各測定法間には大部分のアレルゲンで良好な相関関係が認められてはいるものの，すべてが一致するわけではない．その理由として，①測定系自体の差，②使用している抗原の違い，③処理過程での抗原決定基の変化，などが考えられる．また，各々の測定キットによってその感度や特異性も異なっている．そのまとめを表 Ⅲ.27 に示すが，これらのことを踏まえたうえで，臨床症状も含めて総合的に判断していくことが必要であろう[2]．

(5) 誘発試験

皮膚反応や IgE 抗体試験管内測定にて同定されたアレルゲンが，実際に臨床症状を引き起こすかどうかを確認するために誘発試験が行われる．

a) 吸入誘発試験

気管支喘息患者において，アレルゲンを低濃度

表 Ⅲ.27　新しい IgE 抗体測定法と RAST 法との比較

	MAST	QAS	Ala STAT	CAP system	FAST
検討アレルゲン数	35	9	20	34	61
検討症例数					
アレルギー患者	191	93	479	659	789
健常者	ND	25	38	34	171
RAST との一致率 (%)	60〜90	78.0〜96.6	90.7	89.4	85.7
sensitivity (感度, %)	ND	ND	71 (RAST 71)	94.2	85.3 (RAST 82.3)
specificity (特異性, %)	ND	ND	87 (RAST 84)	87.3	93.1 (RAST 95.5)
測定に要する時間	22 h	20 h	3 h	3 h	3 h
出典	アレルギー 38：478 1989	アレルギー 38：1157 1989	アレルギー 40：444 1991	アレルギー 40：544 1991	アレルギー 41：93 1992

ND: not described.

からしだいに濃度を上げて吸入させ，気管支収縮（1秒量の低下で判断する）が引き起こされるかどうかを検討する．

b） 鼻粘膜誘発試験

アレルギー性鼻炎患者において，アレルゲンをしみこませた濾紙を鼻粘膜にあてて，鼻汁流出などを観察する．

c） 眼反応

アレルゲン液を背側から下眼瞼に垂らして結膜が充血するかどうかを観察する．この場合も低濃度のアレルゲン液からはじめ，しだいに濃度を上げていく．

d） 食物除去・誘発試験

食物アレルギーにおいては，疑われるアレルゲンを食事から除去して症状が軽減するかどうかを確認し，次いで少量から食べさせて症状が悪化するかどうかを観察する． 〔中川武正〕

文 献

1) Nakagawa, T.: The role of IgG subclass antibodies in the clinical response to immunotherapy in allergic disease. *Clin. Exp. Allergy*, **21**, 289-296 (1991).
2) 中川武正：IgE 検査法．臨床アレルギー学（宮本昭正監修），pp. 175-183, 南江堂, 東京 (1992).
3) 伊藤幸治：皮膚反応．最新内科学大系 23, アトピー・アレルギー性疾患（牧野荘平編），pp. 107-114, 中山書店, 東京 (1992).
4) 奥平博一, 伊藤幸治, 宮本昭正, 他：新しい IgE 抗体測定法（CAP system）の評価とその有用性に関する研究．アレルギー, **40**, 544-554 (1991).
5) 中川武正, 岩崎栄作, 馬場 実, 他：MAST アレルギーシステムによる同時他項目アレルゲン特異的 IgE 抗体の測定．アレルギー, **38**, 478-485 (1989).
6) 伊藤幸治, 宮本昭正, 牧野荘平, 他：新しい IgE 抗体測定法, AlaSTAT の有用性の検討．アレルギー, **40**, 444-453 (1991).
7) 岩本逸夫, 山崎博臣, 木村 亮, 他：アレルゲン特異的 IgE 抗体の新しいスクリーニング法 Quidel Allergy Screen の皮膚試験, RAST との比較検討．アレルギー, **38**, 1157-1162 (1989).
8) 中川武正, 宮本昭正, 秋山一男, 他：FAST による総 IgE および特異 IgE 抗体の測定．アレルギー, **41**, 93-105 (1992).

8. バイオサイエンスの進展と腫瘍マーカー

　腫瘍マーカーとしては，従来より抗体によって検出される腫瘍関連抗原が知られていたが，近年は遺伝子工学的技術の進歩に伴い，遺伝子そのものの異常が見いだされるようになってきた．ここでは特に後者に焦点をあてて，消化器癌を中心として筆者らが興味を持って研究を進めている遺伝子異常も含めて，概説してみたい．

(1) Ki-ras 遺伝子

　現在まで報告されている癌遺伝子のなかで最も広く用いられているのは，第12番染色体に位置するKi-ras遺伝子の点突然変異による活性化である．ras遺伝子産物は分子量21kDのGTP結合タンパクで，細胞の分化増殖のシグナルトランスデューサーとして機能していると考えられている．正常細胞においてRASタンパクはGDP結合型(不活性型)として存在しているが，癌細胞では1アミノ酸置換によりトランスフォーム活性を獲得し，細胞の異常増殖を引き起こすと考えられている．Ki-ras遺伝子の点突然変異は特定のアミノ酸コドン(第12, 13, 61番)に限られているため，種々の癌で容易に検討が可能である．膵液を用いると膵癌では75～100%にコドン12の変異が見いだされることが知られている[1,2]．また，最近は粘液産生膵腫瘍においてもrasの変異が認められており，同時に"mucous cell hyperplasia"においても，60%以上に陽性が指摘されている[3]．膵癌の前癌病変を考える場合に興味ある成績といえよう．

　大腸癌では40～70%の頻度でKi-ras遺伝子の突然変異が検出されている[4]．また，1cm以上の腺腫で58%の変異が認められたのに対し，1cm未満の腺腫では9%しか検出されなかったことや，高度異型腺腫で36%，中等度異型腺腫11%で変異を認めたという報告から，Ki-ras遺伝子の活性化は癌化の過程の早期の段階，すなわち腺腫の大きさや異型度の増加に関与していることが推測される[5]．さらに最近いわゆる"de novo"の大腸癌においてはras遺伝子の変異頻度が低いとする報告が注目される．すなわち，Yamagataら[6]は，平坦型の腺腫におけるKi-ras(コドン12)の変異(23%, 13/56)はポリープ型の腺腫における変異(67%, 54/81)に比較して有意に低いことを見いだした．"de novo"の癌では，adenoma-carcinoma sequenceによる発癌の際の遺伝子変異と異なる点が注目される．最近我々は"de novo"の癌において，後述のDNA修復遺伝子の異常が高頻度にみられることを経験している．(Arimuraら, sub.)．

　一方，便中のKi-ras遺伝子の測定[7]も試みられており，今後遺伝子診断が癌の早期診断のスクリーニングに取り入れられる道が拓かれるかもしれない．

(2) p53 遺伝子

　p53遺伝子はSV40ウイルスによってトランスフォームされた細胞内で，SV40 large T抗原に結合するタンパクとして発見され，当初は癌遺伝子の1つと考えられていた．各種癌でp53遺伝子が存在する第17番染色体短腕の欠失が認められることがわかり，トランスフォーム活性を持つp53遺伝子は変異型であり，野生型p53遺伝子は癌化活性を抑える機能を持つ癌抑制遺伝子であることが明らかになった．大腸癌においてp53遺伝子を含む領域の片方の対立遺伝子の欠失は75～85%と頻度が高いのに対し，大腸腺腫では異型の程度にかかわらず0～20%にしか認められなかった．また，この領域の片方が欠失している場

表 III.28 PhIP および IQ によって誘発されたラット大腸腫瘍における *Apc* 遺伝子変異[11]

tumor	region	nucleotide*	codon	nucleotide change	result	length of truncated product, aa	allele loss
PhIP-2-1	Exon 14	1903-1905	635	GGTGGGATA →GGTGGATA	frameshift	677	Yes
PhIP-13	Exon 14	1903-1905	635	GGTGGGATA →GGTGGATA	frameshift	677	Yes
PhIP-17	Exon 15 F-H, H-I	4237-4239	1413	AGTGGGATT →AGTGGATT	frameshift	1454	No
PhIP-18-4	Exon 15 B-D	2604-2606	869	TCCGGGGAAC →TCCGGAAC	frameshift	886	No
	Exon 15 F-H, H-I	4237-4239	1413	AGTGGGATT →AGTGGATT	frameshift	1454	No
IQ-3-1	Exon 12	1567	523	GGCTGCATG →GGCCGCATG	Cyt→Arg	—	Yes
IQ-I-2-2	Exon 15 B-D	2761	921	GCACGA →GCATGA	Arg→Stop	921	Yes

*: nucleotide numbers are assigned according to the rat *Apc* cDNA sequence.

合，残存する対立遺伝子のほとんどに点突然変異が認められている。このことより，p53 遺伝子は腺腫から早期癌に進展する段階に関与し，その際には p53 対立遺伝子の片方の欠失と，もう片方の変異による不活性化が必須であると考えられている[8]．

正常 p53 は，主に核内に局在するリン酸化タンパクで，DNA 結合能を有し，Rb 遺伝子と同様，細胞周期の制御に関与していると考えられている．また，対立遺伝子の片方の変異のみで癌化している例や，正常 p53 が発現している細胞に変異 p53 遺伝子を導入することにより悪性化が認められることにより，p53 の変異が細胞増殖の制御機能を失わせるだけでなく，正常 p53 を失活させて積極的に癌化に導く（dominant negative effect）可能性も指摘されており，興味深い．

（3） *APC* 遺伝子と DNA 修復遺伝子

家族性腺腫性大腸ポリポーシス（FAP）の原因遺伝子として，1991 年 Vogelstein ら，Nakamura らにより *APC* 遺伝子が同定された[9,10]．FAP 患者の 67％ に *APC* 遺伝子の変異を認め，変異様式の 92％ に APC タンパクの合成の中断が認められている．その後，通常の腺腫においても 60％ に *APC* 遺伝子の変異が認められ，*APC* 遺伝子は FAP の原因遺伝子であるばかりでなく，大腸癌の前癌病変と考えられる腺腫の発生に関与するいわば腺腫抑制遺伝子と考えられる．筆者らおよび札幌医科大学教室の Kakiuchi らは，国立がんセンター研究所の Nagao らとの共同研究で，ヘテロサイクリックアミン（PhIP または IQ）の投与によりラット大腸癌に *Apc* 遺伝子の変異（表 III.28）を見いだして最近報告[11]した．環境要因も間違いなく *APC* 遺伝子異常に関わっていることを示している．FAP と同様優性遺伝性大腸癌である遺伝性非ポリポーシス大腸癌（HNPCC）についても，最近原因遺伝子が単離された．hMSH2[12,13]，hMLH1[14]，hPMS1 および hPMS2[15] 遺伝子である．これらの遺伝子は細胞分裂に際して起こりうる不適正な塩基対を修復するためのタンパクの一種をコードするものであり，いわば DNA 修復遺伝子と呼称することができる．これらの遺伝子の異常により，HNPCC 患者では CA ないし CTG などの塩基対の反復数に異常をきたす replication error（RER）を示すと考えられている[16]．このような新しい遺伝子マーカーが特に家族性の消化器癌患者や多重癌患者の発見につながることが判明しつつある．

（4） 癌の浸潤に関連する遺伝子

胃癌および大腸癌などの消化管上皮に発生する癌は浸潤度が臨床的早期癌の基準であり，予後を

決定する因子となる．したがって，消化管癌の浸潤に関連する分子を明らかとすることは極めて重要な意義を持つと考えられる．

マトリックスメタロプロテアーゼ（MMP）は細胞外基質成分を分解する活性を持ち癌細胞の浸潤との関連が示唆されている[17]．MMP は数種類よりなるファミリーを形成しているが，このうち 72 kD および 92 kD のⅣ型コラゲナーゼやストロムライシンなどは浸潤・転移との関連が示唆されている[18〜20]．

マトリライシン（MMP-7, pump-1）は 1988 年にヒト腫瘍よりストロトライシン（MMP-3）の rat homologue をプローブとして遺伝子クローニングされた[21]．MMP としての活性はカゼイン，Ⅰ，Ⅲ，ⅣおよびⅤ型のコラーゲン，フィブロネクチンの分解能をもつことが示されている[22]．筆者らは大腸癌組織におけるマトリライシン mRNA の発現を検討して興味ある成績[23〜25]を得ているので，以下に若干紹介してみたい．

RT-PCR 法により検討した結果，大腸癌組織の 90% にマトリライシン mRNA の強い発現が認められた．この場合，隣接非癌組織には 1 例も発現が認められなかった．

次に，10 例の大腸腺腫についてもマトリライシンの発現を検討したところ 10 例全例に発現を認めた．そこで，大腸癌における発現レベルと大腸腺腫のものを比較するために大腸癌，大腸腺腫を同時にもつ症例について Northern blot 法を行った．3 症例のいずれにおいても癌においてより高い発現レベルを示し，癌の浸潤にマトリライシンが何らかの役割を果たすことが考えられた．

そこで，次に，大腸癌に高頻度に高いレベルで発現しているマトリライシンが浸潤にどの程度関連しているかを人工的に再構成した基底膜であるマトリゲルと基底膜浸潤培養システム（MCIS, modified Boyden chambers）を用いた in vitro 浸潤系を用いて検討した．

マトリライシン mRNA の発現を認めていない大腸癌培養細胞株 DLD-1, CHC-Y1 にマトリライシン cDNA を導入し，それぞれ DLD-Mat-S, CHC-Mat-S とした．また，陰性対照として，同 cDNA を発現ベクターに逆方向に接続したものをそれぞれ DLD-Mat-AS, CHC-Mat-AS とした．これらの細胞株のマトリライシン mRNA の発現を Northern blot 法にて検討したところ，DLD-Mat-S および CHC-Mat-S にのみ発現が確認された．また，遺伝子導入によって 72 kD Ⅳ型コラゲナーゼの発現には影響のないことも確認した．さらに，ザイモグラフィを用いてこれらの細胞のタンパクが機能しているかを検討したところ，DLD-Mat-S および CHC-Mat-S においてのみ酵素活性を検出しえた．これらの細胞株を用いて in vitro の浸潤能を検討したところ，DLD-Mat-S および CHC-Mat-S はもとの細胞である DLD-1, CHC-Y1 やアンチセンス鎖を導入した DLD-Mat-AS, CHC-Mat-AS に比較して明らかに高い in vitro 浸潤能を示した．以上の結果よりマトリライシンは基底膜浸潤に対して極めて重要な働きをしていることが考えられた．

さらにマトリライシンの発現機序についても検討を進めており，EGF などの増殖因子やフィブロネクチンなどの細胞基質間接着を介する刺激によってその発現が調節されていることが明らかになってきた．また，遺伝子導入実験により，マトリライシンが in vivo においても浸潤，転移に深く関連していることが明らかになってきている（表Ⅲ.29）．

表Ⅲ.29 マトリライシン遺伝子導入大腸癌細胞株 CHC-Y1 の転移能

	No. of metastases per mouse (mean±SD)	
	exp.1	exp.2
CHC-Y1	0, 0, 0, 0	0, 0, 0, 0
CHC-Mat-4	12, 18, 9, 14 (13.25±3.8)	11, 17, 16, 19 (15.75±3.4)
CHC-Mat-6	6, 4, 8, 5 (5.75±1.7)	7, 5, 5, 8 (6.25±1.5)
CHC-mock	0, 0, 0, 0	0, 0, 0, 0

このように，浸潤や転移に関連する遺伝子マーカーが明らかになれば，それを制御する方法についても研究を進めることが可能となる．

おわりに

バイオサイエンスの進展に伴い，従来の腫瘍マ

ーカーに加えて，遺伝子レベル，mRNAレベルでの異常が見いだされるようになり，これが臨床に用いられるようになった．これらの研究はさらに疾患自体を新しく整理，分類するのみならず，治療応用へと道を拓く点で注目に値する．今後ますます重要性を増す分野と思われる．

〔今井浩三・伊東文生・安達雄哉・日野田裕治〕

文　献

1) Almoguera, C., Shibata, D., Forrester, K. et al.: Most human carcinomas of the exocrine pancreas contain mutant c-Ki-ras genes. Cell, **53**, 549-554 (1988)
2) Gruneward, K., Lyons, J., Frahlich, A. et al.: High frequency of Ki-ras codon 12 mutations in pancreatic adenocarcinomas. Int. J. Cancer, **43**, 1037-1041 (1989)
3) Yanagisawa, A., Ohtake, K., Ohashi, K. et al.: Frequent c-Ki-ras oncngene activation in mucous cell hyperplasias of pancreas suffering from chronic inflammation. Cancer Res., **53**, 953-956 (1993)
4) Bos, J. L., Fearon, F. R., Vogelstein, B. et al.: Prevelence of ras mutation in human colorectal cancers. Nature, **327**, 293-297 (1987)
5) Vogelstein, B., Fearon, E. R., Bos, J. L. et al.: Genetic alteration during colorectal tumor development. N. Engl. J. Med., **319**, 525-532 (1988)
6) Yamagata, S., Muto, T., Uchida, Y. et al.: Lower incidence of Ki-ras codon 12 mutation in flat colorectal adenomas than in polypoid adenomas. Jpn. J. Cancer Res., **85**, 147-151 (1994)
7) Sidranski, D., Tokino, T., Vogelstein, B. et al.: Idenitification of ras oncogenc mutations in the stool of patients with curable colorectal tumors. Science, **256**, 102-105 (1992)
8) Kikuchi-Yanoshita, R., Konishi, M., Miyaki, M. et al.: Genetic changes of both p53 alleles associat ed with the conversion from colorectal adenoma to early carcinoma in familial adenomatous polyposis and non-familial adenomatous polyposis patients. Cancer Res., **52**, 3965-3971 (1992)
9) Kinzler, K. W., Nilbert, M. C., Su, L.-K. et al.: Identification FAP locus genes from chromosome 5q21. Science, **253**, 661-665 (1991)
10) Nishisho, I., Nakamura, Y., Miyoshi, Y. et al.: Mutations of chromosome 5q21 gene in FAP and colorectal cancer patients. Science, **253**, 665-669 (1991)
11) Kakiuchi, H., Watanabe, M., Imai, K., et al.: Specific 5′-GGGA-3′- → -5′-GGA-3′ mutation of the Apc gene in rat colon tumors induced by 2-amino-1-methyl-6-phenylimidazo〔4,5-b〕pyridine. Proc. Natl. Acad. Sci. USA, **92**, 910-914 (1995)
12) Fishel, R., Loscoe, M. K., Rao, M. R. S. et al.: The human mutator gene homolog MSH2 and its association. Cell, **75**, 1027-1038 (1993)
13) Leach. F. S., Nicolaides, N. C., Papadopoulos, N. et al.: Mutations of a mut S homolog in hereditary nonpolyposis colorectal cancer. Cell, **75**, 1215-1225 (1993)
14) Bronner, C. E., Baker, S. M., Morrison, P. T. et al.: Mutation in the DNA mismatch repair gene homologue hMLH is associated with hereditary non-polyposis colon cancer. Nature, **368**, 258-261 (1994)
15) Nicolaides, N. C., Papadopoulos, N., Kinzler, K. W. et al.: Mutations of two PMS homologues in hereditary nonpolyposis colon cancer. Nature, **371**, 75-80 (1994)
16) Aaltonen, L. A., Peltomaki, P., Leach, F. S. et al.: Clues to the pathogenesis of familial colorectal cancer. Science, **260**, 812-816 (1993)
17) Liotta, L. A., Steeg, P. S. and Stetler-Stevenson, W. G.: Cancer metastasis and angiogenesis; An imbalance of positive and negative regulation. Cell, **64**, 327-336 (1991)
18) Davies, B., Waxman, J., Wasan, H. et al.: Levels of matrix metalloproteases in bladder cancer correlate with tumor grade and invasion. Cancer Res. **53**, 5365-5369 (1993)
19) Nakajima, M., Morikawa, K., Fabra, A. et al.: Influence of organ environment on extracellular-matrix-degrading activity and metastasis of human colon carcinoma cells. J. Natl. Cancer Inst., **82**, 1890-1898 (1990)
20) Matrisian, L. M. and Bowden, G. T.: Stromelysin/transin and tumor progression. Semin. Cancer Biol., **1**, 107-115 (1990)
21) Muller, D., Quantin, B., Gesnel, M. C. et al.: The collagenase gene family in humans consists of at least four members. Biochem. J., **253**, 187-192 (1988)
22) Quantin, B., Murphy, G. and Breathnach, R.: Pump-1 cDNA codes for a protein with characteristics similar to those of classical collagenase family members. Biochemistry, **28**, 5327-5334 (1989)
23) Yoshimoto, M., Itoh, F., Imai, K. et al.: Expression of MMP-7 (Pump-1) in human colorectal cancers. Int. J. Cancer, **54**, 614-618(1993)
24) Yamamoto, H., Itoh, F., Imai, K. et al.: Expression of matrilysin mRNA in colorectal ade-

nomas and its induction by truncated fibronectin. *Biochem. Biophys. Res. Commun.*, **201**, 657–664 (1994)
25) Yamamoto, H., Itoh, F., Imai, K. *et al.*: Matrilysin, induced by activated Ki-*ras* oncogene and tumor promoters, promoted colon cancer invasiveness *in vitro*. *Int. J. Cancer*, **61**, 218–222 (1994)

9. 染色体マーカー

　各種の白血病には病型特異的な染色体異常が存在することが知られており，染色体異常の結果引き起こされる癌遺伝子あるいは癌抑制遺伝子の変異が白血病発症に深く関与していると考えられている．癌遺伝子は細胞増殖因子をコードする遺伝子，それらの増殖因子の受容体遺伝子，細胞内のチロシンキナーゼ遺伝子，セリン-スレオニンキナーゼ遺伝子，GTP結合タンパク遺伝子，核内に存在して遺伝子の発現を調節する転写因子をコードする遺伝子などに分類される．したがって，増殖因子から受容体を経て核内に伝わるシグナル伝達機構のどの分子に変異が生じても細胞は癌化

表 III.30 造血器腫瘍に認められる染色体異常

（a） 遺伝子発現異常を伴うもの

type	affected gene	disease	rearranging gene
Basic-helix-loop-helix			
t(8;14)(q24;q32)	c-MYC(8q24)	BL, BL-ALL	IgH, IgL
t(2;8)(p12;q24)			
t(8;22)(q24;q11)			
t(8;14)(q24;q11)	c-MYC(8q24)	T-ALL	TCR-α
t(8;12)(q24;q22)	c-MYC(8q24)	B-CLL/ALL	—
	BTG(12q22)		
t(7;19)(q35;p13)	LYL1(19p13)	T-ALL	TCR-β
t(1;14)(p32;q11)	TAL1/SCL(1p32)	T-ALL	TCR-α
t(7;9)(q35;q34)	TAL2(9q34)	T-ALL	TCR-β
LIM proteins			
t(11;14)(p15;q11)	RBTN1/Ttg1(11p15)	T-ALL	TCR-δ
t(11;14)(p13;q11)	RBTN2/Ttg2(11p13)	T-ALL	TCR-$\delta/\alpha/\beta$
t(7;11)(q35;p13)			
Homeobox protein			
t(10;14)(q24;q24)	HOX11(10q24)	T-ALL	TCR-α/β
t(7;10)(q35;q24)			
zinc-finger protein			
t(3;14)(q27;q32)	Laz3/BCL-6(3q27)	NHL/DLCL	IgH
t(3;4)(q27;p11)	Laz3/BCL-6(3q27)	NHL	—
Others			
t(11;14)(q13;q32)	BCL-1(PRAD-1)(11q13)	B-CLL and others	IgH
t(14;18)(q32;q21)	BCL-2(18q21)	FL	IgH, IgL
inv14 & t(14;14)(q11;q32)	TCL-1(14q32.1)	T-CLL	TCR-Cα
t(10;14)(q24;q32)	Iyt-10(10q24)	B lymphoma	IgH
t(14;19)(q32;q13.1)	TAN1(9q34.3)	B-CLL	IgH
t(5;14)(q31;q32)	IL-3(5q31)	Pre-B-ALL	IgH
t(7;9)(q34;q34.3)	BCL-3(19q13.1)	T-ALL	TCR-β
t(1;7)(p34;q34)	LCK(1p34)	T-ALL	TCR-β
t(x;14)(q28;q11)	C6.1B(xq28)	T-PLL	TCR-α

(b) 遺伝子構造異常を伴うもの

type	affected gene	protein domain	fusion protein	disease
inv14(q11q32)	TCR-α(14q11)	TCR-Cα	V_H-TCR Cα	T/B-cell lymphoma
	V_H(14q32)	Ig V_H		
t(9;22)(q34;q11)	ABL(9q34)	tyrosine kinase	serine+tyrosine kinase	CML/ALL
	BCR(22q11)	serine kinase		
t(1;19)(q23;p13.3)	PBX1(1q23)	HD	AD+HD	pre-B-ALL
	E2A(19p13.3)	AD-b-HLH		
t(17;19)(q22;p13)	HLF(17q22)	bZIP	AD+bZIP	pro-B-ALL
	E2A(19p13)	AD-b-HL		
t(15;17)(q21;q11-22)	PML(15q21)	Zn-finger	Zn-finger+RAR DNA and ligand binding	APL
	RARA(17q21)	retinoic acid receptor-α		
t(11;17)(q23;q21.1)	PLZF(11q23)	Zn-finger	Zn-finger+RAR DNA and ligand binding	APL
	RARA(17q21)	retinoic acid receptor-α		
t(4;11)(q21;q23)	MLL(11q23)	A-T hook/Zn-finger	A-T hook+(Ser-Pro)	ALL/pre-B-ALL/ANLL
	AF4(4q21)	Ser-Pro rich		
t(9;11)(p22;q23)	MLL(11q23)	A-T hook/Zn-finger	A-T hook+(Ser-Pro)	ALL/pre-B-ALL/ANLL
	AF9/MLLT3(9p22)	Ser-Pro rich		
t(11;19)(q23;p13)	MLL(11q23)	A-T hook/Zn-finger	A-T hook+(Ser-Pro)	pre-B-ALL/T-ALL/ANLL
	ENL(19p13)	Ser-Pro rich		
t(x;11)(q13;q23)	MLL(11q23)	A-T hook/Zn-finger	A-T hook+(Ser-Pro)	T-ALL
	AFX1(Xq13)	(Ser-Pro rich)		
t(1;11)(p32;q23)	MLL(11q23)	A-T hook/Zn-finger	A-T hook+?	ALL
	AF1P(1P23)	Eps-15 homologue		
t(6;11)(q27;q23)	MLL(11q32)	A-T hook/Zn-finger	A-T hook+?	ALL
	AF6(6q27)	myosin homologue		
t(11;17)(q23;q21)	MLL(11q23)	A-T hook/Zn-finger	A-T hook+leucine zipper	AML
	AF17(17q21)	Cys-rich/leucine zipper		
t(8;21)(q22;q22)	AML1/CBFα(21q22)	DNA binding/runt homology	DNA binding+Zn-fingers	AML
	ETO/MTG8(8q22)	Zn-finger		
t(3;21)(q26;q22)	AML1(21q22)	DNA binding	DNA binding+Zn-fingers	CML
	EVI-1(3q26)	Zn-finger		
t(3;21)(q26;q22)	AML1(21q22)	DNA binding	DNA binding+out-of-frame EAP	myelodysplasia
	EAP(3q26)	Sn protein		
t(16;21)(q11;q22)	FUS(16p11)	Gln-Ser-Tyr/Gly-rich/RNA binding	Gln-Ser-Tyr+DNA binding	myeloid
	ERG(21q22)	Ets-like DNA binding		
t(6;9)(p23;q34)	DEK(6p23)	?	?+ZIP	AML
	CAN(9q34)	ZIP		
t(9;9)?	SET(9q34)	?	?+ZIP	AUL
	CAN(9q34)	ZIP		
t(4;16)(q26;p13)	IL-2(4q26)	IL2	IL-2/TM	T-lymphoma
	BCM(16p13.1)	?/TM domain		
t(2;2)(p13;q11.2-14)	REL(2p13)	DNA binding-activator	DNA binding+?	NHL
	NRG(2p11.2-14)	not known		
inv(16)(p13q22)	MYH11(16p13)		DNA binding?	AML
	CBF-β(16q22)			
t(5;12)(q33;p13)	PDGF-β(5q33)	receptor kinase	kinase+DNA binding	CMML
	TEL(12p13)	Ets-like DNA binding		
t(2;5)(2p23;q35)	NPM(5q35)	nucleolar phosphoprotein	N terminus NPM+kinase	NHL
	ALK(2p23)	tyrosine kinase		

の方向へ向かう可能性があると考えられている．なかでも，シグナル伝達系の最終段階に位置する転写因子は腫瘍化自体そして腫瘍の表現型決定に関与している可能性があり，特に注目される．近年クローニングされた急性骨髄性白血病(acute myelocytic leukemia；AML)の染色体構造異常はすべてキメラ型転写因子遺伝子を形成するものであり，急性リンパ性白血病 (acute lymphocytic leukemia；ALL)に認められる t(1；19)も E2A/RBX1 という，すでにその造腫瘍性が証明されているキメラ型転写因子を産生する（表Ⅲ.30）．また，リンパ系腫瘍のなかには転写因子の過剰発現あるいは異常発現が腫瘍化に関与していると考えられているものもある．本稿ではキメラ型転写因子遺伝子を形成することが知られている代表的な染色体異常について概説したい．

(1) AML に認められる染色体異常と癌遺伝子

a) 急性骨髄性白血病(M2) — t(8；21) —

t(8；21)(q22；q22)は急性骨髄性白血病（M2）に特徴的に出現する染色体異常であり，M2の症例の約40％はこの染色体異常を示す．t(8；21)を有する症例は，白血病細胞にアウエル小体を認め，好酸球増加を伴うなど特徴的な病像を示す．

三好らにより t(8；21)の第21染色体の切断点上には AML1 遺伝子が存在することが報告されている[1]．この AML1 遺伝子はドロソフィラの体節形成遺伝子産物 runt あるいは polyomavirus enhancer binding protein 2 (PEBP2) と runt homology domain で相同性を有し，これらと1つの転写因子ファミリーを形成している[2,3]．この runt homology domain は DNA 結合部位であると考えられている．AML1 遺伝子は t(8；21)の結果，第8染色体由来の MTG8 と呼ばれる遺伝子と融合遺伝子を形成している[4]．融合遺伝子は AML1/MTG8 融合 mRNA に転写されるが，この融合 mRNA は AML1 の runt homology domain と zinc finger DNA-binding motif と proline rich region を含む MTG8 のほぼ全長よりなる．したがって，t(8；21)の結果 AML1/MTG8 というキメラ型の転写因子が翻訳されることが予測される．MTG8 は正常の造血細胞には発現が認められないが，AML1 は骨髄系およびリンパ系の多くのヒト白血病細胞株でその発現が認められる．AML1/MTG8 融合 mRNA はほとんどの t(8；21)を有する症例で観察されることから[5]，急性骨髄性白血病 (M2) の発症に重要な役割を担っているものと考えられる．

b) 急性前骨髄球性白血病(M3) — t(15；17) —

急性前骨髄球性白血病 (acute promyelocytic leukemia；APL, M3) は高頻度に DIC を合併する白血病である．ほとんどすべての患者がたとえ再発後であっても all-*trans* retinoic acid に一度は反応して完全寛解に至ると報告されている．70％以上の症例に t(15；17)(q22；q21)が認められるが，この t(15；17) は M3 に特異的な染色体異常であり，他の種類の AML にこの異常が出現することはない．

最近，この転座の切断点上の遺伝子がクローニングされ，t(15；17) の結果，第15染色体上の PML (promyelocytic leukemia) 遺伝子と第17染色体上のレチノイン酸受容体α鎖(RARα)遺伝子との間で組み換えが起こり，PML/RARα 型のキメラ遺伝子が形成されることが明らかになった[6,7]．PML 遺伝子産物はシステインに富む zinc finger domain を有しており，転写因子として作用する DNA 結合タンパクであると考えられている．一方，RARα 遺伝子産物は，ステロイドホルモン/甲状腺ホルモンレセプターファミリーの一員である転写因子である．レチノイン酸と結合することにより，各種の遺伝子のプロモーターに存在する特異的な塩基配列に結合する．RAR はホモダイマーおよびヘテロダイマーを形成することが知られている．

レチノイン酸は RARα を介した分化誘導作用により APL を完全寛解に入れるが，その反応には PML/RARα の異常 mRNA の存在が鍵であると報告されている[8]．PML/RARα 融合タンパクは dominant negative に作用しレチノイン酸非存在下では正常の RARα のベースの転写活性

を抑制する可能性がある[6,7]. この場合には, PML/RARαは正常RARαによる骨髄球系の分化を抑制すると考えられる. 一方, PML/RARα融合タンパクでは, RARαのレチノイン酸結合領域のコントロールによりPMLの作用が抑制されている可能性もある. この場合には, PML/RARα融合タンパクのレチノイン酸結合領域のレチノイン酸への親和性が低下しているため, PMLを正常に作用させるために大量のレチノイン酸を必要とすると考えられる. 融合タンパクは活性のないホモダイマーあるいはヘテロダイマーを形成しており, レチノイン酸投与により活性化されその抑制効果が解除される可能性がある.

以上のように, PML/RARαは一種のキメラ型転写因子であり, PMLおよびRARαに対するdominant negativeな効果により, APL発症に関与していると推定されている. 臨床上観察されるall-trans retinoic acidの有用性はそのdominant negative effectの解除によると説明される.

c) 急性骨髄性白血病(M2)あるいは急性骨髄単球性白血病(M4) — t(6;9) —

t(6;9)(p23;q34)はAMLのM2あるいはM4の症例に認められることが多く, 若年成人に多く予後が不良で好塩基球増加を伴うことが多いと記載されている. 第9染色体の切断点上にはCAN遺伝子, 第6染色体の切断点上にはDEK遺伝子が存在し, t(6;9)の結果DEK/CAN融合遺伝子が形成される[9]. CAN遺伝子もDEK遺伝子もその切断点は特定のイントロンに集中している. この融合遺伝子からDEK/CAN融合mRNAが転写され, これは融合タンパクへと翻訳されることが期待される. DEKおよびCANの遺伝子産物の機能は不明である. しかしながら, CANのC末にはDNA結合領域と考えられるドメインが存在し, DEK/CAN融合タンパクは核内に分布していることから, t(6;9)も転写の異常制御により腫瘍化を引き起こしている可能性がある.

d) 好酸球増加を伴う急性骨髄単球性白血病(M4Eo) — inv(16)(p13q22) —

inv(16)(p13q22)あるいはt(16;16)(p13;q22)は好酸球増加を伴う急性骨髄単球性白血病(M4Eo)に特徴的に出現する染色体異常で(ただし, M4Eoのすべての症例にこれらの染色体異常が認められるわけではない), これらの染色体異常を有する症例は強力な化学療法によく反応すると記載されている.

inv(16)の結果, 16p13に存在する平滑筋ミオシン重鎖(smooth muscle myosin heavy chain; SMMHC)遺伝子(MYH11)と16q22に存在するCBF(core-binding factor)β/PEBP(polyoma virus enhancer binding protein)2β遺伝子が融合遺伝子を形成することが証明されており, この融合遺伝子からCBFβ/SMMHC融合mRNAが転写される[10]. CBFβはAML1と共にヘテロダイマーを形成し, AML1のDNAへの結合能力を高め, 転写因子としての機能を発揮すると考えられている. CBFβ/SMMHC融合タンパクはSMMHC由来のα-helix構造によりホモダイマーを形成する可能性がある. これによりCBFβのAML1を介する転写因子としての機能が変化することが白血病発症につながると考えられる.

e) 急性骨髄単球性白血病(M4)あるいは急性単球性白血病(M5) — 11q23染色体異常—

11q23染色体異常の代表はt(4;11)(q21;q23), t(9;11)(p22;q23), t(6;11)(q27;q23), t(11;19)(q23;p13)であり, これらはALLおよびAMLのM4あるいはM5に高頻度に認められる. なかでも, t(4;11)は乳幼児に多い予後不良の白血病に認められ, 白血病細胞は骨髄単球系とリンパ球系の両方の性質を有するいわゆるbiphenotypic leukemiaであることが知られている. したがって, 11q23には骨髄単球系およびリンパ球系の両者の分化に関係した遺伝子が存在することが期待される.

最近, 前述の11q23の関与する各種の相互転座の11q23の切断点には共通してMLL/ヒト

trithorax（HRX）遺伝子が存在することが明らかにされた[11,12]．MLL/HRX 遺伝子は約 100kb の大きなもので，ドロソフィラ trithorax と相同性を有し zinc finger と AT hook という 2 つの DNA 結合モチーフを有する転写因子をコードしている．11q23 転座により，MLL/HRX 遺伝子はこの 2 つのモチーフの間で切断され，5′ 側の AT hook を含む領域が転座の相手側染色体由来の遺伝子と融合していることが証明されている[11]．これまで相手側遺伝子として，第 19 染色体上の MLLT1/LTG19/ENL 遺伝子[11]，第 4 染色体上の MLLT2/AF-4/FEL 遺伝子[12]，第 9 染色体上の MLLT3/AF-9 遺伝子[13] がそれぞれ同定されており，これらは nuclear targeting sequence および serine/proline rich domain を共有していることから共通の機序で白血病を引き起こしていると考えられている[13]．

f） 急性巨核芽球性白血病（M7）—inv（3），t（3；3）—

inv(3)(q21q26)，t(3;3)(q21;q26)，ins(3)(q21q;21q26) あるいは ins(3)(q26;q21q26) は末梢血中の血小板数増加あるいは骨髄中の巨核球増加を伴う AML あるいは慢性骨髄性白血病急性転化の症例に特徴的に出現する染色体異常で AML の症例の多くは M7 に分類されている．

EVI-1 遺伝子はヒト第 3 染色体上にマップされているが，最初マウス骨髄性白血病の viral integration site として同定された遺伝子である[14]．DNA 結合部位である 2 つの zinc finger domain と 1 つの acidic domain をもつ zinc finger type の転写因子をコードしている．t(3;3) あるいは ins(3) を有するヒト白血病で 3q26 の切断点が EVI-1 遺伝子の近傍に存在しかつ EVI-1 の発現が増加しているものがあることが報告されている[15]．マウスの骨髄性白血病細胞株である 32D に EVI-1 を発現させると G-CSF による顆粒球への分化が抑制されることから[16]，ヒト AML においても本来骨髄細胞で発現していない EVI-1 の異常発現は differentiation block を介して白血病化につながると考えられている．

（2） ALL に認められるキメラ型転写因子遺伝子

t(1；19) 型の染色体転座を示す pre B 細胞性急性リンパ性白血病（pre B ALL）は，ALL の 5～7％，pre B ALL の 20～30％ を占めると考えられている．近年，免疫グロブリン κ 鎖遺伝子のエンハンサー部位に結合するタンパクをコードする遺伝子（E2A 遺伝子）がクローニングされ，この遺伝子が t(1；19)(q23；p13) 型の転座を示す pre B ALL で再構成されていることが見いだされた．E2A 遺伝子は 19 番染色体上に位置しており，t(1；19) 転座によって 1 番染色体と組み換えを生じる．この時に組み換えを生じる 1 番染色体上の切断点部位の遺伝子がクローニングされ，PBX1 遺伝子と命名された．この組み換えの結果，19 番染色体上で E2A 遺伝子と PBX1 遺伝子はキメラ遺伝子を形成する[17,18]．PBX1 遺伝子はクローニングの結果，ホメオボックス・モチーフを持つことからホメオ遺伝子であると考えられている．ホメオボックスは DNA に結合する領域であると考えられており，E2A/PBX1 キメラ遺伝子では E2A 遺伝子の DNA 結合領域と置き換わっているため，このキメラ遺伝子産物は本来 E2A 遺伝子産物が作用する遺伝子と異なる遺伝子に作用して転写制御を行っていると考えられる．したがって，このキメラ遺伝子産物の標的となる未知の遺伝子が t(1；19) 型の pre B ALL の発症に重要な役割を果たすことが予想される．

（3） 慢性骨髄性白血病に認められるキメラ型転写因子遺伝子

t(3；21) は慢性骨髄性白血病（chronic myeloid leukemia；CML）の急性転化時に認められる染色体異常で，相互転座である点が他の急性転化時に認められる付加的異常に比して特徴的な点である．筆者らは，t(3；21) の結果 AML1/EVI-1 融合遺伝子が形成されることを明らかにした．この融合遺伝子から AML1 の runt homology domain に EVI-1 の全長が結合したキメラ型転写因子が翻訳される〔(1)-a)，f) を参照〕．この AML1/EVI-1 キメラ型転写因子が CML の急性

転化に重要な役割を担っていると考えられる[19]．

〔三谷絹子・平井久丸〕

文　献

1) Miyoshi, H., Shimizu, K., Kozu, T. et al.: t(8; 21) breakpoints on chromosome 21 in acute myeloid leukemia are clustered within a limited region of a single gene, AML1. Pros Natl. Acad. Sci. USA, 88, 10431 (1991)
2) Daga, A., Tighe, J. E. and Calabi, F.: Leukemia/Drosophila homology. Nature, 356, 484 (1992)
3) Bae, S. C., Yamaguchi-Iwai, Y., Ogawa, E. et al.: Isolation of PEBP2αB cDNA representing the mouse homolog of human acute myeloid leukemia gene, AML1. Oncogene, 8, 809 (1993)
4) Miyoshi, H., Kozu, T., Shimizu, K. et al.: The t(8; 21) translocation in acute myeloid leukemia results in production of an AML1/MTG8 fusion transcript. EMBO J., 12, 2715 (1993)
5) Nucifora, G., Birn, D. J., Erickson, P. et al.: Detection of DNA rearrangements in the AML1 and ETO loci and of an AML1/ETO fusion mRNA in patients with t(8; 21) acute myeloid leukemia. Blood, 81, 883 (1993)
6) Kakizuka, A., Miller, W. H., Jr., Umesono, K. et al.: Chromosomal translocation t(15; 17) in human acute myelocytic leukemia fuses RA-Rα with a novel putative transcription factor, PML. Cell, 66, 663 (1991)
7) de The, H., Lavau, C., Marchio, A. et al.: The PML-RARα fusion mRNA generated by the t(15; 17) translocation in acute promyelocytic leukemia encodes a functionally altered RAR. Cell, 66, 675 (1991)
8) Lo Coco, F., Avvisati, G., Diverio, D. et al.: Molecular evaluation of response to all-trans-retinoic acid therapy in patients with acute promyelocytic leukemia. Blood, 77, 1657 (1991)
9) von Lindern, M., Fornerod, M., van Baal, S. et al.: The translocation (6; 9), associated with a specific subtype of acute myeloid leukemia, results in the fusion of two genes, dek and can, and the expression of a chimeric, leukemia-specific dek-can mRNA. Mol. Cell. Biol., 12, 1687 (1992)
10) Liu, P., Tarle, S. A., Hajra, A. et al.: Fusion between transcription factor CBFβ/PEBP2β and amyosin heavy chain in acute myeloidleukemia. Science, 261, 1041 (1993)
11) Takachuk, D. C., Kohler, S. and Cleary, M. L.: Involvement of a homolog of Drosophila trithorax by 11q23 chromosomal translocations in acute leukemias. Cell, 71, 691 (1992)
12) Gu, Y., Nakamura, T., Alder, H. et al.: The t(4; 11) chromosome translocation of human acute leukemias fuses the ALL-1 gene, related to Drosophila trithorax, to the AF-4 gene. Cell, 71, 701 (1992)
13) Nakamura, T., Alder, H., Gu, Y. et al.: Genes on chromosomes 4, 9, and 19 involved in 11q23 abnormalities in acute leukemia share sequence homology and/or common motifs. Proc. Natl. Acad. Sci. USA, 90, 4631 (1993)
14) Morishita, K., Parker, D. S., Mucenski, M. L. et al.: Retroviral activation of a novel gene encoding a zinc finger protein in IL-3-dependent myeloid leukemia cell lines. Cell, 54, 831 (1988)
15) Morishita, K., Pargans, E., Willman, C. L. et al.: Activation of EVI1 gene expression in human acute myelogenous leukemias by translocations spanning 300-400 kilobases on chromosome band 3q26. Proc. Natl. Acad. Sci. USA, 89, 3937 (1992)
16) Morishita, K., Pargans, E., Matsugi, T. et al.: Expression of the Evi-1 zinc finger gene in 32Dc13 myeloid cells blocks granulocytic differentiation in response to granulocyte colony-stimulating factor. Mol. Cell. Biol., 12, 183 (1992)
17) Nourse, J., Mellentin, J. D., Galili, N. et al.: Chromosomal translocation t(1; 19) results in synthesis of a homebox fusion mRNA that codes for a potential chimeric transcription factor. Cell, 60, 535 (1990)
18) Kamps, M. P., Murre, C., Sun, X.-h. et al.: A new homeobox gene contributes the DNA binding domain of the t(1; 19) translocation protein in pre-B ALL. Cell, 60, 547 (1990)
19) Mitani, K., Ogawa, S., Tanaka, T. et al.: Generation of the AML1-EVI-1 fusion gene in the t(3; 21)(q26; q22) causes blastic crisis in chronic myelocytic leukemia. EMBO J., 13, 504 (1994)

10. PCRを用いた免疫診断法

（1） PCR法の意義

ポリメラーゼ連鎖反応（polymerase chain reaction；PCR）法は，ごく微量の検体から特定のDNA断片を試験管内で増幅し，遺伝子の解析などに応用するものである[1]．高温でも安定な酵素（Taqポリメラーゼ）の供給と，自動化機器の発展により，PCR法は日常検査としての遺伝子診断の発展に貢献している．さらに，RNAをDNAに逆転写してから増幅することができ，RNAの解析にも応用される．

PCR法の特徴として，① 任意のDNAを特異的に数千～数十万倍に増幅して取り出せる，② 酵素を用いた純粋な化学反応なのでバイオハザードの恐れがない安全なクローニング法である，③ 操作は簡単で，迅速に多数のサンプルを同時に扱える，などの利点がある．これらの特徴からPCR法は，病原微生物のゲノム（DNAあるいはRNA）および，それらの毒素や薬剤耐性遺伝子など外因性病因の検出や，癌遺伝子，癌抑制遺伝子，先天性代謝異常症の病因遺伝子などの内因性病因の診断，さらにHLA，ミニサテライト反復配列の遺伝子を応用した個人マーカーの判定などに広く使用されている[2~6]．また，抗原抗体複合体の定量をPCR法と組み合わせて行うイムノPCR法では，ELISAの数万倍の感度で検査が可能である[7]．

（2） PCR法の原理

PCR法で増幅するのは，DNA断片である．DNAはグアニン（G），アデニン（A），チミン（T），シトシン（C）の4種類の塩基が一列に重合し，AとT，CとGがそれぞれ水素結合によって塩基対を形成している．DNA分子には5′末と3′末の方向性があり，2本のDNA鎖が互いに逆方向に延びて二重らせん構造を形成するが，一方の塩基配列が決まれば，塩基対から他方の塩基配列も自動的に決定される（塩基の相補性）．PCR法は，この特性を利用してDNAを増幅するもので，DNAの変性，プライマーへのDNAのアニーリング，ポリメラーゼによるDNA鎖の伸長という3段階からなる（図Ⅲ.25）．

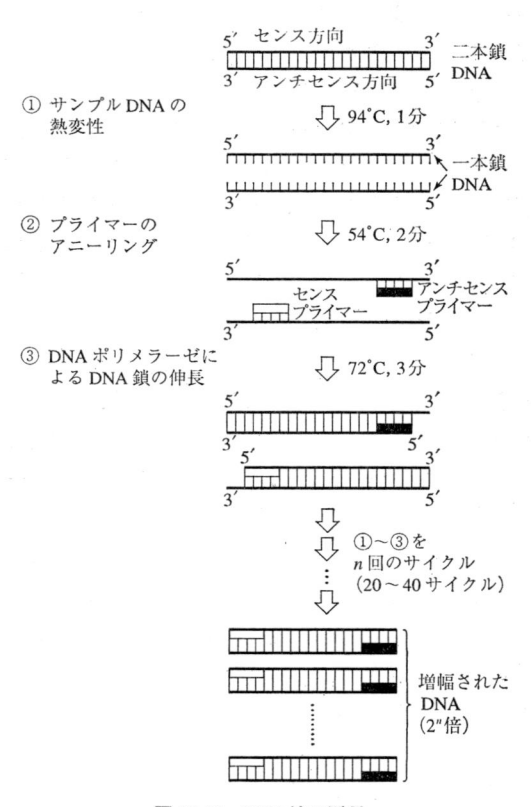

図 Ⅲ.25 PCR法の原理

a） サンプルDNAの変性

サンプルDNAを94℃に熱し，DNAの二本鎖を形成する塩基間の水素結合を切り，一本鎖のDNAに変性させる．この一本鎖を鋳型として，

b) アニーリング

加熱処理で変性させた DNA を低温にすると，塩基の相補性に従って塩基間の水素結合が復活して二重らせん構造に戻る．このとき，溶液中に多量のプライマーを前もって添加しておくと，変性した DNA はもとの相補鎖と結合するよりも，分子数の多いプライマーと結合する確率が高くなる．ここでいうプライマーとは，サンプル DNA の特定の領域と相補的な構造を持つ 20 塩基程度の短い DNA を指し，通常は核酸合成機を用いて化学的に合成しておく．PCR による DNA の増幅には，センス方向（DNA から RNA に転写されるのと同じ方向性を指す）のプライマーと，アンチセンス方向のプライマーの 2 種類のプライマーが必要である．この 2 つのプライマーで挟まれた領域の DNA が増幅される．

c) ポリメラーゼによる DNA 鎖の伸長

プライマーのアニーリングが終わったあと，Taq DNA ポリメラーゼによる DNA 鎖伸長反応を 72°C 前後で行う．そして DNA と結合した各プライマーの 3′ 末端に次々と塩基が付加し，プライマーを含む鋳型 DNA に相似の新しい二本鎖 DNA が合成される．

以上の a)～c) が PCR の 1 サイクルで，この一連の反応を 20～40 サイクル繰り返す．n 回のサイクルで，理論的には 2 つのプライマーで挟まれた領域は 2^n 倍となる．Taq DNA ポリメラーゼは好熱性菌に由来し，他のポリメラーゼと異なって 95°C の高熱でもほとんど失活することはなく，加熱と冷却を繰り返すことができる．DNA の合成効率は DNA 断片のサイズが短いほどよく，通常は 200 対から 1000 塩基対程度の DNA 断片が選択される．

(3) PCR 法の応用

a) RT-PCR 法

遺伝子診断では，DNA の解析だけでなく，遺伝子の機能を知るうえで遺伝子の発現すなわち mRNA の解析が重要である．RT-PCR 法は，微量の mRNA を検出するもので，逆転写酵素を用いて mRNA から相補的 DNA(cDNA) を合成し，それを PCR 法で増幅する．

この方法では，検体中にある特定遺伝子の mRNA 発現頻度を（半）定量的に解析でき，自己免疫疾患の病態の解析などに広く応用される．IL-1 など種々サイトカイン・細胞活性化因子・増殖関連因子などの遺伝子発現の制御，T 細胞レセプター遺伝子発現のレベルの検討などに使用される．

b) 異常遺伝子の解析

正常と 1 塩基だけ異なった遺伝子配列を示す点突然変異，DNA の特定領域の欠損や挿入，多様な配列などといった遺伝子の変異が疾患を惹起し，それを検出することで診断のできる場合がある．例えば先天異常症の病因遺伝子や，悪性腫瘍における癌遺伝子の変異などがある．こうした遺伝子の質的・量的異常の検出に PCR 法が応用される．

① PCR-PAGE 法（polyacrylamide gel electrophoresis）：PCR で増幅した DNA を直接にゲル電気泳動し，エチジウムブロマイドで染色して解析する．

② PCR-RFLP 法（restriction fragment length polymorphism）：PCR 産物の大きさやその制限酵素での切断のされ方で多型性を検討する．

③ PCR-ASO 法（allele specific oligonucleotide hybridization）：増幅された DNA に特異的配列を持つオリゴマーをハイブリダイズし，塩基配列を推定する．

④ PCR-SSCP 法（single strand conformation polymorphism）：同一の大きさの PCR 産物を一本鎖 DNA の高次構造の差によって電気泳動法で識別する．

⑤ 塩基配列の決定：ジデオキシ法などで PCR 産物の塩基配列を決定する．サブクローニングしてから解析する方法と，直接シークエンスする方法がある．

c) イムノ PCR 法

抗原抗体複合体の定量を PCR 法を組み合わせ行うもので，ELISA の数万倍の感度で検出できる[7]．ELISA で用いる酵素-基質の代わりにプロテイン A-ストレプトアビジン-ビオチン-マーカ

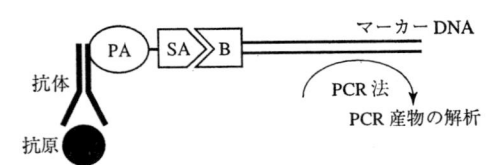

図Ⅲ.26 イムノPCR法の原理（文献6)より改変）
PA：プロテインA，SA：ストレプトアビジン，
B：ビオチン．

－DNA複合体を形成させ，マーカーDNAをPCR法で増幅して定量する（図Ⅲ.26）．

d） PCRによるクローニング

遺伝子あるいはcDNAのクローニングにも，PCR法が応用される．既知の遺伝子のよく保存された塩基配列，あるいは，アミノ酸配列から推定した塩基配列をもとにプライマーを合成してPCRを行うことにより，異なる動物種から相同の遺伝子を単離したり，同じ遺伝子ファミリーに属する新しい遺伝子を単離することができる．

（4） PCR法を用いた遺伝子診断

PCR法は，種々の分野で検査法として実際に応用されている．

a） 感染症の診断

病原体のDNAもしくはRNAを検査することで，微量の病原体を迅速に同定できる．

① 細菌：MRSA，結核菌，*H. pylori*など．
② クラミジア，マイコプラズマなど．
③ ウイルス：HBV, HCV, HTLV-I, HIV, サイトメガロウイルスなど．

b） 遺伝性疾患の診断

フェニルケトン尿症など先天性代謝異常症，ヘモグロビン異常症，血友病，嚢胞性線維症，筋ジストロフィー，家族性アルツハイマー病などの診断に利用される．出生前診断としても，PCR法を用いた遺伝子診断が行われる．

c） 悪性腫瘍

癌遺伝子の増幅，再構成，点突然変異や，癌抑制遺伝子の欠失，点突然変異などが調べられる．リンパ系腫瘍では，免疫グロブリン・T細胞レセプター遺伝子などの免疫関連遺伝子の再構成が調べられる．また，治療後に残存しうる微量腫瘍細胞の検出にもPCR法は有用である．

d） 個人マーカー

HLAクラスⅡ抗原の遺伝子レベルでのタイピングにPCR法が用いられる． 〔奈良信雄〕

文　献

1) Saiki, R. K., Scharf, S., Falcone, F. *et al.*: Enzymatic amplification of β-globin genomic sequences and restriction site analysis for diagnosis of sickle cell anemia. *Science*, **230**, 1350 (1985)
2) Ehrich, H. A., Gibbs, R., Kazazian, H. H. *et al.*: PCR Technology, Principles and Applications for DNA Amplification, Stocton Press, New York (1989)
3) 榊 佳之, 他：PCRとその応用—基礎研究から臨床まで．実験医学, **8**, 1008-1210 (1990)
4) 藤永 薫編：遺伝子増幅PCR法—基礎と新しい展開, 共立出版, 東京 (1992)
5) 上田國寛, 他：DNA検査と診断—PCRの活用．医学のあゆみ, **162** (9), 1-493 (1992)
6) 河端薫雄：臨床病理の分野における遺伝子技術の応用—PCR法を中心として．臨床病理, **42**, 218 (1994)
7) Sano, T., Smith, C. A. and Cantor, C. R.: Immuno-PCR; Very sensitive antigen detection by means of specific antibody-DNA conjugates. *Science*, **258**, 120 (1992)

IV. 免疫治療法

1. 副腎皮質ホルモン薬と免疫治療法

　免疫治療法としては，強力な免疫抑制作用および抗炎症作用を呈する副腎皮質ホルモン薬，主としてDNA合成を阻害してリンパ球増殖を抑制する細胞毒性薬物（いわゆる免疫抑制薬），真の作用機序は明らかではないが慢性関節リウマチの免疫異常や炎症反応を抑制するDMARD（disease modifying anti-rheumatic drugs）がある．以下，これらの薬剤の作用機序，臨床効果についてまとめてみたい．

（1）副腎皮質ホルモン
a）分子レベルの作用

　ステロイドは細胞内に拡散した後，ステロイドレセプターと結合し，このものはさらに，標的遺伝子のGRE（glucocorticoid response element）と結合する．一般的に，この結合はRNAポリメラーゼによる転写を促進する．すなわち，mRNA合成を介して新たなタンパクの合成を促進し，そのタンパク（酵素など）によって，ステロイドの作用を現す．ホスホリパーゼA_2阻害作用により抗炎症作用を呈するタンパク，リポモジュリンの合成がステロイドによって促進されるのはその一例である．このため，リン脂質からのアラキドン酸産生がなく，アラキドン酸から合成される炎症のメディエーターであるプロスタグランジン，ロイコトリエンの産生が低下する．

　しかしインターロイキン-1β（IL-1β），IL-2，オステオカルシン，プロピオメラノコルチンではステロイドが転写を抑制するため，これらペプチドの合成が低下する．

　ステロイドが免疫抑制作用をきたす主な作用部位の1つはT細胞によるIL-2産生の抑制である．IL-2遺伝子には，AP-1 motifと呼ばれる転写を促進するenhancer/promotor領域が存在する．これらの部位に結合し，刺激するものとして，原癌遺伝子産物であるFosタンパク，Junタンパクが知られているが，これらはステロイド・レセプター結合物と結合し，相互にDNAとの結合を阻害する．このためIL-2合成が抑制される．

b）免疫抑制作用および抗炎症作用[1]

　単球，マクロファージは，抗原のリンパ球への呈示に関与するとともに，IL-1などのサイトカイン分泌を行う．そして，ステロイドの影響を極めて受けやすいのが特徴である．ステロイドはマクロファージのIL-1，TNFの分泌を低濃度で抑制する．IL-1はTリンパ球のIL-2産生を促進することから，単球を介するステロイドの作用は免疫抑制の重要な作用部位であると考えられる．逆に，Tリンパ球より産生され，マクロファージ，NK細胞の活性化に働くIFN-γの産生をグルココルチコイドは抑制する．

　Tリンパ球に対してもステロイドは抑制的に働く．すなわち，抗原刺激に対する反応，同種あるいは自己リンパ球に対する反応（mixed lymphocyte reaction；MLR）は，ほぼ生理量に近い10^{-9} Mのデキサメタゾンによって抑制される．主な作用部位は，CD4$^+$細胞，特にTh1細胞における前述のごとき機序によるIL-2産生の抑制であり，これが免疫機能を抑制する．

　Bリンパ球に対する作用をみると，動物実験における抗体産生，また臨床でもSLEにおける抗DNA抗体などの自己抗体産生もステロイド療法によって明らかに低下する．Tリンパ球から分泌されBリンパ球を刺激するIL-2，IL-6の分泌抑制を介するなどの機序が考えられる．一方，Th2細胞から分泌され，B細胞の分化とT細胞活性化に作用するIL-4の産生は亢進する．

　以上のごとく，免疫系に対してステロイドは多

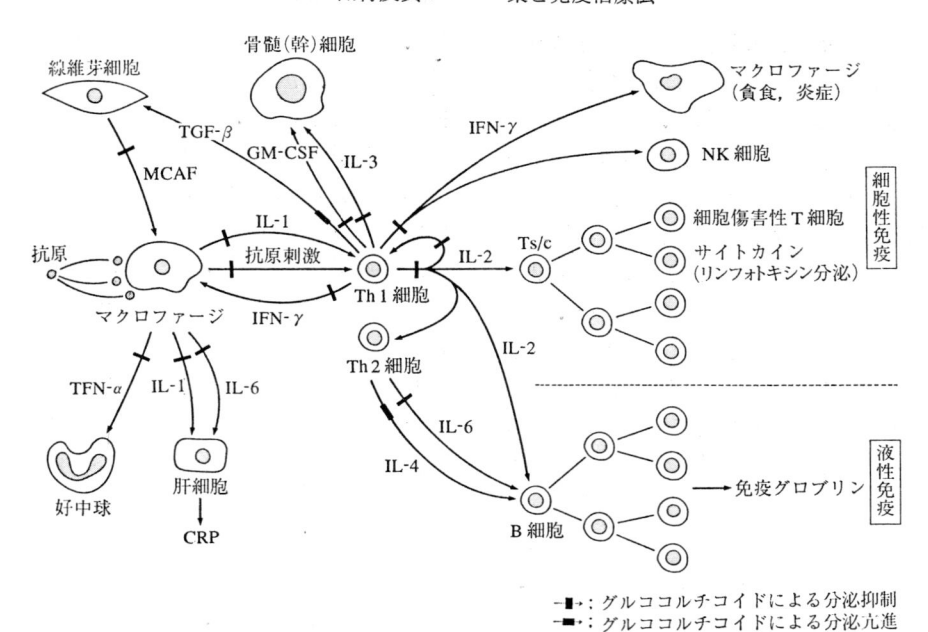

図 Ⅳ.1 免疫機構の模式図とグルココルチコイドの作用部位（サイトカイン分泌を中心として）
IFN-γ: interferon γ, IL-1,2,3,4,5,6: interleukin 1,2,3,4,5,6, NK: natural killer cell, TGF-β: transforming growth factor β, MCAF: macrophage chemotactic and activating factor, GM-CSF: granulocyte macrophage-colony stimulating factor, TNF-α: tumor necrosis factor α, Th1: helper T cell, Th2: helper T cell, Ts/c: suppressor/cytotoxic T cell.

くの作用点を有し，強力な抑制作用を示す．図Ⅳ.1にはステロイドのサイトカイン分泌に及ぼす影響を中心に示した．

ステロイドの抗炎症作用は炎症局所に認められる血管拡張，透過性亢進，白血球浸潤を強く抑制する．その機序の1つはリンパ球，多核白血球の血管内皮細胞への接着と病巣部位への浸潤の抑制である．グルココルチコイドは血管内皮細胞表面の接着分子，E-セレクチンおよび intercellular adhesion molecule-1 (ICAM-1) の発現を抑制する．血中のリンパ球，好中球は細胞表面に ICAM-1 と結合する接着分子 CD11a/CD18 (LFA-1) を有し，好中球表面には E-セレクチンと結合する糖鎖が存在する．これによって，ステロイドは炎症局所への白血球浸潤を抑制する．

単球，血小板，多核白血球，線維芽細胞の産生するプロスタグランジン（PG），トロンボキサン（TX），ロイコトリエン（LT）などのプロスタノイドは，いずれも強力な炎症のメディエーターである．ステロイドはこれらの原料となるアラキドン酸の産生をホスホリパーゼA2阻害薬であるリポモジュリンの産生亢進を介して抑制する．

c) 臨床効果

ステロイドが膠原病，慢性関節リウマチなどの自己免疫疾患，アレルギー性疾患などに用いられ，強力な免疫抑制作用，抗炎症作用を呈することはいうまでもない．

全身性エリテマトーデス（SLE）は自己免疫現象により抗核抗体，特に抗DNA抗体を産生し，その免疫複合体が腎，皮膚，関節，漿膜，血管壁に沈着してその部位の炎症，組織破壊をもたらすと考えられている．ステロイドを大量，すなわちプレドニゾロン換算 60 mg/日以上を投与すると抗DNA抗体価は速やかに低下する．このとき同時に血清IgG濃度を測定すると，ステロイド投与直後から抗DNA抗体は指数関数的に減少し，その半減期は2〜3週とSLE患者における IgG 自体の生物学的半減期と一致する．このことはステロイド大量投与によって IgG 産生，すなわち抗体産生がほぼ完全にストップしたことを示して

いる．また，血清抗DNA抗体価の減少もこれと平行していることから，ステロイドの抗体産生阻害作用によっていると考えられる．

ループス腎炎の治療において大量のステロイド投与を必要とするのは，その免疫抑制作用による免疫複合体沈着の阻止によると考えられる[11]．

一方，ステロイドの抗炎症作用は慢性関節リウマチに対して投与した場合に明らかである．5〜10 mg/日の少量投与の行われることが多いが，服用当日から関節痛の著明な改善があり，その後1〜2週間にわたって関節腫脹の改善，朝のこわばりの改善が進む．おそらくは炎症に関与するTリンパ球機能の抑制，接着分子発現の抑制によるリンパ球，好中球の浸潤抑制，さらに起炎物質であるプロスタノイドの産生抑制によると考えられる．

（2） 免疫抑制薬

a） アザチオプリン（azathioprine）

i） 作用機序　アザチオプリンには体内で代謝され，6-thioinosinic acid となって作用を現す．すなわち，プリン代謝のサルベージ酵素である hypoxanthine-guanine phosphoribosyl transferase (HGPRT)，およびプリン合成に関わる酵素 phosphoribosyl amidotransferase の作用を阻害することによって核酸合成を阻害する．また，thioguanine として DNA, RNA に組み込まれてその機能を阻害する．したがって，その作用はDNA合成の抑制であり，細胞分裂の盛んな組織に対して著明である．抗原刺激を受けて分裂，増殖するリンパ球に対する作用は免疫抑制をきたし，同じく細胞分裂の盛んな骨髄，消化管上皮に対する作用は副作用に結びつく．

アザチオプリン投与により，末梢血のB細胞およびT細胞は共に減少するが，少量では特にB細胞数の減少が認められる．in vitro の成績でも，NK細胞機能の抑制，T細胞機能の抑制，またB細胞による抗体産生の抑制をもたらすことが報告されている．

しかし，in vivo における免疫系に及ぼす影響は明らかではない．アザチオプリン投与中の患者で免疫学的指標が変化しないことが報告されている[2]．慢性関節リウマチ患者に投与してリウマトイド因子が低下したことが報告されているが，相反する報告もある[3]．

ii） 臨床的効果　慢性関節リウマチにおいてD-ペニシラミン，金製剤，クロロキンと比較し，ほぼ同等の効果のあることが報告されている．また，SLEについてもループス腎炎の治療で，アザチオプリンの有効なことが二重盲検比較試験で明らかにされているが，相反する報告もある[4]．しかし，Felson らは報告された対照試験を集計して分析する metaanalysis を行い，ステロイド単独群より腎症状の改善，腎不全への移行率などで優れていることを報告している[5]．したがって，in vivo で免疫学的な効果を捉えることはむずかしいが，臨床的に自己免疫疾患に有効なことは確立しているといえよう．

b） シクロホスファミド（cyclophosphamide; CY）

i） 作用機序　CYは肝で代謝されていくつかの活性型代謝産物に変わり，アルキル化薬としてDNA, RNA などの核酸に結合し，それらの分子間あるいは分子内に共有結合を形成する．それにより，DNAおよびRNAの合成，転写，翻訳によるタンパク合成を阻害する．そのため，細胞分裂が障害され，リンパ球など細胞増殖の激しい細胞に対して抑制的に働く．

Bast らによれば，メラノーマ患者で 600 mg/m² 以下の投与ではB細胞と $CD8^+$ 細胞が減少し，それ以上の投与量で $CD4^+$ および $CD8^+$ 細胞が同じ程度減少した．SLEにおける1カ月ごとのCY静注でも，$CD4^+$，および $CD8^+$ Tリンパ球，Bリンパ球が同様に減少した[4]．また，サプレッサーT細胞とされている $CD4^+CD45RA^+$ 細胞の減少も報告されている[6]．

リンパ球機能に対する作用では，B細胞機能を抑制し，SLE患者の抗DNA抗体価を低下させ，慢性関節リウマチ患者のリウマトイド因子と血中免疫グロブリン濃度を低下させる．in vitro ではPWMによる免疫グロブリン産生を抑制し，これがB細胞に対する直接的作用で，分化と活性化の両方に働くことが報告されている．T細胞に対す

る作用は，SLEにおける月1回のCY静注療法で PHAあるいは抗CD3抗体に対する反応は抑制されず，CD2抗体に対する反応が低下していたという[7]．しかし，SLEに対しての作用機序は，CYの作用も不明の点が少なくなく，またSLEの病態も解明されたとはいい難いことから，不明といわざるをえない．

ii) **臨床的効果** 慢性関節リウマチに対しては極めて有効であり，骨びらんの形成を抑制することが知られている．ただし，発癌性のあることからその使用は慎重に行う必要がある．また，SLEに対しての有効性も繰り返し報告されている[5,8]．

c) シクロスポリンA（cyclosporine A）

i) **作用機序** 選択的にヘルパーT細胞によるインターロイキン-2（IL-2）の合成を抑制する．作用機序は細胞質内のシクロフィリンと結合し，IL-2遺伝子のmRNAへの転写を阻害する．また，二次的な効果も含めIFN-γ, IL-3, IL-4の産生をも抑制する．IL-2産生の低下は，リンパ球機能を抑制すると共に，二次的にマクロファージの活性化を阻害し，またBリンパ球による抗体産生を低下させる．

ii) **臨床的効果**

臓器移植の拒絶反応の抑制に用いられている．膠原病特に慢性関節リウマチに有効であり，ことにX線写真上，関節破壊の進行を抑制することが報告されている[9]．

(3) 疾患修飾性抗リウマチ薬（DMARD）

a) メトトレキサート（methotrexate）

i) **作用機序** 葉酸の誘導体であり，両者の構造は極めて類似している．このため，メトトレキサート投与は葉酸代謝を障害する．

葉酸の代謝産物のtetrahydrofolate（FH_4）は核酸成分であるチミジンの合成に不可欠であり，プリン合成にも関与している．また，FH_4はアミノ酸代謝においてセリンからグリシン，ホモシステインからメチオニンへの変換にも必要である．すなわち，メトトレキサートはDNA, RNA代謝の阻害，アミノ酸代謝の阻害をもたらす（図

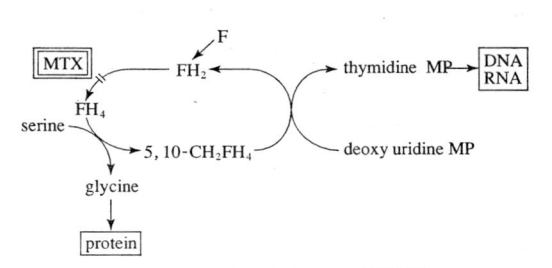

図 IV.2 メトトレキサートの作用機序
F: folic acid, FH_2: dihydro F, FH_4: tetrahydro F, CH_2FH_4: methylene FH_4, MP: monophosphate, MTX: methotrexate.

IV.2)．

メトトレキサートは経口的に投与されるとほぼ完全に吸収される．血中濃度は1～2時間で最大となり，代謝速度は半減期3時間であるが，それに続いて腸・肝循環を反映する10時間の半減期が認められる．排泄は主として腎であり，24時間で90％が排泄される．

作用機序としては，Tリンパ球，NK細胞，Bリンパ球，好中球，血管内皮細胞[4]に対する作用が*in vitro*の実験で示されている．すなわち，メトトレキサートは抗炎症作用および免疫抑制作用の両者を介して抗リウマチ作用を発揮していると考えられる．また，同時に葉酸を投与すると抗リウマチ作用が消失することから，その作用は葉酸代謝阻害によることが明らかである．

ii) **臨床効果** 慢性関節リウマチに対する治療効果は短期的にも，長期的にも明らかである[10]．また，投与開始後3ないし4週間という比較的早期から症状の改善が認められることから，その作用機序として免疫抑制作用および抗炎症作用の両者が考えられている．

b) 注射金剤（gold sodium thiomalate；GST）

i) **作用機序** マクロファージ機能の抑制が作用機序と考えられている．

金製剤はマクロファージの貪食作用を抑制し，遊走機能を低下させる．また，HLA-DRの発現を抑制し，IL-1βの産生を抑制する．

金製剤はマイトーゲン刺激によるリンパ球増殖を抑制する．しかし，非処理単球を加えることにより抑制が消失するので，単球/マクロファージを介する作用と考えられる．リンパ球刺激に必要

なマクロファージの IL-1β 分泌および DR 発現の金製剤による抑制は二次的にリンパ球機能の抑制につながるものと考えられる．

また，慢性関節リウマチの病態を考えると，マクロファージあるいはマクロファージ系滑膜細胞は IL-1β，TNF-α，IL-6 などの炎症性サイトカインを分泌し，コラゲナーゼ，ストロメライシンなどのタンパク分解酵素を産生し，炎症を惹起し，関節の破壊をもたらす．したがって，金製剤のマクロファージ機能抑制は直接的にも関節炎の病態の抑制につながっている．

c) D-ペニシラミン（メタルカプターゼ，D-PC）

i) 作用機序 SH 基を有する物質と反応して S-S 結合をつくる．IgM リウマトイド因子は S-S 結合によって5つの構成単位が結合しているので，D-PC はこれを分解すると考えて治療に導入されたが，実際の作用機序とは関係なかった．一方，ヘルパーT細胞抑制が作用機序と報告されている．また，IL-1β など SH 基を有するサイトカインは $α_2$-マクログロブリンと結合して酵素による分解を抑制しているが，D-PC は金製剤と同様，この結合を解離し，サイトカインの分解を促進する[11]．また，D-PC は重金属をキレートするので metalloproteinase の活性を抑制するとされている．

おわりに

副腎皮質ステロイドは強力な免疫抑制作用，抗炎症作用を有し，しかもその作用が非特異的であるため，重篤な感染症を誘発する．免疫抑制薬は細胞毒であるため，免疫系以外の細胞にも作用し，骨髄抑制，性腺抑制をきたす．DMARD は慢性関節リウマチに著効するが，その作用機序はいまだ明らかでない．

今後は各免疫疾患に特異的な治療法の開発が望まれるといえよう．

〔市川陽一・松田隆秀・山田秀裕〕

文献

1) 市川陽一，井手美香子，岡 博，他：ステロイド薬の使い方．内科，**73**，1307-1314 (1994)
2) Levy, J. et al.: A double blind controlled evaluation of azathioprine treatment in rheumatoid arthritis and psoriatic arthritis. *Arthritis Rheum.*, **15**, 116-117 (1972)
3) Cannon, G. W. and Ward, J. R.: Cytotoxic drugs and combination drug therapy. Arthritis and Allied Conditions (McCarty. D. J. and Koopman, W. J. eds.), pp. 645-663, Lea & Febiger, Philadelphia (1993)
4) 市川陽一：膠原病に対する免疫抑制剤の正しい使い方とその評価．臨床薬理，**6**，13-20 (1975)
5) Felson, D. T. and Anderson, J.: Evidence for the superiority of immunosuppressive drugs and prednisone over prednisone alone in lupus nephritis; Results of a pooled analysis. *N. Engl. J. Med.*, **311**, 1528-1533 (1984)
6) McCune, W. J. and Fox, D.: Intravenous cyclophosphamide therapy of severe SLE. *Rheum. Dis. Clin. North Am.*, **15**, 455-477 (1989)
7) 市川陽一，山田秀裕，田中広寿，他：全身性エリテマトーデスに対するシクロホスファミド・パルス療法（CY パルス療法）．リウマチ，**34**，675-683 (1994)
8) Bounpas, D. T., Austin III, H. A., Vaught, E. M. et al.: Controlled trial of pulse methylprednisolone versus two regimens of pulse cyclophosphamide in severe lupus nephritis. *Lancet*, **340**, 741-745 (1992)
9) Forre, O.: Norwegian arthritis study group. Results of a 48-week multicenter study comparing low-dose cyclosporine with placebo. *Arthritis Rheum.*, **37**, 1506-1512 (1994)
10) 市川陽一，篠沢妙子，吉田 正，他：慢性関節リウマチにおけるメトトレキサート療法の問題点．リウマチ，**31**，544-553 (1991)
11) Teodorescu, M., McAfee, M., Skosey, J. L. et al.: Covalent disulfed binding of human IL-1 beta to alpha 2-macroglobulin; Inhibition by D-penicillamine. *Mol. Immunol.*, **28** (4-5), 323-331 (1991)

2. 移植免疫抑制薬

　免疫抑制薬の歴史のなかでエポックメイキングなのは，1960年のアザチオプリン（azathioprine）と1980年のシクロスポリン（ciclosporie）である．アザチオプリンの登場によって臓器移植が臨床的に可能になり，シクロスポリンの臨床導入によって臓器移植の成績が向上し，一般的な医療として定着した．シクロスポリンも含めて，現在使用されている免疫抑制薬の多くは，最初の開発目的が免疫抑制薬ではなく，抗真菌薬や抗癌薬であった．シクロスポリンの成功に刺激されて，今，世界中で免疫抑制薬の開発研究がさかんに行われている．タクロリムス（tacrolimus，開発コードFK506）は，はじめから免疫抑制薬としてIL-2産生抑制物質を探すスクリーニングのなかからひっかかってきたものである．免疫抑制薬は臓器移植のほかに生体の免疫系が関与している種々の疾患，例えば自己免疫疾患，慢性関節リウマチ，アレルギー，アトピー性皮膚炎などの治療に有効であることが明らかにされてきており，適応の拡大と共にメカニズムに根差した新しい薬の開発が行われるようになるだろう．

（1）分　　類

　免疫抑制薬は作用機序と化学的性状から，①代謝拮抗薬，②生物活性物質，③抗体，④副腎皮質ステロイド薬に分類される．代謝拮抗薬には骨髄や肝機能障害の副作用があり，時に重篤である．生物活性物質は真菌や細菌の培養濾液から分離されたものやその誘導体であるが，作用機序の面からみると，シクロスポリンとタクロリムスのようにT細胞を特異的に抑制するものと，ミゾリビンのように代謝拮抗薬に入るものがある．T細胞を特異的に抑制する薬剤は強力な免疫抑制効果がある反面，腎毒性などの副作用がある．現在，臓器移植におけるメインの免疫抑制薬はシクロスポリンとタクロリムスで，代謝拮抗薬はシクロスポリンなどの副作用を軽減するために減量した時の併用薬剤としての投与法が行われている．

　抗体は異種タンパクなので，長期間の使用ができないので，急性拒絶反応の治療に使用される．副腎皮質ステロイドは拒絶反応の抑制には欠くことができないが，種々の副作用があり，移植後の管理をむずかしくしている．できれば使いたくないが，現時点では併用使用せざるをえない．タクロリムス投与例で，ステロイドを中止できる症例が少なからず報告されていて，期待されている．

（2）代謝拮抗薬
a）アザチオプリン

　1960年代はじめに臨床使用が開始され，臓器移植を臨床的に可能にした貴重な免疫抑制薬．6MPのイミダゾリル誘導体で，体内でチオイノシン酸となり，イノシン酸と拮抗してプリンヌクレオチドの生合成阻害により免疫抑制効果を示す．

　日本で認められた適応は「腎移植における拒絶反応の抑制」である．実際には腎移植に限らず，肝，心などの臓器移植の拒絶反応を抑制する．

　使用法は移植直後から投与し始める．初期投与量は2～3mg/kgから開始し，拒絶反応の起こりかたや白血球数をみながら減量し，0.5～1mg/kgを維持量とする．シクロスポリンが出現した1980年以降の臓器移植における免疫抑制法は，シクロスポリンが主体で，アザチオプリンは補助的な役割になったが，シクロスポリンの投与量を減らすことができるため，腎毒性などの副作用を軽減する効果がある．

　アザチオプリンには骨髄機能抑制があるので，白血球が3000mm³以下になったら注意が必要で

ある．白血球減少の結果として，重篤な感染症の発症が恐ろしい．移植直後は毎日観察し，白血球減少が起こったら減量ないし中止するが，白血球数の回復と共に今度は拒絶反応が起こるので，この点にも注意する．肝機能障害，脱毛も副作用として認められる．アロプリノールによって分解が抑制されるので，併用する時は投与量を1/3〜4程度にする．

b) メトトレキサート

抗癌薬としてよく使われているが，骨髄移植の際に免疫抑制薬として使用される．核酸合成に必要な活性葉酸を産生させるジヒドロフォレイトリダクターゼの作用を阻止し，チミジン酸合成およびプリン合成系を阻害して，細胞増殖を抑制する．保険で認められた適応は，① 急性白血病，慢性リンパ性白血病，慢性骨髄性白血病，絨毛性腫瘍，② 骨，軟部組織などの肉腫，悪性リンパ腫，③ メトトレキサート・フルオロウラシル交代療法としての胃癌への使用など，いずれも抗癌薬としての使用である．骨髄移植の時に，免疫抑制薬としてGVH予防に用いられているが，患者は白血病なので，保険適応については問題がない．

骨髄移植のGVHの予防としての使用法は，移植直後から週1回，10〜15 mg/m² を3回程度静脈投与する．副作用として骨髄機能抑制，肝・腎機能障害が起こり，感染症や出血傾向をきたすので頻回の検査が必要である．

(3) 生物活性物質

a) シクロスポリン

1980年代はじめから臨床導入され，臓器移植の成績を著しく向上させた[1]．

シクロスポリンはリンパ球細胞質内のタンパク，シクロフィリンに結合し，シクロスポリン−シクロフィリン結合体が脱リン酸化酵素カルシニューリンに結合して，その酵素活性を阻害する．そのためにシグナル伝達経路が障害されて，IL-2をはじめとする種々のサイトカイン産生が抑制されて免疫抑制が起こる．代謝拮抗薬がすべての細胞の核酸合成を阻害するのに対し，シクロスポリンは抗原刺激を受けたリンパ球からのIL-2産生を抑制することから，抗原特異的ともいわれている．

適応は，① 腎移植と肝移植における拒絶反応の抑制，② 骨髄移植における拒絶反応とGVH反応の抑制，③ 眼症状のあるベーチェット病，④ 乾癬，である．

使用法は腎移植の時は前日あるいは移植当日から10 mg/kg程度，肝移植の時は15 mg/kg程度から開始し，4 mg/kg前後の維持量まで漸減する．拒絶反応抑制には血中濃度が保たれなければいけないが，高すぎると腎毒性の副作用が発現するので，血中のシクロスポリン濃度をみながら量を調節する．腎移植では100〜200 ng/mlが至適なトラフレベルとされている．自己免疫疾患に対しては5 mg/kgから開始し，1カ月ごとに1 mg/kg程度減量する．

腎機能障害が最大の問題点である．多毛，歯肉増殖などもみられる．静注投与時にショックが報告されている．

併用に注意を要する薬剤がいくつかある．アンフォテリシンB，アミノグリコシドなど腎毒性のある薬剤との併用には特に注意を要する．シクロスポリンは肝臓の酵素P450によって代謝されるので，この酵素活性と関係する薬剤との併用は血中濃度を上昇させたり，低下させたりするので，要注意である．フルコナゾール，カルシウム拮抗薬などにより血中濃度が上昇し，フェノバルビタール，リファンピシン，イソニアジドによって下降する．

b) タクロリムス

日本の藤沢薬品で開発された．開発コードFK506[2]．シクロスポリンよりも100倍も免疫抑制力が強いので，世界中から注目されている．海外ではイギリスで腎移植，肝移植に承認されている．アメリカでも肝移植の臨床治験終了．日本では肝移植，骨髄移植の適応が認められており，腎移植についても1996年承認された．

タクロリムスはリンパ球の細胞質内のFKBP（FK binding protein）と結合する[3]．タクロリムス−FKBPの結合体はカルシニューリンに結合し，そのあとのシグナル伝達経路に対する抑制の

機序はシクロスポリンと類似していて，IL-2, IFN-γの産生を抑える．免疫系以外の骨髄細胞を抑制しない．シクロスポリンと異なる点は，タクロリムスが1/100の量でシクロスポリンと同程度の免疫抑制すること，すでに始まっている拒絶反応を治癒させる効果のあることである．

使用法は肝移植，骨髄移植共に1日 0.3 mg/kg で開始．以後徐々に減量し，維持量は1日 0.1 mg/kg である．

シクロスポリンと同程度の腎毒性がある．糖尿病，高カリウム血症，高尿酸血症などの代謝異常，腹部膨満などの消化器症状，胸痛などの循環器症状，振戦などの神経症状がある．一般的に免疫抑制薬投与を受けると，抵抗性が減弱して悪性腫瘍発生率が高まる．タクロリムス投与例においても悪性リンパ腫の発生が報告されている．

c) ミゾリビン

国産品．海外での評価は未定．副作用が少ないので使用しやすいが，免疫抑制のきれあじはいまひとつ．内科的疾患によく使われている．

作用機序はプリン合成系のイノシン酸からグアニル酸に至る経路を拮抗阻害して核酸合成を抑制する．

適応は腎移植における拒否反応の抑制，ループス腎炎，慢性関節リウマチである．

使用法は腎移植には初期量として1日2〜3 mg/kg から開始し，患者の状況をみながら 1〜3 mg/kg に減量する．ループス腎炎には1回 50 mg，1日3回．慢性関節リウマチには1回 50〜100 mg を1日3回．腎機能をみながら増減する．

白血球減少，血小板減少がまれに現れる．

d) 塩酸グスペリムス

国産品．開発名 15-デオキシスパーガリン．海外での評価は未定．静注製剤で，急性拒絶反応の時に短期間使用される．作用機序は細胞性T細胞の増殖抑制，活性化B細胞の分化抑制，シクロスポリンが有するサイトカイン産生抑制はない．またアザチオプリンの持つ核酸合成の阻害作用や殺細胞作用がない．

適応は腎移植後の拒絶反応の治療．使用法は急性拒絶反応の時に，1日1回 3〜5 mg/kg を 100〜500 ml のブドウ糖に希釈し，3時間かけて点滴静注．血中濃度の急激な上昇により，呼吸抑制をきたすことがあるので注意が必要．連日 7〜10日間投与．本剤ははじめ抗癌薬として開発されたことからわかるように，副作用として骨髄機能抑制がある．

（4）抗　　体

a) ムロモナブ-CD3

マウスのリンパ球のハイブリドーマが産生する免疫グログリンで，ヒトT細胞表面抗原 CD3 に対する抗体．作用機序は CD3 Tリンパ球を血中から消失させ，その結果免疫抑制をきたす．適応は腎移植後の急性拒絶反応の治療．使用法は1日1回 5 mg を連続 10日間静注投与する．副作用としてマウスのタンパクに対し，アナフィラキシーを示す可能性がある．投与後，インフルエンザ様の発熱をきたす．2クール目は血清病に注意[4]．

おわりに

各種免疫抑制剤の作用機序を図 IV.3 に示した．

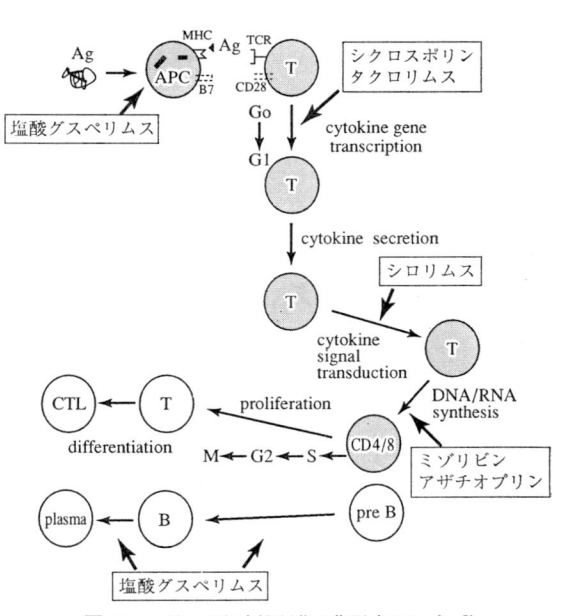

図 IV.3 種々の免疫抑制薬の作用点のちがい[5]

作用の異なる薬剤の併用療法が効果をあげている．

〔落合武徳・磯野可一〕

文　献

1) 高木　弘編：シクロスポリンの臨床，医歯薬出版，東京（1989）
2) Peters, D. H. et al.: Tacrolimus. Drugs, **46**, 746 (1993)
3) 猪子英俊編著：移植と免疫，中外医学社，東京（1993）
4) 太田和夫，他：腎移植後の急性拒絶反応に対する muromonab CD3 の治療効果．腎と透析，**27**, 143 (1989)
5) Allison, A. C.: Immunosuppressive and Anti-inflamatory Drugs, Vol. 696, New York Academy of Science (1993)

3. 接着分子制御療法

　生体における細胞性免疫反応の主役はT細胞とB細胞であるが，T細胞はT細胞抗原レセプター（TCR）を介して，B細胞は免疫グロブリン（Ig）抗体を介して抗原を認識し活性化され，結果的に細胞増殖，サイトカイン産生，抗体産生，細胞傷害活性などの機能を発現する．近年の研究でT細胞-抗原提示細胞（APC）およびT細胞-B細胞間相互作用に関わる多くの接着分子が明らかになってきた（図 IV.4）．T細胞の活性化には2つのシグナルが必要であることがここ数年の間に報告されてきたが，接着分子というよりも TCR による抗原認識に不可欠な co-receptor とでもいうべき CD 4, CD 8, MHC クラス I およびクラス II 分子などの第1シグナルに関わる分子群と，T細胞とAPC 間の非特異的な接着の強化が主な機能である CD 11 a/18, CD 54 に代表される接着分子群と，接着の強化よりも第2シグナルを伝達することが主な機能である CD 28, CD 80, CD 86, CD 40, CD 40 L などの共刺激分子（costimulatory molecules）群の3群に分かれる．免疫治療法としての正道は抗原受容体と抗原の結合自体を制御することであるが，自己抗原，腫瘍抗原あるいはその他の特異抗原の同定は容易ではないので，co-receptor に対するモノクローナル抗体を用いて第1シグナルを阻害することが従来行われてきた．抗 CD 3 抗体，抗 CD 4 抗体，抗 HLA-DR (Ia) 抗体などを用いて主に臓器移植における急性拒絶反応の抑制に主眼をおいて動物実験および臨床試験が行われてきたが，詳細については他の項および他の総説を参照されたい．

　本章では新しい免疫治療の戦略として期待されている接着分子の制御法の中でも第2シグナルに

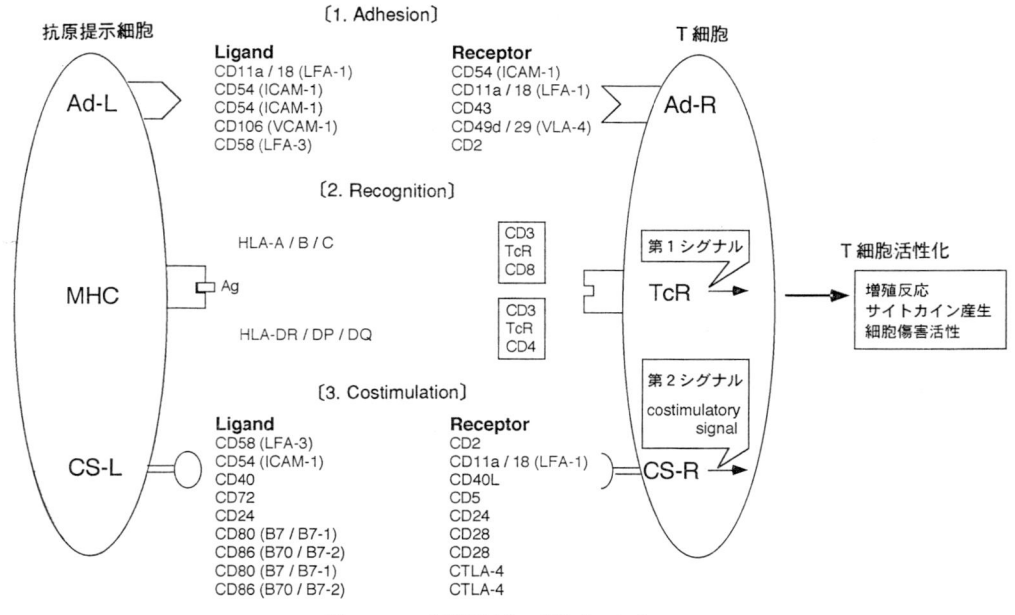

図 IV.4 T細胞活性化に関与する接着分子
Ad-R：接着分子レセプター，Ad-L：接着分子リガンド，CS-R：共刺激分子レセプター，CS-L：共刺激分子リガンド．

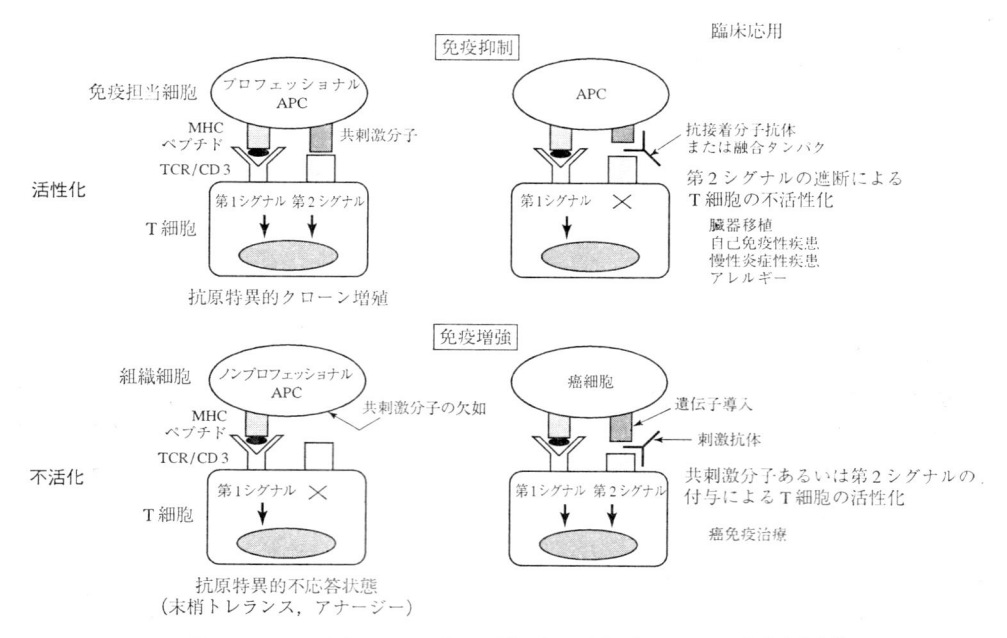

図 IV.5 第2シグナルの有無によるT細胞の活性化と不活性化およびその免疫応答制御

関わる接着分子である共刺激分子の制御法について腫瘍免疫,移植免疫,自己免疫などを中心にその臨床応用への可能性について述べる.

(1) 共刺激シグナルの役割とその制御

共刺激 (costimulatory) シグナルを伝える接着分子としては図 IV.4 に示した分子が挙げられるが,これら costimulatory 分子は APC-T 細胞間の接着強化だけでなく TCR-MHC を介したシグナルとは別経路の活性化シグナル(第2シグナル)を伝達していることが明らかになってきた.また, costimulatory 分子はある特定の状況下においては第1シグナルに対し付加的あるいは補助的に働くのではなく,T細胞の活性化あるいは不活化を決定する要となる因子であることがわかってきた.そればかりではなく,第2シグナルの欠如した抗原刺激(第一シグナルのみの刺激)はT細胞の活性化が起こらないだけでなく,その後の刺激にも反応できないアナージー (anergy) と呼ばれる抗原特異的T細胞不活化 (inactivation) あるいは不応答状態 (unresponsiveness) に陥り,末梢におけるトレランス誘導の要因の1つと考えられる.抗原特異的T細胞不活化状態は第2シグナルを与える costimulatory 分子の付与あるいは IL-2 などのサイトカインの添加により克服可能である.実際の臨床応用としては,抗原提示の際に costimulatory 分子に対するモノクローナル抗体を投与し第2シグナルを阻害することで人為的なトレランス誘導が可能となる.また逆に,活性化刺激を入れることの可能なモノクローナル抗原を用いて第2シグナルを与えるか,人為的に遺伝子導入などの方法を用いて costimulatory 分子を与えることにより末梢におけるトレランスの破綻が可能になる(図 IV.5).前者の方法は,主に移植免疫,自己免疫疾患,炎症性疾患の治療に応用され,後者は主に腫瘍免疫に応用可能となる.臨床応用にむけて期待されている具体的な接着分子としては CD28/CTLA-4 とそのリガンド CD80/CD86, LFA (lymphocyte function associated antigen)-1 (CD11a/18) とそのリガンド ICAM (intercellular adhesion molecules)-1,2,3(CD54/CD102/CD50), VLA (very late activation antigen)-4 (CD49d/29) とそのリガンド VCAM (vascular cell adhesion molecules)-1 (CD106) などがある.各々の分子の構造,発現および機能については他の免疫学書を参考にしてほしい[1,2].

(2) 接着分子による免疫抑制

接着分子とそのカウンターレセプターであるリガンド分子との結合を人為的に阻害する手段としては，その分子に対するマウスモノクローナル抗体を用いることが従来より行われてきたが，ヒトへの投与においては異種の免疫グロブリンに対する免疫反応が問題となる．その対策として，抗体のヒト型化(humanization)や CDR (complementarity-determining regions) grafting を用いる方法が開発されてきたが手技が煩雑なうえ，元の抗体と比べて抗原親和性の低下が生じることが少なくなかった．これらの欠点を補う意味で現在注目されているのがヒト IgG の Fc 部分と阻害したい接着分子のリガンド分子の細胞外部分を遺伝子上で融合し発現ベクターを用いて細胞に遺伝子導入しタンパクとして産生できるようにした Ig-融合タンパク (fusion protein) を用いる方法である．現在，動物実験において使用されよい成績を修めているので，臨床応用できる日もそう遠くないと思われる．その他の方法ではアンチセンスオリゴマーやペプチドを用いて阻害する方法が考えられるが，現在のところ *in vitro* の実験に限られている．

a) 臓器移植

シクロスポリン(CsA)や FK506 の免疫抑制薬の開発により移植における最も深刻な問題である拒絶反応がかなり制御できるようになったが，非特異的免疫抑制であるため投与期間中のすべての免疫機能が抑制されてしまい感染などの副作用や投与期間中のみに有効であるため長期投与が必要となるなどの欠点がある．これらの欠点を補う方法として抗接着分子抗体を用いてアロ抗原特異的な末梢トレランスを誘導することが考えられる．トレランス誘導可能な阻害すべき共刺激伝達経路として LFA-1/ICAMs と CD28/CD80+86 経路が挙げられる．臨床において先行しているのは，抗 ICAM-1 および抗 LFA-1 抗体投与で骨髄移植および腎移植の患者に実験的に投与されている．実験動物ではサルの腎移植（抗 ICAM-1 投与)[3]で生着延長，マウスおよびラットの異所性心移植モデル（抗 LFA-1+ICAM-1 投与）で短期投与による生着延長あるいは永久生着[4]がそれぞれ報告されている．CD28/CD80+86 経路阻害には抗体よりも CTLA-4Ig 融合タンパク (*CTLA-4Ig；CTLA-4 は CD28 と同じく CD80 および CD86 のリガンドであるが親和性に関しては CD28 より約 20 倍高いため CD28 と CD80+86 の結合の阻害剤として用いられている) が主に使用されているが，糖尿病マウスへのヒト膵島の異種移植[5]，ラット同種心移植[6]，マウス骨髄移植モデル[7,8]において移植臓器の生着延長あるいは GVHD の抑制が報告されている．抗マウス CD80+CD86 抗体を用いて，マウス心移植および骨髄移植において筆者らもほぼ同様の効果を得ている．LFA-1/ICAM-1 経路阻害と CD28/CD80+86 経路阻害で一見同じような結果が報告されているが，これらの結果が抗原特異的トレランス誘導なのか接着阻害による免疫学的無視 (immunological ignorance) なのかについて，また LFA-1 と CD28 を介しての細胞内シグナル伝達機構の違いについても今後の検討が必要である．

b) 自己免疫疾患

i) 自己免疫病発症と接着分子異常 自己免疫疾患において特に注目されている接着分子は CD80/CD86 分子である．CD80/86 の発現はプロフェッショナル抗原提示細胞である B 細胞，マクロファージ，樹状細胞などの免疫担当細胞に限られており，組織細胞における発現は通常では認められない．それゆえ胸腺内でのクローナルな排除を免れた自己反応性T細胞が存在していても第2シグナル欠如のために末梢トレランスが成立していると考えられる．しかしながら，何らかの要因により発現誘導された組織細胞上の CD80/86 の異常発現によりトレランスの破綻が生じ，自己反応性T細胞の異常活性化が起こり，自己免疫疾患様の病態が発症することが想像される．Flavell らは，CD80 と TNF-α あるいは CD80 と MHC クラスIIの両方を膵臓のβ細胞に発現させたトランスジェニックマウスを用いて自己免疫性糖尿病の発症に成功している[9,10]．しかしながら，CD80 単独では膵島細胞はナイーブT細胞に対して

APC 能力を獲得するものの糖尿病発症には至らず，TNF-α 単独では膵島へのリンパ球浸潤，血管内皮細胞上の接着分子発現増強，膵島細胞でのMHC クラス I 発現の増強などにより局所に炎症反応を引き起こすものの，膵島の破壊には至らず発症しない．以上の結果から CD80 の異常発現のみでは in vivo における末梢トレランスの破綻は起こらず，何らかの炎症反応による免疫学的変化が必要と考えられる．

ii） 自己免疫疾患治療への展望　自己免疫疾患を対象とした抗接着分子抗体による治療はまだ行われていないので，動物実験モデルにおける報告について述べる．ヒト全身性エリテマトーデス（SLE）モデルである NZB/NZW F_1 マウスにおいて mCTLA4-Ig を発症前から 4 カ月間投与し，自己抗体産生およびタンパク尿などの SLE 発症を投与終了後も認めず，また活動性の SLE がすでに発症しているマウスに CTLA4-Ig を投与しある程度の病態の改善と生存期間延長が報告されている[11]．我々も抗マウス CD80+CD86 抗体を用いてほぼ同様の結果を得，抗体投与群においてSLE の病態と関連が深いとされている CD5 B 細胞の減少を認めている．これに対して抗マウスLFA-1+ICAM-1 抗体投与では発症を遅らせるだけであった．

また，グッドパスチャー腎炎のモデルである糸球体基底膜を免疫することで誘導されるラット腎炎モデルにおいて抗ラット LFA-1+ICAM-1 抗体投与と同様に CTLA4-Ig 投与がタンパク尿などの病態の改善をもたらしたことが報告されている[12,13]．このように自己免疫疾患の治療に CD28/CD80+86 伝達経路の阻害が特に有効である可能性が示されている．

c） 炎症性疾患
慢性炎症性疾患において特に注目すべき接着分子は LFA-1/ICAM-1 である．LFA-1/ICAM-1 経路の阻害は T 細胞-APC 間の第 2 シグナル阻害による免疫抑制だけでなく，白血球-血管内皮細胞の相互反応阻害による抗炎症効果に深く関与している．ヒトにおけるアプローチとしては，マウス抗ヒト ICAM-1 抗体が 13 例の慢性関節リウマチ患者に総量 140 あるいは 280 mg，5 日間にわたって静脈内投与され，投与後 8 日目に 9 例で著明あるいは中等度の症状改善が認められ，そのうち 5 例については 60 日間の効果持続が認められている[14]．ラットモデルにおいては，IgG+IgA 免疫複合体や補体誘発肺炎モデル，半月体形成糸球体腎炎モデルにおける抗ラット ICAM-1 抗体投与による病態の改善[15,16]，腎や心筋における虚血-再灌流障害の抑制効果が報告されている．また，抗 ICAM-1 抗体投与でラットアジュバント関節炎の発症抑制と進行抑制[17]，ウイルス感染によるマウス急性心筋炎の抑制効果[18] が報告されている．

I 型アレルギー反応である気管支喘息においては，気道局所における細胞浸潤に LFA-1/ICAMおよび VLA-4/VCAM-1 を介した細胞接着が関連している[19]．特に気管支粘膜下における VLA-4 陽性好酸球の選択的浸潤と気管支周囲の血管内皮細胞上の VCAM-1 の著しい発現亢進が認められるのが特徴的である．マウスおよびモルモット喘息モデルにおいて抗 VLA-4+VCAM-1 抗体の前投与が抗 LFA-1+ICAM-1 抗体投与よりも有意に局所における好酸球浸潤や T 細胞浸潤を抑制できることが報告されている[20,21]．

（3） 接着分子による免疫増強
a） 接着分子遺伝子導入による癌ワクチン
癌細胞に対して T 細胞が免疫学的に反応するには，少なくとも 3 つの要素が必要とされる．第 1 に "腫瘍（関連）抗原"，第 2 に "MHC クラス I あるいはクラス II 抗原"，第 3 に "costimulatory 分子" である．多くの癌細胞が，少なくとも何らかの癌（関連）抗原を保持しており，多かれ少なかれ MHC 抗原（多くの場合はクラス I）を発現しているにもかかわらず，癌細胞が免疫学的監視機構に排除されない理由の 1 つとして costimulatory 分子の欠如が挙げられる．一部の B 細胞系腫瘍細胞を除くと，ほとんどの癌細胞に CD80/86 分子の発現がみられないし，また ICAM-1 についても固型癌では欠如しているものも多い．そこで，癌細胞にこれら分子の遺伝子を導入し発現

させることにより担癌生体における抗腫瘍免疫反応を賦活しようというのがねらいである．具体的には，手術材料より分離した癌細胞に遺伝子導入し致死量の放射線照射したあと皮下接種し，自家腫瘍特異的細胞傷害性Tリンパ球（CTL）を生体において誘導しようという癌ワクチン法と，接着分子遺伝子導入癌細胞で患者Tリンパ球を刺激し*ex vivo*にて効率よく誘導した自家癌特異的CTLを移入する養子免疫療法が考えられる．マウスにおけるCD80遺伝子導入癌細胞を用いた移植実験では，腫瘍の完全生着阻止などのかなりの成果が報告されている[22〜24]が，免疫抑制の起こっている担癌状態における治療効果について検討すべき点も多い．CD80/86分子についてはこれら分子が特にCTLの誘導相（induction phase）に必要とされ，効果発現相（effector phase）においてはそれほど不可欠ではないことから転移巣における効果も期待できる．癌を対象とした遺伝子治療の一環としてIL-2やGM-CSFなどのサイトカイン遺伝子導入自家癌細胞を用いた癌ワクチン投与については実際に米国において臨床試験が始められているので，接着分子遺伝子導入法も近い将来実施されるものと思う．また，IL-12，IFN-γやGM-CSFなどのサイトカインとの併用も効果的かもしれない．

b）多機能型（multi-functional）抗体を用いた抗腫瘍免疫療法

抗CD3-抗腫瘍バイスペシフィック（bispecific）抗体を用いてより強力なキラーT細胞誘導と癌細胞へのtargetingをめざした癌の免疫療法の検討がなされ，悪性グリオーマに対してはLAK療法（自己リンパ球をIL-2存在下で培養し非特異的細胞傷害活性を増強後，細胞移入する養子免疫療法）との併用で臨床でかなりの治療効果報告されている[25]．もし，*in vitro*における培養など煩雑な処理をせず，2つのバイスペシフィック抗体を組み合わせて局所投与のみでより特異的なCTLの誘導が可能であれば，それにこしたことはない．休止T細胞からのCTLの誘導に最も強力な共刺激シグナルを入れることができるのが抗CD28抗体との組合せであると考えられる．*in vitro*においては，悪性メラノーマで抗CD3-抗メラノーマ＋抗CD28-抗メラノーマ存在下の培養でT細胞反応の増強が[26,27]，SCIDマウス移植ヒトホジキン病腫瘍を用いたモデルでは末梢血T細胞と抗CD3-抗CD30＋抗CD28-抗CD30抗体の投与で腫瘍退縮のよい効果[28]が報告されている．腫瘍に対する特異的抗体の作製および入手さえ容易になれば，将来応用可能な方法であると思われる．

おわりに

T細胞活性化に必要な2つのシグナルモデルの登場で接着分子が単なる接着強化分子から共刺激伝達分子という地位に格上げされたことで，さまざまな疾患において接着分子を用いた免疫制御の可能性が大きく広がった．免疫学における関心事の1つである末梢トレランスの誘導/破綻という問題に接着分子が重要な役割をしていることが明らかになったことは大きな進歩であると思う．日常の臨床でこれらの接着分子療法が行われる時代もそう遠い将来ではないと期待したい．

〔東 みゆき〕

文 献

1) 東みゆき，他：接着分子ハンドブック（宮坂昌之編），秀潤社，東京（1994）
2) Janeway, C. A., Golstein, P. et al.: Lymphocyte activation and effector functions. *Curr. Opin. Immunol.*, **5**, 313 (1993)
3) Cosmi, A. B., Conti, D., Delmonico, F. L. et al.: *In vivo* effects of monoclonal antibody to JCAM-1 (CD54) in nonhuman primates with renal allografts. *J. Immunol.*, **144**, 4604 (1990)
4) Isobe, M., Yagita, H., Okumura, K. et al.: Specific acceptance of cardiac allograft after treatment with antibodies to ICAM-1 and LFA-1. *Science*, **255**, 1125 (1992)
5) Lenschow, D. J., Zeng, Y., Thistlethwaite, J. R. et al.: Long-term survival of xenogeneic pancreatic islet grafts induced by CTLA4Ig. *Science*, **257**, 789 (1992)
6) Turka, L. A., Linsley, P. S., Lin, H. et al.: T-cell activation by the CD28 ligand B7 is required for cardiac allograft rejection *in vivo*. *Proc. Natl. Acad. Sci. USA*, **89**, 11102 (1992)
7) Blazer, B. R., Taylor, P. A., Linsley, P. S. et al.: *In vivo* blockade of CD28/CTLA4: B7/

BB1 interaction with CTLA d-4Ig reuces lethal murine graft-versus-host disease across the major histocompatibility complex barrier in mice. *Blood*, **83**, 3815 (1994)
8) Wallace, P. M., Johnson, J. S., MacMaster, J. F. *et al.*: CTLA 4 Ig treatment ameliorates the lethality of murine graft-versus-host disease across major histocompatibility complex barriers. *Transplantation*, **58**, 602 (1994)
9) Guerder, S., Picarella, D. E., Linsley, P. S. *et al.*: Costimulator B7-1 confers antigen-presenting cell function to parenchymal tissue and in conjunction with tumor necrosis factor a leads to autoimmunity in transgenic mice. *Proc. Natl. Acad. Sci. USA*, **91**, 5138 (1994)
10) Guerder, S., Meyerhoff, J. and Flavell, R.: The role of the T cell costimulator B7-1 in autoimmunity and the induction and maintenance of tolerance to peripheral antigen. *Immunity*, **1**, 155 (1994)
11) Finck, B. K., Linsley, P. S. and Wofsy, D.: Treatment of murine lupus with CTLA 4 Ig. *Science*, **265**, 1225 (1994)
12) Nishikawa, K., Linsley, P. S., Collins, A. B. *et al.*: Effect of CTLA-4 chimeric protein on rat autoimmune amiti-glomerular basement membrane glomerulonephritis. *Eur. J. Immunoil.*, **24**, 1249 (1994)
13) Nishikawa, K., Guo, Y.-J., Miyasaka, M. *et al.*: Antibodies to intercellular adhesion molecule-1/lymphocyte function-associated antigen 1 prevent crescent formation in rat autoimmune glomerulonephiritis. *J. Exp. Med.*, **177**, 667 (1993)
14) Kavanaugh, A. F., Nichols, L. A. and Lipsky, P. E.: Treatment of refractory rheumatoid arthritis with an anti-CD 54 (intercellular adhesion molecule-1, ICAM-1) monoclonal antibody. *Arthritis. Rheum.*, **35**(suppl.), S 43 (1992)
15) Mulligan, M. S., Wilson, G. P., Todd, R. F. *et al.*: Role of $\beta 1$, $\beta 2$ integrins and ICAM-1 in lung injury after deposition of IgG and IgA immune complexes. *J. Immunol.*, **150**, 2407 (1993)
16) Mulligan, M. S., Smith, C. W., Anderson, D. C. *et al.*: Role of leukocyte adhesion molecules in complement-induced lung injury. *J. Immunol.*, **150**, 2401 (1993)
17) Iigo, Y., Takashi, T., Tamatani, T. *et al.*: ICAM-1-dependent pathway is critically involved in the pathogenesis of adjuvant arthritis in rats. *J. Immunol.*, **147**, 4167 (1991)
18) Seko, Y., Matsuda, H., Kato, K. *et al.*: Expression of intercellular adhesion molecule-1 in murine hearts with acute myocarditis caused by coxsackievirus B3. *J. Clin. Invest*, **91**, 1327 (1993)
19) Wegner, C. D., Gundel, R. H., Reilly, P. *et al.*: Intercellular adhesion molecule-1 (ICAM-1) in the pathogenesis of asthma. *Science*, **247**, 456 (1990)
20) Pretolani, M., Ruffie, C. and Silva, J.-R. L.: Antibody to very late activation antigen 4 prevents antigen-induced bronchial hyperreactivity and cellular infiltration in the guinea pig airways. *J. Exp. Med.*, **180**, 795 (1994)
21) Nakajima, H., Sano, H., Nishimura, T. *et al.*: Role of vascular cell adhesion molecule 1/very late activation antigen 4 and intercellular adhesion molecule 1/lymphocyte function-assosiated antigen 1 interactions in antigen-induced eosinophil and T cell recruitment into the tissue. *J. Exp. Med.*, **179**, 1145 (1994)
22) Chen, L., Ashe, S., Brady, W. A. *et al.*: Costimulation of antitumor immunity by the B7 counterreceptor for the T lymphocyte molecules CD 28 and CTLA-4. *Cell*, **71**, 1093 (1992)
23) Townsend, S. E. and Allison, J. P.: Tumor rejection after direct costimulation of CD 8$^+$ T cells by B 7-transfected melanoma cells. *Science*, **259**, 368 (1993)
24) Chen, L., McGowan, P., Ashe, S. *et al.*: Tumor Immunogenicity determinants the effect of B 7 costimulation on T cell-mediated tumor immunity. *J. Exp. Med.*, **179**, 523 (1994)
25) Nitta, T.: Preliminary trial of specific targeting therapy against malignant glioma. *Lancet*, **335**, 368 (1990)
26) Jung, G., Martin, D. E. and Muller-Eberhard, H. J.: Induction of cytotoxicity in human peripheral blood mononuclear cells by monoclonal antibody OKT 3. *J. Immunol.*, **139**, 639 (1987)
27) Jung, G., Ledbetter, J. A. and Muller-Eberhard, H. J.: Induction of cytoxicity in resting human T lymphocytes bound to tumor cells by antibody heteroconjugates. *Proc. Natl. Acad. Sci. USA*, **84**, 4611 (1987)
28) Renner, C., Jung, W., Sahin, U. *et al.*: Cure of xenografted human tumors by bispecific monoclonal antibodies and human T cells. *Science*, **264**, 833 (1994)

4. 新しい治療法

(1) モノクローナル抗体による治療
a) リコンビナントヒト抗体の作成技術の進歩

モノクローナル抗体の多くはマウスやラット由来であり，治療目的にヒトに投与した場合，マウス（ラット）抗体に対するヒトの抗体（human anti-mouse antibody；HAMA）が産生され，臨床的有用性が著しく低下する．このため，モノクローナル抗体による治療はこれまで臨床的に広く用いられる方法とはならなかった．しかし，1980年代中頃から，遺伝子工学の技術を利用して，マウスやラットの抗体の抗原結合部位をヒトの抗体に移植する技術が開発され，ヒトに対して免疫原性の低いモノクローナル抗体がつくられるようになった．こうした技術の進歩により，モノクローナル抗体による治療は，ようやく多くの疾患の治療に使われる重要な治療法の1つになりつつある．さらに，100％ヒト由来の抗体を遺伝子組換え技術により作製する方法も開発されてきた．こうした抗体工学のめざましい進歩は，今後のより有効で安全な抗体による治療法の開発を推し進め，モノクローナル抗体による治療が注目されるゆえんであるが，以下に述べる方法がリコンビナント抗体の作製法として開発されている．

i) キメラ抗体とヒト型化抗体 キメラ抗体は，マウス，ラットなど動物の抗体の可変領域（V領域）をまるごとヒト抗体の定常領域（C領域）につないだ構造の抗体である（図Ⅳ.6）．マウスあるいはラット抗体のV領域遺伝子断片を，ヒト抗体のC領域遺伝子に接続し，これを骨髄腫細胞株やCHO（chinese hamster ovary）細胞などを用いて発現させる．こうして作製されたキメラ抗体は，もとの抗体と変わらない特異性および抗原に対する親和性を持つ．キメラ抗体では，マウス

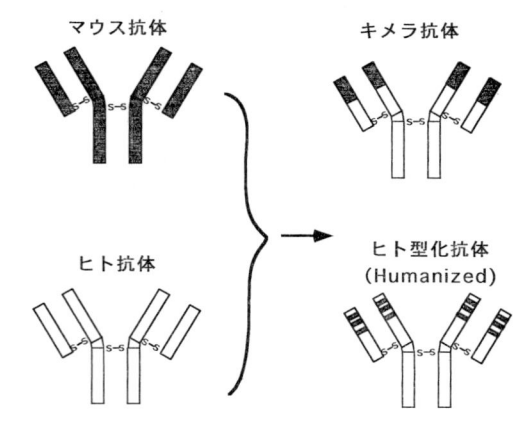

図Ⅳ.6 キメラ抗体とヒト型化抗体

（ラット）抗体に比べ，C領域がヒトIgGであることから，ヒトに投与した場合の抗原性を減らすことができる．また，抗体遺伝子を動物細胞を用いて発現させるので，抗体分子の糖鎖構造も完全に合成され，IgGのFc部分に依存する機能，例えば補体の活性化や抗体依存性細胞傷害（antibody dependent cellular cytotoxicity；ADCC）機能も保持される．マウス（ラット）のV領域に結合させるヒトIgGのアイソタイプとして，IgG_1を選べば補体活性や細胞傷害活性の目的に有利であり，IgG_4につなげればブロッキングなどの目的に合う．キメラ抗体はMorrisonらにより，1984年に報告されて以来，治療目的に多くの種類が作製されている[1]．ある抗体は，ヒトに対する免疫原性が低く，HAMAの産生も治療上あまり問題にならないことが多いのに対し，別の抗体はマウスのV領域に対して強い免疫反応が引き起こされ，臨床応用に耐えない．免疫原性の低いキメラ抗体は臨床的有用性が検討され，抗CD4キメラ抗体や抗TNF-αキメラ抗体などは治療に使われ始めている．

キメラ抗体ではV領域全体が異種由来であるた

め，多くの場合，免疫原性が依然問題になる．そこで，抗原との結合に直接関与する超可変部（complementarity-determining regions；CDRs）だけをヒト抗体可変領域の骨格部（フレーム領域；frame work）に埋め込む方法が Winter らにより考案された[2]．この手法で作製された抗体はヒト型化抗体（humanized antibody あるいは CDR-grafted antibody）と呼ばれる（図 Ⅳ.6）．

最近の研究によれば，抗体可変部分のフレーム領域はβ-シート（β-sheets）構造になっていて，6個の CDR ループを支えている．そして，6個の CDR が抗原との結合に直接的に関与する．キメラ抗体ではもとのモノクローナル抗体と比較して，親和性や特異性は変わらなかったが，ヒト型化抗体に，もとのモノクローナル抗体に近い親和性や特異性を持たせるためには，マウス抗体のフレーム領域と相同性の高いヒト抗体のV遺伝子を選ぶ必要がある．また，コンピュータモデリングにより CDR に直接影響するフレーム領域のアミノ酸を同定し，CDR と同時に，ヒト抗体のフレーム領域のアミノ酸も置換することも重要である．こうした手法により，もとの抗体と同程度あるいはそれ以上の抗原結合活性を持つヒト型化抗体が作製できる．すでに多くのヒト型化抗体が作製され，臨床応用も始められているが，ヒト型化抗体の免疫原性の低さは確認されつつある．

ⅱ）ファージディスプレイ技術を利用したリコンビナントヒト抗体　線状ファージの表面に抗体分子を発現させ，抗原との結合性を利用して目的とする抗体をクローニングするシステムが最近開発された（図 Ⅳ.7）[3,4]．この方法では，B細胞の mRNA から，PCR 法により抗体の重鎖可変領域（V_H）および軽鎖可変領域（V_L）DNA を増幅し，これらを短いペプチドをコードするリンカー DNA を介して結合させ，一本鎖の Fv（single chain Fv；scFv）として，あるいは，Fab としてファージ表面に発現させる．ヒトの血清中には種種の有益な抗体が存在しているので，ヒトのリンパ組織のB細胞から，抗体分子を発現したファージのライブラリー（combinatorial library）を作製することにより，多様な抗原特異性を持つ抗体をクローニングすることが可能である．この方法でファージ表面に発現させた scFv あるいは Fab は，可溶性分子として産生させることも可能である（図 Ⅳ.7）．こうして得られた scFv あるいは Fab は，目的によっては，そのままの形で臨床応用も考えられるが，キメラ抗体と同様の方法で IgG 抗体として再構築することも可能である．

ヒト型化抗体であっても約 10％ 程度はマウス由来の部分が残っているため，HAMA の出現を完全には除けない．しかしこの方法で有益な抗体がとれれば 100％ ヒト由来の抗体となり，免疫原性をさらに減少させることが期待できる．この方法で得られたリコンビナント抗体はまだ臨床応用の段階に至っていないが，すでに動物実験の段階では有効性が報告されている．高親和性で中和活性のある RS ウイルス（respiratory syncytial virus）に対するリコンビナント Fab が HIV 感染患者の

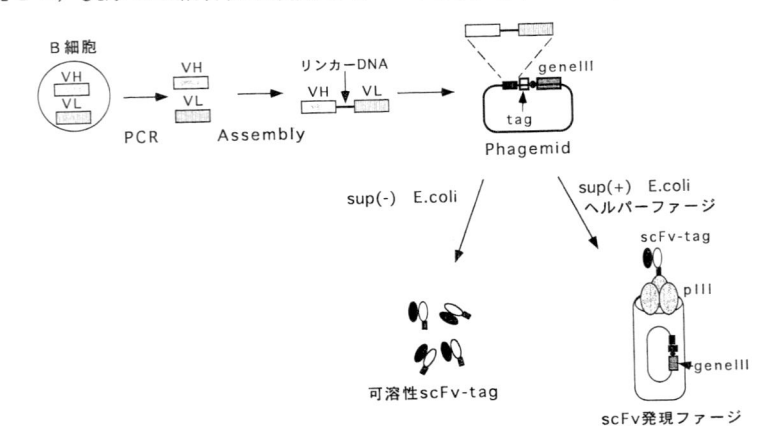

図 Ⅳ.7　ファージディスプレイ法による scFv 作製法

骨髄リンパ球から作製された[5]．RV ウイルスに感染したマウスの肺にこの抗体（Fab）注入したところ，感染ウイルスの量を著明に減少させることに成功したという．HIV 感染患者のリンパ球から，中和活性を有する HIV ウイルスに対するリコンビナント抗体（Fab）の作製も報告されている．また，治療としてではないが，癌抗原の1つである CEA（carcinoembryonic antigen）に対する高親和性の scFv が作製され，画像診断に用いる試みが始まっている．他の癌抗原に対する抗体やサイトカインに対する抗体が，この方法で作製されてきており，臨床的に利用される日もそう遠くないと考えられる．

iii) トランスジェニックマウスによるヒト抗体の産生

分子生物学の手法を用いたヒト抗体の作製法の1つとして，最近，ヒト抗体のゲノム DNA を移入したトランスジェニックマウスを作製し，ヒト抗体を作製させる方法が報告されている[6]．この方法では，ヒト抗体の重（H）鎖遺伝子領域の一部（4個の V_H 遺伝子と D_H, J_H および $C\mu$, $C\gamma 1$ 鎖遺伝子を含む領域）と，軽（L）鎖遺伝子領域の一部（4個の $V\kappa$ 遺伝子，$J\kappa$, $C\kappa$ 鎖遺伝子を含む領域）が，遺伝子ターゲッティングにより H 鎖，κ 鎖をつくれなくしたマウスのゲノムに移入された（図 IV.8）．抗原を免疫するとマウスの B 細胞内で移入されたヒト抗体遺伝子の DNA 再構成が起こり，クラススイッチや体細胞突然変異も起こって抗原特異的な IgG 抗体が産生される．この方法でヒト CD4 抗原を免疫したところ，高親和性（Ka が 9×10^7/M 程度）の IgGκ 抗体が得られたと報告されている．しかし，移入された V 遺伝子の数が少ないことなどから，抗体レパーターの大きさや抗体産生の効率がどの程度かなど今後の検討が待たれる．

b) モノクローナル抗体による治療の現状と問題点

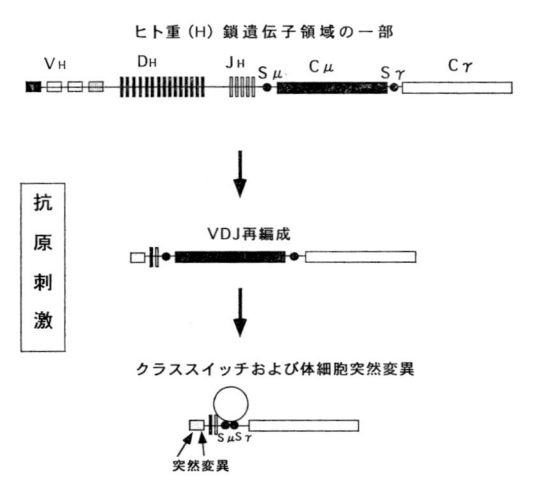

キメラ・ヒト型化抗体による治療の対象となりうる疾患として，敗血症性ショックなどの急性病態，慢性関節リウマチなどの慢性炎症性疾患，自己免疫疾患，癌，ウイルス感染症，臓器移植，アレルギー，虚血再循環障害などの血管病変などが挙げられる（表 IV.1）．これまで試みられた抗体のうち，抗 CD4 抗体（抗体名：cM-T412）（キメラ抗体）と抗 CDw52 抗体（抗体名：CAMP-ATH-1H）（ヒト型化抗体）が比較的詳しく検討され，臨床効果や問題点が明らかにされた．Moreland らは治療抵抗性の 25 例の慢性関節リウマチ患者に，抗 CD4 抗体を1回 10 mg から 100 mg を静注する方法で，1回投与群と繰り返し投与群

図 IV.8 マウスゲノムに導入されたヒト抗体 H 鎖遺伝子領域と DNA 再編成
$S\mu$, $S\gamma$ はそれぞれ μ 鎖，γ 鎖のスイッチ領域を示す．

表 IV.1 おもなキメラ・ヒト型化抗体と対象疾患

抗体の種類	対象疾患
キメラ抗体	
抗 CD4	慢性関節リウマチ(RA)，クローン病，臓器移植
抗 CD7	RA，臓器移植
抗 CD20	悪性リンパ腫，リンパ球性白血病
抗 TNF-α	RA，クローン病，敗血症
抗 IL-2 レセプター (anti-Tac)	RA，臓器移植，T 細胞白血病
抗 17-1A（大腸癌抗原）	大腸癌
抗 CEA	癌
ヒト型化抗体	
抗 CD3	臓器移植
抗 CD4	キメラ抗体に同じ
抗 CDw52	悪性リンパ腫，全身性血管炎，RA，多発性硬化症
抗 IL-2 レセプター (anti-Tac)	キメラ抗体に同じ
抗 IL-6 レセプター	骨髄腫，自己免疫疾患，RA
抗 TNF-α	キメラ抗体に同じ
抗 HIV	AIDS
抗 RS ウイルス	RS ウイルス感染症
抗ヘルペスウイルス	ヘルペスウイルス感染症

に分けて治療を行った[7]．その結果，最終投与後5週目で，約40%に関節炎の相当程度の改善がみられ，投与後6カ月の時点でも33%の患者でその効果が持続していたと報告している．同時に，抗体投与により持続的なCD4陽性細胞の減少がみられたが，CD4陽性細胞の減少の程度と治療効果は相関しなかった．抗CD4キメラ抗体の投与による血中のCD4陽性細胞数の減少はかなり大きな問題と考えられるが，治療中止後18カ月，および30カ月の時点でもCD4陽性細胞数は治療前に比べ相当少ない状態が持続していた．CD4陽性細胞数の低下が著しい1例は肺炎を併発して死亡したと報告されている．

HAMAの出現については予想外に少なく，25例中2例に投与8週までの時点でみられたが，治療効果に影響する例はなかった．ただ，すべての症例で慢性関節リウマチの治療薬として免疫抑制薬であるメトトレキサートが使用されていたことは考慮する必要がある．他施設でもこの抗体による慢性関節リウマチ患者の治験結果を報告しているが，有効だったとの報告が増えている．

ヒト型化抗体についてはリンパ球や顆粒球の表面抗原の1つであるCDw52に対するIgG$_1$タイプの抗体（CAMPATH-1H）の治験成績がいくつか報告されている．CAMPATH-1Hは非ホジキンリンパ腫，全身性血管炎，慢性関節リウマチ，多発性硬化症などに投与され治療効果が調べられた．非ホジキンリンパ腫患者2例に1〜20 mg/日で43日間静注したところ，リンパ腫を含め臨床所見の著明な改善がみられた．これらの治験ではCAMPATH-1Hに対する抗体は検出されなかった．一方，慢性関節リウマチ患者8例についてこの抗体による治験が行われ，7例に関節炎の改善が得られ，8カ月間効果が持続したと報告されている[8]．繰り返し抗体を投与した4例中3例にCAMPATH-1Hに対する抗体が検出された．このことは，ヒト型化抗体であっても完全には免疫原性を除けないことを示している．

これまでのキメラ・ヒト型化抗体の治験結果は，これらが臨床的に広く使われるために解決すべき問題点をいくつか提示している．まず，抗CD4抗体も含めて，多施設での二重盲検法による厳密な治療効果の判定が十分に行われておらず，本当に有効な治療法となるには投与方法や投与対象を含めて，さらに詳しい検討が必要である．抗CD4抗体投与にみられた長期間のCD4陽性細胞の減少はかなり深刻な事態を引き起こす可能性が否定できない．こうした問題点の改善のためには，抗体が認識するエピトープや抗体のアイソタイプ，あるいはFc部分に由来する機能と，抗体の臨床的効果，副作用の関係についてのさらなる解析が重要である．抗CD4抗体を例にとれば，CD4陽性細胞を消失させないで治療効果の出る抗体の検索が求められる．リンパ球細胞表面の機能分子は多数あり，免疫制御をねらう場合，どの抗原に対するモノクローナル抗体が治療上より有効かの検討も重要であろう．現在，CD40リガンドやB7抗原をターゲットにした抗体の開発が進められている．さらに，ヒト型化抗体にしても完全には免疫原性を除けないことから，慢性疾患に対する長期投与についても今後の検討が残されている．

(2) 抗サイトカイン療法

a) サイトカインアンタゴニストと抗サイトカイン療法のストラテジィ

サイトカインは免疫，炎症，感染，移植における拒絶反応などの種々の病変形成に深く関与していることから，サイトカインの働きを抑えることにより多くの疾患の病態を改善することが期待できる．この場合，特定の病態に最も深く関与しているサイトカインがターゲットになる．例えば，慢性関節リウマチなどの慢性炎症におけるIL-1やTNF-α，アレルギー反応におけるIL-4やIL-5などである．特定のサイトカインを抑制する方法としては表IV.2に挙げる種々のアプローチが考えられており，治療を目的に人工的につくられる物質のほか，生体内に存在するナチュラルアンタゴニストも含まれる．

b) 抗サイトカイン療法の現状と展望

i) 抗体による治療　モノクローナル抗体を用いてサイトカイン活性を制御する場合，マウス

4. 新しい治療法

表 IV.2 サイトカインのアンタゴニスト

作用機序	治療法	ナチュラルアンタゴニスト
産生抑制	アンチセンス DNA/RNA 副腎皮質ステロイド，pyridinyl-imidazole など	IL-1, TNF-α 産生抑制: IL-4, IL-10, IL-13
分泌/プロセッシング抑制	特異的変換酵素阻害物質 (TNF-α, IL-1β)	
中和	抗サイトカイン抗体（キメラ・ヒト型化抗体）可溶性レセプター（一価，または二価のイムノアドヘシン）	抗サイトカイン自己抗体 (IL-1α, TNF-α, IL-6, IL-8 など) 可溶性レセプター (sIL-1R, sIL-2R, sIL-4R, sTNF-R など)
レセプターのブロック	変異型サイトカイン (mutated IL-4 and GM-CSF) 抗レセプター抗体（ヒト型化抗体）	IL-1 レセプターアンタゴニスト

（ラット）の抗体では強い免疫反応を起こす可能性があり，臨床的に広く受け入れられる治療法とはなりにくい．このため，最近ではサイトカインに対するキメラ抗体やヒト型化抗体が臨床に導入され始めている．このうち，抗 TNF-α キメラ抗体（抗体名；cA2）は慢性関節リウマチの治療に用いられ始めており，即効的で強力な効果が Feldmann らにより示されている[9]．73名の患者に 1 mg/kg あるいは 10 mg/kg あるいはプラセボを 1 回静注し，二重盲検法により 4 週間後の臨床評価を行った．その結果，10 mg 投与群では大部分の症例で疼痛関節数や腫脹関節数の著明な改善のほか，CRP や赤沈などの検査所見も改善した．HAMA はこの 1 回投与では 2% に検出されただけだった．また，彼らは，最長 108 週にわたって 4 クールの抗 TNF-α 抗体を 7 例の慢性関節リウマチ患者に投与した結果を示しているが，繰り返しの投与でも治療効果は明らかに認められた．ただ，繰り返し投与で HAMA は，治験中に 50% の患者に検出されるようになり，一部では治療効果の減弱がみられた．一方，抗体抗与による副作用として，一部に肺炎が出現し，また，繰り返しの投与群では抗核抗体や抗 DNA 抗体の出現がみられたと報告している．これらの副作用と TNF-α 活性の抗体による抑制との関係はいまのところ明らかでないが，TNF-α が細菌感染に対する防御機構の一翼を担っていることや，自己免疫疾患の発

症を制御しているとの動物実験でのデータから，TNF-α の生理的免疫調節作用を示唆して興味深い．抗 TNF-α キメラ抗体はクローン病における治療効果も示されてきている．

サイトカインあるいはサイトカインレセプターに対するキメラあるいはヒト型化抗体はこのほかにも多くの種類が作製され，一部は臨床治験が始められている．ヒト型化抗 IL-2 レセプター抗体 (anti-Tac) は骨髄移植の免疫抑制に試みられ，急性の拒絶反応に効果があったと報告されている．ヒト型化抗 IL-6 レセプター抗体は骨髄腫の治療に試みられているが，慢性関節リウマチでも，最近，臨床的有効性が確かめられた．

ii）可溶性サイトカインレセプター　多くのサイトカインの可溶性レセプターが流血中や細胞培養上清中に証明される．大部分の可溶性レセプター，すなわち可溶性 (soluble) IL-1 レセプター (sIL-1R), sIL-2R, sIL-4R, sTNF-R などは高濃度に存在すると細胞表面のレセプターにそのサイトカインが結合するのを抑えるためアンタゴニストとして働く．一方，sIL-6R のようにアゴニストとしてしか働かないサイトカインレセプターも存在する．こうした可溶性サイトカインレセプターの性質を利用して，サイトカインの特異的抑制因子として治療に応用することが考えられた．生体に存在する sIL-1R はタイプ II のレセプターであり，IL-1β と特異的に結合する．一方，

治療目的で IL-1 レセプター（タイプ I）の細胞外ドメインが遺伝子組換え技術により作製された．sIL-1R（タイプ I）は IL-1α, IL-1β いずれにも結合して IL-1 活性をブロックできる．sIL-1R（タイプ I）は動物モデルを用いた実験で，移植における拒絶反応やアジュバント関節炎，実験的アレルギー性脳脊髄炎，エンドトキシンショックで有効性が示されている．慢性関節リウマチ患者への投与試験も始められているが，皮下投与の臨床第一相試験で検査所見の改善や臨床症状の改善が報告されている．sTNF-R も慢性関節リウマチ患者や敗血症患者での投与試験が開始されている．ただ，これまでのところ sTNF-R はこれらの試験で十分な有効性は得られていない．

可溶性サイトカインレセプターはヒト IgGγ 鎖の定常領域（C 領域）と結合させ，S-S 結合を介して二価の可溶性レセプターとすることができる（図 IV.9）[10]．このような IgG との融合タンパクをイムノアドヘシン（immunoadhesin）と呼ぶが，可溶性サイトカインレセプターをこの構造にすることにより機能を大幅に高めることができる．すなわち，二価となることにより親和性を高めることができると同時に，抗体分子の性質を持

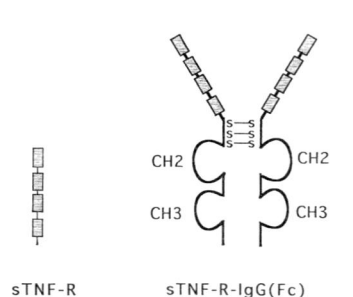

図 IV.9 可溶性（soluble）TNF レセプター（sTNF-R）と sTNF-R-IgG(Fc)

つため血中半減期を延長できる．sTNF-R をヒト IgGγ 鎖の C 領域に結合させた二価の sTNF-R-IgG と抗 TNF-α 抗体の中和活性の強さを動物に投与して比較した研究によれば，sTNF-R-IgG の方が抗体より約 10 倍強力だったと報告されている．sTNF-R-IgG のほか，可溶性インターフェロンγレセプター-IgG（sIFNγ R-IgG），sIL-5R（α 鎖）-IgG について動物実験での報告がされている．現在，こうしたイムノアドヘシンについても臨床治験が始まっている．sTNF-R-IgG(Fc) は，慢性関節リウマチ患者に，1 年間にわたる試験投与が行われ，顕著な臨床効果があったと報告されている[11]．

iii）IL-1 レセプターアンタゴニスト/変異型サイトカイン　特異的にサイトカインレセプターに結合するが活性を示さない分子を，サイトカインのアンタゴニストとして治療に用いることが考えられる．生理的に存在するものとして IL-1 レセプターアンタゴニスト（IL-1ra）がある[12]．IL-1 のシグナル伝達を司るタイプ I の IL-1 レセプターには IL-1α および IL-1β の結合部位が 2 カ所あり，そのうち 1 カ所は IL-1ra の結合部位と考えられるが，残りの部位への結合がレセプターの活性化とシグナル伝達に必要である．しかし，IL-1α や IL-1β と異なり IL-1ra はシグナル伝達に必要な部分に結合できないため IL-1 活性を示さないと考えられる．この種類のアンタゴニストは，サイトカインレセプターの大部分がこの分子に覆われないと作用が明らかにならず，活性のブロックにはアゴニストに対してモル比で数十倍から数百倍の濃度が必要である．IL-1ra の場合，生理的物質であり安全性が高いことから IL-1 活性を抑制する手段として期待されてきた．これまでに敗血症や慢性関節リウマチ患者の治療に試みられてきたが，敗血症に対しては二重盲検法で生存期間の延長は認められたが，生存率については有意差がなかったとの報告がある．また，慢性関節リウマチ患者に対する治療では，6 mg/kg の連日あるいは隔日の皮下注射により臨床症状の改善があったと報告されている．ただ，大量投与の割に効果の持続が短く，抗 TNF-α 抗体による治療に比べると効果が弱いと考えられる．このように IL-1ra のサイトカインに対する抑制効果が抗体に比べて劣るのは，半減期の短さや，抑制効果発現のために局所で高濃度になることが必要であることなどが理由と考えられる．

IL-1ra と異なり，遺伝子工学の技術でレセプターには結合するが活性を誘導しない変異型の

IL-4 や GM-CSF が作製され，それぞれのアンタゴニストとして治療への応用が期待されている[13]．変異型 IL-4 は 124 番目のアミノ酸であるチロシンがアスパラギン酸に置き換わったものであり，高濃度で IL-4，部分的には IL-13 の作用もブロックする．IL-13 の作用がブロックされるのは，シグナル伝達に関係するレセプターの構成分子を IL-4 と IL-13 のレセプターが共有するためである．変異型 IL-4 はアトピーなどのアレルギー疾患の治療に期待される．変異型 GM-CSF は 21 番目のグルタミン酸がアルギニンあるいはリシンに置き換わったものであり，GM-CSF のアンタゴニストとしての作用を示す．GM-CSF レセプターは α 鎖と β 鎖からなり，複合体の形成がシグナル伝達に重要であるが，変異型 GM-CSF は β 鎖に結合できず，したがって活性化を引き起こさない．このように変異型サイトカインはサイトカイン活性をブロックする 1 つのアプローチと考えられる．

iv) 変換酵素阻害物質 IL-β や TNF-α はまず前駆タンパクとして主にマクロファージ系の細胞により合成されるが，細胞内あるいは細胞膜で特異的変換酵素により，それぞれ活性型あるいは分泌型に変換される．IL-1β 変換酵素はシステインプロテアーゼの一種で，活性を持たない IL-1β 前駆タンパクの 116 番目のアスパラギン酸と 117 番目のアラニンの間を特異的に切断する[14]．活性型 IL-1β の分泌は抑制するが，TNF-α や IL-6, IL-8 の分泌には影響しない．特異的な IL-1β 変換酵素の阻害物質が合成されてきている．TNF-α 変換酵素はメタロプロテナーゼの一種で，細胞膜に存在して TNF-α 前駆タンパクの 76 番目のアラニンと 77 番目のバリンの間を切断して TNF-α を分泌型に変換させる．したがって，このメタロプロテナーゼの阻害物質があれば TNF-α の分泌は抑制され，TNF-α に由来する炎症を抑えることが可能となる．すでに，いくつかの TNF-α 変換酵素の阻害物質が報告され，マウスやウサギのエンドトキシンによる致死性反応を抑制できたとの報告がある[15]．したがって，毒性の低い強力な変換酵素の阻害薬ができれば IL-1β や TNF-α の活性を抑える治療に使われると思われる．

(3) アンチセンスオリゴヌクレオチドによる免疫制御の可能性

細胞の特定の遺伝子発現を，mRNA に相補的配列のオリゴヌクレオチド（oligodeoxynucleotides；ODN）を細胞に導入してブロックする方法が試みられている[16]．サイトカインやサイトカインレセプター，接着タンパクといった免疫反応に深く関わるタンパクの遺伝子発現をこの方法で制御できれば，免疫反応や炎症反応の異常が関与する疾患の治療に利用できる可能性がある．ここ数年，アンチセンス ODN により遺伝子発現を制御するためのさまざまな方法が開発された．例えば，合成した ODN をヌクレアーゼ耐性にするため，あるいは RNA に対する親和性を増すため，phosphorothioate で修飾したり，ピリミジンを propynyl 化するなどの方法が開発されている．また，陽性荷電のリポソームやセンダウイルスの外殻タンパクなどを用いることで ODN の細胞内への導入効率を高めることができる．こうした技術的進歩により，急性白血病や HIV などのウイルス感染症でアンチセンス ODN による治療への試みが始まっている．免疫制御に関係する報告としては，細胞を用いた研究が中心であるが，アンチセンス ODN による，細胞接着タンパクの 1 つである ICAM-1 の発現抑制や IL-1α の産生抑制，あるいは，T 細胞の抗原受容体である Vα, Vβ の発現抑制などが報告されている．また，慢性関節リウマチ患者の滑膜細胞による IL-1β の産生をアンチセンス ODN で抑制したとの報告もある．

一方，アンチセンス ODN には，目的とするアンチセンスとしての機能以外のさまざまな作用が知られている．例えば，アンチセンス ODN は配列特異的のほか，非特異的に細胞内のタンパクなどに結合する性質や転写因子（SP1）を非特異的に活性化する作用，あるいは，アンチセンスとは異なる機序でウイルス感染を抑制する働きが報告されている．また，ODN の分解産物であるヌクレオシドやヌクレオチドは細胞の分化や増殖に影響を与える．したがって，実験結果の解釈にあた

って，それが本当にアンチセンスの作用による
かを慎重に検討する必要性を指摘する意見もあ
る[17]．さらに，生体に投与した場合，毒性のほか
に，目的とする細胞に効率よく選択的に ODN を
取り込ませる方法の開発，ODN の代謝，排泄経
路の研究，遺伝的影響など解決すべき数多くの問
題が残されている．　　　　　　　　〔鈴木博史〕

文　献

1) Morrison, S. L., Johnson, M. J., Herzenberg, L. A. et al.: Chimeric human antibody molecules; Mouse antigen-binding domains with human constant region domains. *Proc. Natl. Acad. Sci. USA*, **81**, 6851 (1984)
2) Winter, G. and Harris, W. J.: Humanized antibodies. *Immunol. Today*, **14**, 243 (1993)
3) Winter, G., Griffiths, A. D., Hawkins, R. E. et al.: Making antibodies by phage display technology. *Ann. Rev. Immunol.*, **12**, 433 (1994)
4) de Kruif, J., de Vries, v. d. V., Cilenti, L. et al: New perspective on recombinant human antibodies. *Immunol. Today*, **17**, 453 (1996)
5) Crowe Jr. J. E., Murphy, B. R., Chanock, R. M. et al.: Recombinant human respiratory syncytial virus (RSV) monoclonal antibody Fab is effective therapeutically when introduced directly into the lungs of RSV-infected mice. *Proc. Natl. Acad. Sci. USA*, **91**, 1386 (1994)
6) Lonberg, N., Taylor, L. D., Harding, F. A. et al.: Antigen-specific human antibodies from mice comprising four distinct genetic modifications. *Nature*, **368**, 856 (1994)
7) Moreland, L. W., Bucy, R. P., Tilden, A. et al.: Use of a chimeric monoclonal anti-CD4 antibody in patients with refractory rheumatoid arthritis. *Arthritis Rheum.*, **36**, 307 (1993)
8) Isaacs, J. D., Watts, R. A., Hazleman, B. L. et al.: Humanized monoclonal antibody therapy for rheumatoid arthritis. *Lancet*, **340**, 748 (1992)
9) Elliott, M. J., Maini, R. N., Feldmann, M. et al.: Randomized double-blind comparison of chimeric monoclonal antibody to tumor necrosis factor α (cA2) versus placebo in rheumatoid arthritis. *Lancet*, **344**, 1105 (1994)
10) Mohler, K. M., Torrance, D. S., Smith, C. A. et al.: Soluble tumor necrosis factor (TNF) receptors are effective therapeutic agents in lethal endotoxemia and functions simultaneously as both TNF carriers and TNF antagonists. *J. Immunol.*, **151**, 1548 (1993)
11) Hasler, F., der de Putte, L., Baudin, M. et al.: Chronic TNE neutralization (up to 1 year) by Lenercept (TNFR 55-IgG 1, Ro 45-2081) in patients with rheumatoid arthritis; Results of an open-label extension of a double-blind single dose phase I study. *Arthritis Rheum.*, **39** (Suppl.), S 243 (1996)
12) Dinarello, C. A. and Thompson, R. C.: Blocking IL-1; Interleukin 1 receptor antagonist *in vivo* and *vi vitro*. *Immunol. Today*, **12**, 404 (1991)
13) Debets, R. and Savelkoul, H. F. J.: Cytokine antagonists and their potential therapeutic use. *Immunol. Today*, **15**, 455 (1994)
14) Miller, D. K., Calaycay, J. R., Chapman, K. T. et al.: The IL-1β converting enzyme as a therapeutic target. *Ann. N. Y. Acad. Sci.*, **696**, 133 (1993)
15) Mohler, K. M., Sleath, P. R., Fitzner, J. N. et al.: Protection against a lethal dose of endotoxin by an inhibitor of tumor necrosis factor processing. *Nature*, **370**, 218 (1994)
16) Dolnick, J. B.: Antisense agents in pharmacology, *Biochem. Pharmacol.*, **40**, 671 (1990)
17) Wagner, R. W.: Gene inhibition using antisense oligodeoxynucleotides. *Nature*, **372**, 333 (1994)

索　引

ア

亜急性甲状腺炎　194
亜急性皮膚ループス　145, 317
悪性Mタンパク血症　279
悪性関節リウマチ　149
悪性貧血　174, 176
悪性リンパ腫　152, 289
アクセサリー細胞　33
アクチン抗体　160
アザチオプリン　162, 368, 371
アセチルコリン　195, 200
アセチルコリンレセプター　195, 341
アデノシンデアミナーゼ欠乏症　266
アトピー　83, 123
アトピー型喘息　125
アトピー性皮膚炎　131, 207
アナフィラキシー　83, 123
アナフィラトキシン　125
アフタ様潰瘍　178
アフリカトリパノソーマ症　114
アポトーシス　25, 31, 46, 64, 134, 144, 218, 271, 273
アルサス反応　83
アレルギー（Ⅰ, Ⅱ, Ⅲ, Ⅳ）　43, 83, 123〜125
アレルギー検査法　345
アレルギー疾患治療ガイドライン　127
アレルギー性炎症　88, 125
アレルギー性接触皮膚炎　207
アレルギー性肉芽腫性血管炎　158
アレルギー性鼻炎　128
アレルゲン　123
アンチセンスオリゴヌクレオチド　387

イ

胃癌　97
異常遺伝子の解析　362
移植腎　231
Ⅰ型糖尿病　186
イディオタイプ　192
遺伝子増幅反応法　333
遺伝子治療　266, 379
遺伝子導入　222
遺伝子変異　235
遺伝性血管浮腫　130
遺伝性非ポリポーシス大腸癌　351
イムノアッセイ法　298
イムノアドヘシン　386
イムノPCR法　362
陰窩膿瘍　180
インスリン依存性Ⅰ型糖尿病　141
インスリン自己免疫症候群患者　43
インターフェロン　100, 162
インターロイキン　298
インテグリンファミリー　78
インバリアント鎖　34, 40

ウ

ウィスコット-オールドリッチ症候群　267
ウェゲナー肉芽腫症　158, 183, 337
運動ニューロン疾患　206

エ

栄養障害　264
エピトープ　190, 239
塩基配列の決定　362
エンドソーム　40
エンドトキシンショック　73, 299
円板状エリテマトーデス　145

オ

大型顆粒リンパ球　63
夫単核球皮内免疫療法　260
オプソニン効果　124

カ

壊死性半月体形成腎炎　337
回虫　110
潰瘍性大腸炎　179
カオリン凝固試験　321
化学伝達物質　123
隔離抗原　166
型不適合　224, 226, 229
活性酸素　116, 214
滑膜細胞　149
過敏性血管炎　159
カプラン症候群　149
花粉症　129
可変領域　10, 381
可溶化ヒトFcεRIα鎖　87
可溶性核抗原　312
可溶性サイトカインレセプター　300, 385
可溶性レセプター　301
ガラクトース欠損IgG　309
顆粒球減少症　263
顆粒リンパ球　256, 257
顆粒リンパ球増多症　173
カルジオリピン　319
カルシニューリン　19, 220
癌遺伝子　235, 355
肝炎ウイルス　99
肝吸虫　110
ガングリオシド抗原　234
肝硬変　160
幹細胞　28
間質性腎炎　171
間質性肺炎　151
間接蛍光抗体法　324
乾癬　206
感染症　217
眼反応　349
寛容　81
癌抑制遺伝子　355
寒冷凝集素症　175

キ

気管支拡張薬吸入試験　127
気管支喘息　125, 158
希釈ラッセル蛇毒時間　322
寄生虫　109
気道炎症　125
気道過敏性　126
キメラ型転写因子遺伝子　357
キメラ抗体　381
キモカイン　80
急性散在性脳脊髄炎　206
急性白血病　333
急速進行性糸球体腎炎　339
吸入誘発試験　348
共刺激シグナル　376
共刺激分子　36, 375
胸腺　2, 28, 196, 247, 272
胸腺（上皮）細胞　29, 31
胸腺腫　173
胸腺摘出手術　199
胸腺微小環境　29, 248

強直性脊椎炎　43
胸膜炎　147
局所免疫複合体形成　169
玉石敷石像　178
虚血後再灌流傷害　75
巨細胞性動脈炎　156
拒絶　215
拒絶反応　211
キラー細胞　62,291
キラーT細胞　62,213,238,291
ギラン-バレー症候群　203

ク

グッドパスチャー抗原　167,341
グッドパスチャー症候群　154,167,181,340
クームス試験　147
クラススイッチ　12,24,88
クラスⅡ含有小胞　34
クラスⅡ分子　139
グランザイム　64
クリオグロブリン　283
グレーブス病　191
クローン除去　144
クローン病　178
クローン麻痺　144
クローン抑制　144

ケ

蛍光抗体法　287,310,313,334
形質細胞腫　281
血液型検査　330
血液幹細胞　6,120
血液凝固系　215
結核　106
血管外溶血反応　224
血管性浮腫　130
血管内溶血反応　224
結合組織型肥満細胞　119
血漿交換療法　340
血小板活性化因子　126
血小板輸血不応　230,333
結節性多発動脈炎　154,156
ケミカルメディエーター　123
ケモカイン　75,126,270
ケモカインレセプター　301
減感作療法　129
原生動物　109
原虫　109
原発性硬化性胆管炎　165
原発性胆汁性肝硬変　162
原発性補体異常症　268
原発性免疫不全症　262,265
顕微鏡的多発動脈炎　337

コ

抗AChR抗体　195
抗C3d法　304
抗DNA抗体　145,167
抗GM1抗体　204
抗GBM抗体　167,340
抗GQ1b抗体　204
抗HLA抗体　331
抗Id抗体　243
抗IgA抗体　231
高IgE抗体産生　112
高IgE症候群　268
高IgM血症　163
抗Jo-1抗体　317
抗Ku抗体　315
抗M_2抗体　165,323
抗MPO抗体　169
抗PCNA抗体　312,315
抗PM-Scl抗体　317
抗PR3抗体　168
抗RNP抗体　316
抗Scl-70抗体　315
抗Sm抗体　145,148,316
抗SS-B抗体　152,317
抗TBM抗体　171
抗TPO自己抗体　327
抗TSHレセプター抗体　328
抗TSHレセプター自己抗体　329
抗アセチルコリンレセプター抗体　197,341
抗イディオタイプ抗体　260
好塩基球　51,114,125
抗核抗体　147,160,312,313
抗核小体抗体　312
抗ガラクトセレブロシド抗体　204
抗カルジオリピン抗体　141,146,320
交感性眼炎　137
高γグロブリン血症　152,160
抗基底膜抗体　182
抗基底膜抗体関連糸球体腎炎　154
抗筋抗体　342
抗グロブリン試験　330
抗血小板抗体　141,334
抗原抗体結合物　124
抗原提示細胞　33,60,84,375
膠原病　282,337
膠原病肺　185
抗甲状腺抗体　194
抗好中球抗体　180
抗好中球細胞質抗体　154,168,183,337
抗好中球細胞質抗体関連腎炎　168
抗サイトカイン療法　384
抗サイログロブリン抗体　191,326
抗サイログロブリン自己抗体　327

交差反応性　306
好酸球　88,114,125,158,345
好酸球増多症　112
甲状腺クリーゼ　193
甲状腺刺激抗体　191
甲状腺刺激阻害抗体　191
甲状腺中毒症　133,193
甲状腺ペルオキシダーゼ　190,191,327
高親和性IgEレセプター　51,85
抗精子抗体　258
抗赤血球抗体検査　330
抗セントロメア抗体　313,315
酵素抗体法　289
酵素免疫測定法　298
抗体依存性細胞傷害　291,381
抗体依存性細胞傷害抗体　96
抗体-化学療法薬結合物　243
抗体欠乏症　263
抗大腸抗体　180
抗体-毒素結合体　244
後天性表皮水疱症　209
後天性免疫不全症候群　102,269
抗糖脂質抗体　205
高内皮細静脈　3
抗二本鎖DNA抗体　148,312,314
抗尿細管基底膜抗体　171
抗ヒストン抗体　312
抗平滑筋抗体　160,323,325
抗マラリア薬　148
抗ミクロソーム抗体　191,327,328
抗ミトコンドリア抗体　323
抗リボソーム抗体　318
抗リン脂質抗体　144,146,185,319
抗リン脂質抗体症候群　141,146,147
抗リンパ球抗体検査　331
骨髄　2,6
骨髄移植　215,248,266
骨髄腫　281,284
骨髄バンク　217
骨粗鬆症　195
古典経路　54
混合受身凝集法　334
混合性結合組織病　314

サ

サイクロフィリン　19
再生不良性貧血　172,333
サイトカイン　85,192,208,240,256,257,260,273,298,367
サイトカインアンタゴニスト　384
サイトカインネットワーク　67
サイトカインレセプター　298,301
サイトカインレセプターファミリー　67
サイトメガロウイルス　221
サイトリシン　64

細胞外寄生原虫　115
細胞外寄生性細菌　93
細胞傷害試験　290
細胞傷害性T細胞（Tリンパ球）　96, 99, 233, 291, 379
細胞性免疫　107
細胞性免疫不全　263
細胞接着分子　240
細胞内寄生原虫　115
細胞内寄生性微生物　93
細胞の不死化　95
サイログロブリン　190, 191, 326
サザンブロット法　292
刷子縁抗原　170
サプレッサー細胞　256
サプレッサーT細胞　192

シ

シェーグレン症候群　97, 152, 163
シェーンライン-ヘノッホ紫斑病　154
自家骨髄移植　221
糸球体基底膜　167, 170
糸球体腎炎　114
シグナル伝達　250
シグナル認識粒子　318
シクロオキシゲナーゼ　116
シクロスポリン　172, 369, 371, 372
シクロスポリンA　19, 220
シクロホスファミド　368
　──のパルス療法　149
自己アレルギー　133
自己寛容　26, 45, 144
自己抗体　143, 273, 306
自己抗体産生　114
自己反応性B細胞　144
自己反応性T細胞　114, 144, 377
自己反応性リンパ球クローン　133
自己免疫　133
自己免疫感受性遺伝子　138
自己免疫疾患　43, 133, 138, 341
自己免疫性胃炎　174
自己免疫性肝炎　160
自己免疫性血小板減少症　133
自己免疫性甲状腺疾患　190
自己免疫性好中球減少症　176
自己免疫性骨髄異形成症　174
自己免疫性水疱症　209
自己免疫性胆管炎　165
自己免疫性糖尿病　133
自己免疫性溶血性貧血　133, 174
自己免疫性リンパ増殖症候群　134
自然免疫　240
自然免疫系　246
持続腹膜透析　300
疾病感受性遺伝子　43

シャーガス病　114
遮断抗体　260
習慣（性）流産　259, 232
住血吸虫　111
重症筋無力症　43, 133, 195, 341
重症複合免疫不全症　265
絨毛細胞　259
宿主特異性　109
宿主免疫応答の抑制　119
樹状細胞　35, 36
受精阻害試験　258
出産後甲状腺機能異常症　192, 194
腫瘍浸潤リンパ球　238
腫瘍随伴症候群　201
主要組織適合遺伝子複合体　31
主要組織適合抗原　143, 212
受容体型チロシンキナーゼ　9
ジューリング疱疹状皮膚炎　209
小脳性運動失調症　267
食細胞異常　263
食細胞機能異常症　263
食物除去・誘発試験　349
シリング試験　177
腎移植　333
心筋梗塞　146
神経筋接合部　195, 200, 341
神経原性炎症　126
新生児ループス　317
蕁麻疹　130

ス

髄索　4
髄質　2
膵島炎　188
膵島抗体　188
随伴免疫　111
スクラッチ反応　346
スティフマン症候群　206
ステロイドパルス療法　148
ステロイドホルモン　162
スーパー抗原　112, 136
スプライシング複合体　316

セ

精子凝集試験　258
精子不動化試験　258
成熟B細胞　24
成人T細胞白血病　71, 101
臍帯血細胞　37
正の選択　31
生理的自己抗体　137
セカンドメッセンジャー　250
赤芽球癆　173
赤脾髄　3
赤血球　224

接着分子　36, 367, 375
セレクチンファミリー　78
全身性エリテマトーデス　133, 143, 367
先天性副腎過形成症　43
蟯虫　109

ソ

総IgE値　346
走化性因子　87
臓器特異性　109
造血幹細胞　172
造血微小環境　172
阻害型抗AChR抗体　342
即時型アレルギー　112, 123
即時型喘息反応　126
即時型溶血反応　224, 225
続発性免疫不全症　262
組織毒性　217
組織トロンボプラスチン抑制試験　321

タ

代替L鎖　23
大顆粒性リンパ球　241
大腸癌　232, 350
第二経路　54
大理石病　6
対立遺伝子　39
対立遺伝子排除　12
多因子疾患　43
多価抗原　85
高安動脈炎　156
タクロリムス　371, 372
多剤耐性結核菌　106
多発性硬化症　43, 133, 206, 285
多発性単神経炎　158
多反応性抗体　137
多分化能血液幹細胞増殖因子　120
ターミナルデオキシトランスフェラーゼ　11
単因子遺伝性疾患　43
単球　73
担鉄細胞　182, 183
タンパク尿　146, 183

チ

チェディアック-東症候群　268
遅延型アレルギー　107
遅延型皮膚反応　291, 292
遅延反応性T細胞　213
遅発型喘息反応　126
遅発型溶血反応　224, 226
チャーク-ストラウス症候群　158
中間宿主　109
中性糖脂質　234
腸管内寄生虫　119

超急性拒絶反応　215
チロシンキナーゼ　250

ツ

ツベルクリン反応　291

テ

定常領域　10, 381
ディジョージ症候群　267
低親和性 Fcε レセプター　52
電位依存性 Ca^{2+} チャネル　200
伝染性単核症　94
天疱瘡　209
天疱瘡抗原　209

ト

同種移植抗原　219
動物レクチンスーパーファミリー　52
トキソプラズマ原虫　111
特発性血小板減少性紫斑病　176
特発性半月体形成性腎炎　169
トレランス　14, 31, 40

ナ

内因子抗体　177
内因性喘息　125
ナイーブT細胞　249
ナチュラルキラー細胞　63, 240, 291
ナルコレプシー　43

ニ

肉芽腫形成　144
二次性アミロイドーシス　151
二重免疫拡散法　313
二次リンパ組織　2
二次濾胞　4
尿路感染症　299, 300
認識相　211
妊娠性疱疹　209

ヌ

ヌードマウス　248

ネ

熱帯性好酸球肺浸潤　114
熱帯熱マラリア原虫　118
ネフロトキシン　340
粘液産生膵腫瘍　350
粘膜型肥満細胞　119
粘膜免疫　119

ノ

脳器質症候群　146

ハ

バイオアッセイ法　298
肺高血圧症　147
肺腎症候群　339
肺線維症　151
胚中心　4, 24
梅毒血清反応　319
肺胞出血　147
肺胞内出血症候群　183
バーキットリンパ腫　95
白脾髄　3
破骨細胞　6
橋本病　190, 191, 194
バセドウ病　190, 191, 194
白血球粘着不全症　268
白血球破砕性血管炎　159, 160
白血球遊走阻止試験　291
白血病　289
発熱性非溶血反応　226
パーフォリン　64, 213
ハプテン　207
半月体形成性糸球体腎炎　340
伴性重症複合免疫不全症　70
伴性劣性無γグロブリン血症　265

ヒ

非アトピー型喘息　125
非乾酪性類上皮細胞肉芽腫　178
非器質性精神症状　146
ピークフローメーター　127
微少変化型ネフローゼ　170
ヒスタミン　126
ヒスタミン遊離試験　345
ヒスチジル tRNA 合成酵素　317
非ステロイド系消炎鎮痛薬　152
ヒストン　315
非阻害型抗 AChR 抗体　342
非定型 P(X)ANCA　338
ヒト型化抗体　382
ヒト型モノクローナル抗体　242
ヒト癌抗原　233
ヒト癌抗原ペプチド　234
非特異的急性期反応　303
非特異的抗原　290
非特異免疫不全　262
ヒト白血球型抗原　331
ヒト免疫不全ウイルス　269
皮内反応　349
鼻粘膜誘発試験　349
皮膚反応　346
肥満細胞　51, 112, 114, 123
びまん性増殖性糸球体腎炎　146
病的自己反応性B細胞　137
微量細胞傷害性試験　294

フ

ファージディスプレイ法　382
フィッシャー症候群　203
フィブリノイド変性　145
フェルティ症候群　149
副刺激　58
副腎 21 水酸化酵素欠損症　43
副腎皮質ステロイド　148, 199, 366
舞踏病有棘赤血球症　206
負の選択　31
フラグメチン　64
プラズマフェレーシス　204
プリック反応　346
プリンヌクレオチドホスホリレース欠損症　266
プログラム細胞死　134
フローサイトメトリー　287
プロスタグランジン　367
プロセッシング　33
プロテアーゼ　270
分子相同性　136
糞線虫　110

ヘ

平滑筋ミオシン重鎖遺伝子　358
壁細胞抗体　177
ヘテロ接合性　139
ヘノッホ-シェーンライン紫斑病　159
ヘプタマー/ノナマーのルール　11
ペプチド収容溝　41
ペプチドトランスポーター　40
ペプチド負荷コンパートメント　40
ヘルパーT細胞　58, 100, 240
変異型サイトカイン　386
変異表面糖タンパク　118
変異 fas 遺伝子　135
辺縁系脳炎　205

ホ

傍細動脈リンパ梢　24
傍腫瘍性小脳変性症　206
ホジキン病　97
ホスホリパーゼC　250
補体　54, 148, 302
補体依存性細胞傷害作用　214
補体(成分)欠損症　43, 263
補体調節タンパク　255, 257
発作性寒冷血色素尿症　175
ホメオスターシス　251
ポリ ADP リボース　315
ポリメラーゼ連鎖反応　361

マ

マイクロサテライト DNA 多型　140

索引

マイナー組織適合抗原　219
膜攻撃複合体　92
膜抗原　96
膜傷害複合体　55
膜性糸球体腎炎　146
膜性腎炎　169
マクロファージ　33, 73, 125, 241, 271
マクロファージ活性化　93
マクロファージ遊走阻止因子　291
マクロファージ遊走阻止試験　291
馬杉腎炎　340
マスト細胞　51, 85, 123, 125
末梢血幹細胞移植　221
末梢トレランス　377
マトリックスメタロプロテアーゼ　352
マトリライシン　352
マラリア　111
マラリア原虫　110
慢性萎縮性胃炎　176
慢性活動性肝炎　160
慢性化膿性破壊性胆管炎　162
慢性肝疾患　303
慢性関節リウマチ　97, 149, 306
慢性肉芽腫症　267

ミ

ミエリン塩基性タンパク　206
未熟B細胞　24
未熟T細胞　29
ミトコンドリア抗体　164

ム

無顆粒球症　193
無γグロブリン血症　283
無巨核球性血小板減少性紫斑病　173
無症候性キャリアー　272
無痛性甲状腺炎　192, 194

メ

メトトレキサート　369, 372
メモリーT細胞　249
メラノーマ　233
免疫学的静寂　134
免疫学的妊娠維持機構　253
免疫学的無視　134
免疫寛容　40
免疫グロブリン　50, 278, 280

免疫グロブリン遺伝子　192
　——の再構成　10
免疫グロブリン欠乏症　279, 281
免疫グロブリンスーパージーンファミリー　50, 86
免疫グロブリン相同ドメイン　86
免疫グロブリン定量　281
免疫系の老化　247
免疫自己寛容　133
　——の崩壊　135
免疫電気泳動　280, 285
免疫粘着反応　124
免疫複合体　114, 124, 163, 304
免疫不全　262
免疫ブロット法　324
免疫抑制作用　366
免疫抑制物質　264
免疫抑制薬　148, 162, 264, 368

モ

毛細血管拡張性運動失調症　267
網状青色皮斑　145
モノクローナル抗体　234, 242, 287, 288, 377, 381

ヤ

薬剤誘発ループス　315
薬剤誘発ループス症候群　148

ユ

融合タンパク　377
輸血　224
輸血関連移植片対宿主病　227
輸血関連急性肺障害　227
輸血後紫斑病　229
輸血副作用　226

ヨ

溶血反応　224
IV型コラーゲン　341

ラ

ラジオイムノアッセイ　298
ランゲルハンス細胞　36, 132, 208
ランバート-イートン筋無力症候群　200
ランビエ絞輪　204

リ

リウマチ性多発筋痛症　156
リウマトイド因子　306
リウマトイド結節　151
リウマトイド肺　151
リコンビナーゼ　11
リーシュマニア　116
リブマン・サックス型心内膜炎　146
リポアラビノマンナン　108
リポポリサッカライド　74
硫酸化糖脂質　205
リン脂質依存的抗 β_2 グリコプロテインI抗体　320
リンパ球混合培養反応　294
リンパ球混合培養法　290
リンパ球サブセット　287
リンパ球刺激試験　345
リンパ球ホーミング　5
リンパ球幼若化試験　289
リンパ節　3

ル

類天疱瘡　209
ループスアンチコアグラント　146, 320, 321
ループス腎炎　145, 146, 167
ループス肺臓炎　147
ループス腹膜炎　147
ルポイド肝炎　160, 161

レ

レセプターアンタゴニスト　298
レセプターエディテング　26
裂溝　178
レトロウイルス　101
連鎖不平衡　43, 186

ロ

ロイコトリエン C_4　126
老化過程　246, 251
濾胞樹状細胞　3

ワ

ワッセルマン反応　319

外国語索引

A

A型肝炎ウイルス 99
ACh 195,200
AChR 195,341
ADA 266
ADCC 64,96,124,291,381
adjuvant arthritis 307
adult T cell leukemia 101
affinity maturation 24
AGM 領域 7
AIDS 102
AIH 160
Ala STAT 347
ALG 172
allelic exclusion 12
allergy 83,123
α-Bungarotoxin 342
αβ T細胞 256
αβ T細胞レセプター 62
alternative pathway 303
AMA 164,323
AML/EVI-1 360
AML1 遺伝子 357
AML1/MTG8 357
ANA 160
anaphylaxis 123
ANCA 154,155,168,183,337
ANCA-サイトカイン-sequence 説 338
anergy 376
antibody-dependent cell mediated cytotoxicity 64,124,291
antibody dependent cellular cytotoxicity 96,381
anti-Fc receptor 309
antigen driven immune response 308
antigen receptor activation motif 52
antigen receptor homology 1 52
antigen recognition activation motif 13
anti-lymphocyte globulin 172
anti-mitochondrial antibody 323
anti-neutrophil cytoplasmic antibody 154,163,337
anti-smooth muscle antibody 325
anti-thymocyte globulin 172
anti-tubular basement membrane antibody 171
AP-1 19,48
APC 375
APC 351,375
ARAM 13,52
ARH1 52
ATG 172
ATL 101
atopy 123
autoantibody 306
autoimmune cholangitis 163
autoimmune gastritis 174
autoimmune lymphoproliferative syndrome 134
azathioprine 371

B

B型肝炎ウイルス 99
B細胞 14,84
B細胞抗体遺伝子の体細胞突然変異 137
B細胞株 95
B細胞レセプター 84
B1 細胞 26,137,140
B2 細胞 137
B7-1(CD80) 58,117
B7-2(CD86) 58,117
B29(CD79β) 13
BALT 4
BB ラット 194
B cell tolerance 説 166
bcl-2 134
Bence Jones タンパク 284
β1C/β1A グロブリン 303
β1E グロブリン 303
β2 ミクログロブリン 62
β2-glycoprotein I 260
β2-GPI 依存性抗リン脂質抗体 260
bispecific 抗体 242
BJP 284
BL 95
BMT 215
bone marrow transplantation 215
BOOP 185
bronchiolitis obliterans organizing pneumonia 185
brush border antigen 170
btk 遺伝子 265
Burkitt lymphoma 95
BXSB マウス 141

C

C型肝炎ウイルス 99
C領域 10,381
C1q 304
C3 303
C3a 125
C3H/*gld* マウス 140
C4 303
C5a 125
C9 欠損症 268
CAN 遺伝子 358
c-ANCA 155,159,169,184,337,338
CAP RAST 347
carcinoembryonic antigen 243
CATCH 22 267
CBFβ/PEBP2β 遺伝子 358
CBFβ/SMMHC 358
CD3 15
CD3 欠乏症 266
CD4$^+$ T細胞 249
CD5$^+$ B リンパ球 308
CD5$^+$(Ly-1)B細胞 26,140
CD8 欠損症 266
CD8 分子 62
CD8$^+$ T細胞 249,266
CD18 268
CD28 47,59,81
CD34 陽性 37
CD40 25,59,82,89,140
CD40L 25,88
CD45 18
CD46 255
CD55 255
CD80 81
CD86 81
CDR-grafted antibody 382
CDRs 382
CEA 243
c-erbB2 236
CH50 148,302
chemokine 75
chorea-acanthocytosis 206
ciclosporin 371
CIDP 204
classical pathway 303
clonal anergy 14,45,134
clonal deletion 14,45,133
clonal ignorance 134
clonal suppression 134

collagen-induced arthritis 307
common variable immunodeficiency 265
compartment for peptide loading 40
complementarity-determining regions 382
Con A 法 342
concanavalin A(Con A) 290
concanavalin A-sepharose 法 342
concomitant immunity 111
connective tissue mast cell 119
costimulatory molecule 375
costimulatory signal 81
COX-2 116
CP 56
CPL 40
cross-reactivity 306
cross-talk 67
cryoglobulinemia 307
crypt abscess 180
Csk 16
CSP 118
CTL 62,96,233,274,379
CTMC 119
cytoplasmic-ANCA 155
cytotoxic test 290
cytotoxic T lymphocyte 62,96

D

D型肝炎ウイルス 99
DAD 185
decay accelerating factor(DAF) 55, 255,257
delayed hemolytic transfusion reaction 224
DEK 遺伝子 358
DEK/CAN 融合遺伝子 358
DG 18
DHTR 224,226
diabetes mellitus, type I 186
diffuse alveolar damage 185
diluted Russell's viper venom time 322
dinitrochlorobenzene 291
DM 分子 40
DMA 39
DMARDs 152
DMB 39
DNA 167
DNA 修復遺伝子 351
DNA タンパク複合物 315
DNA トポイソメラーゼ I 315
DNCB 291
dominant negative effect 351
DRVVT 322

dysplasia 180

E

E-セレクチン 79,80
EA 96
E 2 A 遺伝子 359
E 2 A/RBX 1 357
E 2 A/PBX 1 キメラ遺伝子 359
early antigen 96
EBERs 95
EBNA 95
EBV 94
EBV レセプター CR 2 95
EBV-encoded small RNAs 95
EBV nuclear antigen 95
ECP 114,126
EDN 126
EIA 法(ELISA 法) 320,324
ELISA 298
ENA 312
eosinophil cationic protein 126
eosinophil-derived neurotoxin 114, 126
eosinophil peroxidase 126
epitope 190,192
EPO 126
Epstein-Barr virus 94,307
EVI-1 遺伝子 359

F

Fab 382
FANA 310,311,312
fas 遺伝子 134
Fas 抗原 47,65,82,134,140,213
Fas リガンド 65,141,213
FasL 47
FAST 348
Fc レセプター 25,50
FcαR 50
Fcγ レセプター 64
FcγR I(CD 64) 50
FcγR II(CD 32) 50
FcγR III(CD 16) 51
FcεRI 51,85,86
FcεRIα 鎖 86
FcεRIβ 鎖 87
FcεRIγ 鎖 87
FcεR II/CD 23 52
FcRγ 15
FcRγ 鎖 87
FDC 273
febrile nonhemolytic transfusion reaction 226
fibrillarin 317
FITC 289

FK 506 19
FKBP 19
fluorescein isothiocyanate 289
frame work 382
fusion protein 377
Fyn 16

G

GAD$_{65}$ 189
GALT 4
GBM 167
γ 鎖異常 70
γ 分画 278
γδ 型 TCR 63
γδ T 細胞 257
G-CSF 220,299
germinal center 24
glomerular basement membrane 167
GLPD 173
glutamic acid decarboxylase 189
Gm 192,309
GM-CSF 37,299
gp 39 遺伝子 265
gp 41 269
gp 91-phox 268
gp 120 104,269
graft vs. leukemia 効果 221
GVH 反応 163
GVHD 216,217
GVHR 215

H

H-2 139
H-2^{bm12} マウス 140
HAE 130
HAM 102
HAMA 242,381
HCP 21
HCV 抗体 160
HCV-RNA 160
hereditary angioedema 130
HER 2/neu 236
HEV 3
hidden antigen 341
high molecular weight-melanoma associated antigen 243
HIV 104,106
H$^+$K$^+$-ATPase 177
HLA 42,144,177,180,192,212,293, 331
HLA 遺伝子領域 39
HLA 型 216
HLA クラス I 抗原 192
HLA クラス I 拘束性 97
HLA 結合性アミノ酸 41

HLA 結合性アミノ酸モチーフ 41
HLA 抗原 253,293,331
HLA 対立遺伝子 293
HLA 適合確率 217
HLA-DR 抗原 208
HLA-G 253,254,257
HMG 316
HMW-MAA 243
homologous restriction factor(HRF) 55
^{3}H-thymidine 290
HTLV-I 71,102
HTLV-I associated myelopathy 102
human anti-mouse antibody 242,381
humanized antibody 382
human leukocyte antigen 331

I

IAA 188
IAR 126
ICA 188
ICAM-1 79
ICCA 188
ICSA 188
IDDM 186
idiotypic mimicry 307
IFN-$\alpha/\beta/\gamma$ 299
IFN-γ 116,219
Ig スーパーファミリー 78
IgA 280,282
IgA 腎症 154
IgA-RF 306
IgD 280
IgE 83,84,280,283
IgE 抗体試験管内測定 346
IgG 280,282
IgG アロタイプ 309
IgG オリゴクローナルバンド 285
IgG クラスの抗 DNA 抗体 139
IgG 抗体 345
IgG 2 欠乏 265
IgG 4 抗体 345
IgG-RF 306
IgG$_3$ subclass 307
IgM 280,282
IgM paraproteinemia 205
IgM-RF 306
IgSF 78
IHTR 224,225
IL-1 73,219,298,299
IL-1 レセプターアンタゴニスト 74, 386
IL-1 R 74
IL-1 ra 74,386
IL-2 68,291,298,299,366

IL-2 R 69
IL-3 112,120
IL-4 88,112,126,298
IL-5 112,126
IL-6 74,298,299
IL-7 298
IL-8 75,299
IL-10 116
IL-12 60
IL-13 89
IM 94
immediate asthmatic response 126
immediate hemolytic transfusion reaction 224
immediate hypersensitivity 123
immortalization 95
immune complex 124
immunoadhesin 386
immunocholangitis 165
immunological silence 134
immunoprecipitation 法 342
infectious mononucleosis 94
insulin autoantibody 189
insulitis 188
internal image 243
International Bone Marrow Transplant Registry 215
IOIBD アセスメントスコア 179
IP 法 342
IP$_3$ 18
islet cell autoantibody 188
islet cell cytoplasmic antibody 188
islet cell surface antibody 188
ITAM 15
IVIG 265

J

JAK キナーゼ 68
JAK 1 キナーゼ 70
JAK 3 キナーゼ 70
JAK-STAT 系 68
Job 症候群 268

K

K 細胞 214,291
kaolin clotting time(KCT) 321,322
keyhole limpet hemocyanin 291
Ki-*ras* 350
KLH 291

L

L-セレクチン 80
LAC 260
LAK 細胞 241,291
LAR 126

large granular lymphocyte 63
late asthmatic response 126
latent membrane protein 95
LBT 145
Lck 16
LCL 95
LD 78 103
Leishmania major 117
leukocyte migration inhibition test 291
LGL 63
limbic encephalitis 205
LIP 185
lipopolysaccharide 290
LKM 1 抗体 160
LMIT 291
LMP 39,40,95
LMT 291
Loa loa 114
long term survivor 269
LPS 74,290
LTC$_4$ 126
lupus anticoagulant 185,260
lupus band test 145
lymphoblastoid cell line 95
lymphocytic interstitial pneumonia 185
Lyn 51

M

M タンパク 279,280,281
MA 96
MAC 55
macrophage migration inhibition factor 291
MAG 205
MAIPA 法 334
major basic protein 94,114,126
MALT 4
MAST 347
mast cell 51,123
Mayer 1/2.5 法 302
Mb-1(CD 79α) 13
MBP 94,114,126
MCAF 75
MCP 55,126,255,257
M-CSF 299
membrane antigen 96
membrane attack complex 55
membrane cofactor protein 55,255, 257
Merseburg の三徴候 190,193
MG 43,341
MG-CSF 120
MHC 31

MHC クラスI分子 33,239
MHC クラスII抗原 272
MHC クラスII制約 196
MHC クラスII分子 33,58
microscopic polyarteritis 169
MIF 291
mimicry 119
minicyte 110
MIRR 86
MLL/ヒト trithorax 遺伝子 358
MMC 119
MMP 352
MMP-7 352
molecular mimicry 136,307,318
monoclonal 278,282
monocyte chemotactic and activating factor 75
monocyte chemotactic protein 126
Motheaten マウス 21
MPN 337,339
MPO 168
MPO-ANCA 339
mRF 法 304
MRL/*lpr* マウス 140
MS 43
MSA-1 118
MTG 8 357
mucosal mast cell 119
mucus trapping 119
multichain immune recognition receptor 86
myasthenia gravis 341
Mycoplasma gallisepticum 192
Mycoplasma pneumonia 192
myeloperoxidase 168
MYH 11 358

N

NADPH オキシダーゼ 267
NANP 118
NAPA 312
nasopharyngeal carcinoma 95
NCGN 337
Nef 105
negative selection 133
neutral endopetidase 127
NF-AT 19
Nippostrongylus brasiliensis 112,119
NK 細胞 63,100,240,268,291
NK 1.1$^+$ T細胞 85,114
NKR-P 1 64
NOD マウス 141,190
non-professional APC 134
nonsterile immunity 111

NPC 95
NSI タイプ 272
NTA 139
Nur 77 46
NZB マウス 139,140
(NZB×NZW)F$_1$ マウス 139
(NZW×BXSB)F$_1$ マウス 141

O

onion skin lesion 145
OS chicken 194

P

P-セレクチン 79,80
p 53 350
p 55 TNF レセプター 140
p 75 TNF レセプター 140
p 190 118
PAF 126
PAIgG 176
palpable purpura 159
PALS 3,24
p-ANCA 155,169,184,337,338
paraarteriolar lymphoid sheath 24
paraneoplastic syndrome 200,206
parasitophorous vacuole membrane 115
pauci-immune 型 NCGN 339
PBC 162
PBX 1 遺伝子 359
PCR 333,363
PCR 法 361,363
PCR-ARMS 法 295
PCR-ASO 法 362
PCR-MPH 法 295
PCR-PAGE 法 362
PCR-RFLP 法 295,362
PCR-SBT 法 296
PCR-SSCP 法 295,362
PCR-SSOP 法 295
PCR-SSP 法 294
PDH 抗体 165
PE 289
PEG-ADA 266
PerCP 289
peridinin chlorophyll protein 289
perinuclear-ANCA 155
PHA 290
phycoerythrin 289
phytohemagglutinin 290
PI 3 キナーゼ 251
Plasmodium berghei 112
platelet activating factor 126
platelet-associated IgG 176
platelet transfusion refractoriness 230
PLCγ 1 18
PML 遺伝子 357
PML/RARα 357
PMR 156
PNP 266
pokeweed mitogen 290
polyclonal 278,282
polyclonal B cell activation 318
polymerase chain reaction 333
polymyalgia rheumatica 156
pore-forming protein 64
PR 3 168
PR 3 ANCA 339
pre B細胞 33,265
pre Bレセプター 23
premunition 111
pre Tα 19
promyelocytic leukemia 遺伝子 357
proteinase-3 168,338
pseudomonas exotoxin 244
pTα(gp 33) 30
PTK 250
pump-1 352
pure white cell aplasia(PWCA) 173
PWM 290
pX 103

Q

QAS 348
quasispecies 271

R

RA 149,299,306
RA テスト 306
Rag-1 15
RAG-1 11
RAG-1 遺伝子ノックアウトマウス 30
Rag-2 15
RAG-2 11
RANTES 126
RAPA 法 306
rapidly progressive glomerulonephritis 339
rapid turn overprotein 179
RARα 357
Ras 18
RAST 347
reactive nitrogen intermediate 116
receptor editing 14,26
redundancy 67
REV 105,274
RF 306
rheumatoid arthritis 306
rheumatoid factor 306

RIA 298
ricin 244
RNA ポリメラーゼ I 317
RPGN 339
RTK 9
RT-PCR 法 352, 362

S

SAC 290
scFv 382
Scheuer の病期分類 162
SCID 265
SCID マウス 30, 114, 273
sCR 55, 301
self-associated IgG-RF 307
severe combined immunodeficiency 265
SH 2 16
short consensus repeat 55
SI タイプ 272
single chain Fv 382
site adapted immunosuppressive therapy 339
SLE 133, 139, 143, 302
SLE 分類基準 148
SMMHC 遺伝子 358
smooth muscle myosin heavy chain 358
soluble Tac 抗原 71
somatic mutation 308
Src 型チロシンキナーゼ 70
SS-A/Ro 317
SS-B/La 317
stage specificity 111, 119
STAT 68
stiff-man syndrome 206
Stophylococcus aureus Cowan I 290
streptokinase-streptodornase 遅延型皮膚反応 291
Streptozotocin 188
Strongyloides ratti 119
superantigen 136
suppressor T cell tolerance 説 166
surrogate light chain 23
Syk 16, 51

T

T 細胞 42, 84, 247
T 細胞エピトープ 192
T 細胞活性化 80
T 細胞抗原レセプター β 鎖遺伝子 139
T 細胞サブセット 247〜249
T 細胞バイパス説 136
T 細胞プリカーサー 117
T 細胞分化段階 28
T 細胞レセプター 15, 28, 208, 238, 291
T 細胞レセプター遺伝子 192
T 前駆細胞 28
T 8 細胞 271
Tac 抗原 69, 71
tacrolimus 371
TAM 52
TAP 39, 40
targeting 療法 242
Tat 274
tat 遺伝子 105
Tax 1 104
TBII 328
T cell receptor (TCR) 15, 28, 33, 35, 62
TCRα 139
TCRαβ 31
TCRβ 139
terminal deoxynucleotidyl transferase (TdT) 12
Tg 190
Tg 抗体 191
Th 細胞 192
Th 0 48, 120
Th 1 48, 59, 85, 93, 117, 119, 134, 194, 250, 274
Th 2 48, 59, 85, 93, 114, 117, 119, 126, 134, 192, 194, 250, 274
Th/To 抗原 317
Thp 117
thyroid stimulation antibody 191
thyroid stimulation blocking antibody 191
tissue thromboplastin inhibition test 321
TMA-HPA 法 295
TNF 100
TNF-α 76, 114, 219, 299
TNF レセプターファミリー 82
Toxoplasma gondii 111
TPO 抗体 191
TRAb 328
transfusion associated graft versus host disease 227
transfusion-related acute lung injury 227
Trypanosoma cruzi 112, 114, 115
TSAb 329
TSBAb 329
TSH レセプター 190, 328
TTI 321
tumor necrosis factor α 76
tyrosine-based activation motif 52

U

UDCA 165
UIP 185
unresponsiveness 376
usual interstitial pneumonia 185
U 1 snRNP 316
U 2 snRNP 316
U 3-RNP 317

V

V 領域 10, 381
V 3 領域 270
vascular cell adhesion molecule-1 126
VCA 96
VCAM-1 79, 126
very late antigen-4 126
viral capsid antigen 96
VLA-4 126
VSG 118
VSG 遺伝子 118

W

Waldenstöm macroglobulinemia 307
WASP 267
Wegener granulomatosis (WG) 337
W/W^v マウス 119
W^s/W^s マウス 119

X

X-linked lymphoproliferative syndrome (XLP) 97
X-SCID 70

Y

Yaa 遺伝子 141
Yersinia enterocolitica 192

Z

ZAP-70 16, 52

MEMO

MEMO

臨床免疫学（普及版）　　　　　　定価はカバーに表示

1997年 4 月20日　初　版第 1 刷
2006年 6 月30日　普及版第 1 刷

|編集者|狩　野　庄　吾
　か　　のう　　しょう　　ご
宮　坂　信　之
　みや　　さか　　のぶ　　ゆき
湊　　　　　長　博
　みなと　　　　　　なが　　ひろ|

発行者　　朝　倉　邦　造

発行所　株式会社　朝　倉　書　店
　　　　東京都新宿区新小川町 6-29
　　　　郵便番号　162-8707
　　　　電　話　03(3260)0141
　　　　F A X　03(3260)0180
　　　　http://www.asakura.co.jp

〈検印省略〉

© 1997〈無断複写・転載を禁ず〉　　　　中央印刷・渡辺製本

ISBN 4-254-31089-7　C 3047　　　　Printed in Japan